中原医学概论

主编　许敬生　徐江雁

全国百佳图书出版单位
中国中医药出版社
·北　京·

图书在版编目（CIP）数据

中原医学概论 / 许敬生，徐江雁主编 . -- 北京：
中国中医药出版社，2024.9
ISBN 978-7-5132-8856-9
Ⅰ . R2
中国国家版本馆 CIP 数据核字第 20243661ZX 号

中国中医药出版社出版
北京经济技术开发区科创十三街 31 号院二区 8 号楼
邮政编码　100176
传真　010-64405721
山东临沂新华印刷物流集团有限责任公司印刷
各地新华书店经销

开本 787×1092　1/16　印张 34.25　字数 750 千字
2024 年 9 月第 1 版　2024 年 9 月第 1 次印刷
书号　ISBN 978－7－5132－8856－9

定价　168.00 元
网址　www.cptcm.com

服务热线　010-64405510
购书热线　010-89535836
维权打假　010-64405753

微信服务号　zgzyycbs
微商城网址　https://kdt.im/LIdUGr
官方微博　http://e.weibo.com/cptcm
天猫旗舰店网址　https://zgzyycbs.tmall.com

如有印装质量问题请与本社出版部联系（010-64405510）

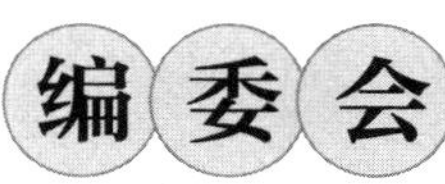
编委会

为中原医学立言

（代前言）

自明清以来，人们往往赞扬安徽新安医学的发达，赞扬江苏吴县医学和孟河医学的人才辈出，“越医学”“蜀医学”等也频频被提及，却忽略了对中原医学的研究。一提到河南，人们往往只想到汉代张仲景的《伤寒杂病论》，殊不知在中医学发展的历程中，每个时期都有著名的中原医家和医著。中原古代医药名家留下的宝贵著作，积淀了数千年的中医精华，养育了难以计数的杏林英才。

早在黄帝时期，黄帝与岐伯、伯高等诸臣讨论医学，后经过多代人的努力和积淀，在中原诞生了中医学的伟大经典《黄帝内经》。

早在商代初期，商汤的宰相伊尹按照五味调和的原则把多种药物混合煎煮，进而总结了以食物为药物治疗疾病的方法，写出了《汤液经法》，后来成为张仲景撰写《伤寒杂病论》的主要参考文献。

东汉末年伟大的医圣张仲景著《伤寒杂病论》。

晋朝范汪（河南淅川人）著《范汪方》，广泛收集民间行之有效的单验方。

南朝褚澄（河南禹州人）著《褚氏遗书》。本书系唐朝人从褚氏墓室中发现的石刻整理而成，这是继《黄帝内经》之后较早的理论著作，颇为后世医家所重视。

唐初治疗风病的专家张文仲（河南洛阳人）著《疗风气诸方》，唐代河内温县人司马承祯著《天隐子养生书》，唐代对痨病提出独到见解的崔知悌（河南鄢陵人）著《骨蒸病灸方》，唐代孟诜（河南汝州人）撰写中国现存最早的食疗专著《食疗本草》。

北宋初年王怀隐（河南商丘人）主持撰写著名医方书《太平圣惠方》，宋代著名儿科专家阎孝忠（河南许昌人）为老师钱乙整理编写《小儿药证直诀》，北宋医家王贶（河南兰考人）著《全生指迷方》。北宋仁宗时期“校正医书局”中整理古医书的高手有好几位河南人，如掌禹锡（河南郾城人）撰写《嘉祐本草》，孙兆、孙奇（均为河南卫辉人）完成《重广补注黄帝内经素问》，“校正医书局”的核心人物林亿、高保衡师出同门，都是卫州高若讷（祖籍山西榆次，后迁家河南卫辉）门下，高保衡是其次子，林亿还是高氏的女婿。北宋张锐（河南郑州人）著《鸡峰普济方》，南宋伤寒大家郭雍（河南洛阳人）著《伤寒补亡论》。

金元四大家之一，攻下派代表金代张子和（河南兰考人）著《儒门事亲》，元代名医滑寿（祖籍河南襄城）著《十四经发挥》《读素问钞》《难经本义》《诊家枢要》

等书。

明太祖朱元璋的五皇子，开封府周定王朱橚著《救荒本草》《普济方》，明代著名医史专家李濂（河南开封人）著的《医史》十卷是我国首次以“医史”命名的医学史专著。

清代名医，河南登封人景日昣著《嵩崖尊生全书》；清代温病学家，河南夏邑人杨璿著《寒温条辨》；清代著名植物学家，河南固始人吴其濬撰写《植物名实图考》，对世界医学产生过重大影响。

以上哪一部书不是闪光发亮的明珠？

在中医学的发展史中，成书于战国、秦、汉之际的《黄帝内经》是中医学的至尊之作，被称为“医家之宗”、中医学理论的“渊薮”。约成书于汉代的《神农本草经》是现存最早的药学专著，它总结了公元2世纪以前我国药学发展的成就，奠定了中药理论基础。成书于东汉末年的《伤寒杂病论》确立了以六经辨证和脏腑辨证为主体的辨证论治体系，成为中医治疗各科疾病的圭臬和准绳。可以毫不夸张地说，千百年来整个《黄帝内经》系列、《神农本草经》系列和《伤寒杂病论》系列，犹如耀眼的金鼎三足牢牢地支撑起了中医学的宏伟大厦。《针灸甲乙经》一书是中医针灸学的经典，而针灸推拿学更像一朵美丽的奇葩盛开在中医学大厦的金顶上，时时闪耀着灿烂的光芒。这几部中医学最宝贵的经典都诞生在中原大地上，理所当然也就成了中原医学的根基。

纵观中医文化的发展史，从火祖燧人氏在商丘点燃华夏文明之火，到酒圣杜康发明酿酒；从殷墟甲骨文到许慎的《说文解字》；从伏羲制九针、岐黄论医道、伊尹创汤液，到道圣老子尚修身养性、庄子倡导引养生、神医华佗妙用麻沸散、医圣仲景论六经辨证而创经方，中医学的经典著作《黄帝内经》《伤寒杂病论》《神农本草经》等纷纷问世；从佛教于汉代传入中国，到禅宗祖庭少林寺融禅、武、医于一体而形成的禅医文化及温县太极拳等武术文化，这一切均发生在中原大地。几千年的中原古都文化促进了中原中医药文化的发达，并在全国起到示范和引领作用；灿烂的中原古代文化造就了一大批著名医家，他们的医疗实践及其留下的宝贵著作，构建了宏伟的中原中医药文化大厦，极大地彰显了中医药文化。正如《中原文化与中原崛起》中所说：“中医药文化起源于中原，中医药大师荟萃于中原，中医药文化发达于中原，中医药巨著诞生于中原。”

寻根溯源，我们深深感到是光辉灿烂的中原文明孕育了中华瑰宝中医药文化。经过几千年的历史积淀，中医药文化在中原文明的沃土中生根开花、发展壮大，并从儒、道、释及华夏文明的多个领域中吸取精华和营养，逐渐在九州大地兴旺发达，一直传到五湖四海。为华夏文明增添了绚丽的色彩，为人类的健康做出了杰出的贡献。作为后人，作为中医药文化的传承者，不能忘记，这是我们的历史，这是我们的根脉。

本书共十二章，第一章“中原古代文明与中医药文化”，简述光辉灿烂的中原古代文明与博大精深的中医药文化。第二章“诞生于中原的中医经典”，简述诞生于中原的《黄帝内经》《神农本草经》《伤寒杂病论》《针灸甲乙经》及其对后世的影响。第三章

“中原医药文化探源”，从中原医易文化、新密岐黄文化、沁阳神农山医药文化、中原饮食文化、中原食疗文化、中原养生文化、酒的中医药文化、伊尹与中药汤剂、汉字在中原的确立和规范促进了中医药文化的传承、仲景医药文化、魏华存与道教上清派医学文化、少林医药文化、温县陈家沟陈氏太极拳等方面进行了探讨和分析。第四章“中原医学的成就与贡献”，简述从上古至明清中原医学在各个时期的贡献，并对大宋医药文化成就、河南医家对经方的研究和传承及河南古代预防医学的思想与实践等着意做了阐述。第五章“河南中药资源和药市”，对河南省的中药资源、禹州药市、辉县百泉药交会、社旗药商山陕会馆、“四大怀药”“十大豫药”的形成过程、禹州中药炮制等做了论述。第六章“中原针灸推拿”，对中原针灸推拿的特色及贡献做了介绍。第七章“河南中医药文化遗迹巡礼”，对巩义“洛汭”与“河图洛书”、南阳菊潭、西峡重阳文化、商城橘井苏仙石和汤泉池、南阳医圣祠、汤阴扁鹊庙和艾园、伊尹故里寻踪、洛阳龙门石窟药方洞、药王孙思邈及弟子在禹州、鹤壁五岩山药王洞与焦作药王庙、新密洪山庙、朱橚与禹州、洛阳平乐郭氏正骨、植物学家吴其濬及其故居、红四方面军后方总医院遗址等相关中医药文化遗迹进行了考察。第八章“河南著名医家及著作”，对河南古代著名医家及著作、民国时期河南著名医家及当代河南著名中医做了介绍。第九章“河南著名中医院及当代医家特色诊疗技术”，对河南中医医疗机构的发展历程，河南著名的中医院及其在全国的整体影响做了介绍，并简介了河南当代35家特色诊疗技术。第十章“河南的中医教育和传承”，含古代河南的中医教育和传承、近代河南的中医教育和传承及当代河南的中医教育和传承。第十一章“河南中医药文化的对外交流和传播”，含古代河南中医药文化的对外交流和传播、当代河南中医药文化的对外交流和传播。第十二章“河南省中医药非物质文化遗产简介”，含国家级非物质文化遗产代表性项目8项和省级非物质文化遗产代表性项目79项。

本书的完成是集体智慧的结晶，它汇聚了我省特别是河南中医药大学中医、中药、针灸等各学科教学、医疗及科研精英们的优秀成果。得到我校各级领导的大力支持，前任校长许二平教授和新任校长王耀献教授亲自为本书担任主审，副校长徐江雁教授与我一起担任主编，为保证该书顺利完成提供了方便。全书篇幅较大，共有近80人参加了本书的编写工作。如副主编中《黄帝内经》专家冯明清教授、中药专家侯士良教授、医学史专家王安邦教授，都是80多岁高龄的全国著名大家；中医文献专家田文敬教授、针灸专家高希言教授、《伤寒论》专家王振亮教授都是博士生导师。著名中药专家陈随清教授、崔瑛教授、周运峰教授等都为本书撰写了重要章节。此外，国医大师丁樱教授，岐黄学者李建生教授，国家级名老中医王立忠教授、韦绪性教授、吕海江教授、张大伟教授、徐立然教授、李郑生教授、邵素菊教授、冯堃教授、刘佃温教授、吕宏生教授、娄玉钤教授、刘永业教授、赵安业教授、张建福教授等多人都积极为本书撰稿。正是这些专家们的大力支持，才使本书得以顺利完稿。在这里特向他们表示深深的谢意！当我修改完本书的最后一页文稿，排好目录，即将交付出版时，心里如释重负但又难以平静。往事历历，涌上心头，感慨万端。2007年，在我那本写了20多年的《医林掌故》书稿将要完成之际，我突然被查出了肺癌，需要立即手术。我当时推掉了所有工作，唯独对那部书稿牵萦于心，不能忘怀。我心里默念着，愿苍天有眼，多给我一些时间，让我完成书稿，则死而无憾矣。最终我与死神擦肩而过，了却心愿，该书得以顺利出版。没想到这次又与死神打上了交道，2023年春节前夕我不幸患病，在半昏迷中被送进了医院。此时《中原医学概论》书稿正值关键阶段，我心急如焚，好在苍天再次眷顾了我，经过数日抢救我又活了过来，病痛之中我念叨的一直是这部《中原医学概论》书稿，住了三个多月的医院，最终在医院的病床上完成了书稿。想到此我怎能不感慨万千呢！

我心里明白，有人说我痴，有人说我迷，也有人会不屑一顾地说，你已是年近80岁的人了，且有多种重病缠身，好好在家休息不行吗？我想这大概是本性难移吧。我想起了《诗经·王风·黍离》中的两句话："知我者谓我心忧，不知我者谓我何求。"多年来我心中一直有个梦想，要为中原医学立言。就像我们中华民族的伟大复兴一样，中原医学应该尽快复兴起来，再创辉煌。当然个人的力量是微不足道的，但只要能加一块砖、添一块瓦也好呀。我心自知，乃无憾矣。

两次的死亡之吻，使我心里明白，我已进入了人生的最后阶段。生命留给我的时间已经不多了，我随时都可能倒下，但我却感到平静坦然，我觉得值了，且心满意足了。我心里一直有诗和远方。

《周易·系辞上传》云："子曰：'书不尽言，言不尽意。'"今将《中原医学概论》书稿奉上，敬请各位同道批评指正。

许敬生

2023年4月5日清明节

于河南省中医院呼吸与危重症医学科

目录

第一章

中原古代文明与中医药文化

第一节　光辉灿烂的中原古代文明

众所周知，中原有狭义和广义之分。狭义的中原主要指今天的河南省，广义的中原可包括相邻的山东、安徽北部、河北、陕西、山西等地。本书行文所说的“中原”主要指河南省。河南省，简称“豫”，又称中原、中州、中土、豫州。中原，本义为“天下至中的原野”。《尚书·禹贡》将天下分为九州，豫州位居天下九州之中，故称中州，又名中原。

关于中原河南，历代名家都有精辟的论述，当今的许多学者也有深刻的感受。举例如下。

著名文化学者文怀沙先生曾说：“知河南才能知中国，尊重河南就是尊重中国。”这是在提到他主编的《四部文明》(《商周文明》《秦汉文明》《魏晋南北朝文明》《隋唐文明》) 时说的话。

上海交通大学教授胡惠林先生说：“如果没有中原文化，我们都会失去回家的路，我们的灵魂将无所皈依。中原，是中国人的精神家园，是中华之源、中国之源……”

河南作家齐岸青曾用一种忧郁的笔触写道：“我们可以用浪漫瑰丽形容楚湘文化，用慷慨激越吟歌燕赵文化，用神奇诡异讲述巴蜀文化，用婉约清丽白描吴越文化。可我们很难概括文化之源的中原文化……中原文化表面上是地域文化，从深层看，又不是一般的地域文化，而是中华民族传统文化的根源与主干。中原文化源远流长、博大精深，用一个词来形容中原文化确实很难很难。”

一、古代文明发展的核心区域

中原文化的发展史，就是华夏文明史的缩影。河南地处中原腹地，在华夏古代文明发展的每个阶段，一直是核心区域。因河南位于华夏九州之中，境内多平原，故往往又被称为中原。中国最繁荣的史前文化，如新密李家沟文化遗址、新郑裴李岗文化遗址、渑池仰韶文化遗址、偃师二里头文化遗址等都在河南；中国最早的国家政权在禹州，禹州因大禹治水有功，册封于此而得名，其子夏启在这里建立了第一个奴隶制王朝，故有“华夏第一都”之称；是河南成就了辉煌的青铜器时代，在郑州已发现两处商代前期的青铜铸造作坊；河南三门峡上村岭虢国贵族墓地出土了一件西周时期的玉柄铁剑，经鉴定，该铁剑是目前年代最早的人工冶铁制品；最早的成熟文字在安阳；玄妙幽深的道家文化以老子（河南鹿邑人）、庄子（河南民权人）为代表；对东亚地区影响深远的汉传佛教文化最先从洛阳传播，建于东汉明帝永平十一年（68年）的洛阳白马寺是中国最早的寺院，被称为“释源”“祖庭”。盘古开天、精卫填海、后羿射日、女娲造人、嫦娥奔月、伏羲画卦、河图洛书、神农尝草、仓颉造字、愚公移山、禹通三门等神话传说，均发生在河南。郑州商城、安阳殷墟、龙门石窟、大运河遗址、商丘华商始祖王亥故里、火祖燧人氏陵及火神台等珍贵文化遗迹，均是中原古代文化发展的历史见证。

二、中华姓氏的主要根脉

中华民族的主体是汉族，汉族的前身是华夏族。华夏族最早形成于大中原地区，缔造华夏族的是主宰中原的炎黄二帝族团，于是炎黄二帝就成为华人尊崇的人文始祖。《中华姓氏大典》4820个汉族姓氏中，起源于河南的有1834个，占38%；在当今的300大姓中，根在河南的有171个，占57%；在依人口数量多少而排列的100大姓中，有78个姓氏的源头与部分源头在河南，无论是以李、王、张、刘为代表的中华四大姓，还是以林、陈、郑、黄为代表的南方四大姓，其根均在河南。如：中华第一大姓李姓源于鹿邑，占全国人口的7.38%；陈姓源于淮阳（古陈国），占全国人口的4.63%；郑姓源于荥阳，林姓源于汲县（属河南卫辉）等。所以人们把中原誉为中华民族的发祥地，成千上万的海内外华人纷纷到中原寻根问祖。

固始县总人口170万，是河南第一人口大县。固始县古为番、蓼、蒋等国，东汉光武帝刘秀取“事欲善其终，必先固其始”之意，封开国元勋、大司农李通为“固始侯”，从此便得名“固始”。固始素有“中原第一侨乡”之称，历史上有四次大规模移民南迁，其中规模最大、人数最多、对后世影响最大的两次移民是唐初陈政、陈元光父子率府兵乡勇八千人南下漳州和唐末王审知兄弟三人率义军万人入闽，统一八闽大地。陈元光和王审知分别被后人尊称为“开漳圣王”和“闽王”。固始县万名乡兵几次移民南下闽粤定居、繁衍，其后裔渐次播迁至台港澳等省区和菲律宾、马来西亚等东南亚国家以及欧美地区。据文献记载，台湾前100名大姓中，有87姓族谱上清楚标示祖籍在固始县。多年来，特别是改革开放以来，先后有闽粤台港澳等省区和东南亚、欧美10个国家50个姓氏宗亲，不远千里、万里前来固始寻根问祖，形成了全国特有的“台湾访祖到福建，漳江思源溯固始”的寻根文化现象。专家们一致论证：闽台与固始同根同祖，固始是闽台港澳同胞的乡关祖地。（见2010年10月21日《大河报》）

1986年8月，王启先生在美国源流出版社出版的《华侨为何称唐人》专著中考证：现在侨居在国外的华人和华侨后裔大多数是唐初、唐末固始籍移民的后裔，他们自称为“唐人”，聚居的街区称为“唐人街”或“唐人町”。这大概就是海外“唐人街”的来历。

司马迁说："三代之居，皆在河洛。"就是说河南是夏商周三代定都的地方。河南在中国早期发展过程中，一直处于核心地位。中华民族的姓氏起源和形成大都是在河南完成的，中国人的祖先从河南走出，散落到世界各地，故称中国人的故乡在河南。俗话说："木本乎根，人本乎祖。"对民族共同先祖的认定是关系到民族血脉延续的大事。民族先祖是民族精神的支柱，是民族凝聚力的纽带。

三、华夏古都的发祥地

古人常说："得中原者得天下。"一个特别值得注意的现象是古代中原多处被定为国都。几千年的国都文化在中原地区扎根最深、影响最大，一次次在中原建都后更激发了中原的繁荣发展，形成了中原文化的独特风采。

早自三皇五帝的"五帝"时代开始，中原便是国都所在地。如三皇之首太昊伏羲氏建都在宛丘，这在多部古代典籍中都有记载。《竹书纪年·前编》载："太昊庖牺氏，以木德王，为风姓，元年即位，都宛丘。"《五帝纪》载："帝太昊伏羲氏，成纪人也。以木德继天而王，都宛丘。"《路史·太昊纪》载："太昊伏羲氏……都于宛丘。"黄帝建都有熊在新郑，颛顼建都帝丘在濮阳，帝喾建都亳在郑州（尧建都平阳在山西临汾，舜建都薄坂在山西永济，属广义中原）。进入夏商周三代，禹建都阳城在登封，夏代第一个国君夏启建都在禹州（据最新考古调查：夏启建都在与禹州相邻的新砦），太康、仲康建都斟鄩（xún）在巩义，夏桀建都在偃师。商汤建都亳在郑州和偃师（二京制），盘庚迁都到安阳，西周建都丰、镐在西安，称宗周，陪都洛阳称成周，东周建都在洛阳。西汉建都长安即西安，东汉在洛阳，曹魏、西晋、北魏都在洛阳，北齐也建都在洛阳。隋朝以长安、洛阳为都，唐朝也以长安、洛阳为都（含武周，称神都洛阳），后梁、后唐、后晋也建都在洛阳，共十几个朝代。北宋建都汴京在开封。还有一些短命的王朝分别建都在洛阳、开封、安阳等地。中国有八大古都，河南占其四。南宋之后，虽然中原失去了帝都的威风，但王气犹存，四五千年的帝都文化在中原产生了深远的影响。

四、古代圣贤的聚集地

中原人杰地灵，在河南这块沃土上，产生了许多杰出的政治家、思想家、科学家、文学家、军事家。仅以先秦诸子为例，其代表人物绝大多数都是河南人。如：道家文化创始人老子李耳是鹿邑人，庄子是民权人，列子是郑州东郊蒲田人；墨家代表人物墨翟（dí）是鲁山人；法家代表人物商鞅是濮阳人，李斯是上蔡县人，法家集大成者韩非是西平（一说禹州）人；兵家代表人物吴起是濮阳人；纵横家代表人物鬼谷子是淇县人，苏秦是洛阳人，张仪是开封人；杂家的代表之一吕不韦是濮阳（一说禹州）人；名家的代表人物邓析是新郑人，名家之一庄子的辩友惠施是商丘人；儒家的创始人孔子，祖籍在河南夏邑，其曾祖父孔防叔为了逃避战乱，从宋国逃到了鲁国。今天在夏邑城郊还有“孔子还乡祠”。这些人的思想和著作都是中国古代文化的源头。

几千年来，在中原大地诞生的英才中，可以赋予“圣人”桂冠的就有十几个。

一是食圣伊尹，伊川、嵩县一带人。他本是商汤妻子有莘氏的奴隶，随有莘芪到商汤家，擅长食物搭配。撰《汤液经》，是中药汤剂的发明者。《针灸甲乙经》序说：“伊尹以亚圣之才，撰用《神农本草》，以为《汤液》。”他是商朝开国宰相，世称“元圣伊尹”。他是历史上第一个以负鼎俎、调五味而佐天子治理国家的杰出庖人，被中国烹饪界尊为“烹饪之圣”“中华厨祖”。

二是传说中的“酒圣”杜康，河南洛阳伊川人。关于酒的发明者有三说：一说黄帝，一说仪狄，一说杜康。杜康即少康，据《说文解字》，杜康是夏代第六世中兴之主。《说文解字》曰：“杜康作秫酒。”

三是道圣李耳，字伯阳，号曰聃，人们称“老子”。今河南鹿邑人，道家创始人。处于文明“轴心时代”的老子，以第一部原创性哲学经典《道德经》，奠定了他在世界哲学、中国文化上的崇高历史地位。老子的“道”不仅是中华民族的最高文化精神，也在世界范围内产生了广泛的影响。

四是商圣范蠡，字少伯，称陶朱公，南阳内乡人。曾为越国大夫，协助越王勾践灭吴，后弃政经商，成大富商。迁居陶邑，后“陶朱公”成为富商大贾的象征。

五是墨圣，墨翟，战国时期鲁阳人，墨家学派创始人，后被人尊为平民圣人。他在哲学、物理学、光学、几何学方面都有很高的成就。

六是谋圣纵横家鬼谷子，淇县人。其生平无可确考，有人考证其真名叫王禅。请看淇县（古朝歌）云梦山鬼谷子牌坊的对联：

其一　鬼谷三卷隐匡天下；

　　　兵家七国才出一门。

其二　数学、兵学、游学、出世学，学之不尽；

　　　力战、心战、谋战、纵横战，战无不胜。

有人说战国后期可以说是鬼谷子的时代，是他的学生孙膑和庞涓、苏秦和张仪等演绎了一幕幕威武悲壮的史诗。他们游说诸侯，唇枪舌剑，纵横捭阖，“以一人之辩，重以九鼎之宝；三寸之舌，强于百万之师”，充分展现了生命的力量和存在的价值。那种气势逼人的高超演说，带给我们一种美感体验。

七是“字圣”许慎（约58—147年），字叔重，东汉汝南召陵人，中国第一部字典《说文解字》的作者，后人称为“字典之父”“字圣”。（因造字也被人称字圣的传说人物仓颉，是河南安阳人）

八是科圣张衡（约78—139年），字子平，东汉南阳郡西鄂人，他制造了世界上第一台地动仪，他写的《西京赋》《南都赋》脍炙人口，是世界闻名的科学家，他在天文、数学、文学及哲学领域，均有重大贡献。国际上曾用“张衡”二字命名太阳系中的一颗行星。

九是医圣张仲景（约150—219年），名机，字仲景，东汉末年南阳邓州人。传世有《伤寒杂病论》十六卷，一直被奉为中医经典。张氏是中医辨证理论奠基人，所提出的“表里上下、虚实寒热”辨证纲领，至今仍为中医界所遵从。

十是画圣吴道子（658—758 年），又名道玄，唐代阳翟人。他的创作主要是宗教题材的人物壁画，为佛教艺术创立了示范性的蓝本。他首创白描画法，是后代水墨山水画的开山者，在世界美术史上都称得上一代宗师。

十一是诗圣杜甫（712—770 年），字子美，唐代巩县人。他的诗歌创作，始终贯穿着忧国忧民的主线，真实深刻地反映了唐代安史之乱前后广阔的社会生活画面，因而被称为一代“诗史”。杜诗风格“沉郁顿挫”，语言和结构富于变化，讲求炼字炼句。同时，其诗兼备众体，艺术手法也多种多样，是唐诗思想艺术的集大成者。

十二是文圣韩愈（768—824 年），唐代文学家、哲学家，字退之，唐宋八大家之首，河南河阳人。郡望昌黎，世称韩昌黎。因官吏部侍郎，又称韩吏部。谥号“文”，又称韩文公。在文学成就上，同柳宗元齐名，二人被称为“韩柳”。他是唐代古文运动的倡导者，世称其“文起八代之衰”，在中国文学史上有重大影响。

十三是僧圣（或称圣僧）玄奘，河南偃师人。世称三藏法师，俗称唐僧。佛教学者、旅行家，中国佛教大翻译家，唯识宗的创始者之一。出家后遍访佛教名师，因感各派学说纷歧，难得定论，便决心至天竺（古印度）学习佛教。唐太宗贞观三年（629 年，一说贞观元年），从凉州出玉门关西行，历经艰难抵达天竺。初在那烂陀寺从戒贤受学，后又游学天竺各地，并与当地学者辩论，名震天竺。经十七年，于贞观十九年（645 年）回到长安，组织译经，共译出经、论 75 部，凡 1335 卷。所译佛经，多用直译，笔法严谨，丰富了中国古代文化，并为古印度佛教保存了珍贵典籍。

十四是律圣朱载堉（1536—1611 年），字伯勤，号句曲山人。明太祖朱元璋九世孙。生于怀庆府河内县，他的乐律学巨著《乐律全书》共收其著作 14 种。一生著述颇丰，在音乐、舞蹈、数学、声学、绘画、文学等多方面均有建树，著作多达 27 种。他在音乐理论方面的贡献，标志着中国 2000 年来声学实验和研究成就的最高峰。他在数学上的最大贡献是发明了十二平均律。英国科技史专家李约瑟说：“关于朱载堉的十二平均律的数学方法及理论曾传播到西方，并影响荷兰的数学家斯特劳的论证，内容丰富，材料广博，目光高远。”又说：“朱载堉著作中这个高峰，使他成为世界上第一个平均律数学的创建人。”

总之，河南文化厚重，是中国历史的缩影。“若问古今兴废事，请君只看洛阳城”，“一部河南史，半部中国史”，这就是生动的写照。

中原是华夏文明的孕育地，是华夏子孙的祖根地，是众多王朝建都立业的福地，也是中国传统文化的昌盛地。中原文化成为展示中华文明的万花筒，诸如史前文化、神龙文化、古都文化、姓氏文化、汉字文化、科技文化、诗文文化、商业文化、民俗文化、宗教文化、武术文化、戏曲文化等，丰富多彩，光辉灿烂，处处闪耀着华夏文明之光。

因此，中原文化对于中华文明的形成，对于中国历史进程的推动，对于中华民族精神的构建和传承，对于中国社会经济的发展，有着独特而重要的作用。显然，这也正是中原古代中医药文化的深厚底蕴。

（许敬生）

第二节　博大精深的中医药文化

一个医学的体系，必定是建立在它的本土文化之上的，也必定集中体现出其地域的文化特征和思维方式，中医更是如此。中医之所以被称为中医，就是因为它是发源于中原的医学，它是中国人的医学，更是源自中国古代哲学的医学。中医学的产生，深深植根于中国文化，而中国文化的根，则在于中原。

大约从周初开始，以河洛为中心的中原地区开始被称作“中国”。“中国”最初只是一个行政区划上的概念，最早出现“中国”一词是在周成王五年的“何尊”铭文：“惟武王既克大邑商，则廷告于天，曰：‘余其宅兹中或，自兹乂民。’”“或”是“国”的本字。周金文早期作“或”。后来在此基础上又外加“口”以为国界，属于文字上的自然演变。这句话的意思是：我（周武王）现在拥有了中国，准备把这里当作自己的家，在天下的中心建都，并引领这里的民众。

中原之地利，即在于其“中”之地位。中者，统合四方，联系上下，承前启后，沟通左右，是之谓中。同时，中原之地，一年四季气候分明，得寒热温凉之全；东（大海）西（高原）南（森林）北（冻土），居天地之中，可谓得四时（春夏秋冬）五方（东南西北中）六气（风寒暑湿燥火）之气运，此谓之“五运六气”。故有“得中原者得天下”之说。而中医学的形成，必由此四方文化冲击而来，必由此思想融合而来，必由此医技交汇而来。

“一部中原史，半部中国史”，特别是在中国文化的早期阶段与中期阶段，中原文化一直是占据主导地位的文化形态。中医学的产生，与中原文化密切相关，甚至可以说没有中原文化，就没有中医学。实际上中原医学和中医学在中国文化的早中期阶段一直是重合状态，二者之间的关系密不可分。一直到宋代以后，因为文化中心的南移，医学中心也开始南移，中原本土的医学经历了非常漫长的衰落期，而中医学则在南方落地生根，挺拔生长，这样才有了中原医学与中医学的真正区分。

早期中原之地的文化，如果从其出现的年代而言，可以大致分为三个阶段：伏羲神农时代的巫筮文化，炎帝黄帝时代的古国文化，诸子百家时代的儒道文化。这正是中医学逐渐形成和系统完善的时期。

孔安国为《尚书》所作序曰：伏羲、神农、黄帝之书，谓之三坟，言大道也。伏羲制九针，神农尝百草，黄帝与岐伯论医，后世称其为“三世医学”。伏羲、神农、黄帝是中华民族的“人文初祖”，也是创造中医的代表人物。

因此，我们按照这样的历史发展顺序，来介绍这一脉相承的不同时期文化对中医学的主要影响。

一、伏羲神农巫筮文化时代的中医学

世界各民族医学文化的源头往往都离不开巫文化。中医也不例外。从“医”的造字本身即可证明。“医”的繁体字有两种写法：一是“醫”，表示与酒有关，故有“药酒同源”之说；二是“毉”，表示与巫有关，故又有“巫医同源”之说。《说文解字》说巫是用舞蹈的形式，让神仙下来帮助解除疾病。东汉何休《春秋公羊解诂》说：“巫者，事鬼神祷解，以治病请福者也。”认为巫是侍奉鬼神，用祷告解除疾病，去疾请福的人。这说明早期的巫是兼行医的。《论语·子路》说：“人而无恒，不可以作巫医。”也以“巫医”连类合称。在相当长的历史时期，巫协助君王治理国家的重要事务。后来巫和医逐渐分家。而战国时代的扁鹊就是第一个从巫术丛林中走出的伟大医家。他说：“信巫不信医，六不治也。”这就是明显的标志。

“河出图，洛出书”，伏羲作八卦，文王演周易。中国的巫文化系统集中体现在《易经》中，所谓“三代之易”，即连山易（夏朝）、归藏易（商朝）、周易（周朝），属于不同时代流传的《易经》系统。“国之大事，在祀与戎”，“三代之易”本来是古人对“祀与戎”等占卜结果进行整理与归纳的文字集合，后经不同时代圣贤的解说和阐发，逐渐形成一门具有东方独特思维方式、以探索天道人理变易规律为目的的系统学术。这就是易学文化。易学前后相因，递变发展，影响了百家之学。

（一）伏羲神农文化对中医学的影响

晋代学者皇甫谧在《帝王世纪》中说：“伏羲画八卦，所以六气、六腑、五行、五脏、阴阳、四时、水火、升降，得以有象；百病之理，得以有类；乃尝百药而制九针，以拯夭枉。”具体记述了伏羲文化对中医学的重大影响。《淮南子·修务训》记载：“神农乃始教民尝百草之滋味，当时一日而遇七十毒，由此医方兴焉。”展示了神农氏为了医学的发展，为了解民痛苦，表现出的伟大牺牲精神。

伏羲神农文化对中医学的影响主要表现在以下几点。

1. 天人合一的整体观　人与自然是一个统一体，人体是一个不可分割的整体。人生活在自然当中，自然界的变化直接或者间接地影响到人体，从而发生一系列或好或坏的反应。当人体不能适应，就会出现病理性反应。中医十分注重自然天气变化的影响，发现了五运六气与人类生理病理的关系，发现了季节变化对疾病发生的影响，从一天太阳的起落和月亮的圆缺中发现了人体气血变化的规律，发现了因地域、环境、饮水等不同而造成某些疾病的现象，从而形成了中医因人而宜、因时而宜、因地而宜的养生保健和治病原则。

2. 运动变化的观念　中医学受到易学的影响，认为世界是阴阳二气相互作用的结果。气又是孕育生命的本源，也是维持生命活动的物质基础，因此中医善于从变化运动的角度看待生命的变化，这就从根本上与巫术、神学划清了界限。

3. 阴阳、五行学说成为中医学的基础理论　阴阳、五行学说是中国古人用来认识自然和解释自然的世界观和方法论，也是中医重要的说理工具和核心理论体系。阴阳五行学说，可分为阴阳学说与五行学说，然而两者互为辅成，五行学说必合阴阳，阴阳学说必兼五行。

阴阳理论发端于《易经》，通过阴阳学说解释世界本源。这个思维与西方哲学崇尚上帝创造世界形成鲜明的对比。《周易·系辞上传》说："一阴一阳之谓道。"这是说一阴一阳的变化叫作道。《庄子·天下篇》所谓"易以道阴阳"，说明所有易理都建立在阴阳之道的基础之上。阴阳学说认为世界在阴阳二气的相互作用中发生、发展、变化，最初就是指日光的向背，向日为阳，背日为阴，后来引申为上下、左右、内外等状态。一般将运动的、外向的、上升的、温热的、明亮的、光明的归属于阳，把静止的、内守的、下降的、寒冷的、晦暗的归属于阴。中医将阴阳学说作为重要的生理病理解释工具，动态把握人体各脏腑及气血变化、消长平衡、相互转化的关系，进而诊治疾病。

五行学说是中国哲学的重要思想，五行的概念形成于夏商之际，发展于春秋战国，在《尚书·洪范》中有较完整的记载。古代中国哲人将世界的物质分成金木水火土五种，而这五种物质都是在农业社会中百姓生活所不能缺少的，进而又发挥引申，就将世界上所有的物质归属于五行当中。中医学将心肝脾肺肾五脏功能按五行统一归属，即心归火，肝属木，脾属土，肺属金，肾属水。并将喜怒忧思悲恐惊七情、自然现象的风寒暑湿燥火及颜色、气味、方位、季节等物质世界，全部纳入了五行当中。根据五脏之间的相互关系及五行相生、相克、相乘、相侮的理论，进行演绎推论，进而有效地指导临床诊疗。

（二）伏羲神农文化时代中医学呈现的特色

1. 中医是变化的医学 从运动变化的意义上说，中医的特点集中体现在"三因制宜"（因人制宜、因时制宜、因地制宜）与"辨证论治"上面，所谓"辨证论治"也可以称为"因证制宜"，因此就是"四因制宜"。天下无有不变，万物皆自不同。所以，考虑事物的独特性，就成为中医思维的一大特点。

所谓证，从疾病发展的全过程来看，它是这个过程中的一个截面，包含当下这一刻的病因、病位、病性、病机、病势等要素。随着时间的推移，医者的治疗，病者的生命状态不断地变化，饮食、情绪等不断地影响，证也在发生着变化，医者需要随证变化，调整医方，加减药味，以保证药证相符，疗效更加贴合所有的变化状态。

因此，天时不同，治疗不同；方域不同，治疗不同；男女不同，治疗不同；病证不同，治疗不同。这样灵动的医学，真可谓是"圆机活法，存乎一心"，对医者的要求特别高，要求传承医学的人本身有悟性，有阅历，有机变，有自信。否则，很难学习如此"错综复杂"的中医学，更不可能成为中医大家。

今天人们的生活，逐渐进入"定制化"时代，突显的是个人的特质。而中医正是因为具有"因人、因时、因地、因证制宜"的特性，恰恰契合了当今时代这样一种顶级需求。从这样的角度来看，中医的生命力是无穷的，其优势也是无可比拟的。

2. 中医是治未病的医学，关注的是生命的全过程 《易经》关注的是事物发生发展的全过程，并且根据其全程的发展状态，来判断事物的运行趋势。《易经》之道，就是运势之道，而中医之道，则是治未病之道，于疾病未发之时，将疾病阻截于中道，从而达到健康长寿的生命状态。

早在战国时代，曾有一个人问名医扁鹊：你们三兄弟之中，谁的名气最大，谁的医术最高？扁鹊说：我大哥善治病之未发，所以默默无闻；我二哥善治病之初起，所以闻名乡里；我治的多是病之已成，因此名传天下。最高明的医生是什么？就是在病之未发时进行防治，从而让人不得病。

《素问·上古天真论》中说："上古之人，其知道者，法于阴阳，和于术数，食饮有节，起居有常，不妄作劳，故能形与神俱，而尽终其天年，度百岁乃去。"饮食、起居、劳作、情绪等日常的调养，都是为了不得病，养形神。《淮南子》中有句名言："良医者，常治无病之病，故无病；圣人常治无患之患，故无患也。"总体说来，所谓治未病，大约包括三个方面的内容：未病先防，已病防变，既愈防复。

未病先防：病皆源于生活方式的累加，而我们的日常养护，目的就是"防微杜渐"，不致因一点点的累加，积劳成损，积损成伤，积伤成疾。

已病防变：《金匮要略》中说"见肝之病，知肝传脾，当先实脾（木郁克土）"，这就是中医所说的"先安未受邪之地"。

病愈防复：我们通常所谓的治愈，往往是症状减轻或者暂时消失。但是病真正治愈了吗？生命状态恢复了吗？这些问题，其实是要通过康复来解决的。疾病在中医学上的治愈，是"治病求本"式的解决，而不是单纯的症状减轻或者消失。

3. 中医是整体的医学，是心身合一的医学 中国文化最大的特点就是其整体性的思维，《庄子·知北游》说："通天下一气耳。"对这句话的理解，可以从正反两个方面来进行：整个世界就是一团气，想要达成"一气"的状态就需要通。具体通的层面，包括通形、通神、通形神。所谓通形，就是气血畅达；所谓通神，就是心气通畅；所谓通形神，就是内在心身合一，外在关系圆融，内外都无冲突，天人合而为一。读《黄帝内经》就知道，人体的健康其实不过是"血足、气畅、经络通"而已。气血通畅，心气舒畅，神气充沛，生机勃发。也就是说，生命中的形与神俱、心身合一，取决于人体气机的"通"与"不通"，通之则为一体，不通则两离分。这也算是生命小宇宙层面的"通天下一气耳"。

世界的本质就是波动，生命更是如此。而所谓"天人相应"，指的就是生命的实质一样是波动，人需要应和天地的波动韵律，才能更好更健康地生存。"人能应四时者，天地为之父母。"（《素问·宝命全形论》）因此，人与天地相应，其实就是生命节律需要与天地的节律尽可能地保持一致，因此养生的最高法则，就是"道法自然"。

自然界有年月日时的节律，人也相应产生了年月日时的节律。《素问·上古天真论》中所说的“法于阴阳，和于术数，食饮有节，起居有常，不妄作劳”，讲述生命节律的天人应和，这样才能“形与神俱”，才能养生延年。

二、炎帝黄帝古国文化时代的中医学

炎黄二帝的结合，是和谐包容思想的体现。黄帝时代，属于中原之中国时代。这个时间段内，整个中国也不过只有中原这么大小。其中黄帝部族就生活在当时的“中国九泽”之一的莆田泽（郑州和开封之间）附近，炎帝部族则生活在今天的长葛、许昌一带。

部落时代因为生产力的不足，没有办法养活更多的人，部落战争中杀俘就成为了必然。在金文中有一个“幸”字，可以作为上古时代杀俘的一个佐证。《说文解字》中说：“幸，吉而免凶也。”金文中的幸，像刑具连枷。这个象形字体，在圉、执（執）、报（報）中皆可看到。应死而生曰幸，幸免于难也。

黄帝伟大的贡献之一，是在部族征战的过程中不再杀掉战争中的俘虏，并且与战败者融合，成为一个更大的部族。炎黄部族的合并，为中国文化兼容并包、吸纳化用的特性奠定了坚实的基础。

在炎黄时代，炎黄二帝更是直接参与了中医学的创建工作。而黄帝与岐伯、伯高、鬼臾区等臣子在一起讨论医道，经过口耳相传，一代又一代先贤补充完善，终于成就了中医的经典之作《黄帝内经》。伏羲、神农、黄帝都是上古时代中原大地上的英雄人物，他们在医学创始阶段的贡献，以各种形式记载下来，给我们留下了宝贵的财富。

炎黄文化对中医学的影响，形成了中医学的如下特点。

（一）重视生命、以人为本的医学

《素问·宝命全形论》说：“天覆地载，万物齐备，莫贵于人。”就是说，苍天覆盖着大地，大地托载着万物，自然界万物齐备，没有什么比人更宝贵的了。

唐代大医孙思邈在《备急千金要方·诊候》中说：“古之善为医者，上医医国，中医医人，下医医病。”他把擅长医术的人分三等：上等的医生协助君王治理国家，中等的医生治疗民众，下等的医生治疗疾病。

今天的医学，往往“见病不见人”。病人，核心是病着的人，而不是那个疾病。见病不见人的医学，是低档次的医学。

人是有血有肉、有情感、有理智、有思想的动物。从心理学的角度来看，人们之所以得病，得重病，是因为内在缺乏爱，如果能够得到足够多的关爱与关注，那么“不治之症”一样可以治愈，甚至于不药而愈。所以美国医生特鲁多说过：“医学的作用不过是偶尔治愈、经常帮助，始终关怀。”可能关爱与关怀的力量，远远超过了药物与手术的力量，在疾病的治疗过程中，占有举足轻重的地位和作用。

《灵枢·师传》中说：“人之情，莫不恶死而乐生，告之以其败，语之以其善，导之以其所便，开之以其所苦，虽有无道之人，恶有不听者乎？”这就是典型的心理疗法，出现在两千多年前的《黄帝内经》中，指出了人的本质需求。

以人为本在中医学中的具体体现，还有“仁医”，或者说“医者仁也”。“仁”的意思，按照《说文解字》的解释是“二人相亲”。“仁”字的一个写法，是两个“己”相对而坐。这个字有着非常深刻的含义：我对面的人是另外一个自己，言下之意就是“以人为己，视己如人”。也就是我们常说的“站在别人的立场上考虑”，这样才能做到“二人相亲”，这样的人才能“仁者爱人”。

孙思邈在《大医精诚》中说：“凡大医治病，必当安神定志，无欲无求，先发大慈恻隐之心，誓愿普救含灵之苦。”众生平等，在医者的眼中，一切有情众生别无二致，对他们“不得问其贵贱贫富，长幼妍蚩，怨亲善友，华夷愚智，普同一等，皆如至亲之想”。这才是真正的仁医。

（二）身国同构的医学

传说中黄帝坐明堂议论国事的时候，也兼而为部族百姓看病，这就是后世“坐堂医”的历史来源。《吕氏春秋·贵生》中说：“道之真，以持身；其绪余，以为国家；其土苴，以治天下。”认为道的真义，是用来保全身体的；余下的，用来治理国家；残留的土芥之物，才用来治理天下。接着批评时弊说：“今世俗之君子，危身弃生以徇物。”世俗之人竟然危害身体，抛弃生命以追求身外之物，那将要把自身引向何方呢？观黄帝治国，而知何谓养生矣！这与老子的“治大国若烹小鲜”可以相映成趣。同时，这也是后世“不为良相，便为良医”之说的历史依据。

在《黄帝内经》中，有这样的说法：肝为将军之官（司马）——刚脏；心为君主之官（司士）——神脏；脾为谏议之官（司徒）——中脏；肺为相傅之官（司寇）——娇脏；肾为作强之官（司空）——形脏。

这就是中医学中“取类比象”思维方法的具体体现。中医不仅用这种方法来命名五脏，同时也用这种方法来理解五脏的功能，比如说“肺为相傅之官”就是“肺主治节”这一功能的集中阐释。如果以一个国家的运行来比拟，肺的功能就同国家的行政管理系统相当，基本上就是国家资源二次分配的过程：肺朝百脉，就是全国资源向中央聚集，而肺的宣发肃降功能，就是资源二次分配的过程，以达成各区域可持续发展与平衡的结果。这种资源再分配的过程，就是肺主治节功能的显现，而实现的方式，则是通过肺主气、司呼吸这一核心功能。因此，如果不理解这一点，就没有办法理解人体功能的正常运作，也没有办法使用对应的疾病解决方式。

（三）和谐的医学与对抗的医学

中华文化的根脉——炎黄文化，集中体现于儒家经典《易经》及中国传统生命科学宝典《黄帝内经》所蕴含的“天人合一”思想，而其中的精髓就是“和谐”。和谐包含三个层次：生命的和谐、人与社会的和谐、人与自然的和谐，但在这三个和谐中，基础是人的自身和谐，也就是一个人心、身、脑之间的协调统一。和谐是生命的最佳状态，是生命的极致追求，也是形神一体的完全表述。

现代主流的医学是西方的医学，其核心就是对抗疗法，所谓对抗疗法指的是针对症状进行直接对抗治疗。如开刀切除肿瘤，抗生素抑制细菌，等等。对于中医学而言，提倡的则是"急则治其标，缓则治其本"，只有在症状紧急的状况下，才会采取对抗治疗的方法，来缓解症状；常规的状况下，更关注的是体内的正气以及阴阳的平衡。因此，相对西医学的对抗思维，中医学则是用一种平衡与和谐的思维来指导临床的医学。

举个简单的例子，比如说湿气，如果单从症状解决上看，我们只需要"见湿除湿"即可，这就是对抗疗法。具体的如渗湿、利湿、化湿等。于是，类似八正散这样的方剂中利水通淋的药物就被反复使用。这明显不是中医学的思维方式，而是用西医学的思维来指导中药应用。如果从更大的方面来看，还要考虑病人的生命状态、情绪影响、地理方域、社会文化等，这就是整体医学的思维方法，与西医学的对抗疗法是不同的。

三、诸子百家儒道文化时代的中医学

东周列国，争霸中原，群雄并起，纷纷扰攘，春秋五霸，战国七雄，亦由此分。诸子百家，争鸣一时，儒墨道法，竞为显学。齐燕之恢弘放诞，秦赵之慓悍凌厉，韩魏之艰苦卓绝，荆楚之绮丽壮观，东西南北，各领风骚。至秦王嬴政扫平六国，包举宇内，从此合天下而为一统。汉武当政，儒教称尊，阴阳为经，五行为纬，网罗出一个"天人合一"的大一统文化体系，华夏文明由此成型，历两千载而无大变。

（一）儒道文化对中医学的影响

先秦时期，百家争鸣的诸子文化对中医学发展产生了深刻的影响，其中以儒家、道家影响最为明显。

1. 儒家对中医学的影响 儒学自孔子创立，后经孟子、荀子继承和发展，奠定了儒家思想的理论根基。汉武帝时期经董仲舒改造作为封建社会的正统学派，近两千年深刻地影响着中国文化特别是中医药学的发展。儒家对中医学的影响主要表现在以下三点。

一是儒家中庸思想促进了中医"致中和"理念的形成。"中"就是不偏不倚，以和为贵，对于中医学来讲，阴阳平衡、五行统一、脏腑协调以及用药和解都体现了中庸之道。《黄帝内经》所蕴含的"天人合一"思想，其精髓就是"和谐"。和谐包含三个层次：人自身生命的和谐、人与社会的和谐、人与自然的和谐。在这三个和谐中，基础是人自身生命的和谐，也就是一个人心、身、脑之间的协调统一。和谐是生命的最佳状态，是生命的极致追求，也是形神一体的表现。

二是以仁学为核心，促进了中医学医德的形成。仁学是儒家道德修养的最高境界，儒家“穷则独善其身，达则兼济天下”的思想为历代知识分子所信奉，对中医学的医德形成和医学人文思想的发扬起到了重要作用。特别是宋代儒医现象的形成，使医学与人学达到了良性的结合。不为良相，便为良医，许多儒者把医疗行善作为实现自我价值和社会价值的途径，与儒家积极入世的思想相契合。

三是儒学促进了中医学独特思维方法的形成。儒家重形象思维，重思辨，促使中医学从宏观的功能出发来认识人体，逐渐形成了天人相应、取类比象的思维方法。

2. 道家对中医学的影响　道家的几位先师老子、庄子、列子是河南人。道家主张清静无为、心灵虚寂、返璞归真，对中医学产生了深刻影响。中国古代历来有十道九医之说。

中医学的经典《黄帝内经》即明显有道家思想的痕迹。《黄帝内经》所表现的人生态度，近于道家，所用术语有不少与道家相同，其恬淡守朴、去世离俗、积精全神之主张，也正是道家所强调的。

道家对中医学的影响主要表现在以下三点：一是精气神学说和元气学说。这也是中医学在描述生命起源时的表达方式。二是养生修身学说。道家十分注重养生，主张“道法自然”。后来道教的兴起，方法则更多，包括服食、辟谷、外丹、内丹、导引等。道教在炼丹过程中也产生了早期的化学药物，如朱砂、信石等的发现，丰富了中医药学。三是对医德的影响。道家崇尚淡泊名利、知足常乐等思想对医德的形成有重要的影响。

（二）诸子百家儒道文化时代中医学呈现的特色

中原的文化，有一个很明显的特点是汇聚四方，取得平衡。

1. 整合的医学与生态的医学　中医学以“和”为道，以“合”为术，“和”是指生命之和，“合”是指多学科技术方法之合。《素问·异法方宜论》中提到：“故砭石者，亦从东方来。”“故毒药者，亦从西方来。”“故灸焫（ruò）者，亦从北方来。”“故九针者，亦从南方来。”“故导引按跷者，亦从中央出也。”

《黄帝内经》时代，我们的中医学就是这样汇聚六合八荒的古人智慧集结而成的。同时，影响健康的因素也不是单一的，医学上的缘由、生活方式的累积、内心观念的执着、行为习惯的养成、文化意识的根源、精神信仰的支持等因素，构成了与生命相关的知识系统。中医学不仅重视生命的阴阳之和，也非常重视各种疗法的相互结合，以整合的思维，将中国人思维的方法和来自不同方域的各种治疗技术的应用紧密结合在一起，构建起一套系统完整的医学模式。同时，我们根据《黄帝内经》的整体性思维原理，结合现代医学中的“生物—心理—社会医学模式”，整理出一套系统的“大生态医学模式”，条列如下：

自然生态——天人合一；社会生态——忠恕之道；人际生态——推己及人；心身生态——心物一元；人体生态——气血充畅。

依据“大生态医学模式”，我们需要先解决身体内的微生态问题，或者说气血通畅的问题，这是气与血、阴与阳的平衡；之后需要解决心身和谐问题，就是达到内在与外在统一，理性与感性统一的状态；再之后就是解决各种关系问题，包括家庭关系、职场关系等，核心就是沟通顺畅；最后我们达到一种和周围环境和谐统一的状态。《黄帝内经》将其称为“天人合一”，这就是中国人的最佳生命状态。

2. 平衡的医学与适度的医学 中医学将疾病的原因归结为阴阳的失衡：阳盛则热，阴盛则寒；阴虚则热，阳虚则寒。同样，气盛血虚、血盛气虚，都是不平衡的，持续下去，身体就容易出现问题，无法保持健康的生命状态。

阴阳平衡只是健康的第一步，阴阳平衡本身亦有高水平和低水平之分。从低水平到高水平的阴阳平衡，不是一味去补，而是要通。在气血畅通的过程中，激发人体自愈系统（五行藏象系统），精气血便逐渐充盛，达到魂附魄显的状态，即内心安定，有主张，有魄力，敢担当的状态。长此以往，便精藏神旺，生命力充沛，而人体最好的状态是内外和谐、心身一致的状态。这里不仅强调形体和精神上的健康，更是强调整体状态的完整性。

药物之所以能够治疗疾病，其原因是以药物之偏性，纠正身体之偏性。所以，除病用药，养正用食。同时，中医治病，不能治之太过。病治十之六七即止，其余糜粥自养。用药太过，反易出现其他变症，让后之医者束手无策。今天很多医生过度检查，过度治疗，不仅不能治病，反倒致病伤身，流弊无穷。这就要适度。

不仅用药如此，情绪调控也是如此。《中庸》说：“喜怒哀乐之未发谓之中，发而皆中节谓之和。”孔子认为“过犹不及”。比如“怒发冲冠”的状况，虽然看起来很威风，但往往有中风的危险。而怒气藏于心，只会让愤怒内化，戕害自我，用别人的错误惩罚自己。中庸的意思，就是在事物发展的过程中找到一个中点，以一种适度的状态，在自己与环境、自己与他人之间，找到一个双方都可以接受的平衡点，这就是中医学的平衡，也是中医学的适度。

3. 担当的医学与进取的医学 宋代的大儒张载曾经说过：“为天地立心，为生民立命，为往圣继绝学，为万世开太平！”这就是一种儒家的责任与士子的担当。源自中原的中医学，同样也受到这种儒学主张的影响，具有很强的担当精神。可以说，“苟日新，又日新，日日新”的进取精神，贯穿了中医学发展的全程。

《论语》中说：“人而无恒，不可以作巫医。”恒就是医者担当精神的一种体现。没有持续与专注，就不可能成为真正的医者。而没有一代代有恒之医的口耳相传，就没有中医学的理法方药，更不会有中华民族五千年的文明传承。历史上一次次的大疫重病，从来没能摧毁我们的种族传续。《素问》王冰序中说“夫释缚脱艰，全真导气，拯黎元于仁寿，济羸劣以获安”，这就是中医人的担当与责任。

综上所述，可以看出，受到以上三个不同时期中原文化的影响，中医学形成了自身极其独特的思维方式和诊疗系统。在心理学中，人生命早期的经验对未来的人格及思维模式、行为方式有着无与伦比的影响。这就是原生家庭对一个人的影响。而秦汉之前的中国文化，对于中医学的发展而言与原生家庭的影响并无二致。秦汉时代，中医学的理法方药已臻完备，相当于一个人的生命模式已经基本定型，后面的发展，很多时候就是在已经形成的生命模式基础之上，向着既定的趋势和方向延伸与拓展，将其之前的特点发挥到极致。直到遇到瓶颈或者强力阻滞（比如说西学东渐）之时，才会有较大程度的内在变化。

中医学的发展过程，是一个不断包容、不断创新和进取的过程。如西汉时张骞两次出使西域，在同西域进行政治、文化交流活动的同时，也进行了医药的交流。东汉明帝时印度佛教传入中国，之后佛经中的医药知识逐步融入中医学，成为中医防病治病的组成部分。这充分体现了中华文化，也是中医文化的包容精神。汉末张仲景的《伤寒杂病论》发展自《伊尹汤液经法》，肇端于先秦的经方学派，后演化为伤寒学派；后世有温病学派，则源于伤寒，别出机杼，至近代发扬光大。正是经历这样的发展历程，中医学才形成完整的理论和应用体系，为中华民族屹立于世界民族之林做出了不可磨灭的贡献。

21 世纪是中华文化昌盛的时代，而中医学将因其“天人合一”“形与神俱”的特点，高居于时代的潮头，不断融合其他的生命文化，以其更大的视野，更加包容的精神，还有更多整合的疗法，开创出全新的医学理论体系，以适应新时代的要求，成为引领全球医学发展的风向标。

（许振国　许敬生）

第二章

诞生于中原的中医经典

在中医学的发展史中，成书于战国、秦、汉之际的《黄帝内经》是中医学的至尊之作，被称为“医家之宗”、中医理论的“渊薮”。约成书于汉代的《神农本草经》是现存最早的药学专著，它总结了公元2世纪以前我国药学发展的成就，奠定了中药理论基础。成书于东汉末年的《伤寒杂病论》确立了以六经辨证和脏腑辨证为主体的辨证论治体系，成为中医治疗各科疾病的准绳。可以毫不夸张地说，千百年来，整个《黄帝内经》系列、《神农本草经》系列和《伤寒杂病论》系列，犹如耀眼的金鼎三足牢牢地支撑起了中医学的宏伟大厦。《针灸甲乙经》一书是中医针灸学的经典，而针灸推拿学更像一朵奇葩盛开在中医学大厦的金顶上，闪耀着灿烂的光芒。这几部中医学最宝贵的经典都诞生在中原大地上，理所当然也就成了中原医学的根基。

第一节 《黄帝内经》

《黄帝内经》是我国传世医学文献中最早最完整的一部经典著作，是中华民族防治疾病的经验总结和理论升华，代表了那一时期东方医学的最高水平。它由《素问》《灵枢》两部组成，各九卷八十一篇，共十八卷一百六十二篇。它是中医学传承、发展的至尊之作，被称为“医家之宗”、中医理论的“渊薮”。

一、作者及成书

黄帝是中国古代部落联盟的首领，五帝之首，被尊称为人文始祖。《黄帝内经》之所以冠黄帝之名，并非是空穴来风。从《黄帝内经》的内容看，多为黄帝与岐伯、雷公、鬼臾区、伯高、少俞、少师等臣子以问答的形式讨论医道。

据南宋罗秘的《路史》记载，黄帝曾西巡访贤，“至岐见岐伯，引载而归，访于治道”。又据北宋真宗天禧年间张君房编辑的《云笈七签·纪传部·轩辕本纪》所载：“时有仙伯，出于岐山下，号岐伯，善说草本之药味，为大医。（黄帝）请主方药……作内外经。”由此可知，是黄帝西行把岐伯从陕西岐山一带，引载到自己的部落有熊氏所在地，拜为医学之师。而新密正是黄帝和岐伯等名臣讨论医学之道的主要活动场所之一，因此可以说新密是《黄帝内经》思想诞生、形成的主要地区之一，当然也就可以说新密是岐黄文化的主要诞生地。据史料记载与考古发现证明，古郑国是黄帝与岐伯等的主要活动区域，而古郑国包括现在河南的新郑、新密等地区。每年农历三月三，当地政府在黄帝故里新郑举行盛大的祭祖仪式。新密境内有关岐黄文化的遗址有40多处，如黄帝宫、岐伯山、岐伯庙、大鸿山、大隗山等大量关于黄帝、岐伯与其他上古医家活动的遗迹与传说。1997年发现的新密古城寨遗址被专家确定是黄帝的古轩辕丘，同时也是中华民族进入文明时期的起始点。经过全国20多位医史文献专家的考察论证，确定新密市为岐黄文化的发祥地，并于2010年12月24日召开新闻发布会，举行揭牌仪式。

由以上内容可以看出，《黄帝内经》这一部中华民族的医学"垦荒"之作，并非一时一人完成，而是由许多代的志士仁人，经过漫长的历史，逐渐积累而成的。黄帝拜当时一些医学大师讨论、酝酿、实践、总结，又经多代后来者的不断补充、整理，形成《黄帝内经》这一巨著。由此，该书以"黄帝"命名就顺理成章了。

二、学术思想

《黄帝内经》之名首见于班固《汉书·艺文志·方技略》"《黄帝内经》十八卷，《外经》三十七卷"，今仅存《黄帝内经》。内与外，是相对而言。《汉书·艺文志》所载医经七家有三家都有内外，应该说书分为内外并无深意。

《黄帝内经》包括《素问》《灵枢》。关于"素问"的含义，历来医家解释不一。北宋林亿引梁代全元起注云："素者，本也。问者，黄帝问岐伯也。方陈性情之源，五行之本，故曰《素问》。"明代马莳《黄帝内经素问注证发微》云："《素问》者，黄帝与岐伯、鬼臾区、伯高、少师、少俞、雷公六臣平素问答之书。"《素问》正是从天地宇宙的宏观出发，运用精气学说和阴阳五行学说，解释和论证天人关系、人的生命活动规律以及疾病发生发展过程的，确有陈源问本之意。

《灵枢》有三个名字。最早叫作《针经》，其次叫作《九卷》，到了晋代，皇甫谧又叫作《针经》，至唐代王冰才叫作《灵枢》。关于《灵枢》的含义，张景岳解释为"神灵之枢要，是谓《灵枢》"。(《类经》一卷"类经名义")王冰受道教思想影响将《针经》改为《灵枢》，讲的是针法的枢机和机要，灵者验也，指针刺的疗效，至为灵验。但必须得其刺法的枢机而后灵，故名之曰《灵枢》。

《黄帝内经》篇幅浩大，内容丰富。全书多采取综合叙述的方式表达，几乎每一篇都不是单纯地讨论一个问题，而是涉及好几个不同方面的内容。因而一些医家用分类的方法，按其不同的内容，各以类分。

分类研究诸家如杨上善的《黄帝内经太素》合并《素问》《灵枢》，分十八类进行论述；张景岳的《类经》合注《素问》《灵枢》，并分十二类；李中梓的《内经知要》合注《黄帝内经》，并分八类。

今天所讨论的《黄帝内经》的主要内容，我们也分类来论述。

（一）预防思想和方法

1. 预防思想 预防即养生，古代也称摄生。指以预防疾病、延缓衰老为目的的各种颐养生命的医事活动。在“人与天地相参”思想的指导下，《黄帝内经》把人放在宇宙自然中来考察，认为人是大自然的产物和有机组成部分，生命源于父母的先天之精，又经后天精气的滋养而发育成人。在生长发育过程中，精、气、神是维系生命的三宝，精是生命的物质基础，气是生命的动力，神是生命的主宰；精、气、神三者密不可分，三者协调统一，维持“形与神俱”的正常生命状态。在疾病和衰老理论的基础上《黄帝内经》确立了“治未病”的养生思想，建立了独特的养生学体系。

养生学是研究如何增强体质、预防疾病、延缓衰老，从而使人获得健康长寿效应的理论和方法。中医养生学起源虽早，但《黄帝内经》才是真正的源头。其中确定的养生原则是：内外结合，以内养为主；动静结合，因时制宜；形神兼养，以养神为重等。养生的具体方法有：顺应自然，外避邪气；春夏养阳，秋冬养阴；五味调和，不可偏嗜；“五谷为养，五果为助，五畜为益，五菜为充”（《素问·脏气法时论》）；劳逸结合，不妄作劳；节制房事，维护先天；全面养生，不可偏废等。这些内容，集中体现于《素问》的《上古天真论》《四气调神大论》《生气通天论》等篇之中，此外在《素问·刺法论》中还介绍了吐纳法和服小金丹方的养生防病措施。

《素问·四气调神大论》说：“是故圣人不治已病治未病，不治已乱治未乱，此之谓也。夫病已成而后药之，乱已成而后治之，譬犹渴而穿井，斗则铸锥，不亦晚乎？”这是说在没有病的时候就要注意，等到病已形成，再来治疗，犹如口渴才去掘井，战事发生的时候才制造兵器一样，岂不太迟了吗？这样具体的预防思想，是全世界医学文献上的最早记载，在现在和将来永远具有生命力。

2. 预防方法 《黄帝内经》所讲的预防方法，都是个人卫生方面的方法。它和道家有密切的关系。《素问·上古天真论》说：“上古之人，其知道者，法于阴阳，和于术数，食饮有节，起居有常，不妄作劳，故能形与神俱，而尽终其天年，度百岁乃去。”

《黄帝内经》注意饮食的调理，特别强调不要过食，《素问·生气通天论》说：“因而饱食，筋脉横解，肠澼为痔。因而大饮，则气逆。”《素问·痹论》也说：“饮食自倍，肠胃乃伤。”同时代的《吕氏春秋·尽数篇》也有同样建议：“凡食无强厚味，无以烈味重酒，是以谓之疾首。食能以时，身必无灾。凡食之道，无饥无饱，是之谓五脏之葆。”

《黄帝内经》还注意色欲的节制。《素问·上真天真论》云：“醉以入房，以欲竭其精，以耗散其真，不知持满，不时御神，务快其心，逆于生乐，起居无节，故半百而衰也。”《素问·生气通天论》云：“因而强力，肾气乃伤，高骨乃坏。凡阴阳之要，阳密乃固。”

《黄帝内经》特别注意情志活动的影响，详细叙述怵惕、忧愁、悲哀、喜乐、盛怒、恐惧各种情况对人身的伤害。《灵枢·本神》云："故智者之养生也，必顺四时而适寒暑，和喜怒而安居处，节阴阳而调刚柔，如是则僻邪不至，长生久视。"

（二）对疾病的认识

1. 什么是疾病 《黄帝内经》中对疾病没有下定义，但是对健康却下了一个定义。由健康这一定义我们可以推测知道它认为疾病是什么。经文说："所谓平人者不病。不病者，脉口人迎应四时也，上下相应而俱往来也，六经之脉不结动也，本末之寒温之相守司也，形肉血气必相称也，是谓平人。"（《灵枢·终始》）这是说，能适应外界环境，内部机体和谐，就是健康。反过来说，如果不能适应外界环境，内部机体不够和谐，就是疾病。可见它认为疾病是人生的一种自然过程，并没有什么神秘的。

疾病是生命活动在特殊情况下的表现形式，是人体在致病因素的作用下，健康状态遭到破坏，又不能在短期内自我恢复的过程，《黄帝内经》对人体生命活动病理状态下的认识分为三个层面：一是发病规律。致病因素侵入人体后，在邪正双方的作用下，人体的脏腑、经络、精、神、气、血、津液失调而发病。由于邪气性质、毒力大小不同，人体正气有反应性差异，因而又表现为不同的发病类型。二是病变原理。人体一旦发病，由于邪正双方力量的盛衰变化不同，又表现为不同的病变原理和不同的预后转归。三是疾病的种类。疾病的种类是不同的，这是由于在不同致病因素作用下引起人体不同脏腑和物质的状态失常的缘故。《黄帝内经》对疾病的研究既注重人体整体功能的失常，又强调疾病阶段性的变化，这一疾病观成为中医疾病学的理论特点和诊病思维方法。

2. 疾病的分类 《黄帝内经》对于个别疾病的认识中，除了疟疾的名称和今天的疟疾相同外，其余按照现代的标准都只是症状的叙述和症状群的名称，这些叙述和名称在当时就被认为是疾病。

疾病的种类繁多，为了提纲挈领，执简驭繁，首先要使疾病系统化，于是古代医学家提出了分类的要求。五脏在当时被认为是人身体内的纲领，所以《黄帝内经》的疾病分类主要是依五脏来分的。例如热见《素问·热论》，疟见《素问·疟论》，咳见《素问·咳论》，风见《素问·风论》，胀见《灵枢·胀论》，具体论述都是按肝、心、脾、肺、肾五脏分类的，这和现代医学按系统分类一样。当时由于条件所限，只能凭借对表面的直觉和观察来分类。例如对热的分类，就是按照痛的部位和与哪一脏的部位接近而分类的。有胁满痛的就叫作肝热，有心痛的就叫作心热，有腰痛的就叫作肾热，见《素问·刺热》。《黄帝内经》中，除了按照五脏分类之外，还有按照胃、大肠、小肠、膀胱、三焦、胆六腑分类的，见《灵枢·胀论》。有按照筋、肉、脉、肌、骨等分类的，见《素问·痿论》《素问·长刺节论》《灵枢·癫狂》。有按照三阴三阳经脉分类的，见《素问·刺疟论》。

3. 对疾病季节性的认识 《黄帝内经》认识到疾病是有季节性的，春、夏、秋、冬各有易患的疾病，经文中言："故春气者病在头，夏气者病在脏，秋气者病在肩背，冬气者病在四肢。故春善病鼽衄；仲夏善病胸胁；长夏善病洞泄寒中；秋善病风疟；冬善病痹厥。"（《素问·金匮真言论》）这是说，因春季的病多在头部，所以春季容易患鼽（鼻塞流涕）衄（鼻出血）；夏季的病在内脏，所以仲夏容易患胸部胁部的病；长夏易患洞泄（泻），寒中（痢疾）；秋季的病在肩背，所以秋季易患风疟（疟疾）；冬季的病在四肢，所以冬季易患痹（关节麻木疼痛）厥（手足发凉）。

4. 对疾病地域性的认识 《黄帝内经》认识疾病是有区域性的。经文中说："故东方之域，天地之所始生也，鱼盐之地，海滨傍水。其民食鱼而嗜咸，皆安其处，美其食。鱼者使人热中，盐者胜血，故其民皆黑色疏理。其病皆为痈疡。……西方者，金玉之域，沙石之处，天地之所收引也，其民陵居而多风，水土刚强，其民不衣而褐荐，其民华食而脂肥，故邪不能伤其形体，其病生于内。……北方者，天地所闭藏之域也，其地高陵居，风寒冰冽。其民乐野处而乳食，脏寒生满病。……南方者，天地所长养，阳之所盛处也，其地下，水土弱，雾露之所聚也。其民嗜酸而食胕，故其民皆致理而赤色，其病挛痹。……中央者，其地平以湿，天地所以生万物也众，其民食杂而不劳，故其病多痿厥寒热。"（《素问·异法方宜论》）这是说，在当时中国的区域以内，东、西、南、北、中五方的人，由于他们居处的地理环境、天时气候、饮食嗜好不同，他们的体格也不同，他们易患的疾病也不同。

5. 对疾病潜伏期的认识 "春伤于风，邪气留连，乃为洞泄。夏伤于暑，秋为痎疟。秋伤于湿，上逆而咳，发为痿厥。冬伤于寒，春必病温。"（《素问·生气通天论》）

"冬伤于寒，春必病温。春伤于风，夏生飧泄。夏伤于暑，秋必痎疟。秋伤于湿，冬生咳嗽。"（《素问·阴阳应象大论》）

这些论述，说明当时《黄帝内经》已认识到疾病有潜伏期的存在。

6. 对疾病预后的重视 "凡诊者，必知终始，有知余绪。"（《素问·疏五过论》）"必知终始"是要了解疾病的整个过程。"有知余绪"是要了解疾病的后果。这些都是关于疾病预后的重要问题。《黄帝内经》认为医生的主要责任是决死生，这从以下几段经文中可以看出来：

"以此参伍决死生之分。"（《素问·脉要精微论》）

"此决死生之要，不可不察也。"（《素问·三部九候论》）

"余闻虚实，以决死生。"（《素问·玉机真脏论》）

"人有三部，部有三候，以决死生，以处百病。"（《素问·三部九候论》）

"必明乎此，立形定气，而后以临病人、决死生。"（《灵枢·寿夭刚柔》）

"因视目之五色，以知五脏而决死生。"（《灵枢·邪客》）

另外，《黄帝内经》认识到水肿和肾脏的关系，例如：

"有病痝然如有水状……病生在肾，名为肾风。"（《素问·奇病论》）

"帝曰：肾何以能聚水而生病？岐伯曰：肾者，胃之关也。关门不利，故聚水而从

其类也。上下溢于皮肤，故为胕肿。胕肿者，聚水而生病也。”（《素问·水热穴论》）

从这些叙述可知，当时已认识到有一种水肿是由肾病引发的。

（三）治疗原则和方法

《黄帝内经》讲述了论治疾病的思想、原则、方法。论治疾病是以正确的诊断为前提和依据的，而治疗原则的实施又要通过一定的疗法作用于人体，从而发挥治疗效应，《黄帝内经》的价值在于它提出了众多治疗理论。如倡导“化不可代，时不可违”（《素问·五常政大论》），强调顺应自然、人体规律的治疗思想；治疗的根本在于协调阴阳、调理气血，即“谨察阴阳所在而调之，以平为期”“疏其血气，令其调达，而致和平”；从整体观念出发，采用“上病下取，下病上取”“从阴引阳，从阳引阴”的治则；祛邪必须因势利导，“其高者，因而越之；其下者，引而竭之”；提出“治病必求其本”的观点，在分清标本缓急的基础上，要“间者并行，甚者独行”；在治疗过程中要根据季节、气候、地区以及人的体质等因素，制定适宜的治疗方案，所谓“圣人之治病也，必知天地阴阳，四时经纪”，强调因时、因地、因人制宜等。至于具体治疗，大致可分为正治法和反治法两大类，正治法如“寒者热之，热者寒之”等；反治法如“寒因寒用，热因热用”等。上述治则与治法仍然是当今临床实践应遵循的准则。

《黄帝内经》所记载的治疗方法甚多，如砭石、针刺、灸焫、药物、熏洗、药熨、敷贴、按摩、导引、饮食和精神疗法等。对针刺疗法的阐述尤为详尽，针具、针刺取效的原理、针刺的手法、针刺的治疗范围、治疗的宜忌以及据病选穴等均有记载。全书虽只有十三首方剂，但其方药之理已具备，同时关于治疗法则的论述，也足以指导临床对疾病的治疗。

1. 相反的治疗原则 《黄帝内经》中所载治疗方法有许多种类：见于《素问·异法方宜论》的有砭石、毒药、灸焫、九针、导引按跷；见于《素问·血气形志》的有灸刺、针石、熨引、甘药、按摩、醪药，见于《灵枢·病传》的有导引行气、跷摩、灸熨、刺焫、饮药；见于《灵枢·九针论》的有灸刺、熨引、针石、甘药、按摩、醪药。在许多方法中，占主导地位的是针刺疗法。针刺疗法的治疗原则是：泻实补虚，泻有余、补不足。这一原则在《素问》的《三部九候论》《血气形志》《宝命全形论》《疟论》《厥论》《骨空论》《调经论》等篇和《灵枢》的《九针十二原》《根结》《邪客》等篇中都可以见到。针刺疗法中所谓补泻，只不过是一种操作方法，并不是真的补泻，但这些语句却意味着一种精神，就是在相反的基础上着手治疗。

这一相反的治疗原则，在针刺法以外的其他疗法中也是适用的。《素问·刺热》说：“诸治热病，以饮之寒水，乃刺之，必寒衣之，居止寒处，身寒而止也。”

仓公在西汉初年使用过这一疗法。《史记·扁鹊仓公列传》说：“菑川王病，召臣意诊脉，曰：蹶上为重，头痛身热，使人烦懑。臣意即以寒水拊其头。”这和现代医学对于高热治标的冷敷法原则完全一致。这也是在相反的基础上着手的。《世说新语·惑溺篇》说：“荀奉倩与妇至笃，冬月妇病热，乃出中庭，自取冷还，以身熨之。”这一方面表示伉俪之情，另一方面也合乎医学原理。

《素问·至真要大论》的写作时代较晚，它更发挥了这一原则：

“高者抑之，下者举之，有余折之，不足补之。”

“寒者热之，热者寒之。”

“燥者润之，急者缓之。”

“论言治寒以热，治热以寒，而方士不能废绳墨而更其道也。”

这一相反的治疗原则，对以后的医学发展起到了决定性作用。金元四大家的泻火、补脾、滋阴等都是在这一原则上发展出来的。

2. 对早期治疗的重视 《黄帝内经》重视疾病的早期治疗，认为疾病治疗愈早，痊愈的机会就越大。《素问·阴阳应象大论》说：“故善治者治皮毛，其次治肌肤，其次治筋脉，其次治六腑，其次治五脏。治五脏者，半死半生也。”这是根据当时对于疾病侵入人体层次浅深的认识而提出的治疗原则，疾病侵入人体层次愈深，则愈不易治疗，倘若侵入五脏，就只有一半痊愈的机会了。

3. 对病人所处环境和体质的重视 《素问·疏五过论》中的第一过、第二过、第四过和《素问·征四失论》中的第三失、第四失，都说明在治疗时应当注意病人所处的环境。

《黄帝内经》特别重视病人的体质差别。由于各人的体质不同，容易得的疾病也不同，这叫作“因形而生病”，见《灵枢·五变》。由于各人的体质不同，治疗的方法也不一样，见《灵枢·逆顺肥瘦》。它还将人的体质分为五种类型，每个类型的人各有易患的疾病，见《灵枢·通天》。又有分为二十五种类型的，见《灵枢·阴阳二十五人》。

4. 食物疗法 《黄帝内经》虽然没有提出食物疗法这一名词，但是它特别重视食物对于保持健康和治疗疾病的作用。《素问·脏气法时论》说：“毒药攻邪，五谷为养，五果为助，五畜为益，五菜为充，气味合而服之，以补精益气。”同时代的作品《周礼·天官冢宰》中说：“以五味、五谷、五药养其病。”这都是讲食物疗法的。在《黄帝内经》中，食物疗法是以五味的形式提出来的，《素问》中讲五味的有《生气通天论》《金匮真言论》《阴阳应象大论》《脏气法时论》《宣明五气》各篇。《灵枢》中讲五味的有《五味》《五味论》《五音五味》各篇。虽然所说的内容不够具体，但这是食物疗法的开始。

5. 完备的针刺疗法 《黄帝内经》所讲的疗法中，具体的药物疗法在《素问》里有六处，在《灵枢》里有五处，而针刺疗法的叙述则到处都可以见到，可见当时占主导地位的治疗方法是针刺疗法。它叙述了器材的准备，见《灵枢》的《九针十二原》《九针论》等篇。孔穴的分布，见《素问》的《气穴论》《气府论》《骨空论》《水热穴论》等篇，《灵枢》的《本输》《背俞》等篇。持针的法则，见《灵枢》的《九针十二原》《邪客》等篇。补泻的技术，见《素问》的《八正神明论》《离合真邪论》等篇，《灵枢》的《九针十二原》《官能》等篇。针刺的剂量，见《素问》的《刺要论》《刺齐论》等篇。针刺的禁忌，见《素问》的《诊要经终论》《刺禁论》《四时刺逆从论》等篇，《灵枢》的《终始》《五禁》等篇。

针刺疗法是我国独特的治疗方法，对于某些疾病有很好的治疗效果。现代的针刺疗法和古代的针刺疗法不同的地方，徐大椿《医学源流论》卷下有一篇《针灸失传论》，曾将它们详细列举出来，计有十处之多。这些不同的地方，都是应当废弃的呢，还是也有被遗忘了而应当发掘的呢？这是值得我们今后注意的地方。

（四）诊断学上的成就

1. 诊法　诊法包括诊法原理、操作方法及诊断原则。《黄帝内经》以整体观念为指导思想，以脏腑经络与病因病机理论为基础，灵活运用阴阳五行学说，强调充分发挥医生的感官功能，创造了一整套诊病的方法。其中不但提出了“知常达变，以常衡变”“司外揣内”等诊病理论，而且创立了察色、听声、问病、切脉等诊病方法，仅脉象就记述了170余种，且以“急、缓、小、大、滑、涩”六脉为纲统之（《灵枢·邪气脏腑病形》）；诊脉部位有全身遍诊法（《素问·三部九候论》）、人迎寸口二部中参诊脉法（《灵枢·经脉》）和独取寸口诊脉法（《素问·五脏别论》）三种。此外还创造了望面诊法（《灵枢·天年》）、释梦诊法（《灵枢·淫邪发梦》）、心脉诊法（《灵枢·论疾诊尺》）、虚里诊法（《素问·平人气象论》）、腹诊法（《灵枢·水胀》）、体质诊法（《灵枢·阴阳二十五人》）等。其非常重视全面了解病情，重视诸诊合参，要求医生必需详细、全面、充分地占有临床资料，认为“以此参伍”才能“决死生之分”（《素问·脉要精微论》），严厉批评了只重视脉诊而轻视问诊及其他诊病方法的错误做法（《素问·疏五过论》）。

切脉的方法，在扁鹊时代（公元前5世纪上半期）就已发明了。《黄帝内经》中切脉的内容很多，最重要的是《素问·脉要精微论》《素问·平人气象论》两篇。在《脉要精微论》中所讲的脉象有长短、大小、坚实、疾徐、虚实、浮沉、滑涩各种不同，这都是手指可以分辨出的，没有什么玄虚的内容。当时虽然已有了切脉的方法，却并不把它用作诊断疾病的唯一方法。《素问·征四失论》云：“卒持寸口，何病能中？”可见当时并不只用切脉来诊断。

在《素问·平人气象论》中，更叙述了用健康人的呼吸来测定脉搏迟速的方法，它说“人一呼脉再动，一吸脉亦再动；呼吸定息脉五动，闰以太息，命曰平人。平人者，不病也。常以不病调病人。医不病，故为病人平息以调之为法”。这一段文字中，最难解释的是“闰以太息”一句。在历代的注家中以张介宾的解释为最好。他认为：出气叫作呼，入气叫作吸。一呼一吸，总体叫作一息。一呼脉跳两次，一吸脉也跳两次，一息已完，正在换息的时候，就叫作“呼吸定息”，那时脉又跳一次。所以在一呼一吸的时间，脉一共跳五次。平常呼吸的时候，偶然有一息较长的，这一息犹如闰年闰月一样，就叫作“闰以太息”，在这偶然一息的时间，脉就不止五跳了。（《类经·脉色类》）这样的脉就是健康人的脉。用呼吸时间尺度来测量病人的脉搏迟速，这呼吸必须是健康人的才行，医师是健康的，所以就用医师的呼吸做时间尺度。这样的方法在今天看来没有什么稀奇的，而在当时没有精细时间尺度的情况下，将健康人的呼吸和病人的脉搏这样两种完全没有关系的现象联系起来，用它作为测定脉搏迟速的标准，这不得不说是一项伟大的发明。

《史记·扁鹊仓公列传》说："至今天下言脉者，由扁鹊也。"并提到仓公的老师阳庆传给仓公黄帝、扁鹊之脉书。扁鹊和脉有这样密切的关系决不是偶然的。我们可以肯定地说，切脉的方法及利用健康人的呼吸来测定脉搏迟速的发明，都是扁鹊最伟大、最光荣的成就。扁鹊是公元前5世纪上半期的人。在欧洲医学史上，首先发现脉搏的是公元前4世纪中期希腊的普拉查哥拉斯，首先发明水钟（和我国铜壶滴漏的原则一样）测定脉搏迟速的是公元前4纪末期希腊的希罗菲罗斯。用呼吸测定脉搏的迟速比用水钟方便得多，即使现代在偏僻没有钟表的地方，这还是不失为一个适用的方法。

《黄帝内经》在诊断上除了切脉以外，还注重望色和听声。经文中有："善诊者，察色按脉，先别阴阳，审清浊，而知部分；视喘息，听音声，而知所苦；观权衡规矩，而知病所主；按尺寸观浮沉滑涩，而知病所生。以治无过，以诊则不失矣。"（《素问·阴阳应象大论》）"能合脉色，可以万全。"（《素问·五脏生成》）

《周礼·天官冢宰》中也说："以五气、五声、五色眡（视）其死生。"

《黄帝内经》望色以决死生在《素问·五脏生成》中有一段具体的叙述，在现代的诊断学上也还是适用的，它说："故色见青如草兹者死，黄如枳实者死，黑如炲者死，赤如衃血者死，白如枯骨者死，此五色之见死也。青如翠羽者生，赤如鸡冠者生，黄如蟹腹者生，白如豕膏者生，黑如乌羽者生，此五色之见生也。"

《素问·脉要精微论》云："夫精明五色者，气之华也。赤欲如白裹朱，不欲如赭。白欲如鹅羽，不欲如盐，青欲如苍璧之泽，不欲如蓝。黄欲如罗裹雄黄，不欲如黄土。黑欲如重漆色，不欲如地苍。"《史记·扁鹊仓公列传》所载丞相舍人奴的病案说"所以知奴病者……望之杀黄然，察之如死青之兹"，说明了色诊在临床上的应用。

2. 鉴别诊断 《黄帝内经》特别注重鉴别诊断。经文中说：

"别异比类，犹未能以十全。"（《素问·示从容论》）

"善为脉者，必以比类奇恒，从容知之。"（《素问·疏五过论》）

"不知比类，足以自乱，不足以自明。"（《素问·征四失论》）

以上这些篇里所说的比类，就是把类似的情况进行比较，这就是鉴别诊断。

《灵枢·水胀》具体列举了水、肤胀、臌胀、肠覃、石瘕五种类似的腹部肿大疾病的鉴别诊断。

它说水的特征是："水始起也，目窠上微肿，如新卧起之状，其颈脉动，时咳，阴股间寒，足胫肿，腹乃大，其水已成矣。以手按其腹，随手而起，如裹水之状，此其候也。"由这些叙述，特别是"颈脉动"可知，这是充血性心力衰竭的证候，我们可以推知这种病是心脏性水肿。

它说肤胀的特征是："肤胀者，寒气客于皮肤之间，鼟鼟然不坚。腹大，身尽肿，皮厚。按其腹，窅（yǎo）而不起，腹色不变。此其候也。”由本条所述，我们可以推知这种病是皮肤浮肿。

臌胀的特征是：“腹胀，身皆大，大与肤胀等。色苍黄，腹筋起，此其候也。”据本条所述，特别是“色苍黄”（黄疸），“腹筋起”（腹部皮下静脉怒张），我们可以推知这是由于门静脉瘀血而发生腹水。

其所述肠覃的特征是：“寒气客于肠外，与卫气相抟，气不得荣，因有所系，癖而内著，恶气乃起，息肉乃生。其始生也，大如鸡卵，稍以益大，至其成，如怀子之状，久者离岁，按之则坚，推之则移，月事以时下，此其候也。”由以上叙述，特别是“按之则坚，推之则移，月事以时下”，可以推知这种病是卵巢囊肿。

其所言石瘕的特征是：“石瘕生于胞中，寒气客于子门，子门闭塞，气不得通，恶血当泻不泻，衃以留止，日以益大，状如怀子，月事不以时下。”综上所述，特别是“日以益大，状如怀子，月事不以时下”，可以推知这是一种子宫肌瘤。

《素问·评热病论》讲“风水病”的特征是：“至必少气时热，时热从胸背上至头，汗出手热，口干苦渴，小便黄，目下肿，腹中鸣，身重难以行，月事不来，烦而不能食，不能正偃，正偃则咳，病名曰风水。”依据这段经文的叙述，可以推知，这里所说的“风水”和《灵枢·水胀》所说的是一样的，都是心脏病。凡是心力衰竭，尤其是左心室功能不全的病人，不能偃卧，必须采取坐姿才能感到轻快，或者长期如此，或者当心脏性气喘发作时如此。“不能正偃，正偃则咳”正叙述了这一现象。

《素问·疟论》说：“疟之始发也，先起于毫毛，伸欠乃作，寒栗鼓颔，腰脊俱痛，寒去则内外皆热，头痛如破，渴欲冷饮。”又说，疟疾有间日发、间二日发、间数日发的分别。由这些叙述，我们可以推知当时认识的疟疾，即是今天的疟疾，并且知道当时已能鉴别间日疟和三日疟了。

当时没有任何仪器设备，这些鉴别诊断只能凭简单的观察而来。由于观察得敏锐和描述得细致，我们在两千多年后还能推知某一种病是哪一类的疾病，这不能不令人惊奇。

（五）解剖方面的认识

1. 表面解剖 《黄帝内经》大部分讲的是针刺疗法，针刺疗法的第一件事就是确定针刺孔穴的部位。为了确定孔穴的部位，必须首先确定人体表面的一些指标。这些指标主要是依靠骨的部位来确定的。《素问·骨空论》叙述了一部分的骨名和骨空的部位，骨空就是两骨间的空隙。《灵枢·经脉》和《灵枢·经筋》叙述了经脉和经筋的起止分布，有许多地方也是从表面解剖叙述的。

2. 消化道长度的测量 梁伯强曾将《灵枢·肠胃》所载消化道长度和近代斯巴德何辞所著《人体解剖图谱》上面载的消化道长度进行比较，证明它们所记载的食道和肠道长度的比例很接近。

表 2-1　消化道长度对照表

书名	食道	肠道	比例
《灵枢》	1.6 尺（咽至胃）	56.8 尺（小肠、回肠、广肠）	1.6∶56.8 = 1∶36
《人体解剖图谱》	25 厘米	925 厘米（小肠、结肠）	25∶925 = 1∶37

（六）生理学上的认识

血液循环在《黄帝内经》中有比较具体的叙述，这是我国医学上的伟大发现。

1. 称血为营气　“中焦亦并胃中，出上焦之后。此所受气者，泌糟粕，蒸津液，化其精微，上注于肺脉，乃化而为血，以奉生身，莫贵于此，故独得行于经隧（血管），命曰营气。”（《灵枢・营卫生会》）这是说，人身将食物去掉糟粕，取其精华，化为血液，以供全身的营养，血液在血管中行走，叫作营气。所以有“营气者，泌其津液，注之于脉，化以为血，以荣四末”（《灵枢・邪客》）。这是说，营气是血管中的血液，以供四肢营养。由于古人认识到血液循环是环周不休、如环无端的，于是才叫血液为营气。

2. 说明营气藏在脉中　“壅遏营气，令无所避，是谓脉。”（《灵枢・决气》）这是说围住营气使它不能流散的就叫脉。这是对血管的一个很好的定义，今天还可以用得着。“夫脉者，血之府也。”（《素问・脉要精微论》）强调血是藏在脉中。

3. 血液流行不止的认识　“气之不得无行也，如水之流，如日月之行不休……内溉脏腑，外濡腠理。”（《灵枢・脉度》）这是说，营气像水一样，流动不休；像日月的行动一样，无休无歇；在内灌溉五脏，在外濡润肌肤。“经脉者，所以行血气而营阴阳，濡筋骨，利机关者也。”（《灵枢・本脏》）进一步说明经脉的作用是流行血液、润泽筋骨、滑利关节。

4. 对血液循环的认识　“经脉流行不止，环周不休。”（《素问・举痛论》）

“精专者行于经隧，常营无已，终而复始。”（《灵枢・营气》）

“营周不休，五十而复大会，阴阳相贯，如环无端。”（《灵枢・卫气》）

“营卫之行也，上下相贯，如环之无端。”（《灵枢・动输》）

以上几条经文，反复强调血液在人体运行是环周不休、如环无端的，说明血液的流行如同圆周，无起无止，不歇不休，充分说明血液是循环的。

5. 肯定了心和脉的关系　“心者，生之本，神之变也，其华在面，其充在血脉。”（《素问・六节藏象论》）

“心之合脉也，其荣色也。”（《素问・五脏生成》）

“心主身之血脉。”（《素问・痿论》）

6. 对动脉的认识　《黄帝内经》认识到搏动的血管，并且取了一个名字，叫作动脉。其指出：“上部天，两额之动脉。上部地，两颊之动脉。上部人，耳前之动脉。”（《素问・三部九候论》）两额动脉是颞浅动脉的额前支。两颊动脉是颌外动脉。耳前动脉是颞浅动脉。这些地方的血管是用手指可以感觉到搏动的，所以叫作动脉。

7. 认识到静脉和血清的存在 《黄帝内经》虽然没有将动脉和静脉区别出来，但它已认识到有两种不同的血液，并且已经认识到静脉和血清的存在。它说："血出而射者，何也？"这很明显指的动脉的血液。"血少，黑而浊者，何也？"这很明显是说静脉的血液。"血出，清而半为汁者，何也？"这很明显是说血清。以上三段经文均在《灵枢·血络论》。

由上面这些叙述来看，这不是很明确的血液循环吗？这虽然只是对于这一生理现象的初步认识，但是已有了比较具体的叙述。这一部分的《素问》和《灵枢》肯定是公元前的作品，最近的部分也不会晚于公元前 1 世纪。公元前 4 世纪希腊的希波克拉底还不知道血液是流动的。公元前 3 世纪亚历山大的埃拉西斯特拉塔才提出血液流动的概念。公元 2 世纪罗马的盖仑也只以为血液像潮流一样，并不知道血流是循环的，盖仑这一学说在欧洲统治了一千多年。公元 13 世纪阿拉伯的伊本·纳菲斯开始认识到小循环，但欧洲医学界当时并不知道有这一回事。直到公元 16 世纪西班牙的塞尔维特和意大利的切萨尔皮诺才认识到血液是由静脉运往心脏而由动脉运往全身的，并且开始使用"循环"这一名词，然后才有公元 17 世纪英国的哈维在他的老师法布里修斯发现静脉瓣的基础上，对于血液循环的发现。随后（1661 年）意大利的马尔皮基发现了毛细血管血液循环，于是才完成血液循环的整套说明。《黄帝内经》对于这一生理现象的初步认识，不可不说是最早的了。

（七）医学教育上的认识

1. 针灸医师应具备的条件 《素问·宝命全形论》列举了针刺医师应具备的条件："一曰治神；二曰知养身；三曰知毒药为真；四曰制砭石小大；五曰知腑脏血气之诊。"这是说，凡是针刺医师，第一要聚精会神，集中全力；第二要知道养生的方法；第三要知道使用药物；第四要知道制备针刺用的器械；第五要知道病理学和诊断学。第一条治神，是《黄帝内经》中反复提到的，它的要求是"如临深渊，手如握虎，神无营于众物"（《素问·宝命全形论》）。这是说医师在施行针刺治疗时，要如同站在深水旁一样注意，手里拿着针如同抓住老虎一样小心，集中精神，任何事都不要理会。倘若不如此，就会造成极大的过失。在《素问·征四失论》中说："所以不十全者，精神不专，志意不理，外内相失，故时疑殆，诊不知阴阳逆从之理，此治之一失也。"

2. 学生应具备的条件 《黄帝内经》认为培养医学生的时候，应当注意他的个性和才能适合哪一科，应当择人而教，不可胡乱培养。《素问·金匮真言论》说："非其人勿教，非其真勿授，是谓得道。"

《灵枢·官能》中有一段详细的解释："语徐而安静，手巧而心审谛者，可使行针艾。理血气而调诸逆顺，察阴阳而兼诸方。缓节柔筋而心和调者，可使导引行气。疾毒言语轻人者，可使唾痈咒病。爪苦手毒、为事善伤者，可使按积抑痹。各得其能，方乃可行，其名乃彰。不得其人，其功不成，其师无名。故曰：得其人乃言，非其人勿传。此之谓也。”

学医必须学好，不可一知半解，胡乱行医。误人性命，自己也会遭殃。《素问·征四失论》中的第二失，说的就是这回事，它说：“受师不卒，妄作杂术，谬言为道，更名自功，妄用砭石，后遗身咎，此治之二失也。”

三、学术贡献

《黄帝内经》作为中国现存最早的医学典籍，在中医学术发展史上具有不可替代的作用，不仅引导了中医学的基本发展方向，而且构建了中医学的理论体系，奠定了临床各科的理论基础，成为后世各个学术流派发展的不竭源泉，其学术贡献可以从以下几点表现出来。

（一）构建了独特的理论体系

《黄帝内经》是中医理论体系的奠基之作。《黄帝内经》问世之前，医学处于感性认识和经验积累的阶段，没有形成系统的理论。春秋战国时期，诸子百家争鸣，哲学思想活跃，《黄帝内经》吸收了当时先进的哲学思想及古代科学技术，确立了以精气、阴阳、五行学说为核心的指导思想，形成了一整套完整的藏象学说、经络学说、运气学说等理论，并结合长期积累的医疗经验确立了以脏腑、经络、气血为主要内容的独具特色的医学理论体系。基于对生命起源与发展、人体脏腑经络与气血精神、疾病诊断与防治的系统认知，《黄帝内经》明晰了科学内涵，确立了中医学的发展方向，为后世医学的发展奠定了基础。

（二）确立了中医特有的思维方法

《黄帝内经》在中国古代哲学思想的影响下，以中国传统文化为根基，形成了完全不同于西医学的中医思维方法，比较有特色的如整体思维、意象思维等。整体思维是以普遍联系、相互制约的观点看待世界及一切事物的思维方式。意象思维是指运用感性形象、直观概念、符号表达事物的抽象意义，通过体悟，综合把握事物的意蕴内涵、相互联系和运动变化规律的思维方式。

（三）汇聚了中国古代生命科学的成果

《黄帝内经》的内容以医学为主而涉及多学科知识，包括哲学、天文学、地理学、历法学、生物学、物候学、气象学、农事学、数学、心理学、社会学等多学科的研究成果，这些内容与医学相互渗透，深刻地影响着医学的研究方法和学术内涵。《黄帝内经》汇集了中国古代科学文化的优秀成果，是对中国古代生命科学成果的全面总结，堪称中医古代的百科全书。

（四）总结了经络学说和针刺疗法

《黄帝内经》系统总结了经络学说，并将针灸疗法广泛运用于各种疾病的治疗当中，从而被认为是中国的“第五大发明”。《黄帝内经》认为经络是人体内传送信息而又与自然密切相连的网络。针灸疗法也是《黄帝内经》中治疗疾病的主要手段。

（五）开启了中医药文化素质培养的先河

《黄帝内经》这一中国医学发展史上影响最大的鸿篇巨制，内容广博独特，同时也是中国传统文化的经典名著，近现代的国学研究者也将《黄帝内经》当作一部重要典籍学习参考。《黄帝内经》不但建立了中医药理论体系与思维方法，而且具有无以比拟的中医药文化价值，开启了中医药文化素质培养的先河。

（六）为医家临证之“兵书”

《黄帝内经》所阐述的医学理论是分析人体生理病理，指导疾病诊断、防治的重要武器，至今仍然具有重要的实践价值。古人以兵家之道比喻医家治疗之理，故可将《黄帝内经》称为医家临证之“兵书”。

例如《素问·咳论》提出“五脏六腑皆令人咳，非独肺也”，《素问·痿论》提出“治痿独取阳明”，以及《素问·痹论》对痹证病因、发病、病机、分类、预后与治则治法的论述，至今仍为临床所遵循。值得注意的是，《黄帝内经》虽然没有明确提出“辨证论治”一词，但其病机十九条是示人以审机论治的典范，所提出的具体病证的脏腑分证、各经分证的方法，正是“辨证论治”理论及方法的学术源泉。在治疗方面，《黄帝内经》倡导的因人、因时、因地制宜及因势利导、治病求本、同病异治、异病同治、标本缓急、补虚泻实、寒热温清、预防与早治等原则，一直为后世医家所遵循。

四、哲学思想

《黄帝内经》系统运用阴阳五行学说、藏象学说、经络学说、运气学说等思想，建立了一整套完整的中医学基础理论。不仅如此，《黄帝内经》在哲学思想方面还取得了诸多成就。

（一）阴阳五行学说

阴阳五行学说是春秋战国时期哲学理论的重要内容。阴阳学说和五行学说最初是两派独立的学说，被称为阴阳家和五行家。这两个学说最初产生的时候，论述的都是对宇宙的一般认识，这是由实践产生的。到了邹衍手中，这两派学说才联合起来，成为一个系统的理论体系。《史记·孟子荀卿列传》说：“邹衍深观阴阳消息，称引天地剖判以来，五德转移。”这一理论体系可以被任何一门学术的专家所采用，来解释这一门学术上的各种问题。医学家先有了上千年的实践经验，到了春秋末期（公元前5世纪上半期），首先开始采用阴阳理论；到了战国后期（公元前3世纪上半期），恰恰遇着了这一新产生的阴阳五行学说，于是全部采用了它，并加以发展，来解释医学上的各种问题。这样就形成了医学的理论体系，也就是《黄帝内经》中的阴阳五行学说。

1. 阴阳学说 阴阳学说认为宇宙万物是由阴阳二气交互作用生成的，由此决定了宇宙万物无不包含着阴阳的对立统一。阴阳既是宇宙万物之本原及发展变化的动力，又是宇宙万物中存在的普遍规律，是认识宇宙万物的纲领。即所谓"阴阳者，天地之道也，万物之纲纪，变化之父母，生杀之本始，神明之府也，治病必求于本"（《素问·阴阳应象大论》）。

《黄帝内经》把阴阳学说引入医学领域，作为认识人体生命活动的方法论，不仅将阴阳学说作为主要的哲学工具来认识人体生命活动的规律，成为构建医学理论体系的主要指导思想之一，还借助哲学阴阳学说的术语表述医学概念，成为中医学理论的重要内容。

阴阳学说的基本内容包括阴阳交感、阴阳对立、阴阳互根、阴阳消长、阴阳转化、阴阳自和六个方面。

阴阳学说在中医学中的应用包括说明人体的组织结构、概括人体的生理功能、阐述人体的病理变化、用于疾病的诊断、用于疾病的防治、指导临床用药六个方面。

2. 五行学说 五行是古人从万事万物中概括出来的木、火、土、金、水五种物质的运行。五行学说按五行属性类分天地人中众多的事物，从而将人与自然界紧密联系起来，构建"四时五脏阴阳"整体观，并运用五行的生克乘侮及胜复理论说明事物之间的相互影响与联系，从而指导疾病的诊治、预防，分析和掌握药物的作用原理。

（二）藏象学说

"藏象"首见于《黄帝内经》。仅从字面就反映了《黄帝内经》的基本思维方法和认知方法。即所谓"象，形象也。藏居于内，形见于外，故曰藏象"（《类经》），"有诸内必形诸外"（《孟子·告子下》）。藏属于躯体之脏腑组织，是生命活动的物质基础。脏腑组织玄妙的功能活动是生命的内在本质，这些都会通过体表的各种现象得到体现和表达。《黄帝内经》的作者从中国传统的系统思维出发，创造并运用了这一通过观察、分析外部征象来探求内在形质根本的方法，至今仍不失为人们认识事物的重要方法。

藏象理论认为人是一个有机的整体，各脏腑组织之间在结构上虽形态各异，但却不可分割；功能上虽然各有分工，但必须相互协调合作；病理状态下所患病证虽然不同，但却常常互相影响。《黄帝内经》有相当多的篇章专论这些内容，据有关资料显示达三十三条之多。张景岳编著《类经》将《素问》和《灵枢》的经文分析为四百七十二条，重加编辑，归为十一类。藏象（有关五脏的各问题）三十三条。在形态学方面，对脏腑具体的位置、形态、容积、重量、基本构造、长短、大小，都有较为准确的记述。脏腑不是各分支功能的简单相加，而是更高层次上的综合效应。肝、心、脾、肺、肾五脏与五脏系统又有较大的区别，尤其是五脏系统，不能简单地从解剖学角度去认识，而要站在生理病理综合效应的高度上去理解，这可以说是认识《黄帝内经》藏象理论的最高境界，非此不足以言说“藏象”。

藏象学说从表现于外的各种生命现象中探求内在复杂的变化本质，在此思维背景下形成了脏腑、经络、精气血液等相关理论。这一理论还将人的活动与天地自然、人事社会密切联系，综合考察人体的生命活动。

（三）经络学说

经络学说是研究人体经络系统的概念、构成、循行分布、生理功能、病理变化及与脏腑、形体官窍、精神气血之间相互联系的基础理论，是《黄帝内经》理论体系的重要组成部分。

经络是人体运行气血的通道，由经脉和络脉及经别、经筋、皮部构成。其中主要的干线称为经脉，包括十二经脉、奇经八脉；由经脉分出分支称为络脉，以十五络为主。经络纵横交贯，遍布全身，将人体内外、脏腑、肢节联系成一个有机的整体。其生理功能主要表现在沟通表里上下，联系脏腑器官；通行气血，濡养机体组织；传导感应；调节脏腑器官功能；抗御病邪，保卫机体。由于经络在人体生理上的重要性及其为病的广泛性，所以为历代医家所重视。早在《黄帝内经》中就有“经脉者，所以行血气而营阴阳，濡筋骨，利关节者也”（《灵枢·本脏》），“夫十二经脉者，内属于脏腑，外络于肢节”（《灵枢·海论》），“经脉者，所以能决死生，处百病，调虚实，不可不通”（《灵枢·经脉》），及“夫十二经脉者，人之所以生，病之所以成，人之所以治，病之所以起，学之所始，工之所止也”（《灵枢·经别》）的记载。后人更有“学医不知经络，开口动手便错。盖经络不明，无以识病证之根源，究阴阳之使变”之说。（宋代窦材《扁鹊心书》）明代李梴云：“医而不明经络，犹人夜行无烛，业者不可不熟。”（《医学入门》）

（四）运气学说

运气学说是以“人与天地相参”的整体观为指导，以阴阳五行为理论框架，以天干、地支为演绎工具，专门研究自然界天象、气象的变化规律以及天象、气象变化与人群疾病发生和流行关系的一种学说。运气学说运用天干地支纪年的推算法，以“甲子”六十年为一周。又将十天干联系五运，十二地支联系六气，由于五运和六气两大系统的运动，形成了六十种气象变化的类型，气象变化直接影响自然界的生长化收藏以及人体的健康和疾病的流行。运气学说正是根据“人与天地同纪”的道理，将气候、物候、病候置于同一规律来分析研究，一年一个小周期，六十年一个大周期，为预防疾病和临床诊断治疗提供参考，正所谓“必先岁气，无代天和”。

运气学说作为古代的医学气象学，是《黄帝内经》理论体系的组成部分之一，它对今天研究医学与气象学的关系有一定的借鉴价值。

（五）自发的唯物观

辩证唯物论认为承认世界的物质性是一切科学研究的前提。《黄帝内经》充分体现了对世界的物质性认识，如《素问·四气调神大论》全篇内容不过六百字，便七次提到万物，它说："天地俱生，万物以荣。""天地气交，万物华实。""交通不表，万物命故不施。""万物不失，生气不竭。""四时阴阳，万物之根本。""四时阴阳，万物之始终。""万物浮沉于生长之门。"所谓"万物"，即是说世界的一切无一不是物质，这里面包括人类本身。所以《素问·宝命全形论》又说："天覆地载，万物悉备，莫贵于人。"意思是说人为万物之一，但在万物中是最可贵的。世界充满无数的物质，因而世界的变化，就是物质的变化。故《素问·天元纪大论》说："物生谓之化，物极谓之变。"《素问·六微旨大论》又进一步解释道："物之生从于化，物之极由乎变，变化之相薄，成败之所由也。"世界物质的变化是极其复杂的，《黄帝内经》主要提出两点：第一，物质的变化是可以认识的，故《灵枢·五音五味》谓"其非夫子，孰能明万物之精"，《灵枢·逆顺肥瘦》又说"将审察于物而心生之乎"。第二，物质的变化是有规律的，故《素问·至真要大论》说"物化之常"。常，就是规律的意思。

《黄帝内经》自发的唯物观点，可以从下列四个方面予以说明。

1. 不信鬼神 "黄帝曰：今夫子之所言者，皆病人之所自知也。其毋所遇邪气，又毋怵惕之所志，卒然而病者，其故何也？唯有因鬼神之事乎？岐伯曰：此亦有故邪留而未发，因而志有所恶，及有所慕，血气内乱，两气相搏。其所从来者微，视之不见，听而不闻，故似鬼神。"（《灵枢·贼风》）这是说，凡疾病的发生都是有客观原因的，某些病证的发生，虽然无明显感知的即时性邪气，但追溯病史就会发现患者有故邪留于体内，加之近来不易觉察的情绪变化，饮食失调，内外呼应，气受扰而失常，就会发病，与不可知的鬼神毫不相关。

"凡治病，必察其下，适其脉，观其志意，与其病也。拘于鬼神者，不可与言至德。"（《素问·五脏别论》）这是说，凡治病应当从观察病人着手。对于那些相信鬼神者，不可给他讲那么多治病的道理。《黄帝内经》进一步又说："当今之世不然，忧患缘其内，苦形伤其外，又失四时之从，逆寒暑之宜，贼风数至，虚邪朝夕，内至五脏骨髓，外伤空窍肌肤，所以小病必甚，大病必死，故祝由不能已也。"（《素问·移精变气论》）这是说，凡病都有它的物质基础，不是画符念咒所能治得好的。同时代作品《吕氏春秋·尽数篇》也有同样的说法："今世上（尚）卜筮祷词，故疾病愈来。譬之若射者，射而不中，反修于招，何益于中？"这是说，现在世俗专崇尚求神问卜，这对于疾病有什么益处呢？这一种认识，明确地划清了疾病和鬼神的界限，划清了医学和巫术的界限。现在看来，并不觉得稀奇，但在两千多年前这样的认识不可不说是卓越的见解。

2. 对病因的认识 《黄帝内经》认为凡是疾病都有它的原因，或是外在的原因，或是内在的原因，没有什么神秘的。从下列的经文可以看出：

“天有四时五行，以生长收藏，以生寒、暑、燥、湿、风。人有五脏，化五气，以生喜、怒、悲、忧、恐。故喜怒伤气，寒暑伤形。暴怒伤阴，暴喜伤阳。厥气上行，满脉去形。喜怒不节，寒暑过度，生乃不固。”（《素问・阴阳应象大论》）

“夫百病之始生者，必起于风雨寒暑，阴阳喜怒，饮食居处，大惊卒恐。”（《灵枢・口问》）。

“夫百病之所始生者，必起于燥湿寒暑风雨，阴阳喜怒，饮食居处。”（《灵枢・顺气一日分为四时》）

“夫百病之始生也，皆生于风雨寒暑，清湿喜怒。喜怒不节则伤脏，风雨则伤上，清湿则伤下。”（《灵枢・百病始生》）

《吕氏春秋》也有同样的说法，它在《尽数篇》中说：“何谓去害？大甘、大酸、大苦、大辛、大咸，五者充形，则生害矣。大喜、大怒、大忧、大恐、大哀，五者接神，则生害矣。大寒、大热、大燥、大湿、大风、大霖、大雾，七者动精，则生害矣。故凡养生莫若知本，知本则疾病无由至矣。”

由以上可以看出，疾病的发生都是有原因的，但根本的原因在于人体的失调，邪气得以入侵，即所谓“正气先虚，邪气因入”。因此要“正气内存，邪不可干”。

3. 对自然规律的认识　“上古之人，其知道者，法于阴阳。”（《素问・上古天真论》）

“阴阳者，天地之道也，万物之纲纪，变化之父母。”（《素问・阴阳应象大论》）

“故阴阳四时者，万物之终始也，死生之本也，逆之则灾害生，从之则苛疾不起，是谓得道。”（《素问・四气调神大论》）

以上三段经文，说明了《黄帝内经》对自然规律的认识。《黄帝内经》用“阴阳”这一朴素的辨证法理论阐述自然界的运动变化规律，人们应遵循这一规律而生活，不能违背这一规律，否则便会生病。

4. 诊断的物质基础　“善诊者，察色按脉，先别阴阳。审清浊而知部分，视喘息、听音声而知所苦，观权衡规矩而知病所主，按尺寸观浮沉滑涩而知病所生。”（《素问・阴阳应象大论》）

“夫脉之小大、滑涩、浮沉，可以指别，五脏之象可以类推。五脏相音，可以意识。五色微诊，可以目察。能合脉色，可以万全。”（《素问・五脏生成》）

凡是我们所使用的诊断方法，都可以用手指、眼、耳、鼻、口等感觉出来，它们都是有物质基础的。

（六）自发的辨证观

《黄帝内经》的辨证观点可以从下列两点看出来。它所讲的具体内容，由于当时的水平所限，有些地方没有反映出客观的真实情况，但它总的方向是辨证的。

1. 联系的观点　在生理上，它认为内脏和身体各部分都是有联系的。如“食气入胃，散精于肝，淫气于筋。食气入胃，浊气归心，淫精于脉，脉气流经，经气归于肺，肺朝百脉，输精于皮毛。……饮入于胃，游溢精气，上输于脾。脾气散精，上归于肺，通调水道，下输膀胱”（《素问·经脉别论》）。

在病理上，它认为外在的病因和内在的病因是有联系的。指出“风雨寒热，不得虚，邪不能独伤人。卒然逢疾风暴雨而不病者，盖无虚，故邪不能独伤人”（《灵枢·百病始生》）。这是说，邪是外在病因，虚是内在病因，倘若没有内在的病因，仅仅外在的病因是不能伤人的。它又认为疾病与患者所处的环境是有关系的。《素问·疏五过论》和《素问·征四失论》列举医师容易发生的过失，其中五过里面的第一过、第二过、第四过，四失里面的第三失、第四失，都是讲疾病和患者所处环境的关系。如果医师不注意这些关系，就会造成过失。

2. 发展的观点 《黄帝内经》认为疾病是逐渐发展的，这由下面两段经文可以看得出来：

“是故风者，百病之长也。今风寒客于人，使人毫毛毕直，皮肤闭而为热……弗治，病入舍于肺。……弗治，肺即传而行之肝。……弗治，肝传之脾。……弗治，脾传之肾。……弗治，肾传之心。……弗治，满十日法当死。”（《素问·玉机真脏论》）

“是故虚邪之中人也，始于皮肤，皮肤缓则腠理开，开则邪从毛发入，入则抵深。……留而不去，则传舍于络脉。……留而不去，传舍于经。……留而不去，传舍于输。……留而不去，传舍于伏冲之脉。……留而不去，传舍于肠胃。……留而不去，传舍于肠胃之外，募原之间，留着于脉。稽留而不去，息而成积。”（《灵枢·百病始生》）

《黄帝内经》里面还有专门讲病传的两篇，病传就是疾病的发展过程。第一篇是《素问·标本病传论》，第二篇是《灵枢·病传》。《素问·热病》讲伤寒传经，也就是讲伤寒病的发展过程说：“伤寒一日，巨阳（太阳）受之……二日阳明受之……三日少阳受之……四日太阴受之……五日少阴受之……六日厥阴受之。”这也是一种发展观，后来张仲景《伤寒杂病论》的六经病就是在这一基础上发展而成的。

五、后世影响

《黄帝内经》是我国传世文献中最早，也是迄今为止地位最高中医理论经典巨著，是中医理论与防病治病的源头，是我们祖先对世界医学的伟大贡献。世界上有很多传统医学，由于自身的局限，先后被历史淘汰，中医学不仅没有被淘汰，而且处处闪耀着灿烂的光辉。

《黄帝内经》问世以来，历代的医学家都是以《黄帝内经》为源头，运用《黄帝内经》的理论体系，通过不断实践、探索和创新，促进中医学的不断发展。继《黄帝内经》之后，又留下许多不朽名著。

（一）秦越人与《难经》

战国时秦越人取《素问》《灵枢》中有关经脉、脏腑的文献发挥为《八十一难经》，简称《难经》，其中尤以经脉的内容为多，而经脉中又以脉法最有成就，为后人称颂。其所言脉法，主要见于《一难》至《二十难》。其中有发明者：①独取寸口，并分为寸、关、尺三部；②以菽法权轻重。《难经·五难》说："脉有轻重何谓也？然，初持脉如三菽之重，与皮毛相得者，肺部也。如六菽之重，与血脉相得者，心部也。如九菽之重，与肌肉相得者，脾部也。如十二菽之重，与筋平者，肝部也。按之至骨，举指来疾者，肾部也。故曰轻重。"

（二）张仲景与《伤寒杂病论》

张仲景依据《素问·热论》"今夫热病者，皆伤寒之类也"，"人之伤于寒也，则为病热"之说，认为所伤的寒邪，应该是病因；所出现的发热症状，是寒邪为病的反映，则伤寒为因，病热为果，因是病变的本质，果是病变的现象。辨识疾病，当然要抓住病变的本质，便把这一性质发热的病叫作伤寒，发挥外感热病而撰《伤寒杂病论》。

（三）华佗与《中藏经》

华佗所著的《中藏经》，专以发挥《素问》《灵枢》的色脉诊及辨脏腑寒热的病证，这是从平脉辨证的角度研究《素问》《灵枢》最成系统而且最早的著作。最有代表性的，莫过于《论五脏六腑虚实寒热生死顺逆之法》等十一篇。它从《素问》的《玉机真脏论》《平人气象论》《脏气法时论》《脉解》等篇，《灵枢》的《经脉》《本脏》《本神》《淫邪发梦》《邪气脏腑病形》等篇加以分析、归纳，并贯穿华佗本人的临床经验而成。自华佗第一次以脉证为中心，分述五脏六腑的寒热虚实病证以后，孙思邈的《备急千金要方》，张元素的《医学启源》咸宗之，而为脏腑辨证之所本。双流张先识说："华佗之学，精于张机，今取《中藏》《内照》（此属华佗的另一著作《内照法》）二篇读之，其所著论，往往与《灵》《素》《难》相为表里。"华佗在《素问》《灵枢》的基础上，把脏腑辨证的理论系统化，并大大地提高了一步。

（四）王叔和与《脉经》

西晋王叔和所著《脉经》，是现存最早的一部讨论脉学的专书，它除对《素问》《灵枢》所言脉法进行一番整理外，复取《难经》《伤寒杂病论》《四时经》加以充实。《四时经》即《隋志》所载《三部四时五脏辨诊色决事脉》，书已佚，今仅见于《脉经》中。《素问》《灵枢》《伤寒杂病论》所言单见脉象数十种，复出脉象数百种，经王叔和的整理，定为二十四种：浮、芤、洪、滑、数、促、弦、紧、沉、伏、革、实、微、涩、细、软、弱、虚、散、缓、迟、结、代、动。

（五）皇甫谧与《针灸甲乙经》

皇甫谧精于针灸学，他把《素问》《灵枢》有关经脉、腧穴、针法几部分内容，与当时还存在的《明堂孔穴针灸治要》综合起来，以类相从，撰成《针灸甲乙经》十二卷。第一卷总述脏腑、气血、津液凡十六论，第二卷概述经脉、经筋凡七篇，第三卷综列全身腧穴，第四卷为脉法三篇，第五卷分论针灸大法七篇，第六卷分析病机十二论，第七卷以下列述病证四十八篇，这样便将《素问》《灵枢》变为针灸专科典籍。皇甫谧的《针灸甲乙经》是今天能见到的最古老的针灸书。

（六）杨上善与《黄帝内经太素》

杨上善的《黄帝内经太素》（简称《太素》）把《黄帝内经》的内容分为十九类：摄生、阴阳、人合、脏腑、经脉、腧穴、营卫气、身度、诊候、证候、设方、九针、补养、伤寒、寒热、邪论、风论、气论、杂病，把两个八十一篇的内容分类为十九个主题，每个主题是一类，每类下面还有小目，小目有多有少。这个分类方法，看来还是受到《针灸甲乙经》的影响，不过《针灸甲乙经》仅限于针灸、经络的内容。杨上善的《太素》没有选择地对《黄帝内经》的内容做了全方位的分类。其分类的特点有二：一是避免了因分类而出现割裂文献原义的现象；二是没有把《黄帝内经》拆得太过零散。杨上善花四十年工夫，将《黄帝内经》两个八十一篇的经文打散，重新归类。如果没有恒心，没有毅力，没有对《黄帝内经》的充分认识，没有很高的理论水平和临床经验，是很难完成的，该书流传日本，清朝末年才从日本影印回《太素》的旧抄本，这是现存包含《黄帝内经》内容最早的本子。

（七）王冰与《素问》

汉唐以前的书籍主要用竹简或帛书等方式流传，不易保存。年代久远，错落遗佚经常发生。王冰“乃精勤博访，而并有其人，历十二年，方臻理要，询谋得失，深遂夙心。……绝彼师资，因而撰注，用传不朽，兼旧藏之卷，合八十一篇，二十四卷，勒成一部。……其中简脱文断，义不相接者，搜求经论所有，迁移以补其处。篇目坠缺，指事不明者，量其意趣，加字以昭其义，篇论吞并，义不相涉，缺漏名目者，区分事类，别目以冠篇首……凡所加字，皆朱书其文，使今古必分，字不杂糅”。（王冰《黄帝内经素问注》序）

据上文可见王冰当时见到的《素问》的混乱状态，后经王冰历时十二年的修整编撰始成今日我们见到的《素问》。纵观其编纂校勘内容，有三个特点：一是把《素问》八十一篇重新编排，其安排的分类包括摄生、阴阳、脏腑、治法、脉法、病机、病证、刺法、精血、运气、四诊合参等，反映出王冰对中医学理论体系的认识；二是王冰补入七篇大论，注入了五运六气部分，使医者对五运六气有了认识；三是对《素问》中的某些学术论点发挥得比较深刻。王冰的贡献在于他系统地调整了《素问》的混乱状态，使我们能见到《素问》完整的面貌，为中医理论的系统发展做出不可磨灭的贡献。尽管林亿校注时正谬误六千余字，增注二千余条，但王冰的治学态度还是严谨的，“凡所加字，皆朱书其文，使古今必分，字不杂糅”，值得我们学习和敬仰。

（八）刘完素与寒凉派

刘完素是寒凉派，亦称河间学派的创始人。《素问》中重视热性病，论中有《热论》《刺热》《评热病论》《水热穴论》等篇，《至真要大论》中列病机十九条，论火病和热病有九条，几乎占了一半。于是刘完素便结合自己临证中所见火热证大加发挥，创造性地提出“六气皆从火化”的观点，且针对十九条中缺少燥邪，特补“诸涩枯涸，干劲皴揭，皆属于燥”。由于刘完素认为火热病最为广泛，许多病都脱离不了火热，而提出“六气皆从火化”。

刘完素著《宣明论方》的第一、第二卷中，汇集《素问》所述六十一个病证，分别予以处方，这是从临床角度探讨《黄帝内经》病证较早者。

（九）李东垣与补土派

李东垣为金元四大家之一，著有《脾胃论》，是脾胃学说的创始人，被称为“补土派”。李东垣的学术思想反映在三个方面：一是脾胃论，二是内伤论，三是升阳泻火用药法度。

1. 脾胃论　李东垣所著《脾胃论》的主要精神有两个：一是脾胃与元气的关系，二是脾胃在脏腑中是人体气机升降的枢纽。

2. 内伤论　李东垣对内伤的论述分两个方面：一是病因，二是病机。内伤病因包括脾胃三因说：一是饮食不节则胃病，胃病则气短，精神少，而生大病；二是形体劳役则脾病；三是喜怒忧恐，损耗元气，资助心火。

3. 升阳泻火的用药法度　李东垣用这一法度来治疗内伤脾胃引起元气不升反下降，阴火上乘，致生内热，即《素问·调经论》所说的“阴虚生内热”。元气虚就要升阳，阴火上乘，就要降阴火，方用补中益气汤。李东垣力排苦寒药，而用甘温除热法来除热升阳气。方中黄芪益肺气，解决发热、自汗；人参补元气，补中气，解决懒于语言，虚喘；炙甘草泻心火，除烦。甘草同时还是补脾胃的药，补脾胃以助升发之元气。补中益气汤之所以能甘温除热，就是这三味药的作用，黄芪、人参、炙甘草这三味药，为什么能解决这个大热，关键就在于它能补脾、胃、肺的元气，升清气以降阴火。补中益气汤还用白术来健脾，用当归来和营，并调制大枣、黄芪、党参、炙甘草，使补而不滞。至于升麻、柴胡，都是气味之轻者，用来升聚清气，使中气上升，这二味药是画龙点睛之药，但不能多用。

（十）张从正与攻下派

张从正出身于医学世家，得先世授以医方，自幼志在于医，勤奋好学，精通《素问》《难经》等医学经典，二十岁便悬壶于世。时刘完素医名大盛，从正私淑之，读其书，用其法，亲自揣摩钻研四十余年。张从正私淑于刘河间，学术思想亦源于刘河间的火热论，用药多寒凉峻猛。张从正的学术思想有两个方面。

1. 病由邪生，攻邪已病 张从正认为："夫病之一物，非人体素有之也，或自外而入，或内而生，皆邪气也。"（《儒门事亲》卷二，下同）邪气既然侵犯人体，正气必然受到影响，解决的办法主要在攻邪。他接着又说："邪气加诸身，速攻之可也，速去之可也。揽而留之可乎？虽愚夫愚妇，皆知其不可也。""治病应在祛邪，邪却则正安，不可畏攻而养病。"此即"病由邪生，攻邪已病"的学术思想。

2. 攻邪三法 攻邪三法，即汗、吐、下三法。

汗法：张从正不仅用桂枝汤、麻黄汤来发汗，他的汗法还有多种，他说："灸、蒸、熏、泄、洗、熨、烙、针刺、砭射、导引、按摩，凡解表者皆汗法也。"

吐法：即催吐方法。张从正在《儒门事亲》中说："如引痰、漉涎、嚏气、追泪，凡上行者，皆吐法也。"吐法运用因势利导的方法，邪在上焦，用吐法，比如胸膈痰涎，中焦饮食积滞。

下法：即攻下法。张从正认为邪气郁结，百病丛生，要解决结滞，他主张攻下，把邪气的结滞祛除，气血才能恢复通畅，病才能好。他说："凡下行者，皆下法。"包括催生、下乳、磨积、逐水、破经、泄气等。

（十一）朱丹溪与滋阴派

朱丹溪，元代婺州义乌人，因其所居赤岸镇有一条小溪名丹溪，故号丹溪翁。师从罗知悌，乃刘完素再传弟子，且罗知悌又旁通张从正、李杲二家，因此朱丹溪深入领悟各家学说，撷诸家之长，熔为一炉，名震江南。

朱丹溪四十岁重读《素问》，朝夕钻研，"缺其所可疑，通其所可通"，孜孜不倦地钻研医学理论，造就自己独特而著名的学术思想，即以"相火论"为基础的"阴常不足，阳常有余"思想。朱丹溪认为宇宙间的一切事物皆以动为主，并且认为"凡动皆属于火"。在人体内称为"相火"。人之所以富有生命力，无不源于"相火"一气的运动。他说："天主生物，故恒于动；人有此身，亦恒于动；其所恒于动，皆相火之为也。""天非此火不能生物，人非此火不能有生。"（朱丹溪《格致余论·相火论》）在正常情况下，"相火"之动受到相应节制，"唯有裨补造化，以为生生不息之运用耳"。而当人体发生病理机转，"相火"就容易妄动，成为致病之本。他说："主闭藏者肾也，司疏泄者肝也，二脏皆有相火，而系其属于心，心君火也，为物所感则易动，心动则相火亦动，动则精自走，相火翕然而起，虽不交会，亦暗流而疏泄矣。"又说："相火易起，五性厥阳之火相煽，则妄动矣。火起于妄，变化莫测，无时不有，煎熬真阴，阴虚则病，阴绝则死。"（朱丹溪《格致余论·阳有余阴不足论》）在这种思想基础上，提出了"阴常不足，阳常有余"的学术思想。

（十二）张景岳与《类经》

张景岳将《黄帝内经》分为十二类：摄生、阴阳、藏象、脉色、经络、标本、气味、论治、疾病、针刺、运气、会通等，并全部注释。张景岳的分类比杨上善的分类要清晰得多，和中医理论体系比较接近。表明张景岳的水平之高，又显示了中医学术的进步。

（十三）清代的温病学派

温病学派的源头为《素问》，“冬伤于寒，春必病温”（《素问·生气通天论》），“藏于精者，春不病温”（《素问·金匮真言论》），“凡病伤寒而成温者，先夏至日者为病温，后夏至日者为病暑”（《素问·热论》）。金元时期刘完素依据《黄帝内经》的论述，尤其病机十九条中有九条为火热，提出“六气皆从火化”，创立火热论，为后世的温病学派奠定了理论基础。

清代温病学派的形成分为三个阶段：

第一阶段，马宗素、镏洪、葛雍、常德发挥刘完素的火热论学说，认为谈论三阴三阳，都是在谈论热证，与寒证有别。

第二阶段，吴有性、戴天章、余师愚等把刘完素火热论的理论结合到当时流行温病的医疗实践来进行发挥，而成为温疫学说。其解释“疫”的概念是流行性、传染性，认为具有流行的病多数都有热性病的特点。

第三阶段，以叶桂、薛雪、吴瑭、王士雄为代表，把前人的理论与临床结合起来，形成温病的理论体系，把卫气营血和三焦辨证理论结合起来，成为治疗温病的理论体系。其中，叶桂著《温热论治》，薛雪著《湿热条辨》，吴瑭著《温病条辨》，王士雄著《温热经纬》。

现代更有许多医家精心研究《黄帝内经》，且硕果累累。如任应秋著《内经十讲》，龙伯坚著《黄帝内经素问集解》和《黄帝内经灵枢集解》，李今庸著《黄帝内经索引》，王洪图著《黄帝内经研究大成》和《黄帝内经临证切要》，郭霭春著《黄帝内经素问校注译释》，张登本著《黄帝内经素问》白话通解和《黄帝内经灵枢》白话通解，程士德著《内经理论体系纲要》，王庆其著《内经临证发微》等，他们均为中医学理论的进一步发展做出了新的贡献。

千百年来，经过深厚的文化积淀，诞生于中原的《黄帝内经》早已深入人心，它对人类的影响越来越大。现在全世界掀起了中医热，人们通过对《黄帝内经》的学习，从不了解中医，到逐步认识中医；从认可中医，到热情学习中医，进而积极应用中医。特别是多年来在国家一系列政策的支持下，我们中华民族的瑰宝中医迎来了灿烂的春天。博大精深的《黄帝内经》如同日月照亮世界，不仅为中华民族，而且为全人类的健康做出巨大贡献。

（冯明清　张　超）

第二节　本草典籍

中原历史上是华夏民族繁衍生息的宝地，是中国政治、经济、文化和交通中心，也是历史上中国建都朝代最多、建都历史最长、古都数量最多的地区。先后有 20 多个朝代，300多位帝王建都或迁都于此。中国有历史记载或考古证据表明较长时间的主要政权的八大古都中，中原地区占据洛阳、开封、安阳、郑州四个。中医药作为中华民族文明的重要组成部分，其孕育、形成、发展，根植于中原沃土之上。

一、中原是中药起源的主场

华夏文明指华夏族（汉族前身）所创造的文明。“华夏”一般作为中国的代称。依据中国历史大系表顺序和古籍记载，华夏文明经历了有巢氏、燧人氏、伏羲氏、神农氏（炎帝）、黄帝（轩辕氏）、尧、舜、禹等时代。相传在大约五千年前，以河南为中心的黄河流域中下游一带的华山与夏水之间分布着许多部落，比较重要的有后来的炎帝部落和黄帝部落等。华夏的祖先黄帝和炎帝在中原为争夺部落联盟首领而爆发了阪泉之战，炎帝部落战败，并入黄帝部落，炎黄联盟初具雏形。华夏部落从而占据了中原，开始创造华夏文明。

五千年前的华夏先民，在古中原大地上创造出辉煌灿烂的华夏文明，作为文明的一部分，药物知识也随之萌芽、发展、成形。成书于战国时期至汉代初期地理志怪奇书《山海经》就已经收载中药120余种，所载药物大多只治一种疾病，少数有治两种病者，这种认识程度符合早期人类对药物作用认识初级阶段的特征。龚胜生等对《山海经》收载药物的产地研究发现，“植物类药物的分布，主要分布于秦岭、豫西、陇西山地和山东半岛。其中，秦岭山地多草类药物；陇西山地、祁连山和山东半岛木类药物较多；豫西山地草类、木类药物分布均较多。动物类药物的分布，主要分布于秦岭山地、豫西山地、燕山山地、南粤山地，阴山、太行山、贺兰山及山东半岛也有分布。其中，秦岭山地多鸟、兽类药物；豫西山地鸟类、兽类、水族类药物均较多；南粤山地多兽类、水族类药物；燕山山地多鸟类、水族类药物，阴山、太行山多鸟类药物；贺兰山及山东半岛多水族类药物。矿物类药物的分布，主要分布于秦岭、豫西和南粤山地。各类药物在秦岭山区、豫西山地分布均较多。”古中原是华夏先民的主要繁衍生息之地，在这片广袤的土地上生活的先民，首先认识其所处环境的药物，是情理之中。因此，古中原大地，是中药起源的主要场所。

《神农本草经》是现存最早的中药学专著，它系统总结了两汉之前（公元2世纪以前）我国药学发展的成就，奠定了中药学理论体系，其作者虽已失考，但所载录的365种药物，至今仍有大部分应用于临床。其所建立的理论体系，仍指导当今中药的应用。《神农本草经》药物产地，按州划分，豫州产者23种，加南阳郡（古属荆州，今属河南）11种，位居第二，按照“中原，河南为主，包括相邻的山东、河北、陕西、山西”（马继兴《中医文献学》），则中原当为《神农本草经》药物的第一大产地。王家葵研究认为：“《本草经》药物产地基本围绕东都洛阳和西京长安两个中心四方辐射。”

《名医别录》是现存最早的《神农本草经》补注本。它不仅对《神农本草经》收载药物的药性主治进行了补充，还新增了许多药物。马继兴先生对《名医别录》收载地名与现代地名进行比较，所载257个药物产地涉及我国23个省份，2个国家，1个区域，其中河南、山东并列第一。按照“中原，河南为主，包括相邻的山东、河北、陕西、山西”，也支持古中原是中药的主要发祥地这一观点。

综上所述，古代中原是中华民族祖先主要的繁衍生息之地，是华夏文明的摇篮。古代先民在这一区域不仅创造了灿烂的华夏文明，也在此发现药物，通过长期应用使之发扬光大，形成药物学专著。

二、承前启后，成就本草发展历史高峰

（一）苏敬主编的《新修本草》是第一部官修本草

唐代《新修本草》的历史地位、知名度在中医药学领域几乎人尽皆知。但对《新修本草》的主要编著者苏敬，可能知之者有限。苏敬（599—674年），河南淮阳人，任朝议郎行右监门府长史骑都尉，主司门禁出入事。苏敬虽非医官，但却深谙医学。他对医药非常感兴趣，发现当时被医家奉为圭臬的《本草经集注》有不少纰漏，比如铅、锡莫辨，橙、柚不分，加之该书成书于南北朝时期，随着人们对医药学认识的逐步深入，医药知识不断积累，到了唐代，新发现的药物品种逐渐增加，本草学内容也亟待重新整理。鉴于当时临床用药的需要，唐显庆二年（657年），苏敬等上疏朝廷请求编修新的本草。唐高宗准允，下诏指派长孙无忌、李勣、许敬宗、李淳风、孔志约、蒋季琬、许弘、许弘直、曹孝俭等22人编修，苏敬负责主纂。主持编撰世界上第一部由国家正式颁布的本草《新修本草》（又名《唐本草》）。

显庆四年（659年）《新修本草》编成，由政府颁布，列为医学生必修科目。《新修本草》本草20卷，目录1卷；药图25卷，目录1卷；图经7卷，全书共54卷，共收集药物800余种。成书不久即流传朝鲜、日本等国家，也成为这些国家医生学习的指定书目。《新修本草》流传300多年而不衰，是世界上第一部由政府颁行的药学专著。在西方，意大利的佛罗伦萨药典颁行于1498年；著名的纽伦堡药典颁行于1535年；俄国的第一部药典颁行于1778年。以上西方药典均比唐代官修《新修本草》晚8个世纪以上。在本草发展史上，《新修本草》前承《本草经集注》，后启宋代官修本草，是中国药学、世界药学发展史上的一个巅峰。

（二）北宋是官修本草的鼎盛朝代

北宋（960—1127年），定都河南开封，北宋是中国历史上科技最发达、文化最昌盛、艺术最繁荣的朝代之一。宋代延续了唐代政府组织编修本草的形式，而且在数量上达到历史空前的程度。

1.《开宝本草》 宋开宝六年（973年）由政府组织医官刘翰、道士马志等9人以《新修本草》为蓝本编撰《开宝新详定本草》，又称《详定本草》。“御制序，镂版于国子监”，是我国已知的第一部由政府版刻颁行的本草。开宝七年（974年），因《详

定本草》“所释药物，或有未允”，遂又命重新校定。内容颇有增损，与前书的区别点为“凡神农所说，以白字别之，名医所传，即以墨字，并目录共二十一卷”。是首创用白字黑字代替朱墨分书的一部本草。名之曰《开宝新详定本草》。《开宝本草》全书 20 卷，增收药品 134 种，载药达 984 种。其中属于前代本草未收载的药品 30 余种。这是北宋初期对我国本草知识进行的第一次整理、总结。本书在体例上做出一些新的规定，以适应本草典籍由传写向版刻的变革，为保存古本草的原貌做出了重大贡献。

2.《嘉祐补注神农本草》 简称《嘉祐本草》，又称《补注神农本草》。嘉祐二年（1057 年）集贤院成立校正医书局，奉诏校正本草。主事者为掌禹锡等。《嘉祐本草》“以《开宝本草》及诸家参校，采拾遗佚，判定新旧”，于嘉祐五年（1060 年）成书，全书 21 卷，收药 1082 种。本书在沿袭《新修本草》《开宝本草》旧例基础上，补充大量药物资料，引用文献 50 余种，其中本草文献 16 种。忠实保留古本草旨意，为后世研究古本草发展及辑佚古本草提供了宝贵的资料，文献价值甚高。

3.《本草图经》 又称《嘉祐图经本草》或《图经本草》。在编修《嘉祐本草》约 1 年后，掌禹锡等奏请朝廷，仿照唐代旧历，另撰图经。获得朝廷批准。于是仿效唐代，下诏全国，征集药图与药材标本资料、药材样品，送至汴京校正医书局。这是我国古代历史上第二次全国规模的药物普查。苏颂奉命整理编撰，于嘉祐六年（1061 年）成书。《本草图经》是我国药学史上第一部由政府组织编绘的版刻药物图谱。全书收集药物 780 种，其中新增民间药物 103 种（草类 75 种，木蔓类 25 种，石类 3 种），并在 635 种药名下绘图 933 幅。本书所绘药图形态逼真，文字描述精当。对药物的产地、药用部位、形态性状、采收季节、炮制方法、药性、主治应用、单验方等内容考释详尽，条理分明。有重要的实用价值和学术价值。

北宋一朝在其存续的 160 多年时间里，先后编修本草 3 部，本草图谱 1 部，在中国整个封建社会中是绝无仅有的。这是中原文化繁荣的缩影，是宋代文化发达的缩影。

（三）成就宋代本草巅峰之作——《证类本草》

在本草发展史上，习惯上将《证类本草》作为宋代代表性本草。《证类本草》的存在使得宋代官修本草《开宝本草》《嘉祐本草》《本草图经》黯然无光。

《证类本草》全名《经史证类备急本草》，是宋代四川名医唐慎微编著的本草著作。唐慎微将《嘉祐本草》《本草图经》有机融合，又增加了自己广泛收集的包括经史子集、佛书道藏的药物知识以及新增的药物汇集而成。

《证类本草》初稿完成于元丰五年（1082 年），初刊于大观二年（1108 年）。收载药物 1746 种，其中唐慎微本人新增药物 8 种，续添前代本草遗余药物 528 种。收载药物种类反映了宋及其以前的本草知识全貌。《证类本草》通过收载《嘉祐本草》，使《神农本草经》《名医别录》《新修本草》《开宝本草》等本草著作及其所收载的本草文献得以完整保留下来。通过唐慎微广收博采，补充了医药书籍以外的药物知识，因此，使它成为宋及其以前本草文献集大成者。《证类本草》继承了《嘉祐本草》的编撰体例和全部内容，为了融合《本草图经》和自己新增的内容，在体例上又有所完善和发展，使陶弘景所创立的本草编撰体系，在《证类本草》达到极致。总之，《证类本草》以其丰富的内容，严谨的体例，成为古代本草的巅峰之作。

《证类本草》问世，改变了北宋《嘉祐本草》《本草图经》不兼有的现状。更重要的是，《证类本草》全面继承了宋代《嘉祐本草》《本草图经》的内容。若论内容，宋代官修《嘉祐本草》《本草图经》占据《证类本草》三分之二的内容，唐慎微补充了三分之一；若论体例，《嘉祐本草》是古本草编撰体例集大成者，唐慎微只是有所补充。由于完整保留了《嘉祐本草》《本草图经》的内容，《证类本草》理所当然地取代了《嘉祐本草》《本草图经》的地位。但《证类本草》不是《嘉祐本草》《本草图经》的终结者，而是宋代以《嘉祐本草》《本草图经》为代表的官修本草的传承者。从而也使《嘉祐本草》《本草图经》成为宋以前极少数得以完整流传的本草著作。

政和年间宋徽宗命曹孝忠等 7 人校勘《证类本草》并于政和六年（1116 年）完成，名之曰《重修政和经史证类备急本草》。这是《经史证类备急本草》作为私人修订本草转变为官修本草的华丽转身。这一事实表明，北宋政府对《证类本草》的接受和认可。因为《证类本草》本身包括北宋《嘉祐本草》《本草图经》，这也是北宋政府接受《证类本草》的胸怀和底气所在。

三、百花齐放，多部专题本草专著问世

在中原大地上，不仅有反映一定时期药学成就的多部主流本草专著，也有不同历史时期专题性本草著作。这些专题本草著作代表了本草发展的分化、深化，使本草大观园异彩纷呈。

（一）现存最早的食疗专著《食疗本草》

《食疗本草》作者孟诜（621—713 年），河南汝州人，唐代著名医药学家。中医食疗学鼻祖，开创御赐中医食疗养生堂号——孟余堂。年轻时好方术，唐高宗上元元年（674 年）师事名医孙思邈，是孙思邈的真传弟子，又是与孙思邈齐名的唐代四大名医。武则天时期，曾任凤阁舍人、台州司马、同州刺史等职。神龙初（约 705 年）致仕。

《食疗本草》3 卷，孟诜撰，张鼎增补改编。约成书于唐开元年间（713—741 年）。一般认为此书前身为孟诜的《补养方》，张鼎补充了 89 种食疗品，又加按语（冠以“谨按”），编为本书。共载文 227 条，涉及 260 种食疗品。诸品名下，注明药性（温、平、寒、冷），不载其味。正文述功效、禁忌及单方，间或论及形态、修治、产地等。首载菠薐、胡荽、莙荙、鳜鱼等食蔬。尤以动物脏器疗法与藻菌类食疗作用之记载引人注目。所录食疗经验多切实际，药物来源广泛，充分顾及食品毒性宜忌及地区性，为唐代较系统全面之食疗专著。原书早佚，敦煌曾有残卷出土，近代有辑佚本。

（二）亦药亦食的本草专著——《救荒本草》

《救荒本草》作者朱橚（1361—1425年），祖籍南直隶应天府上元县，明朝宗室，医学家，明代第一任周王，明太祖第五子。洪武十四年（1381年）就藩开封。朱橚生活于河南，安葬于河南。朱橚博学多识，涉猎广泛，尤其认可医药济世的思想。洪武二十四年（1391年）年底，朱橚经流放后回到开封。他利用自己特有的政治和经济地位，在开封组织了一批学有专长的学者，如刘醇、滕硕、李恒、瞿佑等，作为研究工作的骨干；召集了一些技法高明的画工和其他方面的辅助人员，组成一个集体。大量收集各种图书资料，打下了“开封周邸图书甲他藩”的坚实基础。又设立了专门的植物园，种植从民间调查得知的各种野生可食植物，进行观察实验。永乐四年（1406年）《救荒本草》一书刻于开封。

《救荒本草》是一部以食用性为主，兼顾药用性的地方植物学专著。全书分上、下两卷。记载植物414种，每种都配有精美的木刻插图。其中出自历代本草的有138种，新增276种。分为：草类245种、木类80种、米谷类20种、果类23种、菜类46种，按部编目。同时又按可食部位在各部之下进一步分为叶可食、根可食、实可食等。计有：叶可食237种、实可食61种、叶及实皆可食43种、根可食28种、根叶可食16种、根及实皆可食五种、根笋可食三种、根及花可食二种、花可食五种、花叶可食五种、花叶及实皆可食二种、叶皮及实皆可食二种、茎可食三种、笋可食一种、笋及实皆可食一种。其中草本野生谷物，归入种实可食部的稗子、薏苡仁、莠草子、野黍、燕麦等都是禾本科植物；米谷部的野豌豆、山扁豆、胡豆、蚕豆、山绿豆都是豆科植物。同类排在一起，既方便识别，也反映了它们之间有相近的亲缘关系。

《救荒本草》记载的植物，除开封本地及河南中部新郑、新密、禹州、登封一带的食用植物外，还有接近河南北部、山西南部太行山等地的植物。在这些植物中，除米谷、豆类、瓜果、蔬菜等供日常食用的以外，还通过图文的方式描述了该植物的形态、生长环境、有毒无毒以及食用方法等。朱橚撰《救荒本草》的态度严肃认真，他把所采集的野生植物先在园里进行种植，仔细观察，取得可靠资料。李濂在《救荒本草序》中说：“或遇荒岁，按图而求之，随地皆有，无艰得者，苟如法采食，可以活命，是书也有助于民生大矣。”因此，这部书具有比较高的学术价值。

朱橚的《救荒本草》不仅在救荒方面起了巨大的作用，而且开创了野生食用植物的研究，形成了一个研究野生可食植物的热潮。对后世产生了深远的影响。明代本草学大家李时珍认为《救荒本草》“颇详明可据”，在所著《本草纲目》中，不仅多处引用了其中的材料，而且还吸收了它描述植物的先进方法。明代徐光启编撰的《农政全书》，将《救荒本草》全文收载。清代重要类书《古今图书集成》中“草木典”的许多图文也引自《救荒本草》。清代吴其濬在撰写《植物名实图考》这部重要的植物学著作时，不但效法朱橚通过实际调查和收集实物的方法来取得第一手资料，而且直接引用了《救荒本草》中的大量图文。从这些事实看，朱橚的《救荒本草》对我国明清时代以来的本草学及植物学的发展产生了重要影响，同时也进一步发展了“药食同源”思想。

（三）突出药材形态鉴别的本草专著——《本草原始》

《本草原始》，作者李中立，字正宇，雍丘人，明代医药学家，精于药，工于画，尤对本草有深刻研究。

《本草原始》刊于1612年，共十二卷，将药物分为草、木、谷、菜、果、石、兽、禽、虫、鱼、人等11部，收载药物452种，其中420种附有药图。每种药物记其产地、形态、性味、主治、药材图及解说、修治、附方等项，部分药物下标有君臣佐使。

全书突出药物产地、形态，以推求药物原始。所绘药材图，除50多幅引用旧本草外，其余为作者根据实物绘制，精美逼真，突出药材鉴别特征，并附有说明。是突出药材形态鉴别的综合性本草。

（四）考订植物名实的本草专著——《植物名实图考》

《植物名实图考》，作者吴其濬（1789—1847年），字瀹斋，河南固始人。吴其濬不仅是清代有较大影响的官吏，他对植物学与矿产学也有深厚的造诣，著有《植物名实图考》《植物名实图考长编》《滇南矿厂图略》和《滇行纪程集》等书，是我国清代著名的科学家。他在植物学、农学、医药学、矿业、水利等方面，均做出突出的贡献，尤其在植物学方面的成就更是蜚声中外，享誉天下。是我国清朝著名的植物学家。

《植物名实图考》三十八卷，撰于19世纪中（约1841—1846年），书未成而作者逝，初刊于道光二十八年（1848年）。该书考订植物名实，然涉及药用植物甚多。共载植物1714种，仿《本草纲目》分谷、蔬、山草、隰草、石草、水草、蔓草、芳草、毒草、群芳、果、木12类。附图1805幅，绝大多数系写生而成。书中一般一物一图，图文对照。其文字内容介绍文献出处、产地、形态、颜色或性味、用途等。所收植物以见于前人本草者居多，亦收有新增品519种。作者辨认植物，注重实际比较观察及采访民间辨药经验，故对近现代考求植物品种甚有价值。其图形精美，据此常可鉴定植物科属。书中亦收载众多采访所得之植物功用，内涉及医药者较多，故于医药亦多裨益。

《植物名实图考》反映了本草学发展的一个新方向——开始专门研究药用植物学知识，为我国药用植物学的发展开创了新领域，并奠定了基础。在吴其濬以前，我国本草学著作中关于药性和功用的内容皆占绝对比重，吴其濬的著作不仅丰富了药物治疗的内容，而且丰富和发展了有关药物产地、形态、品种、鉴别等方面的知识。《植物名实图考》在本草学向着药用植物学发展分化中起了重要作用。也被现代中医药界视为“非本草类本草学著作”。

（五）食疗药养的本草专著——《本草省常》

《本草省常》，作者田绵淮（字伯涸，号寒劲子），清代归德府商丘县谷熟镇柳河集人，是晚清时期医药学家。其著作《援生四书》分为《延命金丹》《护身宝镜》《本草省常》《医方拾锦》四卷。

《本草省常》成书于清咸丰三年（1853年）。全书不分卷。融会宋代唐慎微《证类本草》、明代李时珍《本草纲目》、清代严洁《得配本草》等本草著作，收录日常食物350余种。其中包括水性类19种、谷性类47种、气味类26种、菜性类92种、瓜性类15种、果性类80种、禽兽类26种、鱼虫类45种。每种食物后载有食物异名、药性、食用方法、功用、主治；每类食材后附有禁忌，便于读者甄别选择，补养身体。

因重视饮食养生，故金石之品均未辑录，禽兽类食品亦载录较少，且详述其短，略述其长，以防人贪食伤生。另卷首有《饮食说略》，卷末附饮食解毒方。

（六）地方性专题本草专著——《滇南本草》

《滇南本草》，三卷，明代兰茂撰，约撰于15世纪中期，系论述云南地方草药的专著。共收药物279种，主要为我国亚热带地区的特产药品，多为一般本草著作所未收载者，并附治疗验案和经验方。为研究我国滇南地方药和民间验方的重要参考文献。兰茂（1397—1470年），字廷秀，号止庵，号和光道人、洞天风月子、玄壶子等，云南省嵩明县杨林人，其父辈从河南洛阳入滇，落籍杨林。祖籍河南洛阳。兰茂及其《滇南本草》是中原文化、本草文化辐射传播多种形态的一种表现形式。

河南是中药资源大省，目前中药蕴藏量位居全国第三。丰富的自然资源，为远古生活在这里的华夏先民认识中药提供了得天独厚的条件，因此，河南也是中药起源的主要区域。在数千年的本草发展历史中，中原始终起着推动本草发展、提高、壮大的不可或缺的重要作用。

（侯士良　崔　瑛）

第三节　张仲景与《伤寒杂病论》

一、作者生平

张仲景，名机，字仲景，《后汉书》及《三国志》无张仲景的记载，但通过历代典籍，可以明确其籍贯和基本的生平。梁代陶弘景《辅行诀》有“外感天行之热病，经方治有二旦，六神大小等汤，昔南阳张玑（机），依此方撰为《伤寒论》一部”。明代嘉靖年间的《南阳府志》有“张机，字仲景，南阳人，产于涅，灵帝时举孝廉，官长沙太守”。《襄阳府志》有“张机，字仲景，南阳棘阳人”。《邓州志》有“张机，字仲景，涅阳人”的记录。据《后汉书》所载，棘阳、涅阳当时皆属南阳郡管辖。经现代考证确定，张仲景为河南省邓州市穰东镇张寨村人。

关于仲景生平及生活年代，据一些文献记载：张仲景《伤寒杂病论》序云："余宗族素多，向余二百，建安纪年以来，犹未十稔，其死亡者三分有二，伤寒十居其七。"晋代王叔和《脉经》序云："夫医药为用，性命所系，和鹊至妙，犹或加思；仲景明审，亦候形证，一毫有疑，则考校以求验。"晋代皇甫谧《针灸甲乙经》序载："仲景见侍中王仲宣，时年二十余，谓曰：君有病，四十当眉落，眉落半年而死。令含服五石汤可免。仲宣嫌其言忤，受汤勿服。居三日，仲景见仲宣谓曰：服汤否？曰：已服。仲景曰：色候固非服汤之诊，君何轻命也！仲宣犹不信。后二十年果眉落，援一百八十七日而死，终如其言。"《太平御览·卷七二二》引《何颙别传》云："同郡张仲景，总角造颙，颙谓曰：君用思精而韵不高，后将为良医。卒如其言。颙先识独觉，言无虚发。"《南阳县志》云："元嘉冬，桓帝感寒疾，召玑（同机）……留玑为侍中。玑见朝政日非，叹曰君疾可愈，国病难医。遂挂冠隐去，隐少室山。及卒，葬宛城东二里许，后人尊为医圣。"由此推测仲景生卒年代约为公元150—219年。

仲景喜好医术，唐代甘伯宗《名医录》载："张仲景……始受术于同郡张伯祖，时人言，识用精微过其师。"宋代《历代名医蒙求·仲景良医》也言："张机，字仲景，南阳人，受术于同郡张伯祖。善于理疗，尤精经方。举以孝廉，官至长沙太守，后在京师为良医，时人言其识用精微，过于伯祖。"仲景之学直接传人有其亲授徒弟杜度、卫汛等，两人也是载誉史册的一代名医大家。

关于仲景的著作，除《伤寒杂病论》外，尚有《张仲景疗妇人方》二卷（始载于唐代魏征《隋书·经籍志》）、《张仲景方》十五卷（始载于唐代魏征《隋书·经籍志》）、《张仲景口齿论》（始载于北宋王尧臣《崇文书目》）、《张仲景评病要方》一卷（始载于唐代魏征《隋书·经籍志》）。但上述各种只是存目书籍，具体内容已不可见，有推测是《伤寒杂病论》分解出的部分内容的单行本。

二、成书时代背景及学术基础

（一）时代背景

东汉末年，汉室衰敝，政治腐败，自然灾害频繁。据史书所载，汉桓帝在位的20年间，地震就有17次，大水10次，大旱3次，蝗灾3次；汉灵帝建宁四年（171年）至中平二年（185年）的15年间，大型瘟疫多次流行。仲景一生历经恒帝、灵帝、献帝三朝，这期间发生过党锢案、黄巾起义、董卓迁都等历史事件。天灾人祸，使社会矛盾激化，天下大乱，生灵倒悬。仲景在《伤寒杂病论》序中谈到，从建安元年以降不到十年的时间，他本人二百多口的家族，就死了三分之二，这三分之二中又有十分之七的人死于伤寒病。建安七子之一王粲有一首《七哀》诗这样描述："出门无所见，白骨蔽平原；路有饥妇人，抱子弃草间；顾闻号啼声，挥泪独不还；未知身所往，何能两相完。"曹植的《说疫气》云："建安二十二年，病气流行。家家有僵尸之痛，室室有号泣之哀。或阖门而殪，或覆族而丧，或以为疫者鬼神所作。"疫病流行之猛烈，人民生活之惨状，由此可见一斑。频发的自然灾害，不断的战乱困扰，恐怖的瘟疫大流行，就是仲景撰写《伤寒杂病论》时的社会现状。

仲景所处年代虽然全国范围内战乱和疫病流行，但管辖南阳的荆州地区自初平元年（190年）刘表任荆州刺史之后，得到暂时的稳定和发展。（参见《后汉书·刘表传》）《三国志·王粲传》言："士之避乱荆州者，皆海内之俊杰也。"卫凯《与荀彧书》云："关中膏腴之地，顷遭荒乱，人民流入荆州者十余万家。"这样的局部繁荣，直到建安十三年（208年）刘表病死，持续了近20年。这20年是仲景写作《伤寒杂病论》的黄金时机。《伤寒杂病论》序中所说的"建安纪年以来，犹未十稔"，约在公元196—205年，属于刘表治理时期，仲景此时45岁左右，既有丰富的医学理论修养，临床经验又达炉火纯青的地步，且怀"感往昔之沦丧，伤横夭之莫救"的仁人之心，有"勤求古训，博采众方"的勤奋精神，遂"撰用《素问》《九卷》《八十一难》《阴阳大论》《胎胪药录》，并平脉辨证，为《伤寒杂病论》，合十六卷"。可见，是当时的社会现状、医疗环境，以及作为一名医生的历史责任感和使命感，促使张仲景在南阳完成了《伤寒杂病论》这一伟大著作。

秦汉两朝经过春秋战国时期诸子百家学说的洗礼，医药学在预防医学、基础理论、临证医学、方药学、针灸推拿等方面均达到一定水平，古代哲学思想也已渗透到中医学理论之中。张仲景继承上述医药学成就，结合自己的实践体会，撰写了《伤寒杂病论》。其成书的学术基础大概包括如下几个方面。

（二）《周易》与《伤寒杂病论》

《周易·系辞传》云："《易》之为书，广大悉备，有天道焉，有人道焉，有地道焉。"《周易》融天道、地道、人道于一身，而中医学以天地人合一为医魂，唐代著名医药学家孙思邈认为"不知《易》，不足以言大医"，阴阳五行理论虽备于《黄帝内经》而变化莫大于《周易》，《伤寒杂病论》上秉《周易》神韵，下合《黄帝内经》心法，推崇"思求经旨、以演其所知"，其融理、法、方、药为一体，奠定了中医学辨证论治体系，堪称"启万世之法程，诚医门之圣书"，因此其与《周易》是完美融合的。

《伤寒杂病论》序云："撰用《素问》《九卷》《八十一难》《阴阳大论》《胎胪药录》，并平脉辨证，为《伤寒杂病论》，合十六卷。虽未能尽愈诸病，庶可以见病知源。若能寻余所集，思过半矣。"其中《阴阳大论》一书似为《周易》之别名。《周易·系辞传》云："《易》之为书也……知者观其彖辞，则思过半矣。"不难看出，张仲景认为《伤寒杂病论》犹医学领域之《周易》，故云"若能寻余所集，思过半矣"。《伤寒杂病论》序又云："按寸不及尺，握手不及足；人迎趺阳，三部不参；动数发息，不满五十。"此"五十"应为"大衍之数"，《周易·系辞传》云："大衍之数五十，其用四十九。"《伤寒杂病论》序又云："余宿尚方术，请事斯语。""方术"乃医卜、星相、遁甲、堪舆、神仙之术的总称，而"方术"则源于《周易》。可见仲景深受易学文化的影响，他对《周易》了然于心，信手拈来，在著作中加以引用。其他如对三阴三阳的认识、药物的配伍以及方剂的命名等，往往蕴含着易学的思想。

（三）《马王堆汉墓帛书》与《伤寒杂病论》

通过比对1973年出土于湖南长沙的《马王堆汉墓帛书》，发现其与《伤寒杂病论》有着千丝万缕的联系。就其内容的关联性和学术的沿革，略举一二。

1. 治痉的方法　痉病是以肌肉痉挛为主的疾病，根据发作的部位、症状特点可称为瘛疭、拘挛、拘急、婴儿索痉、婴儿病痫等。《马王堆汉墓帛书》和《伤寒杂病论》都有这些类似的称谓。

通过比较可以看出，两书都用了汗法和攻下法治疗痉病。但《伤寒杂病论》已不用祝由、蒸熨等强行发汗法，尤其是用汗法治疗时，强调了辨证论治，分为刚痉和柔痉，并注意了生津。《马王堆汉墓帛书》对痉病的形成，只提到了“伤，风入伤”，局限于受外伤后的风入伤（破伤风）；至于诸伤的症状，未曾说明，只有药方。而《伤寒杂病论》则把各种原因造成的痉病详细论述，得出不论何种痉病，其成因多是人体津液被热（火）邪所伤，或发汗太多，或攻下伤津，致使肌筋失去津液濡养，从而出现拘挛，甚则噤口龂齿、卧不着席、角弓反张等；治疗采用清热生津的原则，表实用葛根汤，表虚则用瓜蒌桂枝汤，里热用大承气汤，无邪里虚用芍药甘草汤等，处处维护津液，以使筋肌得养，痉挛自止。《伤寒杂病论》在继承《马王堆汉墓帛书》痉病认识的同时，还对治疗痉病不得法进行说明，如“脚挛急，反与桂枝欲攻其表，此误也”，“太阳病，发汗太多，因致痉”，“疮家，虽身疼痛，不可发汗，汗出则痉”，“若火熏之，一逆尚引日，再逆促命期”，“按法治之而增剧，厥逆，咽中干，两胫拘急而谵语”，等等。说明秦汉时期的一些治疗方法如大发汗以及用灸、熏、熨等强行发汗较为盛行，这种错误的治疗，常因为不考虑维护津液而造成痉病发生或使痉病加重。这或许是《伤寒杂病论》没有用热熨发汗治痉的原因。从《马王堆汉墓帛书》中《足臂十一脉灸经》可知当时盛行灸法，而不正确的灸法可造成痉病的发生，或加重病情，在《伤寒杂病论》里则可看到对这些不正确治疗方法的批判或引为教训，如“若被火者，微发黄色，剧则如惊痫，时瘈疭”，“微数之脉，慎不可灸”，“痉病有灸疮难治”等。

2. 所用方药　《伤寒杂病论》中的风引汤很近似《五十二病方》诸伤方第一方药。诸伤中第一个方子组成：“□膏、甘草各二，桂、姜、椒。”“膏”不知是猪膏还是石膏，因方后说明是“日一饮”，并加酒服，可知本方不是用于外伤后止痛、止血的，而是治受诸伤后出现的寒热、痉挛等，因此是石膏的可能性大。此方与风引汤有4味药相同。风引汤的适应证为：“治大人风引，少小惊痫瘛疭，日数十发，医所不疗，除热方。”此为诸伤易出现的症状。风引汤方后说明“取三指撮”，这在《五十二病方》的方后说明中也多次出现。

以上说明，风引汤与《五十二病方》诸伤方的第一方药相似，可能是由该方变化而来。其他用药如用冬葵子治疗小便不利，乌头祛寒止痛，烧裈散治疗体虚热性病等，都说明《伤寒杂病论》沿用了《马王堆汉墓帛书》的用药经验，而《黄帝内经》没有这些相似的方法和方药，从而证明《伤寒杂病论》与《马王堆汉墓帛书》有亲缘关系。

（四）《黄帝内经》与《伤寒杂病论》

《黄帝内经》作为中医四大经典之首，奠定了中医理论体系的框架和学术特色，经后世医家的继承和拓展，不断发展充实而成为博大精深的中医学术体系。《伤寒杂病论》在《黄帝内经》理论基础上所确立的辨证论治体系，完善了中医药诊疗体系，成为中医临床诊疗的“思维”准绳，因而被奉为中医四大经典之一。《伤寒杂病论》之所以成为与《黄帝内经》齐名的经典，张仲景之所以被奉为医圣，正因为他继承并融会了医经和经方两大学派的学术，把医经学派的理法与经方学派的方药有机地结合起来并加以发扬创新。《伤寒杂病论》有关论治疾病理法的内容，是对《黄帝内经》学术的继承和发扬。

1.《伤寒杂病论》对《黄帝内经》学术的继承和发扬 张仲景《伤寒杂病论》序不仅说明该书写作过程中“撰用《素问》《九卷》《八十一难经》”，而且提示其确立的外感热病的六经辨证论治体系，亦是在继承《黄帝内经》学术的基础上的进一步发扬和创新。比照《黄帝内经》和《伤寒杂病论》有关外感热病的理论，可客观地体现两者在学术上的源流传承关系。

（1）伤寒的概念 《伤寒杂病论》中“伤寒”，有广义和狭义之分，作为书名“伤寒论”的伤寒，系《难经》所言的“伤寒有五”的广义“伤寒”，其命名即源于《素问·热论》“今夫热病者，皆伤寒之类也”。而《伤寒杂病论》中与中风、温病并同论及的狭义“伤寒”，则取义于《难经·五十八难》所言的“伤寒有五：有中风，有伤寒，有湿温，有热病，有温病”之狭义伤寒。可见张仲景著书时，于立论命题之初，即秉《黄帝内经》学术以立义。

（2）六经学说 《素问·热论》和《伤寒杂病论》均以太阳、阳明、少阳、太阴、少阴、厥阴来命名伤寒外感热病的不同证候，后人称之为“六经病”或“六经辨证”。“六经辨证”在两书中都被用来说明外感热病不同阶段的证候特点和发展变化规律，其共同之处不仅表现于六经病的前后排列次序一致，而且所描述的证候亦多有相同或相似之处，如《素问·热论》论太阳病之“头项痛，腰脊强”，阳明病之“身热”，少阳病之“胸胁痛而耳聋”，太阴病之“腹满”，少阴病的“口燥舌干”（在《伤寒杂病论》为少阴热化证）等，都被《伤寒杂病论》直接用以作为相应病证的证候特征。这些相同绝非偶然的巧合，说明张仲景在编著《伤寒杂病论》时，对《素问·热论》篇的内容已洞悉于心，能够自如引用并加以发挥创新。

首先，不循经立论，立六经辨证。张仲景十分重视病机和脉证合参。他继承了《黄帝内经》“察色按脉，先别阴阳”之旨，在《伤寒杂病论》的六经辨证中，对《灵枢·经脉》所涉经脉分经论治的病证做了新的归纳和改造，制定了一系列治则和方药。仲景把一切外感病区分为病与证。病有普遍的共性，证则揭示出特殊个性。如此辨病与辨证相结合，纲举目张，重在辨证。证对病人来说，它完全符合实际情况，可以采取针对性强的治疗措施，所以有“同病异治”之法。证的核心是病机，只要病机相同，虽然病因、证候各异，也可确立同一的证，如太阳中风证与卫虚自汗证，其病因不同，临床症状也不尽相同，但病机却是营卫不和，卫开营泻，故均可采用桂枝汤证的治疗，从而开创了“异病同治”的先河。仲景还在《伤寒杂病论》的三阳经病中，把《素问·热论》的证、机统括在内，而三阴经所列证、机与《灵枢·经脉》手足三阴证、机颇多相同。但《灵枢·经脉》以“是动”“所生”为论证依据，使后世医家较难操作，且所制定的“盛则泄之，虚则补之，热则疾之，寒则留之”，多为针灸所用，一般不被他家重视。而《伤寒杂病论》太阴篇中，不拘“是动”“所生”之论，在复杂的脾经病证中，找出相同的“脾虚湿盛”病机，以“当温之”为法，宜服四逆辈为治疗总纲。这比《灵枢·经脉》的循经分证的治则针对性强，归纳病机详细周到。另外，《伤寒杂病论》的六经病证，概括了六经所属的脏腑、经络、气血、津液、气化的病理变化，如病邪在经不解，循经入太阳之腑，就会犯及膀胱，出现气化不利之证；邪犯阳明，既可因经循行出现目痛、鼻干等，也可因热深于脏腑而出现肠胃燥热、腑气不通之证；如少阳之患，既可因经循行出现口苦、咽干、目眩及胸胁苦满等，也可因邪阻少阳枢机，碍及三焦决渎，出现水饮停留之患。所以用六经辨证，既能辨出何经，又能辨出何腑，既可依经测变，又可据腑辨机。可知脏腑经络辨证，寓六经辨证之中。

其次，依标本中气之说，分设脉证提纲。《素问·六微旨大论》言：“少阳之上，火气治之，中见厥阴；阳明之上，燥气治之，中见太阴；太阳之上，寒气治之，中见少阴；厥阴之上，风气治之，中见少阳；少阴之上，热气治之，中见太阳；太阴之上，湿气治之，中见阳明。”这是古人以阴阳六气的理论，说明运气变化与人体发病规律。如能正确认识和运用，对临床辨证治疗有一定帮助。《伤寒杂病论》六经辨证中把天人相应的理论与经络脏腑生理病理相联系，提出了六经病理变化和治疗原则。如《太阳病脉证并治篇》中以“脉浮、头项强痛而恶寒”为辨证纲领，并突出太阳伤寒“必恶寒”的辨证要点，体现了太阳从本化寒的学术思想。但仲景不拘古言，对太阳病出现热化，就用辛凉药治之，说明太阳还有从标化热之机理。再如《少阳病脉证并治篇》以“口苦、咽干、目眩”为总纲，体现了少阳本火标阳，火气上炎之说。阳明病中多出现的燥热实证，也和“阳明之上，燥气治之”相吻合。但仲景不因“少阳之上，火气治之，中见厥阴”的标本皆热，在少阳篇泛用苦寒之药，而是结合阴阳消长规律，说明病至少阳，阴阳之气大伤，以“血弱气尽，腠理开，邪气因入”为病理要点，一面用柴芩清热，一面以参枣益元。不因阳明病从中气，而是以病理上脾肺湿化的寒证为特点，结合胃肠的生理病理特征，立“胃家实”为提纲，以白虎、承气寒凉、急下之剂为治。不因太阴本湿之化，就认为是虚寒之证，而是提出“大实痛者，桂枝加大黄汤主之”的阴从阳化的治法。可见“实则阳明，虚则太阴”是符合临床实际的。上述事实说明，仲景是尊古而不泥古的典范。

再次，寓开阖枢之理，祛邪与扶正兼施。开、阖、枢是古人对人体经脉脏腑生理功能特征及其相互关系的形象说明。《素问·阴阳离合论》言“太阳为开，阳明为阖，少阳为枢；太阴为开，厥阴为合，少阴为枢”。这是用三阴三阳的不同作用和相互关系，对人体整体功能的概括。在《伤寒杂病论》的六经辨证过程中，非常深刻地体现出开、阖、枢的学术思想。如“太阳为开”，说明太阳经阳气的生理特点是浮现于外，有卫外之功效，也易于发散。仲景据此生理特性，治疗太阳感受外邪、内郁而不达的病变时，不仅用发表药物解肌祛风、发汗解表，还为防止表阳散发太过，增加了调和营卫、温阳护表的药物。如麻黄汤中用桂枝，是为了温阳扶正；桂枝汤中用芍药是为了在祛风的同时敛阴以济卫阳。“阳明为阖”，仲景据此在《伤寒杂病论》中重视助阳扶正，保护胃气，固守中州。如在太阳、少阳病中用甘草、大枣；阳明病热邪内盛于中用白虎汤不离甘草、粳米；悬饮证中用十枣汤，都以护扶胃气为目的。这正是阳明之气宜蓄于内、宜合的《黄帝内经》学术思想的体现。“少阳为枢”，病邪入少阳，因病在半表半里，枢机不利，正邪分争，正胜则热，邪胜则寒，往来寒热交替。邪犯少阳之经而胸胁苦满，胆热犯胃，不欲饮食，火郁不发，上犯心神等，治以小柴胡汤和解少阳。正是仲景用此法，一面疏解少阳郁滞，清胸腹蕴热，除烦（柴胡、黄芩）；一面培补正气，防邪内陷入阴之危，如小柴胡汤中用人参、炙甘草、生姜、大枣、半夏益气和中，本为寒温并用，有升降协调、疏理三焦、调达上下、宣通内外、和畅气机的作用。

最后，不专主经脉为病，立八纲辨证。《素问·热论》将外感热病的发展过程分为三阴三阳的六个阶段，是日传一经，由表入里，由阳转阴。而且各经证候与该经循行部位及络属脏腑的病理特点相一致，六经皆为热证，并以“其未满三日者，可汗而已，其满三日者，可泄而已”为热病治疗原则。而《伤寒杂病论》中运用六经辨证，并吸收《素问·热论》中有关外感热病的阶段性及由表入里的传变规律等理论，不拘日传一经之论，突出正邪斗争决定病理转机，扩大辨证范围，提出以三阳经为表、热、实证，以三阴经为里、寒、虚证，依据病机立汗、吐、下、温、清、和、消、补八法，并列出大量误治变证、坏病及御变之法，将《素问·热论》一般热病分证依据的方法，升华为既作辨证依据，又作论治准则，成为统揽外感热病与内伤杂病辨证施治理论。

2.《金匮要略》对《黄帝内经》学术的继承和发扬　作为《伤寒杂病论》的组成部分，《金匮要略》确立了以五脏为中心的内科杂病辨证论治体系，其中不少内容同样亦体现了张仲景对《黄帝内经》学术思想的传承和发扬。

（1）“上工治未病”思想　在“上工治未病”思想上《金匮要略》与《黄帝内经》相通。《黄帝内经》有“上工救其萌芽”“善治者治皮毛，其次治肌肤”等论述，《金匮要略》首篇《脏腑经络先后病脉证》“上工治未病”一段，仲景将之置于篇首，鲜明显示其学术渊源之所在。而其中“四季脾旺不受邪”一句，则是《素问·太阴阳明论》之“脾者土也，治中央，常以四时长四脏，各十八日寄治，不得独主于时也”这一理论之概括。而该篇关于脏病和腑病的不同预后，有“血气入脏即死，入腑即愈”“脉脱，入脏即死，入腑即愈……非为一病，百病皆然”之说，其理论同样可以溯源于《素问·阴阳应象大论》的“善治者治皮毛……其次治六腑，其次治五脏，治五脏者，半死半生也”及《难经·五十四难》的“脏病难治，腑病易治”。又，同篇之“经曰：虚虚实实，补不足损有余。是其义也”，与《灵枢·九针十二原》的“无实无虚，损不足而益有余”、《难经·八十一难》的“经言无实实，无虚虚，损不足而益有余”，非唯义旨无异，文字语气亦大致相同，其间的渊源关系自不待言。

（2）对《黄帝内经》五行学说的继承与发展　仲景在《脏腑经络先后病脉证》篇言“见肝之病，知肝传脾，当先实脾。四季脾旺不受邪”，“酸入肝，焦苦入心，甘入脾，脾能伤肾，肾气微弱，则水不行，水不行则心火气盛，则伤肺，肺被伤则金气不行，金气不行则肝气盛，则肝自愈”，“夫人禀五常，因风气而生长”，《禽兽虫鱼禁忌并治》篇言“肝病禁辛，心病禁咸，脾病禁酸，肺病禁苦，肾病禁甘”等，不仅引用《黄帝内经》五行学说，并且其以五脏为中心，以脉证为纲领，综合运用阴阳五行、脏腑经络、营卫气血等理论归纳、辨析疾病。

（3）《金匮要略》所论病证可在《黄帝内经》中找到雏形　《金匮要略》所论病证，不仅痉、湿、疟、痹、咳、心痛、腹满、疝、积聚、消渴、水（水气）、呕、吐、哕、下利、痈疽等大多数病证名均见于《黄帝内经》中，而且不少病证亦可在《黄帝内经》中找到其辨证论治理论的雏形。如《痉湿暍病脉证》篇论痉病，认为其病机在于太阳经输不利，其病候为“颈项强急”“独头动摇，卒口噤，背反张”，理论渊源可追溯自《灵枢·经筋》篇之“足太阳之筋，其病脊反折，项筋急，肩不举……不可左右摇”。篇中“柔痉”之名亦同样见于《素问·气厥论》。再如《疟病脉证并治》篇中不仅瘅疟、温疟的病名与《素问·疟论》同，而且其论瘅疟病机病候的“阴气孤绝，阳气独发，则热而少气烦冤，手足热而欲呕，名曰瘅疟，若但热不寒者……”与《疟论》之“但热不寒者，阴气先绝，阳气独发，则少气烦冤，手足热而欲呕，名曰瘅疟”更无差异。《水气病脉证并治》篇论水肿病分类、病机、病候及治疗，所论及的风水、石水等病名，亦见于《黄帝内经》。其所言风水病候“视人之目窠上微拥（臃），如蚕新卧起状，其颈脉动，时时咳，按其手足上，陷而不起者，风水”，“夫水病人，目下有卧蚕……”与《灵枢·水胀》“水始起也，目窠上微肿，如新卧起状，其颈脉动，时咳，阴股间寒，足胫肿，腹乃大，其水已成矣”及《素问·平人气象论》“颈脉动喘疾咳，曰水；目窠微肿，如卧蚕起之状，曰水。……面肿曰风，足胫肿曰水”的论述，不仅文字语气相类，连如蚕新卧起状的比况亦相同。该篇所言“诸有水者，腰以下肿，当利小便；腰以上肿，当发汗乃愈”的治疗大法，实际上就是《素问·汤液醪醴论》“开鬼门，洁净府”治法的更详细、浅近的表述。

《伤寒论》和《金匮要略》之所以被奉为中医的经典，正是在继承发扬《黄帝内经》学术理论的基础上，进一步融会当时经方学派的方药学成就，确立了中医临床医学的辨证论治体系而垂法千古且沿用至今。而从《黄帝内经》到《伤寒杂病论》，既是中医学术的成功传承，亦是重大的发扬和创新，充分体现了《黄帝内经》在中医学术史上的原典性意义。

（五）《难经》与《伤寒杂病论》

《难经》与《伤寒杂病论》均被列为四部经典著作，张仲景所著《伤寒杂病论》在疾病诊断、治则确立和理法方药的选用方面，都贯穿着《难经》的学术思想。在中医学中占有很重要的地位，《难经》既有对《黄帝内经》理论的阐释，亦有独树一帜的见解。

1.《难经》对伤寒学术形成的影响 “伤寒”一词首见于《黄帝内经》，《素问·热论》曰：“今夫热病者，皆伤寒之类也。”在《黄帝内经》中“伤寒”一词被解释为“伤于寒邪”，并非一病名。它将寒邪作为一种致病因素，把热病形成和遭受寒邪的侵害紧密联系起来。至于热病的范畴很广，它是急性外感病的总称，但《黄帝内经》没有对外感病明确分类。至《难经》时，伤寒一词含义已有进一步阐释：“伤寒有几，其脉有变不（否）？然，伤寒有五，有中风，有伤寒，有湿温，有热病，有温病，其所苦各不相同。”（《五十八难》）此处伤寒已作为病名出现，并明确指出伤寒有广义和狭义之分，广义伤寒是各种外感病的总称，它包括中风、伤寒、湿温、热病、温病五种；狭义伤寒是外感病之一。《难经》对伤寒的明确分类，促进了后世伤寒学派和温病学派的形成，对外感病的分类有卓越的贡献。它明确将湿温、热病、温病置于伤寒范围之内，这一观点直接影响了《伤寒杂病论》的形成，仲景将温病学说依附于伤寒体系中，在伤寒中兼述温病，创立六经辨证论治体系，自此以后至宋以前，中医对此是以六经辨证为主，并无争论。

《难经》不仅对伤寒明确分类，而且还论述了五种外感病的基本脉象，对于外感病辨证论治方法的形成有重要意义。如《五十八难》所述中风、伤寒的脉象，在《伤寒杂病论》中被仲景直接沿用。《难经》云：“中风之脉，阳浮而滑，阴濡而弱……伤寒之脉阴阳俱盛而紧涩。”（《五十八难》）仲景说：“太阳中风，阳浮而阴弱。”“脉阴阳俱紧者名为伤寒。”由此可见，《难经》与《伤寒杂病论》是一脉相承的，《难经》为仲景专篇探讨狭义的伤寒奠定了基础。

至于伤寒的治疗，《难经》明确提出：“伤寒有汗出而愈，下之而死者；有汗出而死，下之而愈者何也？阳虚阴盛，汗出而愈，下之即死；阳盛阴虚，汗出而死，下之而愈。”认为伤寒应重视汗下法及其使用原则，寒邪外袭为邪盛于表则宜汗忌下，热邪内炽为阳热之邪盛于里则宜下忌汗，这为《伤寒杂病论》有关太阳病宜汗，阳明病宜清宜下及汗下法宜忌证奠定了基础。《伤寒例》中“桂枝下咽，阳盛即毙；承气入胃，阴盛以亡”就是这种学术观点的继承。由此可见，《难经》伤寒理论直接被仲景继承和发展，从而促进了仲景伤寒学说的形成。

2.《难经》对杂病学说形成的影响 在疾病诊治过程中，《难经》重视以五行解释疾病发生和传变规律，以五行生克规律指导补泻原则，提出：“虚则补其母，实则泻其子，当先补之，然后泻之。”这一理论对仲景影响极深。在辨证组方时，仲景相当重视脏腑间的相互关系，如《金匮要略·脏腑经络先后病脉证》篇肝虚病的治疗，“补用酸，助用焦苦，益用甘味之药调之，酸入肝，焦苦入心，甘入脾”，提出从肝心脾三脏入手调治肝病的组方方法；另治疗肾着的甘姜苓术汤，其不在温肾以散寒，而在燠土以制水，通过健脾燥湿祛除肾腑之湿。类似的组方用药都以脏腑相关学说为依据，是《难经》“虚则补其母，实则泻其子”理论的进一步发挥。

《难经》十分重视“治未病”，提出“所谓治未病者，见肝之病，则知肝当传之于脾，故先实其脾气，无令得受肝之邪也，故曰治未病焉，中工治已病者，见肝之病，不晓相传，但一心治肝，故曰治已病也”（《七十七难》），并以五行生克乘侮理论，分析疾病传变规律，指出“心病传肺，肺传肝，肝传脾，脾传肾，肾传心”（《五十三难》）。仲景继承了这一学术观点，对此文稍加修改，引入《金匮要略》首篇，指出：“上工治未病何也？师曰：夫治未病者，见肝之病，知肝传脾，当先实脾，四季脾旺不受邪，即勿补之，中工不晓相传，见肝之病，不解实脾，唯治肝也。……甘入脾，脾能伤肾，肾气微弱，则水不行，水不行则心火盛，则伤肺……”这种用五行生克关系分析疾病传变规律，及时治疗，防患未然的治未病原则，至今仍有一定的临床指导意义。

3. 脉法的继承与发展　《难经》脉诊方法也被《伤寒杂病论》广泛用以诊断疾病。仲景诊脉部位，大约有四。一是少阳，在耳前和髎，见于《金匮要略》“水气”篇；二是少阴，即内踝之后太溪，或掌后锐骨神门；三是趺阳，在足背，《伤寒论》有2条，《金匮要略》“水气”“中风历节”等篇记载十余处；四是寸口，《伤寒论》有136条，《金匮要略》各篇均有，不可胜数。可见，仲景诊脉已以寸口为主，其余三处仅是在特殊情况下使用，而且或与寸口兼用，或含有对照之意，可以说整篇著作贯彻了《难经》“独取寸口”的原则。脉取寸口，《伤寒论》《金匮要略》以“脉”“寸口”或“寸关尺”表示。如《伤寒论》“太阳之为病，脉浮而大”“寸缓关浮尺弱”；《金匮要略·肺痿肺痈咳嗽上气病脉证治》“寸口脉数”，《金匮要略·血痹虚劳病脉证并治》“血痹，阴阳俱微，寸口关上微、尺中小紧”即是。特别值得指出的是仲景在独取寸口的基础上，充分运用《难经》脉分三部，部分九候，寸关尺、浮中沉各主相应脏腑组织的理论，以判断人体的生理状况和病理变化。如《伤寒论》以“寸脉微浮”候胸中有邪，兼之“胸中痞硬，气上冲咽喉不得息”，断为胸中痰涎阻滞；以“其脉关上浮”候中焦胃，结合“心下痞，按之濡”，断为邪热结于心下的热痞；《金匮要略》“尺脉浮为伤肾”，此指尺部候肾，脉浮则是肾虚热浮之象。至于浮中沉脉法，仲景亦常应用，如《金匮要略·中风历节病脉证并治》“寸口脉沉而弱，沉即主骨”“沉即为肾”，以沉脉或重按候肾，并与骨联系起来。这种脉诊指法，在仲景著作中被广泛应用。

阴阳脉法，是仲景用来辨病位阴阳、表里、营卫、气血、虚实的重要方法。如《伤寒论》“太阳中风，阳浮而阴弱”，《金匮要略·妇人妊娠脉证并治》“妇人得平脉，阴脉小弱”。又如《伤寒论》“阳脉涩，阴脉弦，法当腹中急痛”。由上可见，仲景运用《难经》阴阳脉法已作为常规诊法。

脉诊尚且可以指导临床治疗。仲景《伤寒论》中四肢厥冷多为阳虚不温，当用四逆辈温阳四厥，但若“脉促，手足厥逆，可灸之”，“脉滑而厥者，里有热，白虎汤主之”“手足厥寒，脉细欲绝者，当归四逆汤主之”。这3条外症相似，而脉却不同，因而病机亦不同，促、滑、细反映病证的阴阳寒热本质，故治疗各异，脉诊起到了指导治疗的作用。又如“脉浮紧者，法当身疼痛，宜以汗解之。假令尺中迟者，不可发汗，何以知然，以荣气不足，血少故也”，关后尺中属阴候内，迟主不足，总为营血虚少，故不可发汗，应先充其营血，再议发汗。可见《难经》脉法在仲景辨证论治体系中占有重要地位。

4. 对三焦理论的运用 《伤寒论》涉及“三焦”名称的条文共有6条，仲景将《黄帝内经》《难经》中的三焦名称、概念及理论，创造性地运用到外感急性热病辨治过程。①辨疾病之部位。如第159条：“伤寒服汤药，下利不止，心下痞硬。服泻心汤已，复以他药下之，利不止。医以理中与之，利益甚。理中者，理中焦，此利在下焦，赤石脂禹余粮汤主之。”②辨疾病之属性。仲景以三焦名称含义为之提供辨证依据。如第282条“少阴病，欲吐不吐，心烦，但欲寐，五六日，自利而渴者，属少阴也，虚故引水自救；若小便色白者，少阴病形悉具，小便白者，以下焦虚有寒，不能制水，故令色白也”。本条虽曰属少阴病，但孰热孰寒病性仍较难辨认断定，然其小便清长，则少阴病阴盛阳衰证已完全暴露，当属寒化证治之，故确定为“下焦虚有寒”，以此明辨病性。③疾病之鉴别。第243条：“食谷欲呕，属阳明也，吴茱萸汤主之。得汤反剧者，属上焦也。”本条通过服药后的效果，结合药性，对正传鉴别给出了方案。④辨疾病之势态。第124条：“太阳病六七日，表证仍在，脉微而沉，反不结胸，其人发狂者，以热在下焦……所以然者，以太阳随经，瘀热在里故也，抵当汤主之。”表证与蓄血并存，而本应当先解外，径用抵当汤，是因无表脉，况不结胸，病不在气分，言“热在下焦”，其意是指蓄血证属瘀属热、在里在下、又重又急，提示先后缓急的攻逐，应该审时度势，把握时机。⑤辨病愈之转机。第230条：“阳明病，胁下硬满，不大便而呕，舌上白苔者，可与小柴胡汤，上焦得通，津液得下，胃气因和，身濈然汗出而解。”这是服小柴胡汤后的良好转归。病属阳明少阳合病，邪偏半表半里，手足少阳经脉隶属百脉而朝肺，故用小柴胡汤和解枢机，宣通上焦，上焦之气得通，则津液能输布而下达全身，胃气亦能和调内外，所以能濈然汗出；使病邪自里而外从阳明出少阳而解。⑥辨治疗之禁忌。第145条：“妇人伤寒，发热，经水适来，昼日明了，暮则谵语，如见鬼状者，此为热入血室，无犯胃气及上二焦，必自愈。”妇人伤寒邪犯少阳，热入血室而谵语，和阳明病胃实燥结谵语不同，故不能攻下；和上焦太阳病误治火劫谵语有别，故不能发汗；和中焦胸膈痰实证迥异，故不能催吐，夫主以和剂，自能痊愈，故言“无犯胃气及上二焦”，提示邪犯少阳的热入血室禁忌汗、吐、下。

《伤寒论》中用三焦名称的内容，说明仲景实践和充实了《黄帝内经》《难经》中的“三焦”理论，并为后世温病学家“三焦辨证”的创立和应用开创了先河。

（六）《神农本草经》与《伤寒杂病论》

1. 药学理论 秦汉时的药学理论主要反映在《神农本草经》的序例中，虽只寥寥数语，但言简意赅，为后世中药学理论的基石。它主要记述了药物的分类、四气五味及君臣佐使的配伍原则，对仲景《伤寒论》中用药的指导思想影响颇深。首先，在药物分类上，《神农本草经》以药物有无毒性，主要功效是治病还是养生，是祛邪为主还是扶正为主进行分类。再看仲景著作，《伤寒论》中所用药物共92味（包括甘澜水、潦水等煎药溶剂）。除甘澜水、潦水、人尿、清酒、苦酒、粳米、饴、香豉、白粉、羊胆、猪肤、猪胆汁12味外，其余都为《神农本草经》所载，而且皆为常用的代表药物，属上品药物者31味，中品药物者28味，下品药物者21味。《伤寒论》113方，扶正补虚、病后调理之剂的组成药物多出自上品和中品，如小建中汤、理中汤、炙甘草汤等；峻猛祛邪、用于疾病急性期的方剂的主药多出于下品，如大承气汤、大陷胸汤、十枣汤、抵当汤等，中病即止，不可多服。

2. 药物性味 《神农本草经》序例云："药有酸咸甘苦辛五味，又有寒热温凉四气。"一般而言，上品药多为平性，下品药多为寒性；甘味药多为平性，辛味药多为温性，苦味药多为寒性。《神农本草经》虽标明了药物的性味，但记载简略，亦未明确性味与病证之间的关系，《伤寒论》中的用药是对《神农本草经》的补充说明。发散药多为辛温，如麻黄、桂枝；收敛药多为酸涩，如五味子、乌梅、赤石脂；清热燥湿药多为苦寒，如黄连、黄芩、大黄；回阳药皆为辛热，如附子、干姜。仲景更是将药物性味相互配合应用，具有代表性的如桂枝配甘草辛甘通阳，芍药配甘草酸甘化阴，干姜配黄连辛开苦降等。

3. 药物配伍 《神农本草经》以君臣佐使作为药物配伍的指导原则，"药有君臣佐使，以相宣摄合和。宜用一君，二臣，三佐，五使；又可一君，三臣，九佐使也"。又提出了宜用相须、相使之药，勿用相恶、相反之药，以相畏、相杀之药制约毒性的配伍原则。而仲景之方君臣佐使明确，如桂枝汤中以桂枝为君，芍药为臣，甘草、生姜、大枣为佐使；麻黄汤中以麻黄为君，桂枝为臣，杏仁、甘草为佐使。此外，《伤寒论》中的大量药对运用了相须相使之理以发挥最大效果，如麻黄配桂枝，石膏配知母，柴胡配黄芩，附子配干姜，白术配茯苓，等等，不胜枚举。

4. 药证关系 《神农本草经》对病证治疗方面亦提出了一定看法："欲疗病，先察其原，先候病机，五脏未虚，六腑未竭，血脉未乱，精神未散，服药必活；若病已成，可得半愈；病势已过，命将难全。"而"疗寒以热药，疗热以寒药；饮食不消，以吐下药；鬼疰蛊毒，以毒药；痈肿疮瘤，以疮药；风湿，以风湿药，各随其所宜"的提出，说明该书不仅"序药性之源本"，而且已开"论病名之形诊"。《神农本草经》记载药物主治病证共170多种，包括内、外、妇、儿各科疾病。在叙述药物功用时，已经注意药证对应、主治互参，而且注意记述多味药对应一个病证，如麻黄、杏仁、干姜、五味子均主"咳逆上气"，黄连、赤石脂均主肠澼。在《伤寒论》中，前四味皆是治疗咳喘的主药，干姜、五味子相配，辛散和酸敛结合，更是治疗咳喘的重点药对，广为应用。而黄连、赤石脂虽都可治疗泄泻，但其所主病证的病机有根本不同，一治湿热致泻，功效清热燥湿，如葛根芩连汤；一治久泻滑脱，功效涩肠止泻，如赤石脂禹余粮汤、桃花汤。虽然这种具体病因病机的区别在《神农本草经》中还未曾反映，至《伤寒论》中才有完善，但《神农本草经》对药物应用进行归纳并提炼出功效以指导临床的药证对应，可视为《伤寒论》方证对应之肇始。

5. 具体运用 整部《伤寒杂病论》，其用药多尊《神农本草经》。《伤寒论》113

方，用甘草方70首。《神农本草经》记述甘草“主五脏六腑寒热邪气，坚筋骨，长肌肉，倍力，金疮肿，解毒。久服轻身延年”。仲景继承其“长肌肉、倍力”的记载，加以发挥为健脾益气补中，并广泛应用。在甘草汤和桔梗汤中，用甘草主要起到“解毒”作用。仲景还依据其“主五脏六腑之寒热邪气”的功用，运用甘草祛除肺经寒热邪气，以止咳化痰；在麻黄汤、小青龙汤、麻杏石甘汤中，甘草均有此作用。此外，仲景在《神农本草经》基础上，大量运用甘草缓和药性，使祛邪而不伤正，如四逆汤、麻黄汤、桃核承气汤和调胃承气汤；并通过配伍芍药发挥甘草缓急止痛之功，如小建中汤、桂枝加芍药汤等。《神农本草经》中半夏“主伤寒寒热，心下坚，下气，喉咽肿痛，头眩胸张，咳逆肠鸣，止汗”。《伤寒论》中对半夏的应用可谓悉遵于此，在大小柴胡汤中配用生姜和胃止呕，有“下气”的功效，亦可辅助治疗“伤寒寒热”及“止汗”；在半夏、生姜、甘草三泻心汤中燥湿消痞，与干姜相配辛开苦降，调节气机，治疗“心下坚”“头眩胸张”和“咳逆肠鸣”；在半夏汤、苦酒汤中主治少阴咽喉肿痛；等等。如此例证，不一而足。

《神农本草经》序例记载“药性有宜丸者，宜散者，宜水煮者，宜酒渍者，宜膏煎者，亦有一物兼宜者，亦有不可入汤酒者，并随药性，不得违越”。从《伤寒论》用药来看，甘遂、大戟、芫花不入煎剂，半夏不宜散服，巴豆捣霜，阿胶烊化，芒硝冲服等，正是《神农本草经》理论的具体应用。其他如五苓散、文蛤散、牡蛎泽泻散等的散剂，理中丸、麻子仁丸、乌梅丸等的丸剂，也都是对《神农本草经》用药方法的详细阐述和发挥。《神农本草经》还有服药时间的论述：“病在胸膈以上者，先食后服药；病在心腹以下者，先服药而后食；病在四肢血脉者，宜空腹而在旦；病在骨髓者，宜饱满而在夜。”《伤寒论》中十枣汤的平旦服，也是这一思想的具体体现。

总之，仲景《伤寒论》无论从药学理论还是临床应用来看，都深得《神农本草经》之旨，不仅继承了其中的精华部分，而且多有创新，使《神农本草经》的药物学理论走向了临床，并且发挥了最大疗效。

（七）《汤液经法》与《伤寒杂病论》

《汤液经法》一书，最早见于《汉书·艺文志》：“《汤液经法》三十二卷。”不著撰人。《四库全书·史部·汉艺文志考证》言：“《黄帝内经素问》有汤液醪醴。《事物纪原》：‘《汤液经》出于商伊尹。’皇甫谧曰：‘仲景论伊尹汤液为十数卷。’”此考证，乃以《事物纪原》及皇甫谧说为本。皇甫谧《针灸甲乙经》序云：“伊尹以亚圣之才，撰用《神农本草》，以为《汤液》。”到班固修《汉志》时节录，均不曾著录撰写人。从现存文献看，最早言商人伊尹“撰用《神农本草经》以为汤液”者，从皇甫谧开始。而皇甫氏所言之“汤液”，是不是《汤液经法》一书，从陶弘景所撰《辅行诀脏腑用药法要》（以下简称《辅行诀》）的论述“商有圣相伊尹，撰《汤液经法》三卷，为方亦三百六十首”来看，《汤液》即当为《汤液经法》。近年由中国中医研究院马继兴研究员等整理《敦煌医药文献辑校》，其中收有《辅行诀》一卷，卷端署“梁华阳隐居陶弘景撰”，其中有多起引《汤液经法》文。从《辅行诀》中，可见引录《汤液经法》处有多起。陶弘景言：“汉、晋以还，诸名医辈，张机、卫汎、华元化、吴普、皇甫士安、支法存、葛稚川、范将军等，皆当代名贤，咸师式此《汤液经法》，悯救疾苦，造福含灵。”书中有阴阳补泻示意图，陶云：“此图乃《汤液经法》尽要之妙。学者能谙于此，医道毕矣。”根据上述引陶氏语，至少说明三个问题，一是自汉、晋以来诸多名医皆师法于《汤液经法》，二是《汤液经法》共有医方360首，三是古人认为《汤液经法》为商代伊尹所撰。

《辅行诀》全卷共有有名方45首，无名方10首，大多未标明出典，故难以确认是否尽出于《汤液经法》，唯有一文作“隐居云，外感天行经方之治，有二旦、四神大小等汤，昔南阳张机，依此诸方撰为《伤寒论》一部，疗治明悉，后学咸尊奉之，今亦录而识之”。此方共录大、小阳旦汤各一，大、小阴旦汤各一，大、小青龙汤各一，大、小白虎汤各一，大、小朱雀汤各一，大、小玄武汤各一，大、小勾陈汤各一，大、小腾蛇汤各一。凡此诸方，《伤寒论》与《金匮要略》中亦得见之。从陶弘景所云及仲景著作亦有相同内容来看，可确认系《辅行诀》引录《汤液经法》医方。

据陶氏所云，已将仲景《伤寒论》方与《汤液经法》方，言为源流关系。而《辅行诀》所引《汤液》方，即使不是《汉志》著录之原书传本，亦当是在继承前人遗著的基础上，加工整理而成。说明张仲景方之前，已有诸多有名方存世，其见载之医籍，疑即《汤液经法》。根据以上分析，从现有古代文献角度而论，《汤液经法》一书应系有名医方之祖，为医方之源，而张仲景的《伤寒杂病论》，当是汲取了《汤液经法》的营养。

三、学术贡献

《伤寒杂病论》被分为《伤寒论》及《金匮要略》始于宋代，仅《伤寒论》的注本及研究著作有1215种，《金匮要略》的注本亦有383种（从《伤寒杂病论》成书至2013年）。如此巨量的研究作品，是世界学术史上的一朵奇葩，可见其影响之深远。就《伤寒杂病论》的主要贡献，可以概括为以下几个方面。

一是系统整理并继承了我国公元2世纪之前医药学成就，将医学理论和经验方药有机结合，形成了我国第一部理法方药完备，理论指导实践的医学专著。

二是确立了辨证论治的治病大法，为中医临床各科找出了辨治疾病的规律——以理论分析症状，从症状探求病机，由病机确立治法，依治法配方选药。这一理法方药一线贯穿的思维方式和思想体系，成为中医诊疗疾病的圭臬。这种具体问题、具体分析、具体解决的思想，开个体化医疗之先河。

三是创立了八纲辨证、六经辨证、脏腑辨证等具体诊疗疾病的方法。六经是包括脏腑、经络等组织结构及其生理、病理的综合性概念，六经辨证始终以邪正盛衰、消长作为客观依据，以八纲、八法作为辨证论治的基本方法，所以六经辨证不仅对外感疾病辨证论治具有普遍的指导意义，而且能广泛地运用于其他各科疾病的辨证。而脏腑辨证首创以病为纲、病证结合的诊疗体系，为辨治杂病提供了手段和方法。

四是《伤寒论》中所蕴含的阴阳八纲、汤方对应、辨病分证等思想，为后世八纲辨证、方剂辨证、病证结合辨治理论的形成创造了条件。

五是制定了治病求本、扶正祛邪、调整阴阳的基本治则。

六是全面系统应用汗、吐、下、和、温、清、补、消八法治疗疾病，为后世临床之垂范。

七是保存和创制了许多疗效显著的方剂。论中所载方113首（一方有名无药），在君、臣、佐、使的配伍应用及药物性能的加减变化上，法度严谨，灵活机变，建立了辨证求因、审因立法、依法定方的原则，为后世医家组方用药所效法。在药量的掌握上，张仲景也规矩谨严，计量精确，并根据药性、体质、病情等因素，酌情变化。被后世医学界称为“医方之祖”。

八是在剂型上记载有汤、丸、散、酒、扑粉、含咽、灌肠、肛门栓剂等不同剂型。此外，对针刺、灸烙、温熨、熏、洗、坐、敷、摩等治疗方法也多所阐述，为后世药剂技术的发展提供了重要参考。

九是首开护理调养。《伤寒论》中记载有许多护理和调养的内容。如桂枝汤后的煎服法、啜热粥助药力法、药后忌口等；大青龙汤方后的“汗出多者，温粉扑之。一服汗者，停后服”。五苓散的白饮和服，并多饮暖水，既可顾护胃气，又能加强药力，助阳发汗，祛邪外出；三物白散的白饮和服，以固护胃气，若不利则进热粥一杯，以增强药力，利不止则进冷粥一杯，以减缓药力。这些内容可谓中医护理学的滥觞，为现代护理学奠定了基础。

总之，《伤寒杂病论》总结了汉代以前的医药学成就，将中医学理论和临床实践有机结合，创立了理法方药一线贯穿的六经辨证、脏腑辨证、八纲辨证理论体系。自仲景以来近两千年的发展过程中，中医学基本是沿着《伤寒杂病论》的理论体系发展的，可以说，没有《伤寒杂病论》，就没有现在的中医学。

四、后世影响

（一）对中医学理论形成的影响

在中医学的历史长河中，是张仲景首先将单纯思辨的医学理论和游离于理论之外的经验用方有机结合起来，完成了中医学的华丽蜕变，理论实践的两位一体，成为后世中医学人前进的灯塔，中医学由此步入以理论为指导，以实践为手段，理论指导实践，实践验证和丰富理论的康庄大道。近两千年来所形成的所有中医学理论体系，无不是这一方法的忠实践行者。经过历史的锤炼，逐渐形成了不同的《伤寒》学派和《金匮》研究体系，就连后世的寒凉派、补土派、滋阴派、攻下派、火神派等医学流派，无一不是在仲景学术的思路框架下，以中医学理论的某个方面为切入点深入研究而形成的。

（二）对中医临床的影响

1. 辨治思维　张仲景在《伤寒杂病论》中确立了诊疗疾病的纲领性法则，为中医临床各科找出了辨治疾病的规律。数千年来，虽然中医典籍汗牛充栋，中医临床各科不断细分，诊疗技术飞速发展，但由于张仲景辨治疾病的思维方式和方法具有明显的规律性和统一性，以理论分析症状，从症状探求病机，由病机确立治法，依治法遣方选药，这一理法方药一线贯穿的思维方式和思想体系，仍然是我们必须遵循的圭臬和准绳，且沿用至今而屡试不爽。

2. 治病思路

（1）“随证治之”的治病原则　仲景在《伤寒杂病论》中提出了“观其脉证，知犯何逆，随证治之”的治病原则。如同为饮证，仲景将其分为四类——痰饮、悬饮、溢饮、支饮。若其人素体盛壮，最近却见消瘦，腹中肠鸣，为痰饮停于脾胃；咳嗽时牵引胸胁疼痛，为悬饮留于胸胁；汗不出，四肢疼痛沉重，为溢饮归于四肢；咳喘不能平卧，短气，身体肿胀，为支饮着于心肺。症状不同，病名也就各异。由于饮证易于流动，变化多端，同一种饮证也会有多种临床表现。从“随证治之”原则来看，当然治法也就具有差异性。这充分体现了中医学具体问题、具体分析、具体解决的活的灵魂，赋予了中医学强大的生命力。中医临证辨疾，无不是以四诊合参，收集患者症状为治疗前提，在全面分析患者临床表现之后，判断病因病机，确立治法方药的。“随证治之”成为迄今仍必须沿用的中医治病大法。

（2）“平调阴阳”的治病目的　《伤寒论》第58条言：“凡病，若发汗，若吐，若下，若亡血，亡津液，阴阳自和者，必自愈。”指出一切疾病，凡见阴阳自和，是疾病向愈的特征。而阴阳的自和，是通过调节人体的阴阳，来调整脏腑、气血和经络的功能，使人体达到协调平和的状态。“阴阳自和”是仲景遵《黄帝内经》之旨，以病之本在于阴阳不和，推及病之愈由于“阴阳自和”。其中强调一个“自”字，突出说明无论治病用何法、何方、何药，必须以调动人体自我调节的能力为目的，这是仲景对《黄帝内经》生理病理观的一大发展，也成为中医治疗学的基本思想和辨治的准则。

（3）“扶正祛邪”的治病手段　《金匮要略》所治内伤杂病多是本脏自病，传变较少，治疗时常以扶正为主，扶正亦即祛邪，所以仲景说“补不足，损有余”。因脾为后天，乃气血生化之源；肾是先天，藏元阴元阳，故扶正中尤其重视滋补脾肾。但同时也不忽视祛邪的一面，如《血痹虚劳病脉证并治》篇中用于治疗“虚劳诸不足，风气百疾”的薯蓣丸，祛邪寓于扶正之中。再如仲景运用峻剂时，多从小量开始，逐渐增加。如用乌头赤石脂丸治疗胸痹重证，大乌头煎祛寒止痛等皆然。都是为了避免祛邪伤正。扶正的手段是“扶阳气，存阴液”。扶阳气、存阴液的理论和法则是《伤寒论》的重要组成部分，它不仅包括治疗方面的深刻内容，且与生理、病理、诊断等方面都有密切的联系。《伤寒论杂病论》扶阳气、存阴液，体现了以病人为本的治疗思想。

（4）方证对应的用药方法　仲景在《伤寒论》中言“太阳病，桂枝证”，“伤寒中风，有柴胡证，但见一证便是……柴胡证不罢者，复与柴胡汤”。明确提出“方证”的近似概念，且有某汤证就有某方药。这种方证对应用药的方法，成为后世医家临床治疗疾病的捷径，至今更被中医学人发扬光大，效法沿用。

（三）对中医多种辨证体系建立的启蒙

自仲景《伤寒杂病论》创立六经辨证、脏腑辨证、八纲辨证始，形成了中医学临床诊治疾病的千古规范，至今亦无人能过其项背。后世医家根据诊疗疾病的需要，逐渐发展出了卫气营血辨证、三焦辨证、气血津液辨证、病因辨证、方剂辨证，这些辨证体系的形成，无不深受仲景学术的启迪，并镌刻着仲景思想的明显烙印。就以三焦辨证为例，源头也来自《伤寒杂病论》。如《伤寒论》中涉及“三焦”名称的条文共有六条，首先是辨疾病之部位。如第159条云：“伤寒服汤药，下利不止，心下痞硬。服泻心汤已，复以他药下之，利不止。医以理中与之，利益甚。理中者，理中焦，此利在下焦，赤石脂禹余粮汤主之。”一语点明“此利在下焦”，提示在反复误治的情况下，理法方药应随病位的改变而辨证施治。《伤寒论》中用含有三焦的每一条各有其特定的含义，体现出了张仲景确立了六经辨证，还为后世温病学家“三焦辨证”的创立和应用开创了先河，由此较为完备地奠定了急性外感热病的辨证施治的基础。

（四）对方剂学科的影响

汪昂《医方集解》序言：“方之祖始于仲景，后人触类而扩充之，不可计殚，然皆不能越仲景之范围。”观后世方剂组方思想，确如汪昂所言，无出仲景之右者。《伤寒杂病论》对方剂学科的影响，可以概括为以下几个方面。

1. 组方大法的规范和具体化　中医治法理论虽在《黄帝内经》中就有了记载，但将其具体化的确是仲景的《伤寒杂病论》。治法理论连接着证与治的关系，指导着拟法、制方、遣药整个施治过程。包括治标与治本，扶正与祛邪，正治与反治，局部与整体，以及因人、因地、因时、因脏腑之性制宜等方面。虽然《伤寒杂病论》没有专题论述这些理论，但在实际运用中却严格遵循着这些基本原则。如发汗解表的麻黄汤、桂枝汤，涌吐痰涎的瓜蒂散，泻下阳明腑实的大、小、调胃三承气汤，和解少阳的小柴胡汤，温里祛寒的理中汤、四逆辈，清解里热的白虎汤、栀子豉汤，补虚建中的小建中汤，益气养血的炙甘草汤，活血化瘀的桃仁承气汤、下瘀血汤，化气利水的五苓散，清化痰热的小陷胸汤等，均是“其在皮者汗而发之”“其高者因而越之”“其下者引而竭之”“中满者泻之于内”“寒者热之”“热者寒之”“坚者削之”“结者散之”“虚则补之”“损者益之”等《黄帝内经》中治则的具体体现。而且《伤寒杂病论》在此基础上还扩大剂型，增添了煎服法内容，提倡因证立法、以法统方、方因法变、药随证异，完备了方剂学知识，使方剂与各科临床紧密结合，奠定了中医方剂学的基础，为后世方剂学的发展开辟了广阔的道路。

2. 促进温病学方剂的发展　曾有学者认为，《伤寒论》是一部治疗外感热病的专书。自清代叶天士创立温病学派以后，呈伤寒、温病两大派别，执门户之见，争论颇大，然温病乃伤寒之羽翼的认识则是一致的。就《温病条辨》一书而言，所用205首方剂中，《伤寒杂病论》原方达25首，占11.2%；在《伤寒杂病论》原方基础上进行加减衍变的达35首，占17%；桂枝汤就是全书开宗明义第一方，用于太阴风温、温热、温疫、冬温初起恶风寒者。再如吴鞠通以仲景承气汤类方为基础，创立了增液承气汤、宣白承气汤、导赤承气汤、牛黄承气汤、护胃承气汤、新加黄龙汤等方，其立方之旨均没脱离仲景的苦寒通下之法，用于治疗各种阳明腑实之兼证。《伤寒杂病论》对温病学方剂的影响可见一斑。

3. 促进杂病学方剂的发展　遍览后世治疗杂病方剂，以《伤寒杂病论》方为基础加减、衍生、化裁者俯拾皆是。如太阳膀胱蓄水证主方五苓散，《明医指掌》去掉桂枝一味，名曰四苓散，用于湿伤脾胃，见大便溏薄，小便短少者；《丹溪心法》以之与平胃散合方名胃苓汤，用于伤湿食滞、脘腹胀痛泄泻、小便短少者；《证治准绳》的春泽汤，即五苓散加党参，用于气虚湿滞的小便不利。太阴病的主方理中丸，《和剂局方》加熟附子名附子理中汤，用于治脾胃虚寒，见手足不温、腹痛便溏；加枳实、茯苓名枳实理中丸，治脾胃虚寒、脘腹痞满、腹胀腹痛；《症因脉治》加黄连名连理汤，治疗脾胃虚弱，呕吐酸水等；《明医杂著》加半夏、茯苓名理中化痰丸，用于脾胃阳虚，寒食内停，见食少便溏、呕吐清水、咳嗽痰多清稀、手足欠温、舌苔白滑、脉沉迟者；《万病回春》去甘草，加乌梅、川椒，名理中安蛔汤，主治脾胃虚寒的蛔虫证，见腹痛肠鸣、大便稀溏、尿清长、蛔虫从口吐出、或从大便排出、手足不温、舌淡白苔润、脉虚者。

4. 对方剂学现代研究的启迪　从临床疗效观察到经方药理实验，及经方配伍和用法都成了现代研究的热点。研究结果表明，仲景所创之方，不仅具有非凡的实用性和合理性，而且具有严谨的科学性和周密性。《伤寒杂病论》中的方剂，为方剂的现代研究打开了一扇窗户。如对白虎汤的研究发现，其可以治疗呼吸系统的大叶性肺炎、支原体肺炎等病，治疗传染性疾病的钩端螺旋体病、流行性脑脊髓膜炎，治疗皮肤科的湿疹、药物性皮疹、漆疮等。小柴胡汤可以治疗胸部疾病的支气管炎、肺炎、渗出性胸膜炎、肋间神经痛，治疗肝胆胃肠疾患的急慢性肝炎、胆道感染、胰腺炎、肝硬化、胃炎、习惯性便秘，治疗泌尿系统疾病的感染、肾结石、睾丸炎、附睾炎，治疗神经精神科的神经衰弱、神经官能症、抑郁症、神经性厌食症、周期性精神病，治疗妇产科的月经不调、经前期综合征、乳腺炎、妊娠恶阻、更年期综合征等。为方剂学的现代研究提供了启发和思路。

有人统计《方剂学》七版教材所收载的362首方剂中，出自《伤寒杂病论》的就有87首，全书十九章共57节中，按照每一节均有其具体治法计，选用仲景方剂的治法共33节，超过全部治法的二分之一，其中仲景方处于该治法首位的就有20处，可见其对当今高校《方剂学》教学的影响。

（五）医德行为垂范

除了高山仰止的医学成就，仲景崇高的品质，高尚的医德，成为后世医家行为的标准。

1. 淡泊名利 不务名利才能心无旁骛，专心向学。仲景认为医者在为患者诊治时要全身心地投入，不能夹杂贪人财色的念头，更不能为名利所惑，贪求权势，只能专心医业，救人生命。据载张仲景曾任东汉长沙太守，世称“张长沙”，可谓官高而足了，然而他并不为权势所惑，仍大堂行医，最终弃官从医。仲景这一崇高的医德值得后世尊重。此外，张仲景对当时的一些企盼权势、忙于为名利奔走的人非常厌恶，并进行毫不留情的揭露和抨击，他在《伤寒杂病论》序中直言：“怪当今居世之士……但竞逐荣势，企踵权豪，孜孜汲汲，唯名利是务，崇饰其末，忽弃其本，华其外而悴其内。皮之不存，毛将安附焉？”如此语言，振聋发聩，足以告诫后学。

2. 尊生贵人 早在《黄帝内经》中就有“天覆地载，万物悉备，莫贵于人”的尊生贵人思想，仲景继承并践行了这一思想，他在《伤寒杂病论》序中说：“赍百年之寿命，持至贵之重器……”“趋世之士，驰竞浮华，不固根本，忘躯徇物，危若冰谷。”这些话既说明了生命之宝贵，同时也批评了那些轻视至贵生命而去追求权势名利等身外之物的人。这种尊生贵人的观念，闪烁着朴素的医学人道主义的光辉。

3. 救人济世 仲景的著作贯穿着修养身心的儒家思想，其中济世救人这一基本原则和核心思想，也体现在《伤寒杂病论》中，他认为医者要有热爱病人生命之心，学医目的要明确，态度要端正，要以救人济世为宗旨，而不是为谋私利，并倡导为医之人要“留神医药，精究方术”，只有这样，才能“上以疗君亲之疾，下以救贫贱之厄，中以保身长全，以养其生”。如果救人济世的思想不端正，就不能热爱病人，就不能用精湛的技术去为病人治病。

4. 弘扬医道 古时医学教育多是师徒相授，父子相传，甚者更是教徒弟之时都要留一法一方，或精微之技不传。仲景对这种“各承家技，始终顺旧”的教育方法非常反感，因为在客观上这种局面不利于医学的发展，有违医者治病救人的良心和初衷，于是勤求博采，著书立说，广传后世，以普济含灵，并对自己的著作进行概言道“虽未能尽愈诸病，庶可以见病知源。若能寻余所集，思过半矣”。他把自己毕生的宝贵经验全部公布于众，让后人学习，对普及医学教育具有巨大的推动作用。

5. 尊重同行 张仲景的另一高尚情操就是尊重同道。他虚怀若谷，汲取他人之长。由于仲景立足点高，所以他非常崇敬古代高水平的医生，他曾说：“余每览越人入虢之诊，望齐侯之色，未尝不慨然叹其才秀也。”于是便“勤求古训，博采众方”，结合自己长期临证积累的医疗经验，最终完成了不朽的医学巨著《伤寒杂病论》。他之所以能写出这样的巨著并被称为“医圣”而流芳百代，与其尊敬同道、虚心学习、取长补短的精神是分不开的。

五、经方的特点及价值

（一）经方的特点

1. 遣药精当　以《伤寒论》中方剂为例，单味药有6方，占5%；二味药有11方，占9%；三味药有20方，占17%。四味药有24方，占21%；五味药有17方，占15%；六味药有8方，占7%；七味药有17方，占15%；八味药有5方，占4%。九味药有3方，占2%；十味药有1方，十二味药有1方，十四味药有1方。8味药以上总方数11方，仅占4%。充分显示经方组方精当的特点。

2. 配伍严谨　经方配伍主要体现在三个方面：首先是不囿于某种程式，而是紧扣病机，根据病证的具体情况制方；再就是证中寓法，法贯方中；第三则是组方的完整性与有序性。试看其依法据证，药随证出之实例，如治“胸痹之病，喘息咳唾，胸背痛，短气”之证，则取法于宽胸化痰、通阳散结，用瓜蒌宽胸化痰，薤白通阳散结，白酒煎药以行药性，以助通阳散结之用，是为瓜蒌薤白白酒汤证。若胸痹进一步发展而出现“心痛彻背，背痛彻心者”，为痰浊上逆，闭阻胸阳所致，则加半夏以降逆化痰，是为瓜蒌薤白半夏汤证。若心中痞气，气上抢心，而致胸痹胸满者，则变易为枳实薤白桂枝汤法，方中除仍沿用瓜蒌、薤白外，去白酒，加枳实、厚朴、桂枝组成。因酒性升散，与气逆相背，故去之；厚朴、枳实可降气泄满，桂枝可平冲，又可通阳，故加之。上述诸方证皆紧扣胸痹病证的变化而组方用药，显现出仲景方证相对的严谨法度。所以唐容川说：“（仲景）用药之法，全凭乎证，添一证则添一药，易一证则易一药，观此节用药，便知其义例严密，不得含糊也。”

3. 张弛有度　仲景用药取舍，唯求合宜。如五苓散由茯苓、猪苓、白术、泽泻、桂枝组成，为治水总剂；若将猪苓换成生姜，则为茯苓泽泻汤，以治呕渴反复的水饮证；仅用方中的白术、泽泻，量皆加大，泽泻尤重，则为治水饮上逆眩冒的泽泻汤；若仅用猪苓、茯苓、白术三味，则为治饮病初愈，饮水复作的猪苓散；若仅用五苓散中的茯苓、白术、桂枝三味，加入甘草，则为治饮停中焦的代表方苓桂术甘汤；若将白术换成大枣，则为治饮蓄下焦欲作奔豚的茯苓桂枝甘草大枣汤；若由茯苓、猪苓、泽泻再加阿胶、滑石，则成为治水湿化热兼阴虚的猪苓汤。凡此七方，主用药仅茯苓、猪苓、泽泻、白术、桂枝五味，通过此五味的出入变化，合以生姜、大枣、甘草、滑石、阿胶等品，即组成了各有专攻的经典之方。如病情复杂，非众药共济不能为功时，仲景亦组以大方。如治疟母证的鳖甲煎丸用药多达23味。因其病为疟邪久羁，正气已虚，假血依痰，结积于胁下；既要祛邪，又要扶正，既要行气化痰，又要利水化瘀，故主以鳖甲软坚散结；因疟邪传犯在三阳经，故组合治三经的代表方——小柴胡汤、桂枝汤、大承气汤；因痞结而去壅缓之甘草，因下虚而去破气直下之枳实，又加入化瘀之鼠妇、䗪虫、蜣螂、蜂窝、桃仁，消痰之赤硝、半夏，行气之乌扇、葶苈，利水之瞿麦、石韦，去瘀积之热之牡丹皮、紫葳，扶正之人参、白术、阿胶等，如此则正合病证之治。虽用药颇多，仍不失其规范，即多而不乱，繁而不杂。正如张景岳所谓，“观仲景之方，精简不杂，至多不过数味，圣人之心，自可概见。若必不得已，而行中之补，补中之行，是也势所必然”（《景岳全书》），可谓一语中的。

4. 剂量考究　通过药物剂量的增减，使原有处方增加或改变了功用。如桂枝加桂汤，加重桂枝用量，变桂枝汤以平冲降逆；桂枝汤倍用芍药加饴糖，名小建中汤，以缓急止痛；又如桂枝配伍芍药这一药对，通过比较桂枝汤、桂枝加芍药汤、桂枝加大黄汤、桂枝加桂汤的功效可知：当桂枝的药量与芍药的用量相等，则功效重在调和营卫；当桂枝的药量大于芍药的用量，则功效重在平冲降逆；当桂枝的药量小于芍药的用量，则功效重在温脾和络。四逆汤和通脉四逆汤中药味相同，但通脉四逆汤是由四逆汤重用附子、倍用干姜而成。因而，方用四逆汤可回阳救逆，方用通脉四逆汤则可破阴回阳、通达内外。《伤寒杂病论》中最具有代表性的同药异名的三个方剂是：小承气汤、厚朴三物汤与厚朴大黄汤，这三个方组成的药物都是大黄、厚朴、枳实。小承气汤用大黄四两为君药，用枳实三枚为臣药，用厚朴二两为佐使药，旨在荡泻实热内结，治疗阳明腑实之腹中痞满、便秘、潮热、谵语等；厚朴三物汤用厚朴八两为君药，用枳实五枚为臣药，用大黄四两为佐使药，旨在破滞行气、宽中除满，治疗中焦气机痞塞之胸腹胀满；厚朴大黄汤用厚朴一尺、大黄六两并而为君，用枳实四枚为臣使，旨在开胸泄饮，治疗水饮内停胸膈的胸胁逆满、咳喘倚息不得卧之支饮证。可见药同而量不同，方剂的作用则大相径庭。

5. 加减灵活　唐容川称“仲景用药之法，全凭乎证，添一证则添一药，易一证亦易一药”，这是对仲景加减用药的总结。仲景用药既有按法立方，据证用药的严格原则，又有依病化裁的灵活变化。仲景的方药应用重在“证—方—药”对应，靶点是证，不是病，以病机为基础，注重人体的生理功能和病理反应，主治明确，一目了然，确立了方证治法的用药思维模式。如太阳中风证，用桂枝汤调和营卫，解肌发汗；若阳虚漏汗者，加附子，形成桂枝附子汤；若兼项背拘急不舒者，加葛根，即成桂枝加葛根汤；再如桂枝加厚朴杏子汤，即于桂枝汤原方中增入“厚朴二两、杏仁五十枚”，便可治疗素有喘痰而又兼新感者；桂枝加芍药汤，即于桂枝汤原方中将“芍药增量至六两”，便可治疗外感误下，脾气不和之腹满时痛者；桂枝加桂汤亦是桂枝汤原方中增加“桂枝用量至五两”，便可治疗“气从少腹上冲心”的奔豚病；再如桂枝去芍药汤，即于桂枝汤原方中去掉芍药一味，便可治疗因太阳病误下，胸阳不振而致的“脉促、胸满者”；若再在桂枝汤原方中去掉芍药、生姜、大枣，即名桂枝甘草汤，便可治疗心阳不足的“心下悸、欲得按者”。

经方经过近两千年来的历史锤炼，反复的临床验证，屡试不爽，这已被历代医家所证实。只要掌握经方使用原则，临证以探求病机为要旨，方机对应，每能如应桴鼓，收立竿见影之效。

（二）经方的价值

1. 临床应用价值　经方为历代医家所推崇。晋代名医皇甫谧称，仲景之论“用之多验”。元代李东垣说“仲景药为万世法，号群方之祖，治杂病若神”。清代周扬俊评价仲景方“苟得其二三，已足名世”。从现代临床来看，虽然疾病谱发生了很大变化，但仲景之方始终以其经济实惠，疗效卓著而发挥着重要的作用。如今，仲景经方广泛应用于治疗多种外感病与内伤杂病，只要辨证论治，方证对应，可收桴鼓之效。

2. 教学推广价值　经方配伍法度谨严，具有很好的中医教学示范作用和推广价值。经方集汉以前方剂之大成，具有历史继承性，也成为后世创制、衍化新方的基础方。这极大地丰富了方剂学的内容，扩大了经方的应用范围。

3. 新药开发价值　经方药简力专，所含药物多为植物药且毒副作用较少，可以转化为新药开发的巨大优势，具有很高的商业价值。

（王振亮）

第四节　皇甫谧与《针灸甲乙经》

《针灸甲乙经》，全称《黄帝三部针灸甲乙经》，简称《甲乙经》。成书于魏甘露年间（256—259年），由皇甫谧编纂而成。

一、作者生平及成书时代背景

（一）作者生平

皇甫谧，幼年名静，字士安，晚年自号玄晏先生，安定朝那人，生于东汉建安二十年（215年），卒于晋太康三年（282年），享年68岁，为晋代著名学者，集医学家、史学家、文学家于一身。皇甫谧出身于东汉名门世族，系东汉名将皇甫嵩曾孙。祖上多以武功名世，到其父时家道中落。皇甫谧出生后，生母即去世，父亲将其过继给叔父。15岁随叔父迁居新安。20岁时，仍不思学习，终日游荡，无所事事，人多以为他痴呆，然其每得到瓜果都给予叔母任氏。任氏对其哭劝，他深受感动，从此改弦易辙，矢志发奋读书，遂拜乡贤席坦为师，游心物外，勤奋学习。因家贫，只好“带经而农”“勤力不怠”，甚至到了“耽玩典籍、忘寝与食”的地步。时人称为“书淫”。经多年刻苦学习，遂博通百家之言，成为中国历史上杰出的文学家、史学家和医学家。

皇甫谧生于东汉，长于曹魏，没于西晋，一生经历了社会政治多次大的变动，饱尝了频繁战争所带来的灾难。他对人民所受之苦深表同情，淡泊名利，终生未仕。他认为“非圣人孰能兼存出处，居田里之中亦可以乐尧、舜之道，何必崇接世利，事官鞅掌（谓职事纷扰烦忙），然后为名乎”（《晋书·皇甫谧传》）。皇甫谧四十二岁（256年）前后得风痹，遂悉心攻读医学，开始撰集《针灸甲乙经》，并亲身实践。他以读书、著述为务，晋武帝曾多次征召他入朝为官，均被他以疾病为由婉言辞绝。其著述涉及面甚广，有《帝王世纪》《年历》《玄晏春秋》《元晏先生集》《高士传》《逸士传》《列女传》《达士传》《针灸甲乙经》《论寒食散方》等。他的著述大都能自成体系，其中影响较大者有《帝王世纪》《高士传》和《针灸甲乙经》等。

（二）成书时代背景

《针灸甲乙经》成书之前，上流社会服用寒食散成风。《诸病源候论·解散病诸候》记载："皇甫云：然寒食药者，世莫知焉……近世尚书何晏，耽声好色，始服此药，心加开朗，体力转强，京师翕然，传以相授。历岁之困，皆不终朝而愈。众人喜于近利，未睹后患。晏死之后，服者弥繁，于时不辍，余亦豫焉。或暴发不常，夭害年命，是以族弟长互，舌缩入喉；东海王良夫，痈疮陷背；陇西辛长绪，脊肉烂溃；蜀郡赵公烈，中表六丧；悉寒食散之所为也。"可见其影响。皇甫谧自身"久婴笃疾，躯半不仁，右脚偏小，十有九载"（《晋书·皇甫谧传》），为求"不终朝而愈"，遂服寒食散。由于服用不当，又罹患风痹、耳聋，饱受疾病之苦，自此发愤学习医学。

当时正处三国末年，战乱纷争，药材紧缺，在这种状况下，皇甫谧将目光投向了针灸。在学医的过程中，皇甫谧有感于《素问》、《针经》（即《灵枢》）、《明堂孔穴针灸治要》等书之经义深奥，内容重复错杂，为了给后世提供一本专门的针灸著作，他广泛阅读各种医书，将这三部书中的针灸内容加以整理、分析和归纳，"乃撰集三部，使事类相从"；编排方面，"删其浮辞，除其重复，论其精要"，使著述条理分明，便于读者寻检，于甘露四年（259年）编成《针灸甲乙经》。

他还著有《论寒食散方》（今佚），其部分内容保存在隋代巢元方《诸病源候论》中，主要内容为服石的渊源、服石的危害、服散法度和解救方药，为我国医学史上较早论述药源性危害的著作。

皇甫谧倾心于医学研究，他在《针灸甲乙经》序中说："若不精通于医道，虽有忠孝之心，仁慈之性，君父危困，赤子涂地，无以济之。此固圣贤所以精思极论，尽其理也。由此言之，焉可忽乎？"他将整理、精通医道与社会责任感联系起来，将医学提高到一个很高的地位。序中又说"中古名医有俞跗、医缓、扁鹊，秦有医和，汉有仓公，其论皆经理识本，非徒诊病而已"，强调人人皆应知医，认为一个好医生不仅能够诊治疾病，还要探究大理，认识根本。为病人解除痛苦，治病救人成为他的追求和向往。他注重理论与实践相结合，以身试针，从自己患病的痛苦经历中懂得，受疾病折磨的病人需要医术精湛、医德仁慈的医生为其祛除疾苦。他所撰医学著作都是自己的亲身经历和灵活运用医学典籍的成果。

《针灸甲乙经》在中国古代科技史上有着重要的地位，使针灸学成为一门学科，它为后世针灸学术的发展奠定了基础，皇甫谧因此被称为"针灸之鼻祖"。后世言针灸者，必称《针灸甲乙经》。《四库全书提要》谓其"至今与《黄帝内经》并行，不可偏废，盖有由也"。

二、学术贡献

（一）撰集三部，定针灸学科之内涵

《针灸甲乙经》问世之前，与针灸相关的记载多散在于诸多文献之中，存在“文多重复、错互非一”等问题。皇甫谧以当时具有代表性的《素问》《灵枢》《明堂孔穴针灸治要》三书为主，广泛吸收秦汉时期针灸学实践经验，“使事类相从、删其浮词、除其重复、论其精要”，将魏晋以前的针灸学成就进行了全面的总结，创造性地列出新的针灸学组织架构，撰成《针灸甲乙经》十二卷。前六卷论述脏腑阴阳气血、腧穴、经脉、诊法、刺法、刺禁等，为针灸基础理论部分；后六卷以病证为纲，论述各病证的针灸治疗，病证的次序为外感病、内伤病、头面五官病、妇人病和小儿病，前两类又各有经脉辨证和脏腑辨证之别。妇人病和小儿病的针灸治疗乃首次单列，体现了编者对该类病证的重视，为后人提供了针灸治疗妇儿病的宝贵经验，拓宽了针灸的治疗范围。《针灸甲乙经》的内容编排以脏腑、经络、腧穴、诊查（脉诊）、刺法、各科病证的治疗为顺序，体现了基础理论、临床技法和病证治疗之间的内在逻辑关系，将理论与临床融为一个整体，反映了皇甫谧对针灸学体系构成的认识。

《针灸甲乙经》的编排顺序为第一卷论脏腑气血阴阳，目录如下：精神五脏第一、五脏变腧第二、五脏六腑阴阳表里第三、五脏五官第四、五脏大小六腑应候第五、十二原第六、十二经水第七、四海第八、气息周身五十营四时日分漏刻第九、营气第十、营卫三焦第十一、阴阳清浊精气津液血脉第十二、津液五别第十三、奇邪血络第十四、五色第十五、阴阳二十五人形性血气不同第十六。从中可以看出，皇甫谧将脏腑、气血、阴阳思想作为针灸基本理论的重要组成部分，且放在了首要位置，提示学习针灸者首先要明了脏腑气血阴阳理论，这对当今针灸界仍有借鉴意义。皇甫谧认为，人体体质为中医学基础理论的基本内容之一，且在该卷专列一节，收入《灵枢》中《阴阳二十五人》《五音五味》《行针》三篇有关体质的论述。这符合中医临床，尤其是针灸临床的特点，其理论意义和实用价值均不可低估。近些年，中医教材才将有关体质的内容编入《中医基础理论》，足见皇甫谧之远见卓识。

经过皇甫谧的编辑，《素问》《灵枢》《明堂经》三书的针灸内容得以系统化，从编排体例上形成了系统的针灸学学科发展的框架，一门独立的针灸学体系得以确立，这一体系直接影响了后人对针灸学体系的认识。

（二）确立经络腧穴学

1. 完善经络理论　《针灸甲乙经》在晋代以前医学文献的基础上，对经络学进行了比较全面的整理研究。在经络内容（十二经脉、奇经八脉、十五络脉、十二经别、十二经筋、十二皮部、标本、根结、脉度）、经络循行、经络的生理和病理、经络主病，以及经络与腧穴的关系等方面均做了理论的概括和比较系统的论述，成为后世对

经络研究论述的依据，且有一定的创新和发展。《帛书》记载的经脉有11条，《黄帝内经》发展为12条，但《黄帝内经》12条经脉中有穴位的只有11条，后补充的手少阴心经没有穴位，至《针灸甲乙经》时手少阴心经已经有8个穴位了。《针灸甲乙经》对经脉循行路线进行了补充。如督脉的经脉循行，《素问·骨空论》云："督脉者，起于少腹以下骨中央，女子入系廷孔，其孔，溺孔之端也。其络循阴器，合篡间，绕篡后，别绕臀，至少阴与巨阳中络者，合少阴，上股内后廉，贯脊，属肾。与太阳起于目内眦，上额交颠上，入络脑，还出别下项，循肩髆内，夹脊，抵腰中，入循膂，络肾。其男子循茎下至篡，与女子等。其少腹直上者，贯脐中央，上贯心，入喉，上颐环唇，上系两目之下中央。"《难经·二十八难》记载："督脉者，起于下极之输，并于脊里，上至风府，入属于脑。"《针灸甲乙经·卷二·奇经八脉第二》在此基础上补充了"上颠，循额，至鼻柱"七字，使督脉的循行向面部延伸了一段，使之更加完整，一直沿用至今。

2. 腧穴排列"以经统穴"与"以部列穴"并行 《针灸甲乙经》对魏晋以前的腧穴进行了全面而系统地厘定、归纳和补充，与《黄帝内经》中的腧穴相比，在数量上有所增加，确定经穴349个，并把349个穴位的名称、别名、部位、取法、何经所会、何经脉气所发、禁刺、禁灸，以及误刺、误灸的后果，针刺深度，留针时间，艾灸壮数等都进行了描述。关于腧穴的排列方式，《针灸甲乙经》在《素问·气府论》的基础上，把人体的腧穴按头、背腰、面、耳前后、颈、胸、腹、四肢等部位划分为35条线，既便于理解、记忆和学习，也便于临床应用。头、背腰、面、耳前后、颈、胸、腹部的腧穴均按照部位画线排列，如背腰部的腧穴排列为背自第一椎循督脉下行至脊骶凡十一穴，这是正中线；背夹脊两旁各一寸五分凡四十二穴，这是背腰部的第一旁行线；背夹脊两旁各三寸凡二十六穴，这是背腰部的第二旁行线。四肢部的腧穴按十二经分类，如分为手太阴及臂一十八穴、手厥阴心主及臂一十六穴、手少阴及臂一十六穴等。

这种腧穴排列方法，是一种分经与分部相结合的腧穴分类方法，为针灸学史上首次运用；与后世按十四经循行分布之排列顺序不同，但却结束了魏晋以前经、穴分离的状况，使经脉和腧穴理论初步有机地结合起来，开创了以经统穴的先河。之后，唐代甄权的《明堂图》、孙思邈的《备急千金要方》、王惟一的《铜人腧穴针灸图经》、王执中的《针灸资生经》均沿用此法，后经历代医家的发展完善，形成现在的十四经循行分布腧穴排列方法。

3. 完善特定穴理论

（1）完善五输穴及原穴体系　五输穴首见于《灵枢·本输》，其中记载了除手少阴心经之外的十一条经脉的五输穴，，对手少阴心经的五输穴没有记述，而是以手厥阴心包经的五输穴代之。在《针灸甲乙经》卷三中记载了手少阴心经的五输穴，曰："心出少冲。少冲者，木也。一名经始，在手小指内廉之端，去爪甲角如韭叶，手少阴脉之所出也，为井……神门者，土也。一名兑冲，一名中都，在掌后兑骨之端陷者中，手少阴脉之所注也，为输……灵道者，金也。在掌后一寸五分，或曰一寸，手少阴脉之所行也，为经。少海者，水也。……手少阴脉之所入也，为合。”

原穴首见于《灵枢·九针十二原》，但只论及五脏原穴，即肺的原穴太渊、心的原穴大陵、肝的原穴太冲、肾的原穴太溪。《灵枢·本输》除论述五脏原穴外，还指出了六腑的原穴，即膀胱的原穴京骨，胆的原穴丘墟，胃的原穴冲阳，三焦的原穴阳池，小肠的原穴腕骨，大肠的原穴合谷。《难经·六十六难》中的原穴由《灵枢·本输》篇的十一穴发展到十二穴，“心之原”还是“出于大陵”，另增“少阴之原出兑骨”，用“心”和“少阴”巧妙区分了心和心包经原穴。

《针灸甲乙经》改“心者，其原出于大陵”之说为“大陵者，手心主脉之所注也，为输”，明确了手少阴心经之输穴为神门，又为原穴；手厥阴心包经之输穴为大陵，又为原穴。至《针灸甲乙经》，十二原和五输穴的理论得到完善，并多为后世医家所遵从，一直沿用至今，并为子午流注选穴奠定了基础。

（2）郄穴的定位　郄穴是各经经气深聚的部位，除十二经脉各有一个郄穴，阴维脉、阳维脉、阴跷脉、阳跷脉也各有一个郄穴，共有16郄穴。《针灸甲乙经》对郄穴位置的记载十分详细，在现代针灸学高等医学院校统编教材《经络腧穴学》中有十四个穴位完全沿用了《针灸甲乙经》中的记载，只有地机、附阳有所差异。除了定位详细，《针灸甲乙经》还明确给出了郄穴针刺深度、施灸数量以及主治病证，后世医家根据郄穴的主治特点，总结出“阴经郄穴多治血证，阳经郄穴多治急性疼痛”的主治规律。

（3）交会穴的厘定　交会穴首见于《针灸甲乙经》，共记载交会穴95个，其中头面部36个，手足四肢部13个，躯干部46个。一方面，明确厘定交会穴的位置及该穴所能汇集于此的经脉，如对关元穴描述为：“关元，小肠募也，一名次门，在脐下三寸，足三阴、任脉之会。”“百会，一名三阳五会，在前顶后一寸五分，顶中央悬毛中，陷容指，督脉、足太阳之会。”“上脘，在巨阙下一寸五分，去蔽骨三寸，任脉、足阳明、手太阳之会。”诸多交会穴中，涉及手三阴经2个，手三阳经13个，足三阳经38个，足三阴、经21个。另一方面，对交会穴的操作进行了系统整理，如指出“百会……刺入三分，灸三……上痛，风头痛，目如脱，不可左右顾，百会主之”。交会穴的出现，为腧穴的归经考订提供了依据，扩大了腧穴的主治范围，对运用经络理论指导临床经络辨证、选穴均有一定的意义。如大椎为诸阳经之会，不但能治督脉项强、脊强反折等病证，而且能治发热、惊风、头痛等阳经病证；中极、关元为足三阴经与任脉之会，既能治疗任脉疾患，又能治疗肝、脾、肾的病变。

（4）募穴的厘定　募穴首见于《黄帝内经》。《素问·奇病论》指出：“此人者数谋虑不决，故胆虚，气上溢而口为之苦，治之以胆募俞。”《素问·通评虚实论》指出：“腹暴满，按之不下，取手太阳经络者，胃之募也。”《难经·六十七难》指出了五脏募，但未列出明确的位置。《针灸甲乙经》卷三记载：“中府，肺之募也，一名膺中俞；巨阙，心募也；中脘，一名太仓，胃募也；石门，三焦募也，一名利机，一名精露，一名丹田、一名命门；关元，小肠募也，一名次门；中极，膀胱募也，一名气源，一名玉泉；天枢，大肠募也，一名长溪，一名谷门；期门，肝募也；日月，胆募也；章门，脾募也，一名长平，一名胁次髎；京门，肾募也，一名气府，一名气俞。”其记载募穴 11 个，并着重阐述了募穴的定位和刺灸方法，为后世运用其治疗脏腑病证打下了基础。之后，《千金翼方》《铜人腧穴针灸图经》《类经图翼》所载募穴与《针灸甲乙经》所载募穴数量相同，均为 11 穴，直至近代才补充心包募为膻中。

（5）背俞穴的厘定　背俞穴首载于《黄帝内经》，《灵枢·背俞》记载了肺俞、心俞、肝俞、脾俞、肾俞的具体定位和刺灸之法。《素问·气府论》载“五脏之俞各五，六腑之俞各六”，提出了六腑之俞的含义，但没有具体名称和定位。《脉经》卷三提出了肝俞、胆俞、心俞、小肠俞、脾俞、胃俞、肺俞、大肠俞、肾俞、膀胱俞等的名称和位置，此时尚缺三焦俞、厥阴俞。《针灸甲乙经》在卷三中记载“三焦俞，在第十三椎下两旁各一寸五分，足太阳脉气所发。刺入五分，留七呼，灸三壮”。对三焦俞的名称、位置、归经、刺灸法都有详细的描写，补充了背俞穴的不足，后世《备急千金要方》又补充了厥阴俞，背俞穴的系统就此完善。

此外，《针灸甲乙经》还首先提出了下合穴的概念。《针灸甲乙经》卷三曰：“委阳，三焦下辅输也，在足太阳之前、少阳之后，出于中外廉两筋间，承扶下六寸，此足太阳之别络也。刺入七分，留五呼，灸三壮，屈身而取之。”指出委阳为“三焦下辅输”，此“下辅输”即为下合穴的雏形。

（三）丰富刺灸理论，立刺法灸法学之基础

1. 确立刺法、灸法操作规范　与《黄帝内经》相比，《针灸甲乙经》在针刺深度、留针时间、灸的壮数上进行了更为细致的描述，为针灸的安全性及可操作性提供了参考。

（1）明确针刺深度　关于针刺深度，《灵枢·经水》仅有某经针入几分的原则叙述，而《针灸甲乙经》则一一做了具体的说明。人体头面、颈部穴，背部、四肢末端、胸腋、胁肋等处穴，大腿穴、肩部穴、腹部穴，针刺深度最浅者刺一分，如天牖、颅息、少商、天井、中冲、少冲等。《针灸甲乙经》卷三云：“天牖，在颈筋间，缺盆上，天容后，天柱前，完骨后，发际上，手少阳脉气所发，刺入一分，灸三壮。”刺入二分的如完骨、天柱、鱼际、阳池、蠡沟、足临泣、小海等。《针灸甲乙经》卷三云：“完骨，在耳后，入发际四分，足太阳、少阳之会。刺入二分，留七呼，灸七壮。”最深者刺到 2.5 寸，如水道。《针灸甲乙经》卷三云：“水道，在大巨下一寸，足阳明脉气所发，刺入二寸五分，灸五壮。”总体而言，头面、颈部诸穴一般刺 3 分，肢末、背部、胸胁等处刺 3 ～ 4 分，肩部刺 5 ～ 7 分，腹部刺 8 ～ 10 分，根据不同的情况进行针刺，保证了针刺的安全。

（2）明确留针时间　对于留针时间《灵枢》的论述是原则性的，而《针灸甲乙经》则补充了近 200 个常用穴的留针呼数，一般每次留 6 ～ 7 呼；少则留 1 呼，如少商；

《针灸甲乙经》卷三云："小肠上合手太阳，出于少泽。少泽者，金也。一名小吉，在手小指之端，去爪甲一分陷者中，手太阳脉之所出也，为并。刺入一分，留二呼，灸一壮。"多则留10呼，如下体；最多留20呼，如环跳、内庭、公孙等，显然较《黄帝内经》具体得多，后世各家之说多源于此。

（3）明确艾灸的壮数 《针灸甲乙经》一般为每穴、每次3～4壮，其中头部、颈、肩、背等处多为3壮；胸、腋、腹部多为5壮。最少者如后溪，灸1壮。《针灸甲乙经》卷三云："后溪者，木也。在手小指外侧，本节后陷者中，手太阳脉之所注也，为输。刺入一分，留二呼，灸一壮。"最多者为大椎，灸9壮。《针灸甲乙经》卷三云："大椎，在第一椎陷者中，三阳督脉之会，刺入五分，灸九壮。"个别如环跳穴，灸至50壮。《针灸甲乙经》卷三云："环跳，在髀枢中，侧卧伸下足，屈上足取之，足少阳脉气所发。刺入一寸，留二十呼，灸五十壮。"这与现代临床应用基本一致。

2. 明确刺灸禁忌 《针灸甲乙经》最早记载了禁针、禁灸穴的内容。《针灸甲乙经》的15个禁（慎）针腧穴，其中禁不可刺的有神庭、脐中、手五里、伏兔、三阳络、承筋、乳中、鸠尾，禁不可深刺的有上关、人迎、云门、缺盆，刺不可多出血的有颅息、然谷、复溜。这些禁针穴周围确实存在着一些重要脏器和血管，如果针刺不当，很有可能造成危险。但现代临床研究很多禁针的腧穴是可以进针行针的，这是由于当时人们对人体解剖学的认识有限，很难把握针刺的深浅，再加上针具的制作粗糙以及医疗卫生环境的不足所产生的局限性。《针灸甲乙经》还记载了26个禁灸穴包括头维、脑户、风府、承光……阳关、耳门、气街、瘈脉等，这些穴位广泛分布于头面、项部、躯干和四肢，以头面和颈部最多。这些部位有大的动静脉血管和神经分布，且当时灸法多以瘢痕灸为主，在这些部位施灸会造成皮肤烧烫伤，形成水泡，容易化脓且极易感染，所以禁灸穴的提出具有很高的临床意义。但随着后世针灸学的逐渐发展，以及灸器的进步，这些禁灸穴现在大多也可施灸，但是需要注意方法，如《备急千金要方》治"膈痫""马痫"就曾有灸风府之法。

此外，《针灸甲乙经》对误刺、误灸某些穴位所造成的后果也做了论述，其中因误针引起不良后果的穴位有13个，因误灸引起不良后果的穴位有29个。如刺神庭诱发癫疾；灸脑户、风府、哑门引起失音；灸地五会使人瘦、不出三年死；灸天府使人逆气；灸经渠可伤神明；灸气冲致不得息；灸丝竹空引起目小及盲等。有的也许是针后出血过多造成，如针颅息出血多杀人；有的是刺中重要血管，如刺人迎过深杀人，似与刺中颈动脉窦引起血压突然下降而致昏厥有关；有的为针刺胸背、肩、腋等处过深而造成气胸、呼吸困难，如缺盆、云门；有的则是由于消毒不严或用化脓灸而引起感染，如针刺脐中导致"恶疡"、灸乳中"生蚀疮"等。

针灸疗效的好坏一方面取决于选穴是否恰当，取穴是否准确，另一方面也与操作方法的正确与否紧密相关。《针灸甲乙经》通过对魏晋以前的针灸方法进行总结，确立了针灸操作规范，明确了刺灸禁忌，提高了针灸的安全性，为后世刺法灸法学的发展奠定了基础。

（四）以病为纲，开针灸治疗学之先河

《针灸甲乙经》第七至十二卷，共六卷48篇，五万余字，对魏晋以前针灸的临床治疗经验进行了总结，主要论述了各种病证的病因、病机、证候、辨证、治疗原则、主治腧穴、禁忌和预后等，已经较为清晰地展示出针灸的辨证施治框架。其中涉及内、外、妇、儿、五官各科，其中内伤杂病计38篇，外感病计6篇，五官科病计5篇，外科病计3篇，妇科与儿科病各1篇。全书总结了临床各科病证200多种，如内科的外感热病、伤寒、脏腑病、黄疸、溏泄、癫痫、水肿等，外科的痈疽、浸淫、脱疽、痂疥等，妇科的妊娠病、带下病、月经病、不孕症等，儿科的惊痫、泄泻、脐风等，五官科的咽喉肿痛、暴瘖、耳痛、聋鸣等。记载针灸处方500多个，这些处方大多是现存晋以前其他古籍中没有记载的。书中所载各种病证的主治腧穴为历代针灸医家所遵循，直到今天仍具有较高的临床实用价值。这500多个针灸处方反映出《针灸甲乙经》一书在临床治疗方面的特点。

1. 以单方为主 单方即以一穴治疗疾病的处方，在《针灸甲乙经》中所占比例较大的为一病一穴，或一症一穴，如《针灸甲乙经》卷十“阴受病发痹第一”中治疗痹证的处方即以单方为主。此外，也有一病多穴、一症多穴的，有的甚至多达20个之多。如《针灸甲乙经》卷七曰：“痎疟，取完骨及风池、大杼、心俞、上髎、譩譆、阴都、太渊、三间、合谷、阳池、少泽、前谷、后溪、腕骨、阳谷、侠溪、至阴、通谷、京骨，皆主之。”

2. 多种腧穴配伍方法

（1）特定穴配伍 特定穴的选用是在辨别病证所属脏腑、经脉的基础上而定的，或选本经特定穴，或选表里经特定穴。主要体现在四个方面。

①五输穴的配伍。包括荥输相配、荥合相配、荥经相配、输经相配、输合相配、井井相配、井合相配、井经相配等。如《针灸甲乙经》卷七曰：“热病夹脐急痛，胸胁满，取之涌泉与阴陵泉，以第四针针嗌里。热病而汗且出，及脉顺可汗者，取鱼际、太渊、大都、太白，泻之则热去，补之则汗出。汗出太甚，取内踝上横脉以止之。”此为肾经的井穴涌泉配伍脾经的合穴阴陵泉，肺经的荥穴、输穴配伍脾经的荥穴、输穴等。

②原穴与荥输穴的配伍。包括原输相配、荥原相配。如《针灸甲乙经》卷七曰：“痓，先取太溪，后取太仓之原（冲阳）主之。”即以肾经输穴（原穴）与胃经原穴相配使用。

③背俞穴与原、输穴的配伍。《针灸甲乙经》卷八云：“肺胀者，肺俞主之，亦取太渊。肝胀者，肝俞主之，亦取太冲。脾胀者，脾俞主之，亦取太白。肾胀者，肾俞主之，亦取太溪。”如取肺的原穴太渊配其背俞穴肺俞，治疗肺的虚损性疾病咳嗽、气喘。心俞配神门治疗心悸失眠、健忘，肝俞配太冲治疗肝郁胁痛、急躁易怒，脾俞配太白治疗腹胀纳差、消化不良，肺俞、脾俞、肾俞配太渊、太白、太溪治疗消渴等。

④俞穴和络穴（八脉交会穴）配伍。如《针灸甲乙经》卷八曰：“心胀者，心俞主之，亦取列缺。”

（2）前后配穴法　即胸腹部穴位与背部穴位配伍取穴方法。如《针灸甲乙经》卷九曰：“腹满不能食，刺脊中。腹中气胀引脊痛，饮食多，身羸瘦，名曰食晦，先取脾俞，后取季胁。”背部的背俞穴脾俞与腹部的募穴章门相配，即为前后配穴，也称俞募配穴法。

（3）表里配穴法　即相表里的经脉腧穴配伍取穴方法。如《针灸甲乙经》卷九曰：“腰痛不可以久立俯仰，京门及行间主之。”以足少阳胆经的募穴与相表里的经脉足厥阴肝经的荥穴相配，即为表里配穴。

（4）上下配穴法　即取腰部以上的穴位与腰部以下的穴位配伍取穴方法。如《针灸甲乙经》卷十二曰：“耳聋，取手足小指（《太素》云小指次指）爪甲上与肉交者，先取手，后取足。”耳聋取手部的少泽和足部的至阴，即为上下配穴法。

（5）远近配穴法　即病变局部穴位与远端穴位配伍取穴方法。如《针灸甲乙经》卷十二曰：“齿痛，颧髎及二间主之。”以牙齿肿痛取局部的颧髎和远部的荥穴二间相配，即为远近配穴，也称为局部和远道取穴法。

（6）左右交叉取穴法　即左病取右、右病取左的取穴方法。如《针灸甲乙经》卷九曰：“卒疝，少腹痛，照海主之，病在左取右，右取左，立已。”《针灸甲乙经》卷十二曰：“耳鸣，取手足中指爪甲上，左取右，右取左，先取手，后取足。”

3. 针灸妇科、儿科独立成篇　《针灸甲乙经》第一次使针灸妇科、儿科独立成篇，说明针灸妇科、儿科自起源到晋代已逐步向专科发展。卷十二妇人杂病篇叙述了 53 种妇科疾病的症状和针灸治疗方法，病证包括月经病（月经过多、月经过少、月经后期、痛经、闭经、崩漏等）、带下病、妊娠病（子瘖、堕胎、小产或滑胎、难产）、产后病（产余疾、乳余疾）、妇科杂病（不孕症、癥瘕、阴挺、阴痒、阴寒、乳痈、阴痛）等。

如不孕症，《针灸甲乙经》卷十二称，绝子、无子、绝产、孕难，可以取上髎、脐中（神阙）、阴交、石门、关元、中极、气冲、商丘、筑宾、曲泉、阴廉、涌泉、然谷、昆仑治疗。不孕症与肾的关系密切，并与天癸、冲任、子宫的功能失调、脏腑气血不和有关，现在临床上治疗不孕症也多取用上述穴位。

《针灸甲乙经》第十二卷列“小儿杂病”，病证主要包括小儿惊痫、癫痫发作、泄泻、咳嗽、脐风、食晦、嗜睡、抽搐、遗尿、癃闭、疳积等，并有治疗方法。如小儿痫证，《针灸甲乙经》的取穴有本神、前顶、囟会、天柱、头临泣、缩筋、长强、攒竹、瘈脉、列缺、偏历、商丘、大敦、仆参、金门、昆仑，有的取头面部穴位，有的取手足远端穴位、督脉穴位，特定穴有络穴、经穴、郄穴、交会穴。

《针灸甲乙经》对于男性病证也有记述，但未专门列出。如“去衣”即阴囊水肿。《针灸甲乙经·卷九·足厥阴脉动喜怒不时发㿗疝遗溺癃第十一》记载本病是因为“饮食不节，喜怒不时，津液内流而下溢于睾，水道不通，炅不休息，俯仰不便，趋翔不能，荥然有水，不上不下，铍石所取”，既指出阴囊水肿的病因病机，也形象地记录了该病的症状，并提出用铍针刺之放水而治疗。

《针灸甲乙经》在针灸治疗方面的成就是巨大的，以经络病候、脏腑病候为纲，将疾病进行分类，并对每一病证的临床特点、病因病机、发展转归、主治腧穴、刺灸方法等进行了详细叙述，形成了完整的针灸治疗学体系，晋以后的许多文献都把本书奉为经典加以引用。如葛洪《肘后备急方》治霍乱灸中脘，先吐者灸巨阙，治身面俱肿灸足内踝下白肉际；王执中《针灸资生经》治衄，灸上星；《续名医类案》载腰脊痛，灸申脉等，在实践中均取得了较好的疗效。

三、后世影响

（一）在针灸学的发展中起到了承前启后的作用

《针灸甲乙经》对我国针灸学的发展影响巨大，起到了承先启后的作用。由晋到宋的针灸论著，如唐代孙思邈的《备急千金要方》《千金翼方》、王焘的《外台秘要》中有关针灸部分也大多出自皇甫谧思想，尤其《外台秘要》几乎完全取材于《针灸甲乙经》。宋代王惟一的《铜人腧穴针灸图经》，其穴位和适应证也基本上出自《针灸甲乙经》，在《针灸甲乙经》的基础上，增加了青灵、厥阴俞、膏肓三个双穴和灵台、阳关两个单穴。王执中根据《针灸甲乙经》《明堂经》等书，结合个人临床经验，将针灸学理论与临床实践紧密结合，撰写成《针灸资生经》。明清两代的针灸著作也多是着重参考本书而进行编辑的，如明代吴崑在《针方六集》首卷神照集考证了十二正经和奇经八脉的循行，以及这些经脉上腧穴的定位，并记载了《针灸甲乙经》《铜人腧穴针灸图经》《标幽赋》等书籍的刺灸法，在《针方六集》的分署集中，吴崑遵循《针灸甲乙经》的腧穴分部法，对腧穴主治进行了阐述。到今天，在厘定某个穴位的定位和主治，以及临床治疗时，也往往以《针灸甲乙经》为依据，现行高等中医药院校的《针灸学》教材也遵照《针灸甲乙经》确定的针灸基础、针灸技术、针灸治疗的模块进行编写。

（二）后世针灸学之教科书

《针灸甲乙经》注重理论与实际应用相结合，刊行之后，很快得到了医学界的高度评价和重视，故而确立了其在医学教育中的地位，后世将其作为学医者的必读之书，也是针灸传授的主要书籍。晋以后的许多文献都把《针灸甲乙经》奉为经典。唐、宋官方的医学教育，明确规定针灸学为医学院校学习的必修课，并以《针灸甲乙经》为授课及指导临床实践的主要依据。唐代将其列为太医院学习和考核医生的内容之一。《新唐书·百官志》记载："医博士一人，正八品上，助教一人，从九品上，掌教授诸生，以《本草》《甲乙经》《脉经》分而为业。"《备急千金要方·大医习业》云："凡欲为人医，必须诸《素问》《针灸甲乙经》《黄帝针经》《明堂流注》……诸部经方。"《外台秘要》卷三十九《明堂经》序曰："《明堂》《甲乙经》，是医人之秘宝，后之学者，宜遵用之，不可苟从异说，致乖正理。"

宋代政府高度重视针灸学科的发展，将《针灸甲乙经》作为针灸科必读之书。王安石于1076年改革中医教育，将太医局从太常寺中分离出来，成为独立的教育机构，定期招生，统一教材，改变传统师徒相授及自学为主的中医教育模式，其中针灸科必修《素问》《难经》《诸病源候论》《神农本草经》《备急千金要方》《针灸甲乙经》等课程，铸造针灸铜人，开创了针灸模型教学的先河，培养了大批中医药与针灸人才。如宋代程迥的《医经正本书》曰："太医令掌诸生医疗之法……诸生读《黄帝素问》《针经》《甲乙经》《脉经》，皆使精熟，博士一试，医令丞并季试也。"又曰："古今方士言医道者多矣，宜折衷于《素问》、《难经》、《甲乙经》、张仲景、王叔和等书。"现在的高等院校中医药教材也将《针灸甲乙经》选录于《针灸医籍选》中，或将《针灸甲乙经选读》作为本科、研究生阶段的必修或选修课程。

（三）可用于协助校勘、整理古籍

《针灸甲乙经》最早、最完整地收集、整理了魏晋以前针灸方面的大量原始资料。随着时间的推移，有的原著已经失佚，如《明堂》一书，唐代以后就已经失佚。《针灸甲乙经》保留了《明堂》的基本内容，使《明堂》中有价值的资料在《针灸甲乙经》中得以比较完整地保存下来。从这方面看，《针灸甲乙经》具有不可替代的文献价值。光绪年间，定海黄以周从日本购得《太素》及杨注《明堂》第一卷，依杨上善《黄帝明堂经》残卷体例，根据《针灸甲乙经》来辑复《黄帝明堂经》，然辑本未见刊行，或辑而未果。中国中医研究院黄龙祥根据现有的《针灸甲乙经》《黄帝内经明堂》《外台秘要》等书籍，编辑成《黄帝明堂经辑校》，具有很高的学术和文献价值。

《针灸甲乙经》在后世校勘整理古籍，特别是校勘整理《黄帝内经》时发挥了较大的作用。范希曾在《书目答问补正》曰："古类书不特所引佚文足资考证，即见存诸书，亦可订正文字异同。"宋代林亿等在新校正本中多次利用《针灸甲乙经》对王冰次注本《素问》进行校勘。如《气厥论》云："大肠移热于胃，善食而瘦人，谓之食亦。"林亿新校正："按《甲乙经》人作又。王氏注云善食而瘦人也，殊为无义，不若《甲乙经》作又，读连下文。"

隋、唐杨上善的《黄帝内经太素》是类编整理《黄帝内经》的著作，几乎包括了唐代所存的《黄帝内经》的全部内容。但由于现存《太素》已非完本，晚清学者萧延平在校正《太素》时，苦无善本，便多处征引《针灸甲乙经》的内容进行校勘整理。如《太素・卷六・脏腑之一》曰："大则喜病胸痹、喉痹、逆气。"平按："大则"下，《灵枢》《甲乙》有"多饮"之字，《甲乙》无"喉痹"二字。又如《太素・卷九・经脉之二》曰："邪之始人于皮也，沂然起毫毛，开腠理。"平按："沂"（《甲乙经》）作"淅"。

《针灸甲乙经》类编的方法对后代的医经整理产生了较大的影响。明代张景岳将《素问》《灵枢》合二为一，分为12类，名之曰《类经》，是类编整理《黄帝内经》的代表作。李中梓的《内经知要》，也是明代类编《黄帝内经》的较好著作。

（高希言　褚文明）

第三章

中原医药文化探源

考察一下中原古代文明，从火祖燧人氏点燃华夏文明之火，到酒圣杜康发明酿酒；从殷墟甲骨文到许慎的《说文解字》；从伏羲制九针，到岐黄论医道、伊尹创汤液；从道圣老子尚修身养性、庄子倡导引养生，到神医华佗妙用麻沸散、医圣仲景论六经辨证而创经方；中医的经典著作《黄帝内经》《伤寒杂病论》《神农本草经》等纷纷问世；从佛教于汉代传入中国，到禅宗祖庭少林寺融禅、武、医为一体而形成的禅医文化及温县太极拳等武术文化，这一切均发生在中原大地。几千年的中原古都文化促进了中原中医药文化的发达，并在全国起到示范和引领作用；灿烂的中原古代文化造就了一大批著名医家，他们的医疗实践及其留下的宝贵著作，构建了宏伟的中原古代中医药文化大厦，极大地彰显了中医药文化。正如《中原文化与中原崛起》的论述中所说："中医药文化起源于中原，中医药大师荟萃于中原，中医药文化发达于中原，中医药巨著诞生于中原。"

寻根溯源，我们深深感到是光辉灿烂的中原文明，孕育了中华瑰宝中医药文化。经过几千年的历史积淀，中医药文化在中原文明的沃土中生根开花、发展壮大，并从儒、道、释及华夏文明的多个领域中吸取精华和营养，逐渐在九州大地兴旺发达，一直传到五湖四海。为华夏文明增添了绚丽的色彩，为人类的健康做出了杰出的贡献。作为后人，作为中医药文化的传承者，不能忘记，这是我们的历史，这是我们的根脉。

第一节　火祖燧人氏在商丘点燃了华夏文明之火

商丘自古就有"火都""火墟""大火之乡"的称谓，火已成为商丘的标志和象征。《人民日报》于1992年10月9日，2005年7月15日、16日曾发表文章，对商丘为火文化的源头给予了肯定。

1992年国际旅游观光年"黄河之旅"首游式在燧皇陵举办了取火仪式，燧皇陵之火被命名为"中华第一火种"。

2006年4月，中国首届火文化研讨会在商丘睢阳召开，与会专家达成共识："燧皇陵在商丘，商丘是古黎丘，是燧人氏作为天皇时，在瞿水、睢水流域的中心都邑。"

2007年5月，燧皇陵景区的"火神祭祀"被河南省文化厅列入非物质文化遗产名录。

2009年3月12日，中国民间文艺家协会正式把“中国火文化之乡”“中国火文化研究中心”两块牌匾授予商丘，实至而名归。（以上资料，均见《燧人取火传天下，中华文明照神州》一文，载于2009年3月20日《中国艺术报》）

一、燧皇与火

《韩非子·五蠹》说：“上古之世，人民少而禽兽众，人民不胜禽兽虫蛇……民食果蓏蚌蛤，腥臊恶臭，而伤害腹胃，民多疾病。有圣人作，钻燧取火，以化腥臊，而民说（悦）之，使王天下，号之曰燧人氏。”燧人氏“钻燧取火，以化腥臊”，教民熟食，这是人类历史上一个划时代的进步。

燧人氏，是我国上古帝王（部落首领）之一，因相传他发明了“钻燧取火”，故被后世尊称其为“燧皇”，又因其创始造火之法而被奉为“火祖”。

火的发明，是人类文明进步的标志。传说黄帝轩辕氏制作釜甑（zèng，蒸食炊器），教百姓“蒸谷为饭”，“烹谷为粥”。从此，我们的祖先“火食之道始成”，我国才真正进入了烹饪时代。火的运用，改变了先民的食性，促进了人类体质的改善，更是医学食养、食疗的开端。同时，火的应用也成为中医学灸法、焫法、熨法等治疗方法的起源，并直接促成了中医药汤剂的发展。

二、燧皇与商丘

商丘，古“商”族的发源地，又因商汤曾建都于此（史称南亳）而得名。商丘不仅是“商”文化的发源地，更是上古“火文化”的发源地。

在商丘有一个流传很广的传说，数万年以前，商丘这个地方叫燧明国。燧明国有一种树，叫燧木，燧木高大挺拔，云雾在树枝间出没升腾。有种类似于猫头鹰的鸟，常用嘴去啄击燧木，燧木就发出灿烂的火花。有位圣人从中受到启发，便折下燧木枝来钻燧木，终于生出了火。这位圣人把火种保存下来，并把这种取火方式传授给了大家。大家对他无比尊崇，便称他为燧人氏，商丘的燧人氏后人们更尊称他为火祖。

燧人氏首创钻木取火，具体是在什么地方呢？根据目前的史料和相关民俗，可以得出这样的结论：燧人氏首创钻木取火于商丘，商丘为火文化的源头。

据传，燧人氏不仅在商丘地区发明了钻木取火，死后更是葬于今商丘睢阳地区。商丘睢阳现存燧皇陵一座，该墓位于今商丘古城西南1.5公里处。

据清代《归德府志》记载：“燧皇陵在阏伯台西北，相传为燧人氏葬处。俗云土色皆白，今殊不然。”燧皇陵始建时间已不可考，墓冢呈方锥形，长、宽各82米，高13.9米。

据当地管理人员讲，燧皇陵原有大殿、东西厢房等建筑，后均毁于战火。1992年起，当地政府逐步对其进行了整修，修复墓冢，重塑燧人氏雕像，整修原有神道及石像。

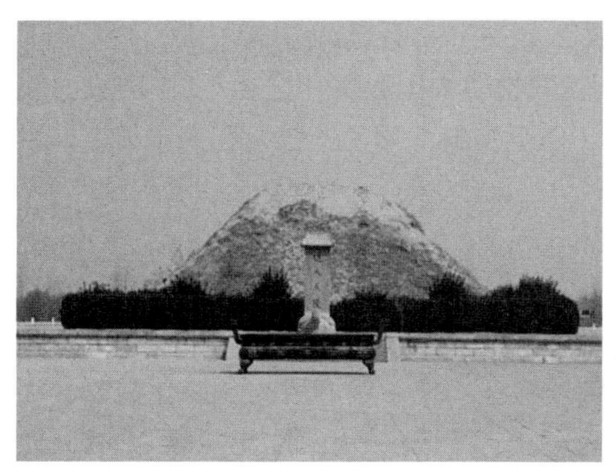

图 3-1　燧皇陵

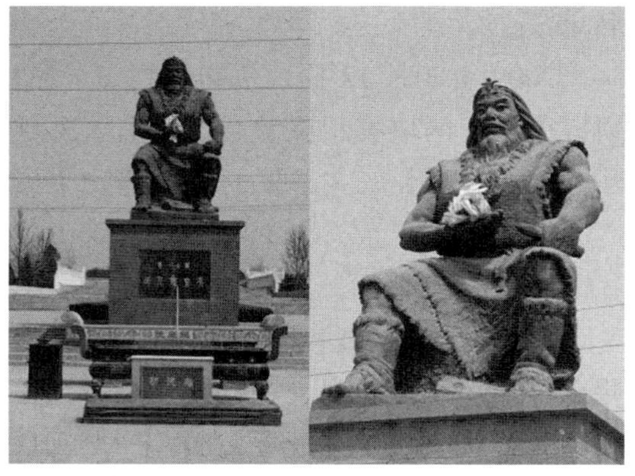

图 3-2　燧皇像

至 2004 年又先后扩建石牌坊、神道、祭台等，并在墓前修有火文化广场。

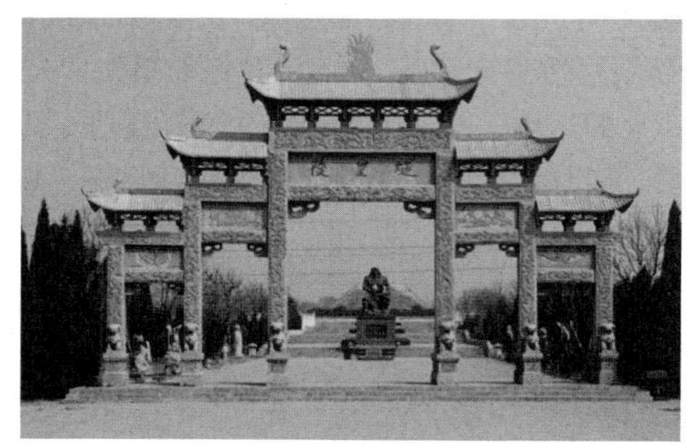

图 3-3　石坊

燧皇传说与遗迹的留存，同时也成为商丘以火为特色的民俗文化的源头。

三、火正阏伯与火神台

商丘还有一位与火密切相关，被后世广泛祭祀的传奇人物——阏（è）伯。阏伯是中国有文字记载的第一位天文学家，他是黄帝的第四代孙，帝喾高辛氏的儿子，曾辅佐大禹治水。传说继颛顼以后，帝喾为商地的部落联盟酋长，就让自己的儿子阏伯到这里任“火正”。阏伯尽职尽责，辛辛苦苦地为保存火种做了许多事情。他死后，后人遂奉其为火神而建庙祭祀。人们就在他保存火种的土台上修了火神庙，或称阏伯祠、阏伯台，亦称火星台、火神台，后来通称为火神台。

火神台位于今商丘市古城西南，与燧皇陵毗邻，二者相距 200 余米。火神台外形如墓状，台基周长 270 米，直径 56 米，顶部直径 20 米，台高 35 米。据考古发现，该台全为夯土筑成，夯土中出土不少汉代的瓦片和陶片，由此推断，最早的火神台可能是汉代所筑。

台上建筑为元朝大德年间（1297—1307 年）由提举范廷璧所建，距今已 700 多年。

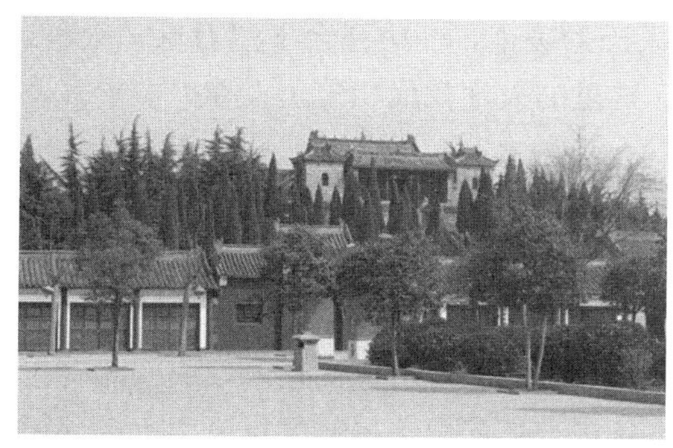

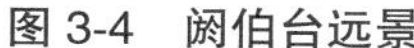

图 3-4　阏伯台远景

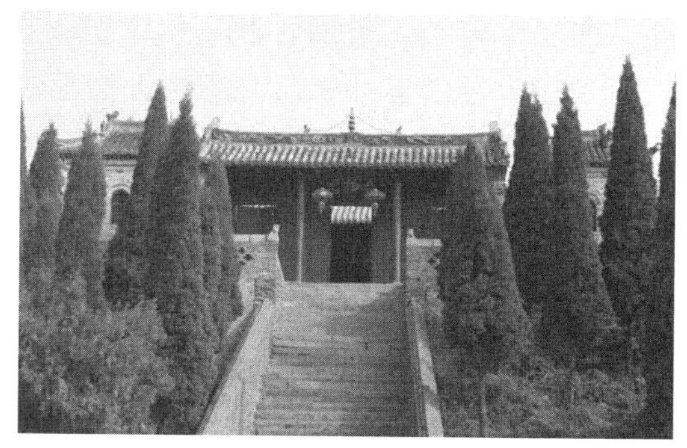

图 3-5　火神台

现存大殿、拜厅、大禅门、东西禅门、东西配房、钟楼、鼓楼，以及台下的山门。

据当地管理人员介绍，整个火神台完全依据八卦建造，明天干（十间），暗地支（十二间），外圆内方形如古铜钱，象征着天圆地方、阴阳合气。大殿东墙镶嵌碑刻两方，均立于清光绪年间，碑文年久多有残损。

在庙内大殿中供奉着火神爷阏伯的塑像，两边各有一名侍从，东西两侧还各站着两位护法。西配房是商祖祠，东配房原先摆着商星的泥塑图腾，由于年代太久破旧不堪，在 2001 年被撤除了。

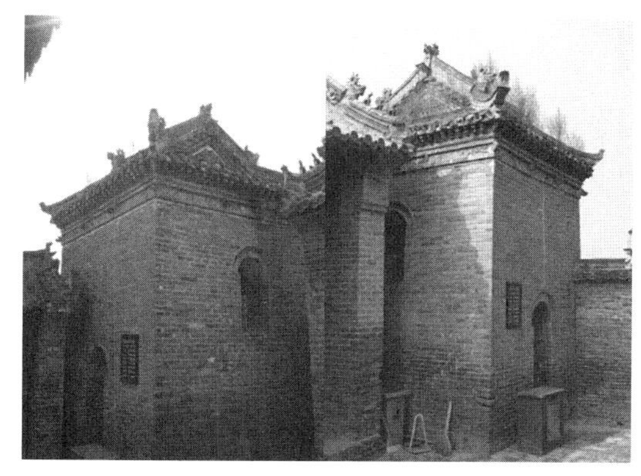

图 3-6　钟楼与鼓楼

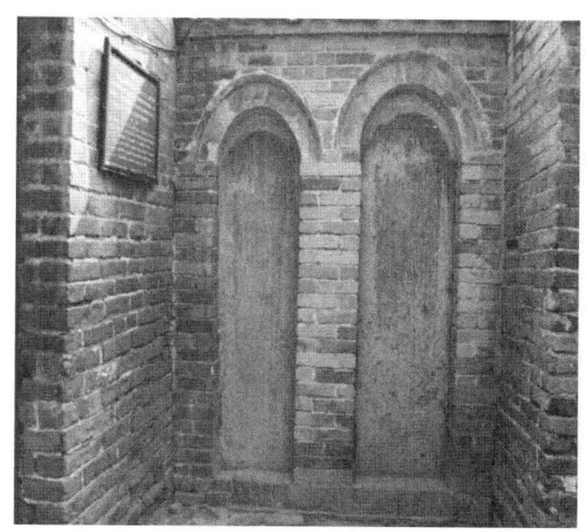

图 3-7　清代碑刻

火神阏伯的传说在商丘地区流传已久，从而形成了以阏伯台和燧皇陵为中心的火神台庙会，当地群众每年旧历正月初七都要到火神台祭祀，由此形成规模盛大的庙会，旧有“天下第一会”的说法。据清康熙四十四年（1705 年）《商丘县志》记载：“正月七日，俗传阏伯火正生辰，男女群集于阏伯台及火神庙进香，车马阗咽，喧嚣累日。”清光绪十九年（1893 年）《归德府志》也有类似记载。从这些记载中可以得知，商丘正月初七朝台、祭祀、赶庙会的风俗是由来已久的，并且影响范围比较广。

正如北京收藏家协会研究员李福昌先生在《人类用火方式的研究与收藏》一文中所说：“现今河南商丘仍耸立着有 35 米高的火神台，是历代人民纪念火正阏伯的火神庙。四千多年前，阏伯在此一边守护火祖燧人氏的陵墓，一边在台下照看保护火种，同时观察火星的运动，研究历法，指导农耕。这里的火种代代相传，人称‘中华第一火种’。”（见班琳丽《大商文化的强“商”之道》）

燧皇陵与阏伯台，燧人氏与阏伯，成为商丘独特的文化景观。商丘有“火都”“火墟”的称谓。商丘“火神节”是商丘人生活中不可分割的一部分。“火”成了商丘的古代图腾。

火的发明和利用是人类社会发展史上的一个里程碑。燧人氏的钻木取火，才真正是人类主动掌握火的时代的开始，燧人氏曾在这里点燃起中华民族的神圣之火，并用这把圣火将中华民族带进了文明时代。

（许敬生　尹笑丹）

第二节　中原医易文化

医学和易学同源于对事物阴阳变化的认识，形成了医易文化；因为医学和易学共同发祥于中原大地，所以又称为中原医易文化。

一、医易同源

（一）医易的生发路径相同

人类一切行为活动皆受到一定思想观念的指导和引领，而思想理论的产生需要其固有的元理论、思维方式和研究方法作为支撑，以上这三点主要受人类所处的自然环境、生产生活方式的影响和限制。

中国幅员辽阔，地域面积广大，东西南北相距较远，较强的内陆纵深，为本地整体发展留有足够的转圜余地；地形复杂多样，河流湖泊众多，水系发达；大部分地区处于温带，东南临海且有较长的海岸线，来自太平洋的暖湿气流可以沿着东低西高的地势走行至内陆，构成了典型的温带季风气候，四季分明，十分利于农业的发展。故而早在新石器时代，黄河中下游一带（中原地区）因为地势平坦、土壤肥沃等先天禀赋优势，率先形成了以村落为主的大片农业区。群居生活稳定，生产的农副产品有了富余，为了满足相互之间的需求，邻近地区的人们往往沿着交通要道进行物物交换，逐渐形成集市，久而久之，农业、畜牧业、手工商业等千职百业综合一体发展起来。这种深受环境影响的生活方式早早地在古代人民的潜意识里埋下了集体力量和敬畏天地的种子。这粒种子在社会运转的催生中生根发芽，自然而然地演化成人们认识世界、改造世界的思维方式，成为植根于宇宙一体文明的参天大树。

民以食为天，为了更好地耕作种植、繁衍生息，应对各种猛兽毒虫，规避未知的风险，人们逐渐形成了以村落为主体的聚居群体，日出而作，日落而息，夜间留人打更巡夜。在漫长的夜晚，我们的古人或站于高山台阁之上，或坐于篝火溪流旁，抬头仰望无尽浩渺的苍穹，似乎能透过黑暗望尽整个宇宙。日往则月来，月往则日来，昼夜更替，称为一日；寒往则暑来，暑往则寒来，寒暑往来，便是一年。年年岁岁，岁岁年年，集体意识渐渐有了时间概念；一日内太阳东升西落，一年间斗转星移，便又有了空间概念。这期间，人们狩猎采集、耕种劳作，吃的是天然具有的顺时而生、顺势而成的稻米粟麦、时蔬瓜果，汲取的是自然的灵力，焕发的是盎然生机；四时轮转，草木枯荣，人们感受并记录着，感受的是气的聚散离合，领悟的是天地造化、天生地长所孕育出来的生命状态，记录着天地之气交感而产生的物候的变化；万象更新，在山川田野，江河湖海，日升月隐，潮起潮落，周而复始，年复一年，皆是如此。

在成千上万年的观察过程中，经历过无数次时势合和的风调雨顺，也必然会经历无数次时势违和的地震、旱涝、台风、寒潮等气象地质灾害及疾病时疫等，历经以上严重的灾祸后，人们必然会回顾反思总结这前后的天气变化以及所引发的人员患病伤亡、粮食蔬果的得失情况的因果关系，继而发现日月星辰的运行及气候转化间存在周期性规律，而且这个规律深刻地影响着牲畜、农作物的收成，人群的温饱，疾疫寿夭。为了更好地观察总结，指导生活实践，服务人类生存发展，中国各个朝代都设立了天文官来观测天象、气候和物候的变化以划分四时，指导生活和农作。早在尧舜时期，就已任命羲、和等人“敬顺昊天，数法日月星辰，敬授民时”(《史记·五帝本纪》)。他们多少次脚踩大地，仰望星空，从人的视角望向浩渺的宇宙，我不动而地在动，地在动，天在动，星斗亦在动。不由得发出感慨，逝者如斯，不舍昼夜。站在时空洪流下游的人们，回溯历史的上游，人是多么的渺小、短暂，在星移斗转间，“前不见古人，后不见来者”的孤独感和飘零感油然而生。在所有事物都在变化着的寰宇中，这种天地浩大、我独渺小的生命体验使得先祖们深刻地认识到：在天地自然面前，人只能谦卑，效法自然，顺时顺势而为，如此才能保留更大的生存空间。

于是生活在古老的中原大地的人们将这些通过观察感知到的变化规律以绳结、图画、符号等形式记录下来，如“河出图、洛出书”、伏羲画八卦、文王演周易等，为更准确地表达前因后果逐渐演变成文字、意象、数理传于后世，以期子孙后代能明理知“道”，趋吉避凶，提前预防化解自然灾害，减少人口及财物损失。比如：天地之气交感，地随天变，这种凭借气的升降出入、周流六虚、有感即应的法则没有比天和地表现得更明显了；而交接流转没有比四时更替更大的象了，于是把四季的自然特性分别用“木”“火”“金”“水”来类象表述，以“土”来指代其间的过渡变化，这就是五行；彰显象变的事物没有比日月更大的了，日月又被称为太阳和太阴，以此指代它们给人间带来的温暖与寒凉，光明与黑暗，因此有了阴阳。日月往来而成岁，寒暑往来是为年，经过无以数计的古人长期细致的天文观察而总结出来的自然变化规律，经过了无数代人的千锤百炼后，提炼出了天地交感气化规律的阴阳五行理论，用以模拟整个宇宙的运行规律，从而架构起了这片土地所孕育出的中华文明中天、地、人三者作为浑圆一体进行考察的思维框架。

（二）医易研究方法和对象相同

中华文化是以天地交感气化阴阳五行理论为主要理论架构而成的，是中国古代诸家文化的元理论。那么气化阴阳五行理论所蕴含的思维方式和研究方法就构成了各个学科的主要研究方法和思维方式，并根据具体的研究对象而形成了不同的知识体系和门派学说，发展出更细致的推演方式，并相应地发明出一系列器具，比如观景台、浑天仪、地动仪、日晷，等等，来观察、预测、指导生产生活，保护人类尽可能地免遭自然灾害。经过无数代人的千锤百炼，验证核实，这个思维方式愈发彰明，其中，医学与易学作为中华文化派生的支流，同样由此化生而成，二者研究和服务对象一致，研究的“大象”相同——均为自然时空中的自然事物，但两者所研究的“小象”各有其更加具象的针对性。

1. 中医的研究方法及对象　中国传统中医学——受法天则地思想的影响，生活在昼夜更替、四季分明的这片土地上的人们祖祖辈辈历经长期观察宇宙万物的运动变化后，感悟出天地人三才之一的“人”的常与变是受其影响而产生的，总结出生命活动（生长壮老已）和疾病变化规律，从而建立起以整体动态化观察为指导思想、辨证论治为诊疗特点，涵盖理、法、方、药在内的医学理论体系，并在反复实践验证的基础上代代相传，为中华民族的养生保健、疾病防治保驾护航。

正如中医经典《素问·气交变大论》所言：“夫道者，上知天文，下知地理，中知人事，可以长久，此之谓也。”中医之道在于仰观宇宙星辰、俯察地理水势，中晓人情世故，体察其中的阴阳转化、气之升降浮沉，提炼出天地一气、阴阳五行理论，再经过实体解剖、长期的动态观察、反复的临证实践验证，并通过观法天地之象的形象思维、比类自然的方式阐释天地人三者嵌套影响下人体产生的生理病理变化，最终形成了对于人体形气功能的具体认识。这种认识不是割裂的、机械性的，而是整体联动、不断变化的。如：以江河湖海类象经络循行，以人事分工类象脏腑功能，司外揣内以诊察推演疾病之源，调节气机以恢复人体之正气。正如《素问·三部九候论》所言：“余愿闻要道，以属子孙，传之后世……令合天道，必有终始。上应天光星辰历纪，下副四时五行，贵贱更互，冬阳夏阴……先知日之寒温，月之虚盛，以候气之浮沉，而调之于身，观其立有验也……观其冥冥者，言形气荣卫之不形于外，而工独知之……参伍相合而调之，工常先见之。”古圣先贤想要传于后世的道是：法天则地，根据天文制定历法，授民以时，顺应星辰所指的时空内涵，顺势而为。一年分四时、十二月、二十四节气、七十二候，北斗七星在北半球的恒显圈内绕着北极星做周年视运动，遂将其定为关键的天文历法坐标。《鹖冠子》有言：“斗柄东指，天下皆春；斗柄南指，天下皆夏；斗柄西指，天下皆秋；斗柄北指，天下皆冬。”此斗柄指的就是北斗七星的斗柄指向，其斗柄指向某个方位的时候，标志着地球处于距离太阳和月亮等星体的某个相对位置，天地之气交感合和，时令气候和相应的物候随之而变，因此人们在饮食起居、衣食住行等各方面做出相应调整。这就是人与天地相参，天人合一的大道至理。

中医的研究和服务对象是自然时空中的自然人和人周围赖以生存的环境态势，并对其进行常态维护及异常状况的预防、治疗和康复。实际上，每一次节气的轮替都有着一种自然秩序的推动，这个过渡是相对平稳的。一般而言，体质相对平和者可以自行适应，而体质偏差明显者则跟不上变动的节律，因而出现各种不适的症状和体征；或是天气紊乱、自然节律失调，比如天应暖而反大寒，非其时而有其气，因此形成大面积疾病，这就需要根据人当下所处的具体态势采取不同的方法进行调整。《素问·至真要大论》有言："治诸胜复，寒者热之，热者寒之，温者清之，清者温之，散者收之，抑者散之，燥者润之，急者缓之，坚者软之，脆者坚之，衰者补之，强者泻之，各安其气，必清必静，则病气衰去，归其所宗，此治之大体也。"以热治寒，以寒治热，调和阴阳，以至于中和。将变化了的人的状态调整到正常运行轨道，以偏纠偏，以常为道。《素问·至真要大论》提到："必先度其形之肥瘦，以调其气之虚实，实则泻之，虚则补之。必先去其血脉而后调之，无问其病，以平为期。""谨察阴阳所在而调之，以平为期。"由此可见中医的治疗观在于调节平衡，贵在守"常"。

2. 易学的研究方法及对象　易，指易学文化及在其指导下的实践活动，其源头同样出自中国古圣先贤通过对自然时空中的自然现象长时间的观察与感悟所总结出来的宇宙规律、自然大道。它是中国古代先民思想和智慧的结晶，被誉为"大道之源"。《周礼·春官宗伯》曰："大卜掌三易之法，一曰《连山》，二曰《归藏》，三曰《周易》，其经卦皆八，其别皆六十有四。"即《易经》有三易之说：《连山易》《归藏易》与《周易》。由于《连山易》和《归藏易》已流散失传，其存本不可见，只剩下《周易》流传至今，因此日常所说的《易经》指的便是《周易》。"人更三圣，世历三古"，《易经》的成书经历了上古伏羲画八卦，中古周文王推演六十四卦，近古孔子作传解经成"十翼"以辅助理解。现今流传的《易经》包含六十四卦、其卦爻辞及《易传》。周易自周朝以来一直作为治国理政的理论工具，直至春秋战国时期礼崩乐坏，战争频繁，社会动荡，各家学说纷纷涌现，后经过秦朝至汉初，官方最终确立了奉《周易》为群经之首的儒家作为主导思想，一直延续至今。由此可见，在历史的递变中，《周易》对中国社会的影响是持续不断的。

"易"字其象：上为"日"，下为"月"，其象义为"就像白天有太阳、晚上有月亮一样亘古不变的变化规律"——就是易。对于其思想的形成过程在《周易·系辞下传》中有如此描述："古者包牺氏之王天下也，仰则观象于天，俯则观法于地，观鸟兽之文与地之宜，近取诸身，远取诸物，于是始作八卦，以通神明之德，以类万物之情。"仰观俯察，是古人对天地和自然万物进行整体性的观照；取象数作卦，是古人对天地和自然万物进行取象比类的结果。二者皆诞生于古圣先贤仰观宇宙之大、俯察品类之盛，远近取诸身诸物，世世代代地观察总结，比类观法感悟天地，以象数符号和语言文字表述出来的，其研究过程与中医不谋而合。

其中易学的宇宙生成观体现在《周易·系辞上传》中："《易》有太极，是生两仪，两仪生四象，四象生八卦，八卦定吉凶，吉凶生大业。"宇宙初始本一气混沌，后世称作“无极”，“无极生太极”；从无化有，阴阳即分，此为两仪，后世用奇数之首位数“一”类象为阳，并用“—”代表阳爻；以偶数之首位数“二”类象为阴，用“--”代表阴爻。“太极动而生阳，动极而静，静而生阴，静极复动。一动一静，互为其根。分阴分阳，两仪立焉。”（周敦颐《太极图说》）阴阳相贯，如环无端，你中有我，我中有你。阴阳化生四象，分别名为太阳、少阳、太阴、少阴。阴极生阳，阳极生阴，阳阴合变，乃生木火土金水，五气顺布，四时运行，温热寒凉之气流通于天地之间，相互转化，循环往复，遂成两仪四象五行。阴阳交感，两气切摩相荡，四象由此衍生出八卦，又称八经卦。分别名为：乾、坤、震、艮、离、坎、兑、巽。这八个三爻经卦再两两叠加成六十四个六爻别卦。

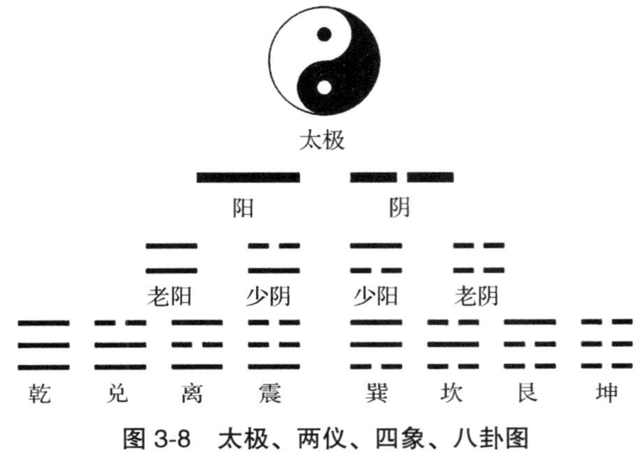

图 3-8　太极、两仪、四象、八卦图

天下人各行其道而以类相聚，物以其群居而以类相分，同于君子之道者则吉，同于小人之道者则凶。一个卦即在模拟一件事情的始末，一爻反映一个时空中的一个发展阶段，各系以吉凶悔吝及有关卦爻象之文辞，其中每一爻的爻位爻性当位与否，两爻间的乘承比应关系或相符，或相悖，两经卦之间相对应爻位的爻性上下关系呼应与否等整体决定了整件事的成败。倘若该卦的每一爻得时当位且上下乘承相符正应则示意事情可成；上下不应、周围敌比、承乘违逆则比喻事情受阻，由此整体判定事情的吉凶悔吝和最终结果，在此基础上发展大业。天地阴阳化生世间万物，在天表现为日月星辰昼夜明晦之象，在地成就山川河岳动植高下诸般形容，于人世间则是万事万物错综复杂变化的关系，而这些的自然属性皆被阴阳所界定区分，由八八六十四卦所模写，三百八十四爻以规范，从看到的形而下的“有”类推出来形而上的“无”，借由卦象数等符号相互参照，层层嵌套，模拟构建出最简约版的天地人属性关系图。再借由这种高度概括的思维方式和研究方法，形容出包罗万象、囊括一切变化法则的易学文化；河图洛书、九宫八卦、太极阴阳五行理论，用其中所表达的“无”驭使日常生活中的“有”。正如《道德经》所言“执古之道，以御今之有”，以古时阐发的道理指导现世之生活。实际上，万物本由阴阳一气化归，阴阳本是太极一气化分，太极本于无极，我们使用时按照从万物到八卦到五行，再到阴阳来逆推以定吉凶。

《周易》追原万事万物的运行终始，统贯天地间一切的规律，如同一种以不变应万变的宗法准则。其研究和服务对象在于拟测揆度涵盖天地人在内的世间一切循环变化、死生终始的规律，并给予人相应的演化指引。“吉凶者，失得之象也。悔吝者，忧虞之象也”，得位、居中，方能成功有得，是为吉，不得位、又不居中，则事情不成，现凶为失。或得位、不居中而行差踏错，忧虑有悔；或居中而不得位，心上有志难以施展，举棋不定。但境随心转、事在人为，境遇在时刻变化。顺道而行，凶可以变吉；背道而驰，吉可以变为凶。正所谓“人的幸福来源于天，人的不幸来源于人类自己的逆天违道”，要做到正能守，偏能纠，也叫“补过”。“补过”就是知过能改。“知错能改，善莫大焉。”（《左传·宣公二年》）很多时候人们所处的环境、自身的禀赋和所掌握资源不一定都是上佳，这就需要靠人的主观努力去争取得来，或勤学苦练，或求贤问道，不断地改错纠偏，趋向于道，长久如此则能无咎。无咎积累起来就可以得吉。若不知补过而久以小疵自恕，结局必致悔吝，终必凶。《易》时刻引导人们：身在顺境要如何保持并避免陷入困境；若是身处困境，告诉人们如何走出困境。逢凶化吉，全在顺合天道。

二、医学与易学的关系密不可分

医学与易学一源二枝，同源于道，同源于对同一自然时空的自然事物的观察感知和归纳总结；其元理论一致，皆由天地一气、阴阳五行理论所筑基；研究方法相同，皆为天人一体的动态观察感知，用取象比类、司外揣内等具体观察方法来推演归纳感知自然万物的本质规律和宇宙法则。二者的研究对象统一，都致力于研究自然时空中自然现象的运动变化规律——此为“大象”一致；其服务对象都是自然时空中的自然事物，且医学具象到对人之生命状态的维护——此为“小象”的具象化。鉴于以上情况，两学科密不可分。

（一）医易皆以天道为尊，以阴阳五行为理论架构

医学与易学的元理论架构皆为天地一气的“阴阳五行”理论，若无一气化生，则无易学里的“同声相应，同气相求；水流湿，火就燥”等各从其类而发挥作用的表述；相应的也就没有医学中的“余闻人有精、气、津、液、血、脉，余意以为一气耳”（《灵枢·决气》）的一气周流，也就没有为了论述“此人与天地相应者也”，也就没有《灵枢·邪客》篇举出二十六对“天（或地）有何物，人以何应之”的比拟阐释等基础理论的奠基。阴阳、五行理论是中国古人用来认识自然和解释自然的世界观和方法论，同样也是中医重要的说理工具和核心理论体系。《易经》化有形为无形，将阴阳观念寓于数字刚柔及卦爻变化之中，阴爻与阳爻的变化即包含着丰富的阴阳思想。《周易·系辞上传》谈及阴阳：“一阴一阳之谓道，继之者善也，成之者性也。”一阴一阳相生共成，运化不息，为宇宙万事万物盛衰存亡的根本，这就是道。使阴阳之道延续的是善，成就万事万物的是天命之性，亦即道德之义。《黄帝内经》不但设专篇讨论阴阳，而且

全书把阴阳视为主线和理论总纲，将阴阳理论与天人合一的思想相结合，灵活解释人体生命活动的各种生理、病理变化，并用以指导中医学理论的总结和疾病防治。《素问·阴阳应象大论》这样描述：“阴阳者，天地之道也，万物之纲纪，变化之父母，生杀之本始，神明之府也，治病必求于本。故积阳为天，积阴为地。阴静阳燥，阳生阴长，阳杀阴藏，阳化气，阴成形。”天地间气象的更迭、物候的变化皆由阴阳二气相互作用而生成，五行就是阴阳交互过程中呈现的五种稳定有序的变化发展状态。

《管子·乘马》言：“春秋冬夏，阴阳之推移也。”易学借用十二辟卦，即十二消息卦来阐释一年十二个月的阴阳消长情况。十二卦由“乾”“坤”二卦各爻的“消”“息”变化而来，分别主十二月的阴阳之气。阴极生阳，冬至一阳气升，由“复”到“乾”阳长阴消称“息”，阳爻从下往上增长，阴爻逐渐减少，象征上半年阳气逐渐增强，阴气逐渐减弱；阳极生阴，夏至一阴气升，由“姤”到“坤”阳消阴长称“消”，阴爻从下往上逐渐增加，阳爻逐渐减少，表示下半年阴气逐渐增强，阳气逐渐减弱。

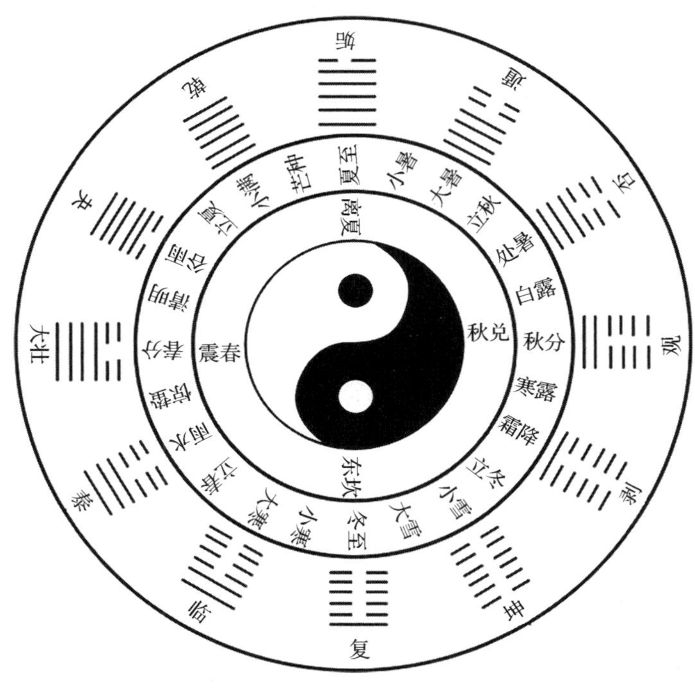

图 3-9 十二消息卦

以寒暑交替、四季轮回为例，天地一气周流，四时各具其性，逆之则灾害生，从之则苛疾不起。《伤寒杂病论》谈及天气四时阴阳对人体的影响直接借用卦爻之象来表述：“冬至之后，一阳爻升，一阴爻降也。夏至之后，一阳气下，一阴气上也。斯则冬夏二至，阴阳合也；春秋二分，阴阳离也。阴阳交易，人变病焉。此君子春夏养阳，秋冬养阴，顺天地之刚柔也。”春温夏热秋凉冬寒，乃四时正气，触冒者会产生不适；天地异常的气（倒春寒、暖冬之类非其时而有其气）作用于人，也会引起疾病。因此当其时而养其气，顺应天地阴阳之气势，日常起居“与万物沉浮于生长之门”（《素问·四气调神大论》），则能保养自身、积极防病。中医的“三因制宜”（因人制宜、因时制宜、因地制宜）与“辨证论治”皆含阴阳，医者的治疗会根据患病时间的不同、地域特点、病者当下的生命状态调配方药，以保证药证相符。因此，天时有暖有寒，此为阴阳；不同区域，土地有高下不同，此为阴阳；男女禀赋刚柔差异，此为阴阳；治病要求“察色按脉，先别阴阳”（《素问·阴阳应象大论》）。天下无有不变，万物皆自不同，变数较多，“圣人抱一为天下式”（《道德经》），持恒常以应之。

《道德经》云：“人法地，地法天，天法道，道法自然。”法，效法、垂法；道，宇宙万物的本原，其垂法于天地人以自然规律来周转运行，如同春天天气逐渐转暖升温，形气同时生发，蛰伏的万物纷纷推陈出新，跃出地面，见龙在田，一片生机盎然。这是天地自然而然之规律，无须人为之造作，易知且简能。中医与易学皆以道为尊，以阴阳为纲纪，效法自然以行事。知常方能达变，触类即可旁通，故二者皆可参透天地人之间的相互作用与彼此影响，效法天道顺时顺势而为，才能事半功倍。按照自然运行规律行事，法于阴阳五行、合于四时术数，不卑不亢、合道适中，既不懈怠、也不激进，终日乾乾，无为方能无不为。医易文化既是对天地一气、阴阳五行理论的具体论述与阐发，也是对它的继承与发扬。如此，要想把握时代脉搏、品味中华文化的韵律，需从医易文化着手；要想打开中华文化这座宝库，需要从中原医易文化中提炼出天地一气、阴阳五行这把金匮玉钥，方能卯榫相合，问题迎刃而解。

（二）医易皆为天人合一，时空一体

如何满足人们对于美好生活的需求？医易皆给出了天人合一、时空一体的解答。然何为天人合一？何为时空一体？《庄子·齐物论》云：“天地与我并生，而万物与我为一。”提出天地万物与人共生，同源于一气，万法归一，即天地人三才有着统一的本原、属性、结构和规律的观点。这种思想同样体现在易学和医学之中。《周易·系辞下传》云：“《易》之为书也，广大悉备。有天道焉，有人道焉，有地道焉。兼三材而两之。”易学以天地之道为准则，包罗万象，如实地反映了天地间的变化规律，囊括天、地、人三才之道，一应俱全。易以阴爻、阳爻代表阴阳，三爻经卦、六爻别卦皆含有天、地、人“三才”之道，此处“人”指代的是广义的具有生命现象的合天地之气而成的万事万物；用卦爻间彼此阴阳交互切摩演绎，来类象三者之间互动法则。倘若人能借助此说理模型所蕴含的象数之理参悟世间万物之法，解析处理自然、社会、人事间的大事小情，则能遍行天下而没有流弊；知天命之造化，故不忧不惧；安于所处之境，而敦行仁道，故能泛爱天下。

天人合一是指天、地、人源于一气，同构同律、相显相应的思维方式。这种宏观一体的思维方法始终融会在医学对于宇宙自然的认知、人体生理病理的认识、疾病的诊治中。《素问·宝命全形论》曰：“天覆地载，万物悉备，莫贵于人。人以天地之气生，四时之法成。”人合天地之气生，顺应四时规律而长成，气之升降出入、开阖聚散

的气机运动变化，形成万物的生长化收藏、人体生命活动的生长壮老已。天人同构，“天地之至数始于一，终于九焉。一者天，二者地，三者人，因而三之，三三者九，以应九野。故人有三部，部有三候”。天地间的关键之数从一开始，到九划定节点。老子言：“道生一,一生二,二生三，三生万物。”万物由一而生，相互而成，“三而成天，三而成地，三而成人，三而三之，合则为九”。天地人分别又为三才共同作用的结果，以天地人三才为基准向下延伸，三而三之，化生为九。“帝曰：何谓三部？岐伯曰：有下部、有中部、有上部，部各有三候。三候者，有天、有地、有人也。必指而导之，乃以为真。”（《素问・三部九候论》）以天、地、人三才指导人们认识人体的三部九候，用以配天地气势，平衡虚实，祛邪去疾。

天人同律，即天、地、人运行节律一致。自然循环中大的节律如五运六气、九宫八风、四时八节二十四节气七十二候、年月日时，小到一日之内的旦昼夕夜的周期性节律，人皆应之。五运六气从年干推算五运，从年支推算六气，并从运与气之间，推演该年气象物候的变化与相应疾病的发生发展。四季轮转，季节交替时人若摄生不当致使内虚，外加风雨杂气，“两虚相逢，乃客其形”。《灵枢・百病始生》谓：“百病之始生也，皆于风雨寒暑，清湿喜怒，喜怒不节则伤脏，风雨则伤上，清湿则伤下。三部之气所伤异类。”风寒暑湿燥火六淫之气侵犯，喜怒不节等情志不调，以及饮食起居失常，导致正邪相搏就会出现各种病态，进而说明自然、社会以及自身因素对人体生理的叠加影响均会导致疾病。“血脉营卫，周流不休，上应星宿，下应经数。”（《灵枢・大惑论》）天上星辰运转、月之朔望与地球海水潮汐节律变化、人之气血盈虚消长同律，故使用针刺调理时有所禁忌，“月生无泻，月满无补，月廓空无治，是谓得时而调之。”（《灵枢・八正神明论》）“夫百病者，多以旦慧、昼安、夕加、夜甚，何也？岐伯曰：四时之气使然。”（《灵枢・顺其一日分为四时》）一日之中许多病人在早晨病情减轻而神志清爽，白天较平静，到了傍晚病势渐渐增重，夜间病势最甚。昼日明了，阳气隆盛则人气也旺，故显病轻；夜晚阴寒之气见长，杀伐之气渐重，阳气衰微故人气也弱，故显病重。如此反映了病人的状态与自然之阴阳盛衰具有相同节律的变化。而《伤寒论》中明确提出六病（六经）向愈的具体时辰，临证之时可借天时之势扶正祛邪；后世以此构建的“子午流注”理论、“灵龟八法”针灸按时取穴以及子午养生等顺应时间的应用十分广泛。

若人能精神内守、慎重养生，不令贼风虚邪干扰阻塞经络；如若中病，在刚刚感受轻微不适时的阶段，给予及时正确的治疗，阻隔其流传脏腑的进程，否则迁延日久，疾病由浅入深，由轻到重，会养虎为患形成难以逆转的顽疾痼病。人作为自然的一员，若能明白阴阳之至理，顺应天地四时之刚柔，遵从自然法则，取天生地长的自然之物保养人体的自然态势，方能长生久视、安享一生。以上便是医易文化中天人一体观在具体应用中的体现。中原地区四季分明，时令节律尤为突出，勤劳的中原百姓秉持着春生、夏长、秋收、冬藏的谚语古训，以五谷杂粮为主食，肉蛋畜禽为滋养，时令瓜果蔬菜为佐助，春食榆槐、夏尝菱藕、秋晒杏柿、冬烤芋豆。以麻葛丝棉为衣，天冷穿袄裘，天热着罗纱，春捂秋冻，应时而变；房屋坐北朝南，通风透气的同时兼顾最多的光照，用以保持干燥清洁温暖。百姓顺道而行，日用而不知，正是大道至简、化而不显之象。

（三）医易道法术器理无二致

《周易·系辞下传》曰："是故《易》者，象也；象也者，像也。"象的内涵丰富，它自身不仅兼具形数理法，而且能借一指百，溯源而上牵出宏观宇宙正在运行着的自然之道。"天地变化，圣人效之；天垂象，见吉凶，圣人象之；河出图，洛出书，圣人则之。"（《周易·系辞上传》）沧海桑田、草木荣枯，阴晴圆缺，云卷云舒。山海田园治乱相生，在天显示出的各种气象变化，在地会出现气候物候的相应变化。风调雨顺时，人类生产生活相应，政通人和、五谷丰登、六畜兴旺；若时气不和、疾风骤雨，地表则显现洪涝干旱、冰雪霜雹，瘟疫横行，甚则战争，进而导致粮食减产，百姓流离失所、尸横遍野等灾祸。圣人会通天地变化以提炼出阴阳，并依据四时之情状提炼出老阳、老阴、少阳、少阴这"四象"。借阴阳叠加演绎出六十四卦，并系以文辞以期穷尽宇宙间万事万物的各种性情，使复杂的变化有辨明真伪的可能。而圣人之意言有尽而意无穷，所以"圣人立象以尽意"（《周易·系辞上传》），古圣先贤设立象——借助无限的想象来表述文字语言所不能传达的未尽意境。"圣人有以见天下之赜，而拟诸其形容，象其物宜，是故谓之象"（《周易·系辞上传》）；世间众象纷杂繁多、错综变易，需要人为模拟揣摩从中抽取提炼出适当的物象来设置象征，"以制器者尚其象"（《周易·系辞上传》），因此借由六十四卦爻之象、河图洛书之象传达易理。"见乃谓之象，形乃谓之器，制而用之谓之法，利用出入，民咸用之谓之神。"（《周易·系辞上传》）以易经卦爻之器归纳制定出通用的行为规范，附加上说明解释的文辞，用以指导实际的生产生活，以尽其用，趋吉避凶。

《黄帝内经》中"九宫八风藏象理论""六节藏象"和"五脏六腑全息藏象"等理论阐发，与《易经》的象理念同质。"夫变化之用，天垂象，地成形。七曜纬虚，五行丽地。地者，所以载生成之形类也。虚者，所以列应天之精气也。形精之动，犹根本之与枝叶也，仰观其象，虽远可知也。"（《素问·天元纪大论》）天变化以示象，地应之以成形。寥廓太虚内蕴天之精气，三垣九野星宿横列周转，则五行之性于地之万物彰显蕃秀。以河图（图3-10左）拟之象数演绎，白圈为阳，为天，为奇数；黑点为阴，为地，为偶数。以天地之位定五方所在，以黑白奇偶合五行三才阴阳盛衰。以该图最下一行为例"河图数：天一生水，地六成之，五居中央"，在天为"一"即生数，加临中土五，在地则化为"六"，即成数；相应的二、三、四、五为生数，七、八、九、十为成数，以此类推：地二生火，天七成之；天三生木，地八成之；地四生金，天九成之；天五生土，地十成之。故而"河图数"合为五十有五。生数为"天"，中土为"地"，成数为"人"，成三才之道。此图合五方、五行、阴阳、三才之象，又以数目多少象征阴阳升降、四季轮回、道为之使的动态之象。

就“洛书”而言（图3-10右），四正四隅加上中宫，即为九宫；九个数字分列于这九个方位：奇数一、三、七、九为阳，占北东西南这四正位，偶数二、四、六、八为阴，占四隅位，即西南、东南、西北、东北，五居中央。描述洛书的口诀为：“戴九履一，左三右七，二四为肩，八六为足，五居中宫。”“洛书数”合为四十有五；洛书以中央为对称点，沿着正方位或对角线，对宫每三个数字相加皆为十五。例如：左上的“四”加中央数“五”加右下“六”合为十五，以此类推。五行数为：一、二、三、四、五，为生数，其中一、三、五、为阳数，其合为九，故九为阳极之数。二、四为阴数，其合为六，故六为阴极之数。六、九相合为十五，乃成阴阳五行之数。

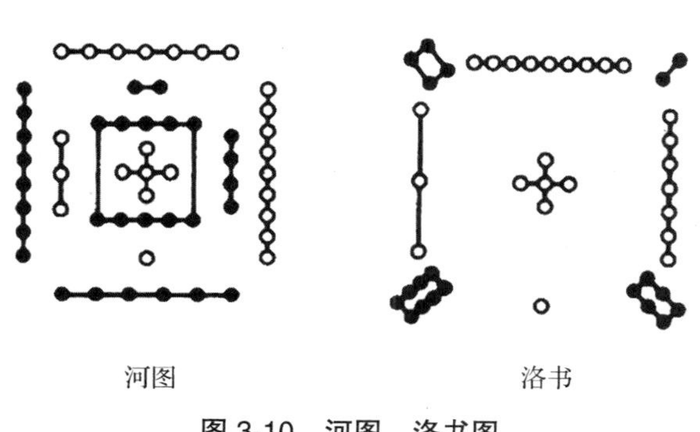

图3-10　河图、洛书图

		离		
巽	4 ☴	9 ☲	2 ☷	坤
震	3 ☳	5	7 ☱	兑
艮	8 ☶	1 ☵	6 ☰	乾
		坎		

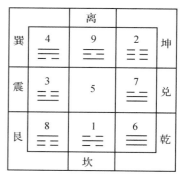

图3-11　洛书九宫图

中医以自然四时之象观法比类出藏象、经络、精、气、血、津液、神等理论并融会贯通，以阐释病因病机、病位病势，指导疾病的诊断和防治。“善诊者，察色按脉，先别阴阳”，症状本为外象，实则并无寒热的阴阳属性，病邪属性随病人禀赋的虚实盛衰而从化。即需根据病人平素的禀赋差异，分辨阴阳。临证之时，通过观察人体的整体状态以判定人之阳气盛衰，其中平素禀赋弱、阳气虚者归为阴证，而平素禀赋强、阳气盛者归为阳证。辨明病性，再查病位，“审其阴阳，以别柔刚”。以天地人三才思维将人分为表中里。阴阳为纵，表中里为横，纵横交错有且只有一个交点，如此组合便是六病。“视其外应，以知其内脏，则知所病矣。”（《灵枢·本脏》）中医在诊察疾病时，通过望面、验舌、闻音、察神、切脉等方法由外察内，分析形体、官窍、色脉等外在异常表现，推测内在脏腑的病机变化，探究患者整体的病性、病位及病势，进行综合辨证论治以提高诊疗效果，从而做出正确诊治。这种观察感知的研究方法与易学的观象知事、推演万物、探索至理的路径可谓是异曲同工。医学的未病先防、既病防变、察异常于细微之处、重视调节自身和环境协调的思想与易学洞察几微，透过现象见本质，持中守正、防微杜渐、通达应变的观念不谋而合。

宇宙是大人身，人身是小宇宙。中医看人，秉持着从一到多，再从多到一的路径。从当下之人中能观察到一个运动变化着的宏观宇宙时空的共同作用结果，这是从一到多，由一颗露珠折射出自然的光华；也能从病人纷繁复杂的症状和体征中总结归纳出该患者的病因病机以及虚实状态，这是从多到一，一览疾病的发生发展及预后全貌，提挈阴阳，并给予调节平衡的术法方药。这种推演过程与易学的以象征卦，再由卦推演进程的方法别无二致。“阴阳者，数之可十，推之可百，数之可千，推之可万。”（《素问·阴阳应象大论》）医易二者的应用实践皆是遵循以上推演法则。

（四）医易同源共生

医与易的关系至为密切，二者不论是起源地还是观察对象、理论架构、思维模式、研究方法、实践对象等方面无不相同。易学阐述天地万物阴阳动静变化之理，其中阴阳的一气交感不仅是宇宙的一般规律，同时也是生命活动的规律，恰巧中医也论天地气交，三才归一，人体阴阳盛衰消长之机，故而医学与易学在研究服务对象的实际指导方面互有交融。古代医家大多数都强调《易》肇医之端，医传《易》之秘，两者互为体用，关系密切。唐代孙思邈有“不知《易》，不足以言大医”之论；明代医家孙一奎在《医易绪余·不知易者不足以言大医论》中提及：“《易》理明，则可以范围天地，曲成民物，通知乎昼夜；《灵》《素》《难经》明，则可以节宣化机，拯理民物，调燮札瘥疵疠而登太和。故深于《易》者，必善于医；精于医者，必由通于《易》。”明代医家张介宾早年曾认为“医有《黄帝内经》，何藉于《易》”；中年以后，“学到知羞，方克渐悟”，而于《类经附翼》中作《医易义》一卷，发出了“易具医之理，医得易之用”“医易相通，理无二致”“可以医而不知《易》乎”之慨叹。民国初年名医恽铁樵在其《群经见智录》中说：“《黄帝内经》之理论，即《易经》之理论。”“《易》理不明，《黄帝内经》总不了了。”可见，不论古代还是近代，医家都极其重视中医与《易经》的关系，并做了相当有深度的讨论，逐渐成为一种文化体系，即“医易文化”。

基于以上情况，寻根溯源，中医与易学，既不是易学源于中医，也不是中医源于易学的从属关系，而是医易共同源于中华文化，简称“医易同源”。易学的思想在中医中有所体现，而中医的宇宙观可以借助易学来彰显光明。中医本身自成体系，学好中医需植根于中华文化的沃土，在自身的经典理论方面探索研究。由易学医、由医学易，二者相互成就，相互扶持，协同延续。以史为鉴，明确中医和易学之间的关系，继而为中医的发展指明正确的道路。

从伏羲画八卦到文王推演六十四卦，从孟津“河出图”到洛宁“洛出书”，从上蔡的蓍草龟池到淮阳的蓍草龟池，从殷墟的甲骨到羑里城的蓍草园，这一切均发生在中原大地，充分说明中原是易学文化的发祥地。不仅如此，中医学现存最早的经典著作《黄帝内经》以及率先提出“辨证论治”的经方之祖《伤寒杂病论》也都出自中原圣人之手。中原地区孕育了中医，并在实践和传承中构建出中医系统化的理论基础。从商代初期以来，著有《汤液本草》并发明了汤剂的商汤宰相伊尹；东汉南阳医圣张仲景；中国现存最早的食疗专著《食疗本草》的作者——唐代孟诜；金元四大家之一、攻下派的代表金代张子和；元代名医滑寿等皆是中原人士。以山药、牛膝、地黄、菊花为代表的四大怀药，药都禹州、百泉、社旗为代表的中药市场以及怀帮会馆无一不反映出中原地区中医的繁荣。中原地区人才辈出，在这片土地上的人和事如同中国历史长河中映射的光华清润的明珠，流光溢彩。横贯古今的经典著作、仁心仁术的医家和效力十足的道地药材无不彰显着中原地区上中医深深的文化根脉，一代代传承的文化瑰宝不仅是厚重的文化资源，直到现在，中医依旧发挥着护佑人民生命健康的现实作用。“古人不见今时月，今月曾经照古人”，同一片星空下，医易文化震古烁今，共同推动了中华文明的延续与发展。大音希声、大象无形，博大精深的中华文化润物无声，体现在日常生活的方方面面，潜移默化却又久远幽深，每每在中华民族最危急的时刻以中华文化塑造出来的坚韧不屈的民族性格和集体智慧力挽狂澜，重振旗鼓！故而弘扬中华文化不仅要寻根溯源，还需要从本土出发，动员人民群众的力量诵读经典，上行下效，共同学习，形成尊古敬贤、返璞归真的文化氛围，有一份光发一份热，为中华文化的复兴点燃希望之火！

（臧云彩）

第三节　新密岐黄文化

岐黄文化，是中医药文化的代名词，“岐”指岐伯，“黄”指轩辕黄帝。但就其内涵和事实而言，岐黄文化虽以岐伯、黄帝为宗，但又不只限指岐黄时代，而是包罗更广泛的时空范围和更丰富的内容。

一、新密是河洛文化的核心区域

河南郑州新密地处中原腹地，位于中岳嵩山东麓，西距周公测量的“天地之中”登封告成镇观星台 25 公里，是上古时期的“天中”之地，也是华夏文化荟萃之地。这里是河洛文化的核心区域，有着极其丰富的历史文化资源。有许多考古新发现，比如新密古城寨遗址，保留了龙山文化时期完整的古城风貌，是目前为止国内所发现的保存完好的史前古城址，2001 年被评为“全国十大考古新发现”之一，2002 年列入国家重大科研攻关项目“中华文明探源工程”，2003 年被中国古都学会确定为黄帝故都轩辕丘，2006 年列入全国一百处大遗址保护项目；新密的新寨遗址，经夏商文化研究权威专家北京大学李伯谦等人研究，认为夏代开国之君夏启在此建都，被称为华夏第一个王朝都城；又如，2009 年十大考古发现之一的新密李家沟文化遗址，距今 1 万年左右，比裴李岗文化早 2000 年，处于新石器文化与旧石器文化之交。这一发现填补了裴李岗文化之前的空白。

二、新密境内的岐伯和黄帝遗迹

关于岐伯，其故里有不同说法，新密则被称为岐伯的第二故乡。新密境内发现与岐黄文化有关的地名、山川、庙宇、遗迹众多，有岐伯山、岐伯庙、岐伯墓、岐伯洞、药王庙等众多岐伯遗迹，更有黄帝宫、轩辕丘、轩辕宫、修德观、天仙庙等众多黄帝文化遗迹。新密境内发现的与岐黄文化有关的遗址、遗迹五十余处。

新密曲梁乡的古城寨遗址，就是黄帝建都的轩辕丘，这是华夏文明的一个重要源头。黄帝建造宫室，制作衣裳，教人们挖井，发明舟车。他的史官仓颉发明了文字，他的妻子嫘祖教妇女养蚕、缫丝、织帛。黄帝与岐伯及雷公、桐君、伯高、俞跗、鬼臾区等君臣，曾经活动在新密一带研讨医学，他们尝草药、制砭石、治百病，为《黄帝内经》的形成提供了理论与临床实践基础。众所周知，《黄帝内经》是托名黄帝而作，但这个托名绝不是空穴来风，而是同黄帝确有关系。应该说是黄帝与岐伯、鬼臾区等臣子在一起讨论医道，经过口耳相传，一代又一代先贤们不断地补充完善，到了战国和秦汉之际，终于使《黄帝内经》成书，成就了中医的经典之作。

据南宋罗泌的《路史》记载，当年黄帝曾西巡访贤，“至岐见岐伯，引载而归，访于治道”。又据北宋真宗天禧年间张君房编辑的《云笈七签·纪·轩辕本纪》所载：“时有仙伯出于岐山下，号岐伯，善说草本之药味，为大医，帝请主方药……帝问岐伯脉法，又制《素问》等书及《内经》。”可以推想，黄帝为解民众疾苦四处寻访医术高人，西行把岐伯从陕西岐山一带，引载到自己的部落有熊氏所在地，拜为医学之师。而新密正是黄帝和岐伯等名臣讨论医学之道的主要活动场所，他们尝草药、制砭石、治百病，为《黄帝内经》的形成提供了理论与临床实践基础。因此可以说新密是《黄帝内经》思想形成诞生的主要地区之一。

2010年11月19日至22日，中华医学会医史学分会在新密市召开“岐黄文化高层论坛”，来自全国各地的120多名专家学者经过深入研讨，一致认为：新密是岐黄文化的发祥圣地，是中华医祖岐伯的第二故乡。中国中医科学院资深研究员、著名医学史专家李经纬先生提出了“医之渊，本岐黄；岐黄源，始新密”的论断。同年12月27日，中华医学会医史学分会、中华民族医药学会同时向新密市授牌“中国新密——岐黄文化发祥圣地”。

（许敬生）

附：祭岐伯文

维公元2023年4月25日，参加癸卯年岐黄圣地祭拜医祖岐伯大典暨国际岐黄文化高峰论坛的全体代表，伫立于岐伯像前，备鲜花美酒雅乐，敬祭中医始祖岐伯圣贤。祭文曰：

嵩山巍巍，华夏本源。大河滔滔，沧海桑田。
伏羲制针，神农药鉴。中医始祖，岐伯先贤。
黄帝西巡，引得岐山。溱洧新密，岐黄圣苑。
轩辕论医，天师[①]解难。君臣问答，成就医典。
上极天文，下穷人间。阴阳变化，音象[②]肇端。
拯救苍生，济世黎元。医学渊薮，万世传赞。
黄帝宫外，岐伯山前。先师冠名，墓庙洞泉[③]。
沃野滴翠，山林幽远。松风水月，云岫烟岚。
凯乐[④]声声，钟鼓绵绵。练兵讲武，明堂[⑤]开坛。

理政医国，征战凯旋。大业殊勋，日月灿烂。
观今世界，环球动乱。唯我中华，和乐平安。
平定大疫，国医当先。岐黄文化，薪火相传。
守正创新，任重道远。国宝中医，使命永担。
鲜花醇酒，恭心祭奠。伏惟尚飨，告慰先贤。

许敬生撰文
2023 年 4 月 25 日
于新密岐伯园岐伯像前

注：

①天师：因黄帝常向岐伯请教医学等问题，后世称岐伯为“天师”。

②音象：音律象数。音律，指音乐的节律。象数，指卜筮。

③先师冠名，墓庙洞泉：指新密的岐伯墓、岐伯庙、岐伯洞、岐伯泉等遗迹。

④凯乐：岐伯是中华军乐的创建者。《资治通鉴》云：“黄帝命岐伯作镯铙、鼓角、灵鞞、神钲以扬德而建武。”《云笈七签》载：“(黄)帝以伐叛之功，始令岐伯作乐鼓吹，所以扬武德也，谓之凯歌。”今新密有国家级非遗项目“超化吹歌”，即起源于古代的军中鼓吹曲。

⑤明堂：新密黄帝宫内有一处背山面水的殿堂称明堂，相传为黄帝始建。黄帝在明堂与岐伯诸臣开坛论医，在《黄帝内经》中有多处记载。如《素问·五运行大论》云：“黄帝坐明堂，始正天纲，临观八极，考建五常。请天师而问之曰：论言天地之动静，神明为之纪，阴阳之升降，寒暑彰其兆。”“明堂”一词即源于此。后世明堂指帝王发布政令、举行祭祀活动的场所。

第四节　沁阳神农山医药文化

沁阳历史悠久，古迹众多，是全国首批“千年古县”、河南历史文化名城。焦作在晋朝时为河内郡，明清时改称怀庆府，治所均在河内县。

神农山，位于河南省焦作沁阳市城区西北 23 公里的太行山麓，总面积 50.2 平方公里。传说炎帝神农氏曾在此处辨五谷、尝百草、设坛祭天，故得名神农山。乾隆年间编纂的《怀庆府志》，有“垅实自于炎农”的记载。这里是神农氏尝百草、辨五谷、设坛祭祀的圣地，留存有多处与伏羲时代相对应的新石器仰韶文化遗址，也是道教创始人老子炼丹升仙之所在，同时，韩愈、李商隐等历代文人都曾在此留下传世佳作。有仰韶、龙山、夏商文化遗迹多处，历经隋、唐、五代等诸多朝代，浓缩了数千年的中原文明。

根据记载，神农氏：“尝百草之滋味，水泉之甘苦，令民知所避就，当此之时，一日而遇七十毒。”(《淮南子·修务训》)“神农以赭鞭鞭百草，尽知其平毒寒温之性、臭味所主。”(《搜神记》)与中医药文化有着密切的关系。

一、神农坛与伏羲洞

神农山最重要的两处遗迹为神农坛与伏羲洞。神农山神农祭坛位于神农山主峰紫金顶，系依山体崖石而建，可惜的是，原遗址多经后世损毁，坛迹留存甚少，现已依据文献记载进行了复建。修复后的祭坛，东西宽30米，南北深22米，呈椭圆形。

伏羲殿位于神农山西白涧沟谷口的始祖峰下，左为大雄山，右靠女娲峰。坐西面东，单檐硬山式石构出廊无梁殿建筑。面阔三间，进深一间并前。均用长方形石材砌筑而成。室内后壁辟两个形制完全相同的神龛，龛内原供奉有伏羲、女娲石像，人首蛇身，雕刻精美。据说抗日战争时佚失。此殿虽系石构建筑，但其外部形制、门窗装修等皆模仿木构建筑，其建筑手法具有浓郁的河南地方特色，也是考察河南古民居的重要素材。2002年当地政府在伏羲洞之上修建歇山式殿宇一座，将石构伏羲殿包于大殿中央，形成殿中殿的布局，也为伏羲洞的保护起到了重要作用。

二、关于神农山的民间传说

在神农山，有不少与炎帝神农氏密切相关的自然地名及源远流长的民间传说。如神农自山西高平南出太行，向怀川拓展时走过的长约12公里的神农故道，神农氏在尝百草、辨五谷的百草坡、五谷畦、神农谷，还有镢头沟、碓臼沟、磨盘岭等，每一处都有与神农相关的动人传说。当地有民谚云：神农谷里走一遭，百病不治自己消。

相传炎帝神农氏曾身患重病，他带领文武百官和家眷，跋山涉水寻求良方。神农氏一行来至怀川，当他看到绿叶如盖、秀丽奇绝的灵山（今之神农山）风光时，感叹："真乃神仙福地，药山矣！"遂在此辨五谷，尝百草，登坛祭天，终得四样草根花蕊和水服之，不日痊愈。又令山、地、牛、菊四官护值，因而得名"山药、地黄、牛膝、菊花"，后来就成了著名的"四大怀药"。显然这只是个美丽的传说。不过，在沁阳神农坛景区的老君洼一带，至今还保留有"山药沟""地黄坡""牛膝川""菊花坡"等古地名。

神农山的极顶——紫金顶，俗称"北顶"，是神农山的主峰，海拔1028米，号称"中天玉柱"。相传太上老君曾在此筑炉炼丹。峰顶常年紫气环绕，金光流溢，与南顶武当并誉海内外。紫金顶上还有一个长、宽、深约1米的石坑，相传是伏羲氏卧听风声、悟画八卦之处，故名"八卦坑"。在紫金顶最高处，便是气势恢宏的神农祭天坛，东西宽30米，南北长22米，呈椭圆形。神农在此祭天，一是谢祭上天赐予他智慧，教民树艺五谷，制麻为衣，又使他辨认百草性味，疗民疾苦；二是祈祷上苍，风调雨顺，保佑天下五谷丰登；三是恳望天神禳除民间各种灾祸。据《怀庆府志》载："择爽之地建社稷坛，均北向，岁以春秋仲月上戊日为民祈报。"多位考古专家、建筑专家来到神农山实地考察，他们认为，神农坛的建造历史要早于北京天坛，可以称为"中华第一坛"。

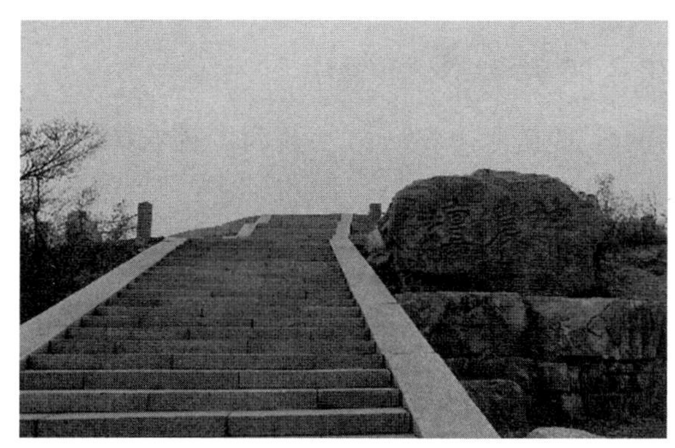

图 3-12　神农坛

从紫金顶向北，有一条山脉像一条巨龙蜿蜒起伏，奔于层峦群峰之中，被地质学家誉为“龙脊长城”。龙脊长城长约 11.5 公里，物种丰富，生长着 1912 种植物，其中名贵植物和中药材 330 种。岭上有龙鳞松，又称白皮松，是我国的珍稀树种。它味苦，性温，有镇咳、祛痰、平喘等作用。目前，全国仅发现两处生长有龙鳞松的地方，一是东北的长白山，再者就是神农山的龙脊长城。龙脊长城上的龙鳞松，无一不是生在岩缝中，长在悬崖上，盘根错节，姿态各异，展现着万种风情，宛如大山的精灵。

从龙脊长城向下，是相传神农遍尝百草的神农谷。神农谷到处都弥漫着中草药的气息。神农山植被覆盖率高达 90% 以上，被称作“天然氧吧”。神农谷峰峦叠嶂，沟谷纵横，植被茂密，有许多古老树种，如侧柏、黄栌、鹅耳栎、领椿树等，树龄均在数百年至一千年以上。尤其是黄连的发现，改写了河南黄连绝迹的历史。神农谷里的中草药，有 800 种之多，如柴胡、山参、鸡头参、土蓝、连翘、金银花，在途中均可看见。据载药王孙思邈等人曾在此采过药。沁阳神农山到处闪耀着中医药文化之光。

（许敬生　李淑燕　李新叶）

第五节　中原饮食文化

一个民族（大到国家，小到家庭）在特定的社会环境因素影响下，必然会形成自己的饮食文化特色。

中国革命的先行者孙中山先生在 20 世纪初说过一段话：“中国近代文明进化，事事皆落人之后，唯饮食一道之进步，至今尚为文明各国所不及。”（孙中山《建国方略·以饮食为证》）

一、中原饮食文化源远流长

中原饮食文化源远流长。火祖燧人氏首创钻木取火，在商丘点燃了华夏文明之火，从此进入了熟食时代。伏羲氏养牺牲以充庖厨，扩大了人们的饮食范围。神农氏“耕而陶”，尝百草，教民稼穑。而陶具的使用便有了炊具和容器，为制作丰富的食物创造了条件。黄帝“蒸谷为饮，烹谷为粥”，有了饮与食的区别，烹饪技术进一步发展。出生在伊水之滨的河洛人伊尹被中国烹饪界尊为“烹饪之圣”“中华厨祖”。他创立的“五味调和”说和“火候”说，是中华饮食文化的核心，从此也就完善了中华饮食文化理论。这一切均产生在中原。

《吕氏春秋·本味篇》记述了伊尹同商汤论述饮食之道的情景：“明日，设朝而见之，说汤以至味，汤曰：可对而为乎？对曰：君之国小，不足以具之，为天子然后可具。夫三群之虫，水居者腥，肉玃（jué，以爪扑取，指虎豹鹰之类食肉动物）者臊，草食者膻，臭（xiù）恶犹美，皆有所以。凡味之本，水最为始。五味三材（指水、木、火），九沸九变，火为之纪（调节控制）。时疾时徐，灭腥去臊除膻，必以其胜，无失其理。调和之事，必以甘酸苦辛咸，先后多少，其齐（同‘剂’，调剂）甚微，皆有自起。鼎中之变，精妙微纤，口弗能言，志弗能喻。若射御之微，阴阳之化，四时之数。故久而不弊，熟而不烂，甘而不浓，酸而不酷，咸而不减，辛而不烈，淡而不薄，肥而不腴。”

为了理解方便，我们用白话加以叙述：

第二天，商汤举行了朝见伊尹的仪式。伊尹就从美味说起，来引起商汤的兴趣。商汤问道：“可以照你说的做吗？”伊尹回答说：“你的国家小，条件暂时不具备。等你当了天子，然后条件就具备了。有三类动物：生活在水里的气味腥，食肉的气味臊，吃草的气味膻。气味尽管很坏，但还是能够做出佳肴美味来，都是各有方法的。大凡味的根本，水是第一位的。依靠酸、甜、苦、辣、咸这五味和水、木、火这三材进行烹调，鼎中多次沸腾，多次变化，是依靠火来控制调节的。时儿武火，时儿文火。消灭腥味，去掉臊味，除却膻味，关键在于掌握火候，转臭为香，务必不要违背用火的规律。调味这件事，一定要用甘、酸、苦、辛、咸，但放调料的先后次序和用量的多寡，它的组合是很微妙的，都有各自的道理。鼎中的变化，精妙而细微，语言难以表达，心里有数也不易说清楚。就好像射箭御马一样的得心应手，如同阴阳二气配合一样的化成万物，又仿佛四季推移一样的主宰宇宙，所以才使菜肴做到久而不散，熟而不烂，甜而不过头，酸而不强烈，咸而不涩嘴，辛而不刺激，淡而不寡味，肥而不腻口。”

伊尹给商汤一份食单，记载的是“肉之美者”“鱼之美者”“菜之美者”“和之美者”“饭之美者”“水之美者”“果之美者”。如“肉之美者：猩猩之唇，獾獾之炙”，“鱼之美者：洞庭之鲋（pū，江豚的别名），东海之鲕（ér，鱼卵）”，等等，由此可见一斑。

“食医”是我国最早的宫廷营养医生。据《周礼·天官冢宰》记载，当时宫廷医生已有食医、疾医、疡医、兽医之分。食医的主要工作是“掌和王之六食、六饮、六膳、百馐、百酱、八珍之齐（剂）”，即负责调理周天子的“六食”“六饮”“六膳”“百馐”“百酱”“八珍”的滋味、温凉和分量。

六食是指用六种谷物做的食物，指稌（tú，粳米）、黍（黏黄米）、稷（高粱，一说谷子）、粱（小米）、麦和苽（gū，菰米），此外，豆类也作主食。六饮指水、浆、醴、凉、医、酏六种饮料。浆是一种微酸的酒类饮料；醴是用米酿制的甜酒；凉是淡酒制成的冷饮；医是煮粥加酒后酿成的饮料；酏是薄粥。六膳指六种肉类膳食，包括牛、羊、豕、犬、雁、鱼等。馐则是以谷物为主加工而成的美味食品。酱则是调味品，用发酵的麦、面、米、豆等制成，也可用捣烂的鱼、肉、菜、果等食物调制而成。

八珍指八种珍贵食品：淳熬（用肉汁烹调并浇上油脂的大米饭）、淳毋（黍米肉酱盖浇饭）、炮豚（烤乳猪）、炮牂（zàng，烤母山羊）、捣珍（以牛、羊、鹿、獐等里脊肉制成的食品，成为“脍肉扒”，又有人称为早期肉松）、煎（又称熬，经过煎制的牛、羊肉之类，似五香牛、羊肉干）、渍（用鲜牛、羊肉的薄皮，浸入酒醋等调味品而制成的食品，似酒香牛肉）、肝膋（liáo，用狗的肠网膜油蒙在狗肝上烤制成的食品）。

在先秦食馔中最有名者莫过于这周代的八珍，古代习惯上称“周八珍”。这是黄河流域的中州宫廷食馔，对后世烹饪颇有影响，其操作技术至今仍被厨师们选用。

六膳、百馐、百酱、八珍都说明了膳食的丰富。而对上述食物、饮料的调配则是食医的职责。当时食医对王室饮食的调配主要是根据四时阴阳的变化来进行。《周礼·天官冢宰》说：“凡食齐（剂）视春时，羹齐（剂）视夏时，酱齐（剂）视秋时，饮齐（剂）视冬时。”各类食品都有最佳的调制时间，春季时调制六谷食物；夏季时调制羹汤，羹是用肉或菜调和五味做成的带汁的食物；秋季时调制酱类食物，酱是用盐、醋等调料制成的调味品；冬季则可以调制各种饮料。食医还负责各种食物的搭配，同篇还说：“凡会膳食之宜，牛宜稌，羊宜黍，豕宜稷，犬宜粱，雁宜麦，鱼宜苽。”意思就是牛肉宜与粳米搭配，羊肉宜与黍米搭配，猪肉宜与高粱米搭配，狗肉宜与粟米搭配，雁肉宜与麦子搭配，鱼肉宜菰米搭配。可见当时饮食文化的发达。而用肉类与植物类的食物搭配有益于人体健康的观念，对于现在饮食业也很有参考意义。

《周礼》是儒家十三经之一，也称《周官经》。为东周与春秋早期的作品，成书于中原一带。该书较系统地记载了周代王室的官制、职掌和施政要事，是研究我国古代社会典章制度的重要文献之一。

春秋末年，孔子在《论语》中详细地阐述了饮食之道，主张“食不厌精，脍不厌细”。即粮食不嫌磨得精，鱼肉不嫌切得细。明确指出：“食饐（yì）而餲（è），鱼馁而肉败，不食。色恶，不食。臭恶，不食。失饪，不食。不时，不食。”强调食物经久变臭或鱼肉腐烂，不吃。食物的颜色变得难看，不吃。食物的气味变得难闻，不吃。烹调得不好，不吃。没到该吃饭的时间，不吃。告诫人们，要注意饮食卫生，讲究饮食养生之道。

到了汉代，中国饮食文化进入了丰富期。这归功于与西域饮食文化的交流，引进了石榴、芝麻、葡萄、核桃、西瓜、甜瓜、黄瓜、菠菜、胡萝卜等菜蔬。烹饪技术的发展带动了饮食文化的进步，结束了以往单一的煮烤食物的历史，同时烹饪器具和盛器也有了多种改善。

随着朝代的更迭，饮食文化相互兼容，魏晋南北朝、隋朝时期，南北文明相互交融，胡食随之传入，到了唐代饮食文化进入了一个新的发展时期，变得更加丰富多彩。唐代的长安是当时世界文化的中心，通过丝绸之路同域外进行广泛交流，域外文化使者们带来的各地饮食文化，如一股股清流，汇进了大唐饮食文化之海。饮食生活的开放，反过来也更加促进了社会的开放。从唐代流传下来的壁画来看，人们不再席地而坐，吃食也不再是一人，“合食制”取代了“分食制”。隋唐之前，椅子是不存在的，男女老幼都是席地而坐，用来放置菜肴的案几都相对较小。胡桌、胡床一些家具的出现，纷纷取代了以前的矮脚桌，餐具、桌椅的发展无形中推动着“合食制”。

二、中国饮食文化的高峰——北宋

宋朝重文轻武，社会富足，成为中国饮食文化的一个高峰。国家的富足，经济的繁荣，以及农业的大力发展，都强烈地刺激了宋代饮食文化的繁盛，大小城镇酒楼遍布大街小巷，美食小吃更是数不胜数，市民生活热闹非凡。北宋京城开封是国内经济中心，人口繁多，要求旺盛，南北饮食均汇集于此，极大地丰盛和促进了京城餐饮业的繁荣。人们对饮食的精致追求，更进一步促使社会诞生了花样繁多的美食，例如《东京梦华录》中的“饮食果子”条，《梦粱录》中的“分茶酒店”条、“面食店”条以及“荤素从食店”条，等等，其中所罗列的面食、小吃、点心等美食的名单简直数不胜数。“吃”的奢靡不只体现在饮食的丰盛多彩，菜肴种类的繁盛，更体现在层出不穷的烹饪技艺。据文献记录，仅烹饪技法就有数十种，例如：烹、烧、烤、炒、爆、溜、煮、炖、卤、蒸、腊、蜜、葱拔、酒、冻、签、腌、托、兜等。每一种烹饪技法都能做出几十道菜品。当时的汴京是世界上史无前例的不夜城，开封夜市是我国夜市的“鼻祖”。至今，开封夜市摊上的汴梁小吃，有多个是百年以上的老字号。

然而北宋经济的繁华没有带来国家的强盛，却衍生出遍于全国的奢靡之风，徽宗皇帝更是极尽奢靡，终于招致“靖康之耻”，徽钦二帝被金人掳走，在金人苦寒之地受尽虐待与屈辱，最后惨死他乡。奢靡尽处是耻辱。

中国人对饮食文化追求的是一种难以言传的“意境”，包括通常所说的“色、香、味、形、器”等多种内涵的融合。其显著特点是精湛和美味。精湛包括食料的选择、烹调技术的精妙运用、炊具的多样化、食器的精美等；美味不仅指口味嗜欲，还包括饮食环境、饮食方式与食者的精神状态的和谐统一。民间有句俗话：“民以食为天，食以味为先。”这显然是对美味的追求，而美味的产生，在于调和。这也正是中国饮食文化独特的魅力。

不同的区域文化也形成了不同的饮食风俗，最为典型的就是“南米北面”“南甜北咸东酸西辣”。随着社会的发展，菜式越来越丰富，吃法越来越多样，可谓异彩纷呈。如涮北京、包天津、甜上海、烫重庆、鲜广东、麻四川、辣湖南、奶内蒙、烤新疆、醋山西、泡陕西、葱山东、炖东北，等等。

三、河南在中国饮食文化中的重要位置

追溯中国饮食文化的滥觞，河南居十分重要的位置。中华第一宴是夏启在今河南禹州的“钧台”举办的，史称“钧台之享”。豫菜源于夏商，兴盛于北宋，是中国最古老的一种菜系。后来随南宋南下，对南方几个重要菜系的形成影响巨大。

历史上，豫菜曾风光无限，直到20世纪前半叶，仍显示出其魅力。如被中国大百科全书收录的中国名餐馆开封“又一新”饭店是一家始建于清光绪三十二年（1906年）的百年老店，前身名“又一村”，它继承宋菜传统风格，以名家高手荟萃，烹调技艺精湛被誉为正宗豫菜第一家。“又一新”长期以来形成了以盐定味、以汤提鲜、五味调和、追求时鲜、菜式规范、四方皆宜的烹调风格。这就是豫菜的传统特色。

1923年，康有为游历开封，亲题店名“又一村”。周恩来、梅兰芳、张学良、杨虎城、商震等历史名人来汴，均由“又一新”厨师掌厨供膳。豫菜大师苏永秀、国宴大师侯瑞轩等都曾在“又一新”为帅主厨。

“又一新”由一批长垣厨师掌勺，名厨荟萃。之后，其中不少人被调到北京及中国驻外使馆。如北京钓鱼台国宾馆首任总厨师长，钓鱼台国宾馆技术总顾问、国宝级烹饪大师侯瑞轩就是从河南走出去的豫菜王。

河南长垣是首个“中国厨师之乡”，2012年3月11日，中国烹饪协会向长垣颁发了“中华美食名城”牌匾，并举行了隆重的授牌仪式。目前，长垣有中国烹饪大师38人，中国烹饪名师十余人，从事烹饪工作的专业厨师达3万余人，遍及世界46个国家和地区。（见2012年3月13日《大河报》）

在快餐文化流行、火锅麻辣烫盛行、味素色素大肆横行的今天，讲究五味调和发挥天然食材特性的豫菜，在很多人眼里成了不合时宜的古董，老传统渐渐丢失了。我们应当继承和发扬豫菜的优良传统。

（许敬生）

第六节　中原食疗文化

食疗是食物疗法的简称。其原理是利用食物的性能调整人体的阴阳平衡，协调人体脏腑功能。自古就有“药食同源”“寓医于食”之说。它既是饮食文化的重要组成部分，又是中医文化的重要组成部分，都是中华优秀传统文化的瑰宝。中原食疗文化源远流长，中原是中国食疗文化的主要发祥地。

民以食为天。人类为了生存与健康，必须寻找和认识食物。人们在寻找充饥食物的同时，渐渐发现许多食物，不仅可以充饥，而且还有治病的功效，本身也是药物。事实上在中医学发展的悠悠岁月中，从来就是与饮食紧密相关的。很多时候，食即是药，药即是食。

一、中原历代食疗文化

众所周知，夏末商初的伊尹是个著名厨师。我们可以推想，他当时利用精美的青铜器，为商汤烹制各种汤菜，将《神农本草经》中所列的众多药物（也是食物）加以配方，制成汤饮来防治疾病。实际上他制作的这些汤饮就相当于药膳，中医的汤剂就从这里渐渐演变而来。从这个角度来讲，可以说中医汤药的起源首先是从食疗药膳开始的。这也正是伊尹发明汤剂的缘由。结果顺理成章，伊尹从一个厨师变成了发明中药汤剂的医师，编写整理而成了《汤液经法》。

周朝的“食医”实际上就是食疗师，也是营养师。“食医”是我国最早的宫廷营养医生。据成书于中原的《周礼·天官冢宰》记载，当时宫廷医生已有食医、疾医、疡医、兽医之分，食医排在首位，是负责周王及王后饮食的专职营养医生，可见对饮食的重视。随着食疗经验和知识的积累，食疗理论更加完善了。

战国时期成书于中原的《黄帝内经》是我国第一部医学理论专著，书中有丰富的食疗文化内容，深刻地论述了饮食与健康的关系，且对膳食结构的综合平衡和谷肉果菜的合理搭配，有系统的认识。《素问·五常政大论》说“大毒治病，十去其六；常毒治病，十去其七；小毒治病，十去其八；无毒治病，十去其九。谷肉果菜，食养尽之，无使过之，伤其正也”。明确指出，不论服用什么药物，都有毒副作用，去病则止，不可多服。不能用药过度，而伤其正气。主张“谷肉果菜，食养尽之”，强调饮食调养，使正气恢复，邪气尽去。

马王堆汉墓帛书中的《十问》谈到了有关服食的方法和要求，如服食柏实（柏子仁）、走兽泉英（牛羊乳汁）、雀卵、雄鸡等，可使肌肤润泽，返老还壮。印证了先秦至秦汉之际关于食疗的记载。

（一）《黄帝内经》的食疗文化思想

1. 强调膳食结构综合平衡，谨合五味，谷肉果菜合理搭配 《黄帝内经》书中将所有的食物按性味归纳为酸、苦、甘、辛、咸五个种类，即所谓的“五味”。所言“五味”，即是食物的统称。又将食物按自然属性分为谷、果、畜、菜四个大类，如《灵枢·五味》篇记载：“五谷：杭（同“粳”）米甘，麻酸，大豆咸，麦苦，黄黍辛；五果：枣甘，李酸，栗咸，杏苦，桃辛；五畜：牛甘，犬酸，猪咸，羊苦，鸡辛；五菜：葵甘，韭酸，藿（豆叶）咸，薤（野蒜）苦，葱辛。”可以看出，这里的“五谷”，包括今天的谷类和豆类，相当于今天所说的“五谷杂粮”；“五果”相当今天的水果类；“五畜”指动物肉类；“五菜”相当今天的蔬菜类。

那么，食物中的“五味”和人的“五脏”有什么关系呢？

《素问·五脏生成》说：“故心欲苦，肺欲辛，肝欲酸，脾欲甘，肾欲咸。此五味之所合也。”就是说，心脏喜欢苦味，肺脏喜欢辛味，肝脏喜欢酸味，脾脏喜欢甘味，肾脏喜欢咸味。各有相宜，缺一不可。而在《素问·生气通天论》中做了生动的描述：“是故谨和五味，骨正筋柔，气血以流，腠理以密，如是则骨气以精，谨道如法，长有天命。”

显然，谨慎注意饮食五味的调和，将使骨骼正直，筋脉柔和，气血流通，腠理周密。这样便骨气刚强了。因此，必须谨慎而严格地遵守养生法则，才能享有天赋的长寿生命。

那么，食用这些食物时，将如何选择，如何调配呢？对此问题，《素问・脏气法时论》中做了原则性说明：“五谷为养，五果为助，五畜为益，五菜为充，气味合而服之，以补精益气。”这里说的“五谷为养”，显然是指人们主要靠谷物来养育身体；“五畜为益”，是指以动物肉类荤食作为补益食品；“五果为助”“五菜为充”即指以果品类作为辅助性食物，以蔬菜类作为补充。

提出饮食结构要谷肉果菜合理搭配，只有这样，才能更好地“补精益气”。

该篇的“气味合而服之”以及《素问・生气通天论》中指出的“谨和五味”等观点，说明当时人们奉行着一种讲究平衡兼顾调配饮食的原则。这种饮食观点与今天主张的以植物食品为主而以动物为辅，全面吸收各种营养成分的饮食要求，是相吻合的，是十分科学合理的。这种结构是有利于人类健康发展的最优化组合，为中华民族的繁衍昌盛，提供了重要的保证与基本条件。这种饮食观点，至今仍然指导着人们的饮食生活。

2. 总结分析了饮食不当而致病的种种情况 《黄帝内经》分析了食物性味与五脏的关系，总结了饮食致病的诸般情况，或饮食不节，或五味偏嗜，或寒湿失度，或过食油腻等，说明了饮食不当是人体疾病发生、发展的重要原因。正如《素问・调经论》所说：“夫邪之生也……得之饮食居处。”

《黄帝内经》从以下四个方面做了论述。

其一，认为饮食应当有节制，如果暴饮暴食，将会产生疾病。如：

《素问・腹中论》说：“此饮食不节，故时有病也。”

《素问・生气通天论》中说：“因而饱食，筋脉横解（横逆损伤），肠澼（下痢）为痔；因而大饮，则气逆。”

《灵枢・小针解》篇说：“寒温不适，饮食不节，病生于肠胃。”

这些论述都说明，饮食不节，饮食过量，暴饮暴饮，是产生疾病的一个重要原因。

其二，强调若对五味偏嗜，就会造成相应脏腑的功能失调，发生病变。如：

《素问・五脏生成》说：“是故多食咸，则脉凝泣（涩）而变色；多食苦，则皮槁而毛拔；多食辛，则筋急（筋脉劲急）而爪枯；多食酸，则肉胝䐢（zhīzhù，皮厚皱缩）而唇揭（掀起）；多食甘，则骨痛而发落，此五味之所伤也。”

《素问・生气通天论》又说：“是故味过于酸，肝气以津（盛），脾气而绝；味过于咸，大骨气劳（受伤），短肌（肌肉萎缩），心气抑；味过于甘，心气喘满（烦闷不安），色黑，肾气不衡（平衡）；味过于苦，脾气不濡（濡润），胃气乃厚（胀满）；味过于辛，筋脉沮弛（败坏松弛），精神乃央（同‘殃’，损害）。”

其三，论述了食物的寒热温凉属性对人体脏腑气血的影响以及与疾病的关系。如：

《素问·阴阳应象大论》中说："水谷之寒热，感则生于六腑。"过寒过热的饮食都对身体有害。

《灵枢·师传》里说："饮食者，热无灼灼，寒无沧沧，寒温中适。"指出了饮食温度必须适中，不要过寒过热。

《灵枢·邪气脏腑病形》特指出："形寒寒饮则伤脾，以其两寒相感，中外皆伤，故气逆而上行。"显然，当人体外部感受风寒，再饮用寒凉饮料，两寒相迫则伤肺，内外皆为寒所伤，所以气逆而上行。

其四，论述了过多食用油腻肥厚食物的危害，如：

《素问·奇病论》说："肥者令人内热，甘者令人中满。……有病口甘者……此肥美所发也，此人必数食甘美而多肥也。"

《素问·生气通天论》："膏粱之变，足生大疔。"因肥甘厚味不易消化，易导致生长疔疮。

3. 说明病后的饮食宜忌 《黄帝内经》提出了各种疾病应当食用什么食物来进行调养，如：

《灵枢·五味》："五宜：脾病者宜食秔米饭、牛肉、枣、葵；心病者宜食麦、羊肉、杏、薤；肾病者宜食大豆黄卷、猪肉、栗、藿；肝病者宜食麻（芝麻）、犬肉、李、韭；肺病者宜食黄黍、鸡肉、桃、葱。"这实际上是一个五脏病饮食疗养的详细食谱，为采用饮食疗法调治疾病，提供了选择食物的具体方案。

《黄帝内经》中不仅论述了各种疾病应当选吃什么食物，同时又从古人的饮食经验中发现饮食五味对人体疾病均有相应影响，从而归纳出各种疾病的饮食禁忌。如：

《灵枢·五味》论述了五脏疾病各自禁食的相应五味："肝病禁辛，心病禁咸，脾病禁酸，肾病禁甘，肺病禁苦。"这是关于五脏病的饮食禁忌的基本原则。

《素问·宣明五气》篇中记载人体气、血、骨、肉、筋等不同组织器官病变的饮食禁忌："辛走气，气病无多食辛；咸走血，血病无多食咸；苦走骨，骨病无多食苦；甘走肉，肉病无多食甘；酸走筋，筋病无多食酸。是谓五禁，无令多食。"

《黄帝内经》还提到了病后饮食不慎所造成的不利影响，如：

《素问·热论》中说："诸遗者，热甚而强食之，故有所遗也。"又说："病热少（稍）愈，食肉则复，多食则遗，此其禁也。"是指发热性疾病患者，在热势很高时，强迫其过多地进食，便会导致遗留后患的恶果；又热病稍愈时，过多吃肉，会使热病复发。说明患者高热期间不宜过多进食，更不宜过多吃肉，这实际是讲某些疾病的特殊饮食禁忌。

在《黄帝内经》中，涉及饮食内容的约有40多篇，像《灵枢·五味》篇专门论述饮食与疾病的关系，可以奉作食疗的经典。《黄帝内经》共载医方13个，其中多个方都是食物与药物合用的方剂。诸如治疗失眠的"半夏秫米汤"，调养方"稻米醪醴"，治疗妇女血枯病（即闭经）的"四乌贼一芦茹方"，治臌胀的"鸡矢醴"及外用方"马膏""豕膏"等。

例如治闭经的“四乌贼一芦茹方”，要求将乌贼、芦茹舂成粉末后，用雀卵濡搓成丸，再与鲍鱼汤合煮食用。再如用马膏（即马油）热敷患处，同时还要“饮美酒，啖美炙（烤肉）”等。都是采用灵活多变的形式，使药物食物合用以治疗疾病。

（二）《黄帝内经》之后典籍中的食疗思想及食疗专著

东汉初年，著名史学家班固在洛阳完成的《汉书·艺文志》记载有“《神农黄帝食禁》七卷”，这大概是中国最早的食疗专著了，可惜早已佚失。

医圣南阳张仲景在他的传世之作《金匮要略》中，为我们留下了多首食疗方，一直被广泛应用。如治血虚兼寒及胁痛里急的“当归生姜羊肉汤”，方中生姜、羊肉即是食物，正常人也可食用。而当归是常用的补血药，三者结合起来，具有温中补血、祛寒止痛的作用，是药食两用的食补佳品。还有治妇人脏躁，宁心补气的甘麦大枣汤，由甘草、小麦、大枣三味组成；又如治心神不宁、清热除躁的“百合鸡子黄汤”，治肺痿的“甘草干姜汤”，治痛经的“红兰花酒”，治阴虚烦热的“百合地黄汤”等。《金匮要略》说：“所食之味，有与病相宜，有与身为害，若得宜则宜体，害则成疾。”强调患者对饮食应有所选择，要根据病情选择相宜食物，此即饮食宜忌。如治疗外感病时服桂枝汤后要“啜热稀粥一升余以助药力”，在服药期间还应禁忌生冷、黏腻、辛辣等食物。

在成书于中原的东汉后期的中药祖典《神农本草经》中，共收药 365 种，其中至少有 40 多种食物。如橘、柚、葡萄、大枣、海蛤、黍米、粟米、蜂蜜、山药、百合、枸杞子、黑芝麻、莲子、荆芥、龙眼、蟹、赤小豆等。均是来自大自然的药食两用的植物和动物。

到了唐代，“食治”“食疗”的概念得到广泛传播和应用。

药王孙思邈在《备急千金要方》中专立一卷“食治”。强调说：“安身之本，必须于食；不知食疗者，不足以全生。”还说：“为医者当晓病源，如其所犯，以食治之，食疗不愈，然后命药。”这是最早的食疗专篇。把食疗药膳作为治疗疾病的首选。

我国第一部食疗专著是河南汝州人孟诜（621—713 年）编撰的《食疗本草》，这是世界上现存最早的食疗专著，集古代食疗之大成。该书总结了我国唐代以前有关食疗的理论和经验，对 200 多种食物（当然也是药物）的性味和保健作用进行了详细的描述，并论述了一些食物搭配及烹调加工的方法和效用。《食疗本草》提出因人因时因地与四时季节变化相应的食疗思想，如“春省酸增甘，以养脾气；夏省苦增辛，以养肺气；秋省辛增酸，以养肝气；冬省咸增苦，以养心气”。该书明确了动物脏器的食疗功效，如牛肝治痢，牛肚主消渴，牛肾主补肾，羊肚主补胃病虚损，止虚汗，羊肝性冷治肝风虚损，猪肾主肾虚，猪肠主虚渴，猪肚主暴痢虚弱等。孟诜不仅注意食疗的季节变化，且对南、北方的不同饮食习惯做了详细的记述，还详细记录了多种食药的禁忌，书中附有很多简便实用的食疗验方，实用性很强。孟诜是药王孙思邈的弟子，他充分运用从老师那里学来的中药知识，首次以专著的形式介绍食物的药性，在食疗史上有着划时代的意义。

宋朝重文轻武，社会富足，成为中国饮食文化的一个高峰。北宋食疗理念已经深入人心，大文豪苏轼作为美食家，更是注重食疗方案，为此还创作了《食疗歌》，用以记录各种食物的功效。苏轼虽然没有进行食疗方案的理论总结，但是在实践中了解并充分应用食物的医药疗效，为世人留下宝贵的食疗财富。

宋代的官修医方书《太平圣惠方》（作者王怀隐为河南商丘人）专列有《食治篇》，将日常食用的鸡、猪、羊皆列为药物，而且将不同部分的肉分别列出不同的药效。

此后，讲食疗保健的专章和专著相继问世。如宋代陈直论述老年保健的《养老奉亲书》，宋徽宗于开封主持编撰的《圣济总录》也专设食治一门，介绍各种疾病的食疗方法。元代忽思慧的营养学专著《饮膳正要》，清代温病学家王士雄的《随息居饮食谱》，清代孟河医家费伯雄的《费氏食养》三种，清代著名文人也是美食家袁枚的《随园食单》等，都有各自独特的贡献。特别是近几十年来，随着人民生活水平的提高，论述食疗药膳的著作更是丰富多彩。不再一一列举。

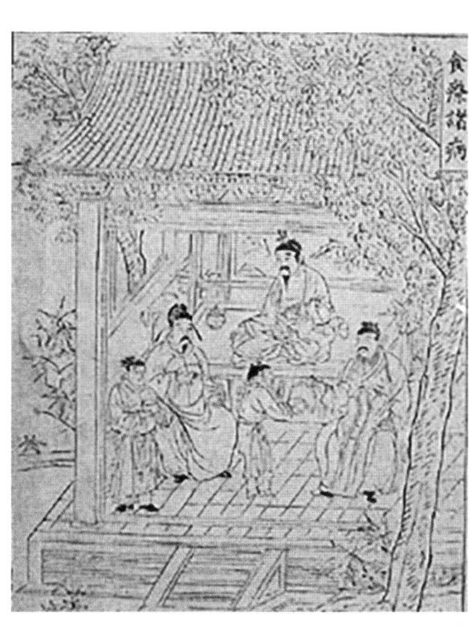

图 3-13 《饮膳正要》食疗图

千百年来，民间创造了成百上千的食疗药膳名方，并留下了许多美丽的传说和趣闻。诸如：神仙粥、八宝粥、八仙茶、茯苓饼、双鞭壮阳汤，等等，不胜枚举。

二、食疗进入新时代

今天，人们愈来愈重视食疗在健身强体、防治疾病中的作用。1976 年，正式在中医大学中开设“中医饮食营养学”课程，使传统食疗学术得到延续与传播。不少学术机构开展了食疗的科学研究工作，研制开发各种保健食品。此外，在一些大城市还开设了食疗餐厅、药膳饭店，受到群众欢迎。

在河南，食疗具有广泛的群众基础。无论哪个阶层，对“食疗”的意义和功效，都有着惊人的一致。比如说五谷杂粮粥，很多家庭祖祖辈辈有喝粥的习惯。无论是达官贵人，或是普通百姓，说起食疗，都能讲出些道理和方法。这种传统和习俗，是使中原食疗学发扬光大的根基。

在饮食方面，河南从来都不会落后的。在“让食疗走进千家万户”“帮助国人更健康 ”理念的引领下，一大批原汁原味的汤馆、粥馆、食疗馆应运而生。

如创立于 2016 年的河南谷婆婆餐饮企业管理有限公司，就是以现熬八宝粥简餐品类为主营业务的餐饮连锁企业。

谷婆婆的logo中，上面两个谷穗儿打头，下面“谷”字稳固支撑，形象地体现了“民以食为天，食以安为先”的古训，寓意着谷婆婆选材的天然。

为了将理论落实到具体事情上，各种酒店、职工食堂、学校餐厅等招聘配餐员时，皆将有“营养师”证者优先列为其中的一条。由此，催生了一个新的行业，即“国家公共营养师”。其培训如雨后春笋，发展势头很好。

当下，河南人遍布全世界。有河南人的地方，一定有河南的餐饮。像加拿大的多伦多，有一个地方全是中国餐馆。中国餐馆里面，河南的“小米粥”“八宝粥”“羊肉烩面”等，永远是最受欢迎的佳肴之一。

中原食疗开始创品牌。随着人们对健康的重视，食疗产业逐步兴盛起来。随之出现的是相关餐饮。如河南医圣堂药业有限公司研发的“罗汉果枇杷茶 ”“赤小豆薏米茶”“八宝御茶”，就是一个药食同源的系列。这个系列选用不同的食材，虽各有各的功效，但共同的功效则是长期饮用可以健体。

开封盛产大蒜和菊花，过去，国际市场决定了大蒜的价格。低时害农，高时又拿不出更多的产品。为此，该市在农产品深加工方面，研发出系列产品。如具有保健作用的“蒜粒”“蒜片”，具有食疗效果的“黑蒜头”“菊花饼”“菊花茶”“菊花饺子”等，都有了独属的品牌，一经走向市场，销路都挺好。

“药食同源”是中华民族优秀哲学智慧的结晶，背后有着深刻的哲学理论支撑。药就是食，食就是药，体现了中华优良传统广阔看待问题的视野。食疗诞生于中原，未来食疗的发展，中原绝不会缺席。

（许敬生　李新叶）

第七节　中原养生文化及其发展的文献脉络

中原养生文化有着数千年的历史，在发展过程中融合了自然科学、人文科学和社会科学诸多的因素，为中华民族的繁衍昌盛和保健事业做出了巨大贡献。它是中医养生文化的主要内容。中医养生以自己独特的理论体系和实用方法，在世界养生文化中占有重要地位。千百年来，中原医学留下了大量的养生文献和养生专著。

一、《黄帝内经》以前的养生文献

早在甲骨文中，已有一些关于个人卫生的记载，如“沐”“浴”等。说明当时已有讲卫生与保健防病的思想。

在古老的经典《周易》中，有占卜天气、占卜病势吉凶的记载，还有关于婚嫁、耕种、收获及旅途安危等情况的记载。人们了解了天气及季节的变化，及时更衣，按时耕种，并从事多种活动。这些都与人的生命、健康以及日常活动密切相关。

儒家经典《尚书·洪范》记载说：“五福，一曰寿，二曰富，三曰康宁，四曰攸好德，五曰考终命。六极：一曰凶短折，二曰疾，三曰忧，四曰贫，五曰恶，六曰弱。”

指出人生有五种幸福：一是长寿，二是富贵，三是健康平安，四是遵行美德，五是老而善终。人生有六种不幸：一是早死，二是多病，三是多忧，四是贫穷，五是丑恶，六是愚弱。本文中提出的“五福六极”之说经常被后世所引用。执政者用“五福六极”来劝诫人民，反映了当时社会普遍的价值取向。在这里长寿被列为五福之首，且健康和长寿均为五福之一，而早死和疾病被列为“六极”的前两项。可见在远古时代，我们的祖先就清醒地认识到养生、长寿的重要意义。

在《周礼·天官冢宰》中，将医生分为四种：食医（营养医生）、疾病（内科医生）、疡医（外科医生）和兽医。把“食医”放在第一位，对各类饮食的寒热温凉及四季的五味所宜都有明确的规定。

《左传·昭公元年》记载有秦医和为晋侯治病的故事。指出：“是谓近女室，疾如蛊。”已经注意到房事起居同养生的关系，并对四时、五节及六气致病的原理做了系统的论述。明确指出：“六气曰阴、阳、风、雨、晦、明也。分为四时，序为五节，过则为灾：阴淫寒疾，阳淫热疾，风淫末疾，雨淫腹疾，晦淫惑疾，明淫心疾。”强调六气太过，将产生各种病害，因此应注意预防。这对《黄帝内经》六气学说的形成产生了一定影响，可以说是中医学六气学说的雏形。

春秋战国时期诸子百家的学术争鸣促进了养生学的发展。众所周知，先秦诸子文化是中国传统文化的源头之一，其主要流派都形成于中原，而其主要流派的代表人物绝大多数都是河南人。这在本书第一章第一节已有阐述，此不赘述。

在诸子文献中，较早论述养生的是管仲弟子整理的《管子》。《管子》一书中的《内业》《心术》《白心》等篇中，提出了养生三原则，即存精延年，平正益寿，饮食有度。如《管子·内业》云：“精也者，气之精者也。”“精存自生，其外安荣，内脏以为泉源。”还十分重视精神调养，《管子·内业》中又指出：“凡人之生也，必以平正，所以失之必以喜怒忧患。是故止怒莫若诗，去忧莫若乐，节乐莫若礼。”《管子·形势》云：“起居时，饮食节，寒暑适，则身利而寿命益；起居不时，饮食不节，寒暑不适，则形累而寿命损。”这些养生思想是非常切合实际的。

老子、庄子道家一派提出的顺乎自然、返璞归真、清静无为的养生理论对后世产生了深远的影响。

老子说：“见素抱朴，少思寡欲。”（《道德经》第十九章）“清静为天下正。”（《道德经》第四十五章）推重纯素，持守质朴，减少私心和欲望。竭力主张清而无欲，静而无为。

庄子说得更明白：“夫恬淡寂寞，虚无无为，此天地之平，而道德之质也。……故曰：纯粹而不杂，静一而不变，淡而无为，动而以天行，此养神之道也。”（《庄子·刻意》）他把“恬淡、寂寞、虚无、无为”看作天地赖以均衡的基准，而且是道德修养的最高境界。因而主张清静无为，一切活动都顺应自然而行，即所谓“动而以天行”。这就是养神之道。

老子说：“名与身孰亲？身与货孰多？得与亡孰病？是故甚爱必大费，多藏必厚亡。故知足不辱，知止不殆，可以长久。”（《道德经》第四十四章）老子形象地分析了“多藏厚亡”的道理。虚名和身体相比，哪一样亲切？生命和财物相比，哪一样贵重？得到名利与丧失生命，哪一样有害？因此，老子认为，过分地爱虚名就必定要付出重大代价，多藏财物就必定会招致重大损失。所以知道满足才不会遭受困辱，懂得适可而止就不会带来危害，这样才可以保持长久，延年益寿。

老子说：“五色令人目盲，五音令人耳聋，五味令人口爽，驰骋畋（tián）猎令人心发狂，难得之货令人行妨，是以圣人为腹不为目，故去彼取此。”（《道德经》第十二章）老子看到五色、五音、五味、畋猎、宝货等，会给人们身体带来目盲、耳聋、口伤、心狂、行妨等危害，指出圣人清静寡欲，抛弃那种多欲而有害身心的生活。

在《庄子・庚桑楚》中关于“卫生之经”（即保养生命的法则）的论述，集中地反映了“老庄”的养生思想：“老子曰：卫生之经，能抱一乎？能勿失乎？能无卜筮而知吉凶乎？能止乎？能已乎？能舍诸人而求诸已乎？能翛（xiāo）然乎？能侗（tǒng）然乎？能儿子乎？儿子终日嗥而嗌不嗄（shà），和之至也；终日握而手不掜（yì），共其德也；终日视而目不瞚（shùn），偏不在外也。行不知所之，居不知所为，与物委蛇（yí），而同其波。是卫生之经已。”什么是“卫生之经”呢？“老庄”认为：能够持守真道，精一不二；不失却真性；不求助于卜筮而知吉凶；对外物的追求能适可而止；能满足于自己的本分，舍弃仿效他人的心思而寻求自身的完善；无拘无束，自由自在，顺从外物，心无执着；像初生的婴儿那样纯真质朴，婴儿整天啼哭咽喉却不会嘶哑，这是因为声音谐和自然而达到了顶点；婴儿整天握着小手而手不卷曲，这是因为婴儿的常态符合阴阳淳和的本性；婴儿整天瞪着小眼睛，这是因为心不在我物。随意行走，不知道去的地方，平日居处，不知道做什么；顺应外物，曲折委随，如同随波逐流，听其自然。这就是“卫生之经”。

可以看出，“老庄”主张弃除那种多欲而有害身心的生活，返璞归真，恬淡清静，顺乎自然。去物欲以养形，致虚静以养神，形神不亏，便可长生。“老庄”的这种养生理论确有可取之处，但是那种虚无缥缈，听天由命的宿命观，那种无知无为，甚至要求返回到原始愚昧的生活中去的主张，无疑是消极的。它给后世养生学的发展，带来了不良的影响。

庄子在强调养神的同时，还提出吐纳导引之法的养形健身作用。《刻意》篇说：“吹呴（xǔ）呼吸，吐故纳新，熊经鸟申，为寿而已矣。”认识到人通过吸纳新鲜空气，吐出废浊之气，实行导引之术，模仿熊直立肢体、鸟伸展翅膀的动作来锻炼身体，可以加强新陈代谢而延年益寿。

儒家的创始人孔子主张养身有节，动静结合。《孔子家语》卷一载：“若夫智士仁人将身有节，动静以义，喜怒以时，无害其性。”在《论语・季氏》中孔子提出了著名的“三戒”：“少之时，血气未定，戒之在色；及其壮也，血气方刚，戒之在斗；及其老也，血气既衰，戒之在得。”言简意赅，把人一生的养生修身做了高度概括。

素称杂家代表作吕不韦的《吕氏春秋》有多篇专论养生之道。如《尽数》《重己》《本生》等，主张人应顺应自然规律，取利去害，以求长寿。在《古乐篇》中有这样的记载："昔陶唐之始，阴多滞伏而湛积，水道壅塞，不行其源，民气郁瘀而滞着，筋骨瑟缩不达，故作舞以宜导之。"由于水湿的环境易生"气郁瘀而滞着，筋骨瑟缩不达"的疾病，于是人类发明了舞蹈来防治这种疾病。这也可看作是以动作导引养生保健的方法。

《古乐篇》还记载说："昔古朱襄氏之治天下也，多风而阳气蓄积，万物散解，果实不成，故士达作为五弦瑟，以来阴气，以定群生。"由于经常刮风，使阳气过多，万物散落，果实不成熟，所以让下臣士达创制五弦琴瑟，用来招阴气，以安定众生。古人认为可用琴瑟来调节阴阳，以安定众生。这同用舞蹈来舒展筋骨，散发郁滞一样，说明音乐舞蹈都与医学养生有关。

《古乐篇》这两段记载，显然也体现了有关音乐和舞蹈的起源问题，说明都与养生健身有关。

总之，《吕氏春秋》较系统地论述了养生的道理，对中医养生学的形成和发展，起到重要的作用。

1973年，在长沙马王堆汉墓出土了一大批医药资料。其中绝大部分都是有关养生的文献。如《养生方》《杂疗方》《胎产书》《十问》《合阴阳》《天下至道谈》等多种。介绍了许多性保健知识和强身健体、抗老延年的养生方法，并阐述了一些养生理论。

二、《黄帝内经》的养生思想

先秦诸子的养生思想与实践，在中原完成的中医学的经典著作《黄帝内经》中得到了集中的体现，并做了全面的总结。它从医学理论的高度全面地阐述了养生防病的一系列原则，为中医养生学奠定了系统的理论基础。《黄帝内经》对人的生长发育过程以及各个阶段的病理变化，有精妙的观察和概括，为各种不同年龄的人采用不同的养生方法提供了理论根据；对人衰老、变老的原理以及老年人的生理活动和病理表现有着深刻的认识，对各种影响寿命的因素都做了论述；明确提出"不治已病治未病"的观点，并强调了形神兼养的原则和方法。诸如精神情志的修养，身体正气的护守，饮食起居的调节，环境气候的适应，增强体质的锻炼等。《灵枢·本神》说："故智者之养生也，必顺四时而适寒暑，和喜怒而安居处，节阴阳而调刚柔。如是则僻邪不至，长生久视。"这段话比较集中地概括了《黄帝内经》的养生思想和方法。概括起来，主要有以下几点：

其一，顺应四时，饮食有节，起居有常。《素问》开宗明义，在《上古天真论》中说："其知道者，法于阴阳，和于术数，食饮有节，起居有常，不妄作劳，故能形与神俱，而尽终其天年，度百岁乃去。"这可以说是《黄帝内经》养生思想的总纲。"法于阴阳"即取法于天地变化的常规。"和于术数"就是调和修身养性之法。

其二，恬淡虚无，精神内守，动静结合。《黄帝内经》十分重视内在的精神调养，还注意心身兼养，动静结合。则可使真气和顺，疾病不会发生。

其三，适应自然，协调阴阳，形神和畅。《黄帝内经》认为，自然界一切事物的产生、发展、衰弱、消亡，都受阴阳变化规律的支配。指出："阴阳者，天地之道也，万物之纲纪，变化之父母，生杀之本始，神明之府也。"(《素问·阴阳应象大论》)

《黄帝内经》既是中医理论体系形成的产物，也是中医养生学理论体系形成的标志。其后，历代有大批有关养生的论著相继问世，但大多是在《黄帝内经》的基础上发展起来的。

三、《黄帝内经》以后的养生文献

（一）历代充满道家思想的养生学专著

早在《汉书·艺文志》中，已载有房中8家，186卷，神仙10家，206卷，即是有关养生、按摩、导引等方面的书籍。但除了保留少数佚文外，均已亡佚。汉代以后，养生之书不断问世。根据不完全统计，古代的养生著作有200多种。今择其要者简介之。

梁代陶弘景曾著《养性延命录》，保存了不少先秦的养生资料。

唐代河内温县司马承祯的《天隐子养生书》，提出了一套道家修身养性的理论和法则。是道教养生的经典著作。

宋代蒲虔贯辑录《保生要录》，书中分养神气门、调肢体门、论衣服门、论饮食门、论居处门、论药食门六节，较系统地集选了前人的养生经验和论述。

宋代陈直著《养老奉亲书》共十五卷，偏重于食治及四时养老。以《黄帝内经》理论为根据，结合老年人的特点，提出一系列养生的原则。

元代全真道教的核心人物丘处机所著《摄生消息论》，分春夏秋冬四季论述养生消息，更着重于老人。

元代王珪所著的《泰定养生主论》是一部重要的养生著作。该书提出，人之摄养自幼年及壮年到老年，均应有一定的原则和适应方药。

到了明代，养生学受到医学界的格外重视，养生学的专著就多达六十余种。如冷谦的《修龄要旨》，书中首列《四时调摄》，综合《黄帝内经》等古籍的要旨，结合前人和自己的养生经验，提出了四季调摄的一系列方法。

高濂所辑的《遵生八笺》是一部养生文献集锦。作者在博览群书时，遇有关于养生的警句妙辞，即随笔记录，然后整理而成是书。该书分清修妙论笺、起居安乐笺、延年却病笺、四时调摄笺、饮馔服食笺、灵秘丹药笺、燕闲清赏笺、尘外遐举笺八部分，庶几涵盖了养生学的各个方面。

明代还有两个御医，龚廷贤和龚居中，对养生学均有一定贡献。龚廷贤著有《寿世保元》一书，不仅介绍了许多前人的养生理论，而且搜集了大量延年益寿的药方。龚居中著有《红炉点雪》，主要是围绕防治痰火病而选辑养生之法，多本道家之说，强调静功，也认识到“动”对生命有利的一面。

在清代众多的养生专著中，最著名的是曹庭栋的《老老恒言》，又名《养生随笔》。曹氏是高寿老人，活了90余岁，写此书时已75岁高龄。他根据自己的养生经验，又参阅了300多家著作，总结了一整套衣、食、住、行的浅近易行的养生方法。指出：“愚谓以方药治未病，不若以起居饮食调摄于未病。”（《慎药》）

晚清河南商丘医家田绵淮（1810—1878年）所著的《援生四书》，集理法方药于一体，是一部内容非常全面的中医养生学著作。全书分为四卷。首卷《延命金丹》言养生保健的理念，二卷《护身宝镜》谈起居调理的方法，三卷《本草省常》论日常饮食的性味，四卷《医方拾锦》写祛疾保身的医方。

（二）历代医家关于养生的论述

汉代伟大的医学家张仲景就很重视养生，他认为医学“上以疗君亲之疾，下以救贫贱之厄，中以保身长全，以养其生”。（《伤寒论序》）明确指出了医学的养生作用。他在《金匮要略》中曾论及“导引、吐纳”之术，强调房事有节及饮食禁忌等，很有实际意义。

华佗更是通晓养生之术，“年且百岁而犹有壮容”。他创立的“五禽戏”，是对中医养生学的重要贡献。他应弟子樊阿之求，传下了可供人长期服食的养生方——漆叶青黏散，“樊阿从其言，寿百余岁”。

晋代的葛洪著有《抱朴子·内篇》，为道教理论和炼养方术之集大成之作。需要说明的是，葛洪是神仙道教学家，他在书中一再宣扬的长生不死而成仙的思想，无疑是荒诞不经的，应当加以剔除。

隋唐之际集佛儒道于一身的大医孙思邈对养生之道的论述最为详尽生动且又通俗易懂。这些论述大都保留在他的《备急千金要方》和《千金翼方》两书中。

宋金元时期，出现了医学流派的争鸣，推动了医学理论的发展，从而也促进了养生学的发展。

刘河间强调气是生命的最基本物质，曾作《原道论》，从气、神、精来探讨养生的原理。张从正的主张有所不同，他认为六气致病，都是“邪气”侵入人体的结果。李东垣认为人身之气滋生于肠胃，“百病皆由脾胃衰而生”，“人以胃土为本”。（《脾胃论》）元代朱丹溪则强调阴精对人体的重要作用，提出“阳常有余，阴常不足”的观点，因此，在养生和治病上都以滋阴为主。

金元四大家的学术理论虽然各有所偏，但由于他们都是以实际观察和临床实践为依据，所以都能从不同的角度说明某些问题。因此，他们的养生治疗思想和实践，都对后世产生了深远的影响。

明代大医张景岳有关养生的论述集中体现在他的《景岳全书·治形论》中。在张氏所著的《类经》一书中，把“摄生”放在第一类，汇集了《黄帝内经》有关养生的论述，并多有阐发，给后人以深刻的启示。

明代赵献可、薛立斋、孙一奎等人倡命门学说，提出养生治病均应以命门为主，颇具影响。清代关于养生的论述甚为丰富，但大多重复前人的说法而少有创见。其中以徐大椿和叶桂较有特色。

（三）历代文人学士关于养生的论述

古代的文人在儒家“爱民”“利人济世”思想的影响下，往往留意医学，讲求方药和养生之道。在他们的著作中，留下了不少有关医药特别是养生方面的精辟论述。

东汉初年，著名的无神论者桓谭在他所著的《新论》中，曾以“燃烛”作比喻，讲述一个深刻的养生道理。东汉前期另一位杰出的唯物主义思想家王充对医学，特别是养生保健，也颇有研究。在他用30年精力写成的巨著《论衡》一书中，保存了许多养生资料，对人体生命的一系列现象进行科学解释，批驳了种种迷信谬说。晚年曾作《养性》十六篇，但已散佚。东汉后期，进步的思想家王符在他所著的《潜夫论》一书中，曾以治病喻治国，论述了养生理身的重要性。

魏晋时期的名士，“竹林七贤”之一嵇康，治学博通，笃好养生。曾著有《养生论》《答难养生论》等养生专论，集中地阐述了他的养生思想。《养生论》在中国养生学发展史上是一座丰碑。

南朝的颜之推在他的《颜氏家训》一书中，专列《养生篇》，教育后代不要学神仙，而要“爱养神明，调护气息，慎节起卧，均适寒暄，禁忌食饮”。

唐代著名文学家刘禹锡（洛阳人）、柳宗元均通晓医道，在他们的著作中都有关于养生的论述。大诗人白居易曾写过两篇养生论文，一篇名曰《养生论》，对嵇康和他的《养生论》做了公允中肯的分析和评价。另一篇是《动静交相养赋》，论述了“以动济之，以静养之”的道理。至于浩如烟海的唐诗中更不乏养生的内容。

宋代大文豪苏轼对养生学也有比较深入的研究。写下了许多关于这方面的文章和诗词。如《问养生》《论修养寄子由》《养生说》《读养生说》《书养生后论》《养生诀》《养生颂》等数十篇。清人王如锡特将其编集为《东坡养生集》一书。

有宋一代，特别是北宋时期，研读医籍，讲案方药和养生之道，已成为文人学士的一股风气。除苏轼以外，其他如欧阳修、司马光、王安石、沈括、苏辙、黄庭坚，南宋的陆游、洪迈、朱熹等人，都有关于医药及养生方面的论述。

金元时代，随着不同学派的学术争鸣，中医学得到进一步发展，在同时期的文学作品中，更不乏养生的内容。

明清之际，文人学士对医学和养生的论述大都散见在一些笔记杂谈或赠序文章中。

四、佛教和道教对中医养生学的影响

佛教徒们在凭借行医以弘扬佛法的过程中，在养身自疗的过程中，认真研究医学，创造了许多祛病健身的方法，留下了大量的医药资料，丰富了中医学宝库，促进了中医养生学的发展。其对中医养生学的影响主要有以下几个方面：①强调精神境界的修养，立普度众生之愿，发大慈大悲之心；②心理调节法；③卫生保健，佛教要求在修禅时必须沐浴、揩齿、搽油及整洁服饰等，对养身很有益处；④佛家主张素食，淡泊养身，这是历代养生家的有效经验；⑤佛家常有练武的习惯，不断增强体质的锻炼。

道教强调重生，认为人的生命长短不是决定于天命，而是取决于自身。他们极其看重个体生命的价值，相信经过一定的修炼，今世即可脱胎换骨，直至超凡升仙，不必等到死后的来世超度灵魂。这正是道教与佛教及其他宗教明显不同的地方。道教徒们为了实现自己的目标，满怀着宗教的虔诚，激发出创造养生之术的热情，通过长期的宗教实践，逐步积累了大量的医药知识和养生炼丹知识。这些知识对医学特别是对养生学的发展产生了积极的影响。

在现存的道教丛书，明代正统、万历年间先后编成并刊印的《正统道藏》和《续道藏》中，所收的养生书约 20 种，气功导引书达 120 多种。如前面介绍的梁代陶弘景的《养生延命录》、唐代司马承贞的《天隐子养生书》、宋代蒲虔贯的《保生要录》、宋代陈直的《养老奉亲书》、元代丘处机的《摄生消息论》等著名的养生专著，均为道家所作。可以说不研究《道藏》，就无法研究养生。道教徒们创造了许多修道养生的方法，留下了诸如呼吸、存思、守一、外丹、内丹、导引、服饵、咽津、服气、房中等养生修炼的大量资料。

中医养生理论博大精深，主要有以下特点：一是修身养性，明德致远。二是天人相应，顺应自然。三是未病先防，注重康养，即《黄帝内经》提出的“不治已病治未病”说。四是调理阴阳，补偏救弊。五是动静有常，形神兼养。

中医在长期的生活实践和临床实践中，创造了丰富多彩的养生方法。诸如恬淡寡欲、起居有常、劳逸结合、合理饮食、服食（药物）养生、运动养生、旅游养生、音乐养生、交友养生、睡眠养生、针灸推拿、道家练气、佛家禅养等。仅饮食养生和运动养生的方法就数以百计。历代医家总结了许多养生健身妙法。如唐代大医孙思邈在《备急千金要方·道林养性》等篇提出：发常梳、目常运、齿常叩、漱玉津、耳常鼓（手掌掩双耳，用力向内压，再放手）、面常洗、头常摇、腰常摆、腹常揉、摄谷道（即提肛）、膝常扭、常散步、脚常搓等，都是切实可行的。而且对平时的衣食住行及思想情绪的调节，都提出了具体的要求：“莫久行、久立、久坐、久卧、久视、久听。”“莫强食，莫强酒，莫举重，莫忧思，莫大怒，莫悲愁，莫大惧，莫跳踉，莫多言，莫大笑。”均给后人以深刻启示。

尽管养生方法多种多样，但是首要的是养心、养神，这是中医养生的大道；其次才是养体、养颜，这是“术”的层面。良好的心态和习惯是养生健身的重要法宝。考察那些长寿者，往往都是有良好心态的人。他们温和、善良、宽宏、幽默，这就是《论语》所说的“仁者寿”。

总之，中原养生文化是中医养生文化的主要根脉。光辉灿烂的中原古代文明孕育了博大精深的中医文化，在中原医学的基础上不断发扬光大，开枝散叶，一直传播到五湖四海。中医养生文化汇集了中国历代劳动人民防病健身的众多方法，融合了儒、道、佛及诸子百家的思想精华，堪称一棵充满勃勃生机和东方神韵的智慧之树。

（许敬生）

第八节　酒的中医药文化

中原是酒的故乡，在中华民族五千年历史长河中，酒和酒文化一直占据着重要地位。《汉书·食货志》说："酒，百药之长。"反映了古人高度重视酒的医疗作用。

一、酒之源在中原

1. 仪狄造酒说

关于仪狄，据《战国策》《吕氏春秋》等古籍记载，他是夏禹之臣，为掌造酒之官。《战国策·魏策》："昔者，帝女令仪狄作酒而美，进之禹，禹饮而甘之，遂疏仪狄，绝旨酒。曰：后世必有以酒亡其国者。"意思是说，先前夏禹之女，令仪狄去监造酿酒，仪狄经过一番努力，酿出来的酒味道很好。于是奉献给夏禹品尝，夏禹尝了以后觉得甘美可口。可是却从此疏远了仪狄，并断绝了美酒。他预言，后世一定会有因为饮酒无度而误国的君王。这段记载，显然是对夏禹清廉之风的赞扬。

考古证明，在出土的新石器时代的陶器制品中，已有了专用的酒器，说明在原始社会，我国酿酒已经盛行。以后经过夏、商两代，饮酒的器具也越来越多。自上古三皇五帝之时，就有各种造酒方法流行于民间，是仪狄将这些方法归纳总结，使之流传于后世。

郭沫若先生在《中国史稿》中说："相传禹臣仪狄开始造酒，这是指比原始社会时代的酒更甘美浓型的旨酒。"此说似乎可信。

2. 杜康造酒说

《说文解字·卷十四下》"酒"字下说："古者仪狄作酒醪，禹尝之而美，遂疏仪狄。杜康作秫酒。""醪"，可能是糯米发酵后加工而成的"醪糟儿"一类，属于黄酒、浊酒。"秫"是指高粱。秫酒即高粱酒，白酒。又《说文解字·卷七下》"帚"字下说："古者少康初作箕帚、秫酒。少康，杜康也。葬长垣。"这就告诉我们，杜康就是夏代的少康（他是夏代第六世中兴之主），是他发明了簸箕、扫帚和秫酒，死后葬在长垣。

据说杜康曾担任"庖正"，专司做饭，他把剩饭放进树洞里，久而发酵，气味芬芳，受此启发，发明酿酒。晋代江统《酒诰》中说："酒之所兴，乃自上皇，或云仪狄，一曰杜康。有饭不尽，委余空桑，郁积成味，久蓄气芳，本出于此，不由奇方。"（《全上古三代秦汉三国六朝文·全晋文·卷一百零六》）看来结论可信。

杜康是何地人？其说不一，一说河南伊川县，一说河南汝阳县（二县相连），都有生动形象的传说。

清代道光十八年重修的《伊阳县志》和道光二十年修的《汝州全志》中，都有关于杜康遗址的记载。《伊阳县志》中“水”条里，有“杜水河”一语，称“俗传杜康造酒于此”。《汝州全志》中说：“杜康矶（pà）在城北五十里，俗传杜康造酒处。”“矶”，本义是石裂声。今汝阳城北五十里处，倒有一个叫“杜康仙庄”的小村，人们说这里就是“杜康矶”。小村的土壤又正是山石风化而成的。从地隙中涌出多股清泉，汇入村旁的小河，人们称“杜水河”。更有趣的是，在傍村的这段河道中，生长着一种小虾，全身澄黄，为别处罕见。而生长在这里的鸭子生的蛋，蛋黄泛红，远比他处颜色深。当地村民由于饮此水，竟少有患胃病者。

杜康创造秫酒酿造方法，从而奠定了我国白酒制造业的基础，对后世酒业的发展影响深远。比如酿酒得有酒曲，这就是杜康酿造秫酒传下来的规矩，而用酒曲作为糖化发酵剂的酿酒法则为中国所独有，具有鲜明的民族特色。自杜康酒问世以后，被历代帝王视为珍品。周平王迁都洛阳，尝其佳味，遂定为宫中御酒，并封杜康为酒仙，赐杜康村为“杜康仙庄”，杜康酒从此名扬天下。杜康被后人尊为酿酒“鼻祖”或“酒圣”。

而魏武帝曹操的乐府《短歌行》诗句“慨当以慷，忧思难忘。何以解忧？唯有杜康”，以及刘伶醉酒三年方醒的故事，更为杜康造酒增添了神奇的色彩。

如今，汝阳、伊川均有杜康酒厂，2009年，在国家和地方相关部门的协调下，汝阳和伊川两家杜康酒厂握手言和，合二为一重组为洛阳杜康控股有限公司，标志着“新杜康”正式扬帆起航，开始了“名酒复兴”的历史征程。这是当年的杜康无法想象的。

总之，不论是仪狄造黄酒还是杜康造白酒，都是在河洛一带完成的。杜康是河洛人自不用说了，而仪狄呢？既然是“帝女命仪狄作酒”，禹的都城在阳城（登封），统治中心在河洛，仪狄造酒的地方也应当在此一带，这样的推测应该是合情合理的。

从考古发掘来说，迄今为止，全国各地考古发掘的有关酒的实物也以河洛为最多。从裴李岗文化、仰韶文化到龙山文化，河洛地区均出土了大量与酒有关的实物。偃师二里头文化遗址，出土有多种用来温酒或饮酒的铜爵，有平底的、凸底的；其他发现的殷商时代的酒器，如壶（贮酒器）、樽（贮酒而备斟之器）、爵、觚（gū）和觯（zhì，均为饮酒器）、斗（斟酒器）等，不一而足，种类繁多；在郑州还发掘出了商代酿酒作坊。另外，安阳出土的甲骨文中，出现了“酋、酉、鬯、醴”等字，学术界一致公认这些是中国酒最初的名字。

20世纪末，河南重大考古发现之一的舞阳贾湖新石器时代遗址提供的资料显示：在八九千年前，贾湖人已在享用酿造酒，比夏代杜康早4000多年。据2014年4月29日《大河报》刊登的《能工巧匠出贾湖》一文记载：贾湖遗址发掘主持者“张居中等人，在16个贾湖陶器皿碎片上，发现了疑似酒类沉淀物。为了弄清真相，他们将部分陶片样本提供给美国人麦克戈文——一位从事世界酒史研究的宾夕法尼亚大学教授。麦克戈文对这些沉淀物进行了气象色谱、液酱色谱等化学分析，结果显示，这些陶器曾经盛放过酒，是以稻米、蜂蜜和水果为原料混合发酵而成的。这项研究成果在美国《国家科学院学报》上发表后，引起世界范围内的轰动。”河南舞阳贾湖的发现，颠覆了对中华古文明的传统认识。

二、酒在中原的问世对医学产生了重大影响

古代早有“医酒同源”“药酒同源”的说法。《汉书·食货志》说：“酒，百药之长”。

我们不妨考查一下“医”的繁体字“醫”。

其一，《说文解字·卷十四下》云：“醫，治病工也。殹（yì），恶姿也。醫之性然，得酒而使。从酉。王育说：一曰殹，病声，酒所以治病也。”许慎在强调醫是治病工（即为人治病的人）之后，指出上部分“殹”是“恶姿”，即人患病时萎靡不振、痛苦不堪的病态。而医生多爱用酒，得到酒就用来治病。所以此字的义符从酉（酉即酒）。接着又引用前人王育的另一说，上部分“殹”表示病声，即人患病时发出的呻吟声。下部分“酉”表示酒是用来治病的。

通过以上的分析，可以看出，许慎认为“醫”字的含义是人患了病，或是病态而卧，或是痛苦呻吟，医生用酒来治疗。

其二，我们将“醫”分成三部分，即分别对“医”“殳”“酉”三字解析，再综合探究其含义。

医，《说文解字》云：“盛弓弩矢器也。从匚（fāng，方），从矢。”意思是医是装弓箭的器具。“矢”指箭头。“匚”，古“方”字，本作“囗”，象四方形。我们可以将这个“盛弓弩矢器”理解为受弓箭等利器所伤之身体。

殳，《说文解字》云：“以杸（shū）殊人也。”意思是用兵器撞人。“杸”指军中士兵所持的一种兵器，由竹木制成，即“殳”。我们可以理解为是用针石治病。有人说“殳”指用手抚摩按摩，也不无道理。

酉，本为酒器，此指酒。表示酒是用以治病的内服药。

就这样，“医”“殳”“酉”三字有机地结合在一起，反映了古人治病手段的多种多样，有针石，有按摩，有汤液酒剂。综上所述，可以看出，不管哪一种讲法都说明医和酒融为一体，密不可分。

事实上，自古以来，治病每多用酒。或者用酒浸制药物制成酒剂，或者服药时用酒送服，或者制药时加入酒的成分，或者以酒为外用药物，等等。

我国现存最早的方书，马王堆汉墓出土的帛书《五十二病方》中，就多处记载有以酒治病的方法。如“令金伤毋痛……醇酒盈一衷（通‘中’）桮（杯）（即中等杯子一满杯），入药中，挠饮（以酒搅匀调服）”。又如“以淳酒渍而饼之”，意为将药物用淳酒浸泡后做成饼状。

《史记·扁鹊仓公列传》中说：“其在肠胃，酒醪之所及也。”记录了扁鹊用酒剂治病的论述。文中记载有西汉名医淳于意用酒治病的两个验案。一个是为治疗济北王的

"风蹶胸满"之疾，配制了药酒。一个是治菑川王美人的难产。如："菑川王美人怀子而不乳，来召臣意。饮以莨菪药一撮，以酒饮之，旋乳。"

《列子》中记载有扁鹊为"志强而气弱"的鲁公扈和"志弱而气强"的赵齐婴两位病人，醉酒换心的故事。

如此等等，不胜枚举。

值得一提的是，药酒的创制与发展，是我国对酿酒业的一个巨大贡献，也是中国文化对世界的贡献之一。药酒是中药与酒相结合的产物，它是我国中医药文化与饮食文化巧妙融合的结晶，也是我国食疗文化的瑰宝。药酒既有酒的功能，又有药物的疗效，二者相得益彰，能够起到引药运行、增强药效的作用。是预防疾病、保健养生的佳品，自古以来一直受到人们的青睐。

中医的经典《黄帝内经素问》中的《汤液醪醴论》，对药酒做了专门的论述："黄帝问曰：为五谷汤液及醪醴，奈何？岐伯对曰：必以稻米，炊之稻薪，稻米者完，稻薪者坚。帝曰：何以然？岐伯曰：此得天地之和，高下之宜，故能至完；伐取得时，故能至坚也。"《素问・腹中论》治疗臌胀的"鸡矢醴"就是当时的药酒名。

医圣张仲景在《伤寒论》和《金匮要略》中记载的诸多药方中，有 20 多个方剂中配用了酒，其中有的是药酒，如治疗妇科病的"红兰花酒"；有的是水酒合剂，如防己地黄汤，"以酒一杯，浸之一宿，绞取汁"，然后同地黄汁混合服饮等。

明代李时珍的《本草纲目》记载药酒方约百首，其中著名的虎骨酒就是他发明的。时至今日，多达 110 万字的中国药酒大典，收录了 1622 种药酒方。

随着时代的发展，各种著名药酒应运而生，对防病治病起到了重要作用。如正月初饮屠苏酒可以祛风散寒，避除瘟疫；五月端午饮菖蒲酒或雄黄酒，以去毒辟邪；九九重阳节饮菊花酒以消灾避祸；平时饮葡萄酒、桂花酒可以健身养生等，不再赘述。

酒的重要功用自不待言，但是过量饮酒则伤害身体，造成祸害，古人早就认识到这一点。如前所述夏禹品尝了仪狄所造的美酒，却疏远了仪狄而"绝旨酒"，并断言"后世必有以酒亡其国者"正是基于这一认识。

据《尚书・酒诰》记载，近三千年前，周王室曾在中原大地的卫国郑重地发布了戒酒令，这大概是中国最早的戒酒令了。当年周公旦平定武庚的叛乱以后，把年幼的弟弟康叔封为卫君，统治殷民。卫国处在黄河和淇水之间，是殷商的故居。殷人酗酒乱德，周公害怕这种恶习会酿成大乱，所以命令康叔在卫国宣布戒酒令，不许酗酒。在这篇诰词中明确指出：

"肇我民，惟元祀。天降威，我民用大乱丧德，亦罔非酒惟行；越小大邦用丧，亦罔非酒惟辜。"

意思是劝勉告诫我的臣民，只有在大祭时才饮酒。上天降下惩罚，是因为我的臣民大乱失德，没有不是因为酗酒而乱行的；大小诸侯国灭亡了，也没有不是因为酗酒导致的罪过。这篇诰词在今天仍有着深刻的借鉴意义。

（许敬生）

第九节　伊尹与中药汤剂

夏末商初，出生在伊水之滨的伊尹被中国烹饪界尊为“烹饪之圣”“中华厨祖”，也是中药汤剂的首创者，还是商朝的开国元勋、著名的贤相。（在河南嵩县、伊川、开封、尉氏、虞城及相邻的山东单县等地均有伊尹祠、伊尹墓和大量相关传说）

一、伊尹对汤药的贡献

《汉书·艺文志·方剂略》有“《汤液经法》三十二卷”，后世医家历来认为是伊尹所著。清代姚振宗《汉书艺文志条理》在“《汤液经法》三十二卷”下云：“按后汉张机仲景取是书论次为十数卷。”（姚书收于《二十五史补编》中）

晋代著名医家皇甫谧在《针灸甲乙经》序中说：“伊尹以亚圣之才，撰用《神农本草》，以为《汤液》……仲景论广伊尹《汤液》为数十卷，用之多验。”从中可知，伊尹凭借他的天才，在《神农本草》的基础上，撰写了一本《汤液》，到了汉朝末年，医圣张仲景参考研究这本《汤液》，写出了他的《伤寒杂病论》，且用之多有效验。

敦煌遗卷中梁代陶弘景所撰之《辅行诀·脏腑用药法要》有《汤液经图》，据陶弘景云：“此图乃《汤液经法》尽要之妙，学者能谙于此，医道毕矣。”陶弘景提到的《汤液经法》，就是指伊尹的《汤液》。所谓“尽要之妙”，显然是指《汤液经法》中的方剂配伍原则。陶弘景称赞说《汤液经法》“实万代医家之规范，苍生护命之大宝也”。1988年中国中医研究院中国医史文献研究所马继兴教授主编的《敦煌古医籍考释》、1994年甘肃中医学院丛春雨先生主编的《敦煌中医药全书》均收录《辅行诀·脏腑用药法要》。

《辅行诀·脏腑用药法要》有文说：“隐居（陶弘景）云，外感天行经方之治，有二旦、四神大小等汤，昔南阳张机，依此诸方撰为《伤寒论》一部，疗治明悉，后学咸尊奉之。”其中的“二旦”，即指小阳旦汤（桂枝汤）、大阳旦汤（黄芪建中汤加人参）、小阴旦汤（黄芩汤加生姜）、大阴旦汤（小柴胡汤加芍药）；“四神大小汤”显然分别指大小青龙汤、大小白虎汤、大小朱雀汤、大小玄武汤。说明这十二组方剂与《伤寒论》有着深厚的渊源。显而易见，医圣张仲景参考并选用了伊尹的《汤液经法》而写出了不朽之作《伤寒杂病论》。

北宋林亿《伤寒论序》写道：“夫《伤寒论》，盖祖述大圣人之意，诸家莫其伦拟。……是仲景本伊尹之法，伊尹本神农之经，得不谓祖述大圣人之意乎！”

伊尹的《汤液经法》在宋代时民间还有残存，如宋代许叔微《普济本事方》，在大柴胡汤方的最后一味药大黄后即以小字说明：“伊尹《汤液论》大柴胡同姜枣共八味，今监本无，脱之也。”

再如宋代朱肱《类证活人书》，在桂枝加葛根汤方后注中也说明：“伊尹《汤液论》

桂枝汤中加葛根，今监本用麻黄误矣。”

元代王好古撰有《汤液本草》一书，他在序一中指出：“殷伊尹用《本草》为汤液，汉仲景广《汤液》为大法，此医家之正学，虽后世之明哲有作，皆不越此。”在序二中又说：“神农尝百草，立九候，以正阴阳之变化，以救性命之昏札，以为万世法，既简且要。殷之伊尹宗之，倍于神农，得立法之要，则不害为汤液。”

明代徐春甫《古今医统大全·历代圣贤名医姓氏·伊尹》条说：“悯生民之疾苦，作《汤液本草》，明寒热温凉之性、酸苦辛甘咸淡之味，轻清重浊，阴阳升降，走十二经络表里之宜。今医言药性，皆祖伊尹。”

明代医家李梴在《医学入门·上古圣贤》中说：“伊尹殷时圣人，制《汤液本草》，后世多祖其法。”

清代陈修园在《神农本草经读·凡例》也指出：“明药性者，始自神农，而伊尹配合而为《汤液》。仲景《伤寒》《金匮》之方，即其遗书也。”

民国期间，杨绍伊曾对《汤液经法》佚文进行比对考证，著《伊尹汤液经》一书（有1948年一钱阁曾福臻铅印本）。

2003年，北京中医药大学钱超尘教授在2003年第2期《江西中医学院学报》发表《仲景论广伊尹汤液考》长篇论文，以确切的资料证明《伤寒杂病论》是在《汤液经法》一书的基础上撰成的。

历代医家皆对伊尹创制汤液之事深信不疑。元代三皇庙中，伊尹已列配享，进入医家朝拜的殿堂。《吕氏春秋·本味篇》记述了他的生平和同商汤论述饮食之道的情景。

从单味药物的应用发展成多味药物的复方，这不仅是量的变化，更重要的是质的升华，是中国药学史上翻天覆地的变化，中医药中的许多特色，就在这个过程中逐渐形成。同时还促进了药性理论、基础理论的研究，意义重大。

而且伊尹并没有把他的五味理论停留在饮食的烹调上，而是用五味调和的理论向汤王讲述为政的道理。伊尹以谈天下特产美味，联系治国之道的精彩论述，深深打动了成汤，成汤认为伊尹是个难得奇才，于是破格任用他主持国家政务。后来伊尹被汤王任用为宰相，成为厨师中的人杰。

二、古籍对伊尹贡献的记载

诸子百家中，孟子将伊尹与孔子并列，称伊尹为“圣之任者”，孔子为“圣之时者”。荀子将伊尹与周公并称为“圣臣”，孙子则将伊尹与姜子牙并列，称“伊挚、吕牙古之圣人也”。

古籍对伊尹的贡献多有记载：《尚书·周书·君奭》说：“我闻在昔成汤既受命，时则有若伊尹，格于皇天（通达于天下）。”《孟子·万章》中记载：“伊尹耕于有莘之野，而乐尧舜之道焉。”赞扬“伊尹圣之任者也”。《史记·殷本纪》记载：“伊尹名阿衡，阿衡欲干汤而无由，乃为有莘氏媵臣（陪嫁的奴隶），负鼎俎，以滋味说汤，致于王道，汤举任以国政。”

清代严可均所辑《全上古三代秦汉三国六朝文》辑有伊尹遗文十一则。清代著名的辑佚家马国翰编纂的《玉函山房辑佚书》，辑有《伊尹书》一卷。

马王堆汉墓出土的帛书也有伊尹篇。

殷墟甲骨文是由巫师主持祭祀鬼神、占卜吉凶而产生的，其中多有关于祭祀伊尹的内容，在甲骨文中有“伊尹”“伊”“伊奭”“黄尹”诸称，皆指伊尹。历代商王均把伊尹作为功臣与先王一同祭祀。在那个时代中，他竟然能与商王的先公先王一样，享受着后世商王及族人们独特的尊崇与祭奠。可见伊尹在商代地位之高。

伊尹是商朝开国宰相，曾助商汤灭夏，成为有商一代的开国元勋。商汤在位29年后逝世。汤死后，历佐卜丙（即外丙）、仲壬二王。仲壬死后，太甲即位，汤孙太甲为帝时，因不遵汤规，横行无道，被伊尹放之于桐宫，令其悔过和重新学习汤的法令。三年后，迎回太甲复位，史称“伊尹放太甲”。伊尹一生辅佐了4位商王，他为商朝理政安民50余载，治国有方，世称贤相。死后商王感念他为国家所做的贡献，用天子之礼来厚葬他。《尚书》序称伊尹撰有汤誓、伊训、太甲等多篇。

众所周知，早在3000多年前的商代，地球上大多数地方蛮荒未开。伊尹辅佐商汤，打败暴虐的夏桀，完成了中国历史上第一次通过武力改朝换代的革命。建都在河南的商王朝已进入了青铜器时代，在政治、经济、文化诸多领域均兴旺发达。向世界展示了光辉灿烂的中原文明。

（许敬生）

附：祭伊尹文

维公元2020年11月15日，岁在庚子，全国伊尹文化论坛代表，伫立于伊尹墓前，备鲜花美酒雅乐，敬祭中华药剂之祖伊尹圣贤。祭文曰：

中原巍巍，大河泱泱。岁月悠悠，史事攘攘。
斗转星移，几变沧桑。江山永固，华夏繁昌。
元圣伊尹，恩比天光。佐汤治国，第一贤相。
五味调和，食饮立纲。配伍制剂，汤药首创。
阴阳相谐，百姓安康。四方归统，九州效仿。
君有大德，何用珪璋。社稷梁木，令名远扬。
仰慕之心，情深意长。吾辈后人，传道担当。
观今世界，环球动荡。唯我中华，和乐洋洋。
战胜大疫，国医争光。迎庆百年，又创辉煌。
沃野滴翠，气清天朗。乾坤交泰，高歌远航。
守正创新，大业永旺。告慰先贤，伏惟尚飨。

许敬生撰文

2020年11月15日于商丘

第十节　汉字在中原的确立和规范促进了中医药文化的传承

文字是记录语言的符号，也是记录和传播历史的主要载体，当然也是记录和传承中医药文化的主要载体。我们的汉字已有五六千年的历史，其中几种主要形体的演变和定形，基本上都是在中原河南形成的。

一、汉字主要形体的演变和定形

（一）贾湖刻符——中国最早的文字雏形

1987 年，河南省文物研究所在河南舞阳北 22 公里贾湖村东侧裴李岗文化遗址中发掘出甲骨契刻符号，引起学术界关注，称其为中国最早的文字雏形。

贾湖契刻符号指的是在舞阳贾湖遗址中出土的龟甲等器物上契刻的符号，至少 17 个（有的认为有 21 个），从其形状看，具有多笔组成的结构，应承载契刻者的一定意图。如近似甲骨文的“目”字、“曰”字等。经 ^{14}碳检测，年代距今 7762 年（±128 年）。

有报道称那些符号为迄今人类所知最早的文字。多数专家却认为那些符号是有意识刻画的，但不能确证为文字。

（二）河南安阳小屯是甲骨文的圣地

河南安阳小屯是甲骨文的圣地，它是商朝第 20 代君王盘庚迁都于殷（即安阳小屯一带）至纣王亡国这段时期通行的字体，距今已有 3000 多年的历史。自 1898 年发现甲骨文以来，迄今为止共出土殷商甲骨 16 万余片，甲骨文字 5000 余字，可释读的有 2000 余字，它涵盖了殷代社会生活的各个方面，其中不乏殷商时代的医药卫生资料。

在甲骨文中，已记载有 40 多种疾病（徐锡台《殷墟出土疾病卜辞的考释》），这是最早的中医文献。通过甲骨卜辞可以发现，当时已经具有首、目、口、耳、鼻、齿、颈、腹、股、手、肱、趾、足等人体各部位名称，说明当时对人体的认识已达到相当的水平。在安阳的中国文字博物馆中有详细的展示。

（三）小篆是秦王朝统一天下的文字

篆书的特点是每笔都要引长书写，所以叫“篆书”。篆书又分大篆和小篆两种。大篆的笔画较繁复，通行于春秋和战国时期。小篆是秦朝李斯（河南上蔡县人）受秦始皇之命取大篆整理简化而成的，也称“秦篆”，它是当时秦王朝全国统一的文字形体。李斯的小篆统一了天下的文字，这有着划时代的意义。从此中国丰富多彩的传统文化（包括中医药文化）才能得到迅速准确和真正意义上的传播。

（四）隶书的产生标志着今文字的起始

隶书大约产生于秦代。它把篆书的圆曲线条改为方折笔画，使汉字进一步符号化。到了汉代，隶书渐渐通行起来。隶书的产生，标志着今文字的起始，使汉字的形体演变到了一个崭新的阶段。东汉末年的大学者河南杞县人蔡邕就是书写隶书的圣手。

（五）钟繇是第一个著名的楷书书法家

楷书约萌芽于西汉，到东汉末年渐趋成熟。三国时代的钟繇是第一个著名的楷书书法家。他是河南长葛人，他的家乡正是在三国时魏国的国都许昌附近，今仍属许昌市管辖。楷书笔画平直，结构方正。自魏晋以来，楷书便成了应用汉字最主要的形体，也是我们书写汉字的规范形体。

（六）宋体字是在开封创立的

宋体字是在开封创立的，其创始人是宋朝的秦桧。北宋末年，秦桧的书法成就深为宋徽宗赏识，被任用为御史台左司谏，负责处理御史台衙门的往来公文。在公文来往中，秦桧发现这些来自全国各地的公文字体不一，很不规范，处理起来很不方便。他便潜心研究汉字。汲取了前人书法的精髓，综合各家之长，在徽宗赵佶瘦金体字的基础上，创立了一种横平竖直，工整划一，简便易学且适用于印刷的字体。秦桧的新字体得到徽宗的高度重视，命其制成书写范本，在全国推广，要求各地官府统一按秦氏字体书写公文。秦氏字体很快普及，并且被后世继承下来，这种字体被称为“宋体字”。按一般的习惯，本应该叫秦体才对。因为秦桧的卖国行为遗臭万年，人们恶其行，不愿以其姓命之，便命名为宋体字，沿用至今。

（七）河南人王永民解决了汉字进入电脑的世界性难题

当世界进入到计算机时代，汉字面临“生死劫难”的时候，又是一位河南人解决了汉字进入电脑的世界性难题，开创了汉字信息化的新纪元。这位河南人叫王永民。

20 世纪 80 年代初期，国内外报刊上登出了“计算机是汉字的掘墓人，是拼音文字的助产士”的文章，宣扬汉字“走进了时代的死胡同”，该“寿终正寝”了。汉字的命运抉择摆在中国人面前：是拒绝使用计算机呢，还是改用“拼音”不再使用汉字？这是计算机对中国文化一次生死攸关的挑战。

经过 5 年的艰苦努力，王永民在南阳研究发明了王码五笔字型，五笔字型和后来发明的数字王码，合称为“王码”。“王码”先后获得了中、美、英三国专利，还被联合国全面采用，是全世界唯一广泛应用的“汉字编码”输入技术。

新华社评价“王码”是“在中国文化史上其意义不亚于活字印刷术”的重大发明，国家邮政总局发行了“当代毕昇——王永民”的邮票。在中科院院长路甬祥主编的《科学改变人类生活的 100 个瞬间》一书中，称王永民为“把中国带入信息时代的人”。

由于文字的确立、规范和普及，再加上造纸术和印刷术的发明，古人为我们留下了数量巨大的中医古籍文献，中医药也因此具备了深厚的文化底蕴。

二、《说文解字》对医学的价值

中国第一部字典是东汉时许慎所著的《说文解字》，大约成书于公元 100 年。许慎是东汉汝南郡召陵人，即今河南省漯河市郾城区人。《说文解字》按汉字的形体和偏旁结构，将全书所收的 9353 个字，“据形系联”，分为 540 部，首创部首编排法；用“六书”的理论解释文字，确立了六书的体系；保存了篆文的写法系统和汉以前的古训古音，为古文字学、汉语词源学和古音学提供了重要参考资料，是研究先秦古籍和古文字学的典籍。

《说文解字》虽然不是医学著作，但是它对中医学的研究有着重要的价值。《说文解字》共收字 9353 个，其中重文 1163 个（即异体字），经初步统计，其中与医药学直接相关的文字将近 1300 个，如果去掉重文 1163 个，实际将近占全书收字的六分之一。

其大体分布是：生理方面的有 674 字，病理方面的有 427 字，药物方面的有 150 字，经络及针灸方面的有 42 字。其中表示病名的有 359 字，仅“疒（nè）”字旁的字就有 102 个。全书保存了丰富而系统的医药文字资料。众所周知，两汉时期是中医药发展史上的第一个高峰，而成书于东汉后期的《说文解字》一书，正从一个侧面展示了那个时期辉煌的医学成就。对今人研究中医药学有着深刻的启迪意义。

（一）《说文解字》中有关医药学词语的记述

我们举一些实例进行简要介绍。

1. 对人体部位和生理现象的描述 如：“脬（pāo），膀胱也。”“题，额也。”“脚，胫也。”“涕，泣也。”“闻，知声也。”“筋，肉之力也。”“瞤，目动也。”“睡，坐寐也。”“髀，股也。”“咳（hái），小儿笑也。”“吻，口边也。”“自，鼻也。”“洟，鼻液也。”

2. 对症状证候的描述 如：“眇，一目小也。”“眚，目病生翳也。”“蔑，劳目无精也。”“胖，半体肉也。”“吃，言謇难也。”“噎，饭窒也。”“羸，瘦也。”“烦，热头痛也。”“喘，疾息也。”“涒（tūn），食已而复吐也。”

3. 对病因病机的描述 如：“痱，风病也。”“痨，劳也。”“瘁，气不定也。”“鼽，病寒也，鼻窒也。”“厥，逆气也。”“瘀，积血也。”“滕（xiù），腹中有水气也。”“悸，心动也。”“湎，沉于酒也。”

4. 对病名的记述 如：“瘿，颈瘤也。”俗称大脖子病，即甲状腺大一类的病。“瘘，颈肿也。”相当于今天所说的淋巴结核。“痔，后病也。”“后”指肛门。说明已认识了痔疮病。“疸，黄病也。”此指黄疸病。“瘛，小儿瘛疭病也。”属于痫病，俗称抽风，小儿易发生。《说文解字》对疟疾的解释更为精彩。“疟，寒热休作病。”指出是寒热交替发作的疟疾。“痁，有热疟。”指有热无寒的疟疾。“痎，二日一发疟也。”精确说明是二日一发作的疟疾。“疠，恶疾也。”“疫，民皆病也。”说明已认识了流行性传染病。《说文解字》对肠道寄生虫病也有清楚的描述。如：“蛊，腹中虫也。”“蛔，腹中长虫也。”“蛲，腹中短虫也。”

5. 对诊断的记述 如：“妊，孕也。”“娠，女妊身动也。”“胚，妇孕一月也。”“胎，妇孕三月也。”这与现代胚胎学颇为近似。可见，汉时对妊娠诊断及胚胎学的认识已很发达。

“寸，十分也。人手却一寸动脉，谓之寸口。”寸的本义为寸口，也称寸脉。“脉（衇），血理分衺行体者。”义为运行在体内的血脉。

6. 关于药物的记述 如：“药，治病草也。”说明凡是治病的草均属药的范畴。同时也说明中药基本上以草木植物为主。“苄，地黄也。”“桔，桔梗也，药名。”“莶，黄莶也。”即黄芩。“萸，茱萸也。”这些在当时就是常用药物。“丹，巴越之赤石也。”说明朱砂是产于巴蜀和越地的矿物药。“参，人参，药草，出上党。”“姜，御温之菜也。”“芝，神草也。”“芺（ǎo），味苦，江南食以下气。”“萱，令人忘忧草也。”以上记载了药物的功用以及性味。“芫，鱼毒也。”告诉人们芫草的别名叫鱼毒。据说，此草煮后投入水中，鱼则死而浮出，故名。

此外，在《说文解字》的木部、酉部、虫部、石部、鱼部、金部等，均涉及一些药物。

7. 对针灸疗法的记述 如：“砭，以石刺病也。”说明用石针治病。“劆，砭刺也。”也是一种针刺疗法。“灸，灼也。”说明是用艾炷烧灼或熏熨人体穴位的一种疗法。“臑，臂羊矢也。”（羊矢即羊矢穴）

8. 关于阴阳五行学说的记述 《说文解字》涉及阴阳五行的地方很多。如对性情的解释是：人之阴气有欲者谓之情，人之阳气性善者谓之性。对于数、天干、地支也用阴阳解释，如：“四，阴数也。”“甲，东方之孟阳气萌动。”“丙，位东方，万物成炳然，阴气初起，阳气将亏。”“巳，已也，四月阳气已出，阴气已藏。”“五,五行也，从二，阴阳在天地交午也。”

对于五行学说中的东方甲乙木应肝，南方丙丁火应心，西方庚辛金应肺，北方壬癸水应肾，中方戊己土应脾，都记载得非常清楚。如：“庚，位西方象秋时，万物庚庚有实也。”“辛，秋时万物成而熟，金刚味辛也。”关于五脏，完全用五行学说作解释。“肺，金藏也”，“肝，木藏也”，“肾，水藏也”，“心，火藏也”，“脾，土藏也”，等等。

从以上实例可以看出,《说文解字》不仅忠实地记录了汉以前的医学成就，而且成为后世解释医学词语的依据和规范。

（二）《说文解字》在中医词语训诂中的指导作用举例

1. 煮、煎、熬 这三个字在现代汉语中意思大体相同，如“煮药”“煎药”“熬药”，几乎没有什么区别，可是在古医书中含义就不一样了。

煮，《说文解字》作鬻，云："或从火，或从水在其中。"煮药，即把药物和水一起加温，这同今天的用法是一致的。

煎，《说文解字》云："熬也。从火前声。"段玉裁注云："凡有汁而干谓之煎。"煎药，就是把煮好的药汁去掉渣滓，再加温浓缩。

"煮"和"煎"的意思都好理解，此不赘述。关键是"熬"的含义，与之明显不同。

熬，《说文解字》云："熬，干煎也。从火敖声。"扬雄《方言》云："熬，火干也。凡以火而干五谷之类，自山而东，齐楚以往，谓之熬。"可知"熬"有干煎、火干、焦干之义，它是专用火制，而不兼水制的。熬药，就是把药物炒干或烤干。"熬"与"煎"的区别在于"煎"是有汁而干，而"熬"是干煎。"熬"与"煮"的含义则大相径庭。在成书于秦汉之际的《神农本草经》《伤寒杂病论》等医籍中，在许多药物之后，如芫花、水蛭、虻虫等药后，往往注有"熬令赤色""熬令黄色"，甚至"熬黑"等语，这显然是指"火干""炒干"而言，绝不是加水煮。"熬"的这种用法，在先秦两汉的典籍中相当普遍。如《周礼》《仪礼》《礼记》三礼中有关丧礼的内容中，多有"熬谷"的记载，但无一例外都是把五谷"焙干"或"炒熟"，而不是煮熟。例如《仪礼·士丧礼》云："熬黍稷各二筐。"《礼记·丧大记》云："熬，君四种八筐，大夫三种六筐，士二种四筐。"汉代郑玄注曰："熬者，煎谷也。将涂设棺旁，所以惑蚍蜉，使不至于棺也。"唐代孔颖达疏云："熬者，谓火熬其谷使香，欲使蚍蜉闻其香气，食谷不侵尸也。"都是讲殡丧时，将五谷炒熟，放于棺旁，以惑蚍蜉，能起到防腐的作用。而盛之以"筐"，显然不用加水煮。

《辞源》将"熬"的义项注为"文火慢煮"，所举例证却是《周礼·地官司徒》："丧记，共饭米熬谷。"这就错了。此处"熬"也是"炒干"之义，绝不是用"文火慢煮"。

2. 关于"乳"和"字"　司马迁《史记·仓公列传》中有这样一段话："菑川王美人怀子而不乳……饮以莨菪药一撮，以酒饮之，旋乳。"有人译为："菑川王的一个妃子怀孕后不下奶汁……给他服用一撮莨菪药，用酒伴服，很快就下奶了。"译者望文生义，把"乳"理解为"乳汁"。甚至有人还据此向世人介绍司马迁记载的所谓下奶良方。按《说文解字》云："人及鸟生子曰乳。""乳"是生育的意思。"不乳"义为"难产"，"旋乳"义为"很快生下孩子"。由于不明"乳"的本义，竟把催产药说成催乳药。若照此用药，岂不贻误病家吗？

其实"乳"的这一含义在古籍中颇为常见。如《金匮要略·妇人产后病脉证治》云："妇人乳，中虚，烦乱，呕逆，安中益气，竹皮大丸主之。"意思是：妇人产后，中气亏虚，出现心烦意乱，呕吐气逆，应当安中益气，用竹皮大丸主治。有人不知在"妇人乳"后点断，总是讲成"妇人乳中虚"云云。这也是不明"乳"的本义的缘故。

又如《汉书·霍光传》云："（霍光妻显）私使乳医淳于衍行毒药杀许后。"此处"乳医"是指妇产科医生。至于"乳子""乳虎""乳牙""乳名"都是由"初生"义而来的。

“字”的本义也是“生育”,《说文解字》云:“字,乳也。”“乳”和“字”是同义词。

如《山海经·中山经》云:“其上有木焉,名曰黄棘,黄华而圆叶,其实如兰,服之不字。”“不字”即“不生子”。

正因为“字”“乳”本义相同,所以在本文中可对举和连用。如《论衡·气寿》云:“妇人疏字者子活,数乳者子死。”意思是说,生孩子稀少的容易养活,生孩子太频繁的不容易养活。这是古人对优生的认识。句中“字”“乳”同义对举。又如《论衡·气寿》云:“所怀子凶者,字乳亟数,气薄不能成也。”“字乳亟数”意为生育频繁。“字乳”和“亟数”均为同义复用。

至于“字”的“爱”“抚养”“待嫁”“文字”“表字”等义项,几乎都是由“生育”这一本义辐射引申出来的。此不赘述。

3. 关于“久”和“灸” 一提到“久”,人们一般都认为是指“时间长”,包括《辞源》《辞海》等多种工具书均把“长久”“时间长”作为“久”的本义,多举《论语·述而》“久矣,吾不复梦见周公”为例证。其实这是一个误解,“时间长”并不是“久”的本义,只是一个常用义。“久”的本义是“灸灼”,即中医的一种古老的治病方法,灸灼治病。《说文解字》云:“久,从后灸之,象人两胫后有距也。”“久”字像用艾柱在人后熏灸之形,是一个象形字。因灸灼治病要有耐性,直到灸处出汗而起到调补身体、发散毒邪的作用为止,故又用以指时间长,藉以表示抽象的时间义。段玉裁注释说:“‘迟久’之义行而本义废矣。”后来又增加形符“火”,另造一个“灸”字来表示“灸灼”义。《说文解字》云:“灸,灼也。从火灸声。”形声兼会意。

近代著名学者杨树达先生在他的《积微居小学述林·释久》一文中早已指出:“古人治病,燃艾灼体谓之灸,久即灸之初字也。”精确地说明了“久”“灸”二字的关系。即“久”是初文,“灸”是后起字,二者是古今字。今天,我们从出土的竹简中可以找到例证。如1978年文物出版社出版的《睡虎地秦墓竹简·封诊式·贼死》云:“男子丁壮,析(皙)色,长七尺一寸,发长二尺;其腹有久故瘢二所。”大意是说:男子系壮年,肤色白,身高七尺一寸,发长二尺,其腹部有灸疗旧疤痕两处。此处“久”义为灼灸、灸疗,用的正是本字本义。它是“灸”的古字,而不是通假字。

通过对以上几组实例的分析,可以看出,正确地解读古典医籍并不是一件容易之事。特别是中医的经典著作《黄帝内经》《伤寒论》等书,均成书于两汉时期,属于上古汉语,保存了大量的古字古义。这就要求我们,除了必备的医药学知识以外,还必须掌握一定的文字学、音韵学和训诂学知识,才能正确地解读古医籍,进而整理古医籍。而许慎的《说文解字》根据象形、指事、会意、形声四种构形方法,通过形、声、义结合来分析汉字、探索字源,寻求本义,这对我们进行中医药词语的训释工作,有着重要的指导意义。同时,对我们进一步开展中医研究,整理发掘这座伟大的宝库,有着重大的价值。从殷墟甲骨文到许慎的《说文解字》,汉字从形成、确立到规范,其发展过程中的主要阶段都是在河南完成的，对中医药文化的传承起到了巨大作用。这充分显示了中原古代文化对华夏文明所做的贡献。

（许敬生）

第十一节　仲景医药文化概说

东汉末年，南阳张仲景撰成《伤寒杂病论》。开辨证论治之先河，奠定理法方药之基础，建立了中医药文化体系。《伤寒论》被后世奉为经典，尊仲景为医圣。传承至今已 1800 多年。

一、仲景学说产生的历史文化渊源

中国传统文化发源于中原大地，人文之祖伏羲、炎帝、黄帝及先秦诸子的主要活动均在中原大地，创造了灿烂的古代文化。

到了春秋战国时期，出现了诸子百家学术争鸣的局面，而诸子文化的主要代表人物几乎都是中原河南人。

春秋战国时期，整个学术界百家争鸣、百花齐放，形成中国学术最为辉煌的时代。在这一时代中，中国学术重要的经典大都形成，诸如《诗经》《尚书》《三礼》《易经》《春秋》《黄帝内经》《难经》，无所不有。其《诗》以言志，《书》以记事，《礼》以规行，《易》阐阴阳，《春秋》述尊卑，《内》《难》以解人厄，包罗十分广阔。从春秋战国到秦汉之际，逐渐形成了中医学发展的第一次高潮。

而深厚的中医药文化历史渊源，使社会迫切需要一部理法方药齐备、能够全面指导中医临床的经典著作。“天将降大任于是人也”，于是，伟大的张仲景应运而生了。正是因为有着深厚的中医药文化历史渊源，张仲景才写出了不朽的《伤寒杂病论》。

二、仲景学说产生的地缘环境和时代背景

（一）得天独厚的自然条件孕育了独具特色的医药文化

南阳位于河南省西南部，为群山拱卫的盆地。南阳盆地安居中国腹心地带，北为伏牛山，东为桐柏山，西依秦岭，南部为大巴山余脉，东南部为大别山，东南方通过随州走廊与江汉盆地相连。境内有唐河、白河、淮河、湍河、丹江以及长江最大支流汉江等主要河流，分属汉水、淮河、黄河流域。气候湿润，四季分明，土壤肥沃，年均气温 15.1℃，为中药种植、生长提供了得天独厚的自然条件。动植物资源丰富，盛产中药材 2357 种。南阳地区历来拥有多种道地药材、大宗药材和多处中药种植基地。如今南阳是艾草之乡，产品占全国的 70%。今西峡山茱萸种植基地是全省最早获得 GAP 认证和无公害基地认证的药材基地，全县山茱萸种植总面积达 22 万亩，年产量 1800 吨，占全国山茱萸年总产量的二分之一，其规模、产量、产值均居全国第一。南

召辛夷种植基地是全国辛夷的主产区，占全国产量的40%，种植规模和产量均居全国首位。（李正昌等著《河南大中药产业发展研究》）得天独厚的自然条件孕育了独具特色的医药文化，这正是南阳中医兴旺发达的基础条件。自然也是仲景学说产生的深厚土壤。

（二）张仲景所处时代的社会背景

东汉末年，汉室衰敝，政治腐败，自然灾害频繁。据史书所载，当时瘟疫多次大流行。天灾人祸，更使社会矛盾激化，生灵涂炭。

张仲景在《伤寒杂病论》序中说："余宗族素多，向余二百，建安纪年以来，犹未十稔，其死亡者三分有二，伤寒十居其七。"建安纪年即公元196年，从建安元年以来不到十年的时间，二百多口的家族，就死了三分之二，这三分之二中又有十分之七的人死于伤寒病。

曹操《蒿里行》诗云："白骨露于野，千里无鸡鸣。生民百遗一，念之断人肠。"建安七子之一王粲在《七哀》诗二中描述："出门无所见，白骨蔽平原；路有饥妇人，抱子弃草间。"曹植的《说疫气》："建安二十二年，病气流行。家家有僵尸之痛，室室有号泣之哀。或阖门而殪，或覆族而丧。"人民生活之惨状，由此可见一斑。

面对如此状况，忧国忧民的张仲景于是弃官行医，决心撰写《伤寒杂病论》，救民于水火。

灿烂的中原古代文明，特有的地理自然条件和深厚的文化底蕴为中医药发展奠定了坚实的基础，同时也滋养了一代圣贤张仲景那颗伟大的心灵。作为封建时代的一位饱学之士，张仲景深受中国传统文化特别是中原中医文化的影响，这在他的《伤寒杂病论》一书及其临床实践中多处体现出来。他冲破黑暗的闸门，用独立的个体撑起民族精神，他用自身所受的苦难，在人间的烈火中寻找真理。在那战乱频仍，疫疠横行的年代，他誓救含灵之苦，"勤求古训，博采众方"，秉《周易》之神韵，合《黄帝内经》之心法，兼取各家精华，撰成了中医经典《伤寒杂病论》。成就了伟大的仲景学说。使人杰地灵的南阳，孕育了独具特色的仲景医药文化。

三、张仲景确立的辨证论治法则是中医学术的核心思想

随着《黄帝内经》《神农本草经》和张仲景的《伤寒杂病论》等伟大经典著作在中原的问世，中原医学迅速兴旺发达起来，成就了中国医学发展史上第一次学术高峰。

《伤寒论》吸纳了《黄帝内经》"六经病"理论。并与经络、脏腑、气化等学说相结合后，最终建立了"六经辨证"体系。

南阳医圣祠有一副对联（楹联由任应秋撰并书）。

上联：阴阳有三辨病还需辨证。

下联：医相无二活国在于活人。

上联的"阴阳有三"指的是中医学里的三阴、三阳（太阴、少阴、厥阴；太阳、

少阳、阳明），"辨病还需辨证"是说要想看好病人的病，要根据张仲景的"辨证论治"学说对证下药。下联是说良医和良相没有本质区别，医生治人、宰相治国，但是要把国家治理好的本质还是在于让百姓生活健康、幸福，这充分展示了仲景学说的伟大意义，彰显了医圣的光辉形象，也揭示了儒医的重要价值。这是对"上医医国"一语的生动诠释。

仲景根据错综复杂的病情所表现出的各种证候，通过"六经"辨证，全面地把握疾病发展变化的普遍规律和特殊现象，以对疾病进行正确诊断。从而使辨证论治体系更加系统完备。这一体系不仅为诊疗一切外感病提供了纲领性的法则，同时也为中医诊疗规律做出了明确的示范，成为中医药文化的诊疗模式。这一诊疗模式，一直为后代医家所遵循。在此后近两千年的岁月里，历代有成就的医家无不继承了这种中医药文化的诊疗模式。

仲景根据错综复杂的病情所表现出的各种证候，运用古代辩证法思想，加以分析研究，找出其中的属性、部位、邪正消长和病态表现，用阴阳、表里、寒热、虚实概括并区分病证（后人总结为八纲），作为辨识疾病的大纲。去认识疾病发展过程中各个阶段的普遍规律。

仲景在认真辨证的基础上，根据病变的表里先后和轻重缓急，随证施治，相应地制定出汗、吐、下、和、温、清、补、消等多种治疗方法（清人程钟龄总结为八法），从而使辨证论治体系更加系统完备。

张仲景继承并融会了医经和经方两大学派的学术，把理法与方药有机地结合起来并加以发扬创新。是对《黄帝内经》学术的继承和发扬。不仅如此，张仲景与辨证论治相配合，还创制了一系列相应的方剂。这些方剂配伍精当，医理深奥，疗效显著，被后世尊为"经方"。（也可以说《伤寒杂病论》是我国古代抗疫的治疗方案。如 2019 年武汉所用的"清肺排毒汤"，就是仲景经方"麻杏石甘汤""小柴胡汤"等几个方子的组合。）经过历代医家的发扬光大，这些经方已不局限于治疗仲景所述之疾病，而是远远超过其应用范围，广泛用以治疗各种疾病。

总之，张仲景以其创建的学术体系和高尚的医德，成为历代中医的楷模和中医药文化的最优秀代表，理所当然地被尊为"医圣"。仲景之学一直是中医的主流之学，他为后代学者提供了一个常读常新、常用常新的广阔平台，从中不断地生发出新的价值，始终保持着旺盛的生命活力。历代医家聚集在仲景之学的旗帜下，不断地继承和发展，形成最大的中医学术流派。

四、仲景学说的后世影响

自汉末张仲景的《伤寒杂病论》问世以后，历代都有华夏医家对其进行精心研究。

如晋代王叔和从脉、证、方、治入手，按照辨证论治规律编次；唐代孙思邈采用"方证同条，比类相附"突出主方，以方类证；宋代林亿等校正定型《伤寒论》版本；庞安时、韩祗和、朱肱、许叔微、郭雍等分别对病因发病、伤寒辨脉、六经症状、八纲辨证、伤寒鉴别等多个方面，进行研究探索；明清以来，有以方有执为首的错简派，以张志聪、陈修园等为代表的旧论派；临床上有以柯韵伯、徐大椿等为代表的方证派，有以尤在泾为代表的类证派，有以钱潢为代表的病因派，有以沈金鳌为代表的病证派和以陈修园为代表的分经审证派等。历代研究伤寒者有数百家，对其整理、校注、研究所形成的医著达千余种之多。可谓学派林立，异彩纷呈，流芳绵延。隋唐以后，仲景著作先后传扬到日本、韩国及东南亚地区，又逐步传扬到世界各地。

不仅如此，广大群众对医圣的虔诚崇拜，祭圣祈康，已成为民俗文化风情的重要内容。有关医圣张仲景的生平故事，千百年来在民间广为流传。如官守长沙、坐堂行医、相交何颙、望色仲宣、切脉老猿、诊治桓帝、仲景入川及冬至饺耳等，早已深入广大民众心中。总之，仲景医药文化源于中原，弘扬于华夏大江南北，根深，叶茂，花艳，并结出了丰硕的果。

五、仲景医药文化传承历史谱系

关于仲景医药文化的传承历史谱系颇多，有社会传承、师徒传承（略）、家族传承等形式。

社会传承的历史代表人物有晋代王叔和，唐代孙思邈，宋代林亿、庞安时、韩祗和、朱肱、许叔微、郭雍等，明代方有执、陶华、何渊、戈维城等，清代喻昌、柯韵伯、陈修园、徐大椿、尤在泾、钱潢、沈金鳌、张璐、程应旄、周扬俊、黄元御等。

家族传承有三个支系：一是岭南支系，代表人物是张绍祖（关于桂林古本《伤寒论》，有黄竹斋《宁波访求仲景遗书记》云："有张公学正字绍祖者，仲景四十六世孙也。"张绍祖自称保留着张仲景修改过第 12 稿的《伤寒杂病论》，然后他传给左盛杰，左盛杰又传给罗哲初，后刻印发行）；二是钱塘支系，代表医家是张志聪（约 1616—1674 年，字隐庵，浙江杭州人。自称为东汉名医张仲景之后裔，其 11 世祖游宦钱塘，遂定居于此。主张维护旧论，持其原貌，反对错简论之说。著《伤寒论宗印》《金匮要略注》等）；三是南阳支系，目前查到在清代乾隆年间有邓州人张泰恒著有《伤寒类证解惑》一书传世。据张泰恒后人讲，他们是仲景的后代。（据说还有若干人物，如张九官、张宪章、张纯嘏（gǔ）、张万杰、张连科、张耀南等，但尚未找到具体材料）

千百年来，人们信仰医圣，崇拜医圣，世代传承，千年延绵；祭祀持久，香火旺盛，在南阳医圣祠及祠庙的多种祭奠活动接连不断，有官祭、民祭、医家祭、生日祭、坐堂祭、重九祭等，名目纷繁。而国家一年一度在南阳举办的仲景文化节，更是引起世人瞩目。这一切都充分显示了仲景医药文化的无穷魅力。

六、肩负起神圣的历史使命

仲景医药文化不仅属于河南，更属于中国，也是全人类的文化遗产。因此，认真保护和传承这份宝贵的文化遗产，是我们中医人神圣的历史使命。而作为河南非物质文化遗产仲景医药文化保护和传承单位的河南中医药大学，更有着义不容辞的责任。

河南中医药大学是全国中医药文化科普教育基地。多年来，一直注重仲景医药文化的学术研究和各种相关设施的建设。学校设有仲景传承与创新中心、仲景学院、仲景研究院、伤寒教研室等专职机构，建有现代化的仲景方药重点实验研究中心，有完善的示教及声像教学设备，并有仲景文化专业资料室。已选拔培养了多届仲景专业班毕业生，受到社会的好评。现有河南中医药博物馆（含张仲景馆、中药馆等）、中药植物园、仲景广场等医药文化展示场所，校属三家附属医院均建有仲景诊疗实践设施、经方药物临床应用设施、学术思想传承教育基地等设施和场所。

学校还是中华中医药学会仲景学术传承创新联盟理事长单位、世中联仲景专业委员会主任单位、中国中医药信息学会张仲景研究分会会长单位。

学校有以国医大师张磊教授等为学术带头人、阵容强大的学术团队，大家有信心、有能力做好保护和传承仲景医药文化的工作，决心肩负起这一神圣的历史使命。当前党中央，制定了一系列优惠中医的政策，使中医事业的发展，迎来了灿烂的春天。在这种大好形势下，我们更应加倍努力，一定要让博大精深的仲景医药文化昂首阔步走向世界，永放光芒。正如日本学者丹波元胤在《中国医籍考》中所说："如日月之光华，旦而复旦，万古常明。"

（许敬生）

附：祭医圣仲景文

维公元2017年6月15日，岁在丁酉，时序仲夏。河南中医药大学师生谨具鲜花香烛之仪，肃拜恭祀医圣张仲景像前。其文曰：

仲景先师，世居南阳。敏思聪慧，勤学德彰。
遭逢乱世，疠疫肆狂。时医识浅，巫祝嚣张。
拨云开日，天地担当。上索灵素，下采扁汤[①]。
焚膏继晷，伤寒典章。辨治肇端，千年立纲。
自此厥后，国医发皇。根基中原，代有华章。
神圣工巧，智圆行方。杏林春暖，橘井泉香。
大野滴翠，气清天朗。乾坤交泰，和谐共襄。
岐黄薪火，传承四方。贤哲踵至，巨擘熙往。
大师云涌，前波后浪。继往开来，灿烂辉煌。
缅怀医圣，沐浴灵光。发扬奥旨，万代景仰。
鞠躬祭奠，伏维尚飨！

许敬生撰文

2017年6月3日

于河南中医药大学

注：①扁汤：泛指扁鹊、伊尹等方药。扁，指扁鹊；汤，指中药汤剂始祖伊尹所著的《汤液经法》。

第十二节　魏华存与道教上清派医学文化

一、道教上清派第一代宗师魏华存

在沁阳城西北二十余公里的紫陵村北边，有一座高大的山峰，叫阳洛山，阳洛山中有一东西走向的深涧，叫沐涧。魏夫人祠就坐落在这里。

魏华存（252—334 年）是晋代女道士，字贤安，任城人。司徒魏舒之女，博览百家，通儒学五经，尤耽好老、庄。常静居行导引、吐纳术，服食药物，意欲独身修仙，遂其所愿。其父母不允，在她二十四岁时被强嫁给太保掾南阳刘文（字彦幼）。刘文任修武县令，魏华存随至任所，生有二子。后来别居，持斋修道多年，广搜道教神书秘籍。为了使上清派的炼修功夫深入人心，她把原来在晋武帝太康九年（288 年）时得到的《黄庭内景经》草本，加以修订整理后，并予注述，撰为定本，传抄问世。魏夫人卒后封为"紫虚元君"，被尊奉为道教上清派第一代宗师，世称"南岳夫人"。

魏夫人定本的《黄庭内景经》简称《黄庭经》，是早期道教重要的经典之一。《黄庭经》分《太上黄庭内景玉经》《太上黄庭外景玉经》两部，以七言韵文著成。内中所谈到的人体生理，多与中医学相通，系统地提出养生理论和相应的修炼方法，成为影响中国 1000 多年的道教养生修炼专著。

为什么魏夫人祠又称二仙庙呢？魏夫人祠已有 1700 多年的历史，历尽了岁月沧桑。至唐代垂拱四年（688 年），唐太宗李世民命尉迟敬德监造增修，易名为"紫虚元君宫"，统称"紫虚元君庙"。北宋徽宗时期，"尊儒崇道，粉饰太平"，徽宗赐额"静应"，又更名为"静应庙"。宋金时期扩建"静应庙"，在紫虚元君宫后增建太乙真人宫。依仙位之序，太乙真人为大仙，紫虚元君为二仙，故称"二仙庙"。"二"者一指位序，二指奉两位仙人。怀川当地人习惯称紫虚元君魏夫人为二仙奶奶。

宋元以来，二仙庙多次得到修缮和扩建。清康熙年间，静应庙（即二仙庙）南北长达 400 米，计有宫、殿、楼、阁、台、亭、坊、廊等不同类型的建筑 46 座，整个静应庙有房屋 390 余间，庙内有参天古柏、合抱粗的松树以及各种名花异草。就是这样一个庞大精美的建筑群，在 1938 年被侵华日军一把火烧成废墟，他们把庙内的经典供具抢掠一空，千年古观毁于一旦。之后，当地老百姓自发集资，曾多次修建二仙庙。改革开放以来，沁阳市政府把重修二仙庙作为加强文物保护的重头工作来抓，至 2007 年 5 月，一座崭新的二仙庙修葺竣工。

1700 多年来，每逢农历"三月三"，沁阳一带的老百姓就在二仙庙举行庙会，隆重纪念她。可是民间也只知道二仙奶奶，并不知道魏华存，更不知道被誉为中国"四大天书"之一的《黄庭经》即是她所整理。历史界、道教界一直都认为魏华存是在江南修炼得道，而南岳衡山和江苏茅山一直戴着"上清派祖庭"的桂冠，很少注意到魏华存曾在沁阳阳洛山一带生活修炼达 42 年这一段历史。

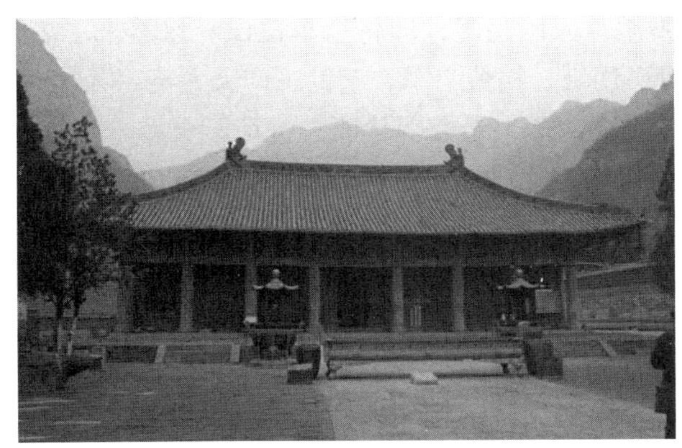

图 3-14　二仙庙主殿紫虚宫

二、魏华存修道于阳洛山

从 1987 年开始，沁阳市人民医院医生张景华和紫陵镇退休干部秦泰昌两位先生，用 16 年的时间，苦苦追寻魏华存的历史踪迹。经过考察发现，民间盛传的二仙奶奶与魏华存是同一个人，这一切就发生在神农山二仙庙景区。魏华存早年修道于阳洛山，她在这一带居住、活动至少达 42 年之久。她的主要成果都是在这里取得的，晚年才移居江南，在南岳衡山去世。并最终用大量的历史佐证，赢得了权威专家的认可。为此还成立了沁阳市魏华存研究会。其依据主要有三个方面。

一是历史记载。如《济宁府志》《怀庆府志》《上清经述》《茅山志》《后仙传》《衡州府志》《刘氏族谱》等文献以及众多的碑刻，均对魏华存在怀川及阳洛山生活和修行有记载。在多部史志及道家著作中，如《隋志・史部・杂传类》《旧唐志・史部・杂传类》《新唐志・子部・神仙类》《宋志・神仙类》《崇文总目・道书类》《通志略・诸子类・道家》《云岌七签》《太平御览・经史图书纲目》《太平广记》卷五十八及现存《大唐怀州河内县沐涧魏夫人祠碑铭》等可证，皆记有魏夫人事迹。

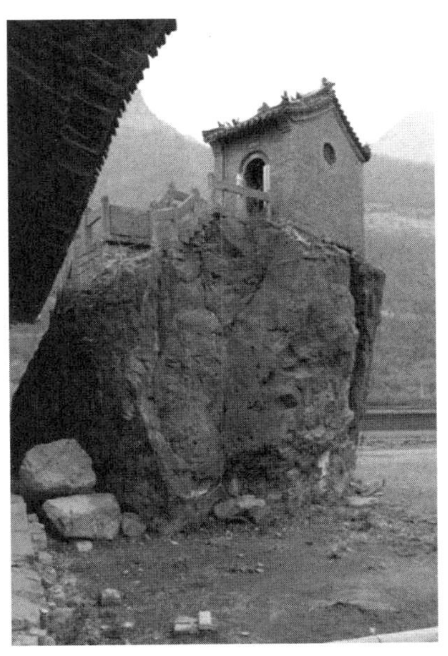

图 3-15　飞来石

二是阳洛山中有关魏华存的遗址。阳洛山中有一东西走向的深涧，叫沐涧。沐涧由西沟、南沟、北沟三沟交汇而成，周围的山称为沐涧山，魏华存曾隐居在此。在这一带留下许多遗迹，如魏华存修真悟道的隐元台、闭关修行的二仙洞、汲水饮用的圣水泉、亲笔所书的鸣玉亭、预测吉凶的飞来石及百姓所建的魏夫人祠、静应庙等。

三是当地百姓和道教信徒流传千百年的许多故事传说。在沁阳民间流传有“二仙奶奶救唐王”的故事。李世民隋末起兵，在洛阳战役中，退守太行沐涧山。经过几天厮杀，人困马乏，即将全军覆没。忽然来了名老妇，提一只饭罐，握一把青草，请李世民用饭、犒劳三军。李世民仰天大笑："区区一罐饭、一束草，哪够千军万马食用？"正要拿问，老妇飘然而去，踪影全无。李世民觉得蹊跷，命令三军用饭，果然吃用不尽。李世民在沐涧寺魏夫人神像前，叩头许愿："得帝登基，一定修庙报恩。"称帝后，李世民果然派开国大将尉迟敬德前来监修庙宇。现今的沐涧寺，确有一通《重修沐涧寺前殿并造像之记》的石碑，印证了这一传说。

关于"倒龙抱柱石"的故事。阳洛山的二仙庙与别处的二仙庙不一样的地方，还在于一个石牌坊下的"倒龙抱柱石"。石柱雕龙，龙头朝下，俯首帖耳，这堪称全国之最。因为走遍全国，雕龙多是向上飞腾，而要找到一个龙头朝下的"倒龙抱柱石"实在不易。相传李世民的军队退守沐涧山，人困马乏，已经绝粮，经二仙奶奶魏华存施食相救休整之后，很快打败了王世充。李渊父子最终统一了天下，建立了李唐王朝。后来李世民登上了皇位，就在长安大兴土木，修造宫殿。宫殿建好后，在安装门窗时，能工巧匠们无论怎么精雕细琢也安不上。工匠无奈，只好向李世民说明情况。李世民突然想起自己在阳洛山中曾向仙人许愿登基后报恩一事，于是立即命差役将宫殿的大门送到阳洛山。正好二仙奶奶的紫虚元君殿尚无大门，所送之门往上一安，正好。不仅如此，李世民还专门嘱咐人将龙柱上的龙雕成头朝下的样子，以表示自己承认错误。这个故事显然是在附会彰显大唐天子的博大胸怀，宣扬知恩必报的观念。

又如王羲之手书《黄庭经》换鹅的传说。东晋书法家王羲之也是上清派的信徒，他爱鹅，也很爱《黄庭经》。山阴一道士好养鹅，王羲之非常喜爱，想买下这群鹅。道士说：我心仪魏夫人的《黄庭经》已久，你给我写篇《黄庭经》，我就把鹅送给你。王羲之欣然命笔，一挥而就。道士看了赞不绝口。流传至今的小楷《黄庭经》就是王羲之的代表作。

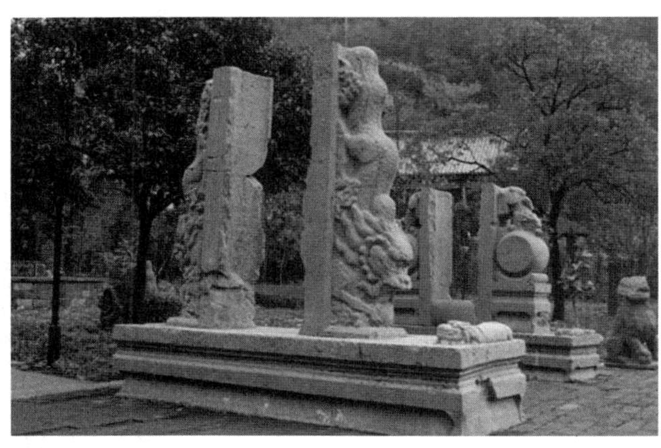

图 3-16　倒龙抱柱石

魏华存晚年适逢天下战乱，西晋灭亡，东晋建立，当时丈夫刘文已死，为避战乱，66 岁的魏华存和长子刘璞、次子刘遐渡河越江南下。其后又与二子分开，与侍女麻姑于晋大兴年间来到南岳，在集贤峰下，结草舍居住，静心修道。这就是黄庭观的来由。在南岳衡山黄庭观继续修行16年，于晋成帝咸和九年（334年）间，她闭目寝息，饮而不食而仙逝，享年83岁。这就是被后人尊称为“南岳魏夫人”的原因。

关于魏华存得道成仙的故事，在民间流传很广，影响很大。后来，崇尚道教的唐玄宗李隆基指令道士蔡伟，将这些民间流传的传说整理编入《后仙传》。宋代学者李昉根据《后仙传》的记载重新整理加工，编入了以神话故事和民间传说为主体的《太平广记》。

沁阳市二仙庙（即静应庙）三月三庙会是中原三大古庙会之一。每年三月，从初一到十五整整半个月，来自山西、河南及周边省市的香客络绎不绝。怀川人中信仰道教的比较多。而在道教众多的神灵中，二仙奶奶在怀川人心目中的位置最为重要。多少年来，怀川人一代代传诵着二仙奶奶的故事，敬奉二仙奶奶的庙宇随处可见。2004年4月19日，首次在沁阳市神农山二仙庙景区隆重举行了道教上清派祖师魏华存诞辰1752周年纪念活动。

三、魏华存及魏夫人祠对后世的影响

魏华存以后200年，南朝梁出了一位著名道教思想家、医学家、文学家陶弘景。陶弘景（456—536年），字通明，号华阳隐居，丹阳秣陵人。永明十年（492年），辞官隐居句曲山（茅山）。梁武帝如遇大事常往山中咨询，时称“山中宰相”。陶弘景是上清派第九代宗师，在茅山聚众布道，茅山成了上清派活动中心，陶弘景也成了上清派一代宗师。故后世称上清派为“茅山宗”，在道教史上地位显赫。可见魏华存开创的道教上清派影响之深远。

魏华存去世后，老百姓则用自己的形式记住了她，用口碑、用心灵，以精神的方式来纪念她，向这位二仙奶奶顶礼膜拜。对于普通百姓来说，每年三月，二仙庙庙会已经成了一个节日，成了一个能为大家带来快乐的日子。这也许可以算作魏华存除《黄庭经》之外留给后人的又一份遗产。至于说她羽化登仙，显然是把她神化了。同时，这也反映了那个时代普通百姓心中的愿望。因为在当时穷苦百姓的心中，只有神通广大的仙人才能拯救这个苦难深重的社会。

魏华存去世后，由她定本的《黄庭经》经东晋大书法家王羲之抄写而广为流传。《黄庭经》对后世的影响是巨大的。王羲之说：“书家不写《黄庭经》，笔中岂能有神灵？”宋代大诗人陆游说：“白头始悟颐生妙，尽在黄庭两卷中。”传说王羲之最喜欢抄写《黄庭经》，每抄一篇必有新的感悟。西晋之后的大书法家，几乎没有不抄写《黄庭经》的，唐宋时代如大书法家褚遂良、颜真卿、苏轼、黄庭坚等，都留下了与《黄庭经》相关的作品。

《黄庭经》为什么能得到广泛流传？除了书圣王羲之等名家传抄外，当然主要还是它内在的魅力。《黄庭经》以三丹田与黄庭宫为枢纽，存思黄庭，炼养丹田，积精累气，以求长生。该书以传统医学对人体的认识为基础，运用道教思维及语言，简明扼

要地描述了人身脏腑器官及其功能，概括了人体各系统的生理功能，提出了“三丹田”（有上中下三丹田：上丹田为督脉印堂之处，又称“泥丸宫”；中丹田为胸中膻中穴处，为宗气之所聚；下丹田为任脉关元穴，脐下三寸之处，为藏精之所）等道教修养理论。所谓“黄庭”是指人体中央与外界四方。外指天、地，内指人本身脑中、心中和脾中，内外相辅称“黄庭”。《黄庭经》以七言口诀方式和形象贴切的描写比喻，把人的四肢五官、五脏六腑、肌骨经络、知觉思维、阴阳五行与日月星辰诸“神”相结合，说明人只有存思炼形，积精累气，保持阴阳平衡，才能身体健康、延年益寿。上清派在炼养方法上，改变了过去符箓禁咒和烧炼金丹的做法，而专炼人体的精、气、神以求长生久视之道。

《黄庭经》也是中国气功学的主要经典，是修炼内丹的必读书。对后世气功医学影响很大。所谓内丹，是相对于丹鼎派的烧炼丹砂、铅汞而说的，指以己身为炉灶，以自身中之精气为药物，在自身中修炼，使精气神凝聚不散而成为“仙丹”。而《黄庭经》提出的“脾胃主黄庭之魂”“漱津液五华生辉”“心者五脏六腑之大主也，精神之所舍也”等观点，也无不与中医学说有共通之处。这对于我们深入研究道教和中医养生学，有着重要的学术价值。因此，魏夫人祠不仅是道教圣地，也是中医药文化的重要遗迹。

如今，魏华存及其相关的文物遗址、神话传说，已成为沁阳市宝贵的文化资源之一。重修二仙庙之后，阳洛山一带已建成著名的神农山二仙庙风景区。近年来，连续两届道教上清派祖师魏华存诞辰纪念活动，均在二仙庙景区举行。这些，都为我们挖掘、开发神农山及魏华存的历史文化内涵，打造一流的文化名城，奠定了良好的基础。

（许敬生）

第十三节　少林医药文化

少林医药文化除了包含中国佛教医学特色以外，主要指少林伤科文化和少林禅医文化。

一、少林伤科文化

少林伤科文化是从少林武术文化和中医伤科文化派生出来的独特医学文化。少林伤科以中医学的大背景为基础，继承了佛家伤科学的特色，以经络气血传输为理论依据，以脏腑经络、穴道部位为辨伤基础，以独特的少林寺秘传内外损伤方、点穴疗法及正骨夹缚为治疗方法，从而形成了一套完整的治疗体系。它既是中医学的一部分，又独具特色，自成体系。反过来又推动了中医学，特别是中医伤科学的发展。

武术的格斗，必然导致人体的创伤，因此武术与医学犹如一对孪生兄弟，武术伤科就这样从武术和医学当中派生出来。比如疾病的“疾”字，就象征带有箭伤而卧床之意。

武术与中医的产生和形成都源于中国传统文化，并在中国传统文化的大环境中发展完善。二者息息相通，互为渗透。中医里的阴阳五行、穴位经络、子午流注等思想，同样也贯穿在武术文化当中。少林功夫与少林寺特殊的佛教文化环境及1500多年的历史紧密联系在一起，形成一个独特的体系。从而为少林伤科的发展奠定了基础。

早在南朝宋齐时代，释僧深所著《僧深药方》便有关于跌打伤损之处方用药，是中国佛教医学首论骨伤疾患之方书。至唐代会昌年间，蔺道人撰《仙授理伤续断秘方》，为佛家骨伤流派的形成打下了基础。蔺氏传人彭叟以《理伤续断方》所载方药疗病，屡治屡验，救人无数。元代李仲南《永类钤方》几乎全部载录了《理伤续断方》中治法的内容和一半以上的方药。这一脉相承的骨伤疗法，人们称之为中国佛家伤科学。

建于公元495年的少林寺，利用嵩山当地药材治疗僧众和附近居民的各种疾病。公元1217年，少林药局正式成立，它标志着少林医药学经过历史的沉淀，已建立了一套完整的体系。后来元代著名历史学家元好问曾亲撰《少林药局记》。全国寺院纷纷开办药局以利众生，并推崇少林寺为“佛门医宗”。

佛医以佛教理论为指导，与中医相互借鉴、相互补充，从而形成独具特色的传统医学体系。少林伤科学派就是在此基础上发展起来的，事实上，少林伤科就是佛家伤科学的延续。众多僧医继承师传，发扬其特色，为发展少林伤科事业做出不少贡献。在少林寺历史上产生了许多擅长伤科的僧医。如唐代有昙宗、志操、惠书等精于伤科，对少林伤科有开创之功。至明清大发展，形成了少林伤科学派。其代表人物是明代的异远真人，异远真人所撰的《跌损妙方》，是现存最早的少林伤科专著，对少林伤科学派的形成和发展，产生了深刻的影响。被后人称为少林秘方。清代高僧湛举、湛化进一步补充、完善，整理少林寺伤科秘方为《少林跌打损伤秘方》。清末僧医以寺行医，擅长跌打损伤，其间撰著有《少林寺伤科秘方》《少林真传伤科秘方》《少林寺跌打损伤验全方》等。使少林伤科逐步完善。

改革开放以来，少林寺组织僧医和中医药方面的专家进行了一系列的整理和挖掘。1999年7月，由释永信方丈主编，中华书局出版了《少林武功医宗秘笈》全十卷，80余万字。2011年5月，由释永信、李良松主编，中国书店出版社出版了《中国佛教医药全书》百卷本大型文献丛书，7000余万字，该书被视为有史以来最全面的佛教医药养生文献集成。

二、少林禅医文化

禅医，是在佛教禅宗影响下形成的医学流派，又称禅武医、中华禅医。它具有神奇的临床效果和深幽古奥的医学理论。少林禅医，是少林寺历代名僧将行医经验与禅武医实践相结合而形成的一个独特的中华医学分支。其理论均以“禅机”和“气机”为基础。强身先修心、修德，心理健康是身体健康的基础。

1500年前，西来的高僧达摩，在嵩山面壁九年、结庐修真，创立了中土佛教禅宗的祖庭——少林寺，这是少林武术的发源地，也是少林禅医的发源地。

自汉代经中原传入中国的佛学至魏晋以后广为流行，迅速渗透到社会各个领域，为中国所固有的文化融合与吸收，成为中国传统文化的重要组成部分。佛学与中国老庄哲学、魏晋玄学相结合，形成了禅宗，强调“明心见性”，即直观领悟；而中医学崇尚“天人合一”，用直觉来把握世界，感悟生命，诊治过程中强调直观外推和内向反思，也就是望闻问切四诊合参，不受外表某些症状的影响，找出疾病的本质，也是一个悟的过程。禅宗独特的思维方式与中医学的直觉体验不谋而合，因此，思想上禅和医互相融通，形成了一种禅医文化。

佛教的禅定重视清净调神，强调心灵为一切身心现象的主宰，使各种欲念归于静止；佛教的参禅让人们摒弃杂念，安静专一，修炼身心。少林禅医不同于我国传统中医流派之处，在于具有“禅”的特质。禅医突出以禅定为基础法门，运用气化、导引、点摩等为治疗手段，以提高生命力，激发潜能，改变体质为旨归而自成医学体系。

从 2011 年 5 月至 2019 年 5 月，少林寺连续举办了九届中国佛医高峰论坛。与会的国内外众多专家，就少林医学、禅与养生等一系列专题，展开了深入讨论。2017 年 5 月 28 日，在少林寺第七届中国佛医高峰论坛上，少林寺监院、少林药局和少林书局负责人释延琳法师，总结提出了“三疗七修”之说，并逐步系统化。

所谓“三疗”，即禅疗摄心、功疗健体、食疗调身。禅疗是以少林寺达摩禅师所传心法，通过面壁寂修、呼吸入门、锻炼经络、濡养气血，达到气脉中和、坚实内脏、顺通经络的效果，以充养先天。凡与心理活动有关的疗法，如导引、气功、冥想、催眠等，均含其中。功疗是指提高功能性修复的疗法。少林寺传统功夫包含大量养生功法，如龙拳练神，虎拳练骨，豹拳练力，蛇拳练气，鹤拳练精等。以此来提升修炼者的精气神。同时通过练习《八段锦》《易筋经》《洗髓经》等少林导引功夫以祛邪养正、健身疗病。食疗指与饮食有关的疗法。在佛教戒律中把药称药食，饮食也称药，一切食物可通称为药。因地取材，药食两用，调补兼具。其他如茶疗、酒疗、果疗等均包含在食疗之中。

所谓“七修”，即德修（道德修养）、功修（功疗修养）、食修（食疗修养）、书修（书法修养）、花修（花卉修养）、乐修（音乐修养）、香修（含供香、佩香、体香、食香等修养）。以达养正、养气、养心之目的。强调在继承发扬中华传统医学理论基础上，突出以“因果”“禅定”为基础法门，以默照冥想、呼吸、导引、气血、经络、藏象等学说为基本理论，运用“观想”“气化”“导引”“点摩”等基本手段进行诊断、治疗、调养，形成独特的“三疗七修”之法。这基本上概括了当今少林医药文化的特色。

（许敬生）

第十四节　温县陈家沟陈氏太极拳

温县，地处“三百里怀川”，因春秋时古“温国”而得名。温县物产丰富，文化积淀深厚，境内分布着仰韶、龙山、二里头等原始文化遗迹，留存有西周古城、汉代冶铁、唐宋寺庙、明清古墓等众多文化遗迹，也是春秋子夏、晋代司马懿、宋代画家郭熙的故里。明清以来，温县则以陈家沟“陈氏太极拳”闻名于世。

陈家沟村地处温县以东，距温县县城约5公里，北靠清风岭，南临黄河，与虎牢关、伏羲台及洛汭（伊洛河与黄河交汇处，相传是出现“河图洛书”的地方）等遗址隔河相望。陈家沟村依山势而建，因村中大部皆为陈姓，又有一条形似深沟的古河道，故名“陈家沟村”。明清以来，“陈式太极拳”自此发源，传遍全国，从而形成了当地深厚的太极拳文化。

太极拳，曾名“内家拳”“长拳”“太极十三式”。太极拳作为中华武学中一种最富传奇色彩的拳种，其自创立以来，流行之广，繁衍之盛，知名度之高，非其他拳种所能及。纵观太极拳拳理形成与发展的历史进程，它不仅吸收、融会、贯通了我国古典哲学、中医学、易学等思想，整合了儒家、道家修身养性的“性命学说”，更是发展了导引、吐纳等中华传统养生方法。

太极拳主张以柔克刚、以弱胜强、后发制人，注重吐纳导引以炼意养气，外修拳法、内练“内劲”的习练方法，深刻展现了中国古典哲学中天人合一、道法自然的理念，也在长期的流传中形成了丰富的太极拳文化，形成了一整套互为呼应的太极拳套路、拳理、技击理念、行为模式与价值取向。

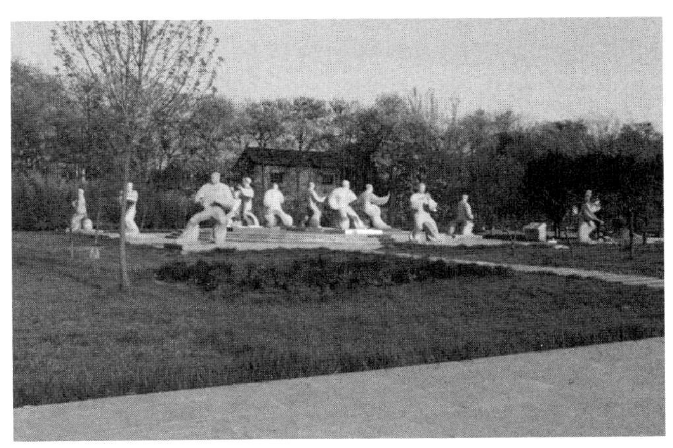

图3-17　陈家沟太极十三式雕塑

一、太极拳的源流

在太极拳的起源问题上，武学界众说纷纭，大致有以下几种说法。

1. 唐代许宣平、李道子所创　民国宋书铭据家传宋代宋远桥所著《宋氏家传太极功源流及支派考》一书持此说。

2. 宋元间张三丰所创　清人曹秉仁《宁波府志·张松溪传》以及黄宗羲《王征南墓志铭》中均持此说。

3. 明初河南温县陈家沟陈卜在明洪武年间所创　1914年陈氏后人陈鑫编著的《陈氏太极拳图说》一书持此说。

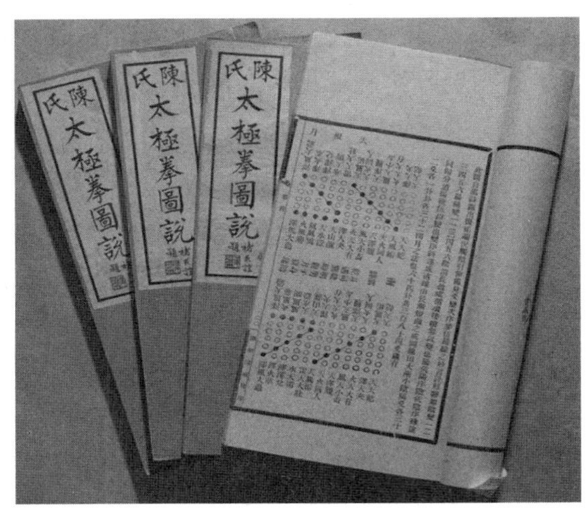

图 3-18 《陈氏太极拳图说》书影

4. 明末清初人陈王廷所创 近代武术家唐豪先生据《陈氏家谱》考证，认为太极拳最早流传于河南温县陈家沟陈姓家族中，创始人是明末清初人陈王廷。

5. 清乾隆年间王宗岳所创 此说见于《清史稿·王来咸传》。

20 世纪 30 年代后，近代武术家唐豪、徐哲东、顾留馨等人，围绕这个问题进行了长期的考证。综合来看他们掌握的史料和研究成果，唐、顾二位先生关于陈王廷首创太极拳的结论，得到了武坛较为广泛的认同。

太极拳的创始虽众说纷纭，但其在清代中后期的广泛发展与流传则是不争的事实。至清末以及民国，太极拳逐渐演化出数个流派，其中最为有名的为陈氏、杨氏（杨露禅）、吴氏（吴全佑）、武式（武禹襄）、孙氏（孙禄堂）五家。其中尤以陈氏和杨氏习练者较广。五家太极，拳势虽各有取架高低、开合疏放、圜转衔接之不同，但大体皆主张：静心用意，柔和缓慢、圆转不滞、虚实分明、轻灵沉着、刚柔相济，寻其根皆源于陈氏太极拳，究其源则同合太极阴阳五行变化之理。

二、太极拳与中医学之理相通

太极拳理论渊源于“太极学说”，以“天人合一”的整体观为哲学思想基础，以“阴阳学说”为辨证基础，具有丰富的文化内涵，涵盖了道家的“贵柔尊阴”“崇尚自然”，阴阳学说的“阴阳和合”，儒家文化的“极高明而道中庸”。太极拳虽以武为外形，但讲求内在心、神、意、气的高度协调统一，强调“养心存神，以意行气，以气运身”，而这些观点无不体现于中医学理论中。

中医学认为：“阴阳者，天地之道也，万物之纲纪，变化之父母，生杀之本始。”（《素问·阴阳应象大论》）强调阴阳对立转化、互根消长在人体内的具体关系，并藉以说明人体的组织结构、生理功能、病理变化，以及具体的临床诊疗与运用。而太极拳理论则强调拳法的动静得宜、刚柔相济、内外相合、意行相通等理念。

“以气运身，如九曲珠无微不至”（清代王宗岳《十三势行功心解》），太极拳理论讲求“以意领气，意在气先”，“平素要先养气，临场更要顺气而行，勿使有惰气参，勿使有逆气横”（民国陈鑫《太极拳经论》）。太极拳强调意气运动在运功发招中的重要作用。中医学同样看重“气”在人体中的重要作用。“百病生于气也。怒则气上，喜则气缓，悲则气消，恐则气下，寒则气收，炅则气泄，惊则气乱，劳则气耗，思则气结。”（《素问·举痛论》）“恬淡虚无，真气从之，精神内守，病安从来。”（《素问·上古天真论》）

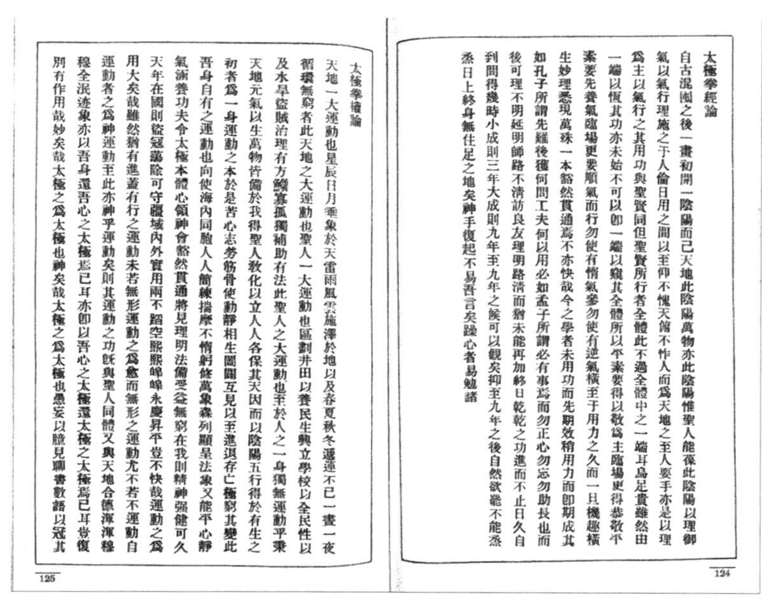

太極拳經論

自古混闢之後一畫初開一陰陽而已天地此陰陽萬物亦此陰陽惟聖人能葆此陰陽以理御氣以氣行理施之于人倫日用之間以至仰不愧天俯不怍人而爲天地之至人要手亦是以理爲主以氣行之其用功與聖賢同但聖賢所行者全體此不過全體中之一端耳烏足貴雖然由一端以恆其功亦未始不可以卽一端以窺其全體所以平素要得以敬爲主臨場更得恭敬平素要先養氣臨場更要順氣而行勿使有惰氣參勿使有逆氣橫至于用力之久而一旦機趣橫生妙理悉現萬殊一本豁然貫通焉不亦快哉今之學者未用功而先期效稍用力而卽期成其如孔子所謂先難後獲何問工夫何以用必如孟子所謂必有事焉而勿正心勿忘勿助長也而後可理不明延明師路不清訪良友理明路清而猶未能再加終日乾乾之功進而不止日久自到間得幾時小成則三年大成則九年至九年之候可以觀矣抑至九年之後自然欲罷不能烝烝日上終身無住足之地矣神手復起不易吾言矣躁心者易勉諸

124

太極拳權論

天地一大運動也是辰日月垂象於天雷雨風雲施澤於地以及春夏秋冬遞運不已一晝一夜循環無窮者此天地之大運動也聖人一大運動也區劃井田以養民生興立學校以全民性以及水旱盜賊治理有方鰥寡孤獨補助有法此聖人之大運動也至於人之一身獨無運動乎秉天地元氣以生萬物皆備於我得聖人教化以立人人各保其天因而以陰陽五行得於有生之初者爲一身運動之本於是苦心志勞筋骨使動靜相生闔闢互見以至進退存亡極窮其變此吾身自有之運動也向使海內同胞人人簡練揣摩不惰躬修萬象森列顯是法象又能平心靜氣涵養功夫令太極本體心領神會豁然貫通將見理明法備受益無窮在我則精神强健可久天年在國則盜寇蕩除可守疆域內外實用兩不蹈空熙熙皞皞永慶昇平豈不快哉運動之爲用大矣哉雖然猶有進蓋有行之運動未若無形運動之爲愈而無形之運動尤不若不運動自運動者之爲神運動至此亦神乎運動矣則其運動之功旣與聖人同體又與天地合德渾渾穆穆全泯迹象亦以吾身還吾心之太極焉已耳亦卽以吾心之太極還太極之太極焉已耳豈復別有作用哉妙矣哉太極之爲太極也神矣哉太極之爲太極也愚妄以臆見聊書數語以冠其

125

图 3-19 《陈氏太极拳图说·太极拳经论》

可以说，太极拳与中医理论都根植于阴阳学说，以“气”论为出发点。

三、陈式太极拳的流行

陈氏太极拳虽有起源于温县始祖陈卜的说法，但对陈氏太极拳的传播起到重要作用的是陈王廷、陈长兴、陈鑫、陈发科、陈照丕等人。

陈王庭（1600—1680 年），又名奏庭，明末清初人，文武兼优，精善拳术，颇有成就，在明末清初的河南、山东一带声望显赫。陈王廷的重要贡献是综合历代拳技，写出了《拳经总歌》一书，奠定了陈氏太极拳的基本理论。他依据祖传之拳术，博采众家之精华，创造了一套阴阳相合、刚柔相济的太极拳。陈王廷传授下来的有一至五路太极拳、炮捶一路、长拳 108 势、双人推手和刀、枪、剑、棍、双人粘枪等器械。其中双人推手和双人粘枪，更具前所未有的独特风格。

自陈王廷之后，陈家沟练习太极拳之风逐渐兴盛，当地民谚有云“喝喝陈沟水，都会翘翘腿”，“会不会，金刚大捣锤”，可以说一定程度上反映了陈家沟练习太极拳的普遍性。

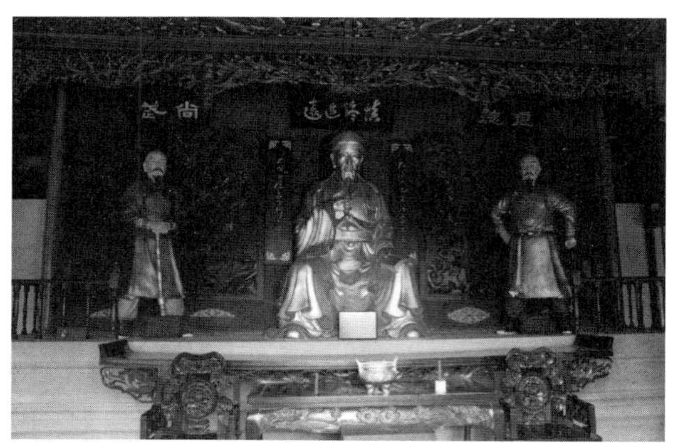

图 3-20　陈家沟祖师殿陈王廷塑像

陈长兴（1771—1853 年），字云亭，著有《太极拳十大要论》《太极拳拳武要言》等书，他在祖传陈氏老架的基础上将太极拳套路由博返约，精炼归纳，创造性地发展成为现在的陈氏太极拳一路、二路（又名炮捶），后人称其为“太极拳老架（大架）”，为规范陈氏太极拳基本套路做出了贡献。最为称道的是，陈长兴破除了陈式太极拳不外传的祖规，广开门户，传授外姓弟子，迈出了陈式太极拳推广流传，光大门户的重要一步。其著名高足杨露禅，出师后教拳于清宫，并另创“杨氏太极拳”，普及京津，发展了太极拳术。

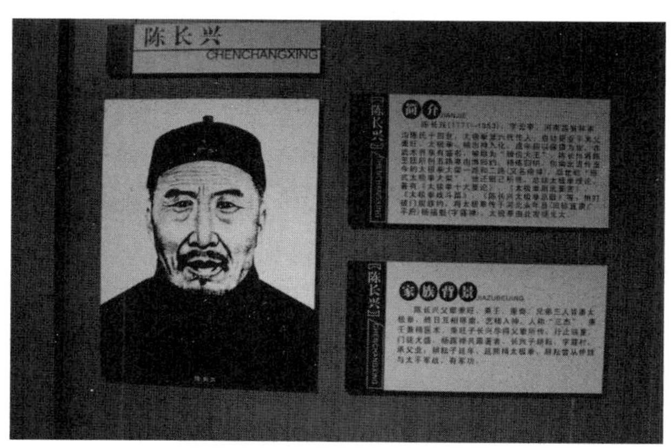

图 3-21　陈家沟太极拳博物馆陈长兴像

陈鑫（1849—1929 年），字品三，他感到陈氏拳术历代均以口传为主，文字著作很少，为阐发陈氏太极拳精髓，陈鑫发愤著书立说，用十二年时间撰成《陈氏太极拳图说》，详细记录了陈氏世代积累的练拳经验，以易理说拳理，引证经络学说，阐明了太极拳“内劲”中“缠丝劲”的习练方法与具体运用。他还著有《陈氏家乘》《三三六拳谱》等著作。为太极拳的进一步发展奠定了雄厚的理论基础。

陈发科（1887—1957 年），字福生，是近代陈氏太极拳的代表人物，对发展和传播

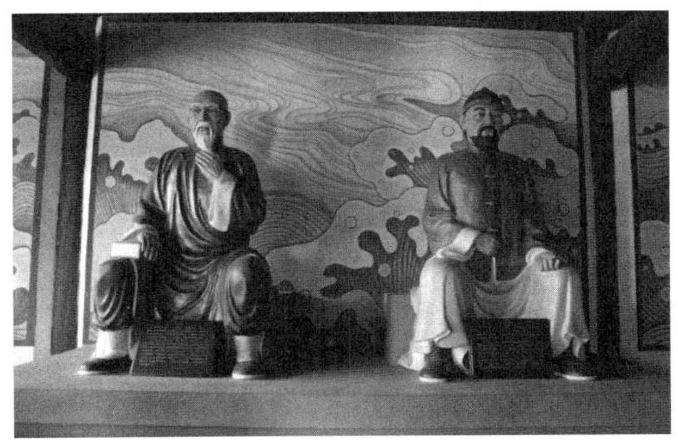

图 3-22　陈家沟太极拳博物馆陈鑫塑像（左）

太极拳有杰出的贡献，自 1929 年至 1957 年一直在北方教授陈氏太极拳，其拳法刚柔相济，采、挒、肘、靠、拿、跌、掷、打兼施并用，技术极好。因其为人忠厚，功力高深，武德高尚，深受各界人士的欢迎。

陈照丕（1893—1972 年），字绩甫，陈照丕理论造诣极深，积数十年之经验，著有《陈氏太极拳汇宗》《太极拳入门》《陈氏太极拳图解》《陈氏太极拳理论十三篇》等书，他所授弟子的代表有陈小旺、陈正雷、王西安、朱天才等，对国内外陈氏太极拳的推广工作做出了巨大贡献，为陈氏太极拳承前启后的一代名师。

四、太极拳文化因多样化发展和普及而走向世界

随着太极拳的广泛普及，陈家沟对太极文化的开发工作也逐步全面展开。目前，已建成的有太极拳祖祠、太极祖林、陈家沟武术馆、中国太极拳博物馆、杨露禅学拳处、陈照丕纪念园、东大沟造拳处、太极拳擂台、陈家沟演武厅、皂角树练拳处、陈长兴故居、太极拳表、太极园、陈长兴教拳处、牌楼等 40 多处。

太极拳在其初创期，仅在河南温县陈家沟陈氏族人中流传，所以又被称为“陈氏拳械”。自陈长兴及其族侄陈青萍开门受纳外姓弟子起，陈氏太极拳才开始逐步传向社会。进入 20 世纪上半叶后，太极拳在北京的发展日益兴盛。陈鑫著《陈氏太极拳图说》因其系统地整理了陈氏太极拳的技术和理论，受到拳坛推崇。此外，还有不少太极拳家通过自身习拳的实践与体会，也不断推动着太极拳运动的发展。

1956 年，国家体委对太极拳及其器械进行了规范化，并制定了太极拳比赛评分标准，组织了全国性的太极拳比赛。由于太极拳拳架的规范化与标准化，为太极拳成为广泛的“全民健身”运动，以及大规模的太极拳比赛和集体演练活动奠定了基础，同时也促进了太极拳的极大普及。

伴随着改革开放的春风，太极拳运动蓬勃发展起来，进入了多样化发展的时期，也迎来了社会化和国际化发展的大好局面。太极拳社会化、多样化的发展状况，促成了太极拳这一古老拳种在新时代的百花齐放与异地争艳。国家体委也顺应趋势，自

1989 年起，组织有关专家以陈式、杨式、吴式、孙式、武式五家传统套路为素材，相继创编出相关竞赛套路。并从 1986 年起正式举办每年一届的“全国太极拳、剑、推手比赛”。

随着改革开放的不断深入，太极拳不仅广泛地普及到全国各地，在全民健身活动中发挥着积极作用，而且迅速地传向海外，进入国际体坛竞赛场和大众休闲体育场，受到世界人民的喜爱，已形成了全球性的太极拳文化热。

从 1990 年后，在亚运会、东南亚运动会和东亚运动会武术比赛中也都设有太极拳比赛。其中规模较大且有连续性的是起自 1991 年的河北永年国际太极拳联谊会和起自 1992 年的河南温县国际太极拳年会。1997 年以来，在国际武联下属各洲举办的武术锦标赛和 1991 年开始举办的每两年一届的“世界武术锦标赛”中都设有太极拳比赛。太极拳活动的方式逐步增多，活动规模也逐步增大。

2006 年，太极拳被列入首批国家级非物质文化遗产名录；2007 年，温县被中国武术协会、民间文艺家协会正式命名为“中国武术太极拳发源地”“中国太极拳发源地”和“中国太极拳文化研究基地”。随之，陈家沟“太极文化”的开发工作也逐步展开。

太极拳，这一中华武学中最富传奇色彩的古老拳种，必将伴随着太极拳文化的全球普及而迎来更加灿烂的明天。

（许敬生　马鸿祥　尹笑丹）

第四章 中原医学的成就与贡献

第一节　中原上古医药学简述

河南作为中华文化的发源地之一，历史厚重，在人类文明发展的早期——石器时代，已有先民行走于黄河流域的山水之间，河南境内石器遗址丰富，考古成果丰硕，部分先民生活遗迹、先民遗骨的发现，为我们了解原始先民的社会发展，疾病状况与体质健康提供了样例。

一、河南原始社会的人类发展

（一）旧石器时代

河南境内的旧石器遗存多分布在豫西、豫西南丘陵及低山地区。主要有南召猿人遗址、安阳小南海遗址、荥阳织机洞遗址、许昌灵井遗址、栾川蝙蝠洞遗址。

南召猿人是河南境内已知最早的古人类。1978年9月，发现于南召县云阳镇西北杏花山，其中一枚牙齿经鉴定为早期人类的臼齿，为右下第二前臼齿，保存较完好，与北京猿人的同类牙齿较为接近，结合齿尖磨损情况推测，可能属于直立人类型的青年个体。（邱中郎，许春华《南召发现的人类和哺乳类化石》）1980年6月，在南召猿人发现地以西3公里处的小空山更新世中期原始洞穴里，又发现一处旧石器时代早期文化遗址，在该地层中发现100多件打制石器和1米多深的残余灰烬层，经考古学地质层对比，小空山遗址与杏花山南召猿人遗址属于同一地质时期，极可能是南召人的迁居地之一。洞内发现打制石器与灰烬层说明，南召猿人已经初步掌握了工具制造和火的使用。小空山遗址的发掘是继我国周口店遗址之后第二处发现的旧石器时代早期人类用火遗迹。

安阳小南海文化遗址，位于安阳市西南30公里的小南海山洞穴里。1960年，经考古发掘，先后出土石器（片）7078件，以及黑鼠、狗獾、鬣狗、豹、野驴、披毛犀、普氏羚羊等大量动物化石，依据动物化石与石器制作方式，该遗址属于旧石器时代晚期的文化堆积。洞穴遗址第三层遗迹中，发现有红烧土碎块、炭粒以及烧焦的野驴化石。

织机洞洞穴遗址，位于河南荥阳市城南20公里的织机洞洞穴内，地处嵩山北侧的石灰岩质低山丘陵区，洞内遗址最厚处达24米，其中的旧石器文化层最晚的时间可能在距今7万年前，遗址堆积的肇始时代，约在旧石器中期的前段，织机洞地层堆积之厚，文化遗迹、遗物之丰富，仅次于中国猿人遗址，因此被称为中国北方旧石器时代遗址的第二洞。在近100平方米的发掘区内，密集分布17处用火的遗迹。这些用火遗迹多呈圆形或不规则形，遗迹层面上有灰烬堆积，灰烬下有烧烤痕迹，其周围及地面被烤成褐色或红褐色，织机洞人已经熟练地掌握了火的运用。

栾川蝙蝠洞旧石器时代洞穴遗址，位于河南省洛阳市栾川县庙子镇高崖头村西南，2010年发掘，掘获古人类牙化石1枚、石制品8件及大量动物化石。石制品类型有石核、石片、刮削器，兼具北方石片石器和南方陡刃石器的特点，呈现出中国南北文化交流融合的特征。蝙蝠洞，是河南发现的第一个含古人类化石的洞穴遗址，由此填补中原地区未在洞穴中发现古人类的空白。(《河南栾川蝙蝠洞洞穴遗址考古调查简报》)

灵井遗址，位于许昌市灵井镇，为旧石器晚期遗址。1965年由周国兴先生首次发现，2005年首次发掘。1965年周国兴先生采集到砾石石器、石片石器和细石器，共采集石片和石器1353件，并发现有烧骨（动物的遗骨、牙齿、鸵鸟蛋皮和鹿角）、烧石及炭块等用火遗迹。2007年12月17日，灵井遗址T9探方湖相沉积层发现石化程度较好，且有未挤压变形的人类头骨化石16块，包括顶骨、枕骨、眉脊等。2008年4月28—29日，灵井遗址又出土包括额骨、颞骨外耳孔部、枕骨、顶骨等头骨化石计12块。(《河南许昌灵井“许昌人”遗址考古发现与探索》)

（二）新石器文化

裴李岗文化，是以1977年起发掘的河南省新郑县（今新郑市）裴李岗遗址为代表而得名。河南境内的裴李岗文化遗址，主要集中在黄河南岸的豫中地区，豫西浅山丘陵地带和豫南山区也有零星分布。涉及河南40多个市、县，已发掘裴李岗文化遗址100余处。裴李岗文化时期的聚落结构，代表了人类历史上较早期的居住形式，聚落的规模不大，这个时期，普遍流行半地穴式建筑。形状有圆形、椭圆形和方形等。面积较小，一般在10平方米以下。在裴李岗贾湖遗址45座房址中，有14座房址，门向的设置形成了遥相呼应的建筑格局，表现出贾湖的中、晚期房址在布局上逐渐形成规律。裴李岗莪沟北岗遗址的房址，门向南，为外宽内窄的阶梯状，房址地面平整，是用灰白色土铺垫而成，房内有圆形红烧土灶面。铁生沟的1座房址，比较简单，直径2.9米，门向北，门道口有用石块铺砌的三级台阶，屋内用红烧土块、灰烬和陶片等物铺垫，说明当时已知道防潮。

裴李岗文化时期有着比较发达的农业，大量的农业生产工具已经投入到生产领域中，其中最多的是石铲，其次为石磨盘、石磨棒，石斧、石镰也占有一定的比例。石斧、石铲、石镰、石磨盘、石磨棒这五种工具，在裴李岗文化的农业中，呈现出了一套完整的种植、收割、脱粒的生产过程。由石斧也可以推断裴李岗文化的生产方式，还保留有火耕的特征，但已向耜耕农业阶段发展。植物的炭化果核也有一定的发现，裴李岗遗址出土有梅核、酸枣核、核桃壳等。农业生产状况另一方面的证据，是粟类作物的出现。沙窝李遗址在第二层发现有比较密集的炭化粟粒，贾湖遗址还发现带有一定野生稻特征且籼粳分化不彻底的原始栽培水稻，同时，在该遗址也发现栽培水稻的硅酸体，这在北方地区新石器时代中期文化中是比较罕见的。

裴李岗文化的病种主要有口腔疾病和寄生虫病。贾湖遗址2001年发掘墓葬出土的个体中，71例个体残存有牙齿，有50例发现明显的口腔疾病。50例病患个体中有14例患有不同程度的龋齿，有17例个体患有不同程度的齿根脓疡。（河南省文物考古研究院《舞阳贾湖》）

根据贾湖遗址墓葬腹土（腹土即墓葬内位于人体腹腔部位的土壤，当人体死亡并被埋葬后，随着尸体的腐烂，腹腔内的物质就会逐渐渗入周围的土壤中，腹腔内所含的寄生虫卵也就随之进入人体腹部填土之中）的古寄生物研究，在贾湖遗址古墓葬腹土中发现线虫类蛔虫卵、鞭虫卵、绦虫类虫卵及部分疑似吸虫卵等多种肠道内寄生虫。蛔虫病和鞭虫病的感染与饮用水的清洁和粪便管理等个人和环境卫生有密切关系，感染后可损伤局部肠黏膜，引起出血及炎症反应。贾湖墓葬腹土发现有蛔虫卵和鞭虫卵，可以看出贾湖史前人类对居住地环境卫生并未进行有效管理。（张居中，任启坤《贾湖遗址墓葬腹土古寄生物的研究》）

仰韶文化，是黄河中游地区一支重要的新石器时代晚期文化，因起源于河南渑池仰韶村而得名，考古学分为半坡类型和庙底沟类型两个文化类型。河南的仰韶文化遗址及相关遗存，主要有陕县庙底沟、三里桥，渑池仰韶村，洛阳王湾，郑州大河村，荥阳秦王寨点军台，淅川下王岗，安阳后冈、大司空、大正集，濮阳西水坡。

仰韶文化以彩陶为主，居住建筑多数仍为半地穴式，分为圆形半地穴式、圆形地面式、方形半地穴式、方形地面式、方形地面多间式。并出现了一定数量的地面建筑，居址面积较大，立柱开始使用柱础。大河村文化房屋建筑技术比较进步，居址平面有长方形、方形和圆形三种，有单体建筑，也有多间连建和套间地面建筑。下王岗文化房屋以地面建筑为主，早期平面多为圆形，晚期多方形，晚期出现多间连建的房屋和近30间居室合成一排的长屋，屋内一般设有火灶。地面建筑房屋有中央立柱，挖有墙基，在基槽内栽柱筑墙，地面以火烘烤。庙底沟二期文化的房屋建筑主要有半地穴圆形、单室、半地穴方形单室、半地穴“吕”字形双室和窑洞建筑四种形式。半地穴式圆形单室建筑最为流行。以庙底沟遗址发现的一座保存最为完整，半地穴深1.24米，口略小于底，底部居住面直径为2.7米，先抹一层草拌泥，再涂一层白灰面，光滑整洁；复原后为一座圆形攒尖顶式房屋。（中国社会科学院考古研究所《中国考古学·新石器时代卷》）

二、夏商周的医学成就

夏商周三朝的建立，揭开了中国历史的新篇章。中华文明体系最终形成并渐趋繁荣，对其后数千年间中国社会制度、文化制度的基本架构产生了深刻影响。1899年，伴随着殷墟甲骨文的发现，现代考古学逐渐介入到中国上古史的考察，通过一系列田野考古，逐渐揭开了夏商时代的神秘面纱。殷墟甲骨文作为一种成熟的文字体系，既代表了商代文化的辉煌，也证明了中国古代文明的高度成熟，同时也为我们提供了了解商代先民疾病及疾病观念的可靠资料。而夏代及商代早中期由于文字记载的缺乏，我们依然只能通过考古发现进行管窥。

（一）夏代（二里头文化）

20世纪50年代以后，随着偃师二里头遗址和二里头文化的揭示，二里头文化遂成为公认的探索夏文化最重要的研究对象。二里头文化主要分布于河南境内洛阳盆地的伊河、洛河，郑州一带的索须河，漯河，平顶山地区的淮河支流等区域，经过60余次发掘，发现了大面积的夯土建筑基址群、宫城和作坊区的围垣、道路遗迹。此外，还发现并发掘了大量墓葬、中小型房址、窖穴、水井、灰坑等，出土大量陶器、石器、骨器、蚌器、铜器、玉器、漆器和铸铜陶范等。这些成果使二里头遗址作为中国古代文明与早期国家形成期的大型都邑遗存的重要学术地位得到了学界公认。据不完全统计，从1956年至1989年，二里头遗址之外的二里头文化墓葬累计发现了近百座，二里头遗址共发掘了345座，总数达439座。但人骨研究并未开展。2004年和2007年，中国社会科学院考古研究所对2000年以后发掘的相关二里头遗址零星人骨材料分为老中青三组进行了研究，统计了其口腔疾病及骨关节病的患病率。共观察出土人类颅骨标本个体56个，观察恒牙牙齿894个，统计结果显示，二里头遗址古代居民以牙数计算牙周病的患牙率为19.80%，其中，老年组患牙率为57.34%，中年组患牙率为12.84%，青年组患牙率为0%，男性患牙率为19.20%，女性患牙率为21.19%。牙周病的患病率为42.86%，其中，青年组患病率为0%，中年组患病率为33.33%，老年组患病率为90.00%，男性患病率为42.11%，女性患病率为44.4%。研究结果显示，二里头遗址古代居民的牙周病较为普遍。（中国社会科学院考古研究所《中国田野考古报告集·二里头》）

（二）商代

1. 先商文化 所谓先商文化是指成汤以前诸殷商先公时代，商“部落”所创造的文化，具体所指考古分期为分布于黄河两岸的晚于龙山文化、早于郑州二里冈的文化遗存。1960年，北京大学历史系考古专业在所编《中国考古学》中首次提出“先商文化”的概念。先商文化遗址主要有：河南安阳大寒南岗，濮阳马庄，新乡潞王坟，淇县宋窑，鹤壁刘庄，辉县琉璃阁，辉县孟庄阁，孙村，修武李固，杞县鹿台岗，焦作月季公园遗址，马村乡安阳城遗址，等等。（李晶《先商文化类型研究》）通过鹤壁刘庄遗址下七垣文化202例人骨标本研究显示，在观察的全部202例个体中，仅有以上10个个体出现龋齿、牙周病、根尖脓肿等口腔疾病，患病率为4.95%。口腔患病率在古代人群中是非常低的。说明刘庄遗址居民可能已具备良好的卫生习惯，食物结构可能也有所改善，渐趋精细化。（魏东，张林虎，赵新平《鹤壁刘庄遗址下七垣文化墓地出土人骨标本鉴定报告》）

2. 早商与中商文化　早商，即商代早期的文化。1983 年偃师商城遗址发现以来，多数学者主张郑州商城、偃师商城始建和使用时期的商文化即早商文化，且为早商文化的主体类型，中心区域即为郑洛地区。比较著名的有垣曲商城、偃师二里头遗址、巩县稍柴、登封王城岗、郑州上街、陕县七里铺等。偃师商城、郑州商城和垣曲商城，具有完整的城市体系，城内既有大型夯土基址，也有一些中、小型基址，小型房基多为半地穴式和地面式建筑，有的在室内地面铺设白灰面。城市内出现了不同的功能分区，建设了完整的给排水系统，是早商时期公共卫生建设的体现。（中国社会科学院考古研究所《中国考古学・夏商卷》）偃师商城的水道系统分城外和城内两部分。城外的水道主要是环绕大城城外的护城河，以及城址附近的自然河流。城内水道又可分三类：第一类是宫城内池苑同城外沟通的供水、排水道，第二类是和大型建筑相配套的排水道，第三类是简易的排水浅沟。第一、第二类水道的设计比较考究，一般采用石质结构或局部地段采用木石混合结构，以第一类水道的规模比较大。第二类水道主要集中于宫殿区内，用于从宫殿或宫城内向外排水，水道底部落差明显。第三类水道指简易的明道排水浅沟。分布比较普遍，上自宫殿区，下至一般性质建筑附近都有发现。郑州商城位于现今郑州市区的东部，京广铁路以东，陇海铁路以北区域。金水河流经城北，熊耳河在城南的内、外城墙之间，自西南向东北流淌，为郑州商城的供、排水提供了方便条件。此外，井水也是郑州商城的主要水源。迄今发现的水井可以分为两类：一类是在整个商城普遍分布的土坑竖井，平面形状大多为圆角长方形，个别的为椭圆形和不规则形；一类是带井坑的比较讲究的水井。两者仅发现 3 眼，均位于宫殿区内，两眼为圆角方形，一眼为圆形。3 号井平面呈圆角长方形，井口长 2.1 米，宽 1.3 米，井底长 2.68 米，宽 1.42 米，井深 7.8 米。距井底以上 2 米处有“井”字形木构井框，井框由经过加工的圆木纵横套叠而成，木构件之间为榫卯结构。在井框的底部有四块大方木拼成的井盘。方木的宽度和厚度均在 0.4 米左右，井盘长 2.42 米，宽 1.34 米。井盘、井框的四周围护一周高度和厚度都不大均匀的青膏框，以加固井框。井底铺垫一层 0.2 ～ 0.25 米厚的破碎陶片，对井水起过滤作用。（河南省文物研究所《州商城考古新发现与研究》）中商文化阶段的遗存较多见于藁城台西、邢台曹演庄、安阳三家庄、小屯、济南大辛庄、郑州小双桥、安阳洹北商城。其中洹北商城是中商文化代表，城垣遗址完整，区内分区明确，并建有大规模水渠、陂池等水网设施，沿渠人口聚集，并出土有水井。（唐际根，岳洪彬，荆志淳《北商城与殷墟的路网水网》）

3. 晚商文化　安阳殷墟商代晚期文化遗存，被称为“殷墟文化”，是晚商文化的集中体现。晚商文化的集中披露，当属 1899 年甲骨文的发现，作为一种成熟的文字体系，甲骨文不仅是殷代先民崇神敬鬼、重巫尚卜的实录，也是了解商代社会信息的重要途径。

胡厚宣于1942年著成《殷人疾病考》一文，认为“殷人之病，凡有头、眼、耳、口、牙、舌、喉、鼻、腹、足、趾、尿、产、妇、小儿、传染十六种，具备今日之内、外、脑、眼、耳鼻喉、牙、泌尿、产妇、小儿、传染诸科”。嗣后，由于新出甲骨的发现与文字释读工作的进展，现今可考知的商代疾病近54种，如：疾首、疾目、疾耳、疾自、疾口、疾舌、疾齿、疾身、疾趾、疾心、疾骨、疾胸等。（宋镇豪《商代史》）如：

甲辰卜，出，贞王疾首亡延。（《甲骨文合集》24957）

甲卜，子疾首亡延。（《殷墟花园庄东地甲骨》304）

“疾首”即“首疾”，“首亡延”为“首疾亡延”的省文，“亡”通“无”，延，缠绵之意，无延，即头疼很快痊愈。

贞，疾耳，隹（惟）有害。（《甲骨文合集》13630）

丙卜，五日子目既疾。（《殷墟花园庄东地甲骨》446）

贞，王听隹（惟）忧。（《甲骨文合集》11018正）

癸卜，贞子耳鸣，亡害。（《殷墟花园庄东地甲骨》501）

贞有疾自（鼻），隹有害。（《甲骨文合集》11506正）

甲辰卜，出，贞疾舌，隹（惟）有害。（《甲骨文合集》13634正）

妇好弗疾齿。（《甲骨文合集》773）

庚卜，子心疾，亡延。（《殷墟花园庄东地甲骨》181）

贞疾止（趾），隹（惟）有害。（《甲骨文合集》13683）

贞妇孕，其以妇死。（《甲骨文合集》10136正）

商代先民通过对人体体态特征的深入观察，在甲骨文中对人体体表部位已经有了充分记载，说明当时的人体认知已达到相当的水平，如：首、面、目、口、鼻、眉、耳、手、肘、肱、臂、足、胫、膝、趾、项、脊、腹、臀等；也有根据人体不同部位产生的生理功能而定名的，如孕、娩、乳、尿、血等。但对人体内部的脏腑组织记载不多，只有“心”字。

甲骨文记载的内、外、妇、儿、眼、口腔、耳鼻喉各科疾病有二三十种，其中大多是按照人体的体表部位来区分的，如疾首（头病）、疾天（颠顶）疾目（眼病）、疾耳（耳病）、疾口（口病）、疾齿（齿病）、疾舌（舌病）、疾自（鼻病）、疾项（项病）、疾手（手病）、疾肘（肘病）、疾肱（肱病）、疾身（腹病）、疾尿（尿病）、疾足（足病）、疾膝（关节病）、疾胫（胫病）、疾止（趾病）、疾育（产科病）、疾子（小儿病）等。甲骨文中记载的疾病也有一些是根据疾病的主要特征得名的，如“疾言”，即说话困难或发音嘶哑；“疥”，是因易于结痂而得名；“蛊”，表示腹中有寄生虫；“龋”，为虫蛀牙齿。这说明当时人们对疾病的认识已涉及五官科疾病、内科疾病、外科疾病、妇产科疾病、小儿科疾病。

此外，甲骨文中还有“疾年”“疾于四方”的记载，疾年指多病之年，似指流行性疾病。

贞有疾年其死。(《甲骨文合集》526）

壬辰卜，其宁疾于四方，三羌又九犬。(《小屯南地甲骨》1059）

为了使疾病消除，“神灵息怒”，殷商先民常常献祭于神灵、祖先，以祈求疾病的痊愈。而“巫”这种“沟通天人”的使者，不自觉地扮演了“医师”的角色，成为了世界上第一批“医师”，为人间疾病的痊愈而乞灵于鬼神。有时商王本人还直接充当巫师为自己祛除鬼神作祟。如：

庚戌卜，朕耳鸣，有御（祭祀仪式）于祖庚（殷商先王）……

庚戌卜，余自御。(《甲骨文合集》22099）

甲骨文中还有一种字形殷（见图4-1），胡厚宣先生认为：“我意殷（殷）字左旁从又持↑，又即手，↑在古文字乃矢镞弋箭之一端，象尖锐器，疑即针，↑者示针之一端，尖锐有刺，殷字盖象一人身腹有病，一人用手持针，刺病之形。”（胡厚宣《论殷人治疗疾病之方法》）此说尚有争议。

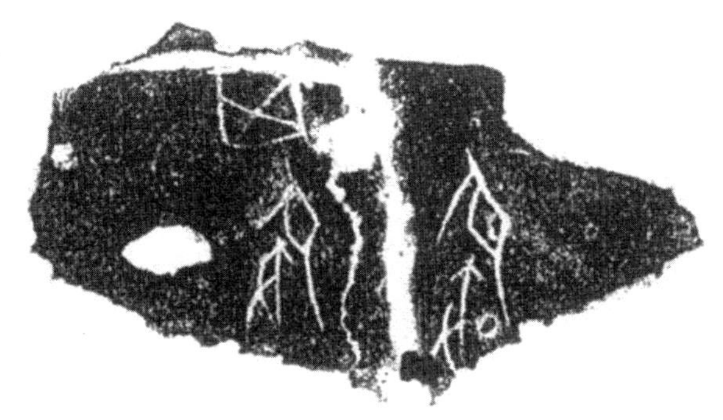

图4-1 《殷墟甲骨文字乙编》276

甲骨卜辞中还有一些记载，也能说明殷人治病的方式，如：

丁亥卜，贞汝有疾，其水。(《甲骨文合集》22098）

疾，亡入。(《甲骨文合集》22392）

亡入，疾。(《甲骨文合集》22390）

卜辞中的“水”与“疾”连用，似指通过沐浴或洗浴来治疗病情。“疾，亡入”，则似乎说明应对疾病进行躲避，或指流行性疾病。

原始社会时期，人们通过社会实践，认识到了环境卫生的重要性，聚落地内的居住区与墓葬区的分离，是先民重视环境卫生的主要表现，商代沿袭了这种措施。动物圈养也可以说是最早的人畜分离措施，甲骨文中也有相应记载：“王畜马在兹厩。”(《甲骨文合集》29415）

（三）周代

1.《周礼》的医官制度　“方技者，皆生生之具，王官之一守也”，中国系统记载职官制度的书籍首推《周礼》。《周礼》的成书自汉代起即有真伪之争，随着三代铜器的出现，尤其是周代青铜礼器的不断出土，《周礼》所记载的职官名称得到了部分证实。（李学勤《从金文看〈周礼〉》）正如《四库全书总目提要》所说："然则《周礼》一书不尽原文，而非出依托，可概睹矣。"因此，《周礼》一书所记载的医官制度，可以作为考察两周早期医事制度的一个样本。

《周礼·天官冢宰》曰："医师上士二人，下士四人，府二人，史二人，徒二十人，食医中士二人，疾医中士八人，疡医下士八人，兽医下士四人。""医师掌医之政令……凡邦之有疾病者，疕疡者造焉，则使医分而治之。岁终，则稽其医事，以制其食，十全为上，十失一次之，十失二次之，十失三次之，十失四为下。""食医掌和王之六食、六饮、六膳、百馐、百酱、八珍之齐（剂）……疾医掌养万民之疾病……凡民之有疾病者，分而治之，死终则各书其所以，而入于医师。疡医掌肿疡、溃疡、金疡、折疡之祝药，劀杀之齐（剂）……凡有疡者，受其药焉。"《周礼·天官冢宰》所记载的医官制度中，"医师"既是两周医疗的中央管理机构，也具有了后世"太医"的雏形，"邦之有疾病者，疕疡者造焉"，也负责王室或其他贵族的疾病诊疗。"疾医"，类似于今天的内科医生，"掌养万民之疾病"，担负基层医疗任务。"食医""兽医"类似于今之营养医师与兽医师。

《周礼》所划分的医事制度，虽未必是当时实有职官的实录，但也可从中看出医学分科的萌芽和巫、医逐渐分离的社会医疗取向，巫、医混同逐渐走向了医、巫分离，最终形成了"人处疾则贵医"（《韩非子·解老》）的医疗文化。

2. 简帛中的医学内容　1994 年 5 月，河南新蔡平夜君成楚墓出土楚简 1571 枚，内容除遣册外，绝大部分为平夜君成占卜疾病的卜辞，墓葬年代约相当于战国中期前后（河南省文物考古研究所《新蔡葛陵楚墓》）或战国早中期之交（宋华强《新蔡葛陵楚简初探》），也从侧面反映出当时以巫代医、巫医交融的疾病观。如下所示（出自河南省文物考古研究所《新蔡葛陵楚墓》）：

"☒贞：伓（背）膺疾，以瘴（胖）痕（胀），心悆（闷）☒"（甲一：14）

"☒㠯（以）陵尹懌之大保（宝）豪为君贞：伓（背）膺疾，㠯（以）痒（胖）瘬（胀）、心悆，既为贞，而敚（说）亓（其）祱（祟），自頣（夏）☒"（甲三：219）

"☒贞：既伓（背）膺疾，以☒"（甲三：238）

"☒为君贞，既伓（背）雁（膺）疾，㠯（以）瘴（胖）瘬（胀），膚（肤）☒"（甲三：257）

"☒贞，伓（背）膺疾，㠯（以）瘴（胖）瘬（胀）☒"（乙二：19）

文明初创，上古时期的河南作为中医药文化的主要起源地，从医疗习俗、保健模式、医疗文化到医疗制度，都出现了最早的萌芽，夏商周三代巫医的渐趋分离，促进了中华医药的快速腾飞，更是中原中医药文化引领作用的重要体现。

（尹笑丹　徐江雁）

第二节　先秦两汉时期中原医学的主要贡献

战国秦汉三国时期，是我国封建制度确立、巩固和发展上升时期。经济文化的发展高潮，带来了医学的发展高潮，成书于中原的《黄帝内经》《伤寒杂病论》和《神农本草经》相继问世。这些医学经典的产生，标志着中医学理论体系的形成。

一、医学理论的创立

（一）《黄帝内经》的成书与流传

《黄帝内经》的出现，绝非偶然，而是先秦医学发展的必然结果。据《汉书·艺文志》记载，当时有医经七家，共计216卷，《黄帝内经》为仅存者。诸汉墓出土了许多战国秦汉之际的古医书。有人统计，《黄帝内经》所引用的古代医书多达21种。这些都是《黄帝内经》产生的必备条件。

《黄帝内经》成书年代一向有争议。有人认为成书于春秋战国时期，有人说是秦汉时期的作品，还有人断定成书于东汉，甚或魏、晋、南北朝时期。我们认为《黄帝内经》并非一时一人之手笔，大约是战国至秦汉时期，许多医家进行搜集、整理、综合而成，其中甚至包括东汉乃至隋唐时期某些医家的修订和补充。

《黄帝内经》包括《素问》《灵枢》两部分。原书各9卷，每卷9篇，各为81篇，合计162篇。《素问》在唐代只存8卷，其中第7卷的9篇已佚。唐代王冰注解此书时，又从他老师处得到一秘本，便补充了“天元纪大论”等7篇，仍缺2篇。现存的《素问》，虽有81之篇目，而其中的第72篇“刺法”、第73篇“本病”，只有篇名，没有文章。直到宋代，又补充两篇，附录于该书之后，称为“素问遗篇”，显系后人伪托之作。《灵枢》一书，原来只剩残本。北宋天祐八年（1093年），高丽献来《黄帝针经》，哲宗随即下诏颁发天下。直到南宋时的史崧，才把家藏旧本《灵枢》九卷加以校正出版。这就是现存最早版本的《灵枢》。

（二）《黄帝内经》的基本精神和成就

《黄帝内经》的内容十分丰富，它全面地论述了人与自然的关系，人的生理、病理、诊断、治疗及疾病预防等。《素问》所论包括脏腑、经络、病因、病机、诊法、治疗原则以及针灸等。《灵枢》亦大体相同，另介绍了经络腧穴、针具、刺法及治疗原则等。

《黄帝内经》的基本精神可概括为以下几个方面：①注重整体观；②运用阴阳五行；③重视脏腑经络；④强调精神与社会因素；⑤注重疾病预防，反对迷信鬼神。（详细内容从略，参见本书第二章“诞生于中原的中医经典”）

（三）《黄帝内经》的价值与影响

《黄帝内经》的诞生，标志着中医理论的确立，被看作中医学的经典，因为它是后世理论之源。其整体观、阴阳五行学说、脏腑学说、经络学说、病机学说、养生学说、辨证施治、预防思想等，都为中医学奠定了理论基础。它在历史上一直成为医学理论与实践的依据，指引着中医学的发展。

由于时代的局限，《黄帝内经》一书中也有若干不科学的内容，如“天圆地方”的天体观，“天人相应”理论中某些臆测成分，以及其他“成而登天”等神话内容，需要全面地历史地对待和分析。

《黄帝内经》对世界医学的发展，也有重大影响。例如日本、朝鲜等国，曾把《黄帝内经》列为医学生必读的课本。《素向》和《灵枢》的部分内容，已相继被译成日、英、德、法等国文字，某些国外针灸学组织还把它列为针灸医师必读的参考书，由此可见其影响之深。

二、药学专书的诞生

（一）战国以来药物学概况

《史记·扁鹊仓公列传》提到西汉时有《药论》一书，不详其内容。《黄帝内经》载十二方，用药有泽泻、半夏、连翘等多种。马王堆三号墓出土的《五十二病方》载药 247 种，比《山海经》的记载是大大增加了。一号墓出土了黄芩、花椒、水银、茅根等实物。

汉以后药物知识的发展更为迅速。首先是药物品种增多，通过丝绸之路的交流，胡桃、大蒜、苜蓿等，不断进入内地；少数民族及边疆地区的药物如龙眼、荔枝等逐渐应用；东南亚地区的犀角、琥珀、羚羊角等也有输入。再者，出现了“本草”专业。汉成帝建始二年（公元前 31 年）已有“本草待诏”的官职。元始五年（公元 5 年）曾征召天文、历算、方术、本草等教授来京，应召者多达数千人。(《汉书平帝纪》) 可见已有本草的专门研究与传授。

正是在这样的历史条件下，诞生了药物学专著。

（二）《神农本草经》

药物之谓本草，按传统解释是治病以草药为本的意思。经者，载道之书。冠以神农之称则表示对“尝百草”而知药的尊崇，也是当时一种尊古之风的假托。

1.《神农本草经》的成书 该书确切的著作时间不详。它类似《黄帝内经》一样，非出自一时一人之手。按其某些内容来说，如采药时间是以寅月为岁首计算时月的；药物产地多为东汉的建制，故可断定该书的著成，不早于汉武帝太初元年（公元前 104 年，开始用寅月为岁首的太初历），可能定稿于东汉时期（公元 220 年以前）。原书唐初已亡佚，今本乃清代重辑的。其中孙星衍、孙冯异的辑本（1799 年）、顾观光的辑本（1844 年）流传较广。

2.《神农本草经》的基本内容

第一，载药与分类：全书载药 365 种（重复 18 种），包括草、谷、米、果、木、虫、鱼、畜、金石等。其中植物品 252（实际 239）种，动物品 67（实际 65）种，矿物品 46（实际 43）种。

按药性与使用目的，该书将所载药物分类为上、中、下三品。它认为，上品为营养滋补药，共 120 种；中品能抑制疾病兼补虚弱，共 120 种；下品专属攻治疾病的药物，共 125 种等。这是中药的最早分类法，可能受董仲舒“三品”说的影响。

第二，提出了中药学理论：《神农本草经》最早提出了中药学理论，如四气五味、君臣佐使、七情和合、剂型剂量等。古代的这些经验，在现代也是有意义的。

第三，药物的炮制与鉴别：《神农本草经》所载物类入药的部位、采集时间、干燥方法与鉴别等，都是实践经验的总结。如：麻黄用茎，款冬用花，葶苈用子，当归用根，车前草用全草。阴干曝干，采造时月，生熟土地所出，真伪陈新，并各有法。经验内容是很丰富的。

3.《神农本草经》的价值与影响 《神农本草经》一书，有一定的科学价值，它所载许多药物的功效，经得起历史检验。如麻黄治喘、黄连止痢、牛膝堕胎、雷丸驱虫等，都是确有实效的。其海藻疗瘿的记载，是世界医学史上用含碘植物治甲状腺肿的最早文献。常山治疟的疗效高于奎宁，水银治疮疥也是世界上最早的记载。该书还有临证实用价值，它主治各种疾病 170 余种，应用了 500 余年，才为《本草经集注》所取代。

但是，由于汉代谶纬神学和道教迷信的影响，《神农本草经》也有局限。如说“水银……久服神仙不死”，上品“玉泉……不老神仙，人临死服五斤，死三年色不变”，“泽泻……延年轻身。……能行水上”，等等，对后世药学有过消极影响。

三、辨证论治原则的确立

（一）战国以来临证医学概况

临证医学在较长的一段时间内，基本上还是处于朴素的经验阶段。春秋战国以后，医学有了较大的发展，出现了质的飞跃。《黄帝内经》的产生，代表了当时医疗实践经验的总结。《五十二病方》、淳于意“诊籍”、《治百病方》等的出现，反映了从战国至东汉时期，临证医学已有了相当的发展。西汉时期曾流传过不少临证医学著作。据《汉书·艺文志》记载，当时已有“经方十一家，二百七十四卷”，可惜未能保存下来。在应用单味药之经验不断丰富的基础上，逐步过渡到复方配伍，并开始产生了复方配伍的理论。复方配伍的理论，与辨证论治原则的形成和发展，二者是密切相关的。这个发展过程，不但从《黄帝内经》及西汉淳于意“诊籍”中可以看到，而且《五十二病方》和《治百病方》的出土，亦可得到证明。河北省满城县西汉中山靖王刘胜墓中某些医用器具的出土，也间接反映了当时临证医学的水平。这一切，为张仲景研究临证医学创造了有利条件。张仲景的《伤寒杂病论》，正是在汇集历代诸家临床实践经验的基础上，加以总结提炼而成的。

（二）张仲景和《伤寒杂病论》

《伤寒杂病论》成书于公元205年（一说219年），包括“伤寒论”二十二篇和“杂病论”二十五篇两部分。“伤寒论”专论外感；“杂病论”专论内伤杂病。成书之后，由于当时还没有印刷工具，仅能用竹（木）简辗转传抄，所以流传不广，且有散佚和窜乱。后经晋朝王叔和把《伤寒论》部分整理编次，到宋朝林亿做了校正，并由政府刊行。从此，《伤寒论》才广泛地流传于后世。《伤寒论》通行本，目前仅有两种：一是成无己的《注解伤寒论》；一是林校宋版的《伤寒论》。宋本原刻，国内早已不见，只有明朝赵开美的复刻本。成本和赵本比较起来，赵本为佳。

北宋初年，翰林学士王洙在翰林院所存的残旧书籍（所谓“蠹”）中得到《金匮玉函要略方》，这是《伤寒杂病论》的节略本，共分三卷。上卷论伤寒，中卷论杂病，下卷载方剂及妇科理论。林亿等人在校订此书时，鉴于《伤寒论》已有传本，便将上卷删去，而将中、下两卷重新加以整理编次，并将后世各家所引仲景治杂病方附于后，编成《金匮要略方论》，这就是后世通行的《金匮要略》。目前流传的本子亦是明代赵开美的复刻本。

张仲景还著有《辨伤寒》、《评病要方》、《黄素药方》、《疗伤寒身验方》、《疗妇人方》二卷、《五脏荣卫论》一卷、《口齿论》一卷、《脉经》一卷、《张仲景方》十五卷等书，可惜均已失传。

张仲景在医学上成就是巨大的和多方面的。他确立了中医学的辨证论治原则，这是他一生中最伟大的贡献。在他的整个著作里，自始至终贯穿着这一大法，至今辨证论治仍是中医学的核心部分、临证医学之准绳。

《金匮要略》是以整体观念为指导思想，以脏腑经络学说为理论依据，认为疾病证候的产生，都是整体功能失调，即脏腑经络病理变化的反映。从这一基本观点出发，提出了根据脏腑经络病机结合八纲进行病与证相结合的辨证方法。《脏腑经络先后病篇》充分体现出这一点。在诊断方面，通过四诊的举例，结合八纲，把疾病的种种临床表现都具体地落实到脏腑经络的病变上，示范性地运用了病与证相结合的辨证方法。这一方法贯穿全书各篇，在他所述的四十多种疾病中得到了体现。

张仲景在方剂学上做出了卓越贡献。医方配伍的理论与辨证施治原则的形成和发展是密切相关的。《黄帝内经》之前的《五十二病方》和西汉初年的《治百病方》，虽几乎全是复方，但医方配伍还缺乏系统理论。张仲景《伤寒杂病论》问世，辨证施治的原则确立以后，才有系统的医方配伍理论。《伤寒论》载方113首，《金匮要略》载方262首，其中使用药物达214种之多。制方法度严谨，简练精当，疗效显著。如治胆道蛔虫的乌梅丸，治热性便秘的承气汤，治乙脑（热性病）高热的白虎汤，治虚弱性消化不良的理中汤，治肠痈的大黄牡丹皮汤，治温疟的白虎加桂枝汤，治寒疟的蜀漆散，治痢疾的白头翁汤，治急性肾炎初期浮肿的越婢汤，治黄疸的茵陈蒿汤、消石矾石散、栀子大黄汤，用于心律不齐的炙甘草汤，用于冠心病心绞痛的瓜蒌薤白白酒汤、瓜蒌薤白半夏汤，等等，都是历代医家公认的。

《伤寒杂病论》所记剂型种类，也大大超过前人，如汤剂、丸剂、散剂、酒剂、洗剂、浴剂、熏剂、滴耳剂、灌鼻剂、吹鼻剂、软膏剂、肛门栓剂、灌肠剂、阴道栓剂等。对汤剂的煮法、服法和丸剂等剂型的制法也都有详细记载。因此，对仲景在方剂学方面的贡献，历来医家都给予极高的评价，如晋代皇甫谧说："仲景垂妙于定方。"（《晋书本传·释劝篇》）梁代陶弘景说："唯仲景一部，最为众方之祖。"清代喻嘉言说他是"众法之宗，群方之祖"。

张仲景对预防医学也有精辟的论述。《金匮要略》里开宗明义第一条第一句就写道：师曰："上工治未病"，并阐明治未病的道理。从而提出："若人能养慎，不令邪风干忤经络。"

张仲景的著作中有许多可贵的医疗经验，如高烧和极度衰弱的病人禁用下法；抢救吊死，用人工呼吸法；对昏晕病人，施行刺激疗法；对于一些疾病，提出了禁忌，并呼吁人们不要用腐败变质的食物等，这些都是有科学价值的。

自仲景《伤寒论》问世以后，历代医家研究、注释、整理、发挥者有八百家之多，注释《金匮要略》者也近二百家，形成了所谓伤寒学派和经方派，他们对于继承发扬仲景学说起到了一定作用。

四、东汉医事制度

东汉时期，太常太医令被撤销，仅在少府设太医令、丞，掌医药政令。太医令下有员医 293 人、员吏 19 人。又有药丞主药剂，方丞主治疗。增设了三药职：中宫药长，由宦官充任，司中宫妃嫔医药事宜，又有尚药监和尝药太宫。皇帝服药由他们先尝药量的十分之二，然后进奉服用。这时医药管理有了明确分工。

（王安邦　王　琳）

第三节　两晋隋唐五代时期中原医学的主要贡献

这里指晋至五代（265—960 年）的近七百年间。这一时期是我国封建社会的上升时期，又是医药的全面发展期。在这时期，中原医药学同样也步入了全面发展期。表现在对《伤寒杂病论》的整理，对《黄帝内经》的研究，及药物学、方剂学、临证医学的发展等多个方面。

一、王叔和整理《伤寒杂病论》

王叔和，名熙，高平人。生于汉末、卒于晋初，他早年曾作过游方医，是张仲景的学生，后因医术精湛，在许昌、洛阳做过魏太医令。

张仲景写《伤寒杂病论》是在竹木简上写的。王叔和在任少府太医令时探知诸多古医书简，或散落佚失，或残缺不全，即使是成书未久的《伤寒杂病论》亦未能幸免。于是他游历探访全国各地，寻得此书的原本，最终找全了关于伤寒的部分，其后又经收集、整理、补充与编次，呕心沥血，乃整理出《伤寒论》一书，计 10 卷 22 篇，论述了 397 法，载方 113 首，共计 5 万余字。

王叔和还做了另一项工作，著作我国第一部脉学专书《脉经》。在《脉经》里把张仲景《伤寒论》的许多内容都收齐了，只不过他没有保留方药而已。所以《脉经》也是我们今天在校勘《伤寒论》原文的时候，可以参考的一部书。所以说，王叔和是《伤寒杂病论》在流传上的第一大功臣。如果没有王叔和的收集整理，我们今天很可能看不到中国临床的奠基著作。宋代林亿说："仲景之书及今八百年，不坠于地者，皆王叔和之力也。"可见，王叔和在我国医学史上的地位。

二、褚澄阐发《黄帝内经》《难经》

褚澄，字彦道，阳翟人，出生时间不详，卒于南朝萧齐永明元年（483 年）。澄善医术，精于望诊和切诊。他于公元 483 年著《医论十篇》，世称《褚氏遗书》（以下简称《遗书》）。

《遗书》是继《黄帝内经》《难经》之后，《巢氏病源》以前的一部基础理论著作，内容比较丰富，包括论文十篇，即：受形、本气、平脉、津润、分体、精血、除疾、审微、辨书、问子。

我国《黄帝内经》以后的医学论著，都是在《黄帝内经》基础上发展的，《遗书》也不例外。但《遗书》的内容和观点又有些不同于《黄帝内经》。

如关于气的运行，《黄帝内经》《难经》均载有"天地之气周于一年，人身之气周于一日"等内容，对于阴阳二气的起止部位及运行途径则叙述得很笼统，而《遗书》讲得很具体。关于切脉部位，《黄帝内经》《难经》对于脉诊已有全面论述，尤其是《难经》"独取寸口"的主张，为我国脉学的一大进步。不过两手寸关尺的脏腑定位，以五行生克为顺序，确实系《遗书》所首倡。关于体表部位，《遗书》将体表分为窍、肢、关、余、附五部分，这种分法，也为前人著作所不载。

《遗书》对后世医学的发展有一定的影响，陈自明、李时珍、陈实功、王肯堂等均采用之。

三、药物学的发展

1. 苏敬《新修本草》 苏敬（599—674 年），陈州淮阳人，唐代药物学家。曾任朝仪郎、右鉴门府长史骑都尉。主持编撰世界上第一部由国家正式颁布的药典《新修本草》。

公元 659 年，唐政府组织编撰的《新修本草》正式颁行全国，这是世界上第一部由国家政府颁行的药典，比欧洲最早的《纽伦堡药典》（1546年颁行）要早800余年。经济的繁荣，文化的发展，使唐王朝成为世界上最文明、最富饶的国家，这为《新修本草》的编撰提供了文化基础和物质基础。当苏敬上表重修本草时，很快就得到高宗李治的批准，责令由开国功臣英国公李勣、太尉长孙无忌领衔，苏敬等20余位专家集体编撰，同时诏令在全国各地征集道地药材，绘制药图。编写班子本着“本经虽阙，有验必书；别录虽存，无稽必正”的编写原则，对前代药物总结“详采博要”，对当代经验则“下询众议，订群言之得失”，在各方支持下，不到两年就撰成了图文并茂，充分反映当时药物学发展水平的第一部国家药典。

由于《新修本草》为集体编撰，政府颁行，且内容丰富，叙述较准确，所以一经问世，传播快，影响广。当时名医孙思邈就在其所著《千金翼方》中，全部抄录了《新修本草》的目录及有关药物论述的正文，唐政府也将此书定为医学生的必读书，我国后代主要本草书籍中亦都贯穿了《新修本草》的主要内容。更重要的是，这一由政府组织编撰，颁行国家药典的创举，为后代政府所沿袭。该书很快传到朝鲜、日本，亦极受重视，公元10世纪日本律令《延喜式》中就有“凡医生皆读苏敬《新修本草》”的记载。

惜此书在宋以后亡佚。现只存1899年从敦煌石窟中发掘所得卷子本残卷，且为帝国主义者窃走，分藏于大英博物馆和巴黎图书馆，日本尚存有古抄本。国内有尚志钧先生的辑复本行世。

2. 孟诜《食疗本草》　孟诜，汝州人，生于公元261年，卒于公元713年。举进士。曾做过舍人、侍读、司马和侍郎等。后弃官归伊阳之山，专门从事药物的研究。孟氏师事孙思邈。撰有《补养方》《必效方》等书。《补养方》后经张鼎增订，改名为《食疗本草》，专论食物疗疾。

《食疗本草》是我国现存最早的食疗专著，共三卷，收集本草食物二百余种，并辨析食性，论述功能，明确主治，详记用法，鉴别异同，指示禁忌。材料丰富，内容精审，与现代营养学的原理相一致，具有较高的价值。如他指出以食治病者：生姜，去痰下气，多食止逆，散烦闷（发散风毒）。大蒜，治蛇咬疮，除风杀虫，久服损眼伤肝。绿豆，补益，和五脏，安精神，行十二经脉。大豆，和饭捣涂一切毒肿，疗男女阴肿，以绵裹纳之，杀诸药毒。茄，醋摩之，敷肿毒；根主冻脚疮者汤浸之。

孟诜在食疗方面做出了一定的贡献。赵燏黄为本书所写的序中说：“孟诜虽为孙思邈弟子，然其《补养方》（即《食疗本草》）并不拾孙氏《千金·食治》之牙慧。而有独出之心裁。”

当然，由于时代条件所限，本书也存有某些宗教迷信的内容和个别错误的论述。

3. 甄权《本草言义》　甄权（541—643年），许州扶沟人。他由于母病，而与其弟甄立言专习医术，得其旨趣。隋开皇初（581年）为秘书省正字，后来声称有病辞职，贞观十七年（643年），甄权102岁，唐太宗李世民亲自去他家探望，视察其饮食，咨询其药性，因此授以朝散大夫，赐几杖衣服。（见《旧唐书本传》）甄权撰有《针经钞》

三卷、《脉经》、《针方》一卷、《明堂人形图》一卷。（俱见《新唐志》）另有《脉诀赋》一卷、《本草言义》七卷。（见《通志·艺文略》）惜多已亡佚。

笔者在中国中医研究院图书馆有幸见到一部16开油印本《药性论》，述名唐代甄权撰，尚志钧辑校，该书印于1982年12月13日。

尚先生以《大观本草》《政和本草》为底本，以《本草纲目》为核校本，辑录《药性论》资料404条，按玉、石、草、木、兽、禽、虫、鱼、果、菜、米等分成类，析为四卷。

《药性论》（即《本草言义》）所讨论的内容有药物正名、性味、君臣佐使、禁忌、主治功效、炮制、配制及附方等。尤以君臣佐使、禁忌等资料收罗较多。

该书是我国本草药性最早的专书。它对药物性味主治功用论述很详，对后世本草都有影响。宋代寇宗奭对本书有很高的评价，他所著《本草衍义》药物条中也有称赞《药性论》的话，如寇氏在葶苈条中说："《药性论》所说尽矣。"在当归条云："《药性论》云补女子诸不足，此说尽当归之用也。"所以，尚志钧先生研究整复本书，不仅提供研究本草史及药性发展史参考资料，同时也可提供临床应用参考资料。由此，足以证明甄权是唐代的一位药物学家。

四、方剂学的发展

1. 龙门石窟药方洞石刻药方 有着"民间慈善医院"之称的龙门石窟药方洞，位于龙门石窟的古阳洞与奉先寺之间，洞高4米、宽3.6米、深4.3米，因洞窟两侧刻有古代药方，所以称为"药方洞"。据洞内北魏永安三年（530年）陈晕造像题记，此时药方洞主体工程已经完成，此后经北齐直至唐景龙四年（710年），近200年间断续雕造，反映出不同时代的多种艺术风格。

龙门石窟药方洞的石刻药方在全国范围内刊刻时间最早，内容最丰富，流传最广，影响最大。据龙门研究院专家统计，药方洞中的石刻药方主治病证共计57种，处方153种，其中含药处方127种、主治病证48种，包括内科、外科、耳鼻喉科、产科等。药方多由单味或两味药物组成，方便、效验、价廉、易得，共涉及药物136种，包括植物、动物、矿物等各类，多是民间常见的植物药、动物药和矿物药，大多数沿用至今。这些药方不仅可以治疗常见疾病，还能治疗疑难杂症，国内外古今医药学家如孙思邈、王怀隐、张子和、丹波康赖对其甚为重视及推崇，正如近代药学家丁仲佑云"龙门古验方其治效经试，十九皆有神验"。

2. 刘禹锡《传信方》 刘禹锡（772—842年），字梦得，洛阳人。刘禹锡是杰出的诗人，常被白居易誉为诗豪。有集四十卷传于世。他又是思想家。他的《天论》在哲学史上有着重要意义。刘禹锡还是医学家。他在医学上的主要著作是《传信方》。该书作于公元818年。

《传信方》共计两卷，载方五十余首。治疗范围相当广泛。有传染科处方，如盐黑丸、盐汤治干霍乱及痢诸方。有内科处方，如脚转筋以蜡治之。有儿科处方，如小儿热疮以乱发鸡子膏外敷。有外科处方，如杉木汤治脚气。有疡科处方，如葱涕治金疮，稻杆灰治伤折。有皮肤科处方，如芦荟治癣。有妇科处方，如案纸烧灰治月经。有眼科处方，如羊肝丸治青盲内障。有喉科处方，如皂荚矾治喉痹。除了上述这几个方面外，其他方面如治痔漏、急救、综合疗法等均有记载，还有香法、造桂浆法等。

该书所载药方，都是曾经试用有效的，且用药简便验廉。除上述外，《刘禹锡集》中还载有许多医论，如《答道州薛郎中论方书》《药鉴》《述病》等均属医论之名篇。

五、针灸学的发展

中医学中独具一格的治疗方法——针灸术，从原始社会用砭石为工具刺病开始，伴随着生产和制作技术的提高，经骨针、竹针、陶针的发展阶段，在商代已开始用金属针具了。作为秦汉以前临证实践最常使用的技术，在《黄帝内经》《难经》中已积累了丰富的经验和理论认识，并且出现了扁鹊、华佗、涪翁、郭玉等针灸圣手。晋皇甫谧对针灸学进行了首次大总结，写成了我国现存最早并以原本形式传世的第一部针灸专著——《针灸甲乙经》。

1. 皇甫谧《针灸甲乙经》 皇甫谧（215—282 年），幼时名静，字士安，晚号“玄晏先生”。安定朝那人。皇甫谧生后遂丧母，过继给叔父，迁居新安。他从青年始即发愤苦读，每天“躬自稼穑，带经而农”，终成“博综百家之言”的大学者，著有《帝王世纪》《高士传》《烈女传》《玄晏春秋》等大量史学著作。42 岁时因患风痹而潜心研究医学，尤致力于针灸学研究，通过对《素问》《针经》《明堂孔穴针灸治要》三部医书的综合比较，并结合自己的临证经验，将有关内容分类编撰，“删其浮辞，除其重复，论其精要”，大约在 256—259 年间著成《黄帝三部针灸甲乙经》，简称《甲乙经》。

《针灸甲乙经》共 12 卷，128 篇，内容丰富，叙述系统，理论完备，包括脏腑、经络、腧穴、病机、诊断、治疗、禁忌等多方面内容。其成就有以下几方面。

第一，系统整理人体腧穴。该书参考古医书进行归纳、整理后，共厘定腧穴 349 个，其中双穴 300 个，单穴 49 个，比《黄帝内经》增加 189 个穴位，不仅确定了这些穴位的名称，还包括部位及取穴方法等。

第二，提出了分部划线布穴的排列穴位方法。将人体的腧穴，按头、面、项、肩、胸、背、腹、四肢等体表部位，划分为排列穴位的 35 条线路，方便临床应用，这思路方法对后世影响较大。

第三，阐明针灸操作方法和针灸禁忌。详述了九针的形状、长度和作用，针刺手法及补泻的方法，针刺深度与灸的壮数，强调取穴要准确，因人、因病制定具体的治疗方案。掌握针刺的时机，即“用针之理，必知形气之所在，左右上下，阴阳表里，血气多少，行之逆顺，出入之合”，对后世子午流注针法有影响，并提出了禁忌穴 8 个，不宜深刺穴 4 个，禁灸穴 31 个等。

第四，总结了临床针灸的治疗经验，按病论穴。《针灸甲乙经》的 7～12 卷讨论了内、外、妇、儿等科的多种疾病的病因、病机、证候及腧穴、主治，总结了晋以前的针灸治疗经验。书中依病论穴，针对临床的200余种疾病证候，提出腧穴治疗500余条。如“项上痛，风头重，目如脱，不可左右顾，百会主之”。

《针灸甲乙经》的重要成就，对后世影响很大。它既保存了大量的古代医学文献，又为后世针灸学的发展，提出和建立了规范。唐太医署亦取此书为教习课本，宋、明、清的重要针灸著作，无不参考遵循《针灸甲乙经》而编成。在日本、朝鲜，该书均被列为学习中医学的必修教材。因此，《针灸甲乙经》不仅成为中医学宝库中的珍藏，而且由此建立了较完整的针灸理论体系。

2. 甄权《针方》 甄权（541—643年），河南扶沟人。他不仅是一位药物学家，同时又精于针灸。

在贞观（627—649年）年间，甄权奉敕修明堂，与承务郎司马德逸、太医令谢季卿，太常丞甄立言等人校定图经，以作针灸医学之呈示。甄权新测定的明堂图经亡佚，但庆幸的是其部分内容，尚存于《备急千金要方》中。甄权对腧穴的认识较《针灸甲乙经》有所进步。甄权的针灸术也相当高明，对后世有一定的影响。《外台秘要》《备急千金要方》《圣济总录》《太平圣惠方》《针灸资生经》等医书，均载有他的针灸内容。

六、法医学的发展

法医学是法医用来检验死伤案件的知识，又是特殊的应用医学。我国早就有法医检验。《礼记·月令》载瞻伤、视折、审断等，就是法医学的萌芽。1975年湖北云梦县睡虎地秦墓出土大批竹简，大部分为秦律问答，治狱文书。有些内容即属法医学材料。五代时和凝父子的《疑狱集》，则是较之北齐徐之才《明冤实录》更为重要的法医学著作。

和凝（898—955年），字成绩，开封浚仪人，后梁时进士，历仕五代，于936—957年间同其子和嵘合编《疑狱集》。

和嵘，字显仁，大平兴国（976—984年）进士，直史馆，至道间（995—997年）知制诰，判礼部铨。法医学家。

《疑狱集》是一部内容丰富的法医学著作。该书在平反冤狱、抉摘奸慝中发挥了历史作用。同时，又为以后法医学的进一步发展创造了条件。

七、养生学的发展

唐代有一部养生专著，即司马承祯的《天隐子养生书》。简称《天隐子》。

司马承祯（639—735年），字子微，法号道隐，自号白云子。河内郡温县人。唐朝道士，曹魏太常司马馗后代，道教上清派第十二代宗师。少时笃好学道，无心做官。拜师嵩山道士潘师正。学习上清经法、符录、导引、服饵等道术，隐居天台山玉霄峰。个人文学修养极深，与陈子昂、卢藏用、宋子问、王适、毕构、李白、孟浩然、王维、贺知章称为仙宗十友，追赠银青光禄大夫，追赠正一先生。

《天隐子养生书》，全书八篇，分为神仙、易简、渐门、斋戒、安处、存想、坐忘、神解。主要论述了存守内视、心意合一的养生方法。

八、综合性医书

晋代至唐代医学的发展还表现在卷帙浩大的综合性医书的问世，如公元7世纪，隋朝政府组织编写的《四海类聚方》达2600卷（早已失传）。现存对后世医学发展有重要影响的综合性医书有《肘后方》《备急千金要方》《外台秘要》和藏医的《四部医典》等。

河南还有一部重要的综合性医书，范汪的《范汪方》。范汪（约309—372年），字玄平，晋代南阳淅川县人，因曾任东阳太守，故又称范东阳。范汪的主要著作是《范东阳杂药方》，又称《范汪方》或《杂药方》。该书名字可能始录于《隋书·经籍三》，谓“《范东阳方》一百五十卷”。《新唐志三》载有“《范东阳杂药方》一百七十卷”。该书早佚，现有辑佚本。

《范汪方》是继公元3世纪葛洪《肘后方》之后的又一医方巨著。《范汪方》问世后，立刻在社会上引起了极大反响。曾得到梁代道教学者、炼丹家、医药学家陶弘景的高度赞誉，他在其《本草·序例》中写道：“余祖世以来，务敦讳方药，本有《范汪方》一部，斟酌详用，多护其故。内护家门，旁及亲族，其有虚心告请者，不限贵贱，皆摩踵救之。”

直到唐代，《范汪方》的影响仍是巨大的。孙思邈在《备急千金要方·论大医习业》中说：“凡欲为大医，必须谙《素问》《甲乙》……张仲景、王叔和、阮河南、范东阳、张苗、靳邵等诸部经方。”《范汪方》为医学生必读书之一。

九、医事制度和医学教育

（一）医事制度

北魏太医令复隶太常，增设太医博士及太医助教，门下省又有尚药局，设御师（即御医），与汉代的少府属官别置太医令的制度相似，以后历代多因之。北齐承袭北魏制度，尚药局有典御、侍御师、尚药监总管御药事宜；尚书、门下、中书三省各设医师，掌医疗。北周医事制度多有改革，设天官太医小医、天官小医、医正、疡医正、疡医等，又有主药。

唐代，太医署因隋制且有所扩大，令、丞掌医政，府、史辅佐之，医监、医正掌教学主药、药童司药材加工制剂，药园师适时种植采集药材，师生员共340人。尚药局袭隋制，增设咒禁师及合口腊匠等共96人。门下省另设奚官局，掌宫人及有罪后妃医药。在宫官中又设司药、典药、掌药三个药职及女史，专疗后妃疾病。

五代有翰林医官使之职。

（二）医学教育

中国古代医学教育一般是师徒传授或私淑学习，没有专门医学教育机构。刘宋元嘉二十年（443 年），太医令秦承祖置医学以广教授。这是中国设置医学教育机构的开端。北魏仿效南朝创立太医博士和太医助教之职。详情不可考。

隋代，在太医署中设太医博士、助教、按摩博士、禁咒博士，分别教授学生，又有药园师、主药、药监，担负药物教学。

唐代，太医署发展成为制度健全、分科和分工明确的医学教育机构，分医学和药学两部分。医学部分有医、针、按摩、咒禁四种，以医科为最大，培养的绝大部分是临床医生。药学部分有主药、药童，管理具体业务，并在京师设有面积为三顷的药园，置药园师，作为训练药园生种植药材的实验园地。各州府也设医学，由医药博士任教。唐太医署设立于 624 年，是当时世界上规模最大、最完备的医学校。

太医署考试登用人才，仿照国子监方法。通常上选的充当御医，其次派去州府任医学博士官职。考试比较严格，有博士主考的月试，太医令丞主考的季试，年终则由太常寺卿、少卿总试。学习九年不及格者，令其退学。

五代时期后唐清泰年间（934—936 年）于太医署和诸道置医博士、药博士。

（王安邦　王　琳）

第四节　宋代中原医药的主要贡献

公元 960 年，赵匡胤发动陈桥兵变，夺取了后周政权，建立了大宋。鉴于唐末五代的武将专横骄纵造成的社会大混乱，北宋统治者在政治上实行高度集权的专制制度，在文化上却实行了较为开明的政策，从而为宋代文化的发展提供了一个相对宽松的环境。自秦汉以来，经过千百年的文化积淀，宋代文化出现了空前的繁荣，达到了中国古代文化的高峰。在“兴文教，抑武事”的政策背景下，北宋政府对医药学高度重视，制定了一系列促进医药学发展的正确措施，使宋代的医药文化呈现一派生机勃勃的景象。

宋代学术昌明，特别是理学成为儒、道、佛三教合一的新儒学，这种占统治地位的哲学思想必然对中医药文化进行渗透和影响。在言论相对自由的社会氛围和文化事业发达的条件下，这批人讲学论道，著书立说，热心于文化发展事业，使宋代的文化蓬勃发展，在哲学、文学、史学、科技、艺术、宗教、教育、出版等各个文化领域都表现出极大的创造力，留下了光辉灿烂的业绩。涌现了范仲淹、欧阳修、周敦颐、二程、张载、司马光、三苏、朱熹、陈亮、叶适、文天祥、王应麟等一批大学者，出现了“濂学”“洛学”“关学”“荆公新学”“永嘉之学”“闽学”“蜀学”等很有影响的学派。一部《宋元学案》，95% 是宋代的。宋代的这种学派纷争的风气，自然会对医学产生影响，促使形成了金元医家学术争鸣的局面。无怪乎清代大学者纪晓岚在《四库全书总目》序中说：“儒之门户分于宋，医之门户分于金元。”

宋代文化、经济、科学技术呈现一片繁荣景象。史学大师陈寅恪先生曾说："华夏民族之文化，历数千年之演变，造极于赵宋之世。"（陈寅恪《邓广铭〈宋史职官志考正〉序》）历史研究大家邓广铭先生也认为："宋代文化的发展，在中国封建社会历史时期之内达于顶峰，不但超越了前代，也为其后的元明之所不能及。"（《宋代文化的高度发展与宋王朝的文化政策》）这自然给医药学的发展带来了千载难逢的机会。

在流传下来的国宝《清明上河图》中，也展示了一些大宋行医的画面，可以想象出当时的繁华景象。这些工作的规模与影响之大远远超过任何个人的成就。

一、北宋皇帝对医学之重视

北宋的太祖、太宗、真宗、仁宗、神宗及后来的徽宗等皇帝都喜好医学，也极其重视医学。如在宋太祖赵匡胤时，就下令组织医官们修订了宋代第一部药典《开宝新详订本草》，还首开皇上为医书写序之先河，此后各代都有效仿。赵匡胤略通医术，统兵作战之余，还能为士兵看病开药。当上皇帝后，他弟弟赵光义（宋太宗）患病在身，疼痛难忍，赵匡胤前去探视，一番望闻问切后，他决定采取艾灸疗法，一灸就是几个时辰，使得赵光义大为感动。

早在宋初，宋太宗就下旨"大搜京城医工，凡通晓《神农本草》《黄帝内经》及善针灸药饵者，校其能否，以补翰林医学及医官院侯"，京城汴京集中了全国一流的医学人才。各种国家医疗机构如校正医书局、太医局、惠民和剂局等亦设在此。宋太宗赵光义（976年即位后改名赵炅）即位之前，在自己的封地里，便非常留心医术方药。经多年辛苦收集，竟"藏有名方千余首皆有验"。赵光义亲自下诏在京师置香药交易院，促进了中外名贵药材的交流。981年，宋太宗还向全国下诏"购求医书"，专门致力于宫廷医药管理，经过14年整理编撰，整理编著了我国第一部宫廷内的成方制剂规范——《御药院方》，对后世颇有影响。

宋仁宗自己精研方剂，颇有所得。他在古方"柑橘汤"中，加了荆芥、防风、连翘三味药，通治咽喉口舌诸病，"遂名三圣汤，极言其验也"。宋仁宗对针灸也颇有研究，认为"针灸之法，人命所系，日用尤急，思革其谬，以利济民"。于天圣四年（1026年），下诏命王惟一主持铸造了闻名世界的针灸铜人，又撰成《铜人腧穴针灸图经》一书与之配合，木刻刊行全国，并刻石碑立于相国寺仁济殿内。对针灸学的发展做出了不可磨灭的贡献。宋徽宗时曾颁布圣旨各州县广泛设置"居养院""安济坊""漏泽园"等医疗保健慈善机构，并设医药管理部门"修合药所"（后改为惠民局）。

宋真宗赵恒是宋朝的第三位皇帝，在位25年，受其父亲影响，真宗酷爱医术。太尉王钦体弱多病，真宗当面赐药酒一瓶，令其空腹服下。王太尉服用后，四体通泰，神清气爽。宋真宗告诉他说："此苏合香酒也。每一斗酒，以苏合香丸一两同煮。极能调五脏，却腹中诸疾。每冒寒夙兴，则饮一杯。"并且还在朝上提供了详细的制备方法。一时间，官宦人家，家家皆仿制。这件事情还被沈括记入了《梦溪笔谈》中。不仅如此，宋真宗亲自选定了两本四季养生的专著，《四时摄生论》和《集验方》，令雕版刊行，颁发天下。

至南宋时宋高宗赵构，在前辈的影响下，赵构亲笔写下了《养生论卷》一书，不但展示了他的书法艺术，也说明了他对医学以及养生理论的重视。

北宋皇帝充分认识到图籍的价值，特别重视医药文献的征集。据《宋史》记载，太平兴国三年（978 年），宋太宗赵光义诏："翰林医官院各具家传经验方以献，又万余首。"太宗不仅下令征集医书，而且还身体力行"收得妙方千余首，无非亲验"。（见司义祖校订《宋大诏令集》）太宗的言行为以后的皇帝树立了榜样。后来宋真宗为防止医籍外流，还在景德三年（1006 年）诏令：禁用医书与外国交换货物。上述措施，都促进了医书征集工作的开展。宋仁宗嘉祐五年（1060 年），曾设购赏科，"以广献书之路，应中外士庶之家，有收馆阁所阙书籍，许诣官送纳。如及五百卷，当议与文武资内安排，不及五百卷，每卷支绢一匹"。（《宋大诏令集》）

北宋多位皇帝先后十多次颁布求购书诏令，因而使征集工作出现了空前局面，为医籍的整理编纂提供了重要条件。由于朝廷重视，且皇帝（如太宗、徽宗）亲自参与整理编纂，便产生了很大的激励作用，因而使宋以前散失的文献得到空前征集。经过精心校正，促进了医学知识的总结、交流，推动了医学事业的发展。

在他们的影响下，一些文臣武将也多关注医学，如掌禹锡、欧阳修、王安石、曾公亮、富弼、韩琦、夏竦、宇文虚中也都参加古医书之整理。苏轼、沈括、陈尧叟、孙用和均有个人收集的医方著述。成就了一批医儒皆精的文人医家。计北宋现存的医方与临床各科医书近百种，宋医家、文人亦形成著书之风。

宋代社会的开放，尊师重道，优礼儒士，网罗人才、选拔俊彦的风气，创造了灿烂的宋代文化和医学文明。

二、医学机构及制度的建立

太医局是培养中医人才的最高医学教育机构；尚药局为宋代最高药政管理机构，专门负责御药、和剂、诊疗疾病；太平惠民和剂局，是宋代政府官方举办的一种买卖药材机构；官药局是我国也是世界上最早开办的国家药局，当时叫作"熟药所"，也称"卖药所"；翰林医官院是中央的医疗兼行政管理机构，掌供奉朝廷医药，对内廷、朝臣疾病以及军旅、学校、民间疾疫派遣医官治疗；校正医书局为中央机构，专门整理医学典籍。

南宋绍兴六年（1136 年）于临安设熟药所 4 处，其一为和剂局，由翰林医官院选保医官辨验药材。绍兴十八年（1148 年）改熟药所为"太平惠民局"，熟药所除日常以优惠价格向民间出售药物，向地方批发，交换药材外，还制定有每逢夏季、冬季和疫病流时施医给药制度，轮流值班制度，药品检验制度等。这些制度的制定及实施促进医药事业的发展，在中国医药学史上有其积极意义。熟药所的设立，使《和剂局方》得以推广，成药使用有所普及，给民众医治疾病带来了便利，是宋代医学发展的特色之一。

其他与医有关的慈善机构有安济坊、居养院、福田院、慈幼局、病囚院等。熟药所负责制造成药和出售中药。据《东京梦华录》记载，当时的开封城朱雀门外街巷有“熟药惠民南局”，大内西右掖门外街巷有“熟药惠民西局”，是当时著名的大药店。官药局卖药有个规定，遇到疫病流行时，由官府统一调拨，并承担临时性免费医疗。据史料记载，都市发生疫病时，官药局则派出大夫携带药品去“其家诊治，给散汤药”。官药局内还有专门负责药材收购和检验的药材所。为保证质量和用药安全，官药局专设了辨验药材及负责制药的官员，是我国历史上最早的药品监督管理人员。这也是国家设置的最早的药检机构。宋代“官药局”的设立，对我国中成药的发展起到了很大的推动作用。它所创制的许多有名中成药，诸如苏合香丸、紫雪丹、至宝丹等，经过800多年的医疗实践检验，迄今仍具有良好的治疗效果。

当然，在封建官僚制度下，随着政治的腐败，官药局也逐渐出现管理混乱、药品质量低劣等现象，本来是嘉惠人民的官药局，变得有名无实。以至于人们称和剂局为“和吏局”，称惠民局为“惠官局”。但这是腐败的官僚制度侵蚀的结果，并不是这些机构本身的问题。

设于北宋嘉祐二年（1057年）的校正医书局，是宋代校订和刻印医药书籍的专门机构。这是我国医政史上的一个创举，堪称世界上最早的国家卫生出版机构，在我国漫长的封建时代也是绝无仅有的。它集中人力、物力对古典医籍进行系统的搜集整理、考证、校勘，并刊刻印行，对医学知识的传播做出了很大贡献。

“校正医书局”中整理古医书的高手有好几位河南人。如撰《嘉祐本草》的掌禹锡为许州郾城人，完成《重广补注黄帝内经素问》的孙兆、孙奇，均为卫州人。特别是校正医书局的重要人物林亿，他是开封人，约出生于北宋真宗成平、景德年间（998—1007年），历仁宗、英宗、神宗三朝，十余年间，校勘医籍成就尤为突出。他的《新校正》备受后人推崇。“校正医书局”的另一核心人物高保衡与林亿师出同门，都是卫州高若讷（祖籍山西榆次县，后迁家河南卫辉）门下，高保衡是其次子，林亿还是高若讷的女婿。

三、医学典籍的整理及本草和方书的修订

（一）宋代是修订本草最多的朝代

早在开宝元年（968年），宋太祖赵匡胤命刘翰等人整理，后又命李昉刊定，修成了《开宝重定本草》，收药983种，较前增药100多种。宋仁宗嘉祐二年（1057年），又命掌禹锡、苏颂等人修成《嘉祐本草》，增药82种。公元1061年，政府又命各地将所产药物绘图呈上，由苏颂编辑成《图经本草》。北宋末年，通仕郎艾晟将唐慎微编的《经史证类备急本草》略加修订，改名为《大观经史证类备急本草》，由国家刊行。在《本草纲目》之前，此书一直被奉为范本。

（二）宋政府组织编撰多部大型方书

公元978—992年，翰林医官王怀隐（商丘人）奉诏编成《太平圣惠方》。公元1046年令何希彭将此书缩编成《圣惠选方》60卷，作为教科书。据载，在编《太平圣惠方》同时，还编有另一部方书《神医普救方》，已佚。公元1102—1106年，宋徽宗崇宁年间，政府药局编制了《和剂局方》作为制剂规范的手册，南宋时更名为《太平惠民和剂局方》，这是我国历史上第一部政府颁发的成药药典。北宋末年，徽宗赵佶召集海内名医编写《圣济总录》，是当时方书之集大成者。

宋代政府组织编撰、校订的医学书籍很多，但影响最大的是《和剂局方》和《圣济总录》。这两部恰恰正是在宋徽宗时期编撰、校订而成的。

《和剂局方》共5卷，记载医方297个，号称"大观二百九十七方"，是世界上最早的国家药局法典。该书给老百姓带来了很大方便，甚至成为许多乡村医生的处方手册，影响很大。在宋朝，它和《宣明论方》是学医者必读之书，所载的一些方剂如苏合香丸、藿香正气散、参苓白术散、五福化毒丹等，今天中医方剂教材中讲授的许多方剂都出自此书。

《圣济总录》是中医学重要著作之一，共有二百卷。由宋徽宗亲自主持编成。该书将疾病分为66门，每门之下再分若干病证，将疾病进行了合理的归类。此书是宋徽宗政和年间，诏令征集当时民间及医家所献大量医方，又将内府所藏的药方合在一起，由圣济殿御医整理汇编而成。全书包括内、外、妇、儿、五官、针灸、养生、杂治等，共66门，每门之中有论说，其下又分若干病证。全书共收载药方约2万个，既有理论，又有经验，内容极为丰富。该书编成后，宋徽宗认为可以"跻斯民于仁寿，广黄帝之传"。从此，《圣济总录》成为医学生的教材之一，并与《黄帝内经》《道德经》一起成为医学博士的考试用书。

宋徽宗在政治上是一个风流而又奢靡的皇帝，但他在书法、诗词、绘画以及医学方面都有很深的造诣，对中医也颇有研究。他在位期间，改革医官制度，兴办官药局，完善国家慈善制度，重视医学教育，主持修订并亲自编撰医书，客观地说，对中医药的发展还是做出过很大贡献的，值得后人肯定。

（三）重视《伤寒论》的整理研究

宋代治平二年（1065年）校正医书局刊刻《伤寒论》，并对其进行了很高的评价。熙宁九年（1076年）宋太医局将此书列入医学生的必修课程，这就使《伤寒论》的学术地位空前提高。《伤寒论》其书也大为流行，对《伤寒论》的研究更为深入和普遍，较唐代有了很大进展，有许多著名医家致力于此，涌现出一大批研究伤寒的著作。

如庞安常的《伤寒总病论》，韩祗和的《伤寒微旨论》，朱肱的《南阳活人书》，许叔微的伤寒论著三种，即《伤寒百证歌》《伤寒发微论》《伤寒九十论》，以及郭雍的《伤寒补亡论》等。

南宋著名中原医家、河南洛阳人郭雍所著的《伤寒补亡论》，是宋代《伤寒论》研究著作中最接近原书面貌，引用原文数量最多，文字最忠实的一家。与成无己的《注解伤寒论》相比，其主体部分，即伤寒六经证治部分及“平脉”“辨脉”篇均基本保留原编次面貌。全书排列先是总论与脉法，次为六经证治，再次为治法、病证，治法仍以“汗吐下温灸刺水火可不可”来分类。本书所言之“补亡”，即采撷《素问》《难经》《金匮要略》《诸病源候论》《外台秘要》诸论及朱肱、庞安常诸家之说来补充仲景《伤寒论》中所阙处。从参考书的选择、证类排列、论证说理各方面，郭氏均力求细致全面。因而此书既反映了《伤寒论》的学术观点，一定程度上也反映了《伤寒论》前后中医有关伤寒学术的流传情况。

郭雍对伤寒病机及辨证的认识，受朱肱的影响极深，对其六经经络病机说以及分经络、辨脉二步辨证法几乎完全接受，融为己说。因此《伤寒补亡论》的地位不在于它对伤寒病的诊治有何独到的创见，而在于它在学术流传方面所起的作用。

四、宋代医学分科

西周时期的医学分科仅有疾医、疡医、食医和兽医。到了宋代，分科更加严谨，人体解剖学、骨伤科、妇产科、儿科等新的学科成立，内科、外科、皮肤科、五官科、口腔科、法医学、养生、检验制度等，医学分科更加系统化。至神宗时，太医局将原有方脉科、针科、疡科增加为大方脉科、小方脉科、风科、眼科、口腔兼咽喉科、产科、疮科兼折疡科、针兼灸科、金镞兼书禁科等九科，妇科、儿科、法医等均有专著问世。两宋时期构建了几乎是我国古代最高水准的医学分科体系，有里程碑意义。

据《东京梦华录》记载，北宋的开封城其整个马行街的北半部，药铺林立，最为集中，既有综合性的，又分骨科、口齿咽喉科、儿科、产科等专科。张择端《清明上河图》中有三处中医诊所，两处是小儿科，这也让我们看出宋代中医小儿科的发展盛况。《清明上河图》里还有专门接骨的诊所。由此可见宋代医学分科之细。

两宋时期是中国医学史上一个高度发展的时期，尤其医学理论研究的深化是此期医学的一个显著特点。

如对病因病机的理论发挥，南宋医家陈言在《三因极一病证方论》中提出著名的“三因论”，在仲景的“三因致病说”基础上进一步阐发，奠定了中医病因病机学说系统化的基础。还注意到致病因素相互间的密切联系，并以之论证杂病的发病原因。

在两宋时期，辨证理论得到了较为全面的发展，并进一步系统化。除源于仲景《伤寒论》的六经辨证和八纲辨证理论得以进一步深化外，还提出并初步形成了主要运用于内科杂病的脏腑辨证理论。如北宋儿科医家、许昌人阎孝忠（又名季忠），为其老师钱乙整理的《小儿药证直诀》，根据《黄帝内经》五行学说及脏腑分证的理论，总结了以五脏虚实为纲领的辨证方法。论述小儿生理、病理、治疗等，均颇有创见，对后世儿科的理论与实践，具有经典的指导作用。阎氏本人又撰《阎氏小儿论方》一书，发挥钱乙的学术，对儿科病的特点进一步加以阐发。

宋代法医学取得长足的发展，除了著名的《洗冤集录》以外，还有一部与宋慈的《洗冤集录》齐名的《折狱龟鉴》。《折狱龟鉴》是宋代法学家郑克撰著的一部法医学著作，成书于南宋绍兴年间（1131—1162年）。郑克为开封人，字克明，宣和六年中进士。《折狱龟鉴》全书共八卷，分为释冤、惩恶、察奸、迹盗、议罪、严明等二十门，包含了侦查破案、法庭审讯、司法鉴定、痕迹物证、调解纠纷、辨诬雪冤、定罪量刑等方面疑难案例三百九十五个，并加有作者精到的评论。《折狱龟鉴》是中国现存最早的狱讼案例汇编，作为宋代侦查类文集的集大成者，其所反映的断狱思想突破了前世较为朴素的侦查方法，对后世产生了重大的影响。其中一些治狱思想也为后世所称道借鉴。如《折狱龟鉴》提出“情迹论”，重物证，反对酷刑。即给后人以深刻启示。

南宋医家河南郑州人张锐撰写的临证方书《鸡峰备急方》也颇有影响。《鸡峰备急方》全书记载效验良方三千余首。每列一方，详述病状，方简而法备。所载方剂，沿用至今而有卓效，如参苓白术散、香苏散、常山饮等。本书综合宋以前医疗经验，有方有论，揆之于经，参以己见。其论剖析病源透彻，发前人所未发。如泻痢之疾，诸医只知病在脾胃，不外风冷湿毒、饮食伤滞所为，不知“门户束要，肝之气也；守司于下，肾之气也”。认为肝肾气虚亦能致泻致痢，对后人颇有启发。

其他如人体解剖学、骨伤科、妇产科、外科、皮肤科、五官科、口腔科等方面均取得了显著成就。不再一一列举。

五、重视针灸学

针灸是中医学的一朵奇葩，几千年来处处闪耀着灿烂的光辉。承继针灸千年精粹，宋代创针灸发展史上多个第一，成就空前。如：第一部官修针经——《太平针经》（王怀隐）；1030年第一部国家经络腧穴标准图经——《铜人腧穴针灸图经》（王惟一）；第一尊针灸教学模具——天圣针灸铜人（王惟一）；这也是世界上最早铸成的针灸铜人，它开创了世界上用铜人作为人体模型进行针灸教学的先河，在海内外引起极大关注。1030年又把《图经》范刻于石碑上，陈列于市中心的大相国寺内，供人自由参观学习，这对针灸知识的普及有极大促进作用。石刻的题篆为宋仁宗亲笔御书，并指令大学士夏竦为《图经》作序。这就是第一部刻石针经——《天圣针经》。

这一切都促使了针灸的规范化，在全国起到引领作用，对促进针灸学科的发展具有重要意义。

六、重视医药保健

宋代政府比较重视养生保健，在《圣济总录》中，就有两篇专论导引，如卷一百九十九辑录了晋唐以来常用的导引、按摩方法，如鼓腹淘气、导引按跷、摩手熨目、下摩生门等14种。其中，“运动水土”有“转手摩肾堂令热”，即是后世擦肾俞穴法。这些健身方法多为后世气功养生著作所引用。卷二百"神仙服饵门"为介绍吐纳法的专篇。两宋时期，出现了一批主张四时摄生与季节导引的养生家。他们多以《素问·四气调神论》等医经为依据，结合民间与作者的养生经验，阐述或推衍经旨。十分强调保养元气及精神心理卫生的意义。

宋代采用洒水或在地面上铺砖的办法来减少或防止尘土的污染。南宋时，临安还有专门处理粪便和治水等秽污物的职业。如吴自牧《梦粱录》卷十三载：每年春天政府令"淘渠人"疏浚河道阴沟，"遇新春，街道巷陌，官府差顾淘渠人沿门通渠；道路污泥，差顾船只搬载乡落空闲处"。宋代人们采用更多的驱杀蚊虫方法，如北宋刘延世《孙公谈圃》卷上载有艾熏驱蚊法，南宋民间有从事制作和销售驱蚊药的行业。

宋代的一些城镇中，出现了商业性浴室，对普通人开放。宋代吴曾《能改斋漫笔》卷一记载这类浴室门上以挂壶为标志，这大大方便了普通民众的洗浴，于个人卫生大有益处。人们在沐浴的同时，还培养了剪指（趾）甲等卫生习惯。

饮食卫生方面较为突出的是宋人提倡饮用开水，庄绰《鸡肋编》说："纵细民在道路，亦必饮煎水。"可见在家中饮开水就更为平常了。北宋欧阳修《憎苍蝇赋》说"一有玷污，人皆不食"，较好地反映了当时人们讲究卫生，不食被苍蝇玷污的食物。

七、兴办医学教育

建立全国医学中心机构，注重选拔人才，兴办医学教育。国家医学中心机构有翰林医官院、尚药局、御药院、太医局等。熙宁九年（1076年），太医局设九科授徒，后并为三科。除修习各科外，均要学习《素问》《难经》《本草》等经典。设立"太医局"，从国家层面上为医学教育设立机构，各地州镇政府均仿照其开办地方医学校。宋代的医学教育比唐代更为详备，在医学教育史上也最为兴盛。医学生临证的实习，使学生的理论学习与医疗实践密切联系起来，树立了一代新学风。

宋代医政与医学分立，太医局成为国家最高医学教育机构，地方也设有"医学"专门培养医药人才。

太医局医学教育设立机构，始自仁宗庆历四年（1044年），于翰林院选拔医官讲授医经。王安石变法后，推行三舍升试法，改革医学教育。熙宁九年（1076年）太医局不再隶于太常寺，成为医学教育专门机构，开医学教育独立发展的先河，置提举及局判。局判以知医事者充任，掌医学教授学生。通常每年春季招收学生，以300人为额，采取"三舍升试法"分级教学，外舍（低年级）200人，内舍（中年级）60人，上舍（高年级）40人。设方脉科、针科、疡科三个专业。本科学生必须兼通其他有关学科，所谓"三科通十三事"，即要求各科学生有广博的基本知识。宋代地方医学教育也较发达和普及，嘉祐六年（1061年），各道、州、府仿照太医局的教学方式，设立地方医学，吸收本地学生习医，由医学博士教习医书，学满一年时，委官进行考试，合格者补充为地方医官。

崇宁二年（1103年），徽宗对太医局进行了改革，将太医局中负责教育医官的职能划归国子监，将医学教育提高到与四书五经一样的地位，这些举措大大提高了医学教育的社会地位，也吸引了大批儒士加入到医生的队伍中来，使得医学教育快速发展。徽宗时期的医学考试称作“春试”，每年录取三百名左右的学生入太医局学习。太医院的学生中，很大一部分是医官家的子弟。宋徽宗借鉴了南北朝时士族的“门荫”制度，将医官这种技术官员定为可以通过“门荫”获得。因为出生医官世家的子弟，从小耳濡目染，对医学的领悟力较高，学生的综合素质相对平民来说也要高出不少，他们进入太医局学习的成才率也较高。

太医学的学习科目分成三科 13 门。三科分别为疡科、针科与方脉科。三科之下设有二级专业：疡科下有书禁、伤折、金疮、疮肿四科；针科下设立针科、灸科、眼耳科、咽喉科、口齿科五科；方脉科下设立风科、产科、大风脉科以及小风脉科四科，这些科相当于今天医学院校里的科系。到南宋时学生除必修的医学文献之外，还增设了陈言的《三因极一病证方论》等。著名医家杨介，总结了对处死犯人的解剖经验，描绘成图谱《存真图》，供学生上课阅读。这些举措使学医者的水平得以大大提高。

太医学的三科必修的课程则是《素问》《难经》《诸病源候论》《补注本草》《备急千金要方》等。在针灸教学中采用王惟一发明铸造的针灸铜人，进行直观教学，这是历代医学教育的一大创举。

八、禁巫兴医

以巫术为业的巫师，作为一种受社会习俗承认的特殊社会阶层，长期在社会中存在着。历代王朝几乎都采取默认，甚至肯定的态度。到了宋代，巫术更加流行，特别是南方，最为严重。严重影响了正常的医疗活动。面对这一现象，北宋政府实行了禁巫兴医的政策，多次颁布了禁巫的法令，为医学的发展扫清了一些障碍。

宋太宗淳化三年（992 年），针对两浙地区颁布一条诏令：“两浙诸州先有衣绯裙、巾单、执刀吹角称治病巫者，并严加禁断，吏谨捕之。犯者以造谣惑众论，置于法。”这条诏令，虽只针对两浙地区，但它却是中国历史上第一条明令禁止巫师治病的法令，表明了宋朝政府对巫术的禁灭态度。不仅如此，对那些具有医师身份而医巫兼通，但不用医术治病，而是假邪魅以取信于患者的行为，宋廷也下令处罚。咸平五年（1002 年），宋真宗下诏宣布：“医师疗疾，当按方论，若辄用邪法，伤人肤体者，以故杀论。”天圣三年（1025 年），根据淮南江浙荆湖发运司的请求，宋廷在整个南方都实施了禁止巫师治病的法令。至南宋时相沿不改。

宋仁宗时期编写的《庆历善救方》，就是因为地方上巫医盛行，人们得病不吃药，宋朝政府特地编撰的一部篇幅小、内容精之书，让地方官加以推广，展现了宋代政府打击巫医、推广医学的决心。

当然，我们不能指望一个封建王朝禁巫行动十分彻底，但这毕竟是历史上的一大进步，它对宋代医药学的发展是一个有力的推动。

九、宋代医药政策对后世的深远影响

明代著名学者宋濂在为朱震亨《格致余论》题辞时说："金之以善医名者，凡三人，曰刘守真氏（刘完素）、曰张子和氏（张从正）、李明之氏（李杲），虽其人年之有先后，术之有攻补，至于推阴阳五行升降生成之理，皆以《黄帝内经》为宗，而莫之有异也。"刘完素、李东垣、张子和、朱丹溪四家，刘完素创立火热论，李东垣立脾胃说，张子和主攻下，朱丹溪倡滋阴。学派林立，学说各异。宋濂还说："自秦以下，文莫盛于宋。"医学文化事业发达，配合宋代理学家周敦颐、程颢、程颐、张载发挥的义理性命论学说，尤其是理学大师朱熹，对太极、理气学说作的全面梳理，对后世日趋完善的中医运气学说，做出了许多的铺垫。

中医原有医经和经方派，《汉书·艺文志》记载有医经七家，经方十一家。张仲景著《伤寒杂病论》以后，一直到宋代，医学打破了"经方"一尊的局面，始分门户，《四库全书总目提要》把这种变迁现象称之为"儒之门户分于宋，医之门户分于金元"。学派所立者，个个博学多才，经天纬地。众说众派，形成了中国医学文明史上的第二次高峰。

这次高峰带来的学术余脉，是明清两代治疗外感热病方面的创新和伤寒学派新阶段的丰硕成果，经方、时方并存，学术思潮兴起，尤其是在病因上从热立论，提出的卫气营血辨证及三焦辨证方法，将中医临床治疗学推向了新的高度。

综上所述，可以看出统治者对科学技术的正确态度和政策，常常对科学技术发展起到巨大的促进作用。因此，在影响医学事业发展的诸因素中，政策因素是最直接的，因为政策因素直接关系到医学事业的人、财、物的保障。近代学者谢观曾说过，"中国历代政府重视医学者，无过于宋"。的确，在中国古代没有一个王朝比宋代尤其是北宋更重视医学的。在医政制度、编修本草和医方方面，特别是创设校正医书局校正印刷古典医著等，政府都给予了较多的关注。北宋统治者爱好医药，亲自收集医药，对医学的关注、扶持、倡导，对宋代医药发展产生了不容忽视的影响。

特殊的政治环境下，儒医结合促进了医学的发展。宋代政治的重要变化就是发展了文官统治，注重文士的培养和选拔。其中一部分文士进入医学队伍，参加医籍的整理研究，极大地提高了医药队伍的文化水平。而著名政治家范仲淹提出的"不为良相，当为良医"的观点，将医与相并列，改变了人们的传统观念，医生的地位得到提高，形成宋代"重方药"之风。宋代士人知医，已成为一种时尚，涌现出大量的儒医，推动了医学理论的发展和临证经验的提高。加之政府极为重视医学，编纂、校注出版了大量医学著作，为医学的发展奠定了良好与坚实的基础。

大批儒士入医门，为医学的发展提供了知识广博的优秀人才，他们的道德修养、知识结构、思维方式等都有别于那些墨守成规的家传者，这无疑为医学的发展提供了有利的条件，使名医辈出，医著大量问世。这种现象给我们有益的启示。

（许敬生）

第五节 辽金元时期中原医学的主要贡献

一、辽金元医事制度与医政

辽代的官制，采取“官分南北”的二元制度，辽官称北面官，沿袭契丹制度；汉官称南面官，依据唐、宋制度。北面官设太医局，局内有局使、副局使及都林牙（林牙意为翰林学士）总管医政诸事。南面官设翰林院，院有提举翰林医官、翰林医官，掌供奉医药。

金代医事制度因袭宋制，设立太医院，置提点、院使、副使、判官，掌管医药，属宣徽院，系宋制太医局和翰林院的合并，但提高了医事机构的职权与级别。

元代太医院为独立的最高医事机构，秩正二品，掌宫中医药事宜，领导所属医职。

辽金史籍缺乏地方医事组织的记载。元至元二十五年（1288 年）在河南、江浙、江西、湖广、陕西五行省及一些路域设医官提举司，五行省及路大者置提举、同提举、副提举各 1 员。路小者置提举，副提举或提举，掌管医户差役诉讼等事务。其余各省置太医散官。

二、金元时期的医家与医著

1.《伤寒类证》 宋云功，生平不详，《伤寒类证序》云“时大定癸未九月望日河内宋云公述”，当为河南焦作地区人，大致生活在宋元之交。全书三卷，系宋氏根据《伤寒论》证候，以证为纲，附以兼证、脉象及治病方剂，以图表形式刊刻，达纲举目张，言简意赅之功。全书分门别类 50 门，484 法。宋氏的这种编类及刊刻方法，既便于医者临床运用《伤寒论》诊疗疾病时检索，又便于初学者对《伤寒论》条文的理解、归纳、对比和记忆。

2.《儒门事亲》 张从正，字子和，号戴人。金朝睢州考城人，约生于金海陵王正隆元年（1156 年），卒于哀宗正大五年（1228 年），享年七十二岁。其书命名为《儒门事亲》，是因为“唯儒者能明其理，而事亲者当知医也”（《四库全书总目提要》）。全书十五卷，一至三卷为张氏自著，四至十二卷系张氏口述，由其门人麻知己整理，十三卷为刘完素《三消论》。十四至十五卷疑为后人掺入。该书注重阐发邪实为病的理论，倡导攻下三法治疗诸病。书中以六邪归纳诸病之因，以三法治之，名之为“六门三法”，此即为该书创立的“攻邪论”的主要思想。在具体应用汗吐下三法时，作者从治法范围、适应证、禁忌证等方面做了系统阐述，较前人认识有了较大的扩充。三法均有具体用法、注意事项、禁忌证，应用范围广泛，内容丰富，所用药物遵崇刘完素，偏于寒凉，颇有心得。

3.《伤寒心镜》 张从正著，一卷。此书主要阐发了河间的双解散及张子和对此方的加减运用之法。内载七篇论文，首论伤寒双解散用法，继则依次对伤寒发汗、攻里、攻里发表、寻衣撮空何脏所主、伤寒只传足经不传手经、亢则害承乃制六个问题进行了讨论。是书虽仅一卷，但言简意赅，对医之奥理，做了深入浅出的阐述，常氏从学于张子和，受其影响，学宗刘河间“火热”之说，对刘、张二家之学研究颇深，并结合自己的体会有所发挥。如他在《伤寒双解散》中说，“解伤寒三、二日间，以其初觉，亦伤寒疑似之间，解表恐伤于内，然攻里恐伤于表，故制双解，以其表里齐见俱解，甚为得法”。

4.《女科济阴要语万金方》 郑春敷，生卒年月不详，南宋及金朝荥阳人，医家，世代行医。早年习读妇产科诸书，集诸家之善，抄传世验方，隆兴三年（1165年）撰成《女科济阴要语万金方》两卷。郑氏女科在治疗妇科诸病中，非常重视心脾二脏的调治，如《薛氏济阴万金书・月经论》载：“由是言之，月经者，主于心而主于脾也，明矣。心者，七情所主；脾者，五味所主。心脾受病，故月事因而不调，其变出百端，盖病之变也。”郑氏论治妇科病，重视心脾二脏，是以《黄帝内经》为理论基础的。郑氏重视心脾二脏的调治，可概括为注重抑气行血、调治心神和顾护脾胃、益气升阳两方面。

5.《岭南卫生方》 释继洪，生卒年月不详，号澹寮，元代河南汝州人。释继洪多次云游岭南，次第撰成《岭南卫生方》三卷，是我国现存最早的研究岭南流行性疾病瘴疟的专著。该书保存了元代以前岭南地区的大量医学文献，重点论述了南方热带传染病的辨证施治，为岭南医学的研究提供了详实的理论基础。《岭南卫生方》充分发扬了《黄帝内经》“因地制宜”的理论思想，重视环境气候对人体体质的影响，提出瘴病多有寒热，要注重真寒假热证的鉴别。释氏阐述了岭南瘴病的病因病机，并按临床表现的轻重将瘴病分为冷瘴、热瘴、痖瘴三种。在辨证的过程中重视脉证结合。在瘴病的治疗方面，释氏根据岭南人的体质特点，提出了温中固下、芳香化湿、和解正气的瘴疟辨治方法，用药上主张慎用汗、吐、下三法，应以顾护阳气、调理脾胃、升降阴阳为主，强调温中和解、行气健脾，体现了岭南医学创新性、地域性和实用性的特点，丰富了中医流行病学的内容。

6.《仙传外科集验方》 赵宜真，公元？—1382年，号原阳子，元末明初道士，原为宋宗室，其先居浚仪，后徙江西安福。《仙传外科集验方》又名《仙传外科秘方》，元代杨清叟撰，赵宜真编，共十一卷。卷一总论痈疽发背及内服荣卫返魂汤的加减用法；卷二至卷四论述温、热、凉性三个外用药方的用法及其他外科通用方；卷五至卷七为痈疽、疔疮、瘰疬、咽喉及疯狗咬人等病的治疗方法；卷八至卷九再论痈疽、发背、疔疮证治；卷十至卷十一为急救及妇、儿科杂病治方。该书在继承宋代外科成就的基础上，广采民间验方，兼录道医外科丹方，强调痈、疽、疔、疮的辨证求因和审因论治。强调温补肾气以治骨疽，并主张以大附子补助肾阳。

7.《读素问钞》 滑寿，约公元1304—1386年，字伯仁，一字伯休，晚号撄宁生。元末明初的著名中原医家，祖籍河南襄城。《读素问钞》是分类整理、择要类编《素问》的重要著作，将《素问》中的理论重点，分为藏象、经度、脉候、病能、摄生、论治、色脉、针刺、阴阳、标本、运气、荟萃，凡十二类，开启分类编《素问》之先河，比起隋代杨上善的《黄帝内经太素》、明代张介宾的《类经》更为简明，基本起到了钩玄提要的作用。为后世习医者学习经典开辟了有效门径，对研究《黄帝内经》的分类体例颇有启迪，故明代汪机赞曰："非深于岐黄之学不能也。"对后世研究《素问》产生了重要影响。

8.《难经本义》 滑寿鉴于历代注释《难经》著作理论阐释的不足，博采诸家，参以己意对《难经》进行了全面注释，先后征引吕广、杨玄操、丁德用、虞庶等二十余家。全书体例，首列"阙误总类""难经汇考""难经图"，对《难经》一书篇章疑问、命名意义、流传问题、理论结构进行了系统阐释，并备列有《引用诸家姓名》。各章先列经文，次为注释，分析考证，疏其本义，附以己见，书中注释辞达理明，析其精微，探其隐赜，钩其玄要，辨疑正误，颇得《难经》之旨趣。因此，历代医家对此书评价很高。

（尹笑丹　徐江雁）

第六节　明清时期中原医学的主要贡献

明清时期（1368—1911年），是我国封建社会的后期。医药学在实践上和理论上又有新的发展。但是，自1840年鸦片战争以后，中医药学被迫步入缓慢发展期。河南中医药学的发展，大体亦如此。

一、明清时期的地方医政

1. 惠民药局 明代继承唐宋元设置医药惠民机构，于"洪武三年置惠民药局，府设提领，州县设官医。凡军民之贫病者，给之医药"。李濂《施药亭记》载："开封旧有惠民局，肇建于洪武甲子……"明代惠民药局是为贫民诊视疾病、在疫病流行时赠药，并且销售成药的官办慈善医药机构，隶属于太医院。对于维持惠民药局正常运转的经费，也不单单依靠政府的支持，明政府规定，各惠民药局的药材"于各处出产并税课抽分药材给与，不足，则官为买之"。即其药材来源，一为"税课抽分药材"，二为政府出钱购买之药材。惠民药局在明代中后期逐渐衰亡，到了清代已经没有官办药局的相关记载。

2. 养济院 明代政府自太祖始就极为注重社会福利机构的发展，对鳏寡孤独之人体现出极大的同情和关心。洪武七年（1374年），明朝设立"养济院"，以收养由于丧偶、生病、无后等原因造成生活困苦的人，养济院里有医官专职治疗被收养者的疾病，所需的药物等由所在政府机构提供。如"养济院在县治东北，洪武六年知县张淮创"（《乾隆杞县志》）。

二、药物学的发展

1. 朱橚《救荒本草》 朱橚（1361—1425年），明太祖朱元璋第五子，封为周王，就藩开封。他组织编著《救荒本草》《保生语录》和《普济方》等医药作品，对我国医药事业的发展做出了巨大的贡献。

《救荒本草》是一部专讲地方植物并结合食用方面以救荒为主的植物志。全书分上、下两卷。记载植物414种，每种都配有精美的木刻插图。其中出自历代本草的有138种，新增276种。分为：草类245种、木类80种、米谷类20种、果类23种、菜类46种。

《救荒本草》收载的植物，除豫东地区以外，还涉及豫北、晋南太行山区，豫西嵩山地区。在这些植物中，除米谷、豆类、瓜果、蔬菜等供日常食用的以外，还记载了一些须经过加工处理才能食用的有毒植物，以便荒年时借以充饥。作者对采集的许多植物不但绘了图，而且描述了形态、生长环境以及加工处理烹调方法等。李濂在《〈救荒本草〉序》中说："或遇荒岁，按图而求之，随地皆有，无艰得者，苟如法采食，可以活命，是书也有助于民生大矣。"

2. 兰茂《滇南本草》 兰茂（1397—1476年），字廷秀，云南省嵩明县杨林人。原籍河南洛阳。兰氏居住在杨林时，经常往返昆明与杨林之间，并往云南各地采集药物，替群众治病。著《滇南本草》《医门揽要》等。

该书首先突出了全书收载品种均属地方药材。据谢宗万先生统计：全国广有分布和通用一致的品种，意即这类品种多数为常用中药，不但云南有产，全国各地大多数地区均产。这类品种约80种。

为云南特产药材而行销全国的品种约3种。

与正品中药为同种，但在《滇南本草》中以地方名为正名的品种约5种。药材品名相同，但其生物来源与正品中药不同的品种约61种。

纯属当地少数民族专用的民族药，亦可视为地方性的民间草药，如灯白盏花、还阳参、大红袍、兰花双叶草、草血竭、苦龙胆草、金铁锁、地不容、千针万线草等，这一类药材为数最多，为332种，约占全书药材总数（507种）的65.5%，形成本书的一大特色。

该书还介绍了当地少数民族的用药经验。

纵观全书，滇中所产之灵药百草，无不备极精神，区类辨性，绘为图形，不愧为颇具地方特色的本草著作。不失为内容丰富的地方临证医学佳作。

3. 李中立《本草原始》 李中立，字正宇，明朝雍丘人。曾任大理寺评事等官职。中立兼通医术，尤精于本草。于1593年撰成《本草原始》一书，1612年刊行。

《本草原始》共12卷，分草、木、谷、菜、果、石、兽、禽、虫鱼、人10部，载药452种。该书无总论。各药体例是：药名（大字），下注产地、原动植物形态及性味（小字）；主治（大字）；药材图及解说（小字）；修治及附方等。

下面就其内容，择其要者加以介绍。

（1）考药物之名　关于药物的名称，很有考究，有以不同缘由命名者，有因历史缘故更名者，有一物数名者，等等，该书对所载之药的名称，均一一道出了所以然。

（2）辨药物之质　药物有真伪之别，优劣之异和产地之不同，临证用药不可不辨。因此我国自古以来，医药学家都非常重视对药物的鉴别，而且药物品种愈是增多，就愈是重视其鉴别。该书在这方面的论述也十分详确。

《本草原始》之长在于它专门介绍药材有关知识，是我国古代重要的药材学（或生药学）专著。今天，仍然可以发挥它在中药鉴定学等方面的作用。

4. 吴其濬《植物名实图考》　吴其濬（1789—1847 年），字瀹斋，号吉兰，别号雩类农，固始人。1817 年获一甲一名进士，先后任翰林院修撰、礼部尚书、侍郎、巡抚、总督等，到过山西、湖北、湖南、江西、浙江、福建、云南、贵州等省很多地方，有“宦迹半天下”之称。

吴其濬在各地任职与游历时，对当地植物特意了解、观察，并进行采集、记录和绘图，常请教于草医和劳动群众，例如“询于舆台者”“得之牧竖”“取于老农”等，通过多年积累掌握了丰富的植物学知识。同时，他先后参考了 800 余种古代文献，经过整理、总结，编著成《植物名实图考长编》，收载植物 780 余种。在此基础上，再经修改补充，编成《植物名实图考》，收载植物 1700 余种，分为谷、蔬、山草、隰草、石草、水草、蔓草、芳草、毒草、群芳、果、木共 12 类。书中对所载植物的名称、产地、品种、形态、性味、功用（着重药用价值）进行了较详细的叙述，并且绘有植物原图。

《植物名实图考》虽以古代文献资料为基础，但并非泥古不化。他对李时珍很崇敬，但并非人云亦云。例如在记述冬葵时，他说冬葵“为百菜之主……志书亦多载之，李时珍谓今人不复食，殊误。……以一人所未食而曰今人皆不食，抑何果于自信耶？”又如述及“大青”时，作者说：“湘人有三指禅一书，以淡婆婆根治偏头风有奇效。余询而采之，则大青也，乡音传讹耳。”作者强调医者应知药，说医者不知药而用方，“其不愤事者几希？”

《植物名实图考》的主要价值为：它对植物名称与实物进行了考证，使植物名与实一致，为植物学分类提供了宝贵的资料；书中所绘的植物形态图，比较精细而近于真实；它比《本草纲目》所收载的植物增加 500 余种，且全书记述云南、贵州的植物相当多；此外，它还较广泛地收集了草医经验与草药知识，并且纠正了以往某些植物药的错误论述。

《植物名实图考》出版后在学术上的影响比较大，并且曾流传到日本等一些国家，迄今不少国家的图书馆都收藏有此书，可见它在国内外学术界所受到的重视。

三、方剂学的成就

明清时期的方剂学有较大的发展，在理、法、方、药的研究与论述方面都有所提高。这时期，除了在各种本草著述之中，不同程度地论述了方剂的组成、加工、功效、用法等之外，有关方剂学的专书也明显增多，而且内容丰富，我国古代最大的一部方书就产生于明代。这部方书名为《普济方》。

《普济方》原为168卷，自明初刊行以后，原刻本散佚。后《四库全书》将其改编为426卷，分为1960论、2175类、778法，方61739首。初本尚有插图239幅。书中资料，除引自历代各家方书及收录大量时方外，还收载其他传记杂说以及道藏佛书等有关记载，堪称集15世纪以前方书之大成，是我国古代最大的一部方书。此书之编次分别为方脉总论、药性总论、五运六气、脏腑总论、脏腑各论（按人身头面、体表、五官、口齿和内部脏腑器官，分述各个病候）、伤寒杂病（包括各种急性、慢性传染病与内科疾病）、外科伤骨科、妇产科、儿科、针灸等。每种病证，有论有方。除记载药物与针灸治疗方法外，还介绍了按摩、导引、气功治疗经验。本书搜罗广泛，资料丰富，不仅在中医方剂史上有着重要价值，同时在保存古代医学文献上也有贡献。例如李时珍在编著《本草纲目》过程中，虽浏览参考的各种文献多达800种，但明以前的不少失传或罕见医籍，李时珍未能亲睹，而得以从《普济方》转引，如《本草纲目》卷四十所写的："蝇，古方未见用者，近时《普济方》载此法，云出《海上名方》也。"就是一实例。此外，《普济方》所记载的各种病证，也为研究明初及明以前的疾病史提供了可贵的资料。

四、温病学说与防治天花的成就

（一）温病学说的发展

温病是多种外感急性热病的总称，包括传染性与非传染性两大类，而主要是前者。《黄帝内经》《难经》《伤寒杂病论》中均有明确的描述。宋元时期温病开始脱离伤寒学说体系，治疗上出现了新的见解。明初，王履指出："温病不得混称伤寒。"使温病进一步从伤寒学说中区分出来。明代吴又可，著作《温疫论》，创立"戾气"说，在传染病学史上，写下了极为重要的篇章。清代的温病四大家，叶桂、薛雪、吴瑭、王士雄，对温病学体系的形成和发展继续做出更大的贡献。

在同瘟疫斗争的历史上，在温病学发展的历史中，河南温病学家也做出了重要贡献。如杨璇的《寒温条辨》、吕田的《寒温条辨摘要》和田净意的《瘟疫安怀集》等。

1. 杨璇《寒温条辨》 杨旋（约1705—1795年），字玉衡，又字栗山，清代河南夏邑人。作《伤寒温疫条辨》，又名《寒温条辨》，流传遍天下。

该书共6卷。卷一，论伤寒和温疫的区别，载医论二十余篇。从伤寒、温疫的病因、脉法、证候、治法等方面，一一予以详辨。卷二和卷三，记载并分析温疫病可能出现的发热、恶寒、恶风、头痛等七十余种证候。卷四和卷五，为医方辨，载方剂二百余首。卷六，为本草辨，载常用药一百八十余种。

杨氏著作的最大功绩是"辨出温病与伤寒另为一门，其根源、脉证、治法、方论，灿然昌明于世"。（《自序》）

此外，杨氏又精于运气学说，列举许多资料以言医家通晓运气学说的重要性，并且设《治病须知大运》专篇，置于第一卷之首。

2. 吕田《寒温条辨摘要》 吕田，字心斋，又字研平，河南新安人，该书系吕氏于清嘉庆辛未（1812 年）结合陈三锡《二分析义》及杨栗山《伤寒温疫条辨》，参以实践经验而成。全书约计四万言。其意简而明，其方截而良，为温病学说中的佳作之一。

本书内容包括十四篇：《温病根源症治与伤寒不同辨》《杂气说》《温病与伤寒六经症治不同辨》《温病症状五十条》《大头六症》《温病诸下症》《续增分别温病症治八十五条》《四损不可正治辨》《温病与伤寒不同诊脉义》《温病正治诸方》《温病杂症诸方和补遗诸方》。另附三篇（略）。

3. 田净意《瘟疫安怀集》 田净意，清末巩义人，名鸾，生卒年代不明。田氏，善写诗作文，又善治病，尤精于儿科疾病及瘟疫诸症。清道光年间，巩义瘟疫盛行，田净意自制五瘟至宝丹、灵应豁心丹，命弟子施送于百姓，济世活人。田氏认为，瘟疫一症，虽有吴又可之《温疫论》可以作为医学津梁，但人多忽视，于是他在《温疫论》的基础上，在清道光丁酉年，即 1837 年，编著了《瘟疫安怀集》四卷。卷一总论瘟疫的概念及总的治疗原则；卷二论瘟疫诸恶症及汗法、下法的应用；卷三论瘟疫下后诸症、瘟疫诸肿症及杂症、兼症、瘟疫九种传变的治疗；卷四论瘟疫愈后的调理，六经辨证、辨脉及用药法。

此书多为方歌，较吴又可之论更为详明，便于诵记，利于临证使用。

（二）防治天花的成就

就世界疾病史而言，天花是波及面极广、为害极重、流行史甚长的烈性传染病。我国在公元 4 世纪时，文献上最早描述到天花这种病，当时称之为“时行”病，《肘后备急方》记载说：“比岁有病时行，仍发疮头面及身，须臾周匝，状如火疮，皆戴白浆，随决随生。”并且述及此病之预后，“剧者多死”，幸存者将在皮肤上留下许多瘢痕。古代文献认为此病于东汉光武帝建武年间（公元 25—55 年），“于南阳击虏所得，乃呼为虏疮”。

在同天花的斗争史上，河南医家撰写了许多专著。有明代廖作栋的《痘疹指掌》、冯国镇的《痘疹规要》，清代李鼎玉的《痘疹》、葵临溪的《痘疹要论》、朱光熙的《痘疹摘锦》、陈青云的《痘疹条辨》、王似之的《痘疹慎始》、张同仁的《痘疹备览》、吕田的《天花精言绪余》、王启文的《痘疹辨证》、王心一的《痘疹新集》、薛灿的《痘疹新法》、杨永锡的《痘疹详说》等。现仅介绍明代高我冈的《痘疹真传奇书》和清代袁句的《天花精言》如下。

1. 高我冈《痘疹真传奇书》 高我冈，又名尧臣，河南信阳人，明代痘疹科专家，撰著《痘疹真传奇书》（又称《仙传痘疹奇书》），刊于 1598 年。

《痘疹真传奇书》的内容分上卷、下卷与图说三部分。上卷有气血论、痘论、五行痘辨、寒战咬牙辨、升麻葛根汤可用不可用辨、七吉、痘说、惊搐说、夹疹痘说、认痘疔诀、看耳目诀、避解秽气诀等二十三篇。下卷有疹论、盖痘疹、脓痘、胎疹、斑疹、痘疹用药法、痘疹诸方、医戒等十六论。图说部分包括手足瘫、承浆瘫、鼻凹瘫疔、痘脓瘫、蜘蛛瘫、虾蟆瘫等二十七图。另有针图和用针手法。

其学术思想，最为突出的是以下几点：

第一，“治痘之法，以气血为主”。高氏治痘，以气血立论。他在上卷之首篇专设《气血论》篇，使气血的理论贯穿于痘之病因、病机、诊断、治疗各个方面。

第二，“若能分虚实而辨补泻，则治痘无余法焉”。为贯彻这一思想又专设《痘疹用药法》篇。

第三，“治痘无他奇法，唯清凉解毒为第一义”。并且告诫病家：“疹出三七以及百日，皆不可忽。语曰：痘前难，痘后不易，信哉。”

第四，“中州我冈氏出，另立门户，专以挑拨为宗”。特别是出现危险之症，“必籍针砭以济药饵”。这种方法，在痘疹学发展史上应书上一笔。

第五，“凡此八戒，皆医者所宜三复”。八戒：一曰欲，二曰酒，三曰好利，四曰无量，五曰异医，六曰任人，七曰博弈，八曰临危用药。

2. 袁句《天花精言》 袁句，字大宣。别号双梧主人，清代河南洛阳人。于1753年撰《天花精言》，1755年刊行。全书共六卷，卷一至卷三专论痘疹的治疗；卷四为痘疹图说；卷五论药性；卷六备用处方，共录验方11首。此书又有四卷本，名《痘症精言》，内容略有增补。

袁氏治学态度严谨，不悖于古，又不囿于成见；究心此道，以济人为念。其高尚的医德仍有现实意义。

在同天花的长期斗争中，我国医家发明了人痘接种术，且很快远传海外。1796年，英国琴那氏发明牛痘接种法，传入我国并推广之。现在，天花已被消灭。

五、临证医学的新成就

（一）眼科

1. 倪维德《原机启微》 倪维德（1303—1377年），明初医家，字仲贤。祖籍原为河南开封，迁居江苏吴县。家世以医闻名，少时学儒后继承家业，认为“医为儒者之一事”。研读《黄帝内经》，为人治病，有请必赴。穷人求治，不仅送药而且送煮药瓦器。晚年在敕山建别墅居住，自号敕山老人。因见眼科书少而不全，著《原机启微》，为现存较早的眼科专书。

《原机启微》共二卷。上卷，论眼疾病因、病机与治疗。下卷，为附方，论述了倒睫、眼睑炎、眼出血、内障、瞳孔散大等多种眼病及治疗。

2. 王子固《眼科百问》 王子固，又名行冲，字文之，号勉齐，明末清初长垣人。博闻强记，旁通医学。王氏乐善好施，尝设义学，开药局，施钱米，济贫乏。同时，他对流行于世，署名葆光道人所撰的《眼科龙木论》，进行了补充、整理、编辑，撰成《眼科百问》。

《眼科百问》以问答的形式，回答了一百一十一个问题，通俗易懂，又能帮助解决许多常见的疑难杂症，影响较大，流传较广。仅从现存的版本，如善成堂、宝兴堂、书业德、好友堂、有益堂等木刻本，江东书局、锦章书局、广益书局等石印本，足可以说明问题了。

（二）儿科

1. 寇平《全幼心鉴》 寇平，字衡美，明代洛阳人。生平事迹已不可考。撰《全幼心鉴》。

今《中医大辞典·医史文献分册》是按四卷本介绍的。介绍说：《全幼心鉴》，儿科著作，4卷，明代寇平撰，刊于1468年，卷一总论儿科医生之守则，服药须知，小儿生理、血气、禀赋、保育、调理以及面部与手部望诊等；卷二论小儿脉法、初生儿的护理及常见病；卷三、卷四分论小儿诸病（以内科病证为主，包括痘疹），并附录《小儿明堂灸经》。附图40余幅。

寇氏的学术思想值得重视。他说："小儿脏腑娇嫩，易虚易实，易寒易热。""以五脏之色见于面部，探疾病之根源。""四时欲得小儿安，常要一分饥与寒。""食味淡薄脏腑清气，乃是爱其子。"

2. 张昶《小儿诸证补遗》 张昶（1563—？）明代医家，字甲弘，号海澄，大梁人，《小儿诸证补遗》1卷，以"问对"形式，详阐小儿胎寒胎热等常见病证之主症、病源、治法、方药，凡15种。书中辑入小儿春令肝胆证等脏腑病证5类，以阐明小儿脏腑经络辨证之纲要；书首列有观气色、验指纹、定脉法之图歌，以强调小儿诊病之要领；书末附有"小儿引经诸药歌""小儿外治诸效方"，以突出小儿治疗用药之特色。全书探究病源深刻，理、法、方、药精详，尤其是治法用药方面颇有独到之处，可供后人临证借鉴。

六、医学著述增多

（一）医学全书

景日昣《嵩崖尊生全书》

景日昣，字东阳，登封人，康熙辛未（1691年）进士，官至户部侍郎。总角时治《周易》，稍长，从事岐黄之学，后著《嵩崖尊生全书》。

该书属综合性医书，成书于1690年，15卷，卷一气机部，记述五运六气；卷二诊视部，分析脉法；卷三药性部，介绍200余种药物性味功能；卷四论治部，从脏腑虚实、时令、药性诸方面阐述用药法则和服药法；卷五病机部，分析病机九十余条；卷六至十三按人体生理上、中、下部和周身部，分述多种疾病证治；卷十四妇人部；卷十五幼部。书中记述治疗方剂颇多。

该书合《黄帝内经》《伤寒论》《难经》《脉经》《准绳》诸学以括之，撷张仲景、孙思邈、庞安时、陈无择、李东垣、吴又可诸家经验以发之，对医学基础理论、临证各种疾病做了全面论述，且结合自己的研究与临床体验进行了发挥，取得了多方面的成就。景氏析“医易同源”之说，发脉诊方药之理，泄千古治验之秘。

（二）医学普及读物

1. 刘全备《注解病机赋》 刘全备，字克用，正德（1506—1521 年）、嘉靖（1522—1566 年）年间内黄人。因殚精岐黄作《病机赋》，自为注解，盛行于世。另著《注解药性赋》流传至今。

《病机赋》以赋的文体叙述阐发病机学说，这并非轻而易举的事，只有具备深厚的医学知识与高超的文采的人方可完成。所以，历史上有那么多大医学家，但作《病机赋》者恐刘氏一人而已。

刘氏不仅作《病机赋》，而且，还做了详尽的注解。注文里，除写进自己的意见外，又引用张仲景、王叔和、孙思邈、邹应、陈无择、庞安常、徐延纯、张子和、李东垣、朱丹溪、张洁古、严用和、王隐君、许叔微、纪天锡、刘河间、王冰、罗谦甫、徐嗣伯等数十家学说。因此，《注解病机赋》，不仅读来上口，易于记诵，而且又为后人研究学习病机学说提供了极为宝贵的文献。他所作的《注解药性赋》亦是如此。

2. 刘璞《医学集要》 刘璞，字石友，号尔琢，清初沈丘人，精于医理。要求诊视者，无论雨雪，必至其家。贫者即裹药与之。1682 年著成《医学集要》六卷行于世。（见《沈丘县志》）

刘氏的《医学集要》论述杂症十分简明，荟萃证治十分珍贵，收载众方十分效验，堪称为一部简要的临证读本，对初学者大有导向意义，同时又颇具临床实用价值。

3. 张昶《百病问对辨疑》 张昶，字甲弘，号海澄，明代大梁人。宋著名医学家张锐后裔。童年从伯维屏授祖业，撰写《百病问对辨疑》行世。

从该书的整个内容看，由书名便知是以答疑的形式对百十种病进行辨析。卷一、卷二散佚不存；卷三系痰证、诸气、诸郁、诸血、诸汗、诸痛、泄泻、痢疾、霍乱、疟疾；卷四载肿胀、脾胃、内伤、恶心、哮喘、疸、痞满、吐哕呕、疝、淋、三消、关格、噎膈、痛风、吞吐酸、嗳气、嘈杂、痨风、破伤风、难睡、斑疹、瘾疢、颤振、鼓栗；卷五为阴虚阳虚，风寒痿躄、痿痹、脚气、精浊、便浊、精滑梦遗、眩晕煎厥（附薄厥）、癫狂、大小便证、九虫、厥痓痫病三证。

张昶在学术上最突出的成就是对劳瘵的辨析。

（三）医学史的研究

李濂（约 1489—1596 年），字川父，祥符人。曾历沔阳知州、宁波同知、山西按察司佥事等职。善文辞，著述甚富，撰《医史》十卷。前五卷，载医家五十五人传略，上自春秋时期的医和，下迄元代的李杲。后五卷收集散见各医家文集中的医家十人传略，并补张机等六位医家传记。

本书为我国首次以“医史”命名的医学史著作。首次为张仲景、王叔和、王冰等人补传。对医家传记史料加以补充，对医家进行评述。资料来源可靠性强，大多属第一手资料。

《医史》为我国较早的医学史专著，有重要的文献学价值和史学价值，对目前研究中国医学史，了解历代医家生平传记和主要医学成就，都有重要的参考意义。

七、清末医学发展状况

自 1840 年鸦片战争之后，中国就逐渐沦为半殖民地半封建社会，中医药发展进入缓慢期。西医也随之传入中国。

（一）西医药传入河南

鸦片战争爆发后，伴随着列强的入侵，西方医学越来越多地传入中国，给中国的卫生事业注入了新的内容，河南一些城镇开始有西医西药。据《南阳市卫生志》记载，法国人安巴都为首的传教士于 1843 年在南阳城西的靳岗设立南阳天主教区总堂。到 1870 年意大利人安西满在教堂内设一修道人员保健所，可以说是西医传入河南最早文字记载线索。

牛痘接种也是西医传入途径之一。据《汝阳县志》记载，1850 年汝阳设有牛痘所，可谓河南最早接种牛痘之区域。1894 年英籍加拿大人在安阳开设“广生医院”，系河南第一家教会医院。又据《新乡市卫生志》记载，晚于“安阳广生医院”的教会医院中比较有代表性的当数 1901 年加拿大人创办的新乡汲县“博济医院”，后更名为“惠民医院”和“中华基督教惠民医院”。

在教会医院中，比较有代表性、有影响、医疗设备较先进、医疗水平较高且有相当规模的，当数英、美、德、瑞士、加拿大、澳大利亚籍人于 1906 年在开封开办的“开封福音医院”。该院内设“男院”“女院”，分门诊、病房，工作人员 100 余人。药物合剂达 100 余种，粉剂 20 多种，大型医疗器械有 X 光机等，日门诊量高达 150 人次；该院还设有检验室、“医务班”、“护士学校”，培训了一批医务人员。这所医院曾更名为“同仁会医院”；1949 年自愿交河南省政府后，又改名为开封市人民医院。1909 年美国基督教信义会派美籍传教士李约翰·付以得到洛阳组织基督教洛阳分会，在洛阳东兴隆街筹建教堂并设立医院，取名“福音医院”。1910 年意大利人（天主教）司锋柏长青和另一名意大利人携带医药器材到洛阳传教。在洛阳南关马市街，开设教堂和诊所，后改建为“圣心医院”。(《河南省预防医学历史经验》)

（二）卫生医疗机构与医学教育

1. 卫生行政管理机构 据民国年间的《河南卫生志》记载：“清光绪三十四年（1908 年）河南省奉颁清政府民政部所定城、镇、乡地方自治章程，其要务为……设施药局，立医院、医学堂，成立戒烟会以及其他关于城、镇、乡卫生之事。唯其时民智未开，自治难行，卫生各事除戒烟外，余皆未奏效。”是年，河南省再颁民政部关于各省巡警道分科办事章程，设卫生科，掌管卫生警察之事，包括清道、防疫、检查食物、屠宰、医务及官立医院各事项。

2. 医疗预防专业机构　1850年汝阳设置“牛痘所”是河南最早接种牛痘之区域。清代同治七年（1868年），开封设局，并拟草“河南滋德堂施种牛痘局内外章程条约”。

1893年以前，河南无专门的西医医疗机构，随着西方教会势力的渗透，西医医院逐步发展起来。1894年，英籍加拿大人在安阳开设“广生医院”，系河南首家教会医院。1901年，新乡汲县的“博济医院”始建。1906年，在郑州建立华美医院。是年，建立开封福音医院。同年，据7月24日《开封简报》刊登广告称：开封鼓楼钟致安创立之“卫生医院”聘请日本医学士淑忠之来汴应诊。1909年郾城建立基督复生医院和洛阳复音医院及沧州浸礼会医院等。清宣统三年（1911年），开封设立官办医院——河南官医院。据《开封简报》载：“本医院由巡警道详准开办。院内设牛痘局一所，每年春季定期施种牛痘。”

3. 医学教育　追溯清光绪三十一年（1905年），河南巡抚责令布政使司，在开封城内山货店街创设“河南医学堂”，系河南兴办医学学校之萌芽。当时，该学堂招15岁以上30岁以下学生30名，聘请教习4员，开设各科讲学。清光绪三十四年（1908年）8月，河南医学堂招收新班。至清宣统二年（1910年）8日，河南医学堂第二届学生毕业。结业考试科目有内科、伤寒科、瘟疫科、杂症科、妇科、针科、外科和西医科，由河南布政使司发放毕业文凭。（《河南省预防医学历史经验》）

（三）中医学家与著作

1840年至1911年间，河南的中医药学还在缓慢地发展着，出现了许多医药学家和著作。兹作简要介绍。

1. 王燕昌《王氏医存》　王燕昌，字汉皋，清朝河南固始人。同治十三年（1874年）撰写《王氏医存》，于光绪元年（1875年）付梓。

《王氏医存》为医论、医话、医案、验方的杂论与札记体。计医论258节472条；医案（临证述略）66例，并附按语；验方200余首。其所论述的范围广泛，内容丰富。本书共十七卷，卷一主要为中气、命门的理论，卷二主要为脉法，卷三主要为病因，卷四主要为方药，卷五主要为养生，卷六主要为伤寒、瘟疫，卷七主要为杂病，卷八主要为老年医学，卷九主要为体质肥瘦，卷十主要为诸郁证，卷十一主要为伏匿宿疾，卷十二主要为妇科、儿科，卷十三主要为吸烟诸病，卷十四主要为外科，卷十五主要为药误，卷十六主要为医德与治学，卷十七为医案，另有“附编”主要为验方。

《王氏医存》诚可谓一部简明易懂的临证全书，颇具临床参考价值。

2. 龙子章《蠢子医》　龙子章，字绘堂，原籍河南太康，后迁河南项城。1882年撰写《蠢子医》。

本书四卷，卷一阐述脉理变化，强调脉证相应；卷二着重记载用药经验；卷三详论杂病辨证；卷四记录妇、儿、眼、外诸疾病的治疗。

该书是颇具特色的医学启蒙读物，是医学普及读物中的奇葩。

3. 张朝震《揣摩有得集》 张朝震，字东川，河南渑池人，生于道光年间（1821—1850年），撰《揣摩有得集》，并于1888年刊行。

该书记录了张朝震所治幼科、女科、男科杂症共九十余方，详其主治及用法，是一本有实际临床参考价值的医方著作。

4. 陈其昌《湿证发微》《寒温穷源》 陈其昌（1855—1938年），河南获嘉人，撰《湿证发微》《寒温穷源》。前者于1923年由河南商务印刷所刊印发行；后者于1916年由河南商务印刷所刊印发行。

《湿证发微》是专论“湿”证之书。陈氏积半世之学，凭数年之悟，独行湿证一门。全书分上、下两卷，共七万余字。上卷论湿证之理，言前人所未言之理；下卷创湿证之治，立先世所未有之方，开创“太阴”“湿证”医理、论治之先河。

《寒温穷源》专论伤寒与温病的关系，是明辨寒温病合一之书。

此外，还有翟竹亭《湖岳村叟医案》、杨鹤汀《伤寒论浅歌》、谭宸东《伤寒捷要》、张瑶《伤寒集解》、李学正《伤寒三疫论》、陈再田《金匮要旨》和曹德泽《卫生提纲》等。

（王安邦　王　琳）

第七节　河南医家对经方的研究和传承

经方，与“时方”相对而言，原指古代方书中流传下来、久经实践检验的验方。东汉班固《汉书·艺文志》说：“经方者，本草石之寒温，量疾病之浅深，假药味之滋，因气感之宜，辨五苦六辛，致水火之齐，以通闭解结，反之于平。”且罗列了近三百卷经方书：《五脏六腑痹十二病方》三十卷、《五脏六腑疝十六病方》四十卷、《五脏六腑瘅十二病方》四十卷、《风寒热十六病方》二十六卷、《泰始黄帝扁鹊俞跗方》二十三卷、《五脏伤中十一病方》三十一卷、《客疾五脏狂癫病方》十七卷、《金疮瘛疭方》三十卷、《妇人婴儿方》十九卷、《汤液经法》三十二卷、《神农黄帝食禁》七卷。计经方十一家，二百七十四卷（实为二百九十五卷）。可见已涵盖多种病证的医方，可惜这些方书原著全部佚失，大概只遗留下少数医方，散见于后世的医家著作中。如《汤液经法》可能是伊尹的著作，后来成了张仲景写《伤寒杂病论》的重要参考文献。

现在所说的经方一般指中医经典中之医方，主要指张仲景《伤寒杂病论》之方。经方是在临床实践中创造出来的，又在长期临床实践中受到过严格检验，证明它符合临床实际。经方组方严密，药味少，药物易得，辨证切要而准确，疗效切实可靠。在1700多年的中医药学临床医疗活动中不断地发挥了它的治疗作用，不断地重复了它的治疗效果。经方医学体系以《伤寒杂病论》《汤液经法》《胎胪药录》《神农本草经》等经典为代表。张仲景在《汤液经法》的基础上，广集博采，结合临床撰成千古名著《伤寒杂病论》。后经兵燹，逐渐分为《伤寒论》和《金匮要略》两部书。其中，《伤寒论》以六经论热病，《金匮要略》以脏腑论杂病。

经方经过千百年的传承，不管是从内容方面还是从应用方面都有了客观的发展。其中《伤寒论》更是有注者千家的说法。且有不少日本、韩国、朝鲜等医家对其进行学习注解。足见经方在国内外医疗史上的影响巨大。

作为经方的发源地，河南省在经方的传承和发展过程中，做出了自己独特的贡献。不断有医家以不同的切入形式，对经方进行行之有效的研究。这些成果以专著、专论、注解、评判、歌诀等形式展现出来。我们不妨按历史时间顺序择要举例。

一、先秦时期——经方萌芽草创

先秦时期，正是中医理论的萌芽阶段。这一阶段主要是记录实践经验进而上升为理论的阶段。这期间由于记录文字的不方便，只能保存其中的一小部分精华，而此时的文明中心就在黄河中下游地区，基本以河南为中心。商以前，人们习用单味生药，且使用剂量重。到了商代，随着药物品种的增多和对疾病认识的加深，人们根据不同病情选择多种药物组成复方，煎煮之后应用于临床。临床用药由单味转向复方药，由生药转向熟药。商汤宰相伊尹为调配这类复方的主要代表，伊尹的代表作为《汤液经》，又名《汤液经法》，是经方的发端。

《汤液经法》系伊尹按照烹调菜肴的方法把多种药物搭配进行煎煮，由此诞生了中药复方即方剂。汤液方剂的出现，使多味药配合在一起相互协同作用，治疗效果大有提高，同时还促进了药性理论、基础理论的研究，意义重大。据《辅行诀·脏腑用药法要》记载，《汤液经法》共收录医方360首，仿《神农本草经》上、中、下三品分类法，将所拟医方也分上、中、下三品，上品120首，为服食补益方；中品120首，为疗疾却邪之方；下品120首，为杀虫、辟鬼邪、疗痈疽等方。

二、秦汉三国时期——经方初步形成

经历了先秦时期的诸子百家争鸣，许多重要医学著作在此期间相继问世。据东汉班固《汉书·艺文志》记载，有《黄帝内经》《黄帝外经》《扁鹊内经》《扁鹊外经》《白氏内经》《白氏外经》《白氏旁篇》共医经七家，凡二百一十六卷；且罗列经方十一家，二百七十四卷（实为二百九十五卷）。可惜除了《黄帝内经》存世，其余均已散佚。此间《神农本草经》《难经》《伤寒杂病论》等经典著作问世，影响深远。

东汉末年伟大的医圣张仲景，名机，字仲景（以字行）。后汉南郡涅阳人。自幼嗜于医学，为同邑何颙所称许。稍长，从学于名医张伯祖，工于治疗，贯通经方，逐渐有时誉。张机生逢乱世，其时医方颓败，医者各承家技，墨守旧法，治病不求根本，误人甚多。张机深痛之余，勤求古训，博览《黄帝内经》《难经》《阴阳大论》《胎胪》《药录》等书，专力于内科杂病之研究，尤其注重伤寒病证治，著《伤寒杂病论》。这是中医学史上第一部理、法、方、药齐备的经典。备受历代医家推崇，被称为医方之祖。《伤寒杂病论》被后世医家拆分为《伤寒论》与《金匮要略》两书，前者以六经辨伤寒，后者则以脏腑论杂病。张仲景勤求古训，博采众长，总结先秦两汉时代的医学成就，继承与发展了《黄帝内经》《汤液经法》的基本理论，创造性地将医学理论与临床实践紧密结合。他的另一大贡献是创制了完善的方药体系，开辟了方书先河，弥补了《黄帝内经》《难经》法多方少的不足。仲景组方严谨，用药精准，体现了君臣佐使的组方原则，根据病的不同，采用汗、吐、下、和、温、清、补、消等法，同时采用不同剂型、炮制、煎煮法等。其学术思想和成就，对中医的发展产生了巨大影响。

三、两晋南北朝时期——医籍的散佚与整理

东汉末年至南北朝结束，兵祸不断，这期间典籍毁于兵燹者众多，当时有识之士，以整理散佚的典籍为己任，不断进行搜集重编，以保护典籍得以流传。河南籍的名家阮炳、范汪、殷仲堪和马嗣明等为此做出了贡献。然后世又经兵燹，仅有部分内容散见于后世综合性著作之中。

1. 阮炳 阮炳，字叔文，晋代陈留尉氏人。曾任河南尹，故世称“阮河南”。精于医术，著有《阮河南药方》十六卷，已佚。

2. 范汪 范汪，字玄平，东晋南阳顺阳人。雍州刺史范晷之孙。汪幼年丧父，年十三丧母，自六岁即依舅父新野庾氏。稍长好学，庾氏家贫，布衣蔬食，燃薪抄书，孜孜不倦，遂博学多通。弱冠至京师，因军功得官，曾任安西长史，进爵武兴县候。位至东阳太守，故世称“范东阳”，年六十五岁卒于家。汪旁通医理，性仁爱，不限贵贱，皆为治之，十能愈其八九。撰有《范汪方》(又名《范东阳方》或《杂药方》)一百七十卷，在当时学术界影响甚大。

据《隋书·经籍志》“范东阳方一百五卷”，《旧唐书·经籍志》“杂药方一百七十卷”。陈延之《小品方》序录云：“范东阳所撰方有一百九卷，是范安北（范汪曾领安北将军之衔）过江后撰集也……是《秘阁四部书目》所载也。”考《外台秘要》中的范汪方引文，大体分布在卷一至卷九十五之间。

范汪的学术思想主要集中于其著作《范东阳方》之中，该书内容充实，卷帙浩繁，除有丰富的临床特色外，还就外治法、痈疽、服药禁忌、药物炮制、药物剂量计算、药物畏恶相反等方面的内容进行了阐述，书中记载了范汪的学术经验，对中医研究有着重要的学术价值。《范东阳方》不仅是唐以前经方的集大成者，而且简便实用，疗效可靠，流传甚广，为晋唐时期医学的发展做出了重要贡献，故陶弘景谓其书“勘酌详用，多获其效”。唐代孙思邈在《备急千金要方·大医习业》中强调：“欲为大医，必须谙张仲景、王叔和、阮河南、范东阳诸部经方。”孙思邈将其与张仲景相提并论，可见此书之重要。

原书已佚，其内容尚散见于《外台秘要》《医心方》诸书。今有范行准辑佚、梁峻

整理本《范东阳方》。

3. 殷仲堪　殷仲堪（？—399 年）东晋陈郡人。骠骑咨议参军晋陵太守殷师之子。仲堪能清言，善属文。初，调补佐著作郎，后谢玄聘为长史，厚待之。其父患疾，数年不愈，仲堪乃研习医术。父亡后，孝武帝召之为太子中庶子，甚爱重之。不久以黄门侍郎升任振威将军荆州刺史，出镇江陵。安帝即位，仲堪与桓玄、王恭、杨佺期联兵造反，事败被杀。仲堪著有《殷荆州要方》一卷，已佚。

4. 马嗣明　马嗣明，南北朝至隋代河内野王县人。少博经方，凡《甲乙》《素问》《明堂》《本草》诸书，莫不成诵。善诊断，切脉而能预决生死。长于针灸术，取穴与《明堂》不同。尝自创“炼石法”，治疮肿有奇效。其法取黄色粗石如鹅卵大者，以猛火烧令赤，纳醇醋中，自有石屑落入，频烧至石尽，取石屑曝干，捣，下筛，和醋涂肿上，无不愈。马氏性自矜大，轻视诸医，自名医徐之才、崔叔鸾以下，俱为其所轻。北齐武平间（570—575 年），嗣明曾任通直散骑常侍；隋开皇中（580—600 年）任太子药藏监，卒于此间。

四、隋唐五代时期——经方不断扩充

隋唐五代期间，前期社会稳定，国力强盛，保障医药良好发展。此时，医家凭借国家疆域的不断扩大，有了更多的获取知识的渠道，使经方内容不断扩充。五代时期战乱纷仍，学术发展迟滞，甚至典籍散乱亡佚。经方研究也几无发展。

1. 甄权　甄权（541—643 年），隋唐间许州扶沟人。因母病，与弟甄立言究习方书，遂以医术知名。隋时曾出仕，任秘书省正字，后称疾辞官。隋鲁州刺史库狄嵚患风痹，不得挽弓，权令其执弓向靶站立，以针刺其肩髃，曰：“可以射矣。”果如其言。唐贞观十七年（643 年），权一百零三岁，太宗亲至其家，视其饮食，咨以药性，授朝散大夫之职，赐以几杖、衣服。此年卒。著有《脉经》一卷、《针方》一卷、《针经钞》三卷、《明堂人形图》一卷，流传于世（均佚）。今世存《甄权针灸经》一卷，疑即《针经钞》。均佚。其部分内容可见于《备急千金要方》《千金翼方》《外台秘要》等著作。

2. 甄立言　甄立言（545—649 年），甄权之弟。著有《本草音义》七卷、《古今验录方》五十卷，均佚。由于隋唐时期得以流传下来《黄帝内经》部分篇章和《伤寒论》，这些则成为当时医家必读之书。《古今录验方》受《伤寒论》影响较深，在遵循仲景治疗原则基础之上，“尊于古方，而又不泥于古方”，将仲景的辨证思想灵活地运用于临床实践。

3. 张文仲　张文仲，唐代洛阳人。与乡人李虔纵、京兆人韦慈航并以医术知名，官至尚药奉御。文仲善疗风疾，武后令其集合当时名医，共撰《疗风气诸方》，诏麟台监王方庆任监修官。文仲曾上书奏曰：“风有一百二十种，气有八十种。大体医药虽同，人性各异，庸医不达药之行驶，冬夏失节，因此杀人。唯脚气、头风、上气，常须服药不绝，自余则随其发动，临时消息之。但有风气之人，春末夏初及秋暮要得通泄，即不困剧。”于是撰《四时常服及轻重大小诸方》十八首以上朝廷。文仲还著有《随身备急方》三卷、《法象论》一卷，均佚。（见《旧唐书·张文仲传》《新唐书·张文仲传》《河南通志》）

4. 刘禹锡　刘禹锡（772—842年），字梦得，号庐山人，唐代中山无极（祖籍河南洛阳）人。贞元九年（793年）举进士，又中博学宏辞科，授监察御史，历任连州、和州刺史。晚年迁太子宾客，官至检校吏部尚书。刘禹锡为唐代文学家、思想家、政治家，著名诗人。通晓医术，有《传信方》传世。其医学思想主要体现在《传信方》书中，该书载方虽五十余首，但治疗范围相当广泛，涉及内、外、妇、儿等科方药。该书深受后世推崇，如苏颂的《图经本草》、沈括的《苏沈良方》、唐慎微的《政和证类本草》、许叔微的《本事方》、陈师文的《太平惠民和剂局方》等书均有引用该书所载方药。（见《旧唐书·刘禹锡传》《新唐书·艺文志》）

5. 李涉　李涉，自号清溪子，唐代洛阳人。官太子通事舍人，太和间（827—835年）任太学博士。著有《伤寒方论》二十卷，成书年代及内容未详，已佚。见《宋史·艺文志》、民国三十一年《河南通志》。

五、两宋金元时期——补亡、校订、注解

两宋金元时期，整个北方，医学相对比较发达。尤其是北宋时开封作为京城，是政治、经济、文化的中心，汇聚了当时顶级的人才，为中医药的发展做了里程碑式的贡献。在政府的组织下，对现有的经典医籍进行了补亡、校订和注解等工作。再加上印刷术的兴旺，加速了中医药学的传播。此间经方更是有了大的发展。经过此次整理《金匮要略》得以重见天日，《伤寒论》得以有了最佳版本。诸位名家各显其能，为经方的发展做出巨大贡献。河南产生了伤寒名家郭雍，以及金元四大家之一的张从正，在经方发展史上留下深远的影响。

1. 王怀隐　王怀隐，北宋睢阳人，初为道士，居京师建隆观，以医术知名。精通岐黄之术，艺术精湛，为人诊治多效验，名重一时。太平兴国（976—983年）初，太宗诏命归俗，授尚药奉御，三迁至翰林医官使。太平兴国三年（978年），吴越王遣子钱惟浚入朝，患疾，太宗诏怀隐治之而愈。同年，诏王怀隐与副使王佑、郑奇，医官陈昭遇等编辑方书。诸人广集历代验方，按类编次，每类以《诸病源候论》冠其首，方药列于后，成书一百卷，太宗亲为制序，赐名《太平圣惠方》，颁行天下。《太平圣惠方》是我国历史上第一部由政府组织编写的方书，在临床的使用上有相当重要的参考价值，对后世方剂学的影响也很大。其中的《伤寒论》内容为淳化本《伤寒论》，据钱超尘考证，此为六朝传本。《太平圣惠方》中的淳化本《伤寒论》对《伤寒论》文献的版本价值及校雠作用巨大。

2. 王贶　王贶，一作王况，字子亨，北宋考城人，为南京名医宋道方之婿。悬壶于京师，因治愈某大贾失惊吐舌、舌遂不能复入之疾，名动京城。贶后以医得幸，宣和（1119—1125年）中，授朝请大夫，著有《全生指迷论》（一作《全生指迷方》）三

卷，医者多用之。此书今存。

3. 王洙　王洙（997—1057 年），字原叔，宋代应天宋城人。举进士。累官国子监直讲、太常博士。洙泛览博记，于图纬、方技、阴阳、五行、算数、音律、训诂、篆隶之学无所不通。其在馆阁日，于蠹简中得汉代张机《金匮玉函要略方》三卷，上卷论伤寒，中卷论杂病，下卷载其方，并疗妇人之法，王洙录而传之于士流。嘉祐丁酉卒，年六十一岁，谥“文”。

4. 孙尚、孙奇、孙兆　孙奇、孙兆为孙尚之子，卫州人。父子三人均因医名世。孙尚，字用和，精医书，善用张仲景法治疗伤寒。其子孙奇、孙兆均为北宋医家，同任职于北宋校正医书局，参与校正《黄帝内经》《伤寒论》《金匮要略》《外台秘要》等，孙奇手校三书，是继晋王叔和之后，对张仲景书的贡献和影响最大之人。孙兆与其父皆以医为名，经名师指点，又与名医为皇帝问诊，其医术之高超可见一斑。孙尚著有《传家秘宝方》三卷。孙兆，曾任殿中丞、尚药奉御等职。兆于《黄帝内经》《伤寒论》等医典颇有研究，著有《伤寒方》二卷、《伤寒脉决》《孙兆方》等书，均佚。还著有《素问注释考误》十二卷、《灵枢注释考误》，其内容见于《补注释文黄帝内经素问灵枢》一书之中。据《直斋书录解题》载，孙兆曾自言为唐代名医孙思邈之后。

5. 宋云公　宋云公，金代医家，河内县人，素喜医学，其自言：“于常山医流张道人处秘受《通玄类证》，乃仲景之针法也。”宋氏撰《伤寒类证》三卷。此书成于大定癸未（1163 年），今存。《伤寒类证》全书以《伤寒论》三百九十七法，分为五十门，将太阳、阳明、少阳、太阴、少阴、厥阴六经，编为辰、卯、寅、丑、子、亥六个字号，某病属某字号，当用仲景某方。该书格式新颖，别出心裁，在六经辨证基础上，以表格的形式列述了伤寒诸证的主证、兼证、脉象、治方。表格中前有主证，后列方药，如此可使《伤寒论》原本纷繁复杂之文，明于掌上。临床但见病证，即可于全书表格中便捷地查找到相应的方药，为后世临床应用伤寒六经辨证施治提供便捷之法。

6. 张锐　张锐，字子刚，宋代郑州人。尝任太医局教授，官至成州团练使，以医知名。政和中（1111—1117 年），因治愈蔡鲁公孙妇有娠，临产而病伤寒及慕容彦逢母病，而名声远扬。著有《鸡峰普济方》五十卷、《鸡峰备急方》一卷，刊刻于世。载验方、效方、良方三千余首。张锐的学术思想主要体现在其著作之中，张氏善于明辨病因、病位，因人施治，同时重视疾病转归及预后，用方不拘泥于古方、时方，即疗效较好方剂均载于其书中。

7. 郭雍　郭雍（？—1187 年），字子和，号白云先生，又号冲晦处士、颐正先生，宋代洛阳人，太中大夫郭忠孝之子。郭雍早年习举业，于《易经》颇有研究，兼精医理。淡于名利，初隐居峡川，继放浪于长杨山谷。乾道间（1165—1173 年），宋孝宗欲授以官，不起，赐号“冲晦处士”。孝宗深知其贤，每对辅臣称道之，又特命所在州郡岁时致礼存问。后复赐号“颐正先生”。郭雍对《伤寒论》的研讨造诣较深，他鉴于当时所见《伤寒论》有所残缺，遂采《素问》《难经》《备急千金要方》《外台秘要》《南阳活人书》，以及庞安时、常器之诸家学说，参以己见作为补充，以补仲景之缺略，于1181年著成《伤寒补亡论》（一作《仲景伤寒补亡论》）二十卷，后朱熹为之作序，刊刻于世。在整理、发挥仲景学说方面做出了重要贡献。

郭雍在其著作里，常能发仲景未尽之旨，而补其未备之方，且议论恰切，言多中肯，足以启发后学。他对太阳病的有汗无汗二证的机制，分析得十分精辟。云："太阳一经何其或有汗或无汗？"曰："系乎荣卫之气也。荣行脉中，卫行脉外，亦以内外和谐而后可行也。风邪之气中浅则中卫，中卫则卫强，卫强不与营相属，其剽悍之气随空隙而外出，则为汗矣。故有汗者，卫气遇毛孔而出者也。寒邪中深，则涉卫中荣，二气俱受病，无一强一弱之证，寒邪营卫相结而不行，则卫气无自而出，必用药发其汗，然后邪去而荣卫复通，故虽一经，有有汗无汗二证，亦有桂枝解肌麻黄发汗之治法不同也。"这样论述，使得《伤寒论》"卫气不共荣气和谐"的理论一目了然了。

对《伤寒论》补以方剂，这是郭雍的又一贡献。同时也是《伤寒补亡论》在内容上的一大特点。只就该书"六经统论"部分统计，属于他所补的方剂就有37个。他遣方用药无不遵循辨证原则，药随证变。如《伤寒论》云："少阳中风，两耳无所闻，目赤，胸中满而烦者，不可吐下，吐下则悸而惊。"雍则补之"此证当服柴胡加龙骨牡蛎汤"。

8. 程迥　程迥，字可久，宋代应天府宁陵人。靖康之乱，徙居绍兴余姚。年十五父母相继亡故，漂泊无依。年二十余始知读书。南宋孝宗隆兴元年（1163年）中进士，历官扬州、泰兴尉、训武郎、德兴县丞、进贤知县、上饶知县。卒于官。程迥博学多识，兼通医学。著述甚富，据《宋史·儒林传》载，他博学多识，著述颇丰，著有《古易考》《论语传》《孟子章句》《文史评经》《四声韵》等多部文史著作，曾受理学家朱熹赞誉。

程迥有感于世俗凭道听途说谬误人命，医家随声附和，莫敢指其非。为使本正而邪说不能摇，乃作《医经正本书》。初刻于孝宗淳熙三年（1176）。全书载医论十篇，末附札记一卷。陈无择为之题跋。其中"辨伤寒温病并无传染之理""辨五运六气感伤名曰时气亦无传染""辨四时不正气谓之天行即非传染"诸篇，明确了伤寒、温病、时气、天行等概念，认为感受四时之气中而即病者为伤寒；不即病，寒毒藏于肌肤至春而变为温病；由脏气虚实感五运主客胜复六气者为时气；感受非其时而有其气者为天行，并认为此四者皆非接触而传染之。另对用药权量度进行考证研究，著"辨本草于金方权量度"专篇。认为《本草》《备急千金要方》权量度皆曰千黍之重为一铢。本书文献丰富，对研究中国古代医政、图书、典章制度、医学伦理、方剂之度量衡等方面均具有重要价值。

现存明初刻本、清咸丰三年（1853）刻本，并见于《十万楼丛书》《丛书集成初编》等。

9. 张从正　张从正（约1156—1228年），字子和，号戴人，金代睢州考城人，金元四大家之一。曾寓居宛丘、郾城等地。张子和10余岁从父学医，20余岁悬壶应诊。其学宗《黄帝内经》《难经》及张仲景，私淑刘河间，兼采诸家之长，推重名医刘完素，所诊治的疾病涉及内、外、妇、儿、五官等科；用药偏主寒凉，而起疾救死多获佳效。古人有汗、下、吐诸法，用之得当则去病，不当则速其死。从正于此三法用之最精，独特地运用汗、吐、下三法，故后世称"张子和汗、下、吐法"，宗其法者即称"攻下派"。其代表作为《儒门事亲》四十卷（一说前三卷为从正著，余为麻九畴等所增）大行于世。集中体现了张子和的学术思想和医疗经验。创造性地提出了"三法六门"的分类辨证方法，并据此创制了多首方剂，如禹功散、导水丸、浮萍散、桂苓汤等；强调情志因素对疾病发生和预后的影响。在中医学发展史上产生深远影响。另著有《伤寒金镜别录》一卷。

10. 平尧卿　平尧卿，宋代汴梁人，生平未详。辑有《伤寒证类要略》二卷，见清同治二年补刻康熙三十四年《开封府志》。汪琥《采集古今诸家伤寒书目》曰：此书二卷，不过就仲景六经证略取其要而类集者也，别无发明。《伤寒玉鉴新书》二卷，陈振孙曰：《伤寒证类要略》二卷，《伤寒玉鉴新书》二卷，汴人平尧卿撰，专为伤寒而作，皆仲景之旧也，亦别未有发明。见民国三十一年《河南通志》。此二书仅摘取张机《伤寒论》之要，并无发明，均佚。

11. 王贶　王贶，北宋考城人，宋代名医。曾拜南京名医宋道方学医，尽得其传。其技艺精湛，尤擅长针刺治疗疑难杂病。著有《全生指迷方》，此书已散佚，但于《永乐大典》掇拾有关内容。《四库全书提要》评曰："贶此书，于此每证之前，非唯具其病状，且一一论述其病源，使读者有所依据，易于应用。其脉论及辨脉法诸条，皆明白晓畅，凡三部九候之形，病证变化之象。及脉与病相应不相应之故，无不辨其疑似，辨析微茫，亦可为诊家之枢要。"

六、明清时期——推广普及、发明创新

明清是医药学在实践和理论上的新发展时期，这段时期主要是围绕着医学理论和古代医家的学说及其医疗经验，总结新的经验和新知识。自宋元以后，医学中心转移到了南方，明清两朝北方的医学发展并不昌盛，加之温病学说兴起，以及西学东渐，使得经方之学的发展有所转变。即使在此种情况下，河南仍有不少医家在经方的传承发展上做出了自己的贡献。

1. 滑寿　滑寿，字伯仁，晚号撄宁生，祖籍襄城。其祖、父均官于江南，故迁居于江苏仪征县。寿自幼颖敏，初学儒书于韩说，能日记千余言，尤长于乐府。京口名医王居中客居仪征，寿师事之，从其学《素问》《难经》。及学成，欲重新编次二书，以利后学，王居中嘉许之。嗣后，复研习张机、刘完素、李杲诸家之书，医道益进。不久，又学针法于东平名医高洞阳，得其"开合流注，方圆补泻"之道，能妙悟《灵枢》经脉之要。至此，治病无不神效，遂挟技游于吴楚间，定居于余姚。所到之处，病者争先延请，以得"撄宁生"诊视，一决生死而无憾。世人盛传其德。年七十余，

容颜如童，行步轻捷，尚能豪饮。著有《十四经发挥》三卷、《读素问钞》三卷、《难经本义》二卷、《脉诀》（又名《脉理存真》）一卷、《诊家枢要》一卷、《五脏补泻心要》，均存。还著有《伤寒论钞》《医家引彀》《医韵》《痔漏篇》等书，未见流传。按：据《绍兴府志》载，滑寿本姓刘，为刘基（字伯温）之兄，易姓名为医。后刘基居高官，劝寿入仕，不应，留月余而去。此事尚无佐证，录以备考。

2. 程伊 程伊，明代河南新安县人，生于医学世家，对《黄帝内经》《伤寒杂病论》深有研究，著有《程氏释方》四卷、《脉荟》二卷等。其中《程氏释方》收录张仲景《金匮要略》及明代的部分医方，该书收集实用方剂八百余首，每方之下都对方剂名称做了详细解释，并列出主治、适应证、药物加减或药物炮制，但未标注用量。

3. 张可爱 张可爱，明朝人，生卒年月不详。据《长垣县志·人物记·方技》记载：张可爱，儒医，著有《蠢子医辨》《伤寒捷径》诸书。张可爱的学术思想主要体现在《伤寒捷径》一书中。《伤寒捷径》对《伤寒论》中较为深奥难解的词语进行了解释；对《伤寒论》中牵涉的相关概念进行了归类，并加上按语进行说明；另外还编制了歌诀，以歌诀的形式总结每一部分内容，简单易学。

4. 张泰恒 张泰恒，清末人，南阳名医，祖籍山西洪洞，于南阳邓州定居。幼习儒业，中年后因仕途不遂，弃儒从医，广揽诸家，尤精仲景之学，对伤寒温病诸家皆有研究。著有《伤寒类证解惑》四卷，本书以实用为目的，不逐条注解《伤寒论》原文，而是将《黄帝内经》、仲景及诸家之理融为一体，成为一家之言。同时，本书坚持以阴阳消长作为辨证施治的重要依据，并以此贯穿于伤寒六经脏腑表里之始末，很有独到之处。本书在内容上兼伤寒温病类证共论，使经方与时方并存，对《伤寒论》是一个扩充。

5. 杨璿 杨璿，字玉衡，别号栗山，清代著名医家，河南夏邑人，著有《伤寒温疫条辨》。本书上溯《黄帝内经》《难经》《伤寒论》，旁参《外台秘要》《伤寒直格》《伤寒明理论》等书，对伤寒与温病的病因、病机及治法进行了分析。

6. 胡毓秀 胡毓秀，清末秀才，河南信阳县东双河乡抽河村人。著有《伤寒论集注折衷》七卷、《金匮要略集注折衷》十卷。其精通《黄帝内经》《伤寒论》《金匮要略》等医学经典。以十余年时间研究陈修园、唐容川对《伤寒论》《金匮要略》的注释，对陈、唐之不足和存疑进行补注，对后人学习仲景之书颇有裨益。

七、民国时期——逆境奋起，发展学院教育

民国期间战乱不断，且遭遇到旧政府实行歧视、限制和消灭中医的政策的影响，经过中医药界和广大群众的奋起坚决反抗，虽然迫使当局未能达到消灭中医的目的，但中医药学也受到了严重的摧残。学术发展更是受到了巨大阻碍。但在此间，有识之士创办中医学校，编写教材，建立学术团体，出版中医药期刊杂志，编写经方普及助记性质的歌诀等。

1. 朱壶山 朱壶山（1864—1946年），河南桐柏县人，名绍显，字茀，号壶山。

以号行世。祖籍江西婺源，少年时期随父迁至南阳桐柏县平氏镇。师从晚清名医中西医汇通大家唐宗海，继承其衣钵。主张中西医汇通，以《黄帝内经》《难经》《汤液经法》《神农本草经》为学术基础，详究《伤寒杂病论》，精于临证。民国十九年由于受外甥武装暴动的牵连，朱壶山辗转于北平避险，在此期间他撰著教材，培养学生，先后培养了陈伯诚、陈慎吾、胡希恕等日后的中医大家。为中医的教育传承做出了重要贡献，其著作是为后人留下的宝贵医学遗产。

朱壶山以仲景学说为基础，潜心研究，撰成《伤寒杂病论精义折衷》《伤寒杂病论通注》《最新伤寒论精义折衷》《伤寒论通注》《杂病论通注》《内科讲义》《内经讲义》《经释概言》等著作，今存。

2. 杨鹤汀　杨鹤汀（1877—1961 年），名维鲁，以字行。南阳县（现河南省南阳市）溧河乡赵营村人。北京政法学校毕业，鹤汀立志从事教育事业，开发民智，育才救国。毕业后，任中州公学教习。光绪三十四年（1908 年）二月回南阳，创办南阳公学。此间，他一面教书，一面与武汉革命军取得联系，以《民报》《大汉报》为阵地，进行反清宣传。在他的影响下，学校一百五十多名师生加入同盟会。

革命军马云卿部进驻南阳，鹤汀被推选为南阳知府，并被选为河南省参议会议员。任职后，出榜安民，政令一新，并镇压一批罪恶昭著的坏人，赈济贫苦市民。当年，南北议和，政权落入袁世凯之手，鹤汀弃官而去。民国十七年（1928 年）鹤汀返宛，创办南阳第一所女子中学，自任校长。

南阳解放后，鹤汀父子决心为国效力。1952 年，他曾申请参加援朝医疗队。鹤汀晚年埋头于医学研究，著有《伤寒论浅歌》《金匮浅歌》。1961 年病逝于南京。

八、中华人民共和国成立以后对经方的整理、推广和创新

中华人民共和国成立以后，人民政府大力支持中医药的发展，将传统医药的发展纳入法律保护体系。经过数代领导人的不断支持，中医药事业进入了全新的发展阶段，而经方研究也有了长足的发展。河南省涌现了一大批经方名家和研究经方的团体。

1. 赵清理　赵清理，1922—2007 年，河南邓州人。河南中医药大学教授、主任医师、第一批全国老中医药专家学术经验继承工作指导老师。1994 年获得“五一劳动奖章”。曾任河南中医药大学中医系主任，创办国内第一所民办中医大学——张仲景国医大学。三次赴日本及韩国讲学，扩大了中医药对外交流和国际影响。其著作《临证心得选》等受到业内同行赞许。其论文“试论《伤寒论》中保胃气的学术思想”被日本《东洋医学杂志》全文转载。

赵清理教授学术思想主要有三个特色：其一，尊崇仲景，善用经方。认为临床应用经方，只要抓住主证和病机，按《伤寒论》原意照常规使用，一般多有效果；临床应用经方，还要明古通今，洞察古今之变，方能用药中的；对于虚实夹杂、病因病机错综复杂，病情呈多向交叉者，赵教授对此常合数方为一方而治之。其对仲景学术思

想的深彻领悟，始终贯穿于医疗实践之中，为以后学术上的提高与发展奠定了坚实的基础。其二，法遵东垣，重视心脾，培补后天。以其对东垣学术思想的全面理解，变化运用于时行证候，其源不悖于仲景，其法不离于东垣，其变不在乎一心也。其三，晚年临证，洞悉郁证时行，活用逍遥散以应之。认为郁证不但可由众多因素所致，成为众多疾病发展结果，而且也是诸多病证形成的重要原因。赵教授集毕生治病经验，师法古人，深察领悟，知百病皆源于郁，诸脏之郁皆因于肝，遂以逍遥散为基本方，随症加减以应百变，盖知其病因所在，传变之由。

2. 李振华 李振华，1924—2017年，河南洛宁人。河南中医药大学终身教授、主任医师，原河南中医学院院长，首批全国名老中医药专家，全国首届国医大师。负责研究的“流行性乙型脑炎临床治疗研究”“肿瘤耳部信息早期诊断”“脾胃气虚本质研究”及负责的“七五”国家重点科技攻关项目“慢性萎缩性胃炎脾虚证的临床及实验研究”，均获河南省重大科技成果奖。其著作主要有《中医对流行性脑脊膜炎的治疗》《常见病辨证治疗》《中国传统脾胃病学》等。

李振华教授在长期的临床实践中，充分认识体会和掌握了脾胃病的病理特点及规律，提出了“脾本虚证，无实证”的学术观点与“脾宜健，肝宜疏，胃宜和”的治疗思想，以经方、时方为基础，自拟治疗脾胃病的方剂，李氏香砂温中汤和沙参养胃汤，形成了独特的临床用药特点。被称为中医治疗脾胃病的“国手”。同时李教授对外感热病的治疗有独到见解，认为伤寒的病理基础是损阳伤正，重脾胃是《伤寒论》的重要思想；温病的基本病理是损阴伤正，温病的治疗是用阴阳理论来解决阳证问题。李教授运用阴阳学说为总纲之理论体系，以此指导思想从事临床辨证，并同样用于外感热病治疗，取得了卓效。

3. 张磊 张磊，河南省固始人，河南中医药大学第三附属医院主任中医师、教授，第三届国医大师。张磊深谙遣方用药之旨，临证以“方精、药少、量小、效奇”深受患者好评。他对经方、时方、经验方常灵活应用，尤其善用经方，常以经方起顽疾奇病。张磊常言：经方虽然数量不大，但内容博大精深，组方严谨，君臣佐使分明，理深意奥，疗效的显著性和可靠性是历代医家所公认的，故有“能起大病者经方也”之说。只要用之得当，药证相符则效如桴鼓。并深领仲景之旨，在长期的临床实践中提炼出了《伤寒论》中“扶正固本”的学术思想，即“固阴阳之本以扶正”，“固气血之本以扶正”，“固津液之本以扶正”，“固脏腑之本以扶正”。认为仲景之所以重视“扶正固本”，是因为正气虚不仅是疾病发生的根本原因，也是疾病发展、变化、预后和转归的根本原因。伤寒变化较多，或“循经传”，或“越经传”，或“表里传”，“或并病”，或“合病”，或“直中”，无不关乎人体正气强弱这个主要因素。并认为《伤寒论》中的“扶正固本”思想，不仅在理、法、方、药中可以反映出来，而且在病变过程的各个阶段无不贯穿。发汗不忘本，如桂枝汤之啜粥，取微汗；下不忘本，如大承气汤得下，余勿服；吐不忘本，如得快吐乃止，诸亡血家，不可与瓜蒂散；清不忘本，如凡用栀子汤，患者旧微溏者，不可与服之。这些皆是仲景扶正固本之例。

4. 李发枝　李发枝，河南偃师人。河南中医药大学教授、主任医师。第四批全国名老中医专家学术经验继承工作指导老师，河南省中医药管理局治疗艾滋病专家组组长。

李发枝教授强调治病必求其本，重视辨证与辨病相结合，崇尚审因论治，明辨疾病部位，强调分清寒热，须明虚实真假，善用经方古方，崇尚审因论治，方证对应。他非常重视对病因的探求和治疗，认为凡病必有因，因与证密切相关。如果忽视了对病因的审查和治疗，往往会严重影响疗效而致疾病反复发作。李发枝教授临床熟练应用经方、古方，且多取其原方及原剂量，不主张随意加减，加减必须基于临床准确辨证。同时，对于时方及现代名老中医经验及其经验方也多灵活运用。

5. 崔书克　崔书克，河南南阳人。河南中医药大学教授、主任医师、博士生导师，全国优秀科技工作者，中国中医药信息学会张仲景研究分会会长，河南中医药大学经方方证研究所所长。著有《经方图骥》《脑卒中防治一点通》《中医巧入门》《脑病辨证施治策略与案例》《六经辨病》等。

崔书克教授长期致力于仲景学术思想研究和经方临床路径实践，擅长治疗内科杂病、心脑血管疾病、老年期痴呆、失眠、下肢静脉血栓形成、臁疮、褥疮等。他创新性地提出“六经辨病”理论和“病—证—方—药”诊治思维，主张六经辨病、病证相应、证方一体、方药对证。凡病不外太阳、阳明、少阳、太阴、少阴、厥阴六经，先诊断疾病，再辨别方证，寻找方证对应线索，病下是证，证下是方，证方一体，药随方出。病、证、方、药一气呵成，减少主观臆测与经验偏差，提高诊疗水平。

6. 王付　王付，河南济源人。河南中医药大学教授、主任医师、博士生导师。现任河南经方医药研究院院长、中国中医药研究促进会常务理事及经方分会会长、中国中医药信息学会常务理事及经方分会会长、河南省中医方剂分会主任委员等职。多次在《中医杂志》等刊物发表学术论文，代表著作有《伤寒杂病论大辞典》《王付经方十八反真传》《伤寒杂病论思辨要旨》等。

王付教授经过数十年深入研究《伤寒杂病论》中用方，提出用方的精髓必须运用经方基础方、经方代表方、经方衍生方、经方合用方、经方合方十八反配伍，形成五位一体的研究思维应用方法，把研究及应用《伤寒杂病论》中用方提高到新的高度和新的视野。如经方基础方治病的特色与优势，是治病针对病变证机而不局限于针对病变部位；经方基础方治病的最大特点是既可辨治心病证，又可辨治肺病证，更可辨治肝病证，还可辨治肾、脾胃等病证；在临床治病中具有广泛的适应性和疗效性。经方代表方治病的特色与优势是既针对病变属性用药，又针对脏腑病变证机及症状表现用药。在治病方面具有显著的针对性和明显的局限性，其与经方基础方相比在治病方面受到一定的限制。经方合用方，主要针对错综复杂的病变欲取得预期最佳疗效。

7. 王振亮　王振亮，河南中医药大学教授、主任医师、博士研究生导师，河南中医药大学仲景医药研究所所长，中医临床基础学科主任，伤寒教研室主任。研究方向：中西医结合风湿免疫病的临床和实验研究，仲景理法方药对器官纤维化防治作用的研究。他与梁华龙教授合作主编大型工具书《仲景研究大成》凡五卷，包括诊法病证卷、治法方药卷、学术体系卷、疑难辨析和现代研究卷、文献荟萃卷。

8. 毛进军　毛进军，河南省驻马店市第四人民医院中医经方学术带头人，临证以《伤寒论》六经为纲，擅长辨方证，活用经方，不论是外感病证，还是内伤杂病，以及急、慢性疑难病证，法依《伤寒杂病论》，药遵《神农本草经》，抓主证，首选经方，所治病证皆不离经方，方证对应。编著《经方活用心法》和《扶阳通脉心法》学术书籍2部。

9. 师卿杰　师卿杰，河南洛宁人，国医大师李振华教授传承弟子，河南中医药大学第三附属医院主任医师，第三批全国优秀临床人才。多年从事经方教学，给学生讲授《经方的临床运用》。

他对经方的研究有以下特点：

其一，重视经方及经方合方在临床中应用的研究。强调如何安全有效地应用经方来治疗现代疾病及改善体质，研究经方对哪些疾病有效，对哪种体质状态有效，其副反应怎样，等等。其二，精心收集一些知名专家应用经方的经验，并通过临床对部分经方的有效性及安全性进行比较观察。着眼临床疗效，注重经验的整理。其三，认为经方研究的突破口应该是经方有效性及安全性的评价体系。结合循证医学，充分利用古人留下的大量文献资料，发挥其寻找经方应用“证据”作用。其四，强调经方研究要重视整体，重视“人”的感受，重视“体质”的辨证，重视单味药物的应用指征，从经方的经典应用指征中破译“药证”的应用。拓展经方的应用范围，进而促进经方应用规范化和标准化。

10. 杨兆林　杨兆林，河南南阳唐河人。副主任中医师，经方实践家。现任郑州医易同源中医药研究院院长，湖畔经方书院特邀名誉院长。

杨兆林幼年患肝病被西医失治误治，后服中药很快痊愈，亲身感受到中医药的神奇疗效，从小就矢志学习中医。于河南中医学院（现河南中医药大学）中医系毕业后，遂到基层医院中医科工作，常解决疑难病证，很快得到医院重视，深受同行好评。

2010年他在郑州创办经方中医门诊，专门从事中医经方研究与临床运用。他研究伤寒实事求是，字里行间看伤寒，逐字逐句研讨，不管是对六经提纲解读，还是其他经文解读，一切从实战出发，一切为了临证。他总结近三十年经方临证经验，探索出独特的“四维三要素”仲景师承授课模式。其中四维是辨病性、辨病位、辨六经、辨合病四个维度；三要素是整体观、辨证论治、疗程管理。以“六经辨证”为基础，以“中医病脉证并治体系”进行经方授课。把四大经典融为一体，前后贯穿，使弟子皆能听得懂，学得会，用得上。

他编著的《经方学科》《临证实战解经方》《问道南阳经方医案》《神农本草解伤寒》等经方著作，从病证、经方、医案、药物四个方面，全面系统阐述仲景学说，深受同行喜爱，被伤寒名家首肯。目前，师承弟子遍布全国各地，很多已经成为当地经方名医。

11. 臧云彩　臧云彩，河南中医药大学副主任医师，河南封丘人。少年时因其父身患重病矢志中医，与其弟臧云喜先后考入河南中医药大学中医系。他师承国医大师张磊教授和岐黄学者郑玉玲教授，游学于中医“火神派”大家李可先生及多位名老中医，潜心中医四大经典，熟谙《周易》，融易理为“医”所用，擅长以六病辨证、长于“经方”治疗肿瘤等疑难重症，日门诊量百余人次，积累了丰富的临床经验。

他在张仲景辨证论治的基础上融会《易经》《黄帝内经》《道德经》思想理论为一体，提出“阴阳三才六病论”阐释医道。天人一体，与时偕行，临证时从整体出发，望闻问切四诊合参，判断身处四时动态节律下人的阴阳时势状态，权衡人与天地时气间周期性的步调节律。“同声相应，同气相求”，经卦列有“天人地”三才之位，人体分为表、中、里三才部属。表通于天气、中通于人气、里通于地气，“本乎天者亲上，本乎地者亲下”，外感内伤之病各从其类；爻分阴阳之性，天有寒暑昼夜之变，地有高下南北之分，人禀赋温凉刚柔之别，以阴阳为纲，统三才之变，为六病论治。首定人之先天禀赋强弱，以别疾病的寒热虚实属性；次参脉证度量病位之表里浅深；最终透过表象症结体察人体气机与天地呼应之势，预判病势法向，病性病位经纬交织则诊法已定，顺天时地势而为则方药即出，运用方药四气五味、升降浮沉之性，调节人体寒温和气机的升降出入使之与自然时势同律，使人体气势复归于常；或将河洛术数、八卦五行用于针灸取穴，巧用手针、眼针、脐针、头针等诸多简便灵验的针法，上病下取，左病右取，燮理营卫，以平为期，则诸症可消。阴阳三才六病论的临床指导是易学取象比类、司外揣内等方法的具象化，向上反证了中国传统思想中天人合一、道法自然的世界观对于生命认知的正确性。

数十万人次的诊疗案例验证了经方的实效性，臧云彩遵循中医自身规律严谨治学，致力于经典理论的临床化、日常化。他按照中医人才的成长规律传道授业解惑，积极倡导“背经典、做临床、用经方”的中医培养模式。在短短十余年内培养出数百名熟背经典，掌握阴阳三才六病论思想内核，以经方临证为特色的青年中医。这些青年中医在实践中迅速成长、屡受好评。

（马鸿祥　康　璐）

第八节　河南古代预防医学的思想与实践

河南省位于黄河下游，一向有“中州”“中原”之称，是中华民族文化的主要发祥地之一。在我国古代相当长的时期里，一直是全国的政治、经济、文化中心，在同疾病长期的斗争中，为中医学的发展做出了多方面的伟大贡献。

一、河南古代预防医学的思想

河南古代预防医学思想，源远流长。古人在日常生活中有了疾病的痛苦，除积极寻找治疗方法外，还运用智慧来设法避免或减少疾病的产生。有了医药活动，自然就萌发了预防疾病的思想。不过在文字未发明以前，先民们从实践生活中得来的许多知识，包括医药预防知识，只是口耳相传，识识相因。有了文字之后，才把它记载下来。如河南出土的商代甲骨文有个“鬯”（chàng 唱）字。汉代班固《白虎通·考黜》解释：“鬯者，以百草之香，郁金合而酿之，成为鬯。”可见，“鬯”就是芳香的药酒。《诗经·鲁颂》有“既饮旨酒，永锡（cì，赠给）难老”的诗句。说明当时有的药酒是用来增强体质、预防疾病和延年益寿的。后来，人们把这种生活实践中得来的防患于未然的思想，用“预防”一词加以概括。如《周易·下经》便有最早使用“预防”的句子：“君子以思患而预防之。”有了预防思想，人们就可以指导预防的行动，进一步探索预防疾病的方法。

战国秦汉时期，在中原诞生的《黄帝内经》系统总结了汉代以前的预防医学实践经验，从而建立了祖国预防医学的思想。不容置疑地包括了河南的预防医学思想。而且，就某种意义上讲，是以河南的预防医学实践为主体。《黄帝内经》的产生受到各种思想的影响，如受儒家思想、阴阳家思想的影响，但更多的是受道家思想的影响，特别是道家的预防医学思想。

无病早防，有病早治，是预防医学思想的主要内容。北宋哲学家邵雍（1011—1077 年），洛阳人，他写了一首宣传预防疾病的诗歌：“爽口物多终作疾，快心事过反为殃，与其病后能加药，孰若事先便自防。”可见，古人非常重视“无病早防”的思想。

二、河南古代预防医学的实践

预防医学思想来源于预防医学的实践，反过来又指导着预防医学的实践。古代对疾病的预防，主要手段是“养生”。“养生”犹言“摄生”“道生”“卫生”。亦即古人采取的防病、保健、延年的活动。关于养生的最早记载，可以从河南安阳殷墟出土的甲骨文中找到，早期的青铜器图形文字中，也有许多“老”“寿”等老人形象文字，以及有关调理生活、防治疾病的描述。春秋战国时，老子和庄子等竭力倡导，《黄帝内经》对秦汉以前的养生经验做了总结。《黄帝内经》的摄生方法，归纳起来有五个方面：第一，精神保养；第二，锻炼身体；第三，饮食起居的调节；第四，对周围环境、气候变化的适应；第五，避免外邪的侵袭。实际上，古人所采取的养生方法，不限于这五个方面，包括更为丰富的内容，兹分个人卫生、饮水卫生、饮食卫生、环境卫生、精神卫生、顺乎自然、锻炼身体、艾灸服药、熏香避疫、疫源隔离和人工免疫 11 个方面并加以介绍。

（一）个人卫生

中原先民早在夏商时期，已有经常洗手、洗脸、洗头、洗脚、洗澡、更换衣服的卫生习惯和风气，河南各地出土的商代甲骨文、陶文、钟鼎文、印文、石刻文中均有记载。如洗脸，甲骨文有“[illegible]”（沐）字，像一个人在散发洗面。再如洗澡，甲骨文中有“[illegible]”（浴）字，[illegible]为人字，[illegible]象水，[illegible]是浴具，像人在盆里用水洗澡。1935 年，河南安阳发掘的殷王墓中，已有壶、盂、餐盘、陶槎（chá）、头梳等全套盥洗用具出土，中华人民共和国成立后，洛阳出土东周时期的铜盘匜（yí）和秦汉时期的成套铜制洗壶、洗盆等。

关于沐浴，周朝曾制定制度，如《诗经》云：“予发曲局，薄言归沐。”这“归沐”是后来“休沐”的滥觞，也与今天的“星期日”相类似，只是《诗经》未言日数。据《礼记·内则》所载：“五日则燂（xún）汤请浴，三日具沐。”也就是说应该三天洗一次头，五日洗一次全身。汉代改为五日一休沐。《汉律》说：“吏五日一休沐，言休息以洗沐也。”唐朝哲学家、文学家、洛阳人刘禹锡也有“五日思归沐”的诗句。

（二）饮水卫生

1. 饮用井水　相传黄帝时代已经有了水井，夏代更有“伯益作井”的说法。据史书记载，黄帝的后裔尧居住在西亳，舜居住在鸣条，禹先居住在阳城，后建都于阳翟。说明在 4000 年前河南就有了水井。

井水的饮用，表明古人已注意到水源的卫生。在公元前 2 世纪时，已知水源与疾患有关，如战国末年，卫国濮阳人，原为阳翟大商人吕不韦（？—前 235 年），在其《吕氏春秋》中说：“轻水所，多秃与瘿人；重水所，多尰（zhǒng，脚肿）与躄（bì，跛脚）人；甘水所，多好与美人；辛水所，多疽与痤人；苦水所，多尪（wāng，突胸）与伛（yǔ，驼背）。”这说明当时已要求人们对水源做出适宜的选择。

古人对水源的保护异常重视。《周易》下坎上井卦云：“井泥不食下也。旧井无禽时舍也。”这即是说低洼的井，易被泥污，井既破旧了，禽与人都应舍弃它，不要取用。又云：“井渫（xiè 屑）不食，为我心恻。可汲用，王明，并受其福。”渫，是没有被泥污，而水清澈的井，是应该汲用的，如这样清洁的水都不取用，是最可惜的事。又云：“井甃（zhòu，以砖修井）无咎，修井也。”孔颖达《正义》云：“案子夏传曰：甃亦治也，以砖垒井，修井之坏，谓之为甃。”又云：“井冽、寒泉，食。”东汉汝南南顿人应劭，在其《风俗通义》中，又把《周易》这些话加以具体地说明：“久不滞渫，涤为井泥，不停污曰井涤，涤井曰浚井，水清曰冽；井甃，聚砖修井也。”南朝宋顺阳人，史学家范晔（398—445 年），在其《后汉书·礼仪志》云：“夏至日浚井改水。”可见他们每年一定的时期，普遍地进行浚井工作，淘除井中污泥积垢。这对于清洁水源方面，具有相当重要的意义。

为了保护水井，古人不仅用砖圈砌井桶或井口，而且还在井的四周建起井栏，加设井盖，以防井水污染。据东汉汝南召陵人，经学家、文学家许慎（约58—147年），在其《说文解字》里的解释，井字古作“丼”，当中一点为井口，四周表示井栏。汲水的人汲水时将井盖打开，汲完水要重新盖上。所以，《易经》说：“井收勿幂，有孚、元吉。”又云：“井者法也。”就是说汲完水，如忘记盖井盖，应处罚，才是对的。不遵守保持井水清洁卫生的公约，就要以法律来处理。到了宋代，据沈括《梦溪笔谈》载，那时井旁多竖有护井公约，可见古人对保护水源卫生的重视程度。

2. 饮用沸水 河南古代对于水源的清洁比较注意，强调凿井而饮，从而减少了由口而入的传染病。此外，还有重要的一条，是养成了以沸水为饮的好习惯。这便更减少了传染源由口而入的机会。形成了“百沸无毒”的传统观念。自公元1世纪以来，又有饮茶的习尚。《洛阳伽蓝记》卷三有“苍头水厄”的谑言，反映了北魏时北方（包括河南）吃茶的风俗。

（三）饮食卫生

俗语“病从口入”。所以古人亦非常重视饮食卫生。人类自从发明用火时，就逐渐由生食转向熟食，熟食可以减少消化道疾患和肠道传染病的发生。

饮食卫生的含义，不限于熟食，还包括不食腐败变质的食物和饮食调节。

1. 不食腐败变质的食物 张仲景《金匮要略》的“禽兽虫鱼禁忌并治第二十四”及“果实菜谷禁忌第二十五”两篇中，就有关于食禁的资料。书中说：“果子落地经宿，虫蚁食之者，人大忌食之。”又说：“秽饭、馁（něi，鱼腐烂）肉、臭鱼食之皆伤人……六畜自死皆疫死，则有毒不可食之。”都是告诫人们不要吃脏的和不新鲜的食物及病死动物的肉类。

由此便产生了对食品的鉴别和防护的问题。唐代文学家、食疗专家，汝州人孟诜（约621—713年）在其《食疗本草》中提到了食品久贮陈坏及加工时夹入杂质等问题，并指出其危害，如云：“面有热毒者，为多是陈黦（yuè，黄黑色）之色。”“又为磨中石末在内，所以有毒，但杵食之即良。”

2. 调节饮食 古人很早就认识到，人体所需的养料，须从各种各样的食物中摄取。据《周礼·天官冢宰》记载，周代宫廷已设有食医，管理饮食卫生，“掌和王之六食、六饮、六膳、百羞、百酱、八珍之齐。”《黄帝内经》指出“五谷为养，五畜为益，五果为助，五菜为充”等。还认识到，如果饮食调剂得当，食量有节，对增进身体健康有益；但如食量不宜，就可能出现“饮食自倍，肠胃乃伤”的后果，饮食偏嗜，长此以往，导致脏腑功能紊乱，也要引起疾病。如《素问·生气通天论》云：“膏梁之变，足生大疔。”《食疗本草》云：“沙糖，损牙齿，发疳䘌。”

古人还把“食补”列为养生的重要方法。金代睢州考城人，著名医学家张从正（约1156—1228年），在其《儒门事亲》中指出：“养生当论食补，治疗当考药攻。”又说：“善用药者，使药者而进五谷者，真得补之道也。”因为“医食同源”，人体又以食物为本，维持其生长、发育，故这种看法是颇有道理的。“食补”古人也很讲究，并不是蛮补。何时补气，何时补血，何时养阳，何时养阴，不同体质，不同季节，不同对待。如张仲景在其《金匮要略》中指出：“夏不食心。”认为夏季心气旺盛，不宜再补，就是其例。这也是调节人体阴阳平衡的一种方法。“春不食肝”等，也是同样的道理。

将糜粥用于摄生延年，防病除病，也属于饮食调剂的内容。《礼记·月令》云：“仲秋之月，养衰老，授几杖，行糜粥饮食。”把“行糜粥饮食”与“授几杖”并列为“养衰老”的措施。关于“糜粥饮食”，在《黄帝内经》《伤寒论》中也有记述。宋金时期就更为重视了。宋代医官、宋州睢阳人王怀隐，在其主编的《太平圣惠方》中，载有枸杞子粥：甘枸杞子 30 克，粳米 100 克，煮粥食。宋徽宗时，由朝廷组织人员在京城开封编撰的《圣济总录》，载有补益大枣粥：去核之大枣 7 枚，以水 1000 毫升煮取 400 毫升，加粳米 100 克煮粥。金代著名医学家张从正，在其《儒门事亲》里载有菠陵菜粥：菠菜 50～100 克，洗净焯过，待粥将熟时，加入再煮片刻；绿豆粥：以绿豆、鸡卵 10 余枚同煮，卵熟取出，令豆软，下陈米作稀粥，搅令寒，食鸡卵以下之。“糜粥”易于消化吸收，有补脾益胃之功能，是老人食用之佳品。难怪南宋大诗人陆游写了如下的诗句：“世人个个学长年，不悟长年在目前。我得宛丘平易法，只将食粥致神仙。”他把食粥视为“长年”秘诀。

（四）环境卫生

古人在整体观指导下，认为人体发病同环境有密切的关系。环境的污染，会产生秽气，并由此导致瘟疫。所以重视环境卫生，以减少环境的不利因素。

1. 避群冢孤蛊而居　西晋建都于洛阳。当时一位大臣、文学家张华（约 232—300 年）在其《博物志·卷一》里告诫人们：“居无近绝溪、群冢、孤蛊之所，近此则死气阴匿之处也。”说明在选择居处时，要避开虫蛇毒气的地方。

2. 清扫庭院和住宅　据晋代方士王嘉的《拾遗记》载：远在 4000～5000 年前帝尧时代，已有新年扫尘的习俗。商代甲骨文有“帚”字，如：“庚辰卜，大贞：来丁亥寇帚。”即丁亥日要在室内打扫灭虫的意思。商朝和周朝都强调住室的清洁。在陕西出土的商周青铜器上就有“鸡初鸣……洒扫室堂及庭”的记载。而且每逢重大节日，周王还要“令州里除不蠲”。这种节日扫除的习俗一直延续至今。

3. 街道洒水防尘　街道洒水，不致尘土飞扬，同时尤可防止一般由沙尘传染疾病的危险。东汉建都洛阳，当时已用洒水车洒水防尘。据范晔《后汉书·张让传》所载，灵帝三年（186 年）掖庭令毕岚所造的“翻车”和“渴乌”二车，是为喷洒路面而设：“又作翻车渴乌，施于桥西，用洒南北郊路，以省百姓洒道之费。”“翻车”似今之“引水车”，“渴乌”类现在的“抽水机”，二者合作之为“洒水车”。北宋汴都，朝臣凡出行，车前是有人洒水的。如《清波杂志》云：“旧见说汴都细车，前列数人，持水罐子，旋洒路过车，以免埃壒（ài，尘埃）蓬勃。”

4. 建造下水道和贮水、输水设施 下水道是城市环境卫生的重要组成部分。在我国的考古发掘中，曾发现过不少陶水管，其中也有套接着铺设在地下的。如在河南偃师二里头的早商时期的洛达庙遗址中、郑州商代二里岗遗址中和安阳“殷墟”出土的陶水管，就有套接着铺设在地下的。东周时期的陶水管在河南新郑“郑韩故城”也有不少发现。《周礼·冬官考工记》已有巨型的下水道的记载，曰：“窦，其崇三尺。”《礼记·月令》郑玄注：“古者沟上有路。”东汉文学家、书法家、陈留圉人蔡邕（133—192年），在《月令》中说：“水行也中日沟渎。”足以证实早在战国以前，已有下水道设施。之后，代代有进步。据南宋大诗人陆游说：北宋时“京师沟渠（下水道）极深广，亡命多匿身其中，自名为‘无忧洞’，甚者盗匿妇人，又谓之‘鬼矾楼’。”说明了当年开封市下水道规模之大。

古代对于沟渠的通塞也很注意，每逢雨季之前，就命水利官员加以疏浚。如《吕氏春秋》云：“春季之月……是月也，命司空曰：时雨将降，下水上腾，循行国邑，周视原野，修利堤坊，道达沟渎（dú，沟渠），无有障塞。”反映了当时管理下水道的情景。

在我国考古发掘中，登封春秋战国阳城内发掘出来有贮水池和输水管道的一套设施。特别是为了节约用水，在输水池和输水管道之间还设置有开关用的“阀门坑”。其结构很像现代城市中的“自来水”设施。它反映了我国古代劳动人民，在距今2000多年前的战国时期，为了解决位于山坡上的城内用水问题，创造了比较完善的贮水和输水设施。

5. 粪便的处理 粪便的适当处置，也是环境卫生必不可少的一条，城镇人口聚居的地方尤其是如此。又因为粪便也是传染病的来源，所以古人很重视这一问题，凡在人口聚居的地方都设有公共厕所。《周礼·天官冢宰》云：“为其井匽，除其不蠲，去其恶臭。”郑司农解释说：“匽，路厕也。”三国魏颍川（郡治今河南禹州）人邯郸淳，在其《笑林》中云：“甲胄肉过入都厕。”《三国志·魏志·司马芝传》曰：“有盗官练，置都厕上者。”说明曹魏都城洛阳设有供将士百姓用的公共厕所。这些厕所是经常要保持清洁的。故《释名》云：“厕，杂也。言杂厕在上非一也，或曰溷（hún，厕所），言溷浊也，或曰圊（qīng，厕所），言至秽之处，宜常修治使洁清也。”对畜粪的处置也十分注意。原始社会末期就有家畜圈栏的设施，后魏《齐民要术》指出黄河下游畜圈的情景时说：“圈中作台开窦，无令停水，二日一除，勿使粪秽。”就是说畜圈要两天扫除一次。

（五）精神卫生

前面述及“精神状态异常”是致病的重要因素，自然古人特别重视精神卫生，而且把它摆在养生学的重要位置。所谓精神卫生，主要要求以下两方面。

1. 守其中正 古人很强调恰当和适中，认为过与不及都是不好的，养生也是如此。庄子从哲学上加以发挥，他在《达生篇》中说：“缘督以为经，可以保身，可以全生，可以养亲，可以尽年。”意即遵循中正的道路就可达到养生的目的。又说：“营养生者，若牧羊然，视其后者而鞭之。”鞭其后者是去其不及的意思。东汉政论家、史学家、颍川颍阳人荀悦（148—209年）在《申鉴》云：“养性秉中和，守之生而已。”“故喜怒哀乐，思虑必得其中，所以养神也，寒暄虚盈，消息必得其中，所以养体也。”这种守中之论，的确是养神的宝贵经验。三国魏文学家、陈留尉氏人阮籍（210—263年）写了这样一首诗：“一日复一夕，一夕复一朝。颜色改平常，精神自损消。胸中怀汤火，变化故相招。万事无穷极，知谋苦不饶。但恐须臾间，魂气随风飘。终身履薄冰，谁知我心焦！”这首诗说明作者长期以来，由于内心的苦闷和忧惧，使神不能守其正，而致身心健康受到影响。

2. 清静寡欲　古人认为清静寡欲，可以元气充实，排除由外界带来的精神刺激，和由此产生的情志异常，以减少疾病的发生。如《道德经》云：“淡然无为，神气自满，以此为不死之药。”《庄子·在宥》主张：“抱神以静……必静必清。”《素问·上古天真论》认为：“恬淡虚无，真气从之，精神内守，病安从来。”又云：“是以志闲而少欲，心安而不惧……故美其食，任其服，乐其俗，高下不相慕，其民故曰朴。是以嗜欲不能花其目，淫邪不能惑其心……所以能年皆度百岁。”这在告诫人们，若能够符合这些养生原则，便可以享受到人生应有的寿命。

三国魏文学家、汝南人应璩（qú）（190—252年）曾作《三叟长寿歌》，以规劝人们。诗曰：“古有行道人，陌上见三叟。年各百余岁，相与锄禾莠。住车问三叟，何以得此寿？上叟前致辞，内中妪貌丑。中叟前致辞，量腹节所受。下叟前致辞，夜卧不覆首。要哉三叟言，所以能长久。”这首诗告诉人们要想长寿必须节制色欲、节制食欲和讲究睡觉的姿势。

诚然，“恬淡虚无”不能同正常的精神活动对立起来。魏晋之际哲学家、文学家、河内怀县人向秀（约227—272年），在其《难养生论》中曾批判说：“有生则有性，称情则自然，若绝而外之，则与无生同……离亲弃欢，约己苦心……以此养生，来问其宜。”这种说法有一定道理。

此外，孟子提出了思想修养方法——养气。《孟子·公孙丑上》云：“我善养吾浩然之气。”北宋哲学家、教育家、河南洛阳人程颐（1033—1085年）在其《遗书》中说：“养气则志有所帅也。”“气”指一种主观精神状态。这个亦属精神卫生之列。

（六）顺乎自然

古人在“天人合一”观念的基础上，认为生命是自然赐予的，自然为生命的进程提供了合适的条件，只要顺乎自然，不违背它的规律，就可以保持健康。第一个发挥顺乎自然的养生思想的是庄子。他用庖丁解牛比喻养生，庖丁解牛虽多，但刀无损耗，因为他的操刀方法是依乎天理，因其固然，游刃于有间。从这点出发，庄子推论到养生，认为只要顺乎自然，“泽雉蚹一啄，百步一饮，不期畜乎樊中”。意即自由地生活在自然所赐于的环境就是养生的妙法，并不需要入笼服养。《吕氏春秋·重己》说：

“凡生之长也，顺之也。”又在“先己”说：“顺性则聪明寿长。”这是说要长寿，就要顺乎自然。《素问·四气调神大论》云：“所以圣人春夏养阳，秋冬养阴，以从其根，故与万物浮沉于生长之门，逆其根则伐其本，坏其真矣。”强调要适应四时气候变化规律。

关于顺乎自然生活，唐代文学家、河南洛阳人元结（719—772年）作诗《寿翁兴》，提出高寿的要领在于顺乎天地自然。诗云：“借问多寿翁，何方自修育？唯云顺所然，忘情学草木。始知世上术，劳苦化金玉。不见充所求，空闻肆耽欲。清和存王母，潜濩（huò）无乱黩。谁正好长生，此言堪佩服。”意思是说，人要像草木那样顺乎春生夏长的规律生存，不为世间荣辱得失所动，这样才可长生。

（七）锻炼身体

养神固然重要，就今天来看，适当的安静，劳逸结合，对健康都有益处。安静休息对体弱和慢性病者的摄生尤其重要。但是，如果只强调安静，忽视运动，即使能得到健康，水平肯定是不会高的。因此，我国古代不少真知卓识的养生家早就主张以静养神，以动养形，动静结合，形神兼养。相传尧的时代，人们就已知道跳舞能舒筋壮骨，增强体质。春秋时，《道德经》曰：“淡然无为，神气自满，以此为不死之药。”此“神气自满”，似由适当的运动得来。战国时，《庄子·刻意》云：“吹呴呼吸，吐故纳新，熊颈鸟申，为寿而已矣。”这里一是讲吸纳新鲜空气，吐出废浊之气；二是讲模仿熊和鸟的动作运动机体。《黄帝内经》说的“和于术数”，其中就包括了很多锻炼身体的方法，讲的“吞精咽气之法”，即属于后世的气功疗法。汉代张仲景《金匮要略·脏腑经络先后病脉证》云：“若人能养慎，不令邪风干忤经络。适中经络，未流传腑脏，即医治之。四肢才觉重滞，即导引吐纳，针灸膏摩，勿令九窍闭塞。”说明张仲景也提倡运动。

曾较长时间来河南行医的东汉杰出的医学家华佗，主张进行体育锻炼，以增强体质，防治疾病。提出“人体欲得劳动，但不当使极耳。动摇则谷气得消，血脉流通，病不得生，譬犹户枢终不朽也。”并模仿虎、鹿、熊、猿、鸟的动作和姿态以活动肢体。创制了一套“五禽戏”。

隋朝高僧，佛教天台宗的创立者颍川人智顗（yǐ）（538—597年），撰写《六妙法门》。唐代道士、河内温县人司马承祯（647—735年），著《服气精义论》等，专门介绍导引养生术。

令人瞩目的是，发源于嵩山少林寺的少林功夫，历来被尊为武林正宗；发源于温县陈家沟的陈氏太极拳，世代秘传。多少年来，种种传说和轶闻，为这两个古老的拳术蒙上了层层神秘的色彩。

其他运动形式，如下棋、钓鱼、戏球、登山等河南已早有之。

有关运动的重要性，我国诗圣、唐代河南巩县人杜甫（712—770年），曾作诗《江村》，抒发自己的体会。诗曰：“清江一曲抱村流，长夏江村事事幽；自来自去梁上燕，相亲相近水中鸥；老妻画纸为棋局，稚子敲针作钓钩；多病所须唯药物，微躯身外复何术。”说明一个人有病之后，要安心治病，除了服药外，还要从事一些有益体育活动，如下棋、钓鱼等，对病情的早日痊愈和身体的健康都是有益的。

（八）艾灸服药

灸法的起源很早，历代许多医书都有记载。但利用灸法作为预防保健的手段的，还是由河南开始的。第一次提出预防保健灸法的人是晋代医学家、南阳淅川县人范汪。他在《范汪方》里最早倡导用灸法预防霍乱。认为灸治霍乱可以“终无死忧”，主张“不可不逆灸”。“逆灸”就是在没有得病的时候进行艾灸，以期达到增强身体抗病能力、预防疾病的目的。这实际上就是预防保健灸法。

这种方法在范汪之后，又有不断发展。隋代医学家巢元方在《诸病源候论》卷四十五里就记载：“河洛间（即黄河与洛河之间，实指河南西部）土地多寒，儿喜病痉病，其俗生儿三日，喜逆针以防之；又灸颊以防噤。”这里是说河南西部在隋代时就有用艾灸来预防小儿痉病和口噤的风俗。

隋代以后，保健灸的名堂就多了，如神阙灸、气海灸、关元灸、三里灸、膏肓灸等。从民间流传至今脍炙人口的灸法谚语“若要身体安，三里常不干”，便可窥知一斑。现代临床医学和实验证明，这种保健灸法，确实有适用的科学价值和理论意义。

古人还认为，养生应当采取综合性措施，服食些特殊的药物也是其中重要的方法之一，据《山海经》记载，防蛊药 8 种，防疫药 4 种，防五官病药 8 种，防皮肤外科诸病药 8 种，防脏器诸病药 4 种，防兽病药 1 种。春秋末政治家，楚国人范蠡有“服饮药饵”的办法，授术于孔安国等，“寿皆百岁，面如童颜”。汉代《神农本草经》载，上药 120 种，谓可以养生，无毒，多服久服不伤人，可轻身益气，不老延年。唐代河南医学家孟诜在《食疗本草》中提出，扁豆“久食头不白”，鹑“实筋骨，耐寒暑”，藕“补中焦，养神，益气力，除百病”，青蒿“益气长发，能轻身补中，不老明目，煞风毒”等。南宋《痧豆论》载张仲景论“以地黄汁点初生儿口，可至壮年不患疮疹之方”。这虽说是后人的伪托，但可推测很早已注意到如何预防天花的问题了。后魏贾思勰《齐民要术》记载我国北方（包括河南）“井上宜种茱萸，茱萸叶落井中，饮此水者无温病”。元代著名医家、祖籍襄城人滑寿在其《麻疹全书》中主张在麻疹流行季节，预服消毒保婴丹、代天宣化丸等来防患于未然。

节日饮酒也成为中原人的一种习俗。元旦饮椒柏酒、屠苏酒，端午饮雄黄酒、艾叶酒，重九饮茱萸酒、腊酒、椒酒等，以此来预防疫病的发生。

（九）熏香避疫

2000 多年前，古人就广泛采用燃熏某些中草药来驱疫避毒。《大戴礼记·夏小正》云：“五月蓄兰（即佩兰，又叫零陵香）为淋浴。”大约在南北朝以前，民间已有燃熏香料，佩戴装有香料的药囊和重阳节佩插茱萸等习惯。唐代诗人王维曾撰诗一首，名曰《九月九日忆山东兄弟》："独在异乡为异客，每逢佳节倍思亲。遥知兄弟登高处，遍插茱萸少一人。""山东"，这里是指华山以东地区，无疑包括河南在内。"茱萸"，一种有香味可以入药的植物，古时重阳登高把茱萸插在头上，据说可以避疫。

每逢过节的时候有熏香避疫的群众性活动，元旦焚燃丁香等，端午焚烧苍术、白芷等，除夕焚烧皂角、骨骷（kū）、避温丹等。所以，古人熏香避疫的经验，也是值得进一步研究的。

（十）隔离措施

古人很早就认识到疫病的传染性。如《黄帝内经》就有"五疫之至，皆相染易"的说法。《伤寒论》讲的就是传染病的防治。随着人们同传染病斗争实践活动的进步，又积累了同疫病病源隔离的经验。

1. 古人有掩骼埋胔（zì，肉还没有烂尽的骨殖）的仁政　落帐和焚化尸衣，尤其对死于传染病人的遗物的处置更是讲究。这都有彻底灭菌的作用。

2. 不共一器洗手　《风俗通义》云："二人共澡手，令人斗争。"这里很明显是不叫两人同在一只盥器内洗手。因为人们的手总是不洁的，或者知道对方的手是有传染病的，或者对方的手比自己的手脏，但又不好明言。因借斗争之禁，以免相互传染，这可以说是当时很好的隔离方法。

3. 同传染病患者隔离　秦代设有专门收容、隔离麻风病患者的机构"疠迁所"。据《汉书》记载，平帝元始二年（2年），黄河一带因旱灾严重，瘟疫流行，便设置临时性的治疗机构，集中治疗时疫患者。据《晋书·王彪传》云："永和末，多疾疫，旧制朝臣家有时疫，染易三人以上者，身虽无疾，百日不得入官。"这是说在晋永和（345—365年）末年多传染病，凡臣子家有传染病的要100天不准入官，以防传染。这里讲"旧制"，可以想见，起码在西晋建都洛阳时已有这个制度。北齐，辖河南，天保七年（568年）建立了民间慈善性质的"疠人坊"，专门"收养疠疾，男女别坊，四时供承，务令周给"。隋唐时亦有此种设施。另外，天花、麻疹患者，往往在其门上插以红布条，以示该户有天花、麻疹患者，告诫健康少儿不要进入。以上严密的隔离措施，对防止传染病的扩散，有相当的作用。

（十一）人工免疫

人工免疫方面，河南古代可以提及的是对天花的接种预防。据清末朱纯嘏（gǔ）在《痘疹定论》中提到，宋仁宗时丞相王旦，生子俱苦于痘，后生子素，招集诸医，探问方药，时有四川人请见，陈说："峨眉山有神医能种痘，百不失一。……凡峨眉山之东西南北无不求其种痘，若神明保护，人皆称为神医，所种之痘称为神痘，若丞相必欲公郎种痘，某当往峨眉敦请，亦不难矣！"不逾月，神医到京，见王素摩其顶曰：

"此子可种。"即于此日种痘，至7日发热，后12日，正痘已结痂矣。由是王旦喜极而厚谢焉。此说虽缺乏根据，但也说明河南也是较早地应用人痘接种法预防天花的省份之一。最晚也不超过16世纪。明末医家、河南洛阳人袁句撰刊《天花精言》。该书卷一至卷三论痘疹的治疗，卷四为痘疹图说，卷五论药性，卷六为备用诸方，专门论述种痘法。18世纪末，即1796年（嘉庆元年），英国医生琴纳发明牛痘接种法后，很快传入中国，河南等省市设牛痘局，布种牛痘。说明河南重视人工免疫以预防传染病有着悠久的历史。

（王安邦　王　琳）

第九节　河南古代医家论治瘟疫选录

陈召起、张婷婷等人编撰《河南古代医家论瘟疫集萃》一书，该书收集整理了1911年前22位河南籍医家对瘟疫的一些论述资料，该书将由河南科学技术出版社出版。为使读者能较全面了解河南古代医家防治瘟疫经验及学术概貌，现摘录部分内容如下。

东汉张仲景著《伤寒论》对后世温病学的形成发展有直接启迪和影响。仲景曰："伤寒其脉微涩者，本是霍乱，今是伤寒，却四五日，至阴经上转入阴必利……欲似大便而反失气，仍不利者，此属阳明也，便必硬，十三日愈。所以然者，经尽故也。下利后，当便硬，硬则能食者愈；今反不能食，到后经中，颇能食，复过一经能食，过之一日当愈，不愈者，不属阳明也。恶寒脉微而复利，利止，亡血也，四逆加人参汤主之。"（《伤寒论·辨霍乱病脉证并治法》）

唐代甄立言著《古今录验方》是在不背离张仲景治疗原则的前提下，随患者感邪轻重、体质强弱的不同，对《伤寒论》的方剂进行变通。

书中论述干敷散可避瘟疫、恶毒，令不相染着，文中记载："干敷散，主避瘟疫恶疾，令不相染着气方。附子一枚，一分者（炮），细辛一分，干姜一分，麻子一分（研），柏实一分。上五味，捣筛为散。正旦举家以井华水各服方寸匕，服药一日十年不病；二日二十年不病；三日三十年不病。受师法但应三日服，岁多病三日一服之。忌猪肉、生菜。"（《古今录验方·避瘟方》）

唐代张文仲的医著虽然早已散佚，但其后成书的《外台秘要》引用了百余条。书中记载了许多张文仲针对霍乱、温病、疫病的治疗方法。强调风疾病因大体相同但病人的体质有很大差异，与季节气候的变化也有密切的关系。

书中记载："霍乱之后，烦躁卧不安者，由吐下之后，腑脏虚极，阴阳未理，血虚气乱，故血气之行，未复常度，内乘于腑脏，故烦躁而不得安卧也。霍乱后，烦躁卧不安，葱白大枣汤方。葱白（二十茎）、大枣（二十枚），上二味，以水二升半，煮取一升，去滓，顿服之。"（《外台秘要·霍乱烦躁方八首》）

唐代孟诜著《食疗本草》以日常生活中食用的米谷、菜蔬、瓜果、动物为主要药用来源，阐述其药理作用、食用方法、炮制过程、治疗效果，其中很多食物对疟疾、霍乱、瘟疫等有治疗作用。

书中提到小蒜对疫病有治疗作用，文中对小蒜记载："主霍乱，消谷，治胃温中，除邪气。五月五日采者上。又，去诸虫毒、丁肿、毒疮，甚良。不可常食。"(《食疗本草·小蒜》)

北宋王怀隐著《太平圣惠方》是以《备急千金要方》《千金翼方》《外台秘要》为蓝本，广集汉唐以来各家方书和民间医疗经验。其中针对霍乱、痢疾、瘟疫等疾病情况，介绍了各种治疗方法及方剂。

书中治疗霍乱不止，心胸烦闷，宜吃诃黎勒粥方，文中记载："夫阴阳不顺，清浊相干，气射中焦，名为霍乱也。皆由饱食豚脍，复啖乳酪，海陆百品，无所不餐，多饮寒浆，眠卧冷席，风冷之气，伤于脾胃，胃中诸食结而不消，阴阳二气壅而反戾，阳气欲升，阴气欲降，阴阳交错，变成吐利，吐利不已，百脉昏乱，荣卫俱虚，冷搏于筋，则令转筋，宜以食治之也。治霍乱不止，心胸烦闷，宜吃诃黎勒粥方。诃黎勒皮（半两）、生姜（一两，切）、粳米（二合），上以水三大盏，煎诃黎勒等，取汁二盏，去滓，下米煮粥，不计时候食之。"(《太平圣惠方·食治霍乱诸方》)

北宋程迥著《医经正本书》暂无整理后的点校本，该书不涉临床方剂，而以考辨为主。

书中记载："按疫论云，非其时而有其气，是谓天行，仲景谓与伤寒之病大相异。所谓春当温，而有清气折之，则责邪在肝。夏当暑，而有寒气折之，则责邪在心。秋应凉，而有热气折之，责邪在肺。冬应寒，而有暖气折之，则责邪在肾。长夏责邪在脾，以土无正气，因火而名，故附金木水火而病变。今俗间以伤寒，时气天行通言疫病，夫疫之所发，盖有岁中，流行。于一方一所之时，皆是气血中感此异气，大非传染。"(《医经正本书》)

金代张从正著《儒门事亲》体现了张氏的主要医学思想和诊疗特色，其中不乏对疫病的独到阐述，对中医学的创新与发展均有影响。

原文对疫病有独到的论述，文中记载："予尝见世医，用升麻、五积解利、伤寒、瘟疫等病，往往发狂谵语，衄血泄血，喘满昏瞀，懊憹闷乱，劳复。此数证，非伤寒便有此状，皆由辛温之剂，解之不愈，而热增剧，以致然也。凡解利、伤寒、时气疫疾，当先推天地寒暑之理，以人参之。南陲之地多热，宜辛凉之剂解之；朔方之地多寒，宜辛温之剂解之；午未之月多暑，宜辛凉解之；子丑之月多冻，宜辛温解之；少壮气实之人，宜辛凉解之；老耆气衰之人，宜辛温解之；病人因冒寒、食冷而得者，宜辛温解之；因役劳、冒暑而得者，宜辛凉解之；病人禀性怒急者，可辛凉解之；病人禀性和缓者，可辛温解之；病人两手脉浮大者，可辛凉解之；两手脉迟缓者，可辛温解之。如是之病，不可一概而用。"(《儒门事亲·立诸时气解利禁忌式三》)

金代释继洪著《岭南卫生方》主要论述岭南流行病瘴疟的证治，以疟疾为主，还可能包括恙虫病、乙脑、痢疾、肝吸虫病等多种传染病。

书中对瘴疟记载："风疟，即瘴疟也。食疟，多生于东南。盖谓东南乃鱼盐之乡，及多暴风。风疟宜草果饮。注云：此药用川芎、青皮、白芷，发散风邪故也。又云：良姜、紫苏、青皮，发散寒气。今瘴疾脉浮紧，头疼身痛，恶风寒者。乃感与凛冽暴风之候而得也。正当服此草果饮。又云：因食生冷肥腻，中脘生痰，呕逆发热，遂成食疟。宜服二陈汤。"(《校刻岭南卫生方·治瘴续说》)

元代滑寿著《麻疹全书》为麻疹专著，书中对麻疹的发病及不同发展阶段的证候特点与辨证均有论述和具体治法。

书中提出对麻疹发病需追探本源，原文记载："痘禀于阴而成于阳，麻禀于阳而成于阴，此乃阴阳互根之妙。麻本先天真阳中一点浊毒，必藉阳气而后能生能化，故麻之初发，必身热头痛、汗出漐漐、目红、泪汪汪、鼻塞气粗，绝类伤寒。唯脉不沉紧，身热不退为异耳，汗为血液，面红鼻塞全是阴象，此禀于阳而成于阴之明征也。初潮宜宣发，已潮宜解毒，将收宜养阴，收后宜安胃，此其大略也。若夫变证夹杂，南北禀气之不同，男女性质之各异，及老少强弱，天时地理，千变万化，莫可究极，约而言之不外以上数端，分门别类，因证立论，由论立方，追本探源，头头是道。"(《麻疹全书·麻证总论首章》)

明代倪维德著《原机启微》所论述的病因病机极为深刻，不仅是眼科病证纲领，对小儿斑疹、痘疹等临床各科辨证也起到了提纲挈领的作用。

书中对小儿斑疹有具体的治法，文中记载："治小儿斑疹后，余毒不解，上攻眼目，生翳羞明，眵泪俱多，红赤肿闭。可用羚羊角散：羚羊角（镑）、黄芩 、黄芪、草决明、车前子、升麻、防风、大黄、芒硝（各等分），作一服，水一盏，煎半盏，去滓，稍热服。"(《原机启微·附方》)

明代曹金著《传信尤易方》，其中卷一概括以外感六淫为主引起诸如风、暑、湿、伤寒、疟疾、痢疾、霍乱等。该书所用医方均短小精悍，方中药物多为平常易得之品。

书中记载："治伤寒时疫及伤风，初觉头疼身热，用带须葱头十寸切碎，以醋一盏煎稀粥，饮一碗乘热吃下，以被盖汗出即解。治天行，避瘟，切松叶如米酒服，方寸匕日三服，避五年瘟。治天行后吐逆不下食，食入即出，取羊肝如食法作生淡食，不过二三度即愈。治天行瘟疫传染，凡患瘟疫之家，将出病人衣服于甑上蒸过，则一家不染。若亲戚乡里有患瘟疫，欲去看问，先将清油抹鼻孔内，候出外，又将纸燃于鼻内，采取喷三五个，则不染。"(《传信尤易方·伤寒门》)

明代张昶著《百病问对辨疑》在疫病部分的论述荟萃各著名医家之说，参以己见，辨证精详，择方机动，用药合理，着重既治本，又治标。

书中记载："或问于张昶曰：霍乱感受迅速，反掌生杀，何因而得此危症也？对曰：霍乱者，挥霍变乱也。标因于外感，本因于内伤。阴阳乖戾，操扰闷痛。偏于阳，则多热而渴；偏于阴，则多寒而不渴。证分三种，卒然而来，危若风烛。或曰：何谓三种？对曰：有湿霍乱、干霍乱、暑霍乱。或曰：形状若何？对曰：湿霍乱，上吐下泄，所伤之物出尽，毒解病已，其症易治。干霍乱，上下不得吐，下不得泄，所伤之物不出，壅闷正气，关格阴阳，死期甚速，其症难治。暑霍乱，由夏月多食冷物，以致食郁中焦，但此症至秋唯甚，纵是寒时，亦由伏暑，再感触而成也。”（《百病问对辨疑·霍乱问对辨疑》）

明代寇平《全幼心鉴》是儿科专著，寇平认为小儿诸病，唯热最多，古分惊热、疳热、风热、潮热、伤寒热、疟热、积热、丹热、疮疹热、余毒热十种。先当辨其虚实，随证治之。

针对小儿霍乱治则，文中记载：“霍乱者，阴阳二气相干，气乱于肠胃之间，阳隔阴而不降，阴无阳而不升，邪正相干，中脘节闭，结搏于中，卒然吐泻成霍乱。先心痛则先吐，先腹痛则先泻，心腹俱痛，吐泻并作，脾受邪则木来胜土也。小儿内因脾胃虚弱，乳哺停积，外感冒寒暑。邪正交争，冷热不同，药有寒温各异。脾虚则吐，胃虚则泻，脾胃具虚，吐泻并作。暴吐暴泻，津液骤亡，失其所养，甚则转筋入腹而死。”（《全幼心鉴·霍乱》）

明代程伊著《程氏释方》四卷，其中卷一分中风、伤寒等外感时疾、病证五门，载方一百七十余首，其中不乏如川芎茶调散、防风通圣散等诸多名方。

书中提到治疗霍乱可服用回生散与既济汤，文中记载：“外有所感，内有所积，阴阳不升降，乖隔而成霍乱。若病危笃，有存胃气一点者，言回生散能起死回生也。既济，坎上离下之卦名也。霍乱之后，阴阳不交，二气乖戾，犹未济也。言用既济汤以和其气，使水火相交而既济也。”（《程氏释方·霍乱门》）

明代乔采著《幼幼心裁》中首论幼科疾病诊治基本理论及诊疗大法，并对婴幼儿的常见疫病进行辨证论治。

书中记载：“吐泻若然同见，此名霍乱阴阳。只消一服理中汤，上吐下泻了当。若是服此不效，再加熟附、煨姜，乌梅作引是良方，莫与俗人夸奖。吐泻时时作渴，诸般汤药无灵，饮汤饮水腹膨停，束手待观死定，急用伏龙引子，时时与吃调停，须加止火去邪宁，才显小儿医圣。又有一等霍乱，燥渴，腹痛难禁，转筋，吐泻数频频，无物有声，汗浸，香薷、扁豆、厚朴，黄连加上如神。只消一服妙无伦，方显医工认真。吐泻并作，此名霍乱。”（《幼幼心裁·吐泻》）

明代景日昣著《嵩崖尊生书》在治疗疫病中以证为纲，以部位为目，将病位、病性和证结合起来论述，提出“节欲节劳，可避瘟疫远己”的防疫观点。

书中记载：“霍乱，急如风雨，平日过伤饮食，多劳多气，胃家虚甚，一感臭秽，清浊撩乱，吐利交作。初发气乱，药不能理，不得用药。可恣饮盐冷水，亦可进益元散。大忌火酒、姜汤、米饮、蒜、乌梅、梅浆、热汤及一切收敛温热之药。若卒痛死，腹中尚有暖气，以盐纳脐中，艾灸之，莫计其数，甚效。有手足厥冷，气少唇青者，兼寒也，亦用灸法。用药则正气汤：藿香、厚朴、扁豆、木瓜、乌药、陈皮、半夏、滑石、丝瓜叶、砂仁，寒加姜、桂。”（《嵩崖尊生书·霍乱》）

清代张泰恒著《伤寒类证解惑》实为著者学习运用《伤寒论》的心得之作。《伤寒类证解惑》一书之体例为伤寒总论、伤寒类证解惑目次、伤寒类证解惑赋、伤寒类证解惑赋注、伤寒类证药方。以总论开门见山地回答关于伤寒学术的十个重要问题，复以目次便于学者检索、阅览，再以伤寒类证解惑赋总列一处，分为十八段，便于学者诵读，将注解之文附之于后，利于学者分段研读。

清代袁句著《天花精言》该书论痘疹证治，考前人论著，参自身所验，辨虚实，察顺逆，治分气血。全书有论有图，有方有治，自小儿发热起，至结痂止，顺逆平险，论辨详明。

书中记载："隐伏痘为气血皆被毒制，不能领载，蕴藏之火一任其盘结而郁遏，熏灼脏腑，煎熬津液，故热虽不甚炽，然筋骨强直，神情昏迷；发扬痘为气血皆受火灼，不能管束，沸腾之火一任其燔炙而冲突，透骨穿筋，灼肉吹皮，故症见大热如炮，神情咆哮，唇舌焦黑。二者均系危急重症，治疗本应及早而图之。然治之之法，又须缜慎，如隐伏之痘专力攻破，则内之盘踞者难除，而其势必为之外烧也，致使热郁未开，而焦黑之状其机已露。故治当随乎变化，兼施清火之剂，更添发表流畅之品，使气得发而能透，血得通而自活。发扬之痘若专用寒凉，则外之炙烈者难扑，而其害必为之内收也，致使热未能清，而胸腹之间其胀愈甚。故治须釜底抽薪，并用攻下之法，复加散解疏通之剂，使气郁开而热退，血郁开而热减。"(《天花精言・隐伏发扬论》)

清代杨璿著《伤寒温疫条辨》推崇杂气致病，上承仲景古意，力主寒温分立，着重剖析了伤寒与温疫病因病机以及治疗方法的不同，对温病，尤其是瘟疫病的治疗做出了贡献。清代吕田《温病条辨摘要笺》又对《伤寒温疫条辨》进行进一步深入整理。

书中记载："瘟病正治诸方条列如下，以便按症施治。轻则清之，神解散、清化汤、芳香饮、大小清凉散、大小复苏饮、增损三黄石膏汤之类。重则泻之，增损大柴胡汤、增损双解散、加味凉隔散、加味六一顺气汤、增损普济消毒饮、解毒承气汤之类，而升降散其总司也，轻重皆可酌用。察症切脉，斟酌得宜，病之变化，治病之随机应变，神明则存乎其人耳。《伤寒温疫条辨》云：处方必有君臣佐使，而又兼引导，此良工之大法也。是方以僵蚕为君，蝉蜕为臣，姜黄为佐，大黄为使，米酒为引，蜂蜜为导，六法俱备，而方乃成。"(《伤寒温疫条辨・瘟病正治诸方》)

清代孔毓礼著《痢疾论》共四卷，系统论述了痢疾之病因、病机、诊断、辨证、治疗，并以辨表里寒热虚实将全书理、法、方、药、案贯穿起来，建立了一整套的论治痢疾学术体系。

书中记载："治痢疾外夹表邪，憎寒发热，身体疼痛。先散表邪，后和里邪。人参、茯苓、枳壳、甘草、川芎、羌活、独活、前胡、柴胡、桔梗各等分，薄荷少许，姜三片，煎服。不虚者，去人参，再加荆芥、防风，名荆防败毒散。治疫痢发热。前方加陈米一撮。治痢疾脾胃不和，呕逆不食，虚疮中满。理中汤加青皮、陈皮各等分。每服五钱，水煎。呕加半夏。"(《痢疾论・痢疾诸方》)

清代张朝震著《揣摩有得集》记录了张朝震所治幼科、女科、男科杂症共九十余方，包含痢疾奇方、养血清胃汤及产后久痢方，对痢疾、水痘、麻疹具有很强的实效性。

书中记载："治小儿一切水痘麻疹，不可表散，使气血受伤，攻下使元气益亏，温补使气血壅滞，只和血调胃，而百无一失矣。泽兰叶钱半，归尾一钱，赤芍五分，川芎七分，青皮八分，降香五分，人中黄一钱，白芷五分，僵蚕一钱（炒），蝉蜕一钱，秦艽一钱，紫草六分，连翘六分，骨皮五分，白鲜皮五分，生草五分，三春柳一撮，引。水煎。如舌尖上有红点，加莲子心五分。"（《揣摩有得集·小儿科》）

（陈召起　张婷婷）

第五章

河南中药资源和药市

第一节　河南中药资源

河南省地处中原，位于北纬 31° 23′ ～ 36° 22′、东经 110° 21′ ～ 116° 39′之间，处于我国中东部的中纬度内陆地区，西部和南部都是连绵的丘陵山地，东部是广阔的平原，表现为自南向北由北亚热带向暖温带气候过渡，自东向西由平原向丘陵山地气候过渡的两个过渡性特征。独特的地理位置使河南终年受季风影响，形成了典型的大陆性季风气候，一年内四季分明。全省由南向北年平均气温为 15.7 ～ 12.1℃，年均降水量 1380.6 ～ 532.5 毫米，降雨以 6 ～ 8 月份最多，年均日照 1848.0 ～ 2488.7 小时，全年无霜期 189 ～ 240 天，适宜多种农作物生长。我国天然的南北分界线——秦岭与淮河横贯中部，将河南自然地划分为气候、土壤、植被显著不同的两大区。北区为黄土丘陵地带，成土母质多为洪积物，土壤为褐土、类黄土或黄土，或棕壤类棕黄土；南区水资源较丰富，土壤多为黄棕壤、黄褐土、乌田泥及河湖冲积与沉积的黄色黏土等种类。典型的地理与气候特征，使河南省中药资源呈现生物多样性明显、道地大宗药材种类多、产量大的特点。

一、中药资源种类及分布

河南省是传统的中药材资源大省，中药材人工栽培的数量和产量均处于全国前列，是全国中药材主要产区之一。根据第四次中药资源普查统计，河南省中药资源有 3050 余种，其中药用植物 210 个科、981 个属、2697 个种，有蕴藏量的种类 236 种，栽培品种 99 种，道地大宗药材 40 余种；药用动物 277 种、药用矿物 44 种、其他 32 种。全省多数县市都有药材种植和养殖。根据河南地形和气候特点，河南中药资源可划分为 4 个区域，分别为：豫北太行山区，豫南大别山—桐柏山区，豫西伏牛山区，豫北、豫东、豫南黄淮海平原。

（一）豫北太行山区

全区包括林州市、辉县市、焦作市以北地区。全区纬度偏北，地势较高，气温偏低，为全省冷区之一。降水量较少，少雨年份降水量为 100 ～ 300 毫米，为夏湿冬冷干旱区。该区地形较为复杂，为多种植物区系交会场所，区域植被类型明显，为落叶阔叶林植被区，旱生灌木区等。主要分布的道地药材和常见药材品种有山楂、酸枣仁、天花粉、黄芩、连翘、薄荷、桔梗、冬凌草、红花、金银花等；动物类药材有土鳖虫、斑蝥、全蝎等，为全省主要野生中药材产区之一。

（二）豫南大别山—桐柏山区

主要包括南阳南部和信阳南部区域的山区，地形主要为丘陵山地，春雨丰沛，气候温暖湿润。植被类型以亚热带植被为主，由于地形复杂，山地植被垂直分布明显，为常绿落叶阔叶林植被区。植物药材品种丰富，主要的河南道地药材品种有半夏、苍术、芡实、百合、黄精、茯苓、千金子、猫爪草、银杏、桔梗、射干、柴胡、栀子、败酱草等。该区中药材种植历史悠久，是河南省中药材主产区之一。

（三）豫西伏牛山区

豫西伏牛山区是秦岭在河南省的一部分，主要包括伏牛山、崤山、外方山、嵩山等。

1. 豫西山区 包括栾川、卢氏、灵宝、渑池、洛宁、嵩县、鲁山、南召、方城等部分山区。地势较高，气候温凉，海拔1000米以上，地形复杂，各地降水量不均，年降水量多在700～800毫米。全区植被为北亚热带常绿、落叶阔叶林及针叶林。主要道地药材和大宗药材品种有山茱萸、辛夷、连翘、旋覆花、天麻、丹参、柴胡、木瓜、五味子等，药用动物有蝮蛇、全蝎、蜈蚣、蜂蜜等。

2. 豫西丘陵地区 地处伏牛山北麓及太行山的东南侧，包括洛阳市以西部分地区、济源市、三门峡市等。地形多为豫西黄土丘陵和山前冲积平原，气候干热少雨。植被类型为常绿、落叶针叶林及阔叶林。该区野生资源较为丰富，主要道地药材和大宗药材品种有金银花、款冬花、丹参、连翘、旋覆花、冬凌草、防风、黄精、玉竹、桔梗、百合、五味子、葛根、黄芩等。

3. 南阳盆地 包括南阳地区的西峡、淅川、内乡、邓州、新野、社旗等地。该区位于亚热带北缘，纬度偏南，地形依山向阳，年平均温度15℃以上。全区降水量在700～900毫米，降水适中。植被类型有明显的垂直分布，为常绿、落叶阔叶林及针叶林，区域内家种药材较多，野生资源较少。主要分布的道地药材和大宗药材品种有半夏、千金子、射干、麦冬、枳壳、蔓荆子、牡丹皮、栀子、紫苏、天南星、赤小豆、菟丝子等。该区中药材种植历史悠久，药农种植经验丰富，是河南省中药材主产区之一。

（四）黄淮海平原

该区包括了河南北部、东部、南部平原，占河南省面积的将近一半，为我国重要的粮食产区。豫北至豫东地区包括焦作、新乡、鹤壁、安阳、濮阳、开封等地区。全区冬春季节降温剧烈，冬季少雨雪干冷，春寒严重，光照充足，为河南省日照时数最多的地区。年降水量为600～700毫米，是全省少雨区之一，在地势低洼区，夏秋易积水成涝，又为春旱风沙区。植被类型为落叶阔叶林植被区。药材生产以家种为主，药材种植历史悠久，生产也很发达。为河南道地药材“四大怀药”（地黄、山药、菊花、牛膝）、封丘金银花、卫辉红花、安阳天花粉等的主要栽培区域，具有较好的品牌声誉。豫东南、豫南地区包括许昌市、漯河市、驻马店市、周口市、商丘市、信阳市等地区。属于我国南暖温带季风区—北亚热带范围，水热资源丰富，为河南省气温较高的地区。全区降水量达700～1300毫米，为全省降水量较多地区。以农业为主，栽培植被类型较多，主要种植的道地药材和常见药材品种丰富，有白芷、白花蛇舌草、茜草、白芍、天南星、商陆、蒺藜、何首乌、半夏、玄参、板蓝根、北沙参、丹参、瓜蒌、白术、红花、菊花、桔梗等；野生药材资源分布较少，主要有苍耳子、蒲公英、远志、紫花地丁等。该区域西接禹州中药材市场，东与亳州中药材市场相连，药材市场“引领优势”明显，禹州特色道地药材，如禹白芷、禹南星、禹州漏芦、禹白附等具有良好的品牌信誉。同时也是白芍、板蓝根、半夏、白芷、天南星、白附子、瓜蒌、白术、红花等大宗道地药材的主要生产区。

二、中药材生产的历史及特点

河南省中药材产业具有得天独厚的优势，包括人口优势、区位和交通优势、历史文化优势、中药资源优势等。河南是全国第一人口大省和人力资源大省；地处中原，交通发达，是中医药文化的重要发源地。博大精深的中原文化孕育了底蕴丰厚、极具特色和优势的中医药文化，禹州药都、百泉药交会、四大怀药等文化遗产成为产业发展的重要财富。全省18个省辖市所辖158个县（市区）多数都有药材种植。山茱萸、山药、丹参、金银花、地黄、冬凌草、决明子、夏枯草共8种中药材10个基地通过国家GAP认证。获得原产地标志认定的中药材有方城裕丹参、西峡山茱萸、封丘金银花、唐半夏、息半夏、南召辛夷、禹白附、禹白芷、桐桔梗、卢氏连翘、“四大怀药”等27个品种。2021年中药农业产值260多亿元。药材种植基地发展较快，万亩以上规模的有温县、武陟的“四大”怀药生产基地，西峡、内乡山茱萸生产基地，封丘金银花生产基地，方城裕丹参生产基地，汝阳杜仲生产基地，卢氏连翘生产基地，南召辛夷生产基地，嵩县、辉县柴胡生产基地等，涉及40余个中药材品种。

河南境内有太行山区、伏牛山区、大别山—桐柏山区、豫东平原等自然区域。在不同的区域中，根据地理、气候特点，野生药材的采收和药材的人工栽培都有悠久的历史。太行山区海拔较高，地形复杂，四季光、热、水时空差异明显，适合山区中药材的生长，例如党参、黄芩、知母、柴胡、秦皮、冬凌草、山楂、连翘、土鳖虫等，目前冬凌草、山楂人工栽培产量较大。伏牛山区地处南北气候过渡带，气候温和，雨量充沛，土地肥沃，适合多种山区中草药的生长，盛产山茱萸、麦冬、杜仲、丹参、天麻、百合、桔梗、半夏、天南星、猪苓、黄精、辛夷等，也是动物药材全蝎、蜈蚣、蜂蜜的主产区。大别山—桐柏山区是淮河水系、汉江水系的发源地，气候湿润，温暖多雨，光、热、水资源丰富，适合多种喜温喜湿的中草药生长，如猫爪草、商茯苓、半夏、百合、薄荷、芦根、蒲黄、银杏等，近几年人工栽培夏枯草、半枝莲、半边莲、白花蛇舌草、银杏叶等产量较大。豫东平原属黄淮平原，暖温带半湿润季风型气候，四季分明，温差较大，降水不均，光、热、水资源组合较好。平原土层深厚，有多条河流经过，地下水丰富，适合很多根类、全草类药材生长。豫东平原为我国粮食作物主产区，农民种植栽培经验丰富，东南部相邻亳州药材市场，西南部有禹州药材市场，根据药材市场的引导，是一些临床常用大宗药材的主产区，如白芷、薄荷、白芍、牡丹皮、桔梗、板蓝根等。

“四大怀药”就是产于古时河南怀庆府所辖的博爱、武陟、孟县、沁阳等地的中药材，历史资料记载，宋代怀庆府就开始了中药地黄的栽培。胡世林先生主编的《中国道地药材》中把怀药的地域扩大到河南境内所产的有道地特性的药材，有地黄、牛膝、山药、茜草、天花粉、瓜蒌、天南星、白附子、菊花、辛夷、红花、金银花、千金子 13 种药材。王强、徐国均先生主编的《道地药材图典》中（中南卷）又增加了全蝎、漏芦（禹州漏芦）、虎掌南星、鬼箭羽、禹余粮、旋覆花、商陆、斑蝥、蒺藜等。

河南省中药材生产的优势主要表现在：①种植面积较大，质量较好。怀地黄、怀牛膝、怀山药、怀菊花、金银花、山茱萸、辛夷、连翘、丹参、冬凌草、桔梗、柴胡、猫爪草、瓜蒌、板蓝根、禹白附、禹白芷、禹南星等中药材种植面积和产量及质量在全国名列前茅。形成了“四大怀药”“密银花”“禹八味”“八大宛药”等道地药材。②南北气候过渡带，“南药北移、北药南种、野生变家种”的中药材品种较多。麦冬、白术、夏枯草、白花蛇舌草、半枝莲、半边莲、射干、王不留行、牡丹皮、芍药、红豆杉、紫花地丁、牛蒡子、艾蒿、迷迭香、西红花等 25 种常用中药材，在河南省也大面积种植成功。

三、中药材生产现状

（一）中药材新品种培育进入快车道，成效显著

种业是农业生产的命脉，长期以来，中药材行业的种子多以自繁、自选、自留、自用为主，严重阻碍中药材的高质量发展。近十年来随着中药材种质资源的收集与评价技术手段逐渐完善，中药材新品种培育发展迅速。河南省中药材品种鉴定专业委员会的成立加速了中药材新品种的培育。截至 2021 年底，累计鉴定中药材新品种近 200 个，推广面积达 300 万亩，极大地提升了河南省中药材种业现代化水平，全省中药材良种覆盖率逐年提高。

中药材新品种以河南道地、特色药材种类为主，具有高产、优质和高抗等特性，主要有地黄、金银花、连翘、山药、菊花、艾草、柴胡、山茱萸、红花、冬凌草、紫

苏、皂荚等。如地黄有金九、怀丰和怀地黄9号等；金银花有特蕾1号、豫金1号、豫金2号和豫金3号等；怀山药有怀山1号、怀山2号、怀山3号和焦铁1号；菊花有怀黄菊1号、怀菊花3号、豫菊花1号、怀菊1号和怀菊2号等。

地黄是河南四大怀药之一，常年种植面积5万余亩，由于种性退化、品种混杂，影响地黄药材的质量。针对这一问题，培育了以金九、怀丰为代表的地黄新品种10多个，具有有效成分含量高、产量高和商品性状好的特性，在道地产区推广面积达4万亩，产值达4千万元。铁棍山药是20世纪90年代培育的怀药品种，断面细腻，粉性足，但因为传统栽培模式产量偏低，一直没有推广开。近十几年来，采用搭架栽培模式，提高了产量，因为经济效益可观，每年种植推广面积达6万余亩，年产值5亿元。育成的封丘金银花新品种“特蕾1号”，具有成活率高、生长快、花蕾大、结花集中等特点，采摘周期延长，也适宜于开展机械化采收，大大缓解了采摘工人紧缺的问题，极大地推动了金银花的产业链条发展。以豫红花1号为代表的豫红花系列新品种，具有抗旱耐碱、抗病耐瘠，适应性广等特点，适应中低产田、山地、岗坡地种植，机械采摘效率比人工提高4倍，极大地节省了劳动力，降低了生产成本。

（二）栽培技术逐步成熟，生态种植意识进一步增强

在中药材种植发展的过程中，中药材种植领域不断涌现出一些新理念，也带动着种植技术的更新换代，主要体现在由传统农业模式转变为生态种植模式，较大幅度地减少人为的干预，使得中药材更加接近于野生状态，从而保证药材有效成分的积累。传统农业模式，在生产中大量使用化肥、农药、植物生长调节剂等，达到增产的目的。化肥农药的滥用造成中药材的农残和重金属含量超标，不仅影响中药材质量安全，还对生态环境造成了破坏。生态种植保证了中药材的质量和安全，科学合理配置生态资源，开拓了经济效益新局面，让投入产出比更为明显，做到了优质优价，增强了中药材和市场的对接。近年来，不少药材利用生态种植模式实践并获得了成功。如金银花，为河南道地药材，种植的主要区域在新密、封丘、禹州等地，随着生态种植意识的提高和技术的成熟，在育种育苗、田间管理（包括修剪、水肥调控、病虫草害防治）、采收加工、产品开发等重点环节，推广示范了一批具有生态学意义的关键技术。在育种育苗方面，传统种植品种有大毛花、小毛花、线花，近几年先后培育了郁金1号、大鸡爪花、小鸡爪花、九丰1号、四季金银花等。这些品种在保证药材质量的前提下，分别在抗病虫害、抗旱、耐涝、采摘方便等方面有所提高。在田间管理方面，夏秋季节，金银花的田间除草是一个大问题，考虑到人工成本，采用地膜覆盖，稻草等秸秆覆盖，放养鸡、鸭、鹅等，经过试验，每亩15～20只鸡、鸭或鹅可以控制杂草的生长，养鸡还可以控制一些害虫的滋生，同时还会有一定的经济效益；采用水肥一体化滴灌或喷灌技术，既节能，又稳产；合理整形和修剪，金银花野生状态或早期栽培，是匍匐生长的，为了提高产量、抗病虫害能力，整形和修剪技术已经很成熟。在病虫害防治方面推广物理防治和生物防治，金银花作为一个人工栽培时间比较长的药用植

物，病虫害还是比较严重的。常见的有褐斑病、白粉病、蚜虫、棉铃虫；还有地下害虫如金龟子、蛴螬和蝼蛄等。多年来，生产上有多种化学药剂防治措施。每年金银花采收季节，蚜虫、棉铃虫是最大的危害。从生态种植的角度，近几年推广的新技术有物理防治棉铃虫，黑光灯、高压汞灯、频振式杀虫灯进行诱蛾；性激素或食物诱捕等。采用天然药物提取物1000～1500倍液苦参碱或400～600倍液0.5%藜芦碱喷施叶面防治蚜虫；采用蚜虫的天敌瓢虫防治等。金银花的产地加工主要是干燥，在野生或种植规模比较小时，金银花的干燥主要是自然晒干。随着种植规模的扩大，需要人工烘干，前几年多用煤炭、木柴做燃料；考虑到环境保护，现在在主产地推广电烘箱或烘房，以电为能源，既节能又环保。一系列的生态种植技术的推广，使金银花药材实现了生态种植，同时保证了药材质量安全稳定。

间作套种，减少病虫害，降低农药的使用。就是选择合理的农作物或中药材进行组合，主要包括药粮、药药、药蔬、药牧等间套作生态种植技术。如我省道地药材半夏。半夏为天南星科多年生草本植物的球茎。在夏至前后，半夏植株在球芽形成新株后，母株即枯萎。因“夏至”只是夏季的一半，故称“半夏”。半夏为喜荫忌高温植物，5—6月玉米生长尚处于苗期，对半夏构不成遮蔽作用，半夏在3—6月不遮阴的情况下生长良好，7—9月半夏必须在遮阴的条件下才能生长，而这时玉米进入抽雄结穗期，植株高大、叶子繁茂，能为半夏撑起“绿色大伞”，遮光降温，创造了利于半夏生长的良好生态小气候。在种植过程中，充分利用半夏与农作物生物学习性的差别，搭配玉米等高秆农作物，能减轻半夏病虫草害的发生，提高半夏产量及质量。

充分利用河南省野生药材资源优势，示范推广仿野生栽培、野生抚育技术。就是模拟中药材自然生活环境的栽培方式，确定中药材适宜生活环境，筛选优良种源，开展种植抚育，选择最佳采收时间等。遵循自然的本来面貌，不采用化肥农药，不刻意除虫除草，节约人力物力。充分利用林地、丘陵、草原等资源因地制宜进行仿野生抚育，节约土地成本。如中药连翘，小灌木，根系浅，侧根发达，保水固坡能力强，耐干旱，耐瘠薄，适宜在干旱丘陵山地栽植，具有良好的经济效益。野生连翘自然生长树形紊乱，内堂空虚，结果率很小、药材质量差。在河南省的卢氏、灵宝、栾川、嵩县等山区，有些地方野生连翘生长比较集中，对这些区域的连翘就可以进行野生抚育。一是优化密度，对连翘过于稀疏的地方通过补植、辅助繁育等人工方式提升种群密度；对过于密集的地方，采取移栽等措施，降低种群密度，控制群体适宜规模和均匀度。二是多维调控生长模式，根据连翘生长的具体情况，以及当地的条件，采用轻微的地表清理、局部松土、整形修剪、养分补充、水分调节等措施，必要时搭建生长辅助设施，优化生长环境，提高产量和质量，连翘产量比自然野生连翘提高1～3倍，经济效益大幅度提高。此外，发展山地连翘仿野生种植还能改善生态环境，绿化荒山，增强保水固坡能力，具有较好的生态效益。

借鉴其他农作物脱毒育苗技术，解决药材生产中的“卡脖子”问题。怀地黄是我国著名的“四大怀药”之一，由于长期营养繁殖，致使其病毒感染严重，导致产量大幅度下降，品质严重退化。建立怀地黄脱毒种苗规模化生产三级繁育技术体系是解决此问题的重要途径。应用植物茎尖培养技术结合热处理脱除感染怀地黄的主要病毒，使脱毒苗快速繁殖并推广应用。通过壮苗生根和炼苗移栽技术体系以及繁殖推广基地和生产工艺流程的建立，使脱毒苗的生产实现了产业化，降低了生产成本，提高了产量，实现了经济效益、生态效益双赢。

（三）产地加工技术升级，药材质量不断提高

产地初加工在中药材质量把控环节起到至关重要的作用，是影响中药材质量的重要环节之一。尤其是白芷、地黄、山药等中药材，传统加工方法以农户自行加工为主，采用硫黄熏制、晒干等传统加工方法，存在能耗较高、加工效率低、环境污染、加工后的药材品质不佳等诸多问题。除此之外，连翘的抢青问题，金银花的加工等都存在诸多问题，严重制约河南大宗优质道地药材的发展。经过近十年的研究和技术推广，河南省道地药材的加工方法有了整体的质量提升，部分品种基本实现了规模化、规范化和产地加工炮制一体化的加工方法。

1. 无硫加工技术　长期以来，中药材加工及贮藏过程中的虫蛀、腐败发霉等现象是中药生产中面临的难题。采用熏硫加工中药后，可延长贮藏保质期，防止药材褐变，抑制微生物的生长。然而，过量使用硫黄熏蒸会造成中药材化学成分和药理作用的改变及二氧化硫残留量超标，服用硫熏中药材可能对人体肝、肾等脏器造成较严重的危害。因此熏硫加工这一传统中药材加工法亟须升级改进，《中国药典》2020 版对采用硫熏方式的药材进行限量 150mg/kg。为了提高产地加工过程中的中药质量，需要对无硫加工技术进行研究及推广。

山药为常用大宗药材之一，主要用于脾虚食少，久泻不止，肺虚咳喘，带下，尿频，虚热消渴等。药用山药需经过加工之后销售，经产地调查发现，农户多使用硫黄熏制的方法加工山药，以达到防虫、防霉的效果，而且山药经硫黄熏蒸，色泽洁白，品相佳，有利于市场流通，经济效益提升。农户小作坊式加工，多凭经验操作，没有科学合理的加工规范，有时一味追求品相，导致二氧化硫残留量超标，危害人体健康，不利于山药药材的长久发展。根据产业发展需要，省内学者对怀山药进行无硫加工工艺研究，对比电热鼓风干燥、远红外干燥、真空干燥、真空冷冻干燥、微波干燥、无硫护色液处理和挤压膨化等，运用主成分分析及方差分析对不同加工方法加工的怀山药样品进行综合分析，以浸出物、腺苷、果糖、葡萄糖、蔗糖、麦芽糖、山药多糖、尿囊素和麦芽三糖为基础，对不同无硫加工方法进行评价，真空干燥方式和电热鼓风干燥方式含量较高，结合实际应用及经济效益，真空干燥条件成本较高，所以在实际运用中，选择电热鼓风干燥的方式。现在加工的无硫铁棍山药片，使用大型烘干设备全自动烘焙系统，有利于干燥，加工时间短，实现了规模化、规范化、标准化。

2. 产地加工、饮片切制一体化技术　中药材产地加工和饮片炮制是中药生产过程

中的两个关键环节。目前，中药饮片产地加工与炮制生产一体化的形式主要分为3种：一是新鲜的药材经过净制后，趁鲜切制成片、段或块，干燥，包装；二是将切制环节与加工环节相融合，即先采用传统的加工方式（如蒸、煮、发汗等）处理药材，待药材干燥至一定程度再进行切制，干燥后包装；三是将加辅料炮制与加工环节相融合，加工，干燥，包装。一体化的内涵在于将产地加工和部分炮制工序进行科学合理的有机融合，构建饮片产地加工与炮制生产一体化体系，并能通过与传统方法生产饮片的等效性评价，为适宜产地加工成饮片的中药生产加工的有效监管提供科学依据和技术支撑。

禹白芷为伞形科植物白芷的干燥根，具有解表散寒，祛风止痛，通鼻窍，燥湿止带，消肿排脓的功效。我国为白芷的主要产地，占世界白芷的90%以上，白芷中主要含有香豆素类、挥发油类、氨基酸类、多糖类及微量元素等成分，广泛应用于食品药品中。明嘉靖时期，禹州作为当时的药材集散地，《钧州志》中记载白芷为当地盛产药材，《长葛县志》中也对当时的禹白芷进行了记载："长葛县白芷种植历史悠久，清乾隆年间，后河溪镇画匠村有个姓乔的药商，从外地带回白芷试种……以禹白芷驰名全国。"禹州当时作为全国白芷的主产区之一，种植历史悠久。现代学者对禹白附较为推崇，普遍认为以河南禹州市、长葛市及附近周边县市所产白芷品质较高，为道地药材。白芷为根类药材，淀粉含量多，不易干燥完全。在晾晒过程中若遭雨淋打湿，则会引起腐烂、霉烂或黑心，降低质量。为防止白芷腐烂和快速干燥，传统加工通常采用硫黄熏蒸，以提高干燥速度，防止霉变，在白芷贮存过程中还能防止虫蛀。硫熏加工后，白芷中会引入有毒的外源性成分，香豆素类成分含量严重下降，现代加工中不提倡使用硫黄对白芷进行熏蒸。省内学者对禹白芷的产地加工炮制一体化加工工艺进行研究，将白芷药材趁鲜切片，直接获得白芷饮片，省去白芷切制饮片后重新浸泡步骤，避免了浸润步骤白芷的成分损失，同时节省了加工步骤，节约成本。禹白芷的种植量每年在2000亩左右，亩产750～1300千克，年产白芷鲜货在1500吨以上，此方法在禹州市白芷基地进行技术推广以后，对白芷饮片质量的提高及加工方法的改进起到了巨大的推动作用。

3. 干燥技术 目前，中药干燥包括自然干燥和人工干燥两种方式，前者利用自然条件使水分降低从而达到干燥目的，主要包括晒干和阴干；后者利用干燥设备在人工控制的条件下对中药进行干燥，常用的干燥方式有日光干燥、热风干燥、冷冻干燥、微波干燥和远红外干燥等。这些干燥方法各有利弊，结合中药材本身的特点，优选干燥方法和技术参数，更新干燥设备，保证中药材加工的效率和质量。

地黄为玄参科地黄的新鲜或干燥块根。性寒味甘，具有清热凉血、养阴生津的功效。主产于河南、山西、山东等地，自明代开始，怀庆府（现焦作地区）成为公认的地黄道地产区，并将这里产的地黄称为"怀地黄"。近年来，作为道地药材的怀地黄供不应求，培育的新品种"金九"单产可达54705～58330.5kg/hm^2，最高可达62290.5kg/hm^2，而其他品种产量也可达37500～52500kg/hm^2。中医历来非常重视药材的出产地和加工炮制工艺。怀地黄采集后，因其还有较高的水分，需要及时进行加工。古人加工生地黄常有“阴干、日干以及火干”三种方法。所谓“阴干、日干”，就是将采收后的鲜地黄除去泥土，置阴凉、不见日光处干燥的称为阴干，而置于阳光下暴晒干燥的称为日干。由于采用此方法，干燥时间长，费工多，尤其是日干受天气影响较大，在一定程度上限制了此方法的推广与应用。火干可以有效解决阴干和日干存在的问题，为产地加工常用的方法之一。目前地黄“火干”的方法主要有传统土炕与热风炉，其中传统土炕在焦作一带称“地黄焙”，为专用设施。由于土炕加工热源多为煤，对环境会造成一定的污染，同时烘焙时间越长，煤耗量越大，成本也越高，同时该方法多为农户小作坊式加工，没有科学合理的加工规范，加工的地黄质量参差不齐，限制了地黄药材的长久发展。因此综合考虑环境因素、人工成本、药材质量后，热风炉也逐渐成为地黄产地加工的现代方法之一。热风炉为一间密封性良好带有通风口及散热管道的房间，热源往往在房间外，将热气通过连接管道输送至烘房，烘房内有放置药材的铁架子，铁架上有滑轮，将药材置于铁架上进行烘焙。该方法较传统土炕相比，以电或天然气为热源更环保，温度控制更精准，学者对怀地黄产地加工工艺进行了系统研究，弄清了地黄在加工过程中化学成分变化的原理，目前在中药企业中多采用此方法进行药材产地加工。

四、以中药资源为依托的大健康产品

中药资源合理的开发利用，以及药材的规范化、规模化栽培生产，为中药制药、饮片加工、保健品、功能食品等产业的发展提供了有力支撑。截至2020年底，河南省有中药及相关健康产品销售额100万元以上的企业330余家，中成药生产企业90多家。

（一）中成药

河南省有中成药品种1000余种。主要依托河南中药资源的中成药产品有：以金银花、连翘、黄芩为原料的“双黄连系列”，双黄连口服液、双黄连胶囊、双黄连注射液、双黄连粉针剂等；以地黄、山药、山茱萸等为原料的“六八味系列”，六味地黄丸、杞菊地黄丸、知柏地黄丸等；以颠茄草、红花、辣椒等为原料的外用橡皮膏剂，通络祛痛膏、风湿止疼膏、虎骨麝香膏等。另外还有以冬凌草为主要原料的冬凌草片、冬凌草糖浆、冬凌草胶囊、复方冬凌草含片等；以柴胡为主要原料的柴胡口服液；以金银花、连翘、板蓝根、地黄等为主要原料的清热解毒口服液；以苦杏仁、黄芩、板蓝根等为主要原料的小儿清热止咳口服液等。这些中成药长期应用于中医临床，疗效显著。

（二）保健品产业

以中药材为原料的保健食品、保健用品、洗化用品产业初具规模。焦作市是“四大怀药”的主产区，具有一定规模的食品、礼品、初加工等企业30余家，怀药产品达180余种，产品档次正在由简单的初加工产品向科技含量较高、附加值高的产品转变，新开发的怀参膳食纤维、怀山药提取饮料、怀山药功能性肽酒、真空冻干活性怀山药微粉、怀山药葆丽软胶囊、三味地黄饮、铁棍山药浓缩丸等产品，科技含量和加工增值空间明显提高。

山茱萸已是河南伏牛山区的主产药材之一，年产量突破600万千克，全国市场占有率达60%以上。“西峡山茱萸”于2003年通过了国家原产地保护认证。河南宛西制药的“山茱萸规范化种植基地”、北京同仁堂制药的“北京同仁堂南阳山茱萸基地”，分别于2003、2004年通过国家GAP认证。目前开发的功能产品有山茱萸酒、山茱萸果脯、山茱萸果奶、山茱萸奶粉、山茱萸果核保健枕等。

金银花为河南的道地药材之一，“密银花”“封丘金银花”分别为国家地理标志产品。“密银花”，以新密为中心，分布于禹州、长葛、新郑、登封、巩义、新安等，约5万亩，年产250万千克。“封丘金银花”，以封丘为中心，分布于长垣、滑县、濮阳、鹤壁、卫辉、汤阴等，约12万亩，年产600万千克。以金银花为原料开发的产品有茶、袋泡茶、饮料、挂面、牙膏等，年产值超1亿元。

冬凌草是太行山区的主产药材，河南不仅是冬凌草的资源大省，同时又是应用大省，除以冬凌草为主要原料开发的药品外，近几年又开发出了冬凌草茶叶、冬凌草袋泡茶、冬凌草饮料、冬凌草牙膏等保健品和日化用品。2014年冬凌草种植面积发展到50000亩，已基本实现了药材原料由野生到人工生产的转变。

艾草是以南阳为中心的豫西南区域主产药材，信阳、洛阳、三门峡等地均有栽培，种植面积达30万亩。“南阳艾”近年来发展迅速，在南阳市周边形成了艾草种植、艾草产地加工、艾草大健康产品开发为一体的艾草全产业链条，以艾草为原料开发的产品有艾绒、艾条、艾柱、精油等一系列医用、保健、日用产品，160多个品种，实现了从种到用的艾草产业模式。南阳市艾原料生产占全国65%以上，艾制品生产占全国60%以上，年加工艾草达到35万吨。

杜仲是豫西山区的道地中药材，主要集中于三门峡的灵宝、卢氏，洛阳的汝阳等地，近几年许昌市鄢陵县种植发展较快。2021年，杜仲种植面积近8万亩。同时，为了控制杜仲种植基地的草害，还进行了鸭、鹅放养试验，取得较好效果；以杜仲叶为饲料，带动了猪、羊的养殖，经济效益显著。除了杜仲叶、杜仲皮是传统的中药材，还开发出了杜仲叶茶、杜仲雄花茶、杜仲花提取物胶囊、杜仲口服液、杜仲饼干、杜仲糖、杜仲籽亚麻酸油等大健康产品。

黄精主产于河南省伏牛山区，清代文献资料就记载为道地药材，称为“鸡头黄精”。目前人工种植已经成功，近几年种植规模快速发展。黄精为药食同源物质，黄精根茎除做中药饮片、中成药原料外，还开发出九制黄精茶、九制黄精丸、黄精芝麻丸、黄精小分子肽饮料、黄精多糖等产品。

（陈随清）

第二节　河南药市

自古以来，河南就是许多道地中药材的原产地。明清时期，借助发达的水路运输，以及富有商业头脑的药商着力开发，河南逐步成为将本地药材转运南方的药物加工、贸易、输送基地，这期间逐渐形成了两大药材集散市场——禹州药市、辉县百泉药市。

一、禹州药市

禹州市位于河南省中部地区，处于伏牛山区向豫东南平原的过渡带上。市域西北部群山环绕，丘陵起伏，东南部为开阔平原。颍河自西向东横贯全境。河山壮美，山川拱戴，植被繁茂，给禹州增添了无限的自然风光。自古以来，禹州钟灵毓秀，名人辈出。秦国政治家吕不韦，先秦思想家韩非子，南北朝时南齐医学家褚澄，唐代书法家褚遂良、画圣吴道子等，先后在中华民族政治、经济、文化发展史上谱写了光辉的篇章，为禹州之繁荣增光添彩。

对于中国传统中药贸易而言，禹州的地位非同凡响。因其位于中原腹地，交通便利，为历史上形成的四大中药材集散地（河北安国、河南禹州、安徽亳州、江西樟树）之一，享有“药过禹州倍生香”之美誉。

（一）禹州中医药文化背景

因禹州中医药文化源远流长、底蕴深厚，“药王”孙思邈曾在此地行医采药、治病救人，传统中药材、中成药的贸易繁盛，道地药材众多，老药工传承了精良的中药材加工炮制技艺，故素有“药都”之称。

1. 禹州中医药文化源远流长，底蕴深厚　禹州是医药学史上当之无愧的中医药发源地。中国传统医学始祖黄帝，与岐伯、雷公曾在禹州具茨山一带活动。雷公因研究医药有功，被黄帝封于禹州方山镇，故称为方雷氏，之后又分化为方、雷两大姓氏。禹州方山镇被公认为方雷氏故里。每年海内外方姓、雷姓人士都要到禹州方氏祠堂祭祖。我国现存最早的中药炮制学专著《雷公炮炙论》，即由南朝宋时雷公后裔雷敩托雷公之名撰写而成，共记载了300余种中药材的炮制技术，总结了炮制饮片的“雷公炮制十七法”。

禹州历史上还诞生了著名的医学学者。其中具有代表性的，当属南北朝时期曾担任南齐政权吴郡太守、左中尚书的褚澄。他出身于禹州褚河村望族——褚姓家族，唐代时有人从其棺椁中挖出石刻医学论文十篇，后被整理成《褚氏遗书》刊行流传。禹州曾诞生了医药学史上第一部救荒类本草著作《救荒本草》。该书由明代藩王周定王朱橚所著，收载414种既可于灾荒时节充饥活命，又可作为药物使用的植物。书中记载许多药材均产于钧州。

2. 禹州中药材经营历史悠久，规模庞大 据禹州地方志记载，传统中药材市场规模到清朝达到顶峰，药材贸易日进斗金。全国各地药商在禹州建有多座会馆。现存由河南怀庆府药材商人兴建的怀帮会馆，其大殿建筑檐脊，尚存清代所绘西洋人物画像。可见，禹州药材贸易在清朝时就已走出国门，流通世界。

3. 禹州道地药材资源丰富 禹州地形地貌较为特殊，其北部、西部、西南部群山环绕，山前丘岗起伏，东南部平原广阔。境内大小河流众多，颍河自西向东贯穿全境。特殊的地貌、水文特征塑造了独特的生态环境，出产许多道地药材。明代嘉靖三十三年成书的《钧州志·物产》就记载了威灵仙、全蝎、苍术、苦参、黑牵牛、白牵牛等45种药材名称。许多知名药材，以“禹”字冠于名首，以示其为产自禹州的道地药材。如禹密二花，即金银花，曹炳章《增订伪药条辨》记载：“禹州产者为禹密，花朵较小，无细毛，易于变色，亦佳。”禹州五指岭下所产金银花，曾送1915年巴拿马万国博览会展出，深受世界瞩目。此外，冠以“禹”字的药材还有禹白芷、禹南星、禹白附、禹州漏芦、禹韭（即麦冬）等。而且，有的禹州地产药材还以“会”字冠于名首，原因在于禹州中药材交易盛会声名甚著（禹州市禹州药会作为著名药市习俗，已经被列入国家第二批非物质文化遗产保护名录），各地药商只有到禹州药会上才能买到上好的道地药材。如全虫（全蝎）被称为“会全虫”，又称“十腿蝎”，比其他地方的蝎子多生两足，只有禹州与陕西华阴县（今华阴市）有此品种；辛夷被称为“会春花”，禹州为其正宗产地。还有一些禹州道地药材冠以“淮”字。这是因为流经禹州的颍河至周口境内汇于沙河，最后于安徽寿县注入淮河，禹州遂被视为淮河上游。如淮地黄、淮山药等，均为禹州所产药材。

4. 禹州传统中药材遵古炮制，技艺优良 禹州历代药工继承古人经验，又不断实践与创新，所创炮制技艺相当独特，别具一格。在中药材炮制业界，素有“药不经禹州不香，药经禹州倍生香”之说法。禹州历史上诞生过许多知名药物炮制产品，如“四大九蒸货”，包括了九蒸九制大熟地（又称九蒸九晒大熟地）、黄精、何首乌、槐豆。其中，九蒸九制大熟地最早由禹州赵隆泰中药行于乾隆年间开始生产，宣统三年（1911年）被推荐参加德国柏林“万国博览会”。现在，禹州著名老药工朱清山（1931—2020年）在继承祖辈中药炮制技术的基础上，于20世纪90年代成功恢复禹州“四大九蒸货”生产制作技艺。朱清山本人则获批成为河南省非物质文化遗产项目禹州中药加工炮制技艺代表性传承人。

与九蒸九制大熟地同时选送柏林“万国博览会”的还有禹州的“九天阿胶”。“九天阿胶”品质与东阿阿胶齐名，成品透明，掉地即可摔碎。禹州的阿胶制作技艺源自山东东阿。道光二十四年（1844年），禹州城北牛沟村人张华平到东阿学习阿胶制作，后返回禹州与晋商刘三鉴合伙开设“福兴公”药店生产阿胶。因生产过程中使用颍河之水，且在冬季“交九”天（冬至日开始计数之后的九九八十一天）制作，故名“九天阿胶”。慈禧太后服用九天阿胶后疾病痊愈，遂钦赐“福”字给“福兴公”药店。

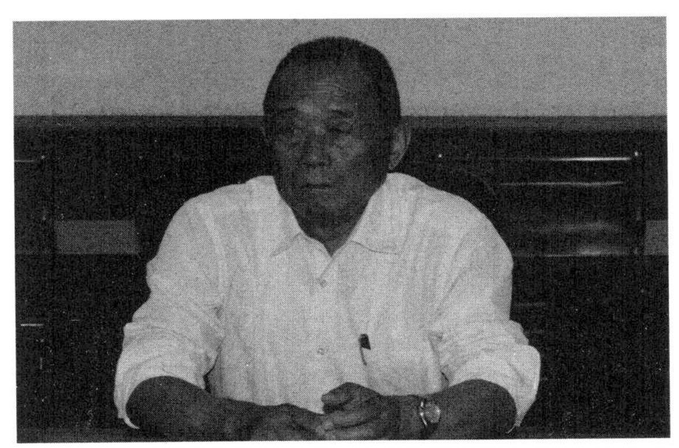

图 5-1　国家级老药工朱清山（河南省非物质文化遗产项目禹州中药加工炮制技艺代表性传承人）

此外，禹州中药饮片加工技艺超群。有些饮片经禹州药工加工后，细如发丝，一吹能飞，片片均匀，厚薄适宜。大小像杏一样的槟榔，老药工朱清山可以将其切成 130 多片能够一吹上天的“蝉翼槟榔”。在制药工具方面，禹州当地制作的切药刀，刀刃锋利，被誉为全国三把药刀之一。

禹州中药材炮制技术有力地支撑了禹州传统中药材市场的发展，同时也促进了当地中成药的发展。据笔者统计，1962 年人民卫生出版社出版的《全国中药成药处方集》一书，就收录了禹县所产的一百余种中成药物配方，分列内科、外科、妇科、儿科、五官科五门，类目较为齐备，剂型多样，其中具有代表性的眼科成药有保光清凉散、紫金锭等。

简而言之，从中医药传统文化、药王采药行医、道地药材产地、中药材加工炮制等角度来看，历史底蕴深厚的禹州能够脱颖而出，成为享誉全国的四大传统中药材集散地之一，可谓实至名归。

（二）药商、药帮

禹境药材贸易历史悠长，持续繁荣，经久不衰。据 1989 年《禹州市志》记载，战国时期禹州古称阳翟，在周安王五年（前 397 年），每年二三月间，商贾云集于阳翟西关“聂政台”[①]下，经营山货、药材、土布。到了唐代，阳翟百姓建药王祠纪念药王孙思邈，逐渐形成一条“药王祠街”。街上时有百姓买卖药材，是为后世专业药市之萌芽。元世祖至元元年（1264 年），钧州治阳翟，辖阳翟、新郑、密县三县，渐有药材市场的雏形。明代洪武元年（1368 年），朱元璋诏令全国药商集结至钧州，钧州成为全国性药材市场，集散药材区域范围扩展至归德、怀庆及祁州、亳州等地。

清康熙二十五年（1686 年），禹州知州刘国儒招徕药商，起药市于禹州城内南街，

① 聂政台：战国四大刺客之一的聂政刺死韩相侠累，后毁容自杀。宋人为表其侠勇，于阳翟西关置地筑冢，嗣后扩其规模，史称“聂政台”。

开始有晋商专卖血竭、沉香等珍贵药材，号称“洋货棚”。乾隆十三年（1748 年），禹州州判何宏瓒视禹州道路平坦，药市繁荣，遂将在禹州下辖之密县洪山庙从事药材交易的药商迁延请至禹州。禹州药市规模日益扩大，衍溢城内数条大街，药棚遮天蔽日。乾隆二十七年（1762 年），禹州药市由南街迁至西关，经营规模几近巅峰，每年设有春季、秋季、冬季三个会期，分别以农历四月二十日、八月二十日、十一月二十日为止期。每逢会期，“内而全国二十二省，外越西洋、南洋，东极高丽，北际库伦，皆舟车节转而至”。禹州遂成为蜚声全国的药材集散地。各地药材商贾云集，城内居民十之八九亦以经营药材为生。贸易之盛，堪称禹州商业之冠。咸丰元年（1851 年），禹州来往药商络绎不绝，将药材行销至国内外许多地区，药会会期也由短期变为长期。

民国时期，禹州药材市场日渐萧条。中华人民共和国成立后，药业市场由国营药材公司统管，禹州传统中药材交流大会就此中断。1985 年 3 月，几经努力，禹州传统中药材交流大会才重新恢复。

1. 药商组织

（1）药庄　业内俗称“内字号”，约产生于清康熙年间，大致相当于一级批发企业。药庄大多拥有较为雄厚的资本，在全国主要城市设有分号或庄客，依靠各地药源及信息，于不同地区之间互相调动大宗药材，在一定程度上具有垄断市场的能力。其中，恒春药庄资金雄厚，堪为全城药庄之首。

（2）药行　清代药行有中药行和山货行之分，拥有一定数量的资本，设有场地、货栈，主要从事代客买卖、包装、托运业务，并且从中收取佣金。山货行主要代客买卖地产山货，如柴胡、防风、皂刺、益母草、丹参、地榆等。其中资金最多的为豫兴隆药行，人员最多的为瑞胜昌药行。

（3）药棚　又称“棚口”“拆货棚”“洋货棚”等。药棚主要从药庄、药行批发药材，加工后直接销售给各地中药铺。经营药材品种，多达数千种。其规模大小不一，从业人员少则三五人，多则十几人，甚至几十人。其中，“洋货棚”原为专营珍贵药材的棚商，后立号转为坐商，仍经营名贵药材，如血竭、鹿茸等。规模较大的药棚有德兴长、大有生、中兴永等。

（4）药铺　主要经营零售业务，经营方式一般为前店后坊。药铺将由药市购入的药材原料进行遵古炮制，再由坐堂医生诊断病情之后就地取药，而且需要暗记本店处方密码，不致使处方外流；有的药铺则按照名医成方或自研配方在药市上购进药材原料，制成丸、散、膏、丹等不同制剂的各种成药，或通过药市进行销售，或经行商代销外省。其中资金最多的为杏林春药铺。

2. 近代禹州药商经营组织选介

（1）恒春药庄　恒春药庄位于禹县城区洪山庙街路北。其前身“协盛昶”药行于 1920 年开业。1944 年改名为恒春药庄。恒春药庄在郑州、西安、宝鸡、岷州、成都、天水、汉口、天津、上海、重庆、广州、湘潭、西宁、老河口等地都设有分号，药材经营网络几乎覆盖全国。恒春药庄曾经采取囤迟卖快、自购自销、联购联销、代储代运、牵线搭桥等经营模式，达到灵活经营、规模经营之目的。同时，恒春药庄也十分重视药市信息，每天结合各分号报回的价格，及时做出正确的市场估价，抓准时机，大宗成交。1949 年，中国人民解放军南下时，恒春药庄曾筹集 1 亿多元（单位：中州币）支援南下的解放军部队，受到了政府的表彰和保护。

（2）同慎德药行　同慎德药行位于禹县闹市区，前起老煤市口，后至禹王锁蛟井，房舍鳞次栉比，有百余间之多。常驻行内购进药材的有山西、云南、江西、四川等省的药商十余家。每天都有大批的中药材进出。即使药行有上百间仓库，但是堆货空间依然狭窄，部分药材不得不露天存放。同慎德药行始终把取信于卖客、买主放在首位。每逢药材上市旺季，行内就会派出大量药徒，上街招揽脚力，为各地药材卖客提供方便的运输服务，并为其妥善安排食宿。对常驻行内和在药材大会期间来自外埠的各地药商，只要对方讲信用，即使一时无现银支付，药行也可售给药材，但对方必须在规定时间之内结账、清欠。

（3）杏林春药铺　1931 年 6 月，杏林春药铺在郑州开业，东家朱子铎是禹县人。1938 年，侵华日军对郑州狂轰滥炸，杏林春药铺被迫迁至禹县城内西街（当时称太平街）。自开业之日起，杏林春药铺就以货真价实、童叟无欺的经营之道创立门面。从药材购进、挑选，到浸、泡、渍、漂、切、和、炼及装箱等十几道工序，药铺都制定了严格的操作规程，力求客户取回的药经过煎煮之后无杂质、汤水清。药铺进货时讲究优中选优，认准质量，不讲价钱。对于大宗道地药材，药铺一般在产地进货。至于其他品种，药铺大多从药行中挑选而得。药铺加工药材时，饮片切铡讲刀口，中药炮制讲色泽；丸散膏丹，自研自制；后坊制作，前店经营。严格精细的加工炮制方法，形成了杏林春药铺独特的加工技艺。自研自制的十几种中成药品，均裹以精制包装，并附图片、说明书等，便利病人。

（4）杨永先眼药店　杨永先眼药店创立于清代，在禹州境内经营眼药已历经五代：杨永先—杨玉田—杨逢春—杨育汶—杨清林（为禹州市制药厂退休工人）。杨永先（1779—1857 年），洛阳人，大约 20 岁时到南阳府赊旗镇一家饭店当学徒，后来从一个行医郎中处得到配制眼药的良方，遂改行制售眼药，并在赊旗镇老街开设眼药店。清嘉庆二十四年（1819 年），杨永先携子杨玉田到禹州县城西关外开设药店经营眼药。因其曾慷慨解囊资助遭受火灾的药商而被推举为“丸散帮”会首，后与其他药商集资，整修了“聂政台”围墙。所制眼药疗效显著，药到病除，名扬四方。1956 年，禹县制药厂建立伊始，就将根据杨门祖传药方整理的“保光清凉散”作为重点产品批量生产，投入市场后大受欢迎。该方后被收入《全国中药成药处方集》一书。

3. 药帮组织　中华人民共和国成立之前，禹州中药材的购进方式主要有：药庄向药行收购、药行向药棚收购、药棚向药栈收购，或直接从省内外其他药材产地收购等。禹境中药的销售兼有批发和零售两种形式。

药市日渐兴盛的药材交易，形成药商之间的相互竞争格局，逐渐产生了以药材经营类别或区域性质为基础的各类行帮组织。这些行帮组织人员规模甚为庞大，甚至不惜重金兴建会馆客驿。自清代康熙年间开始，相继建成的重要行帮会馆有“山西会馆”“十三帮会馆”“怀帮会馆”“江西会馆”等。

作为一种早期民间组织形式的药商行帮会馆，自清代至民国时期，代替官方行使了管理民间药业的职能，在当时的历史条件下发挥了重要的作用。其曾经行使过的管理职能包括以下各项。

（1）研究帮会内部以商业经营为主的事务　这其中包括：制定各种章程、行规，规定统一的市场制度，对内裁决同业之间的纠纷，对外协调本籍商人与其他商人和地方乡绅之间的关系，等等。

（2）举办各类祭礼、庆典，组织庙会活动　主要祭祀人物包括关帝、药王、马王爷等。祭礼仪式、庆典活动往往与演戏相结合，热闹非凡。事实上，这类活动不仅是帮内商家的娱乐享受，更是能够作为宣传自己、招徕顾客、活跃商业贸易的一种重要手段。

（3）扩建、修葺会馆，管理会产　该项事务多由会馆所设会首负责，同时兼管财务收支。

（4）保护行帮内部商家的利益　这是清代禹州各大药业会馆得以生存并持续发展的一个重要原因。山西会馆所立碑刻《诰授朝议大夫调署禹州正堂马宽夫马大老爷永禁开设车行碑记》就曾记载，同治年间，禹州市中药材市场规模扩大之后，药帮出面商得州官同意，禹州不设垄断性的车马行，从而有力地维护了药商的权益。

（5）兴办福利事业　各大药业会馆推崇扶危济困，为困难的同乡尽力提供衣食救济和临时居住场所；购置义地，建立公墓，为客死异乡的同乡人代为办理丧葬事宜及寄存棺木；捐资兴办公共福利事业等。

（6）设立比药帮更高一个层次的商务会组织　由会长负责召集各帮会首参加会议，妥善解决药商之间的交易事项，办理各类交涉，调解商务纠纷等。

（7）参加同业公会　一起负责协助税收、焚烧假药、明码标价、制定“统一处方”等事务。

总之，如果没有各大药材商帮的积极带动，或许就不会带来禹州中药材集散地的繁荣持久。

（三）药市、药会

1. 药市流通　自清朝建立以来，禹州药材市场交易规模不断扩大，逐渐进入发展鼎盛时期。坊间流传有“药不到禹州不香，医不见药王不妙”之说。全国药材从四面八方汇集到禹州，品种多达上千种。中外客商络绎不绝，负责运输药材的往来车脚、驮帮延至数里。药市堆积货物数以百万计。药商登至垛顶，可环眺四郊山川河流。大宗药材交易，成交一次的数量或可达千余件之多。频繁的药材交易，带动了禹州药材市场的繁荣，并自然形成了以药材为中心的山货、中药、切药、丸散四大市场，遍布城区中西部的大街小巷。交易完成的药材，再通过行商销往全国各地。

2. 药市变迁　历史上，禹州初具规模的药市，先后大致有康熙年间的南街药市、乾隆年间的西关药市、1983年恢复的南关药市、1990年落成的禹州中药材市场（郑平路西1号）、2002年建成的禹州市中药材专业市场（药城路东1号）。

3. 药会发展　据禹州城区西关石匠园一石碑记载：药会兴起于禹州北、密县南50余公里的洪山岭上，当地有一座元代建筑"洪山庙"。庙内供奉有"洪山真人像"，人称"牛五"，为元代末年顾姓名医，曾治疗当地牛马牲畜疫病、乡里贫病村民。为感其恩德，乡人遂四处采药，以供真人疗病之用。而四方往来药商，听闻真人医病之能，渐渐开始驻足于此购销药材。久之，每年清明节开始半个月，周边几省的药商纷纷到洪山岭进行药材买卖，逐渐兴起药材交易大会。药会后辗转迁至禹州。根据碑记推证，禹州民间药会的雏形，最晚形成于元代。

禹州西关最初的古刹骡马大会，会期为每年农历三月，具体始于何时，史无详考。清乾隆十三年（1748年），洪山庙药会迁至禹州，遂使西关骡马药材交易大会经营规模迅速扩大。乾隆二十七年（1762年），禹州南街药市亦迁入西关，还出现了商会组织，负责管理西关骡马药材交易大会。从此，禹州药会增加为每年春季、夏季、秋季三期。季节性药会与常年性药市已浑然一体，药市、药会相辅相成、互为支撑，规模及交易量均达到了历史高峰。此后，禹州西关药材交流大会进入鼎盛发展时期。

（四）会馆建筑

禹州中医药产业历史悠久，长期形成的多种道地药材，以及药市、药会上的药材交流，致使禹境与外埠的经济、文化不断交流、融合。加之，药王孙思邈长期旅居阳翟行医采药，造就了当地根深蒂固的药王文化。在长期的药材交易和药业竞争中，为了保护自身利益不受侵害，药商之间自发形成了以经营类别或区域同乡性质区分的药材行帮。他们或为炫耀自身的经济实力，或为联络驻禹同乡，沟通乡情，联谊同业，常常不惜重金兴建各类会馆庙堂，作为用于迎客送仕、举行祭礼与仪式庆典等大型活动的联谊场所。自康熙年间以来，各地药商大贾在禹州西北隅相继建成"山西会馆""怀帮会馆""十三帮馆""江西会馆"等四处建筑。其中尤以怀帮会馆建筑规模最大，建筑水平最高。

1. 山西会馆　清代康熙年间，山西药商在禹州城西北隅建成了"山西会馆"，为禹州四大药帮会馆之首创建筑。会馆由庙院和配院两大部分组成。其中，庙院为祭祀活动场地，由山门、戏楼、东西厢房、拜台、拜殿和大殿组成，建筑布局严谨，风格古朴典雅。

清乾隆二十九年（1764年），山西药商于紧邻会馆之处，又购地2.65公顷（39.7亩），进一步扩大了会馆的建筑规模。清道光二年（1822年）十一月，晋、豫药商联合募集资金，修建了山西会馆的庙门、壁墙、环垣、道院、庖厨等。清道光六年（1826年），理事柴统裕、翟允若、义和昌、柴隆兴、富有大、玉成贞、复泰公等，联合集资重修关帝庙，新修山西会馆钟鼓楼，改建了庙门、壁墙、环垣，金妆神像，整葺殿宇，重修了道院和庖厨。即会馆遗存的道光六年《重修关帝庙并会馆碑记》所云："康熙中，城西北隅建有关帝庙，左厢会馆，其重修乃在乾隆年间，风雨剥蚀，渐就倾圮，于时对越，难肃观瞻，同事诸公，醵金而重成之。"

会馆整体建筑，井然有序。大殿屹立于正中，面向戏楼，殿壁全为砖石结构。斗拱飞翅，四周出厦。殿顶覆以红、黄、绿三色筒状琉璃瓦，日光映照，彩釉争辉。大殿与卷棚相互连接。卷棚又称"拜殿"，乃每年节日祭祀药商跪拜场所。殿外建有平台，可容纳一二百名观众观赏戏剧演出。大殿西侧为陪殿，东西厢房排列整齐。平台前为一开阔场地，可容纳千人集会。大殿正面，巍然屹立着一座高大的戏楼。会馆每年演戏数次，每次连演三天。戏楼后山门石刻"山西会馆"四字，门首上挂"山西省旅禹同乡会"招牌。殿后至环垣为义葬地，名为"泽及园"。凡晋籍人员在禹身故，均可在此暂厝。此义葬地砖丘累累，偶尔还停放过陕籍人员棺木，故又称为"山陕会馆"。配院为四合院式建筑，名为"白云轩院"。院内广植苍松、梅竹，典雅古朴，上房北屋为迎宾、聚义、谋事之地。

1944 年，禹县沦陷，日本军人在山西会馆内建起内城据点。日军投降之后，山西会馆一度成为私立光复中学校址，后成为禹州市第二高级中学校址。2000 年 12 月 27 日凌晨，山西会馆药王殿被扒，剩下的配殿、东西厢房、戏楼、山门等建筑于 2001 年 1 月也被拆除，整个"山西会馆"已经荡然无存。

2. 怀帮会馆 怀帮会馆，坐落于禹州城区西北隅山西会馆东侧，坐北朝南，占地 1 公顷（15 亩）。怀帮会馆始建于清同治十年（1871 年）三月，至同治十三年（1874 年）六月落成。馆址南北长 120 米，东西宽 78 米，馆区面积 9360 平方米。在会馆围墙以内，由影壁、山门、戏楼、钟楼、鼓楼、东西配房、拜殿及拜台等单体建筑构成一处布局规整、巍峨壮观的古建筑群。其中，影壁以各型青砖砌成，横长 18 米，顶部为仿木结构的九脊八坡屋顶，横列于会馆前方。影壁后方 10 米处为山门兼作戏楼两用的建筑物，底部为南向、面阔五间、明柱重檐的会馆山门，上部是北向、面阔三间的戏楼，戏楼顶部则是九脊八坡歇山顶、覆以绿黄琉璃瓦的单檐建筑。戏楼中线向北 20 米，在东西两侧，各有面阔五间的双层楼房。沿中轴线后行，拾级而上，越过拜台就进入了拜殿和大殿。

拜台前方，一对乳白色的石狮分踞两侧。拜殿面阔五间，单檐，檐下镶嵌有透花人物、鸟兽图案，还有"商旅入城""商士贤隐"等故事，雕刻玲珑别致，堪称雕刻艺术珍品。拜殿和大殿作勾连搭式，面阔五间，进深三间；单檐悬山前出廊覆以孔雀蓝琉璃瓦顶，檐下施斗拱，枋上高浮雕为龙、鹰以及山水、花卉等图案，殿内遍施彩绘。大殿前次间上檐雕刻有金色卷发男士、女士头像和西洋建筑风景画，画意为禹州与南洋诸国商人进行中药材贸易交流的情景。大殿全部以红色、黄色、绿色彩釉琉璃瓦盖顶，木结构斗拱，浮雕技艺精湛，形象异常生动。就建筑艺术而言，怀帮会馆大当雄居禹州诸会馆之首，素有"十三帮一大片，比不上怀帮一座殿"之美誉。中华人民共和国成立后，“怀帮会馆”是禹县人民政府公布的第一批文物保护单位，1958 年 7 月被定为“许昌市文物保护单位”。2000 年 9 月 25 日被河南省人民政府定为“省级文物保护单位”。

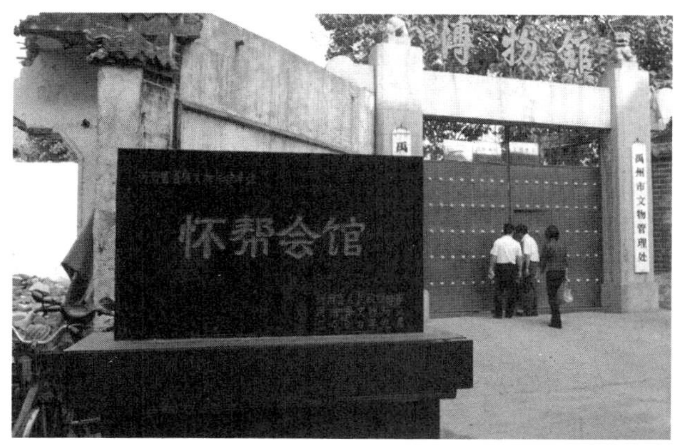

图 5-2 怀帮会馆

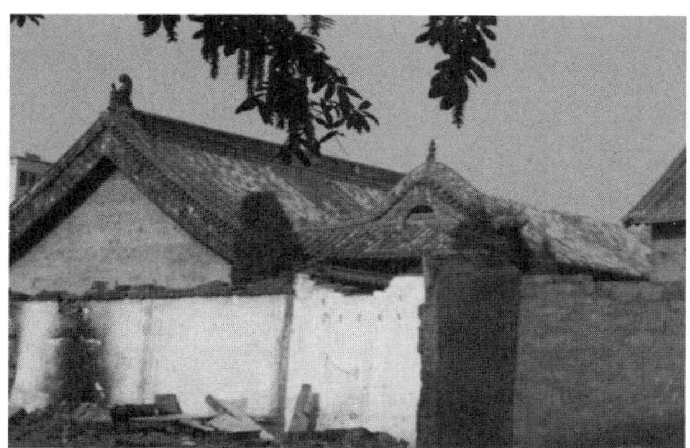

图 5-3 怀帮会馆正殿

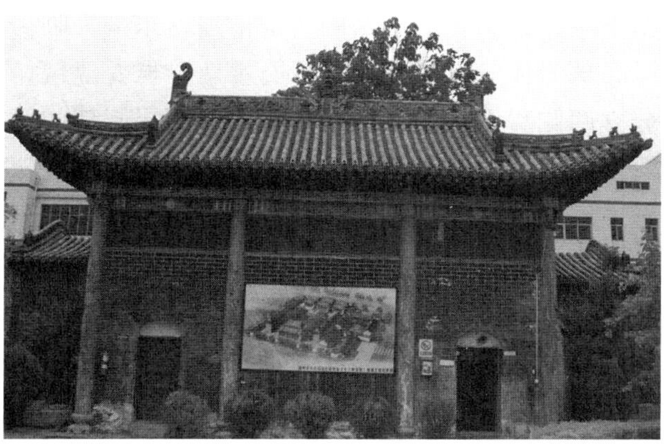

图 5-4 怀帮会馆戏楼

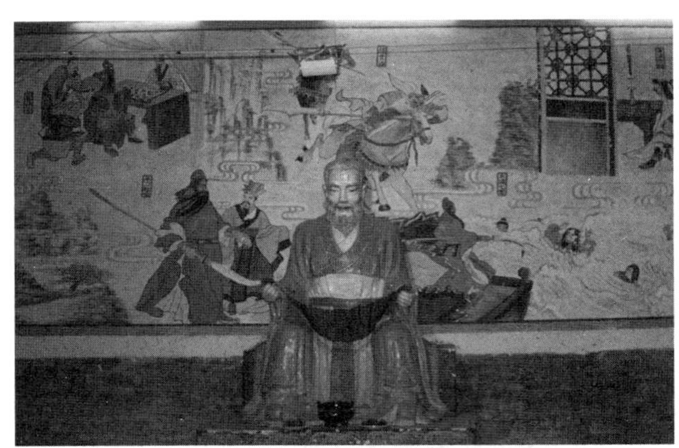

图 5-5　怀帮会馆主殿药王像

3. 十三帮会馆　十三帮会馆坐落于禹州城区西北隅，居山西会馆南侧、怀帮会馆西侧。清同治十年（1871 年），药材商帮会首郭广德、连文中、潘升炎、阮耀祥、王凌云、常天福、高有帮、蔡汉文、胡乾之、王二元、范廷栋等，捐钱创修关帝庙暨庙院墙，以之为十三帮会馆的基础。清同治十二年（1873 年）六月，药行帮、药棚帮、甘草帮、党参帮、茯苓帮、江西帮、怀庆帮、祁州帮、陕西帮、四川帮、老河口帮、汉口帮、宁波帮十三个药帮，集资购地 1.33 公顷（20 亩），共建“十三帮会馆”。清光绪二十年（1894 年），会首徐长聚、武清、耿金镛集资创修十三帮会馆的药王殿和演戏楼。清光绪二十六年（1900 年），十三帮会馆的平房、厨房院、养病院、阴宅院、道院、二门开始兴建，历经八年，于清光绪三十四年（1908 年）竣工。清光绪二十九年（1903 年），十三帮会馆始建会议所一处，于清光绪三十三年（1907 年）完工。

在建筑布局上，十三帮会馆共分为庙院、中配院、会议所三大部分。其中，庙院位于会馆西侧，由九龙壁、铁木旗杆、山门、钟楼和鼓楼、戏楼、东西厢房、拜台、拜殿、大殿和配殿等组成。整体建筑坐北向南，前低后高，布局十分严谨。山门之外，南围墙与九龙壁连结为一体，墙内为东西向砖铺甬道，东端为临街大门。九龙壁则由彩釉方砖拼砌而成，底部为体量巨大的方形青石雕座，群龙盘绕，栩栩如生。山门外还有一对雌雄石狮分立两侧。山门两端为八角腾空、两层起架的钟楼和鼓楼。戏楼下部中轴线上有一拱券过洞，可直通后大殿，两侧筑有高墙，各有高大砖拱圆形券门。庙院地面铺满红方石，居中一株国槐大树枝叶茂盛，遮天蔽日。东西厢房门前栽培名贵月季，房后古柏参天。

沿中轴线向后行至拜台。拜台为双侧台阶，中嵌石雕，台面三丈见方，东、南、西三面均以石栏相围，石栏间立有方柱，柱顶饰有猴、桃等精美雕刻。越过拜台就到了拜殿和大殿。大殿为一木结构建筑，单檐斗拱，以彩釉琉璃瓦覆顶，五脊各有盘龙、飞凤、兽头、人物等艺术装饰造型的琉璃彩砖，四隅挑角，玲珑别致。中配院迎九龙壁处为琉璃瓦顶、五脊六兽的辕门，进入辕门，沿中轴线铺设青砖甬道。整个中配院为一四合院式建筑。其北上房为青砖琉璃瓦、明三暗五的大客厅，可作迎宾、谋事场所；东跨院则为会议所，乃接待宾客及安排聚餐之地。

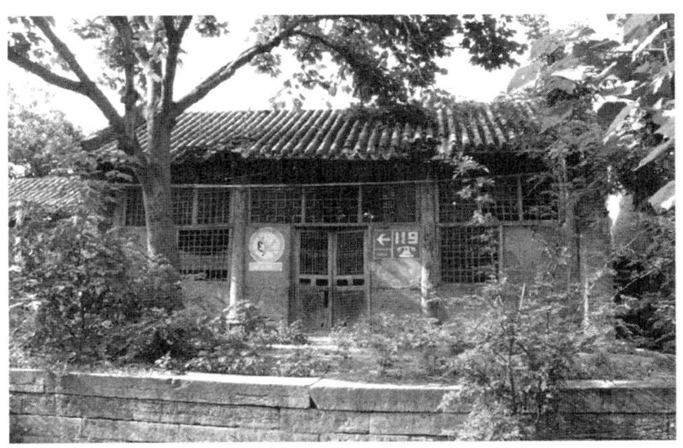

图 5-6　十三帮会馆正殿

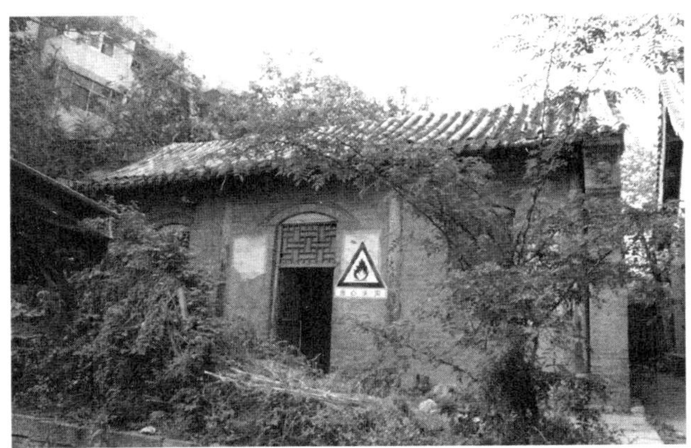

图 5-7　十三帮会馆偏殿

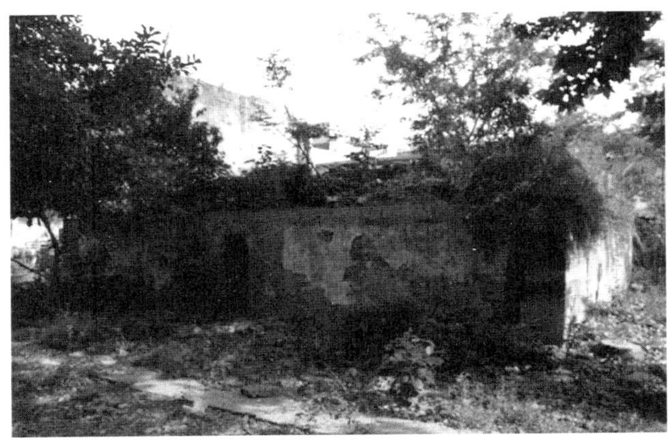

图 5-8　十三帮会馆建筑遗址

十三帮会馆历经沧桑，主要建筑九龙壁、铁木旗杆、山门、钟鼓楼已荡然无存。直至2000年，会馆尚遗存《十三帮创始碑记》一通、界石一块、扇形及长方形石额各两块。其中，碑记全文曰“阖社公议，不许将庙中房屋借与外人使用，倘有本帮人私借与外人者，罚酒席十桌”，落款为“光绪二十九年立”；界石上款为“墙基余地五尺宽”，正文为“药帮会馆西墙地界”，落款为“同治拾贰年六月修建”；扇形石额一刻“赏花”二字，一刻“酌酒”二字；长方形石额一刻“光绪癸卯（光绪二十九年，1903年）十三帮会馆阖社仝立”，一刻“光绪丁未（光绪三十三年，1907年）会议所药商仝立”。

民国初年，军阀混战。十三帮会馆遂成为军阀部队的常年驻扎之所。1922年，陕西军阀曹世英一部占据十三帮会馆，设立司令部，后与红枪会组织在会馆周围展开激战。1926—1930年，十三帮会馆相继被李镇亚、王老五、刘黑七等土匪、军阀长期盘踞。1932年，十三帮会馆被改为刑场。1936—1947年，十三帮会馆又被改建为私立东山中学。

4. 江西会馆 1920年2月，江西常年驻禹药商积极筹措资金，在禹县古钧台东街路北购置地皮，邀集能工巧匠，开始兴建“江西会馆”。然而，会馆建筑群尚未完工之时，县境发生军阀火并，梁国印一部遂占据江西会馆用作宿营之地。1922年，曹世英一部驻防禹县时，再次将江西会馆作为营房。频繁的军阀混战，极大地挫伤了江西药商继续修建会馆的积极性。会馆戏楼等建筑相继停建。

1934年，江西会馆被改为剧院。这种情况一直持续到中华人民共和国成立之后。1961年后，江西会馆被征用为禹县水利局办公场所。后水利局扩建之时，江西会馆建筑群陆续被拆，已然无存。

二、辉县百泉药材交流大会

辉县市位于河南省北部，东邻卫辉市，西与山西省陵川县交界，南临获嘉县，北同林州市、山西省壶关县相接。

百泉乃辉县名镇，一向为风景名胜之地。百泉之名，见于《荀子》。《荀子集解·儒教》记载：“武王之诛纣也……朝食于戚，暮食于百泉。”文中的百泉即今之辉县市百泉镇。只因此地泉眼繁多，故有百泉之称。最初对百泉咏叹而被后世传颂的著作，当属中国历史上第一部诗歌总集《诗经》。据清代魏源《诗古微》考证，《诗经》中的《国风·邶风·泉水》《国风·卫风·竹竿》等，疑皆为卫灵公之女许穆夫人所作诗篇。诗中的“泉水”“泉源”，宋代学者朱熹认为即百泉。

（一）起源、变迁

百泉药材交流大会，简称百泉药材会或百泉大会，是由当地组织的全国性药材交流大会，与安徽亳州、广州清平、广西玉林、成都荷花池、西安康复路、甘肃陇西、河南禹州、河北安国、江西樟树等药材市场齐名，并称为全国十大药市。因其历来在春末夏初举办，故当地群众又称其为百泉四月会。它历史悠久，闻名中外，在沟通药材交流，发展传统中药材事业及活跃城乡经济等方面，均起到重要作用。在漫长的发展过程中，百泉药材会虽曾有过被迫中断和另迁他境的波折，但大会的整体历程是在百泉延续下来的。时至今日，百泉药材会仍年年举办，素来享有“春暖花开到百泉，不到百泉药不全”之盛誉。

1. 起源　太行山余脉，素以百泉镇苏门山为最秀。其地北牵群山，南吐清泉。其泉百眼跳珠，汇池成川，缓缓南流，遂成卫河之源。泉水不但有利于农田灌溉，而且有益于漕路运输。古代人民将这种自然的恩赐，归功于神德，所以在隋代大业年间（605—618 年），在泉池北岸、苏门山麓，修庙一座，敬祀卫源神灵，史称卫源庙。因有祭祀活动，一时人多聚集，庙会便随之兴起。至唐高宗李治时期（649—683 年），高宗尊崇佛教，各处建庙塑像，敬祀神明，提倡庙会。据传说，农历四月初八日，乃佛祖释迦牟尼诞辰。十方诸佛，亦在此日受祭。从此，每年四月初八日，百泉便定期举行庙会。

古时敬神仪式，需要大量用到香或香料。香和香料的加工，一般离不开中药材。而百泉及其周边地区，恰是适宜中药材生长的天然宝库。北部的彰德府（约相当于今河南省鹤壁、林州、汤阴、安阳及河北省涉县、磁县、临漳、武安等地）至山西上党，西南的怀庆府（约相当于今河南省修武、武陟两县以西，黄河以北地区）至陕西西安，南部的禹州至湖北江夏，均盛产多种中药材。自然而然地，药材贸易就成为庙会的主要内容之一。相传，唐宋时期，南北客商就曾携带药材，到百泉卫源庙庙会上进行现货交易。据山西商人刻于清乾隆四十三年（1778 年）的卫源庙“拜亭”石柱刻铭记载，明洪武八年（1375 年），明太祖钦定四月初八日，当地官员亲祭神明，令起庙会，以报神功。

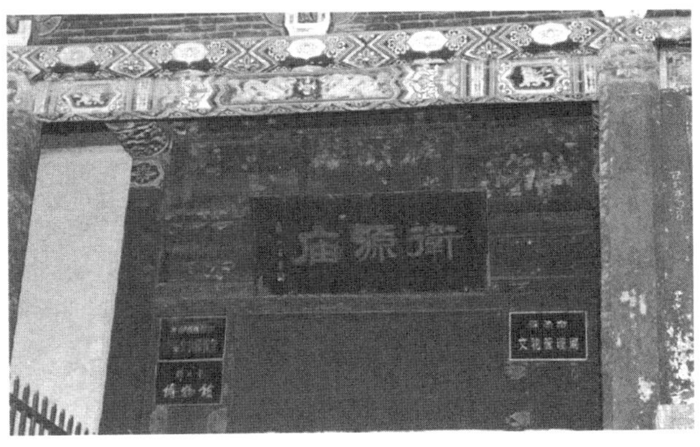

图 5-9　卫源庙

此后，得到官方支持的百泉四月会愈加兴盛，庙会规模逐步扩大，药材交易日益繁荣。太行山出产的各色药材，经由畜驮人挑，以大宗商品形式进入交易会场。四方商贾，皆来会上购买。原来会期只有一天的祭神庙会，后延期至十余天之久。各地药

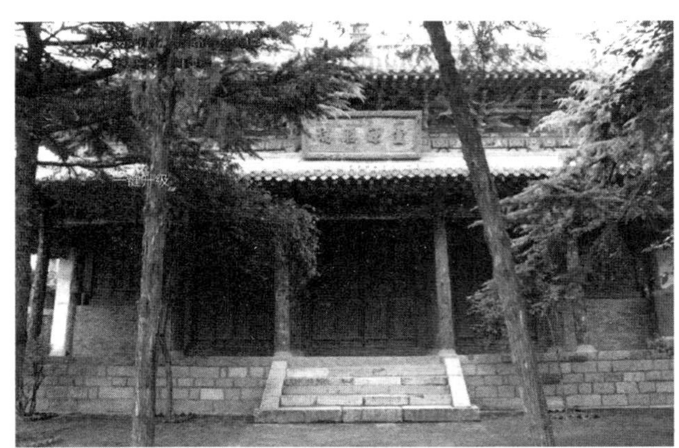

图 5-10　卫源庙正殿

商慕名而来，药材交易数量逐渐增加。不仅本地药材上会交易，而且外地药材也来此集散。四方货物，辐辏云集。康熙五十七年（1718 年），由陕西西安府华阴县药商与河南怀庆府河内县药商共同捐资所立的《创建药王庙碑记》明确显示，百泉药材交流会已形成较大规模，药商遍及豫、陕、晋、冀等地，药货异常丰富，生意兴隆。苏门山麓百泉药材大会已为社会所公认。

2. 变迁　整个清朝，百泉药会对繁荣社会经济、发展医药都起到了良好的作用。但在乾隆年间、嘉庆年间、宣统年间，百泉药会多次被迫迁往他处举办。每次药会迁境之后，百泉士绅、药商均奔走斡旋，多方请托，克服重重困难，共同协力，才将药会再次请回百泉举行。他们的不懈努力，使得药会不断沿着更为健康的方向蓬勃发展。

民国时期，百泉药会的发展也几经曲折。据调查，1932—1936 年是百泉药材交流会的鼎盛时期。此时会期长达一月有余。每次上会人数，少则数千，多则逾万，人流如潮，拥挤难行。会场按照货类分片，各色药材堆积如山。客商洽谈生意，往来如梭。然而，自从 1937 年抗日战争开始，直至 1949 年解放战争结束，由于军事和政治上的缘故，百泉药会被迫停办 12 年。

自明洪武八年（1375 年）至 1949 年，百泉药会的特征是：开始自发形成，之后加快发展，药材交流与其他物资交流同时并举；会期由短到长，从最初仅有一天时间，逐步发展到一月之久；会场由小到大，从最初仅限苏门山麓，逐步发展到遍布全村；参会人数由少到多，从开始仅有几百人，渐次发展至每日上万人。

中华人民共和国成立之后，中国共产党辉县委员会和辉县人民政府，十分重视百泉药材交流会，于 1950 年春努力将其恢复。随着改革开放的不断深入，百泉药会的地位和作用越来越受到各级政府部门的关注。1980 年，百泉药会被国家有关部门列为全国三大药会之一、十大药市之一。

2004 年，辉县市政府正式将百泉药材贸易总公司交由当地民营企业家郭新富管理。从此，百泉药交会开始采用市场化方式运作。2009 年 1 月 6 日，在商务部、民政部备案，由中国中小商业企业协会批准的“中国中药材基地暨常年展”在百泉药都正式组建。

特别值得一提的是，2008 年，百泉药会被国务院公布为第一批国家级非物质文化遗产扩展项目。这为百泉药会的持续健康发展增添了全新内容，注入了无限生机。

（二）组织机构

在古代卫源庙会时期，各地药商自发到会，烧香祈祷，皆由卫源庙僧人主持。明洪武八年（1375 年）令起庙会开启药材交易之后，便由百泉居民和当地药商推选会首主持。清康熙年间至民国时期，先后由百泉药王会、临时商会主持会务。

百泉药王会主要是由辉县本地和外地药商组成的商业团体，于康熙五十七年（1718 年）兴建药王庙以后成立。会首历来均由百泉药界知名人士与各地实力最强的药材商帮老号担任。药王会负责解决药材交易上的往来纠葛、清算货款、收取会费等事宜。

民国十八年（1929 年），百泉药会成立了“临时商会”。这是由当地政府官员主导、药材行、京货行、帛布行和杂货行各派代表参加的临时权力机构，与药王会一道，在大会期间分工合作。其主要职责是维护市场秩序，保护市场安全等。但药商自己的事务仍由药王会自行处理。

1949—2004 年的百泉药材交流大会，基本上由辉县政府一力承办。2004 年，民营企业家郭新富接管主办百泉药交会，形成了政府主导、民企承办的格局，办会机制得以搞活，药会文化得以重塑，从而确保了药材交流大会的健康发展。

（三）药材、药商

1. 道地药材　道光十五年《辉县志·物产》记载：“药之属，多产于山，有黄精、知母、天冬、麦冬、黄芩、苍术、大黄、桔梗、柴胡、升麻、防风、木通、葛根、草乌、藁本、瓜蒌、连翘、山楂、猪苓、何首乌、五灵脂、夜明砂、山茱萸、五味子、淫羊藿等。平地有苍耳、木贼、地黄、紫苏、薄荷、荆芥、山药、枸杞、蒲黄、地丁、香附、蓖麻子、车前子、金银花、益母草、豨莶草、地骨皮、天花粉、菟丝子、柏子仁、旋覆花、酸枣仁，种类甚多。……蝎子比寻常多两足，入药用。入药用药效特好，非多两足也。”

辉县市春夏秋冬四季分明，境内太行山区中药材资源丰富，素有“天然药库”之称。所产何首乌、灵芝、山楂、柴胡、连翘、山萸肉、杜仲等药材，有效成分含量较高，质量上乘。天然的药材宝库取用不竭，为百泉药会的形成奠定了坚实基础。

2. 各地药商　清朝至民国时期，历年参加百泉药材大会贸易的药商主要有“彰德帮”“怀庆帮”“山西帮”等各大商帮。“帮”是对某一个地域药商的总称。一个地区的药商自然形成一个体系。药商之间既互相支持、携手合作，又独立经营、合理竞争，所以称为“帮”。各药帮大多资金、实力雄厚，经营药材品种齐全、数量众多。会上大宗收购，整件批发，气派尤大。其经营方式、贸易品种各有特色。除药帮以外，参会的客商还有各地药店。他们或从各大药材行进货，或收购山货药材，加工炮制之后零散出售。例如，位于辉县南关的“大来龙”药店，就是明末清初河南怀庆府药商开设的第一个大型中药店，距今已有300余年历史。该店炮制有方，精工细作，颇受群众信任，声名远涉城乡。

太行山出产的山货药材，有些由农民自行上会出售，有些由肩挑小商贩从山区收来贩卖。这一群体由于人数众多，所以能够供应的上会药材品种、数量均相当可观。这些山货药材大都为各地药材行所收购。

（四）建筑、雕刻

1. 药王庙 清康熙五十七年（1718年），为了突出百泉药材大会的基本性质，彰显药材商人的经营威望，由药商李世荣联合华阴县（今陕西省华阴市）药商同会、河内县（今河南省沁阳市）药商同会集资，于百泉仙福宫之东（今药货街北段路西）兴建药王庙。后经屡次兴修，药王庙共有拜殿、正殿及东西配房等30余间建筑，另有戏楼1座。正殿祭祀药王三真人——华佗、韦慈藏、孙思邈，金妆丹垩，巍然壮观，左右楹联曰：“神农尝百草起死回生拯民命，本草集万方调理阴阳作医纲。”拜殿楹联曰：“千古医圣显赫神功能寿世，万种顽疾沾濡药水自长生。”每年正月十一至十二被当地定为药王庙会。后药王旧庙改为小学，今为百泉中心学校（含小学和初中）。

随着改革开放的不断深入，百泉药材交流大会规模一年胜过一年。广大药商信仰不灭，纷纷进入学校（旧药王庙）烧香祷告，祈求药王保佑，盼望生意兴隆，打乱了学校的正常教学秩序。1993年9月—1994年3月，百泉村集资65万元修建药王新庙。新庙移至旧庙正北100多米处，为一仿古式水泥建筑，坐北朝南，面阔5间，进深4间，歇山斗拱，黄色琉璃瓦覆顶，灰砖铺地。庙内重塑华佗、韦慈藏、孙思邈三位药王神像，两侧共有配殿20余间。庙院宽敞，殿宇亮堂，气势雄伟壮观。

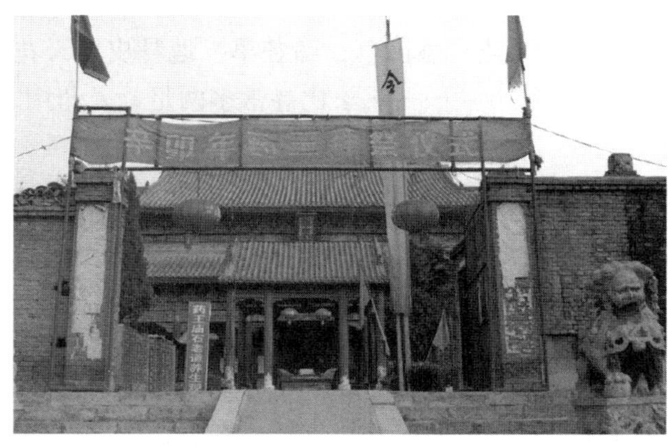

图5-11 药王庙大门

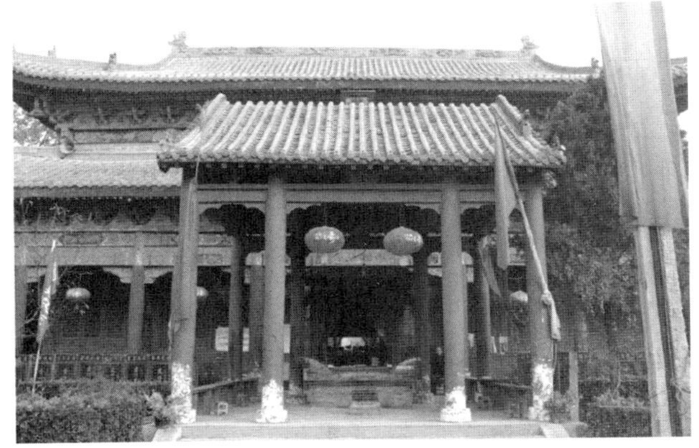

图 5-12　药王庙大殿

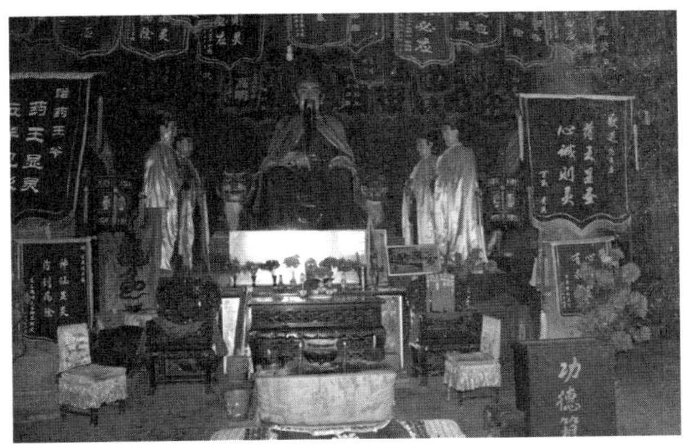

图 5-13　药王庙大殿内塑像

2. 辉县山西会馆　辉县地处太行山交通要道。穿越太行山脉的“太行八陉”之一的白陉就位于辉县西北。在陆地交通闭塞的古代，辉县遂成为晋、豫商旅必经的商贸重镇之一。往来辉县的山西商人众多，商业经营繁盛异常。晋商于乾隆二十五年（1760 年）在此地捐款创建山西会馆，嘉庆二年至十七年（1797—1812 年）陆续增资续建，始成今日之建筑规模。

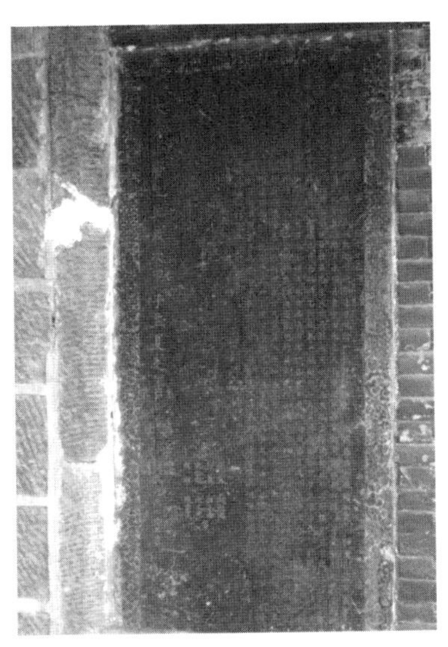

图 5-14　辉县山西会馆嘉庆九年碑刻

辉县山西会馆总建筑面积达 2706 平方米，位于辉县市区南关大街西端路北，又称“关帝庙”或同义会馆。晋商素来敬仰关帝爷，每年都要祭祀关羽，演出大戏。山西会馆遂成为晋商的聚会场所，方便山西商客在辉县沟通乡情，联谊同业，类似于现代商家在异地设立的办事处。

辉县山西会馆为一四合院式建筑群。位于中轴线上的建筑有大门、戏楼、拜殿、正殿，两侧建筑有两陪房、钟楼、鼓楼、东西厢房和两配殿。值得一提的是钟楼、鼓楼外壁上的龙形壁饰砖雕，精美繁复，令人叹为观止。其在构图上体现出两个方面的特征：一是两龙的造型，包括横向与纵向，均采用传统雕刻样式中的“S”形骨架；二是采用了“方圆”的分割构图。作为由商人出资，供商人使用的山西会馆，自然在建筑的各个层面透露出商人的人生理念：求上、求财、求福、求平安等。从商者除了极力推崇关羽的“忠、义、仁、勇”等精神品质之外，还在建筑的装饰形式上，将儒家的“善、中、和”思想进行艺术再现，彰显了商人崇尚信义、期望获得保佑、向往美好生活的愿望。山西会馆的龙形壁饰砖雕，对此做出了生动的诠释。

东隅鼓楼，西隅钟楼，二楼对峙，相映生辉。四方庭院，苍松翠柏，郁郁葱葱。前有戏楼，楼下过道，直通正门。四合大院，古雅秀丽，尽显晋、豫两地建筑风采。据考证，山西会馆由在辉县从事商业经营的116家山西商人集资建造。其中不乏从事药材贸易的广字号山西药商。

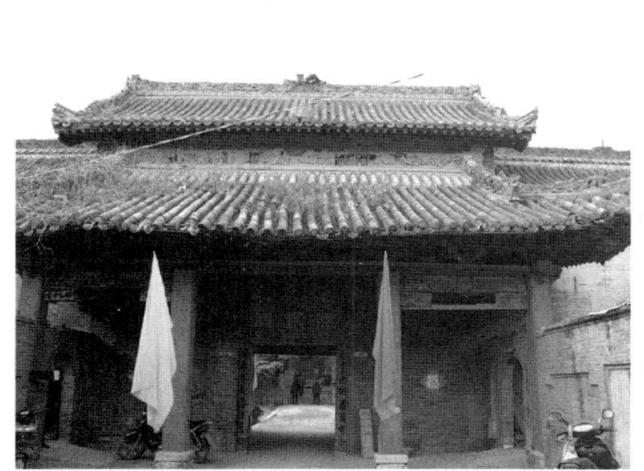

图5-15　辉县山西会馆

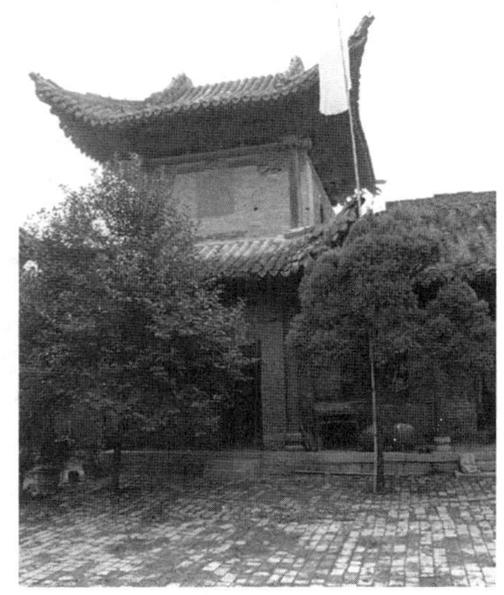

图5-16　钟楼

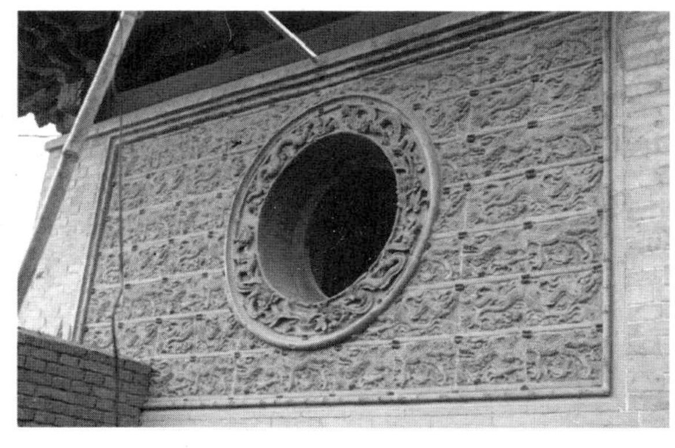

图5-17　钟楼砖雕

山西商人素有尊奉关帝之传统，希望以关公的“忠、义、仁、勇”思想作为晋商团结的精神象征。他们定期在会馆集会，调解商贸纠纷，办理山西客商各色事宜。每年农历九月初九，山西商人聚集馆内，举行隆重的关帝祭祀庆典，连演山西戏剧三天，热闹非凡。这些庆典活动不仅宣传了晋商，招徕了顾客，活跃了商贸氛围，同时也是增强晋商凝聚力的一种有力手段。

1942 年以后，辉县当地地方商业大兴，山西商人在辉县的生意日趋衰落，会馆会务渐次中止。馆址被后来成立的“辉县甲种农业学校”所占。

豫北地区现存会馆较少，而辉县山西会馆却是新乡市区域内唯一一所现存规模最大、保存尤为完整的由山西商人兴建的商业会馆古建筑群。虽然其规模不大，但保存完好，具有很高的历史、艺术、科学、文物价值。特别是会馆内各种精美的木雕、石雕、砖雕图案，其浮雕、透雕技术高超，具有较高的艺术水平。山西会馆建筑群具有浓郁的商业色彩，表现出山西商界崇拜关羽的特有传统，既是研究晋、豫两省商业交往不可多得的实物资料，也充分印证了辉县市底蕴深厚的人文历史和繁荣昌盛的集市贸易。辉县山西会馆现为河南省重点文物保护单位。

（五）习俗、传说

1. 习俗　百泉药会在长达 600 多年的历史长河中，逐渐形成了独特的习惯和风俗，具有鲜明的时代特征和浓厚的地域风情。在从事物资交流的同时，百泉药会也承载了周围地区广大群众的精神文化生活。药王庙会的祭祀活动，颇具地方特色，既有“观羊”和“送帖”等独特习俗，还有放水鸭、送河灯、踩高跷、拉洋片、甩鞭、大型戏剧与书场等地方民间文化艺术展演。每年药会期间，人们都要在药王庙前举办声势浩大的祭神赛会。各地传统民间文艺表演团体也纷纷来此献艺。各类民间技艺齐聚于此，如吹糖人、捏泥玩等，五花八门。百泉药会成为展示民间文化的一处重要场所。

2. 传说

（1）山楂的传说　山楂又名山里红、红果。广泛分布于辉县市的山楂，分为原生和栽培两个品种。

相传清代康熙年间，祖籍辉县后庄码沟村的胡老拼在山东做官，眼见山东当地山楂生长良好，于是剪枝插于萝卜上带回老家，在家乡土窑凹和码沟村的野生山楂树上各嫁接一棵。一株山楂树在 20 世纪 50 年代时枯死，另一株现仍结果。因当地山楂资源均要由此树采枝嫁接，故该树被群众敬称为“山楂爷”。“山楂爷”现在坐落于后庄乡小井村，树高 6.5 米，树冠直径 7 米，到 2012 年时树龄为 300 年左右，年均产果量 500 斤以上。胡老拼为辉县山楂发展立下开基创业之功，人们曾树碑立传，纪念胡老拼的功绩。后庄乡还有一棵山楂树，树高 10 米，树干直径 1.95 米，树冠南北直径 12.8 米，树龄约 150 余年，年均结果量达 1700 余斤，1981 年时售果收入可达 1093 元。因其树大果多，被誉为“山楂王”，单株产量 1981 年时位居全国第一。

辉县山楂具有果实浑圆、果色鲜红、果面光泽、果点突出等典型特征，其有机酸、钙、山楂黄酮类含量均高于同类产品。山楂用途广泛，既可入药，又适宜鲜食，亦适于果品精深加工，具有重要的医药价值和经济意义。2010年5月，“辉县山楂”取得《中华人民共和国农产品地理标志登记证书》，成为中国地理标志农产品，远销全国及东南亚市场。

（2）“不到百泉药不全” 兴起于明洪武八年（1375年），素有“不到百泉药不全”赞誉的百泉药材大会，传说是由南北两位药商发起的。百泉风景秀丽，扼守太行山要道，处于卫河之源，泉头建有卫源神庙。每年农历四月，沿河百姓聚集百泉，祭祀河神，祈祷风调雨顺，五谷丰登。人山人海，热闹非凡，自然而然地形成一大庙会。庙会之上，农具、家具、布匹、百货琳琅满目，就是缺少药材买卖。

明洪武七年（1374年），一位南方药商携带数百种中草药，不远千里来到百泉。他想如此规模的庙会，客商一定很多，生意肯定兴隆。因此他便在百泉湖边摆了一大溜药材，笑迎顾客，热情介绍自家草药。可一连数日，生意无人问津，竟没有卖出一点药材，身上的钱也快花光了。他思想苦闷，不久病倒在旅店。一天，旅店主人催促道：“客官，今天是四月初八，上会的人最多，何不到湖边山上转转，再想想办法。”药商无奈，只好怀着绝望的心情，走出店门，信步来到苏门山上，却无心欣赏百泉的湖光山色。他站在山坡上，仰望南方，对天长叹：“天啊，难道让我一个不远千里前来百泉的药商困死于此吗？”他心烦意乱，便走向林荫深处，忽见一棵大柏树下坐着一位客商，身边放着一个大包袱，也是面带忧色，唉声叹气。南方药商好生奇怪，百泉庙会上人们熙来攘往，热闹非常，他却为何独自在此唉声叹气？莫非也有什么难言之处？我倒要问个明白。于是上前躬身施礼道：“这位大哥，为何一人在此烦恼？”那位客商抬起头来，瞟了一眼，长叹一声：“唉！大哥有所不知，我是北方来的药商。听人说起，辉县百泉每年四月有个大庙会，所以我特意带着北方产的中草药前来赶会卖药。谁知这个大会光祭祀河神，不交易药材。这不，我背了一大包中草药，背来背去却无人要买。此情此景，怎能不叫人发愁呢？”南方药商一听，原来对方和自己害的是一样的心病。彼此攀谈过后，北方药商当下收拾行李，与南方客商同回店里。二人打开药包一看，都高兴极了。原来他们各自带来的药材，都是对方所急需的紧缺货品。于是解囊交易，互通有无，并商定来年四月各自联络同行商友结伙前来百泉，进行药材交流。

次年，即洪武八年（1375年）四月，他们二人各自组织百余人的药商队伍，携带大批中草药，跋涉千里，前来百泉进行交易。百泉药材大会从此兴起。之后，每年四月前来上会的南北药商越来越多，太行山一带的当地药农也带上各种山货、药材前来赶会。会上，药材堆积成山，生意异常兴隆。湖旁山坡都变成了交易场所，还远远不能满足药商需求，于是又在湖东开辟新的交易场所。辉县盛产的全蝎、山楂等数百种中草药，邻近怀庆府的地黄、菊花、牛膝和山药这四大怀药，纷纷通过百泉药会畅销全国。

辉县，背靠巍巍太行，药材遍地，道地上乘。百泉，依临潺潺卫水，山清水秀，风光宜人。这片秀美土地哺育出的百泉药材交流大会，具有深厚的文化底蕴与历史积淀，成为中华民族传统中医药文化的有机组成部分，为中原经济区建设提供了有力的文化支撑。进入21世纪，只有为古老悠久的百泉药会注入崭新的理念与独特的创意，方能将其更好地传承和延续下去，才能使这个国家级非物质文化遗产在希望中奋进，重新焕发蓬勃生机，永葆活力。

三、社旗药商山陕会馆及药王殿

社旗镇所处地域，周代时属申伯国，春秋归楚，战国韩辖，汉代属宛县，隋时归南阳，唐时属唐州，元明清时为南阳府辖地。古称赊镇、赊旗店、赊店，由镇南兴隆店发展而来。清乾隆二十年（1755年）改称赊旗镇，1965年又改赊旗镇为社旗镇，为现社旗县县城及县政府所在地。现为河南省省级历史文化名镇。

该镇位于豫西南南阳盆地潘河、赵河交汇处之阳。其前身兴隆店地处赵河南岸（即现在的河南街），明朝时只是一个过路小店。因其镇北陆路纵横，远达北方数省；镇南则河网如织，汇达汉水流入长江，遂使该镇商业日益发达。清时仍之，乃假潘、唐河运之优，赖官道通畅之便，成为北通汴、洛之动脉，南达襄、汉之津渡，东衢闽、越之喉塞，西连山、陕之要道。一时南船北马，商贾云集。豫南巨镇，应运而生。素享“天下店，数赊店”之赞誉。

清代雍正、乾隆、嘉庆年间属于赊旗镇的鼎盛时期。优越的地理位置和环境，招徕山陕、甘宁、湖广、闽浙等十几个省的各色商贾来此投资经营。据历史资料记载，赊旗镇发展至巅峰期时，全镇共有七十二条街，镇内流动人口数量达十三万之众。各色店铺，依街就道，坐落有序，相对集中，分块经营，形成了一个既相互独立又首尾相接、井然有序的商业网点格局。所经营的商品多为药材、生漆、桐油、竹木、粮食、棉花、布匹、茶叶、食盐等，其中尤以药材、茶叶、木材、布匹、食盐为大宗。据传，单药材一项商品，月销售量即达十余万斤。民谚曾曰“拉不完的赊旗店，填不满的北舞渡”，极言其繁富无比的商贸情形。

历史上，赊旗镇内的各地商人为了同乡联谊、合心经商，在镇内兴建有“山陕会馆”“江西会馆”“福建会馆”“湖北会馆”等十余座同乡会馆。其中以最早寓居于此的山陕商贾集资兴建的“山陕会馆”最为雄伟壮观。这些会馆为商业经济的发展和商品信息的交流提供了重要场所，有效地维系着社会商业活动正常有序开展。

（一）药材、药商

赊旗店土地肥沃，盛产中草药材达200多种。尤以山楂、柴胡、丹参、沙参、葛根产量为高。

据传，东汉“医圣”张仲景、唐代“药王”孙思邈都曾到赊旗店采药行医。明清时期，借助两位名医的影响，加之山陕商人助力药材贸易，赊旗店医药业遂大放异彩。

15世纪中叶，山陕任姓和信姓大商人，便在赊旗店集资开办中药店，取名“广和仁”，后改名“广和堂”，长期居于当地药业龙头。清末民初，赊旗镇中药业发展到30余家。绝大多数为山陕商人开设，相关从业人员数量达三四百人之多。若论规模，则以“广和堂”“延寿堂”“恒春堂”为最。

今天的“广和堂”药店，位于南瓷器街路东原址，前店后厂格局。现存门面房、仓库和作坊共十余间。房舍建筑有所改动，只有当年所植三棵凌霄树，依然生机勃勃。穿过门面房，来到后院，就会看到那三棵凌霄树的藤蔓在棚架上虬屈纠结着。据药店工作人员介绍，这三棵凌霄树已有200多年树龄，乃清乾隆四十七年（1782年）春天“广和堂”从赵河南岸东怀街迁到现址时，马姓药店老板从山西老家带幼树栽下。现在，凌霄树树身悬挂着社旗县人民政府制作的“古树名木”的认证标牌，编号为001，可见其历经岁月之悠久。三棵凌霄树，见证了“广和堂”药店历史上的三次大火，凌霄花历劫不死，药店也屹立至今。

历史上的“广和堂”“延寿堂”药店格局，都是前面门市营业，后面工场加工制作丸、散、丹、膏等成药。所售中药皆遵古炮制，主要品种包括：藿香正气丸、六味地黄丸、知柏地黄丸等丸类；追风散、防风通圣散、冰硼散等散类；乾坤丹、卧龙丹、八宝红灵丹、调经种子丹等丹类；拔毒膏、八反膏、金不换膏等膏类。

（二）山陕会馆

山陕会馆坐落于赊旗镇中心，坐北朝南，系清代山西、陕西旅居赊旗镇的富商大贾叙乡谊、通商情、敬关公、崇忠义、接官迎仕、联谊集会、焚香祭奠的重要场所。因曾经蓄养僧道，亦称为山陕庙。清代道光年间（1821—1850年）又称鼎元社。民国十二年（1923年）改称山陕会馆。山陕会馆始建于清代乾隆二十一年（1756年），经嘉庆、道光、咸丰、同治各朝，至光绪十八年（1892年）方始落成，共历六帝一百三十六年。其主体建筑，自南而北，计有琉璃照壁、悬鉴楼、大拜殿和春秋楼四组建筑。陪衬建筑则左右对称，形成前、中、后三进院落。整组建筑群布局严谨，殿、堂、楼、阁，疏密有间，北高南低，鳞次栉比，气势雄浑，相映生辉。总面积约为7750平方米。室内、室外全用青白色方石板铺砌，建筑多采用石雕、木刻、火铸或陶瓷塑的精美图案来作装饰。据乾隆四十七年（1782年）所立《创建春秋楼碑记》记载，山陕商人“或效奔走，取材于楚，泛江河而来宛郡；或周知四方，寻访名匠”，耗资数以万计。整个会馆共分三期施工，其中“大拜殿”工期长达23年。

1. 琉璃照壁　琉璃照壁亦称影壁，在会馆的最南面，系仿照北京九龙壁建成。高15米，宽10米，单檐歇山顶，耗用数百块彩釉琉璃砖砌成。南壁图案为凤穿牡丹、五龙捧圣、鹤立青莲，北壁由东至西分别镶有四狮斗宝、鲤鱼跳龙门等图案，正背两面皆装饰行龙、牡丹、福禄寿等吉祥图案，正脊中间置狮托宝珠，两旁置仙人及狮子大吻。壁顶覆以黄、绿釉琉璃瓦，上有金阙银鸾，下有琼花玉萼。北壁中上横书四字“義冠古今”，正中镶嵌一惩恶扬善之神兽“獬豸”，左右侧竖嵌两副楹联：“经壁辉光媲美富，甕墙瞻仰对英灵。”“浩气已吞吴并魏，庥光常荫晋与秦。”下砌青石须弥座。整个壁面设计巧妙，色泽绚丽，建筑风格独树一帜。

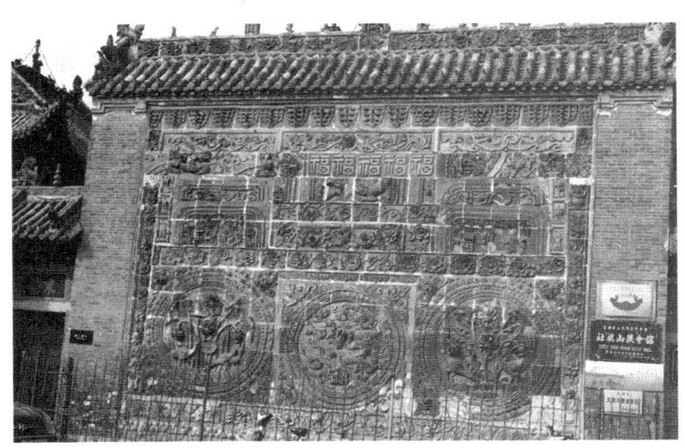

图 5-18　琉璃照壁

2. 旗杆　一对铁质旗杆，分立于前院两侧。世人称其为“霄汉铁旗杆”。通高 17.6 米，上有彩凤展翅欲飞，中有巨龙蜿蜒盘绕，腰部雕有天马、麒麟、狮子、异兽，栩栩如生。下有青石须弥座，座上立有铁狮，铁旗杆则穿狮而过。旗杆上铸大、中、小三个云斗，每个云斗上置有四个风铎。云斗之间，行龙缠绕，彩凤立于铁旗杆顶端。整个铁旗杆系清代嘉庆二十二年（1817 年）匠人以分节拥土法铸造竖起。据会馆所藏当时所立碑刻《南阳赊旗镇山陕会馆铁旗杆记》记载，当山陕会馆第一次修建完工之后，经办者利用剩余经费三千余金铸成这对铁旗杆。竖立坚固牢靠的铁旗杆，其目的一是彰显壮观威仪，二是证明经办者秉公诚信，善于精打细算。这充分显现了清代高超的冶铸水平和精妙的工艺设计。铁旗杆旁南侧原有木旗杆一对，可惜毁于民国时期，石座尚存。

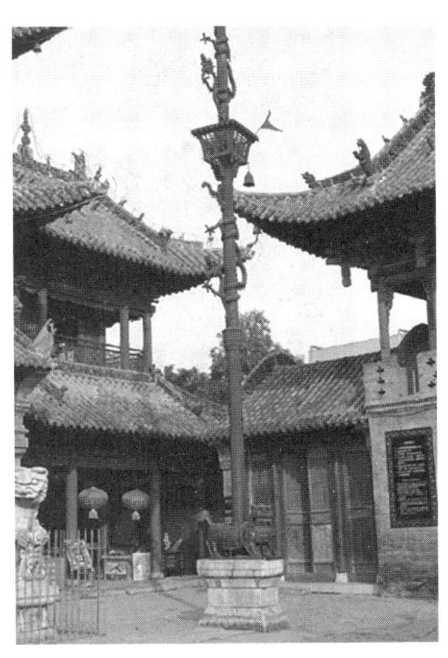

图 5-19　铁旗杆

3. 悬鉴楼　悬鉴楼又名八卦楼，俗称戏楼，兴建于清代嘉庆元年（1796 年），竣工于道光元年（1821 年），前后历时二十五年方才建成。高 29.33 米，宽 17 米，长 20 米，分为上、中、下三层，为三重檐歇山式建筑。翚飞斗拱，层层叠立。环楼上下均有石雕、木刻，雕工精细，生动逼真。楼顶置五脊六兽，均为彩陶瓷釉。正脊两面装饰有行龙、牡丹图案。正脊中间置一琉璃阁，内刻“天五尺”，两侧置狮驮宝瓶、八仙神像，两端置蟠龙正吻。垂脊饰走兽、仙人，楼顶覆以黄、绿彩釉瓦，檐下置单昂五彩斗拱。楼的南门出廊檐下额枋、雀替，布满八仙庆寿、卷草牡丹等图案的木雕。整个戏楼宏伟大气。楼南与琉璃照壁相映，面北是演戏台。楼内竖二十根合抱鼎柱，凌空擎起巨大的三层戏楼。戏台正中挂着“既和且平”四金字巨匾。柱石上用草书镌刻两副对联：“幻即是真世态人情描写得淋漓尽致，今亦犹昔新闻旧事扮演来毫发无差。”“还将旧事从新演，聊借俳优作古人。”飞檐下金龙缠绕的“悬鉴楼”三字巨匾，为清道光二十四年（1844 年）浩生社所献，传说三字系出自明末山西著名书法家傅青主之手。其字用笔潇洒遒劲，向为书法界所推崇，堪称书法一绝。戏台上下布满木雕、石刻图案，一般采用浮雕、透雕技法，刻画出人、物的轮廓，再用线刻描绘出人、物的细部，其内容多与古代传统戏曲有关。如《白蛇传》中“借伞”“水漫金山”等场景，以及二龙戏珠、双凤朝阳等吉祥图案。

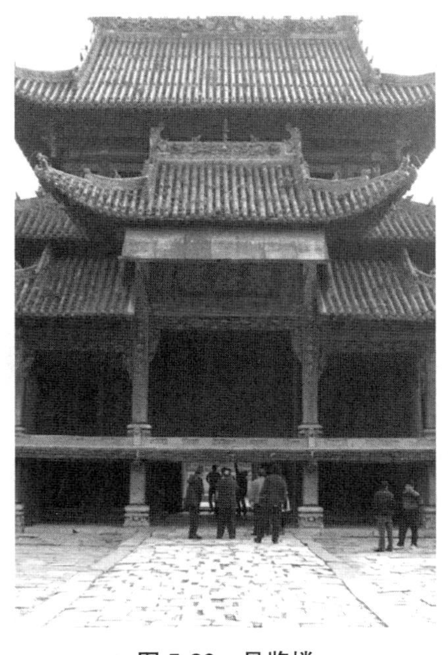

图 5-20　悬鉴楼

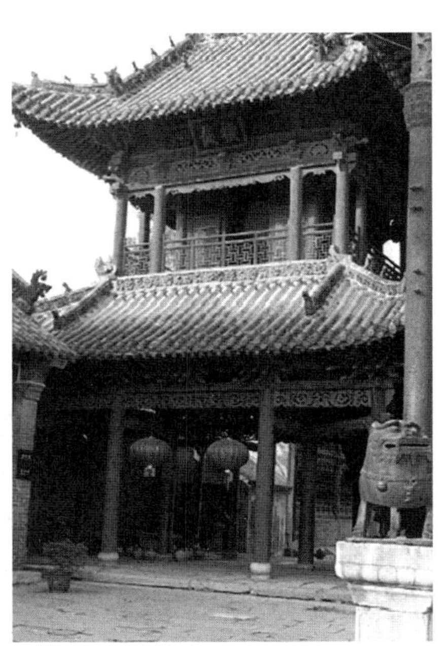

图 5-21　鼓楼

4. 钟楼、鼓楼　钟楼和鼓楼均为悬鉴楼的附属建筑物。钟楼位于东侧，悬铁钟一口，钟高 2 米，相传重约两千五百斤，人称“聚将钟”，素有“当其鸣时，十里有声”之说，亦称之曰“金钟报晓”；鼓楼位于西侧，悬大鼓一面，人称“助威鼓”，但原鼓已毁，只悬一面鼓的模型。

钟楼和鼓楼都是重檐琉璃歇山顶，八角腾空，两层起架，各用 16 根木柱支撑，顶盖琉璃瓦在太阳下闪闪放光，下为前院通往中院的过道，也是游客乘凉聊天的场所。

5. 万人庭院、厢房　万人庭院即会馆的中心大院，院内全用一尺见方的青石铺地。中铺甬路，甬路两边系条石，上留柱洞可搭凉棚。甬路左右庭院及两厢分别为男女观众观戏场地。若人人席地而坐，则院内可容纳人数众多，故名万人庭院。

厢房东西相向，皆为单檐硬山顶，面阔十三间，进深一间，分为楼上、楼下两层。据考证，厢房在功用上类似于戏院包厢。

6. 石牌坊　大拜殿前是石栏小院，院基拔地4米，上下共13层台阶，围以石栏。进出小院则有东西两个侧门。石牌坊乃石栏小院正门，位于中轴线上，置于万人庭院北沿，南面则与悬鉴楼遥遥相望。

石牌坊坐落于大殿前3米高的月台之上，计有左、中、右三座。牌坊通体满布匾额、楹联及人物、禽兽等图案。中间一座位于月台前所竖《重建山陕会馆碑记》与《重兴山陕会馆碑记》之间。为三间四柱式，须弥座，方柱。转角处雕刻分节竹竿，云龙柱头。方柱两侧附以抱鼓石。中柱两侧石鼓面分刻“俞伯牙爱琴”“嵇康爱竹”“王羲之爱鹅”“陶渊明爱菊”“孟浩然爱梅”“林逋爱鹤”“周敦颐爱莲”“米元章爱石”等“八爱图”。人物形象雕刻得生动逼真，栩栩如生。鼓面上下雕有各种姿态的狮子、麒麟、人面兽等图案。

中坊上雕福、禄、寿三星，匾书“孟氏难言者浩然”。配坊左上刻“杜甫吟诗”，右上雕“李白骑鲸”。中坊背面上刻“五蝠（福）”图。匾书“履中蹈和优入圣域”。配坊左上雕“赵匡胤输华山”，右上雕“赵颜求寿”。造诣之精，令人惊叹不已。

中坊下入口处斜铺巨石一方，长、宽各2米，中刻一龙张口瞪目，威猛怪异。诸龙之间相互交错、藏头露尾，层层叠压，俗称“九龙口”。

左、右牌坊是大拜殿的出入门道，门下各砌13级青石台阶与万人庭院相连。牌坊之间和月台两侧，设置青石花栏杆，雕狮子、金瓜柱头，栏板刻福、禄、寿图案。

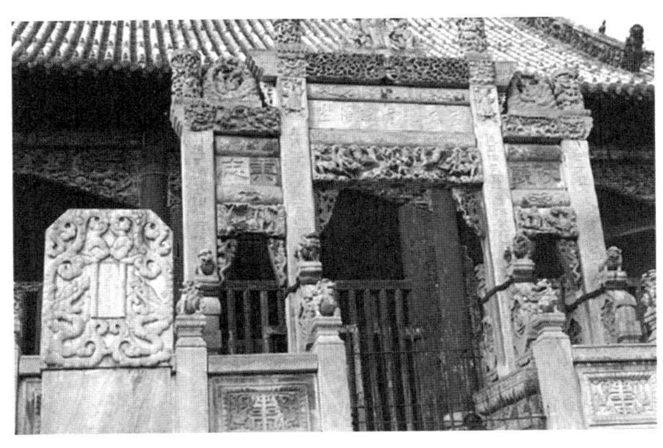

图5-22　石牌坊

值得一提的是，雕刻于南、北两面抱鼓石上面的人面神兽——英招，一雄一雌，二目圆睁，双翅微展，似飞欲坐，一蹄斜踏石顶边缘。其造型乃人头、兽身、鸟翅，似豹、赛狮。项上人头微微向前伸出，脸部粗眉、圆眼、胆鼻、嘴唇棱角分明，八字皱纹重重叠叠，显得肃穆、威严，又似怒中寓惊。身后披狮发、展鹰翅、收豹臀，配以粗壮的马腿大盖蹄，构成四不像的人头鸟身造型，却又在协调统一中彰显石刻艺术的精妙绝伦。《山海经·西山三经》记载：“（崇吾之山）又西三百二十里，曰槐江之山。丘时之水出焉，而北流注于泑水。其中多蠃母，其上多青雄黄，多藏琅玕、黄金、玉，其阳多丹粟，其阴多采黄金银。实惟帝之平圃，神英招司之，其状马身而人面，虎文而鸟翼，徇于四海，其音如榴。”可见，英招实乃守护精美石珠、黄金、白玉的神兽，人面马身，鸟翼虎纹，周行四海。山陕会馆的设计者将英招置于石牌坊北面，似有借其守财护宝的寓意。

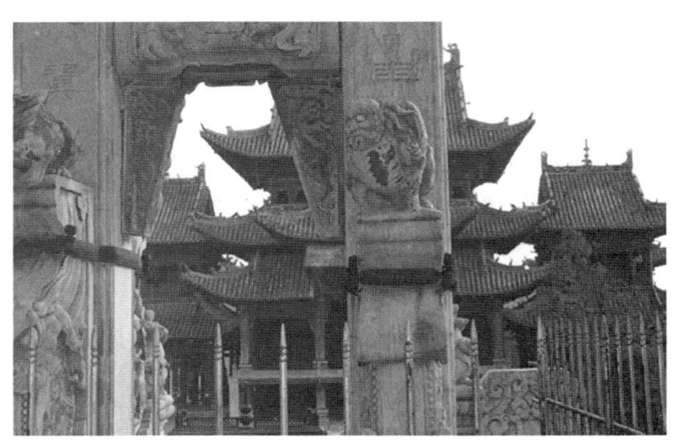

图 5-23　英招

7. 大拜殿　大拜殿亦称大殿、正殿，为会馆的主体建筑，由大殿和拜殿两部分组成。殿高 33 米，东西宽 23 米，南北长 45 米。殿内雕梁画栋，匾额 30 余块，金光灿烂，耀眼夺目。名人书法刻于壁间，琳琅满目，富丽堂皇。

殿前两侧立两块石室式石雕，高 2 米，宽 0.9 米，单檐歇山顶，下砌须弥座。左侧刻唐代历史典故“十八学士登瀛洲”图，故事出自《旧唐书·褚亮传》。右侧刻“渔、樵、耕、读”图。两座巨幅石雕当中，花果繁茂，鸟语花香，亭台楼阁，流水潺潺，学士赶渡，渔樵忙碌。各种图案生动形象，神态逼真，以正面或隐或藏的手法将十八学士、渔夫、樵夫、牧童、书生等人物形象分布在盘旋于陡坡、奇峰、怪石之间的蜿蜒小路上，形成学士勇攀高峰、生活气息浓厚的瑰丽图景。

拜殿，又称宴会厅。单檐歇山卷棚顶，面阔三间，进深三间。门上悬光绪十九年（1893 年）浩生社立“三国一人”匾额。殿内雕梁画栋，琳琅满目。檐、檩、斗拱、额坊、雀替、梁架等均有彩绘。悬挂“光明正大”“英灵显著”巨匾。拜殿内柱用双层青石柱础。上层为仰莲，下层为雄狮、麒麟。拜殿北檐下大额坊雀替木刻十分精美，为“鸿门宴”中项庄舞剑欲刺沛公情节。殿门两侧撰石刻对联曰：“至大至刚三天两地，乃神乃圣震古烁今。”

拜殿与大殿两侧各建一座偏房，皆为单檐悬山顶，檐下木雕为博古图案。

大殿，面阔三间，进深五间，重檐歇山顶，顶覆黄、绿彩釉琉璃瓦，正脊中央置一琉璃楼阁，内塑姜太公神位，阁顶立麒麟驮宝瓶，两侧饰象驮宝瓶，间饰骑马仙人。正脊两端饰剑把大吻。重脊、戗脊饰奔狮垂兽、龙形戗兽。飞檐挑起，四角置四武士，相传为庞涓、韩信、周瑜与罗成四员神将。下悬金铃风铎。四周檐下饰重昂五彩斗拱，庄严华丽。大殿檐下、大额枋、雀替及隔扇门，均满布大型彩色木雕，表现《三国演义》《西游记》《封神演义》以及“苏武牧羊”等故事情节，各色人物千姿百态，构图精巧娴熟。檐下两侧墙壁上各嵌一青石，上镌传为同治二年（1863年）十二月初二日慈禧皇太后御笔所书之“龙”“虎”二字。

大殿内正位原有神龛一座，高3米，阁内供奉“关圣帝君之灵位”。光绪十一年（1885年）山陕商人塑关羽巨型坐像，安置于此。大殿共分上、下二层。下层四周有回廊，廊深1.6米。殿内共用20根木柱承托阁楼，木雕雀替镂刻精细，内容繁复。据山陕会馆所存碑刻、题记，由大殿和拜殿共同组成的正殿，兴工于同治八年（1869年），竣工于光绪十六年（1890年）。

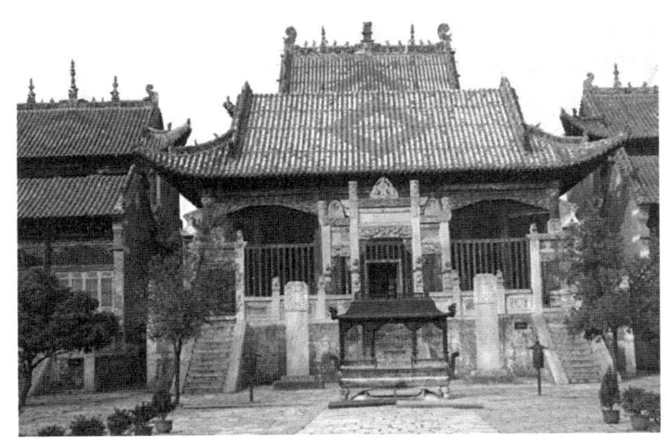

图5-24　大拜殿

8. 配殿　大拜殿两侧各有一座配殿。东为药王殿，西为马王殿。东侧“药王殿”供奉的孙思邈，系唐代医药学家，京兆华原人，著有方书《备急千金要方》《千金翼方》，因其在医药学史上做出重大贡献，被尊称为“药王”。而山陕商贾多以经营中草药为“看家”生意，故将“药王殿”建于东侧。后有详细介绍。西侧为“马王殿”，因赊旗镇为“南船北马”汇聚之地，陕、晋、冀、豫诸省商贾陆行靠马帮，故集资兴建。马王殿内供奉曾被汉武帝册封为马监的金日磾，即民间传说之“马王爷”。

9. 春秋楼　春秋楼又名大节亭、节义亭。据口碑相传，春秋楼始建于乾隆二十一年（1756年）[①]，竣工于乾隆四十七年（1782年），历时将近三十年。由主殿、拜殿、左右配殿、东西廊房组成会馆后院。春秋楼通高十丈十尺，由48根擎天巨柱撑起，巍然屹立，高耸云霄。民间流传有“赊旗有座春秋楼，半截插入天里头”的谣谚。据乾隆四十七年（1782年）所立《创建春秋楼碑记》碑阴附录记载，为创建春秋楼，赊旗镇

① 据《创建春秋楼碑记》，春秋楼竣工于乾隆四十七年。而春秋楼始建时间，诸书记载不一，一说乾隆二十年，一说乾隆二十一年，一说乾隆二十五年（《社旗山陕会馆》）。《走马飞舟赊旗镇》第117页提及，春秋楼始建于乾隆二十一年，是据口碑相传。

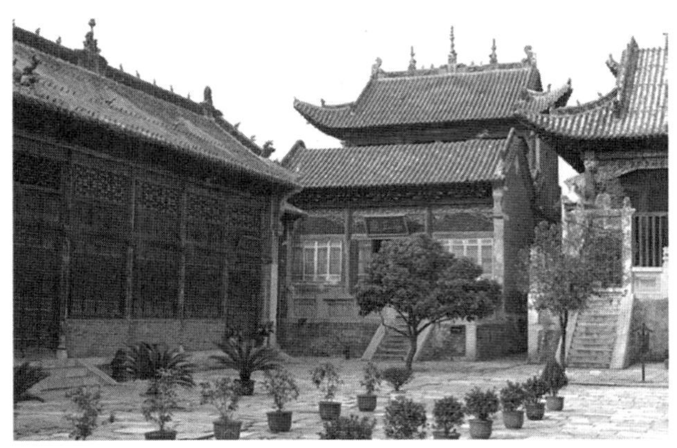

图 5-25　马王殿

400 余家商号，捐资白银达七八千两，春秋楼正堂供奉关羽夜读《春秋》巨型神像，因此得名春秋楼。山陕的富商大贾为纪念关羽，比拟关羽归附曹操时曾秉烛达旦读《春秋》的许昌春秋楼，筑起赊旗镇山陕会馆的春秋楼，其华丽程度则有过之而无不及。咸丰七年（1857 年），捻军过境，赊旗镇士绅避祸躲于春秋楼，春秋楼遂被捻军焚毁殆尽，仅存部分台基。其遗址现立一座关公夜读《春秋》的塑像。

10. 道房院　道房院为山陕会馆的偏院，占地面积约 300 平方米，有房 31 间，分前、中、后三进院落。前院有房 14 间（南屋 5 间，东屋、西屋、北屋各 3 间），惜于 1978 年被扒，中院 4 间（东屋、西屋各 2 间），惜于 1976 年拆毁，后院有房 13 间（北屋 3 间，东屋、西屋各 5 间）。

简而言之，据《中原文化大典 · 文物典》记载，明万历年间已有山西解州商人在此活动，之后晋商相继在潘河、赵河二河交汇处建造关帝庙，是为赊旗镇山陕会馆的前身。随着经济实力的日渐雄厚，山陕商人于清乾隆年间将关帝老庙迁至现址，并大兴土木，兴建起山陕会馆。山陕商贾巧借东汉光武帝刘秀于此地赊旗拜将、起师讨莽的传说，以馆为庙，托敬晋籍汉室忠臣、武圣及财神关羽。故民间又称其山陕庙。

山陕会馆内的建筑主要起于两次较大的营建活动。第一次大兴土木始于清乾隆年间，首创主体建筑春秋楼，竣工于乾隆四十七年（1782 年），其余建造活动一直延续至道光年间。清咸丰七年（1857 年），捻军烧毁会馆后半部，仅存悬鉴楼、东西辕门、东西马棚、琉璃照壁、铁旗杆、双石狮。第二次营建活动始于同治八年（1869 年），终于光绪十八年（1892 年），相继落成大拜殿、药王殿、马王殿、东西廊房及腰楼等建筑。道坊院的建筑规制不同于大拜殿等会馆主院建筑群，或为另行设计、施工。钟、鼓二楼风格自成，但多仿悬鉴楼造型，推测其为两次营建活动之间所构。

至民国十二年（1923 年），第三次营建结束。各大商号 254 家 124 人，统共续捐厘金合银 32858 两（据民国十二年《重建山陕会馆碑记》所载总额）。无奈工程浩大，缓不济急，126 家商号继续捐资修复山陕会馆，花费白银 87788 两（民国十二年《重兴山陕会馆碑记》所载十一宗花费总额）。加之乾隆时期创建春秋楼时，全镇400余家商户捐资白银七八千两，不包括铸造一对铁旗杆费银3000余两，有账可查的建造花费合计一万六千余两白银。

（三）药王殿

药王殿为大拜殿的东配殿，殿内供奉着唐代著名医药学家孙思邈，民间称其为“药王”。

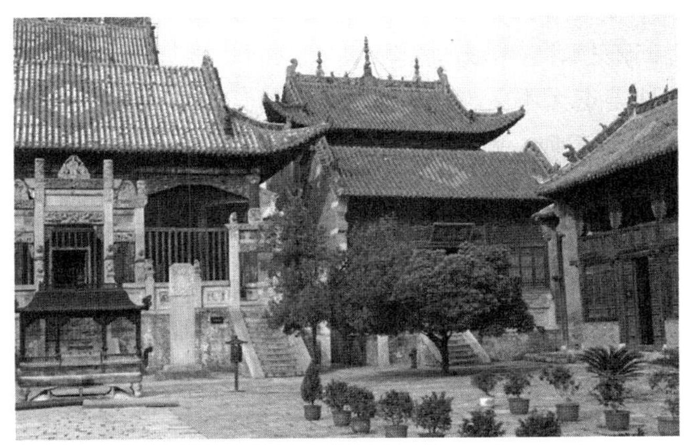

图5-26 药王殿

药王殿的拜殿为单檐卷棚硬山顶，前后檐仅明间檐柱露明。拜殿明间南檐二柱础对称，同为上圆下方型，础高57厘米，兽头外卷式高圭脚，神兽长发外飘，连成下枋雕饰，枋下半圆雕“二狮争绣球”及山石、麒麟等图案；束腰的角部中空，透雕一双节方石柱支撑，中部为荷叶边垂面，平雕莲花、花鸟等图案；上枋雕“卍”字锦地纹；方础上雕整片莲叶相覆状，叶脉纹路清晰逼真；四角半圆雕牡丹花朵造型；上置素面双排钉石鼓。拜殿明间北檐二柱础亦成对称排列，柱础高58厘米，下部为矮方几式造型，四角的荷花边垂面分雕各式云龙图案；上部束腰周围雕刻竹节形，上置素面双排钉石鼓。

药王殿的座殿是重檐歇山顶，南檐檐柱下四柱础皆为上圆下方形，础高55厘米，方础高35厘米，宽53厘米，几式圭脚；上枋、下枋雕饰花瓣图案；束腰中部两侧为直边，框饰卷草纹图案，内面中雕团“寿”字，四周雕饰卷草纹图案，只有西侧柱础的东面中雕“福”字。方础上面四角浮雕展翅蝙蝠图案，中为素面内曲二层束腰，上置素面单排钉石鼓。

同大拜殿一样，药王殿拜殿、座殿的额枋、雀替、内檐装饰丰富多彩。其额枋、雀替全部以高浮雕结合透雕技法雕琢而成。拜殿南檐明间额枋雕刻画卷、蕉叶、宝剑、如意、拂尘、古琴等“八宝”图案，并有仙桃、佛手、西瓜等供果造型，俗谓“八宝吉祥”图。下部两个雀替乃造型精致的小三角形，各雕一条云龙，与额枋相配构成

“二龙护宝”寓意。东次间额枋雕“二龙戏珠”，枋下两个雀替分雕凤凰、牡丹图案。西次间额枋雕“双凤朝阳”，枋下两个雀替分雕云龙纹。各雀替与枋面图案和谐统一，龙凤搭配、富贵吉祥，统蕴“龙凤吉祥”的含义。东次间和西次间的东西两侧各雕一根垂花柱，合成垂花门楼造型。

药王殿拜殿北檐东次间额枋雕“五凤图”，五只凤凰各展丽姿，其中两只凤凰各衔玉兰花枝和牡丹花枝，凤凰间雕硕壮肥大的龙舌兰和菊花、牡丹等，额枋下两个雀替雕有桃枝。西次间额枋东侧雕一只猴子坐地直身观望；中雕四鹿，其中有一只母鹿与一只幼鹿相吻哺食，母爱之情绵绵；额枋西侧雕二猴一羊，一猴在前，将一副青藤拴套在一羊的脖子上向前拉，羊用力后撑不走，其后一猴挥动树枝向前驱赶。猴子的顽皮、羊的反抗，各种姿态无不跃然雕面，加之其间以山石、树木恰当点缀，更使整个画面野趣盈增。枋下雀替则各雕一玉兰花枝、牡丹花枝。东次间和西次间的东西两侧亦各雕一垂花柱，呈垂花门造型，与南檐呼应对称。

药王殿座殿南檐明间额枋，正中雕一人骑于鹿背上，弓背急驰，脚下雕山石和野草；两边分别雕刻花篮、古琴、花瓶、宝剑、铜镜、兽头方印等。额枋下面的竖长三角形雀替各雕一云龙，东、西次间额枋、雀替对称同型，分雕古琴、宝剑、拂尘、如意、莲藕、莲花等吉祥供品；枋下雀替雕饰博古架图案，上置各类花瓶及工艺品。以上三枋连接组合，形成精致的博物长卷，所雕置的宝器、供果、花卉及各类工艺品琳琅满目，加上设计者在雕琢中进行了合理留白的艺术处理，从而更加突出了雕刻主体，给人以清新、鲜明、舒适之感。

药王殿堂的雕饰体现了中国先哲的生态智慧。“万物一体”“生而不有”“曲成万物”“和而不同”“大壮恒久”等观念均得到了形象的诠释。谐趣祥和的景观雕饰对人的吸引与调剂，足以让拜神求医的祷告者身临其境，豁然开朗，病忧顿释。画面当中，清新和谐的生存格调，蕴示着万事万物生生不息、人与自然谐趣相处才能使世间多姿多彩；大自然百宝充盈，取其宝物服务人类应有节制。

拜殿与座殿之间依势设有东西墙，墙面各辟一墙门，东为造型门，上部嵌置一石匾，匾面阴刻“宗黄”二字；西门可出入，在入口处亦嵌置石匾，阴刻“武歧”二字，二匾寓意或为宗武岐黄，即尊崇继承岐黄之道。晋代皇甫谧《帝王世纪》记载：“岐伯，黄帝臣也。帝使岐伯尝味草木，典主医病，经方本草、素问之书咸出焉。”传统医学经典著作《黄帝内经》部分内容则托名黄帝与岐伯对话而阐述医理。所以，古人又称传统医学为“岐黄之术”。唐代药王孙思邈即曾效法岐伯医术。其所著《备急千金要方·养性序》论述了补药与健康的关系：“德行不克，纵服玉液金丹，未能延寿。”

座殿明间边柱上悬楹联颂扬了药王济世救人的功德：“药物素有灵苦无奇方治俗病，王侯高不任独操仁术救人危。”其寓意为，世间药物即便灵验无比，也难觅奇特有效之药方，能够医治想升官发财的世俗之病；封王封侯拒而不任的孙思邈，却只想用精湛医术挽救黎民百姓于疫病之中。领略如此惬意的雕琢景观和风趣达观的人生警句，病痛者必能释然而安，得到心理慰藉。

药王殿整体结构，造型灵秀而不失雄伟，犹如大拜殿的左翼，起到了较好的烘托作用。

（四）商业文化

自古以来，“诚信为本”的思想贯穿于中国传统文化的诸多方面，也是商业文化“义中取利”的基本道德准则。这一思想内涵在赊旗镇商业发展史中得到了完美的体现。

毫无疑问，赊旗镇商业兴盛的客观因素在于其所处南北水陆交通要道的优越位置，而其主观因素则在于以山、陕商人为代表的寓居于此的各地商贾“诚信为本”的经营思想所形成的良好商业信誉。这集中体现在山陕会馆现存的碑刻文字和雕饰图案当中。

山陕会馆现存碑刻共计九块，其中述及商业道德规则及会馆兴建活动的碑刻计有七块，分别为《同行商贾公议戥秤定规概》碑、《公议杂货行规》碑、《过载行差务》碑、《创建春秋楼碑记》、《赊旗镇山陕会馆铁旗杆碑记》、《重兴山陕会馆碑记》、《重建山陕会馆碑记》。尤其是前三块碑石，对于研究清代赊旗镇商业发展概况与商业行为规范提供了弥足珍贵的佐证，也是山陕商贾“诚信为本”商业经营思想的直接展示。

立于雍正二年（1724 年）重刻于同治元年（1862 年）的《同行商贾公议戥秤定规概》碑（此碑现存药王殿前，座已佚。碑高 1.57 米，宽 62 厘米，厚 15.5 厘米）记载：

赊旗店，四方客集货兴贩之墟。原初码头，买卖行户原有数家，年来人烟稠多，开张卖载者二十余家，其间即有改换戥秤，大小不一，独网其利，内弊难除。是以合行商贾会同集头等，齐集关帝庙，公议：秤足十六两，戥依天平为则，庶平校准均匀者，公平无私，俱各遵依。同行有和气之雅，宾主无疏戾之情。公议之后，不得暗私戥秤之更换，犯此者罚戏三台，如不遵者，举秤禀官究治，唯恐日后紊乱规则，同众禀明县主蔡老爷，金批钧谕，永除大弊。

大清雍正二年菊月

大清同治元年九月初九日重刻

行头隆茂店、大生店仝立

——《晋商史料全览·会馆卷》

而由“阖镇杂货行”立于乾隆五十年（1785 年）岁次乙巳九月十七日的《公议杂货行规》碑，其间议定的商业行规更多达十八项：

一、卖货不得包用，必要实落三分，违者罚银五十两；

二、如有旧店换人名者，先打出官银三十两会行友，违者不得开行；

三、买货不得论堆，必要逐宗过秤，违者罚银五十两；

四、不得合外分伙计，如违者罚银五十两；

五、卖表辛不得抄红码，必须过秤，违者罚银五十两；

六、不得沿路会客，如违者罚银五十两；

七、落下货本月内不得跌价，违者罚银五十两；

八、不得在门口拦路会客，任客投主，如违者罚银五十两；

九、银期不得过期，如违者按生意多寡出月利；

十、不得假冒姓名留客，如违者罚银五十两；

十一、结账不得私让分文，如让者罚银五十两；

十二、不得在人家店中勾引客买货，如违者罚银五十两；

十三、买货破烂水湿，必要依时价公除；

十四、不得栈房门口竖立招牌只写某店栈房，如违者罚银五十两；

十五、平色有公议砝，一副足纹银九七八六为则；

十六、每年正月十五日演戏敬神，各家俱要齐备，如故违者，不许开行；

十七、有新开行者，必先打出官银五十两；

十八、客到店中吃饭，俱要饭钱。

——《晋商史料全览·会馆卷》

这些商业规则，其内容之详，涉及商业服务范围之广，规范之严，实令今人叹为观止。

立于道光二十三年（1843年）八月十二日的《过载行差务》碑，则对赊旗镇过载行供应府署、县署、驿站、阅兵等所需凉棚茶席定额进行了公示性的规定。

由以上三块碑文可以看出，赊旗镇的商业发展亦经历了一个由乱到治、由无序竞争到有序竞争的转变过程。而这一转变的核心，即为将“诚信为本”的商业道德精神具化到由度量衡标准化到各种商业行为以及应付官差的各类商业活动中，形成了一整套商业道德规则，亦可称之为商业游戏规则，从而确立了良好的商人自律机制，保证了赊旗全镇商业活动的健康发展。此三块碑刻堪称现存最早也最为完整的有关商业文化的历史遗存，对研究中国商业文化发展史具有重要价值。

在记述山陕会馆兴建活动的四块碑记中，碑石正面大都详细阐述了会馆兴建的宗旨，记述了山陕会馆创建及重建的历史过程，背面则翔实刻录了所有捐资兴建会馆的商号名录及其捐资数额。每家商号捐银多则六千多两，少则三钱。碑文末尾还详细记述了各类建筑材料的开支情况，每项开支用银均精确到两、钱、分。《南阳赊旗镇山陕会馆铁旗杆记》碑文亦记载：“除公用外独赢三千余金。庙之壮丽不可有加，又不可折空入私，因铸铁旗杆二株重五万余斤，树于大门之左右。”这种精确入微的公示，更是“诚信为本”精神的直接体现和褒扬。

山陕会馆的木雕、石雕、彩绘、刺绣等建筑装饰图案艺术精湛，内容丰富，在总体渲染吉祥和神圣的气氛之中，更着意强化了对“忠义”“诚信”精神的宣扬。这一点在人物故事装饰图案中表现得尤为突出。例如，《赵颜求寿》故事图案讲的是主掌人间生死的南斗星君、北斗星君因为在不经意间吃了赵颜敬献的美酒和鹿脯，为了守“信”，只好把原定只能活十九岁的赵颜增寿至九十九岁，说明神仙对凡人尚不失信，凡人自身当然更应守信。再如《赵匡胤输华山》故事图案讲的是赵匡胤与华山老道陈抟老祖下棋输了，为了信守下棋前之约定，在他当上皇帝之后，就下旨免征华山民众赋税。《杯羹之让》故事图案则表现了西楚霸王项羽与刘邦相争时捉住了刘邦之父，威胁刘邦要烹杀其父，刘邦则机智地回答说：我们曾约为兄弟，吾父即尔父，若烹之，请分我一杯羹；项羽则听从叔父项伯之言，放了刘邦之父。《圯桥纳履》故事图案表现的是张良为尊老守信，为黄石公拾鞋、穿鞋，从而得到了黄石公赠予的兵书。可见，从神仙到皇帝，从英雄至良相，无不尊奉“诚信”这一道德准则。这些着意宣扬“忠义”“诚信”精神的图案，在会馆中数不胜数。

而雕刻于石牌坊中坊最上方的“福星、禄星、寿星”三星图案表现的亦是诚信的故事，古代的老秤均为十六两秤，其秤星为南七星、北六星与福、禄、寿三星聚合而成，如果商人在度量衡器上缺斤短两坑害客户，结果就会损福、伤禄、折寿。这可以说是对“诚信为本”商业道德思想的直接宣扬。山陕会馆内雕刻的各种神兽造像，既有吉祥避邪之寓意，亦有劝人向善、重诺守信的教化功能。如果商人做出背信弃义之举，很有可能会受到灵异神兽的惩罚。

社旗山陕会馆的建筑与装饰，无处不体现出厚重的商业气息。药王殿的药王塑像、雕饰、匾额、楹联等，更是与药材商业文化氛围密切相关。加之“广和堂”“延寿堂”等药店的悠久历史及其精湛的中药炮制技艺，都为今后社旗筹建中医药文化博物馆，展示当地中医药文化成就，奠定下坚实基础。

（姬永亮）

第三节　“四大怀药”的形成过程及给人们的启示

“四大怀药”是地黄、山药、牛膝、菊花的总称，盛产于黄河北岸焦作的温县、武陟、博爱、孟州、沁阳等县（市）。山药古称“薯芋”，具有甘寒入脾、润血归肺、养胃健脾、止泻固精、滋阴壮阳、除寒热邪气、补心血不足等功能，是一种较好的滋补药。地黄又名“地髓”，块大、油性大，是治病及补充营养的好药。牛膝，因其基部有节似牛膝而名，具有利尿、强精、通精之功效。菊花，干、叶、茎、根、花都可入药，性微寒，味甘苦，具有杀菌消毒、清热、解渴、平肝明目等功效。

焦作，夏时称“覃怀”，汉代称“河内”，唐代以后称“怀州”，元代称“怀孟路”，明清两代称“怀庆府”。北依太行山，南临黄河，形似牛犄角的一片平川，世称“牛角川”。而“怀”字贯地名之始终，或许取的就是太行与黄河的怀抱之意。

众所周知，历史上所谓的道地药材，必然在相应的本草著作和相关文献中有所记载，同时也自然会受到历代医家的推崇，并在临床上广泛应用。作为道地药材的“四大怀药”，形成的过程各有不同。

一、“四大怀药”的形成过程

（一）怀牛膝的形成过程

牛膝原产地就在焦作。三国时的《吴普本草》记载说牛膝“生河内，或临邛”。陶弘景《本草经集注》说：“生河内川谷及临朐（qú）。”河内即河内郡，就是后来的怀州，即今之焦作。临邛在四川，临朐在山东。

在牛膝前冠以“怀”字的最早文献，是北宋苏颂的《本草图经》，苏颂在书中说：“牛膝今江淮、闽粤、关中亦有之，然不及怀州者真。”《本草图经》中的怀牛膝药图共有三个，第一个就标明“怀牛膝”，充分证明怀牛膝是正宗道地药材。北宋唐慎微的《证类本草》特称“怀州牛膝”，之后即简称“怀牛膝”。

（二）怀地黄的形成过程

地黄原系野生，最早生长于咸阳一带，后传至各地。到南朝时，梁代陶弘景在《本草经集注》中说：“以彭城干地黄最好，次历阳，今用江宁板桥者为胜。”看来当时是以江苏、安徽产的地黄为道地药材。

到宋代时，苏颂在《本草图经》中说：“今处处有之，以同州者为上。”

到明代，正式提出“以怀庆地黄为上品”之说。第一次把地黄和“怀”字联系起来的是明朝名医刘文泰，他在《本草品汇精要》中说：生地黄“今怀庆者为胜。”随之，李时珍在《本草纲目》第十六卷《地黄·集解》中说：“今人唯以怀庆地黄为上，亦各处随时兴废不同尔。”由此可见，所谓道地药材的产地不是一成不变的，而是随着时间的推移，因各处兴废的不同而变化。在同篇中，李时珍还引用前人之说，对“以怀庆地黄为上”的原因做了具体分析：“江浙壤地种者，受南方阳气，质虽光润而力微；怀庆府产者，禀北方纯阴，皮有疙瘩而力大。”从此“怀地黄”之名正式形成，一直作为最佳药材沿用至今。

（三）怀山药的形成过程

山药原名薯蓣，《神农本草经》说：“一名山芋，生嵩高山谷。”嵩高即嵩山，在河南登封。梁代陶弘景在《本草经集注》中说：“一名山芋，秦楚名玉延，郑越名土薯。生嵩山山谷。今近道处处有。”可知，山药原生于嵩山山谷，各地均有栽种，且名称不一。怀地自然也早就产有山药。

唐代苏恭（敬）在《唐本草》中说：“此有两种：一者白而且佳，晒干捣粉食大美，且愈疾而补；一者青黑，味殊不美。蜀道者尤良。”此时认为蜀地山药为佳。

到宋代，苏颂在《本草图经》中说：“处处有，以北都（太原）、四明（宁波）者为佳。……近汴洛（开封、洛阳）人，种之极有息。”

此时在本草书中，虽然没有把怀地山药单列出来，但汴洛与怀地相邻，至少可以说，在宋代时怀地山药已成为全国著名的产品。

到明代，在本草书中，已将怀地山药列为最佳品种。明代朱橚《救荒本草》载："肥大如手臂，味美，怀温间产者入药最佳。"这里的"怀温"就是指怀庆府温县一带。

将山药称怀山药的最早文献，是明朝医学家龚延贤所著的《寿世保元》，如《寿世保元》卷五，加味地黄丸组成"怀生地黄（酒蒸）四两，怀山药二两"，此书第一次提出"怀山药"之名。

（四）怀菊花形成的过程

那么，怀菊花形成的过程如何呢？

梁代陶弘景《神农本草经集注》说："菊有两种……唯以甘、苦别之尔。南阳郦县最多，今近道处处有。"

宋代苏颂《本草图经》说："菊花生雍州川泽及田野，今处处有之，以南阳菊潭者为佳。"

从中可知，菊花原生在古雍州川泽及田野，而以南阳菊潭者为佳。后来传种全国各地。这里的南阳郦县菊潭，在今河南省南阳市西峡县菊花山，菊潭仍有遗迹。作者曾专程考察过，详见本书第七章《南阳菊潭》一文。

大约到了唐代，怀地菊花也成了著名品种。宋代苏颂《本草图经》说："唐《天宝单方图》载白菊云：原生南阳山谷及田野中。颍川人呼为回蜂菊，汝南名茶苦蒿，上党及建安郡、顺政郡并名羊欢草，河内名地薇蒿。"可知，在唐代天宝年间，焦作同河南的许昌、汝南、山西上党、福建建瓯（ōu）、陕西汉中等，均为菊花的名产地，只是各地对菊花的称谓不同而已。

这里需要说明的是，有人认为此段中的"南阳山谷"，是指太行山以南、黄河以北，春秋时曾称作南阳的焦作一带，显然是误解。其理由有三：其一，《本草图经》所引《天宝单方图》的这段话列出的地名，如南阳、颍川、汝南、上党、河内等，均为并列结构，既然河内指的是焦作，那么南阳就不可能再指焦作，显然是指今之南阳。其二，诚然，焦作因位于太行山以南、黄河以北，春秋时曾一度称作南阳，但从汉代至唐宋时通称"河内"或"怀州"，极少有人称"南阳"。况且作为本草著作，所列的药品产地名一般都是通用名称。其三，苏颂《本草图经》中所绘的菊花药图，第一个就标明是邓州菊花，而邓州即指今南阳一带。可见，当今的南阳是菊花原产地，而当时的南阳菊花是正宗的道地药材。

明清以后，怀地菊花的种植和销售达到了繁盛阶段。虽然，"怀菊花"之名称（或称"怀地菊花""怀州菊花""怀庆菊花"等），比其他三大怀药的名称形成较晚，而且，尚未在清代以前的本草专著和医学著作中查到"怀菊花"和"四大怀药"之名称，但是，"怀菊花"和"四大怀药"的存在且兴盛则是不争的事实。我们不妨举个例子：清朝乾隆五十四年（1789 年），怀庆府河内县令范照黎曾有诗曰："乡村药物是生涯，药圃都将道地夸。薯蓣篱高牛膝茂，隔岸地黄映菊花。”此诗将薯蓣、牛膝、地黄、菊花并称怀庆府的道地药材，真实地描绘了怀州辖区种植“四大怀药”的历史场景。因此，估计在明清之际，“怀菊花”和“四大怀药”之名称已经形成。另外，可以推想，在明清之际，声势浩大的怀帮队伍进行怀药经营时，早已把“怀菊花”“四大怀药”“怀药”“怀货”等名称挂在嘴边而口耳相传并传至各地了。

以上简述了“怀菊花”及“四大怀药”形成过程。

二、道地药材的形成给人们的启示

通过以上回顾和分析，给我们哪些启示呢?

（一）道地药材需要良好的地理环境和精细的加工技艺

“四大怀药”的形成和发展壮大，说明道地药材首先需要一个良好的地理环境，还需要有精细的加工技艺和一套合理的营销方法。

怀川之地采撷了黄河的丰富营养，又吸纳了太行山岩溶地貌渗透下来的大量微量元素，加上太行山的庇护，集山之阳与水之阳于一体，土地疏松肥沃，雨量充沛，光照充足，气候温和。这里春不旱、夏不热、秋不涝、冬不冷，气候环境最适宜山药、地黄、牛膝等蓄根类药材的生长；菊花虽以花瓣入药，但其生长环境也与怀川的气候及地理环境相吻合。

因此，焦作地区独特的土壤、阳光、水、气候等自然条件，赋予了“四大怀药”独特的外观、质地和神奇的功效。钟山川之灵气，禀日月之精华，又得精工炮制，自然成就药中上品。“四大怀药”正是因其质量纯正、药效独特而备受人们的青睐和喜爱，医药学家也极为推崇，因而在全国负有盛名。

唐宋以后，又将怀药列入贡品。在《新唐书》《宋史》的“地理志”中，都曾有“怀州河内土贡牛膝”的记载。《沁阳市志》载：“历代征收怀药贡品时，大都指名道姓，非要留驾庄和大道寺地黄、大郎寨山药、皇甫村菊花和小庙后牛膝不可。”

明清以后，怀药贸易日趋昌盛，销售数额与日俱增，药商队伍不断扩大，出现了怀帮，举办了怀药大会。为了便于怀药贸易，各地药商富贾主动集资，先后在武汉、禹州、北京、天津、西安、周口等地建立了便于怀庆商人来往坐落、迎客送士的联谊场所——“怀庆会馆”。如明清三大药材市场之一的禹县曾有“十三帮会馆”，其中“怀帮会馆”规模最大，如鹤立鸡群。民间曾有“十三帮一大片，不如怀帮一个殿”的美誉。由此可知怀药昔日的辉煌。这些会馆对怀药贸易的发展起到了积极的推进作用。在怀药贸易日趋昌盛的基础上，自然造就了一批怀药巨商。

由此可知，“四大怀药”不仅具有悠久的种植和医药保健历史，而且还有精细加工的技艺以及深厚的贸易经济的文化底蕴。这一切都为怀药文化增添了历史的光辉和丰富的内涵，也是我们引以自豪的一笔珍贵财富。

（二）道地药材产地随着各处兴废的不同而变化

从南阳菊潭的兴衰到焦作怀菊的形成，告诉人们，所谓道地药材的产地不是一成不变的，而是随着时间的推移，因各处兴废的不同而变化的。

南阳菊潭曾是菊花的圣地，并且催生了以菊花和山茱萸为主旨的重阳文化，至少在元代以前，一直是风光无限。可是到明清时却衰败了，由于自然灾害及各种人为的原因，此时的菊潭，已是山菊敛迹，碧潭淤塞。而其他各地的菊花则纷纷兴盛起来，于是就出现了大家所熟知的怀菊、滁菊、杭菊等。现在有多少人还知道南阳菊潭呢？那已经成了历史的遗迹。

又如以上所述的地黄，原系野生，最早生长于咸阳一带，后传至各地。到南朝时，以江苏、安徽产的地黄为道地药材。到宋代时，以同州者为上。到明代，正式提出“以怀庆地黄为上品”之说。李时珍说：“今人唯以怀庆地黄为上，亦各处随时兴废不同尔。”这是何等科学而又精准的总结！值得深思。

事实上，怀菊花以及四大怀药的逐步形成和兴盛，正是一个优胜劣汰的选择性结果。

再举一个当今的例子。密二花，即新密金银花，是河南道地药材的一个重要品牌。由于山区地少，种植面积不大，自然满足不了市场需求。后来，原阳县和封丘县在有关部门的协助下，大面积引种二花成功，且质量合格，基本上达到了密二花的水平，现已占领了广大市场。而新密的二花却很少能见到，可以说只剩下一个品牌的名称了。

据笔者所知，在四大怀药中，目前怀菊花的种植面积是最小的，在数量上，也远不能同杭菊、滁菊等相比。因此其影响力有萎缩之势，长此下去，实在堪忧。不进则退，不可忘掉前车之鉴。

怀药文化是焦作的金字招牌。怀菊花及“四大怀药”，无论是文化内涵、历史渊源，还是在市场前景、医疗保健以及环保、富民等方面，都有独特的优势。我们要加强创新意识，要有大品牌意识，要有大产业意识，不能总是各自为战，应当整合相关资源，联手打造优秀的怀药系列品牌。

（许敬生）

第四节　“十大豫药”道地药材的形成过程

近20年来，河南省委省政府高度重视中药材产业，先后制定出台了一系列政策，对道地药材的生产给予政策的支持和保障。河南省三十余种道地大宗药材的生产快速发展，如冬凌草、南阳艾、杜仲等，详细内容参见本章第一节。根据种植面积和产量、种植管理技术、采收加工和大健康产品开发，以及药材质量、医药文化等全产业链的发展情况，“十大豫药”初步形成，包括四大怀药（怀地黄、怀山药、怀牛膝、怀菊花）、山茱萸、金银花、连翘、冬凌草、南阳艾、杜仲。这十种药材也获得了国家地理标志产品认证。除上文已介绍的四大怀药外，今对其他六大豫药简要加以叙述。

一、山茱萸的形成过程

山茱萸始载于《神农本草经》，被列为中品。生于山谷，多为野生品。

从南北朝（梁）《名医别录》至宋代《政类本草》均记载山茱萸“生汉中及琅邪、冤句、东海、承县”。明代《救荒本草》载：“实枣儿树，本草名山茱萸，今钧州、密县山谷中亦有之。”明嘉靖时期《钧州志》记载，山茱萸为钧州主产药材。

清代张志聪《本草崇原》中将山茱萸描述为：今海州、兖州、江浙近道诸山中皆有。《本草崇原》又增加了江浙一带。清代李诗等《淳安县志》记载“山萸肉产邑十都，審岭者最为道地”，当时已作为淳安县的名贵药材行销。

在清顺治时期的《禹州志》中，山茱萸已被记载为本地主产药材之一。

由上可知，秦汉至宋代之间，山茱萸多生于陕西西南部山谷，及山东青岛、菏泽、费县一带，明代有了河南禹州市、新密市种植的记载，清代新增浙中及江浙近道诸山。

谢宗万《中药品种理论与应用》记载：“山茱萸生于山坡灌木丛中，药材主产于浙江、河南，品质优。”金世元教授指出，山茱萸主产于浙江天目山的淳安、桐庐、临安、建德，河南伏牛山的西峡、内乡、南召、嵩县、栾川、淅川、桐柏等地。以浙江产品个大、肉厚、色红，品质为优，为浙江著名的“浙八味”道地药材之一；以河南产量最大，尤其以西峡的二郎坪、栗坪、桑平、太平镇产量甚丰，质量也好，培育的石磙枣、大红袍、珍珠红品质颇佳。

2001 年西峡产山茱萸被评为世博会优质产品，西峡县被国家林业局定位为“名优特经济林——山茱萸之乡”，西峡山茱萸被国家质检总局批准为“国家地理标志产品”。2003 年，西峡山茱萸中药材基地通过 GAP 认证，既是全国第一个山茱萸 GAP 基地，也是全国首批、河南首家 GAP 中药材基地。从河南山茱萸的地理分布和树龄的考察情况来看，河南山茱萸资源历史悠久，主要分布于西峡县、内乡县、栾川县、嵩县及其周边地区，栽培面积及产量居全国首位。

二、金银花的形成过程

金银花为忍冬科植物忍冬的干燥花蕾或初开的花。“忍冬”一名最早记载于陶弘景的《名医别录》。“金银花”一名的记载首次见于北宋时期的《苏沈良方》，本草中最早记载“金银花”一名的是南宋时期的《履巉岩本草》。宋代及以前仅用忍冬藤茎、叶入药，明代以后逐渐开始以忍冬藤茎、叶、花同等入药，此后开始强调用花，且将花和茎叶分为两种药物。

古代和近代本草记载忍冬植物资源分布比较广泛，野生或栽培在田间、园圃和丘陵地带。明代《本草纲目》载："在处有之。"明代《本草蒙筌》曰："多生田坂畦畂，或产园圃墙垣。"明代《救荒本草》载："亦名忍冬藤，旧不载所出州土，今辉县山野中亦有之。"吴其濬《植物名实图考》记载："吴中署月，以花入茶饮之，茶肆以新贩到金银花为贵，皆中州产也。"《植物名实图考长编》中收录《曲洧旧闻》载："郑许田野间二三月有。"民国时期曹炳章的《增订伪药条辨》曰："以河南所产为良……产河南淮庆者为淮密……禹州产者曰禹密……济南出者为济银……亳州出者……更次。湖北广州出者……不堪入药。"另外，清嘉庆时期《密县志》（1817 年）即记载该县所产之"金银花鲜者香味甚浓，山中种植者多，颇获利"；新版《密县志》记载"民国八年密银花出口换取白银八万两"。至此"密银花"之名逐渐形成，并作为道地药材一直沿用至今。禹州西部、北部的浅井、苌庄、无梁等地与密县接壤，多为山地丘陵，自然环境湿润，透气性强，均有金银花种植，成为河南重要的金银花生产基地。近几十年来，随着农业种植结构调整政策的实施，金银花种植面积和产量逐年扩大，河南省封丘县已成为国内金银花三个主要产区之一。目前"密银花""封丘金银花""禹州金银花"已获得国家地理标志产品认证。

三、连翘的形成过程

连翘，《神农本草经》中以翘根和连翘果实入药，翘根"生嵩高"，嵩高即今登封嵩山一带，为伏牛山的余脉。南北朝时期的《名医别录》、梁代的《本草经集注》中翘根一直沿用了《神农本草经》的说法，而以果入药的连翘则是"生于太山山谷"，即今山东泰山一带。

到了唐代，《新修本草》中的翘根依然分布在嵩山一带，而连翘则为"山南人并用之，今京下唯用大翘子"，山南为秦岭以南，京下为今陕西西安一带。伏牛山属于秦岭东延的部分，嵩山又是伏牛山余脉，河南的根用连翘和秦岭的果实连翘应该是同一个种类，也就是说河南连翘在伏牛山区域形成发展。

到了宋代，《本草图经》中记载："连翘生泰山山谷，今汴京及河中、江宁府，泽、润、淄、兖、鼎、岳、利州，南康军均有之。"汴京即今之河南开封境地；鼎州即今河南三门峡陕州区一带，属于伏牛山区。但翘根已经不再使用。河南境内的连翘从以根入药转变为以果实入药，形成了伏牛山和开封两个主产区。《本草图经》还附有一张泽州连翘图，宋代泽州和豫北太行山为统一区系，因此豫北太行山区的连翘也在形成中。

到了明代，《本草品汇精要》《本草纲目》直接引用苏颂之言，表明河南连翘已经形成了开封一带、伏牛山和太行山等生产区域。

到了清代，《本草崇原》直接引用《本草图经》中"连翘出汴京及河中、江宁、润淄、泽兖、鼎岳，南康诸州皆有之"，《药物出产辨》中"产河南怀庆府，湖北紫荆关、郧阳府，山东、山西等处均有出产"。怀庆府即今焦作，即豫北太行山区。明确表明豫产连翘已经形成了伏牛山、太行山等主要道地产区。根据第四次河南省中药资源普查结果，河南西部伏牛山区，包括熊耳山、崤山、外方山，以及太行山区的野生连翘蕴藏量及年产量均处国内前列，“卢氏连翘”获得国家地理标志产品认证。近几年，连翘药材价格一直在高位运行，人工栽培连翘的面积和产量也迅速扩大；开发的连翘叶茶、连翘花茶作为健康产品也已上市。另外，每年2—3月份伏牛山区卢氏县举行“连翘花节”，太行山区辉县举行“关山连翘花节”。连翘从种植、加工到健康产品开发，以及中成药生产的产业链已基本形成。

四、南阳艾的形成过程

艾的记载首见于中国第一部诗歌总集《诗经》。《诗经·王风·采葛》说：“彼采艾兮，一日不见，如三岁兮。”《楚辞》《黄帝内经》《庄子》《孟子》《尔雅》等典籍中，都曾提及它。南北朝时就出现了在门口挂艾禳毒的风俗，端午挂艾历史悠久。艾草是纯阳之草，也被誉为“太阳神草”。传说炎帝曾用艾火祭天，就在现今南阳桐柏县城郊乡太阳城。南阳艾古称宛艾，品质优良，当其成熟于端午之际，药性最佳。南阳，是医圣张仲景的故乡。东汉时张仲景所撰的《伤寒杂病论》中“芎归胶艾汤”和“柏叶汤”两个方剂均记载有艾叶的使用。

南北朝时期，梁代陶弘景《名医别录》对艾叶产地的描述很模糊，仅载“生田野”，此时艾叶的道地性并不明显。至宋代方有较明确的产地记载，宋代苏颂《本草图经》载：“艾叶，旧不著所出州土，但云生田野，今处处有之，以复道者为佳。”复道即今河南汤阴，宋时视此地为道地产区。

明代，艾叶的道地产区发生了变化，《本草品汇精要》书中载：“道地蕲州、明州。”蕲州即为今湖北蕲春，明州为浙江宁波。《本草蒙筌》描述了当时人们对蕲艾的追捧程度：“其治病证，遍求蕲州所产独茎、圆叶、背白、有芒者，称为艾之精英。倘有收藏，不吝价买。彼处仕宦，亦每采此。两京送人，重纸包封，以示珍贵。名益传远，四方尽闻。”《本草纲目》载：“宋时以汤阴复道者为佳，四明者图形。近代唯汤阴者谓之北艾；四明者谓之海艾。自成化以来，则以蕲州者为胜，用充方物，天下重之，谓之蕲艾。”记载了艾叶曾发生的产地变迁，又对蕲艾着重笔墨。及至清代，蕲州所产艾叶仍备受推崇。张璐《本经逢原》言：“蕲州者为胜。”《植物名实图考》记载：“今以蕲州产者良。”《本草害利》记载：“蕲州艾为上。”而后祁州所产优良品种“祁艾”声誉渐传，清宫医案、《祁州志》中皆有记载，清代李汝珍所著《镜花缘》中有一药方：“以祁艾灸三，治扰目疾子落后永不复发。”近代本草学家赵燏黄《祁州药志》详细论述了祁州所产艾叶，逐渐形成了“北艾、海艾、蕲艾、祁艾”四大名艾。

随着时代的发展，现如今河南省南阳市艾草产业发展迅速，种植规模、产品产业聚集、产量产值居全国之首，河南省南阳市被誉为“世界艾乡”。2021年6月，“南阳艾”地理标志证明商标获得了国家知识产权局核准并注册。截至目前，南阳市全市艾草种植面积近30万亩；全市已注册艾草种植加工企业1500余家，批发零售3000余家。艾草的加工已经被众多企业开发出多元化的用法用途，如药用、灸用、食用、日用工业品等 6 大系列、160 多个品种的艾制品，全国有 3000 余家经营南阳艾产品的网络电商，艾绒产品占据全国市场 70%以上，是全国最大的艾产业种植基地、生产基地和销售基地。

五、冬凌草的形成过程

冬凌草，为唇形科香茶菜属植物碎米桠的地上干燥部分。冬凌草不载于药书，中医临床极少应用，最早见于明代《救荒本草》，书里记载冬凌草“生田野中，茎方，容面四棱，开粉紫花，叶味苦”。在济源民间，一直把冬凌草当作茶叶饮用，主要用来防治食管癌。1972 年，在卫生部（现国家卫生健康委员会）组织的“全国药材大普查”活动期间，河南调查专家在济源的王屋山区发现冬凌草具有很大开发利用价值。1975 年，冬凌草编入《全国中草药汇编》；1977 年，冬凌草被正式收录进《中华人民共和国药典》。自此，在民间使用了数百年之久的冬凌草正式取得了国家卫生主管部门认可的合法药材身份。1986 年，《中国土特产大全》将冬凌草列入济源王屋山土特产。1991 年我国卫生部颁布中药材标准将其地上部分作为中药材。2003 年开始，河南中医药大学牵头进行冬凌草人工栽培技术研究取得成功并大面积推广。2006 年，河南济源冬凌草获国家质量监督检验检疫总局地理标志产品保护（即原产地保护产品）。2011 年，河南济源冬凌草种植基地通过国家市场监督管理总局 GAP 认证。目前，冬凌草原料已完全实现人工栽培，冬凌草片、糖浆、口含片等系列中成药已成为河南特色中药品种。

六、杜仲的形成过程

杜仲最早收载于《神农本草经》，被列为上品，即称杜仲，清代《本草崇原》解释：“杜字从土，仲者中也，此木始出豫州山谷，得中土之精，《本经》所以名杜仲也。”

南北朝（梁）《名医别录》记载杜仲“生上虞山谷及上党、汉中”。其中关于“上虞”，陶弘景说：“上虞在豫州，虞、虢之虞，非会稽上虞县也。”虞、虢之虞，史称西虞，豫州在今河南与山西境内，范围应是伏牛山和熊耳山一带；而会稽上虞县指今之浙江绍兴；上党，即今山西省长治市北，境辖相当今山西和顺、榆社以南，泌水流域以东地区；汉中，即今天的四川。可见《名医别录》记载杜仲的产地在今河南、山西、四川一带。

宋代苏颂在《图经本草》记载，杜仲产地为“建平，宜都，商州，成州，峡州近处大山中”，建平、宜都、商州、成州、峡州，后世均如《图经本草》记载。

因此，从本草记载看，河南西部山区历史上一直是杜仲药材的主产地之一，“灵宝杜仲”获得国家地理标志保护产品认证。《中药大辞典》将杜仲产地记为“长江中游及南部各省，河南，陕西，甘肃等”。近几十年来，河南省灵宝市、汝阳县、鄢陵县、卢氏县、宜阳县等栽培面积在 10 万亩以上；杜仲叶作为药材已被《中国药典》收载。同时，利用杜仲叶、雄花开发了茶叶；从种子提取的油脂开发了杜仲籽油、软胶囊等一系列食品、饮料及保健品。另外，从杜仲皮、叶、果壳中提取的杜仲胶具有较好防腐蚀、耐摩擦和绝缘功能，可作为优质化工原料。所以，杜仲产业已形成一条很有发展前景的产业链。

道地药材具有文化属性，是药材主产地的金字招牌。无论是文化内涵、历史渊源，还是在市场前景、医疗保健以及环保、富民等方面，都有独特的优势。“十大豫药”是河南近几十年中药材产业发展的代表，对河南中药产业、乡村振兴等做出了突出贡献。我们要加强创新意识，整合相关资源，联手打造优秀的“豫药”系列品牌。

（陈随清　崔永霞　杨静凡　兰金旭　马　蕊　练从龙　刘　俊）

第五节　禹州中药炮制

禹州中药炮制自轩辕黄帝时期炮制鼻祖雷公开始，经秦汉唐宋发展，至元明清完善，始终遵循“炮制十七法”。民间所谓“药不到禹州不香，药到禹州倍生香”的说法，就是源于禹州的传统精工炮制。正如俗话所说“黄金有价药无价，贵在炮制多变化”。

禹州中医药文化底蕴深厚，黄帝部族曾在禹州地域内活动，播散华夏文化，教人民采药治病。雷公在禹州潜心研究医学，被黄帝封于方山，我国的中药炮制专著《雷公炮制论》就是雷氏后裔雷敩依托雷公之名撰写而成。秦朝吕不韦（禹州小吕乡大吕人）靠贩卖玛瑙、珊瑚、琥珀、珍珠等珠宝和名贵中药材起家，后来编纂《吕氏春秋》，对后世医学产生重大影响。南齐褚澄（禹州褚河镇人）著有《褚氏遗书》，医术绝妙且医论精辟。唐代名医孙思邈长期在禹州采药、行医，著有《备急千金要方》和《千金翼方》。元代的孙相思（《禹县民国志·艺术传》1029页记载为禹州人），家传五代，影响广泛，人称济世活佛。明代李恭（《禹县民国志·艺术传》1029页记载为禹州人），永乐三年被荐为太医。明初周定王朱橚长期在禹州考察采集中药材标本，死后葬于禹州明山，撰写《救荒本草》《普济方》。这些史实充分体现了禹州中医药文化的悠久历史。

一、禹州中药炮制独特

中药炮制是个复杂的工程，工具的制作，辅料的准备，药材的拣选，都很重要。炮制是“草变药”的过程，工序有净制、切制、水制、火制、水火制等。下面简述禹州中药炮制的特点。

（一）净制的不同

净制是修制的范围，净制是指采用分捡或其他加工处理方法去除一些与药材结合的非药用部位及一些疗效不大的药用部分。如禹州净制甘草、黄芪的特点是：除去掉芦头外，还将底部较细弱的部分截掉，仅取中间一段质好效优者。其他药材去杂的方法也因药材不同各有特点，如去毛时，金樱子一般是挖去毛，而禹州炮制除挖去毛外，尚采用砂烫的方法烫去一些残留的毛。鹿茸，一般是采用酒浸火燎焦后刮去毛，而禹州还采用以下两法：其一是采用隔水蒸的方法，将鹿茸蒸约2个小时后，趁热撕去鹿茸外皮，进行切制；其二是将鹿茸蘸上牛奶后置火中烧烤去毛。在去皮时，禹州仅取靠近内皮内侧韧皮部药材，如黄柏、肉桂。而对某些药材则不像一般要求去除外皮，如杜仲，禹州一般不去外皮。另有一些其他地方不要求去皮的药材，禹州也常去皮以保证药用，如甘草除去外赤皮，山药刮去外粗皮等。

（二）润制的不同

润制是水制的范围，禹州传统炮制创造了蘸润、熏润、复润、辅料润的润法。

1. 蘸润 蘸润是将药材部分蘸水，一般是根部或粗大一端，放置后水自然渗透到细小的一端或末端，也可多次蘸水，直至润透，条状药材宜采用此法。

2. 熏润 熏润系禹州炮制中独特的软化方法，是将湿润的药材置密闭容器中，加硫黄燃熏，不仅可达到软化药材的目的，尚有增白、杀虫的作用。软化时间短，软化均匀，药材不易腐烂变性，易于贮存。如白芍、山药、天花粉等可采用熏润。

此外，禹州尚有蒸制软化、酒软化、煨法软化、烘法软化等。

（三）切制的不同

1. 切制工具 禹州药刀很早就在中药行业享有盛名，号称全国三把名刀之一。

禹州切刀，刃形似半月，故叫“半月刀”；刀与刀架以弯钩连接，宛如象鼻，滑动方便，又叫“象鼻刀”；因切刀设计奇特，大把药材可切，小如槟榔亦可切，药工送其绰号叫“大小通吃”。高德兴药刀传承百年，有“南派北派药械好、最佳莫过禹州刀”的美誉。

2. 切制方法 铡刀切药时一般侧坐或跨坐于木凳上，左手送药、右手执刀，可将药物扎成“把”齐切，即“彻把”，称为“把活”，一般是长条类药材如党参、桔梗、怀牛膝等。单个药材切制称“个活”，用手或特制钳子夹住药材送药。切全草类、茎叶类药材要沾水滑润刀口，坚硬、黏腻的药材切制时要刷油，保持刀口滑润、锋利、不粘刀。

手工切制饮片关键在操作，只有工艺精湛，才能切制出合格的饮片，禹州老药工朱青山是国家级“禹州药会”代表性传承人，刀法娴熟，其“百刀槟榔、蝉翼半夏”薄可透视，吹飘如雪。还有“云片鹿茸”，以及“白芷像骨牌、黄柏穿针线”“桔梗切后不见边，三棱能够飞上天”等高超切制工艺。

3. 切制特色

（1）易于鉴别 饮片切制注意药材自身的特征表露，才能使该药性状得以显现，易于鉴别。如禹州炮制茯苓、大黄切成云层片，即从药材纵剖面切，形似浮云；川芎按其形状顺切成蝴蝶片；枳实、胡黄连横切成鹦哥眼片等。其他如可根据进刀方向切出菊花心、金井玉栏、车轮纹、网纹等鉴别特征。同样，对一些难以从自身特征进行性状鉴别的药材，切制中有意识地赋予其饮片特征，形成约定俗成的片型，有利于区分药材。如禹白附与关白附，后者常切成直片与前者项头片区分；当归身切为直片，可和与之相似的独活相区分，后者一般切为项头片，一目了然。同样，川乌、草乌因其为同种来源，仅有野生、家种之区别，但两者功效却大不相同，毒性差别也很大，饮片切制时一般将川乌切成银元片，草乌切成顺片，便于区分。

（2）安全有效　药材切成何种片型首先要有利于有效成分的保存和发挥及药物毒性成分的减少，即安全性的提高，其次考虑临床用药及制剂方便。如荆芥要求切成鱼子片，即“荆芥鱼子片”，这是因为荆芥所含挥发油成分多存于髓中，通过外皮难以溶出，而且由于荆芥有节且短，因此切成碎的鱼子段，有利于挥发性成分溶出。同样原理切制的有麻黄，这种碎段中挥发油成分溶出量高于长段已被实验所证实。又如天花粉因其富含淀粉，若采用横切，导管大量暴露，会造成“走粉”现象，即所含淀粉大量流失，因此，一般切片时纵切为直片，减少导管的暴露，避免“走粉”变成“渣片”。又如有毒药材附子，通过切片使其表面积增加，在煎煮中毒性成分易于溶出并在加热时被破坏掉，提高了临床用药的安全性，禹州传统炮制中许多独特的片型正是考虑到了用药安全有效的目的。

（四）火制的不同

火制是净制、切制以后的炮制方法，通过加热的方法完成，分为炒、炙、煅等。

1. 炒法　中药炮制的炒法分为两大类，即清炒和辅料炒。

（1）清炒　即将切制后的药材饮片置锅中加热炒至一定程度的方法。分为炒黄、炒焦、炒炭。

禹州传统炮制炒法多应用在炒黄上，即将药材炒至挂火色，有香气出为度，其目的是改变药材的质地，使其疏松易碎，有利于有效成分的煎出，并具有提高疗效、缓和药性、祛除毒性和杂质的作用。如炒白芥子，通过加热，可破酶保甙，增加药效；炒葶苈子，因其性寒伤肺，炒后药性缓和；炒瓜蒌子，炒后破坏其致呕成分，减少副作用；炒苍耳子，一方面使其所含蛋白变性，祛除毒副作用，一方面炒后可碾去刺，祛除杂质。清炒法中炒黄是禹州传统炮制方法，讲究挂火色，有香气出即可，不可炒焦。

清炒法的另一种是炒焦，主要用于健脾开胃类中药，如山楂、麦芽、槟榔等，其目的在于缓和药物的偏性，免伤脾胃，可改变过酸、过苦、过寒、猛烈之性和毒性，同时有利于粉碎药物，提取时有效成分容易溶出。

禹州传统炒炭炒时注重炭存性。常见的炭药有姜炭、荆介炭、大黄炭、地榆炭、侧柏炭等，一般炒至药材表面黑褐色，内部黄棕色即可，其炒炭程度较其他地方浅，有利于保存药物自身的性质。禹州传统炮制另一种炒炭的方法是将药材置锅中炒至焦热后，点燃药材，轻轻翻动，待火焰由大变小时灭火，取出摊凉即可，可保证其存性，工艺简单方便。禹州传统炮制在炒炭时是禁止以水灭火星的，其原因是水把火星灭了，也湿润了部分药材，造成锅中药材炭化时间长短不一。

（2）辅料炒　辅料炒法有米炒、土炒、蛤粉炒、蒲黄炒、砂炒等。

如炒山药、白术、苍术，其他地方多以麦麸炒，禹州传统炮制则多以灶心土炒。实践证明，灶心土中含有硅酸盐、氧化碱和各种碱性氧化物，土炒后，一方面可增加其温中和胃、止血、涩肠止泻的功能；一方面极大地缓和药物的燥性和刺激性。又如麸炒，禹州传统麸炒一般在麸中加入少量蜂蜜，一方面使药材饮片润泽美观；另一方面蜂蜜和麦麸起到共同缓和药性、补中健脾的作用，这是其他地方炮制所不多见的，如蜜麸炒枳实、枳壳等。同样，禹州传统炮制也有先将药物拌上液体辅料后，再入麸中炒制，这种做法具有炒、炙两种作用，如麸炒川芎片，即先将川芎以黄酒淋润后，再入麸中炒至挂火色；麸炒白芍，也是先将白芍以黄酒拌润晾干后入麸中炒。

米炒，禹州一般采用大米加水后浸泡药材一昼夜，然后再炒至药材挂火色或呈焦黄色，可更好地祛除药材的毒性，如米炒红娘子、斑蝥。

砂烫炒，禹州传统炮制不仅用来改变药材质地，还用其祛除杂质、矫正药物偏性，如砂烫金樱子，即为了烫去其残留的小绒毛，使药材更洁净；砂烫金毛狗脊、骨碎补也有相同的目的。禹州炮制也常在砂烫中加入麻油，不仅使药材美观，而且可增加其补肾助阳功能，如砂烫狗脊、龟甲、鳖甲、鸡内金等。禹州炮制也常用砂烫代替其他炮炙方法达到相应的炮制目的，如盐炙杜仲，采用砂烫后至盐水中淬；干姜炒炭也常采用砂烫完成。

姜是一种调味品，还是一味治疗多种疾病的良药。姜入药，炮制方法不同，其性味不同。生姜走而不守，干姜守而不走，煨姜半走半守，炮姜既走又守。

禹州在炮制干姜方面有独到之处。既是道医、又是中医的姜天西老师，根据炒砂的温度炮制不同的药品。第一制，炒姜用文火，砂炒至流动时把姜倒入锅内，炒约15分钟，干瘪之姜鼓饱，颜色黄亮时把姜取出，为炮姜，走上焦；第二制，炮姜继续加温，炒至紫色时取出，为紫姜，走中焦；第三制，将紫姜继续加温，炒至黑褐色时取出，为黑姜，走下焦；第四制，将黑姜继续加热，炒至如炭时取出，为炭姜，内服治血；第五制，将存性炭姜粉碎成面，可外敷治血。

2. 炙法　炙法分为酒炙、蜜炙、醋炙、盐炙、药汁炙等多种方法。

蜜炙，禹州炮制是先将蜂蜜加入锅中，炼至一定程度，起鸡眼泡时加入净药材，翻动拌炒至不粘手，其蜜的用量一般为药材量的三分之一，蜜炙后的药材带有明显的光亮和蜜独有的气味，较其他蜜炙方法，药材不仅外观品质好，而且内在质量也明显优于其他制法，充分发挥了蜜炙的作用。

醋炙乳香、没药、五灵脂等，是先将药材炒热后以麦麸或草纸除去油烟，筛去辅料，喷醋后炒至表面光亮即可。醋炙大戟、商陆、芫花、狼毒等，系将药材中加入适量的醋，闷润一夜后煮至醋吸尽，再继续炒至微干即可。

盐炙，禹州采用先炒后淋洒盐水的方法，如盐炙杜仲，即将杜仲至锅中炒至断丝后，喷淋盐水，继续炒干即可。

3. 煅法 禹州在煅制方法上也有独特之处，如煅制血余炭，禹州传统炮制是取健康男女的头发各一半，以盐泥裹烧一定时间后取出，与传统扣锅煅相比，其色泽乌黑，存性明显。

（五）水火共制法

既用水又用火的方法，即蒸法。如蒸制熟地黄，将熟地黄以黄酒拌润后，至笼中蒸 12 小时后取出，晾晒至六七成干，以开水拌湿润，复蒸 12 小时取出，反复八次，即为九蒸熟地黄，具有滋补不腻的功效。

老药工将炮制经验编成歌谣："酒制升提而散寒，姜制和中而去痰；醋制入肝易收敛，盐制走肾而软坚；麸炒健脾资谷气，土炒守中助脾官；米泔水制去燥性，蜜制甘缓补益元；砂烫炮鼓打松脆，滑石烫制吸油干。"

二、传承炮制禹药飘香

禹州中药材的发展，一是以药成会，二是以药成市。20 世纪 40 年代，禹州有药帮 18 个，药行 41 家，药棚 66 家，药庄 18 家，药店、药堂 74 家，钱庄 28 家。中华人民共和国成立后中药工人近 500 人，转入禹县制药厂的药工有 170 人，转入禹州公私合营药店的药工有 126 人，其余分散到北京、西安、武汉、郑州、开封等地。1986 年，国家授予老药工荣誉称号的禹州老药工有 58 人。现在禹州从事中药加工炮制、中药制药、调剂 20 年以上的药工有近 300 人。

禹州中药由于加工精细，炮制严谨，在清朝已有"保光清凉散""九天阿胶"知名品牌。驰名中外的"九蒸九制大熟地"，于宣统三年（1911 年）在德国万国博览会上获金奖，被列为宫廷贡品。九蒸黄精、九蒸槐豆、九制芝麻丸、九制大黄、蜜制麻黄、姜制厚朴、盐制小茴、醋制乳香、酒制白芍、土炒白术、麸炒枳壳、砂烫山甲、制霜蒌仁等百余种饮片，其加工方法已收录药典。

还有丸、散、膏、丹等中成药二百余种，如活血壮筋丹、中风回春片、梨膏糖、蜜苏丸、一把抓、香砂养胃丸、肥儿散、小儿惊风丸等。

禹州中药前期加工方法有 40 种，切制药材 800 种，能切出片形 14 种。炮制遵从"修治、水制、火制、水火共制和其他制法"，浸、泡、闷、润、蒸、煮、煅、煨、炒、炙等方法独特，针对不同药材，采取不同炮制方法，因药而宜，因产地而宜。其突出特征是：工艺讲究，九蒸品选材必存放三年，蒸晒必在冬至后，立春前，必"黑如漆、亮如油、甘如饴"，且久存不变色、不变质、不变味；去杂必"舌舔无土腥"，浸润"药透水尽""身软皮伸"；刀法精湛，切出"半夏片薄能飞天，桔梗切片不见边，槟榔能切百二片，黑灯切药无残片"。足见其技艺的精湛。

禹州中药炮制是在长期实践中，采用古代医籍所载的炮制方法，经过数代人的应用继承，加以改进，成为自己的独特工艺，同时汲取其他地区的炮制技术，逐渐形成自己的特色炮制方法。禹州传统炮制亦不是一成不变的，自古至今各个时期炮制方法多有不同，即使同一时期同一种药材加工炮制的方法也不相同，但无论采用哪种炮制方法都殊途同归，能达到发挥临床疗效的目的。

（铁绍文）

第六节　禹州中药“四大九蒸货”

一、“九蒸九晒”炮制法的历史

蒸与晒是炮制药材常用的方法，其作用是为了改变药性，使之更符合临床应用。以地黄为例，生地黄有清热凉血、滋阴生津的功效，蒸晒的目的主要是缓和生地黄的药性，使其药性由寒转温，进而起到补益阴血的作用，并使地黄滋补而不腻，用于血虚、面色萎黄、眩晕、心悸失眠、月经不调、崩漏等病证。蒸制程度要求中心黑透、味甘为佳。这种炮制法源远流长，东汉时期张仲景的《金匮要略》中载有“生地黄二斤吹咀，蒸之如斗米饭久”，可知当时已有蒸法。唐代孙思邈曰：“（蒸熟地黄）古法九遍止，今但看汁尽色黑，熟蒸三五遍亦得。”又如唐代孟诜《食疗本草》黄精条的记载有：“可取瓮子去底，釜上安置令得，所盛黄精令满。密盖，蒸之，令气溜，即曝之。第二遍蒸之亦如此。九蒸九曝。”可见，蒸晒九遍的炮制法至少在唐代就已经出现。明代李时珍《本草纲目》中记载：“熟地近时造法，持沉水肥大者，以好酒入微砂仁末在内拌匀，柳木甑于锅内，蒸令气透晾干，再以砂仁酒拌蒸晾，如此九蒸九晾乃止。”清代《本草便读》中说：“熟地黄即生地黄蒸晒极熟，色黑如漆，味甘如饴，寒转为温，自能独入肾家，填精补血，为培助下元之首药。”不但说明了蒸制程度，亦说明了药物性能的改变。总之，用九蒸九晒法炮制的药物是我国传统医学理论实践的总结。

目前国内一般采用闷法一次性蒸制成熟地黄。《中华人民共和国药典》制法规定：蒸至黑润，取出，晒至约八成干时，切厚片或块，干燥而得。这种炮制法存在蒸不透，色泽、口感、疗效差，容易腻胃等缺陷，而用禹州传统九制熟地黄，能克服闷法一次蒸制熟地黄的缺陷，达到古法所要求的“墨如漆、亮如油、甜如饴”，最重要的是克服了普通熟地黄腻胃的缺陷，达到补血滋阴的功效。

二、四蒸货面临的现实问题

中国传统优秀的技艺大多并无文字记载，只在家族中口耳相传，绝不外露。与之相似，禹州四大九蒸货传统炮制经验和技术一直也未能进行系统的总结和整理。随着老药工的相继离世及国家规定的现代炮制方法的普遍应用，那些通过实际操作、口头传授流传的传统炮制技术已经濒临失传，抢救和发掘这些弥足珍贵的技艺已经到了非常迫切的地步。以赵隆太熟地黄为例，在赵家传了七代或八代后，1956年公私合营后，随着最后一位传人的去世，隆太熟地黄制法工艺基本就失传了。

但是一些有识之士，利用现有条件，已经努力着手改变这种现状。禹州老药工朱清山老人，14岁进药铺当学徒，练就了一手过硬的中药炮制技艺，他根据自己的经验和历史资料，历经多次试验，恢复了九蒸九晒的技艺。用朱清山所复原的方法炮制的九蒸九晒熟地黄，无论从外观到口感、疗效，得到了专家的高度赞扬和肯定。

但是，即使禹州传统四蒸货被还原，技术难关被攻克，仍不能从根本解决问题，九蒸货的推广和发展依然面临着困境。

首先，九蒸货因为选材讲究，用料严格，生产周期长，成本相对较高。比如炮制九蒸熟地黄，每次蒸熟地黄时选优质地黄个大者洗净、润透，用特殊工艺处理后装入铜瓮。第一次蒸三天三夜，然后取出晾干，拌入熟地黄汁、黄酒、砂仁，用手揉搓均匀，再晒一天，晾一夜，开始第二次蒸，以此类推至九蒸九晒，二十多天才能制成，也就是说一个月只能做成一次。用这种方法炮制出的熟地黄，无疑成本太高。

其次是技艺的传承上，四蒸货的炮制工艺实践性很强，流程中很多注意事项、禁忌，如光靠文字资料而无长期的实践积累肯定是不行的。炮制者个人的感觉、经验对炮制品的质量起了非常大的作用，人的因素并不是机械化大生产所能取代的。正如老药工朱清山所说："人对于药材，都是靠感觉出来的，中药材都是动植物，有生命的东西千变万化，不是什么现代机器全部能对待的。"这实际上也是整个中医药行业的共同特性。在这样的要求下，一个中药工的成长，需要比较长的周期和艰苦的实践磨练，短期内看不到个人的现实利益，真正有志于从事此项工作的年轻人越来越少。尽管一些老药工迫切想把自己多年的技艺传承下去，但是由于没有国家相应的配套政策做保障，只能使这种传授成为老药工们的个人行为，成为一些从学者的个人兴趣，而难以成为终身职业。

（张晓利）

第六章

中原针灸推拿

第一节 中原针灸

中原大地历史悠久，有光辉灿烂的中医文化，针灸作为中医学的重要组成部分，在治病防病、养生保健、康复中发挥了巨大作用。春秋战国时期，在中原产生了中医经典著作《黄帝内经》，内容包括《灵枢》《素问》，其中的《灵枢》是我国最早的针灸学专著，东汉末年在南阳产生了中医辨证的经典著作《伤寒杂病论》，西晋时期在洛阳产生了第一部最系统的针灸学著作《针灸甲乙经》，北宋时期在汴梁（现在开封）产生了第一个由政府颁布的国家标准《铜人腧穴针灸图经》，金元时期百家争鸣，攻下派代表作《儒门事亲》问世，形成了我国特色突出的刺血流派，清代河南长葛医家李守先编著的《针灸易学》是针灸在民间流传的科普范本。以《黄帝内经》《针灸甲乙经》《伤寒杂病论》《铜人腧穴针灸图经》《儒门事亲》《医学入门》等为代表的经典著作奠定了中原针灸的理论和临床基础，黄帝、岐伯、皇甫谧、张仲景、王惟一、张子和、李守先等中医名家为中原针灸学术的发展做出了巨大的贡献，形成了具有中原特色的针灸医学。

中华人民共和国成立后，在党和政府的领导和支持下，针灸学术得到了迅速的发展。河南中医药大学邵经明教授创立的“三穴五针一火罐”治疗哮喘技术在全国推广应用，为广大病患解除了疾苦，国家中医药管理局挂牌成立了河南邵氏针灸流派传承工作室，全国名老中医孙六合教授创立穴性理论，按穴性选穴，编著有《穴性论》，他提出的热补凉泻手法丰富了针刺手法的内容；南阳张仲景国医大学李世珍教授创立的辨证选穴体系远传海内外，出版了《常用腧穴临证发挥》；老中医刘会生教授在家传经验基础上，用“飞针治疗青盲”取得了很好的临床效果，擅长用耳穴治病的王民集教授，用三棱针刺耳尖出血降眼压、膈俞穴和膏肓穴刺络拔罐治疗乳腺病等针灸技术解除了患者的疾苦，国家中医药管理局重点学科——针灸学科带头人高希言教授在认真学习梳理古今经验中，主编了十二五、十三五、十四五全国中医药行业高等教育《各家针灸学说》规划教材，在教学和临床中总结了透灸技术，并主持制订了世界针灸联合会行业标准——透灸操作技术，在针灸治疗失眠中形成的特色技术，作为国家中医药管理局中医临床适宜技术推广项目，丰富了中医针灸学术的内容。中原针灸学术特色概况如下。

一、指导临床的经络理论

《黄帝内经》包括《灵枢》《素问》两部分，成书于中原。《灵枢》指出经脉是指导临床治病的理论基础，“夫十二经脉者内属于脏腑，外络于肢节”（《灵枢·海论》）。经络联系内脏与肢体，沟通全身上下内外，在生理、病理上有重要作用，其功能是运行气血、联系脏腑，“经脉者所以行血气而营阴阳，濡筋骨、利关节者也”（《灵枢·本脏》）。

《灵枢》对十二经脉、十五络脉、十二经别、十二经筋等的循行分布与联系脏腑做了系统的论述，详细记载十二经脉循行路线，并论述了审、切、循、扪、按等经络诊察的方法。《灵枢·刺节真邪》曰：“用针者，必先察其经络之实虚，切而循之，按而弹之，视其应动者，乃后取之而下之。”《灵枢·经水》言：“审、切、循、扪、按，视其寒温盛衰而调之，是谓因适而为之真也。”经络循行线上所表现的皮肤润泽状态、颜色、是否有结节和疼痛等异常感觉都是经络诊察的内容。《素问·刺腰痛》载：“厥阴之脉令人腰痛，腰中如张弓弩弦，刺厥阴之脉，在腨踵鱼腹之外，循之累累然，乃刺之，其病令人善言，默默然不慧，刺之三痏。”在腰痛时会发现足厥阴脉的异常改变，并在诊察到异常的部位进行针刺。通过对经络的诊察，获取大量的临床信息，为经络辨证奠定基础，有针对性地指导疾病的治疗。《灵枢·卫气》曰：“能别阴阳十二经者，知病之所生。”明确地指出了经络诊察的重要性。

《灵枢·经脉》记载：“经脉者，所以能决死生、处百病、调虚实，不可不通。”经络是人体运行气血的通道，也是针刺治疗疾病、传导感应的载体。《黄帝内经》的经络理论，能指导经络辨证，针灸处方选穴，成为临床不可或缺的重要环节。后世医家正是基于《黄帝内经》理论，结合经络循行的特点、经络脏腑的关系、经络诊察的方法等推断疾病发生的经脉与脏腑，确定病变的性质与发展趋向，指导临床的诊断与治疗。

医圣张仲景根据《黄帝内经》的“热论”“皮部论”等，创立六经辨证，指导辨证施治，著《伤寒杂病论》。提出三阳经病变，多属外邪初中、正气未衰的实证、热证，宜用针刺以泻邪气。如治疗太阳病时，由于卫表虚，邪气较重，服用桂枝汤后，正气仍无力祛邪外出，阳气不宣，出现烦躁不解等症状，要先针刺风池、风府以疏通经络，振奋阳气，再服用桂枝汤以发汗解表散寒，“太阳病，初服桂枝汤，反烦不解者，先刺风池、风府，却与桂枝汤则愈”（《伤寒论》24 条）。“欲引邪出，先针后药”，针药并施，促使邪退病愈。

张氏提出期门刺法，一是用于热入血室证，太阳中风证适逢经期，表邪乘虚化热内陷，热入血室，致气血流行不利，热扰神明，出现太阳蓄血证，刺期门以泄血分实热，泄热祛瘀。“妇人中风，发热恶寒，经水适来，得之七八日，热除而脉迟身凉，胸胁下满，如结胸状，谵语者，此为热入血室也。当刺期门，随其实而取之”（《伤寒论》143 条）。阳明病热盛，下迫血室，治当因势利导，针刺期门，疏肝泄热，“阳明病，下血谵语者，此为热入血室，但头汗出，刺期门，随其实而泻之，濈然汗出则愈”。二是对于太阳、少阳表里兼症，少阳胆气内郁，太阳营卫失和，经气阻遏，治疗取大椎、肺俞、肝俞疏泄少阳，通达太阳经气。若误治发汗导致木火愈炽，扰及心神而发谵语，则刺期门以泄热安神，病机关键偏于少阳之火热。“太阳与少阳并病，头项强痛，或眩冒，时有结胸，心下痞硬者，当刺大椎第一间、肺俞、肝俞，慎不可发汗。发汗则谵语、脉弦。五日谵语不止，当刺期门”（《伤寒论》142条）。三是用于治疗纵横证，纵证为肝邪乘脾，肝木旺盛，木旺乘脾，脾土受制约太过而致脾虚，出现脾胃症状，“伤寒腹满谵语，寸口脉浮而紧，此肝乘脾也，名曰纵，刺期门”（《伤寒论》108条），横证为肝邪侮肺，肝邪旺盛，反侮肺金导致阳气郁闭、卫阳不行、内郁化热而出现的一系列症状，“伤寒发热，啬啬恶寒，大渴欲饮水，其腹必满，自汗出，小便利，其病欲解，此肝乘肺也，名曰横，刺期门”（《伤寒论》109条）。纵横两证病位均在肝，均由肝木旺盛、肝气不疏导致，故两证皆可刺期门穴，疏肝泄肝，调理气机而使阴阳自和。

三阴经病多为正气损伤的虚证、寒证，宜用灸法温中散寒或回阳救逆。少阴吐利太过，阴伤而致阳气暴脱脉不至，当灸少阴经急救回阳，阳气通则脉自复，“少阴病，吐利，手足不逆冷，反发热者，不死。脉不至者，灸少阴七壮”（《伤寒论》292条）。病入厥阴，阳衰阴盛的病候，用灸法散寒复阳，“伤寒六七日，脉微，手足厥冷，烦躁，灸厥阴”（《伤寒论》343条）。

仲景发挥《黄帝内经》的“治未病”思想，提出未病先防，已病防变，“太阳病，头痛至七日以上自愈者，以行其经尽故也，若欲作再经者，针足阳明，使经不传则愈”，结合经络传变规律，运用针灸，截断疾病的传变过程，达到“治未病”的目的。

仲景根据其临床经验，对临床误治病证，提出积极应对的方法，“观其脉证，知犯何逆，随证治之”，也提出了针灸的禁忌证，指出邪热内盛证误治，导致咽燥、吐血的变证慎用艾灸，“脉浮，热甚，而反灸之，此为实，实以虚治，因火而动，必咽燥，唾血”（《伤寒论》115条）。

《黄帝内经》的学术思想对后世的临床应用产生了巨大的影响。朱丹溪以《灵枢·经脉》篇十二经脉病候为基础，结合其临床经验，对十二经脉的病证做了大量的增补，如足太阳膀胱经见证，增入“便脓血”“肌肉萎”等，在《丹溪心法》中提出“合生见证”，指出同一症状可能与多条经脉的循行、相应脏腑功能有关，如“鼻鼽衄，手足阳明、太阳”，手阳明大肠经、足阳明胃经、足太阳膀胱经均通过鼻部，三经受病都可以出现“鼻鼽衄”，治疗时，除了选鼻部穴位，还可选择远端的膀胱经昆仑穴。“合生见证”进一步完善了经络学内容，为指导临床治疗选穴提供了基础。明代汪机根据经络理论，采用分经分部取穴方法，指导外科疮疡治疗，如“从背出者，当从太阳五穴，选用至阴、通谷、束骨、昆仑、委中”。对经络应用提出新观点、新认识，使经络理论更加完善。

二、完善系统的腧穴理论

《黄帝内经》记载人体腧穴数量365个，《素问·气府论》说“脉气所发者凡三百六十五穴也”，书中有名称和部位的腧穴有160个。为了准确定穴，提出动态、灵活、准确的骨度分寸法，对头颈、胸腹、腰背、四肢等各部位的长度做出了规定，《灵枢·骨度》曰：“头之大骨围二尺六寸，胸围四尺五寸，腰围四尺二寸……膝以下至外踝长一尺六寸。”对腧穴的定位、命名、取穴方法及腧穴功能、主治等内容均有论述。《黄帝内经》“九针十二原”“本输”“邪气脏腑病形”“寿夭刚柔”“经脉”“五乱”等篇全面阐述五输穴理论，还有原穴、十五络穴、下合穴、五脏背俞穴的记载。

五输穴即“井、荥、输、经、合”（《灵枢·九针十二原》），是指十二经分布于肘膝关节以下的五个重要经穴，《黄帝内经》把经气运行由小到大变化的过程，用自然界的水流由小溪到大江大河的变化作比喻，从四肢末端向肘膝方向，依次为“所出为井，所溜为荥，所注为输，所行为经，所入为合”，依五行相生规律以及阴阳相合、刚柔并济的关系将五输穴与五行相配，成为针灸取穴的理论基础。

《灵枢·九针十二原》提出“阳中之少阴肺也，其原出于太渊，太渊二。阳中之太阳心也，其原出于大陵，大陵二。……膏之原出于鸠尾，鸠尾一。肓之原出于脖胦，脖胦一”十二原穴，原穴是脏腑原气输注、经过和留止于四肢部位的腧穴，脏腑病变可反映在原穴，根据原穴出现的反应可推知病情变化，取原穴治疗五脏之疾，“五脏之疾应出于原”。

《素问·气穴论》篇提出“气穴三百六十五”，还提出“孙络三百六十五穴会”的概念，强调“孙络之脉别经者，其血盛而当泻者，亦三百六十五脉并注于络，传注十二络脉，非独十四络脉也”。十五络穴是经脉上分出的“十五大络”的部位，位于四肢、躯干部，为表里经的相互调节提供了理论依据。

《灵枢·邪气脏腑病形》提出六腑之气下合于下肢足三阳经的六个下合穴，“胃合于三里，大肠合入于巨虚上廉，小肠合入于巨虚下廉，三焦合入于委阳，膀胱合入于委中央，胆合入于阳陵泉”，用于治疗六腑病证。《灵枢·四时气》提出：“邪在腑，取之合。”《灵枢·邪气脏腑病形》提出：“大肠病者，肠中切痛而鸣濯濯，冬日重感于寒即泄，当脐而痛，不能久立，与胃同候，取巨虚上廉。”

背俞穴为五脏之气汇聚的部位，《灵枢·背俞》记载五脏背俞穴的位置，“肺俞在三椎之旁，心俞在五椎之旁，膈俞在七椎之旁，肝俞在九椎之旁，脾俞在十一椎之旁，肾俞在十四椎之旁，皆夹脊相去三寸所”。针刺背俞穴可以治疗相应脏腑病证。《素问·长刺节论》云：“迫脏刺背，背俞也。”《灵枢·五邪》记载肺病取募穴和背俞穴，“邪在肺则病皮肤痛，寒热，上气喘，汗出，咳动肩背，取之膺中外腧，背三节五脏之旁”。

《灵枢》载有“治在燔针劫刺，以知为数，以痛为输”“取之膺中外腧，背三节五脏之旁，以手疾按之，快然乃刺之”“按其处，应在中而痛解”等按压取穴方法。“以痛为腧”的理论为唐代孙思邈在《备急千金要方》中提出阿是取穴法提供了依据。后世将腧穴分为经穴、奇穴、阿是穴三类。

晋代《针灸甲乙经》成书于河南洛阳，皇甫谧根据《灵枢》《素问》《明堂孔穴针灸治要》，使“事类相从，删其浮辞，除其重复，论其精要”，对十四经腧穴按照头、背、面、耳、颈、肩、胸、腹、手三阴三阳经、足三阴三阳经，由四肢末端到头面躯干依次向上、向中的顺序排列，开创了以经统穴的先河。

《针灸甲乙经》记载的穴位有 349 个，其中双穴 300 个，单穴 49 个。《针灸甲乙经》载有腧穴别名 70 多个，如攒竹又名员柱、始光、夜光、明光；腰俞又名背解、髓空、腰户等，别名的出现意味着腧穴理论的发展，为理解穴位位置与作用提供了方便。《针灸甲乙经》对《黄帝内经》中仅有名称、未载取法和部位的腧穴进行补充，并结合实践经验总结出更清晰的定位方法，如"间使，在掌后三寸"；"郄门，手心主郄，去腕五寸"；取率谷，"嚼而取之"；取下关，"合口有孔，张口即闭"；取瘛脉，"耳后鸡足青络脉"是穴；取昆仑，按之有"细脉动应手"等。有的根据患者的口腔动作取穴，有的根据体表静脉分布取穴，有的根据触到的脉搏取穴，对准确取穴有一定的意义。提出 80 多个交会穴，扩大了穴位的主治范围，如大椎为三阳经与督脉之会，不仅可治督脉"脊强反折"的病证，同时可以治疗三阳经上发热、头痛等病证。在《黄帝内经》基础上补充了手少阴心经五输穴，"手少阴心经之井为少冲，荥为少府，俞为神门，经为灵道，合为少海"(《针灸甲乙经·卷之三·手少阴及臂凡一十六穴第二十六》)，完善了五输穴内容，为后世针灸医学发展奠定了基础。

唐代医家甄权，河南扶沟人，长于针灸，医术精湛，撰有《脉经》《针经钞》《针方》《明堂人形图》，均已亡佚。《备急千金要方》《外台秘要》《太平圣惠方》《铜人腧穴针灸图经》等著作收载有甄权所撰针灸部分内容。甄氏用《针灸甲乙经》等著作对秦承祖所绘针灸图经进行校订，纠正了许多错误，新编撰《明堂人形图》，此书在"头身分部，四肢分经"的基础上，以"仰人、伏人、侧人"三个角度绘制图经，清晰简明，便于取穴定位，同时将《针灸甲乙经》中未归经的腧穴进行整理归经，为后代医家定位取穴奠定了基础。

北宋以前，针灸学古籍甚多，辗转传抄，图谱粗糙难辨，经穴理论众说纷纭，不利于针灸学术的交流与发展，任宋仁宗、宋英宗两朝翰林医官院医官，殿中省尚药奉御等职的王惟一，奉昭重修针灸图经，完善腧穴内容。《铜人腧穴针灸图经》成书于河南开封，论述十二经脉及任、督二脉的经穴主治及循行路线，并附有三幅经穴图，按图可查穴，按穴可查所治之症。同时将《铜人腧穴针灸图经》内容刻于石碑之上，昭示于众，便于观摩。王惟一根据《灵枢·骨度》及实际测量人体身长尺寸，铸造出两具针灸铜人。铜人表面分布经络循行及经穴，其"针入汞出"的设计特点成为宋代医师的考试工具，以便教学及考察对经穴准确定位的能力。王氏用书籍、石碑、铜人三种不同的方式，更直观地向世人展现经络腧穴，开创了直观教学的先河，杜绝了"针砭无法，传述不同"的现象。

《铜人腧穴针灸图经》在《针灸甲乙经》的基础上，新增膏肓、厥阴俞、青灵、灵台、腰阳关五穴。在《灵枢》的基础上修订了人体骨度分寸，并对手指同身寸进行了说明，"凡度周身孔穴远近分寸，以男左女右，取中指内纹一寸"，现中指同身寸法即源于此。《铜人腧穴针灸图经》是我国第一个由国家政府颁布的经穴标准，对针灸国际标准的制订和针灸的学术传播具有里程碑意义。

三、整体观念指导下的辨经论治

整体观念是指人体各脏腑、组织、器官相互联系、相互协调的整体性，在生理上相互联系、病理上相互影响，针灸治病从整体出发选取腧穴，“善用针者从阴引阳，从阳引阴。以右治左，以左治右，以我知彼，以表知里，以观过与不及之理，见微得过，用之不殆”(《素问・阴阳应象大论》)，“病在上取之下，病在下取之上，病在中旁取之”(《素问・五常政大论》)，均是通过经络联系发挥穴位的整体治疗作用。

辨经论治是针灸治疗的特色和优势，《灵枢・官能》曰：“用针之理，必知形气之所在，左右上下，阴阳表里，血气多少，行之逆顺，出入之合，谋伐有过。”《黄帝内经》指出辨经是针刺治病的前提，“五脏者……各生虚实，其病所居随而调之。病在脉调之血，病在血调之络，病在气调之卫，病在肉调之分肉，病在筋调之筋，病在骨调之骨……必谨察其九候，针道备矣”(《素问・调经论》)，针刺治疗需要辨清病性、明确病位、判断病势，还要准确选择经络，“审于本末，察其寒热，得其所在”，才能“万刺不殆”。

《黄帝内经》以经脉循行为依据，论述经脉辨证，如热病、厥头痛、腰痛等病证，凡出现头、项、背、腰、脊等足太阳经循行部位的疼痛、沉重、僵硬等症状表现者，属足太阳经病候。热病中见胁、耳部症状，属于足少阳；见面、目、鼻表现则属足阳明经。诸阴经证，热病而见“腹满而嗌干”，其病在“胃”与“脾”，故辨属足太阴经；见“口燥舌干而渴”，以口舌部表现为主，属足少阴；“囊缩”出现在前阴，属足厥阴经循行的部位，属足厥阴。病见前阴、少腹部症状时，俱从足厥阴辨证，皆是以经脉循行为据辨证之例。

《灵枢・厥病》记载有头痛的分经论治，根据疼痛部位和兼症采用分经取穴的治疗方法，如“厥头痛，头脉痛，心悲，善泣，视头动脉反盛者，刺尽去血，后调足厥阴”“厥头痛，意善忘，按之不得，取头面左右动脉，后取足太阴”“厥头痛，项先痛，腰脊为应，先取天柱，后取足太阳”“厥头痛，头痛甚，耳前后脉涌有热，泻出其血，后取足少阳”等，为经络辨证的形成奠定基础。

《灵枢・经脉》将十二经脉的病候归纳的本经经脉及所属脏腑发生异常时出现的“是动”病，以及本经能治疗的“所生”病，为循经辨证提供了依据。

河南南阳张仲景国医大学教授李世珍，根据《黄帝内经》《伤寒论》辨证，在临床上总结了临床辨证选穴的方法，著有《常用腧穴临床发挥》。

四、天人相应的时空观

时间针灸源于《黄帝内经》，《素问・八正神明论》曰：“凡刺之法，必候日月星辰，四时八正之气，气定乃刺之。”《灵枢・四时气》曰：“四时之气，各有所在。灸刺之道，得气穴为定。故春取经血脉分肉之间，甚者深刺之，间者浅刺之。夏取盛经孙络，取分间绝皮肤。秋取经腧，邪在腑，取之合。冬取井荥，必深以留之。”为时间针灸学的发展奠定了基础。

《灵枢·刺节真邪》说“天地相应，与四时相符，人参天地”，概括了人与自然界相互影响、相互制约的协调平衡关系。《灵枢·顺气一日分为四时》曰：“春生夏长秋收冬藏，是气之常也，人亦应之。”这是对生命活动规律与天时变化关系的概括，日月的运转、气候的变迁、昼夜的交替、自然界的变化与人体生理活动、病理变化密切相关，人体经脉的气血流注随着昼夜季节变化而有盛衰开阖的不同。

人体经脉的气血运行“与天同度，与地合纪”（《灵枢·痈疽》）。《灵枢·营气》记载十二经脉气血循环的流注次序，自肺经→大肠经→胃经→脾经→心经→小肠经→膀胱经→肾经→心包经→三焦经→胆经→肝经，再到肺经，循环往复，周流不休。气血旺盛如潮之涨，称之为“开”，气血衰落如潮之落，称之为“阖”。经脉脏腑发生病变时，正气借该脏腑气血旺盛之时与邪交争，祛邪外出，在经络气血运行的恰当时机进行针刺，扶正祛邪，正胜邪退，促使病情好转或痊愈。

按年月、四时、日时等阴阳变化的不同节点指导针灸临床是《黄帝内经》的特色之一。《素问·诊要经终论》“春刺散俞”“夏刺络俞”“秋刺皮肤”“冬刺俞窍于分里”。在《灵枢·本输》《灵枢·终始》《素问·通评虚实论》等篇中均有关于按四时治疗的论述，冬病夏治是按时（季节）治疗的典型例证。《素问·八正神明论》论述“月始生则血气始精，卫气始行；月郭满则血气实，肌肉坚；月郭空则肌肉减，经络虚，卫气去，形独居”，说明月亮盈亏与人体气血变化有密切的关系。《黄帝内经》根据月节律针刺治病的方法是时间针灸的重要内容之一。

根据日月星辰的运行、四时八正之气的变化以及月之盈亏的周期改变，对人体气血盛衰的影响，《黄帝内经》提出依天时而调气血的针刺理论，经后世的发展形成了时间治疗学。如兴起于宋金时代的子午流注针法，由金代何若愚详细阐述子午流注原理与取穴法，编撰成《流注指微赋》传于后世。王国瑞按时辰选取“流注八穴”，发展为“飞腾八法”。明代徐凤《针灸大全》“子午流注逐日按时定穴法”依“子午相生、阴阳相济”的思想，提出具体的开穴方法，在飞腾八法的基础上创立“灵龟八法”，将天人相应、阴阳五行、脏腑经络、气血流注、候气逢时等理论有机结合，形成了时间针法。

河南中医药大学孙学忠教授，在长期的教学实践中总结出子午流注的简便推算法，对子午流注的推广做出了贡献。

五、基于气血的调气治神说

《黄帝内经》提出气血是神的物质基础，“人之血气精神者，所以奉生而周于性命者也”“血气者人之神，不可不慎养”，正常状态下，气血调和，精血互生互养，气能生精摄精，精能化气，精气化神。若气血运行受阻，则经络不畅，可表现为疼痛、麻木等，日久会引起脏腑气血阴阳的失衡而发生疾病。通过针刺调节气血，使经络通畅，祛除病邪，恢复正气，达到平衡阴阳，治疗疾病的目的。

神是气血的外在表现，由五脏化生收藏，故患者神气的盛衰，直接反映脏腑精气的虚实状况，这是医生治病的依据，《灵枢·本神》指出“凡刺之法，先必本于神”，强调了神在针刺中的重要性。《素问·宝命全形论》曰：“凡刺之真，必先治神。五脏已定，九候已备，后乃存针。”《灵枢·本神》曰：“用针者察观病人之态，以知精神魂魄之存亡得失之意。”

治神是指医者全神贯注、精神专一地调节病人气血的过程，“专意一神，精气之分，毋闻人声以收其精，必一其神，令志在针”，治神贯穿于整个针刺过程，要细心体察患者的气血变化。守神也是治神的范畴，《灵枢·九针十二原》云：“粗守形，上守神。”《灵枢·小针解》曰：“上守神者守人之血气有余不足，可补泻也。”守神即守血气，行气、守气均是治神、守神的基础。

针刺调气是治神的一种体现，是针刺治疗的关键。《灵枢·九针十二原》曰：“刺之要，气至而有效；效之信若风之吹云，明乎若见苍天。”以风吹云散见苍天来形容针下气至后的临床效果。《灵枢·刺节真邪》曰：“用针之类，在于调气。”《灵枢·终始》曰：“凡刺之道，气调而止。”《灵枢·根结》曰：“用针之要，在于知调阴与阳。”针刺治病的要点就是调和阴阳，并使之平衡。《灵枢·官能》曰：“工之用针也，知气之所在而守其门户，明于调气补泻所在，徐疾之意，所取之处。”医生用针要明白和掌握调理气机的道理与技术。

通过针刺手法调节经气，达到气至病所调气治神的效果。《素问》“八正神明论”“离合真邪论”“调经论”“针解”及《灵枢》“官能”“小针解”等篇论述了针刺操作手法，《素问·离合真邪论》中记载切、循、弹、按、抓、扪等针刺操作；《黄帝内经》还提出迎随、徐疾、呼吸、开阖等补泻手法和导气法。“泻必用员，切而转之，其气乃行，疾而徐出，邪气乃出，伸而迎之，遥大其穴，气出乃疾。补必用方，外引其皮，令当其门，左引其枢，右推其肤，微旋而徐推之，必端以正，安以静，坚心无解，欲微以留，气下而疾出之，推其皮，盖其外门，真气乃存”（《灵枢·官能》）。《黄帝内经》“方员补泻”中蕴含了捻转、徐疾、开阖，成为后世提插补泻的雏形。

《灵枢·五乱》记载：“徐入徐出，谓之导气。补泻无形，谓之同精。是非有余不足也，乱气之相逆也。”现代平补平泻法是均匀速度捻转或提插以激发经气的方法，是从《黄帝内经》“导气法”的基础上发展而来的。

金元时期窦汉卿，因避战乱曾在河南蔡州（汝南）跟李浩学习针灸，重视调理气血，强调治神。在《黄帝内经》刺法基础上，重视经络气血的特点、选择不同针刺法，“凡刺者，使本神朝而后入；既刺也，使本神定而气随。神不朝而勿刺，神已定而可施”（《标幽赋》），要求患者应精神安定，医者应全神贯注，注意观察患者的精神状态。用形象、客观的语言描述了《黄帝内经》中抽象深奥的得气技术，“轻滑慢而未来，沉涩紧而已至”“气之至也，如鱼吞钩饵之沉浮；气未至也，似闲处幽堂之深邃”（《标幽赋》），判断得气的关键在于医者对针下穴位气机变化的感知。

窦汉卿根据《素问·针解》“刺实须其虚者，留针阴气隆至，针下寒乃去针也；刺虚须其实者，阳气隆至，针下热乃去针也”而创手指寒热补泻十四法，后世的烧山火、透天凉针法即是在寒热补泻法的基础上发展而来。在《素问·离合真邪论》“必先扪而循之，切而散之，推而按之，弹而努之，抓而下之，通而取之，外引其门，以闭其神”学术思想的基础上，提出针刺单式手法 14 种，即动、退、搓、进、盘、摇、弹、捻、循、扪、摄、按、爪、切，成为针灸手法的重要内容，被后代《针灸大全》《针灸聚英》《针灸大成》收载传承。

清代医家李守先，河南长葛人，潜心研读历代名医著作，著有《针灸易学》。李氏“主以黄岐，旁及诸家之说”提出手法、认证、取穴是学习针灸的三要素，倡导学习针灸，首先掌握针刺手法操作，“手法不明，终身不医一病”，《针灸易学》中论述补泻，皆源于《灵枢》《素问》《针灸甲乙经》等经典名篇，他提出进针“得气，徐出针”“勿闭其穴，令走气也”为泻法；“针进得气”“随呼而走，出针速按其穴，恐走气也”属补法。论述简明扼要，精当明晰，实用性强，是准确掌握针刺补泻手法的关键技术与操作。

全国名老中医专家学术经验指导老师、河南中医药大学孙六合教授在临床中总结出热补、凉泻的努运法和提运补泻手法，为临床应用提供了方便，并获得了河南省科技成果三等奖。刘会生教授在家传中医的基础上，应用飞针技术治疗青盲有确切的疗效。

六、祛邪逐瘀的刺血法

《黄帝内经》记载“菀陈则除之者去血脉也”，刺血在《黄帝内经》中占有重要的地位。《素问·气穴论》云“血有余则写其盛经，出其血……刺留血奈何？岐伯云：视其血络刺出其血，无令恶血得入于经以成其疾”，即刺络主要是通过刺除恶血泻邪，疏通经络，改善脏腑气血的功能，达到治疗疾病的目的。刺血可祛邪泄热治疗热病，《灵枢·刺节真邪》曰：“大热遍身，狂而妄见、妄闻、妄言，视足阳明及大络取之，虚者补之，血而实者泻之。”《素问·阴阳应象大论》云“血实宜决之”，指出治疗血实有余病证应用刺血，并提出逐邪务尽的学术思想，《素问·调经论》：“血有余则泻其盛经出其血”，指出刺血以攻邪为先。《灵枢·癫狂》载：“癫疾始作而引口啼呼喘悸者，候之手阳明太阳。左强者攻其右，右强者攻其左，血变而止。”“血变而止”是使恶血出尽，祛邪外出的出血量标准。这一理念成为后世医家刺血治病的圭臬。

金元四大医学家中，攻邪派的代表张从正（字子和），河南兰考人，继承《黄帝内经》“火郁发之”理论，认为邪气为致病之源，治病重视攻邪，善用汗、吐、下三法。张氏不仅用药物攻邪，同时善用刺血。张氏提出“火盛之人，最易出血”“出血之与发汗，名虽异而实同”的主张。临床刺血重“三多”，即运用鈹针多、放血部位多、放血量多，形成独具一格的治法。认为放血有祛瘀生新、泄热的作用，如治湿癣，“于癣上各刺百余针”，治疗目赤，“宜上星至百会，速以鈹针刺四五十刺，攒竹穴、丝竹穴上兼眉际一十次”；放血量多以“盏”“杯”“升”“斗”为单位计量，如治疗舌肿“日砭八九次，血出约一二盏，如此者三次，渐而血少，痛减肿消”。刺络放血是泄热的最佳途径，功同发汗，泄热散邪。刺血时，一般不止血，待其出尽，邪去正安。张氏提出“治病当先识其经络”，以十二经气血之多少指导刺络放血，“出血者宜太阳、阳明，盖二经血多故也。少阳一经不宜出血，血少故也”，“经络多血，刺之而不伤血，经络血少，刺之则伤气血而正气亏损，无力抗邪”。张从正刺络放血思想对刺血流派形成起到了重要的作用。

与他同时期的刘完素，根据《黄帝内经》的“刺十指间出血”治疗热病之法，提出“八关大刺”“热宜砭射”之说，通过放血以泄热祛邪，《素问病机气宜保命集》曰：“大烦热昼夜不息，刺十指间出血，谓之八关大刺。”“目疾睛痛欲出者大刺八关。”《素问病机气宜保命集·疮疡论》曰：“邪气内蓄则肿热，宜砭射之也。”罗天益根据《黄帝内经》“血实者宜决之”的理论，在《卫生宝鉴》中采用三棱针、砭刺、铍针在病处施术，如用砭刺治疗咽喉肿痛，罗氏“遂砭刺肿上，紫黑血出，顷时肿热大消”，体现了罗天益对张从正针刺放血以攻邪学术观点的认同。李东垣不仅将刺血运用于实证、热证，还应用于某些虚证，如《脾胃论·脾胃虚弱随时为病随病制方》在治疗痿证时说“脾胃虚弱，感湿成痿，汗大泄，妨食，三里、气街以三棱针出血”，扩大了刺血疗法的治疗范围。

河南中医药大学教授王民集临床善用针刺耳尖放血技术降眼压、在背俞穴拔罐放血治疗乳腺增生有显著的临床效果，早在 20 世纪 70 年代，他创立的用滑石粉走罐法，为现代走罐法的形成奠定了基础。

七、民间盛行的针刺方法和艾灸法

（一）近代河南民间产生的多种针刺方法

近代以来，随着针灸的普及，河南民间产生了多种针灸疗法，深受当地群众的喜爱。

1. 邵氏针灸 全国著名针灸流派邵氏针灸起源于清末民初河南西华县，后迁移到周口、郑州。创始人邵经明（1911—2012 年），20 世纪 30 年代即在西华、周口等地开设“鹤龄堂”悬壶应诊，逐渐形成了邵氏针灸的独特诊疗体系。他创立的“邵氏五针法”等针灸技艺作为国家适宜技术在全国推广应用。（参见本书第九章第三节“河南当代医家特色诊疗技术简介”）

2. 中原帖氏飞针 中原帖氏飞针是 20 世纪 50 年代起源于中原地区的针灸流派，帖亚林为创始人，如今已有五代传人。（参见本书第九章第三节“河南当代医家特色诊疗技术简介”）

3. 贵氏针灸 贵氏针灸（河南省中医药非物质文化遗产项目）起源于清代咸丰年间河南新乡延津，创始人贵大定（1827—1918 年），至今已传承五代。（参见本书第十二章“河南省中医药非物质文化遗产简介”）

4. 张氏耳病针灸疗法　张氏耳病针灸疗法（河南省中医药非物质文化遗产项目），始于明代洪武年间，形成于清代道光年间。至今已传承到第十八代。（参见本书第十二章“河南省中医药非物质文化遗产简介”）

5. 石氏中医针灸　石氏中医针灸（河南省中医药非物质文化遗产项目），起源于清代嘉庆年间河南孟州古栎封村，创始人石福寿。后代代相传，至今已传七代。（参见本书第十二章“河南省中医药非物质文化遗产简介”）

6. 云氏针灸　云氏针灸（河南省中医药非物质文化遗产项目），起源于山东枣庄，于20世纪初随云氏家族迁移河南焦作市，传承至今。（参见本书第十二章“河南省中医药非物质文化遗产简介”）

7. 周氏针灸　周氏针灸（河南省中医药非物质文化遗产项目），起源于豫东郸城县宁平镇周老庄，创始于清代末期周家高祖周佰贺。（参见本书第十二章“河南省中医药非物质文化遗产简介”）

8. 郑州楚氏针灸　楚氏针灸最早形成于清代道光年间，地处桐柏山与大别山交汇处。创始人为楚敬轩（1894—1967年），后人将其术传至郑州。（参见本书第九章第三节“河南当代医家特色诊疗技术简介”）

9. 开封王徐氏麻刺针法　开封王徐氏麻刺针法属于传统中医刺血疗法的一种，创始于清代雍正元年，已经传承十五代，是开封市非物质文化遗产。（参见本书第九章第三节“河南当代医家特色诊疗技术简介”）

（二）谨遵《黄帝内经》理论的中原艾灸

《素问·异法方宜论》中“北方者天地所闭藏之域也，其地高陵居，风寒冰冽。其民乐野处而乳食，脏寒生满病，其治宜灸焫。故灸焫者亦从北方来”，北方即以中原地区为代表的长江以北地区，主要指河南省。由于北方气候严寒，风大冰厚雪深，人们发现用艾火烧灼或熏烤的方法可以治疗或缓解病痛，因此中原地区流行灸法。

《灵枢·官能》曰“针所不为，灸之所宜”，说明灸法的主治范围和作用与针法不同，《黄帝内经》提出背俞穴“灸之则可，刺之则不可”（《灵枢·背俞》），这些不适合用针的特殊穴位，以及对经脉陷下、络脉结聚、阴阳俱虚等针刺达不到治疗效果的病证，可用艾灸治疗。在艾灸的应用方面，《灵枢·官能》说：“阴阳皆虚火自当之，厥而寒甚，骨廉陷下，寒过于膝，下陵三里。阴络所过，得之留止，寒入于中，推而行之，经陷下者火则当之。结络坚紧，火所治之。”这提示了“阴阳皆虚”“经陷下”“结络坚紧”是灸法的适宜病证。《黄帝内经》中记载用灸法治疗的病证有胆病、癫痫、痛痹、寒厥、疵痈、败疵、风寒痹、瘛证、痓疾、厥逆、颈痈、大风汗出、失枕、寒热证、犬伤、伤食等。《黄帝内经》记载治疗“热盛则肉腐”之痈证，速用灸法消散痈毒，以热引热，使热外出，“发于肩及臑名曰疵痈……痈发四五日，逞焫之”（《灵枢·痈疽》），这是“热证用灸”的先例。

《黄帝内经》强调“治未病”思想，侧重于养生防病，艾灸成为重要的防病治病、养生保健方法。《黄帝内经》的治则“劳则温之”“损者温之”，对于虚损不足者，当用温补补益之法，艾灸以温热之力温阳补气，扶正祛邪，达到预防保健、延年益寿的目的。

唐代医家崔知悌，许州鄢陵人，素好岐黄之术，善用灸法治骨蒸，著有《骨蒸病灸方》，专门阐述对虚劳病的艾灸方法，唐代《备急千金要方》、宋代《灸膏肓腧穴法》转载有他的骨蒸病灸法。明代杨继洲《针灸大成》记载“崔氏灸四花穴法，治男妇五劳七伤，气虚血弱，骨蒸潮热，咳嗽痰多，尪羸痼疾”。崔氏灸法为后世治疗骨蒸、虚劳等疾病提供了临床依据。

历代医家通过实践，实现了灸材的选择，从松枝灸、柏枝灸、竹木灸、橘枝灸、榆木灸、枳枝灸、桑木灸、枣木灸八木火到确定以“五月初五”收采的艾作为艾灸的材料。方法上由直接灸逐渐发展到隔物灸，再到温和灸，并开始使用工具灸（如《针灸易学》中记载泥钱灸法），为临床运用提供了便利。应用上，从“灸则不针，针则不灸”的针、灸各司其职，到在同一腧穴上先针后灸或先灸后针，最后形成温针灸的形式，将针刺与艾灸完美结合，实现疗效互补。灸量上从“灸数百壮”，重视艾灸壮数中总结出以病人的感觉或体征为判断火候的标准，如“痛者灸至不痛，不痛者灸至痛”（《刘涓子鬼遗方》）及“发灸疮”，“得疮发，所患即瘥；不得疮发，其疾不愈”（《太平圣惠方》），使灸法的应用日趋完善。

中原地区优越的地理环境和深厚的文化积淀，影响着针灸学术的形成与创新，其经络、腧穴、气血理论可有效指导临床实践，针刺、艾灸、刺血等传统技术为理论价值的真实体现，以实用、系统为特色的中原针灸，对针灸学的发展做出了巨大贡献，继承发扬中原针灸学术，是弘扬中华文化的重要内容，也是时代赋予的历史责任。

（高希言　高　崚）

第二节　中原推拿

河南是中医推拿的发源地。中原推拿最早可追溯至约公元前 14 世纪的殷商时期，在《黄帝内经》中就已记载：“……其民食杂而不劳，故其病多痿厥寒热，其治宜导引按跷。故导引按跷者，亦从中央出也。”（《素问・异法方宜论》）春秋时道家始祖老子，出生于陈国苦县，即现今周口鹿邑，其所创老子按摩法又称太上混元按摩法，被载于唐代孙思邈的《备急千金要方・养性・按摩法》，共有四十九式动作。说明推拿之学源于中原一带。光辉灿烂的中原古代文明孕育了中华瑰宝中医药文化，从而也促进了中原推拿的发展，也推动了中医推拿的进步。推拿作为一种非药物疗法，充分体现了中医简便效廉的特点，各式各样的手法能够有效地解决临床中的实际问题，提高临床疗效，所以易被后人接受。

中原医家不仅将推拿应用于常见疾病的诊疗，还将之使用于急救，东汉张仲景撰于 3 世纪初的《金匮要略・辨杂疗方第二十三》，就首次详细记载了手法抢救自缢死，其急救手法包括胸外心脏按摩术、按腹人工呼吸法、颈椎牵引、四肢关节被动运动（类似体外反搏）等，这是世界医学史上记载最早救治自缢死的文献，体现了我国汉代推拿医学最高水平。此后，中原推拿在其发展过程中，涌现了唐系祥、杨光瑶、刘闻一、涂蔚生等著名推拿名家，他们培养了许多优秀的推拿专业人才，为推拿的发展和建设做出了重要的贡献，也为伤科推拿、脏腑推拿和小儿推拿三大体系的形成奠定了扎实的基础。

中原推拿从古至今在全国范围内都有一定的影响力，如近代上海一指禅推拿流派就源于中原推拿，近代黄汉如在《一指禅推拿说明书》写道："推拿学术，创始于岐伯，光大于达摩。"其先驱和传播人便是清代道光、咸丰年间河南人李鉴臣，一指禅推拿流派第三代传人王纪松 1988 年撰文："李鉴臣，清代咸丰年间，河南人。相传，李氏曾受业于太医院，擅一指禅推拿法。后主要在江苏一带行医，李氏到达扬州后，深为扬州之繁荣景象所吸引，便定居扬州，以一指禅推拿之技，为当地盐商富豪及老百姓治病，后授技于丁凤山。""丁氏精益求精，继承先师的一指禅推拿之精髓，除跌打损伤外，还擅治内妇杂病，尤其在用缠法治疗喉痹等咽喉部疾病方面，开创了推拿治疗的先河。"

一、中原推拿的理论特征

中原推拿的基本理论是以中医基础理论为基石，包括精气学说、阴阳学说、五行学说、精气血津液神学说、藏象学说、经络腧穴理论等。精、气、血、津液是人体脏腑经络、形体官窍进行生理活动的物质基础，是构成人体和维持人体生命活动的基本物质，这些基本物质与脏腑经络、形体官窍之间，始终存在着相互依赖、相互影响的密切关系。神是人体生命活动的主宰及其外在总体表现的统称，神的产生以精、气、血、津液作为物质基础，是脏腑精气运动变化和相互作用的结果。不同的中原推拿医家根据上述中医基础理论，结合其临床实践经验也逐步形成了一些自身的特色。

（一）整体观念，治病求本

中医学认为，人是一个有机整体，人与环境之间存在着"天然"的不可分割的联系，即人体本身的统一性和人与自然环境的统一性。基于这一观点，中医学研究人体正常生命活动和疾病变化时，注重从整体上，从自然界变化对人体的影响上来认识。它既注重人体解剖组织结构、内在脏腑器官的客观存在，更重视人体各脏腑组织器官之间的联系及功能，强调人体内部以及人与外界环境之间的统一和谐，以求达到"天人合一"。比如张氏脏腑经络升降推拿疗法创始人，河南偃师人王凤云，参悟天地变化，治病注重整体，其曾多次对其弟子讲："我幼时因母疾久治不愈，遍求名医，疗效不著，才发愤习医。在看护母病的过程中，白天看到了时辰变更，日之光照，夜间月星临空。渐渐悟出一个道理，日月与星辰，升升降降，变变化化，循循环环，阳中有阴，阴中有阳。事物必须有循环，有平衡，有局部，有统领。”王凤云先生在钻研医理时善于将中医整体观念回归到生活当中去理解，认为人与天地相合，春夏秋冬因温度的变化故也有阴阳的属性，所以也会对人体的寒热造成一定的影响。王凤云认为：“大周天为四时八节气候之变化，小周天为人体内部之气分，小周天与大周天之气相应，与地气相合。每遇交接换气之时，或二十四节气前后，天时气候气分必变。病人气分已亏，抵抗力不足，最易错乱而痰作。”（《张氏脏腑经络升降疗法》）

“治病求本”是中医辨证施治的基本原则，最早出自《素问·阴阳应象大论》，这也是中原推拿医家治病的重要原则。“标”“本”是一个相对概念，对人体而言，正气为本，邪气为标；对疾病而言，先病为本，后病为标。疾病发生的关键在于病因和病机，一般认为疾病表现于临床的现象和所出现的证候为“标”；疾病发生的原理，即疾病的本质为“本”，或者相对地指先病的脏腑及其病理表现。由于病证有先后主次，病情有轻重缓急，标本先后的治疗原则必须根据病情的轻重缓急灵活处置。在病情变化过程中，一般标病甚急，将要危及生命或影响本病的治疗时，或在诸多病理矛盾中，标病成为突出的重要矛盾时，应按照“急则治其标，缓则治其本”和“间者并行，甚者独行”的治疗原则进行施治。如胃病推拿法创始人，河南开封人陈宇清（1881—1962年），治疗感冒时，多认为风寒侵袭人体肌表所致，凡是恶寒发热、身痛项强、头痛鼻塞、无汗喘咳、脉浮紧者，为风寒感冒，因其病在表，故应汗出而解。《素问·至真要大论》曰：“其在皮者，汗而发之。”故创立抻法用来解表散寒，他在其专著《新推拿法》中记载抻法“可以发汗，伤风解表”，在《新推拿十八法详解》记载“可治感冒”。同时，陈老认为采用抻法治疗风寒外感时应以汗出为度，使风寒之邪外透即可，不能出汗太多，避免使正气受损，这充分体现了治病求本的思想。

（二）辨证论治，兼重辨病

河南是中医药文化的重要发源地、医圣张仲景的故里。张仲景所创立的“辨证论治”原则，成为中医学的精髓及“活的灵魂”。在《伤寒论》第16条记载：“太阳病三日，已发汗，若吐，若下，若温针，仍不解者，此为坏病，桂枝不中与之也。观其脉证，知犯何逆，随证治之。”如儿科推拿医家唐系祥，河南南阳人，在治病时尤重辨证论治，其在《推拿卫生正宗》一书中认为惊风多般，但病因大抵风痰、实热、脾虚而已，急惊属实热、痰火；慢惊，属虚寒；然治当分急慢两惊。在《推拿卫生正宗·惊风论》中记载治疗急惊手法：“安神先掐威灵穴，掐心中冲四横间，阴阳八卦五经运，捞月清河摘果参，清心清肺走搓摩，手背五节掐风痰，总筋用手宜拿紧，再拿大敦与仆参，前扑委中承山掐，后仰解溪与鬼眼。”治疗慢惊手法：“内伤已久胃渐脱，宜补脾土为主管，分阴阳，运八卦，补肺推大肠，赤风摇头推三关，掐小天心一窝风，重揉外劳不可减。”河南息县人夏云集在《保赤推拿法》中将手法比药，辨证而施，认为不同的推拿手法，正如不同的中药一样，有不同的功用，即“推拿法与药相通”。如，

“推上三关”，可以代麻黄、肉桂；“退下六腑”，能够替滑石、羚羊角；“水底捞月”，功同黄连、犀角；“天河引水”，效如芩、柏、连；“大指脾面旋推”，味似人参、白术；“脾经向下掐之”，性比灶土、石膏；“涌泉右推不揉”，与厚朴、芒硝无异；“一推一揉右转”，与人参、白术无殊；等等。手法不同，功能有别，其所治病证亦当详分，若不明医理，未辨虚实，昧于寒热，错用手法，则不唯无益，反而有害。因此，施推拿之法“认证宜确”。

疾病及损伤对人体产生的影响是复杂的、多方面的。兼听则明，偏听则暗，认识疾病发生规律，需要辨证、辨病论治相结合。“证”即证候，是指人体在疾病发生发展过程中某一阶段基本病理特性的概括，是病因、病位、病性、病势等病理要素的综合征象，是对疾病现象本质的概括。“病”即疾病，是指在致病因素作用下，人体阴阳失衡、脏腑功能失和、机体整体性的平衡失调的反映，它包括各种不同疾病各自不同的发生、发展、转化、传变等全部病理过程和变化规律。“同病异证”“异病同证”是中医临床常见的发病规律，同一种疾病在发生、发展过程中会表现为不同的证候，不同疾病在发生、发展过程中会表现为相同的证候，精准的辨证才能法出有效。辨症、辨证和辨病论治是从不同的角度观察和分析疾病，并以此为基础采用不同的治疗手段。在这一认识的基础之上，诸位中原推拿医家诊疗模式多样，审证求因，灵活应对。河南开封人陈宇清在诊治胃病时便将辨证与辨病相结合，如其在《新推拿医案辑要》中记载：“司某某，男，二十九岁，孟县人，洛阳市商业局秘书科事务员，一九五八年十一月三十日初诊……［诊断］胃寒痛症（胃贫血症），它的病证有五：①吃凉物、喝凉水或吸凉气，都感觉疼痛；②胃的蠕动力差，消化不良；③胃痛时，喝点热水或吃点热饭，就好一点；④走路时痛重，坐着痛轻，睡觉时不痛；⑤胃部血行障碍，用手抚摸外皮不现红色……”中原推拿医家在辨证论治的同时，兼重辨病，促进了临床疗效的提高，也进一步丰富了中原推拿的理论内涵。

（三）法从病证，应用得当

推拿手法是指医生实施推拿治疗时所采用的一种特殊的操作技能，是指用手或肢体的其他部分，按照各种特定的技巧和规范化的动作，以力的形式作用于体表的特定部位或穴位，以达到防病治病、强身健体的一种治疗方法。手法均是以治疗疾病为目的，手法操作过程中以疗效作为第一位，同时又注重安全性，因此对手法技术要求高、难度大，需要长期刻苦练习才能掌握，在临床施术时，需要根据患者的病情、证候、体质、施术部位等情况相应调整。

杨光瑶，字玉山，约生于1870年，河南洛阳人，因肾亏气虚、百药不验而病危。经天津王善道以推拿治愈后，誓以此术活人。遂拜师河南巩义的薛江海和偃师的李三研习推拿，于1938年年近古稀之际，将素日推拿经验，著成《推拿捷验》一书，有多种抄本传世。涉及的手法有：推、挪、按、摩、揉、掐、点、提、搓、捏、点、合法等，尤为重视腹部操作，有歌诀及16幅推拿操作图。《推拿捷验·序》云：“唯有推拿之法，以手按病人之腹，而脏腑之主次一一现于指掌间，在何脏何腑，为寒为热，或虚或实，宜补宜泻，如烛照数计而龟卜也，岂有错用药饵之误哉？”可以看出中原推拿医家临床手法多样，但注重根据患者具体病证选用恰当手法治疗。如陈宇清在《新推拿十八法详解·序》中记载：“认定患病部位在什么地方，然后诊断确定是什么病证，根据经验辨别……才不致乱推乱拿，出些旷力。”“先推拿哪个地方，次推拿哪个地方，最后推拿哪个地方；推拿时自哪起，经过哪个地方，到哪个地方止”都有一定顺序。

综上所述，整体观念，治病求本；辨证论治，兼重辨病；手法多样，应用得当，是中原推拿所具备的理论特征，也是后世推拿医家继承和发扬理论知识和技法过程中的学习重点。

二、中原推拿的文化特征

中原河南，位置优越，经济发达，文化资源极为丰富。得天独厚的条件孕育出独特的中原文化，中原地区是华夏文化的发祥地。中国古代，名医在中原荟萃，各种学说在中原交流，文化在中原兴盛，经验从中原远播，大师在中原诞生，巨著在中原形成。

参天之木，必有其根；怀山之水，必有其源。研究学习中原推拿离不开对中原文化的理解，必须对其所产生的文化氛围有深刻的理解和认识，才能真正将中原推拿医家的临床经验和学术思想融会贯通。例如，鲁氏腹部推拿流派源自民间河洛地区游医鲁元吉，又被称为“揉肚”“揉腹”，其主要手法包括推、拿、点、揉、掏、按、扒、拍、晃等，鲁氏腹部推拿多是在家族中相传，从其手法命名以及传承方式可以看出，鲁氏腹部推拿深受民间文化的影响。中原文化是一种长期延续、传承不断的文化，具有多元融合、传承创新等特点，这些都在中原推拿中有所体现。

（一）儒、释、道文化对中原推拿的影响

中原文化是一种多元文化汇聚融合的文化，有外儒内道的特点，蕴含着丰富的和谐思想，这一特征在中原推拿中也有具体体现。儒释道三教的发展与融合，自然推动了中医文化的发展。

中原推拿强调阴阳平衡，五行有序，气血循行平和，骨正筋柔，和谐协同，这便是继承了儒家“中庸”学术思想，主张临证诊治疾病要达到机体动态平衡。医家张志聪《侣山堂类辩》曰：“医者以中庸之道，存乎衷，则虚者补，实者泻，寒者温，热者凉，自有一定之至理。”

佛家文化对中原推拿最直接的影响就是达摩创“一指禅”，《中华医学志·手法源流》记载：“梁大通元年（527 年），天竺国达摩到洛阳少林寺，鉴于旧的按摩推拿手法过简，增加了搓、抖、缠、捻、滚、揉六法。”黄汉如，扬州人，在其所著《黄氏医话》（1933 年）谈到一指禅推法时云：“推拿一科，发明于岐伯，著书十卷，一曰按，

二曰摩，三曰推，四曰拿，及梁武帝时，达摩以为旧法过简，不敷应症，复取旧法广大之，增入搓、抄、滚、捻、缠、揉六法。”“一指禅”就是医患双方共同将散乱的心念集定于一处（在医者为拇指之端，在患者为医者拇指所点之穴），医者调匀气息，意念守一，凝全身的功力内劲于拇指之端，潜心探究患者的疾病所在，然后循经按穴，扶正祛邪，是一种推拿操作“意到气到，气到病除”的境界。禅于一指，必本于神，气至病所，阴阳乃和。

道家文化同样对中原推拿产生影响，道家创始人是老子，其所创老子按摩法又称太上混元按摩法，被载于唐代孙思邈的《备急千金要方·养性·按摩法》，共有四十九式动作，其内容简单易学，主要通过自身运动和推拿来防治疾病。宋徽宗时期政府组织编写的《圣济总录》就汲取了宋代以前道家养生学派精华，编制了一套养生按摩套路，称为“神仙导引”，这是当时最为系统的养生按摩套路，对后世“八段锦”“十二段锦”等套路式按摩功法深有启迪。20世纪50年代，河南中医药大学建校时第一位气功学老师刘志亮先生，就是武当混元派传人。

（二）武术文化对中原推拿的影响

武术与中原医学的产生和形成都源于中原传统文化，并在中原传统文化的大环境中发展完善。二者息息相关，互为渗透。中原推拿是中医的重要组成部分，中医里的阴阳五行、腧穴经络、子午流注等思想，同样也贯穿在武术文化当中。《晰微补化全书》详述了痧症的推拿治疗，该书就出自河南的一位武孝廉，咸丰庚申（1860年）序云：“道光辛卯秋，河南武孝廉某，挟艺来长江，寓居三界精舍，治痧辄奇验。维时先君子暨乡前辈褚春岚、周行之两先生，亟请其术。据云有亲授抄本而秘不以示。先君子辈乃潜倩寺僧伺其寝窃抄之，计二卷。”

中国武术蕴含着博大精深的中国传统文化思想，少林功夫与少林寺特殊的佛家文化环境及1500多年的历史紧密联系在一起，形成一个庞大的武术体系，从而为少林伤科的发展奠定了坚实的基础。自然也对中原推拿产生一定的影响。少林寺“易筋经”和“少林内功”更是作为推拿功法，被列为《推拿功法学》主要学习内容。

（三）中西汇通对中原推拿的影响

中原文化是一种不断传承创新的文化，这一特点也影响着中原推拿。清末随着西方文化的传入，向西方世界学习的呼声越来越高，“疑古”思潮和反对封建的思想愈发盛行，中国传统文化备受质疑，面临着前所未有的挑战。中医作为中国传统文化的代表，质疑其医理“科学性”的话语愈发激烈，甚至出现了要求“废止中医”的言论，中医的生存形势岌岌可危。一部分中原推拿医家重新审视中医，秉承中原文化的开放性和包容性，剔除流弊，保留精华，吸收西学文化，推进中原推拿与时俱进发展。

陈宇清，河南开封人，河南省人民医院推拿名家。在推拿临床诊疗中将西医学知识与中医学知识杂合并用，如在其所著的《新推拿医案辑要》中对于疾病诊断要点概括、治疗原理阐释、治后养生调护等方面有较多呈现。他在传统的中医辨证诊断基础上，引入西医学知识，解说其病因病理。如："胃虚痛症，它的病证有八：①颜面苍白，饮食减少；②脉虚缓无力；③口淡，舌无苔；④不喜喝水，略微喝点水，胃内哐当；⑤饭后嗳气，不呕吐；⑥见凉气或吃凉食，马上恶心，口流酸水，有时呕吐黏液；⑦胃的蠕动力不够，初步消化，不能按时完成；⑧大便一天一次或两次，溏泄，色黄，小便频数，色白。"然后用生理学、解剖学等西学知识阐释推拿治疗的原理和疗效机制，如："（推拿八次现已痊愈）二月十二日、十三日推拿两次，嗳气少，上逆略好一点。十四日、十八日、十九日推拿三次，虚胀减轻，饮食增加。二十日、二十一日、二十三日推拿三次，胃的抵抗力强，消化良好，酸性分泌减少，疼痛消失，其推拿八次痊愈。"并运用西医学知识告知患者推拿治疗后如何运动、饮食等，进行养生调护。如："卫生方面：①饭后二十分钟，作适宜的运动促进胃的蠕动帮助消化；②呼吸新鲜的空气，促进全身血液循环，加强氧化作用，提高热能的力量，如此才能保持胃的正常状态，预防胃寒病的复发。"

许敬舆（1903—1994年），字公岩，号育庐主人。河南开封人，近代小儿推拿家，1922年考取行医执照，先后在开封、洛阳、西安等地行医，著有《增图考释推拿法》《许公岩口述临证精要》。其在《增图考释推拿法》中注明了腧穴所在的动静脉和神经分布，主张用科学的道理来揭示中医治疗的原理。

众多中原推拿医家以发展中医、弘扬中医的高度责任感传承传统中医的精华，勇于学习和汲取西方医学长处，营造了良好的学术氛围，顺应现代社会科学技术发展的趋势，以现代医学成就辅助推拿临床工作。中原推拿因包容而博采众方，不断创新和完善，更加科学化，在创新中传承，在传承中创新，不断焕发出新的生命力。

三、中原推拿的临床特征

作为中原地区最有代表性的中原推拿技艺，已经有数千年的发展历史。其源于远古时期，兴盛于明末清初，后融合了伤科推拿、脏腑推拿和小儿推拿等学术理论思想，形成具有地区特色的推拿疗法。

（一）伤科推拿

中原是武术的发源地，武术拳种多。公元527年，高僧达摩到嵩山传授禅宗，见僧徒们肌肉衰弛易倦、关节僵硬不利，为了舒筋活络、滑利关节，编制达摩十八手和心意拳，遗有《诸导气诀》《易筋经》《洗髓经》传世，为少林寺武术的形成奠定了基础。少林武术弟子在习武过程中常发筋骨伤，故积累了大量的筋伤诊治经验。唐代昙宗和尚，善于伤科医术，开创了少林武术伤科，形成了少林伤科学派。起初，疗伤仅在武僧之间施行，后因佛家以慈悲为怀，广施医术救人，继而以技击家而兼伤科郎中（僧医），这一背景也为中原伤科推拿的形成与发展奠定了基础。

1. 重视点穴疗法　点穴疗法的发展除了与中国武术家的治伤经验有关外，还与医疗实践有关。在实践中人们发现点穴不仅是一种攻击对手的手段，又可以作为治病疗伤的方法。如少林点穴法是少林功夫的精华，习点穴法必先识诸穴所在部位，后辨明其起止循经路线，还须知晓各穴位与脏腑、脑颅、气血、五行、阴阳之依存、生克、制约的关系，这样才能克敌制胜。点穴疗法创始之初就已决定其能伤人，也能救人。点穴疗法在临床应用时具有安全可靠、操作简单、易于掌握、应用广泛、效果显著等特点，尤其是对于畏针、易晕针及老弱、小儿患者更为适宜。早在两千多年前的秦汉时期，我国最早的医学著作《黄帝内经》中对点穴疗法有较详尽的论述，并指明点按人体特定部位具有“按之气血散，故按之痛止”的作用。

赵廷海，清代少林寺伤科的代表人物，著《救伤秘旨》，书中黄序云：“君少好勇，薄游四方，遇技击之良者，必止而请教焉，故独得其详。”该书中载有“三十六大穴”说：“凡人身上，有一百零八穴，内七十二小穴不致命，不具论。其三十六大穴，俱致命之处，受伤者，须用药调治之，药法开后。”其《救伤秘旨续刻》载有“跌打损伤辨生死诀”“轻重损伤按穴论治法”，十二时气血流注歌云：“寅时气血注于肺，卯时大肠辰时胃，巳脾午心未小肠，膀胱申注酉肾注，戌时包络亥三焦，子胆丑肝各定位。”这也是在十二时辰内，气血流注于十二经络的顺序途径及时间，简称“子午流注”。丁继华等点校的《少林伤科》于 1996 年出版，前言中介绍少林伤科的特点：“其学术思想以经络气血传输为理论基础，以经络、穴道、脏腑、部位为辨伤依据。”在施治上，则投以具有独特风格的“点穴疗法”。

刘志亮（1893—1975 年），山西浑源县人，河南省武当气功指针术研究会主任，高级气功师，武当混元派传人。他是河南中医药大学建校时第一位气功学老师，平素强调练功点穴，以指代针，创立气功经络穴位指针按摩术。在辨证、辨经的基础上，将点穴疗法广泛用于内、外、妇、儿、五官科等多种病证，疗效颇佳。刘志亮气功指针疗法特点：主要治疗内科杂病，尤其是脾胃、肝胆病最为常见。刘志亮于河南中医药大学收徒曹仲刚和冉淑芳（1941—　），曹、冉二位大夫在继承先师刘志亮经验的基础上，进一步提高了点穴治疗颈、腰椎间盘突出症的临床疗效。

常氏三绝外治法，指国术点穴、药酒火功、禅指揉药。是郑州市中医院常发祥研习创制的三种外治法，也是郑州市中医院推拿科特色中医疗法。在 2014 年郑州市中医院举行拜师仪式，正式命名为“常氏三绝”。目前已有三代传承人。（参见本书第九章第三节“河南当代医家特色诊疗技术简介”）

国家级中医药非物质文化遗产项目张氏经络收放疗法始于清末，由偃师柏谷坞村郎中张二春（1880—1952 年），借鉴中医古老的“按跷”手法，创立的以手法点按穴位治疗疾病的一种中医外治方法，至今已传承六代。（参见本书第九章第三节“河南当代医家特色诊疗技术简介”）

2. 手法与方药并重　推拿通过医者手的力量、技巧，在人体的表面做各种不同方向的运动，以纠正解剖移位，从而解除肌肉的痉挛，缓解疼痛，使人体恢复正常的生理功能，进而达到治疗的目的。患者一般存在气虚血瘀、气滞血瘀等症状，手法和中药的配合使用，则可以起到标本兼治或者相得益彰的良好效果。东汉张仲景《金匮要略》中就首次提到了“膏摩”一词，改法通过用不同药膏作为介质，可以增加推拿疗效。因此，中原推拿医家将手法与药物并举，以八纲、脏腑、经络、卫气营血、三焦等辨证方法为依据，以气血辨证为纲，辨病与辨证相结合，标本兼治，以期更有效地恢复人体平衡。

平乐郭氏正骨起源于洛阳市孟津县平乐村郭氏家族，形成于清代乾隆、嘉庆年间，历经二百多年，盛传八世，享誉中外，其手法主要分为复位手法、治筋手法。

复位手法：骨折、脱位一般均有移位，这些移位若不恢复正常，则功能必然或多或少受到影响。因此，平乐正骨总结出“平乐正骨八法”，即拔伸牵拉、推挤提按、折顶对位、嵌入缓解、回旋拨槎、摇摆推顶、倒程逆施、旋撬复位；并强调医者要熟练掌握运用，综合分析病情，以恢复筋、骨的正常形态和功能为目的，在辨证的基础上进行手法复位。

治筋手法：骨正筋柔，气血自流。在治疗筋伤过程中，平乐正骨运用通经活络法、拍打敲击法、活筋法、循经点穴法、理筋法及揉药法，可以达到舒筋活络、消肿止痛、调理气血、强壮筋骨、通利关节的目的，使损伤肢体恢复正常。

在药物治疗上，平乐正骨提出了“破、活、补”三期用药原则，即“早期祛瘀接骨、中期活血接骨、后期补肾壮骨”的辨证施治原则，使骨折药物治疗有章可循，成为治疗骨折的“法”和“纲”，形成了平乐正骨传统药物及其用药方法。

刘闻一，清末民初直隶南乐佛善村农民，自幼继承家传捏筋骨绝技，善于为人治疗筋骨之病，后在1921年由刘闻一口述，当地蒋云瑞先生整理编辑成《正骨秘法》。《正骨秘法》共分两卷。上卷论述捏筋骨法，有“捏头项法”“捏脊骨法”“捏肩臂法”“捏膝盖法”“捏产妇交骨法”等；下卷记载伤科药方，包含治疗筋骨折断方、因伤气闭方、因伤血瘀方、因伤腹胀便秘方、因伤中风方、伤口溃烂敛收方、治骨碎做脓方、治产妇骨错方等。下卷中涉及的伤科接骨药方，兼顾了中医内外治法，如骨折断方一篇中，记述有接骨膏，主治筋骨折断疼痛难忍，组方：乳香、没药、当归、红花、地骨皮、五加皮、骨碎补、桂枝、麝香、胡椒共为细末，香油、榆皮、面和为膏，摊布贴患处。

3. 注重预后判断 预后，指医生对病人患某一疾病之后的发展过程和后果的估计和预见。医圣张仲景的《伤寒杂病论》一书，对每一疾病的发展演变过程和后果，均具有足够的、充分的估计和科学的预见。仲景临证，每每望闻问切四诊合参，以此推测、判断疾病之预后转归。仲景言预后，措辞严谨，恰如其分，以“欲愈”“自愈”“愈”“当愈”等表示疾病预后良好；以“可治”表示疾病预后较好；以“难治”表示疾病预后较差；以“不治”“死”“必死”表示病情危重，预后不良。中原推拿医家深入研究仲景的医学预后思想，对疾病的发展演变、转归和后果，进行充分估计和客观科学预见，减少了误诊误治，避免了医疗纠纷，提高了诊治水平，充分体现了仲景的医学预后思想。

早在西晋皇甫谧所著《针灸甲乙经·卷四·三部九候第三》中就已记载："曰：何以知病之所在？……其应上不能至五寸，弹之不应者死。"说明推拿作用于体表一定部位时，可通过对手法治疗感应变化，诊察并判断疾病的预后。赵廷海注重对骨伤预后的判断，《救伤秘旨·跌打损伤辨生死诀》中列出了人体头、胸、腹、腰部位 20 余处伤损的"不治"或凶险之证，如"顶门伤破，骨未陷入者，可治。骨碎陷入者，不治。气出不收者，不治"，"心口受伤，青色者七日死。服药三日后，转红黄色者可治。食饱受伤，三日不死可治。心窝骨断者不治"，"小腹受伤，血入内者，其脉不实不治。孕妇犯胎者，胎必下不治"，"腰伤呕血，急饮童便一碗，自知痛者可治。不知痛而发笑者，三日内死"。现在看来，《救伤秘旨》对于骨伤预后的某些认识并非绝对，但就当时客观条件而言，却是临床实践经验的总结。书中列出的大多数创伤放至现在仍属于危重病证，所以《救伤秘旨》判断骨伤预后的经验对当时乃至现今仍有一定的临床实用价值。

（二）脏腑推拿

"脏腑推拿"是运用按摩手法作用于人体躯干部位（以腹部为主）的经络腧穴或特定部位，以治疗脏腑功能失调相关疾病的一种方法。中原推拿的发展史就是以治疗脏腑病证为主线的。20 世纪 40 年代以来，不少学者赴殷墟考证甲骨文，发现殷人对疾病有较早认识，同时采取了相应的治疗方法，如在甲骨文中"病"写为"[illegible]"，左边像一人因病仰卧在床上，即"疒"；右边像一人用手按摩其腹部，进行诊治。由此可知早在公元前 1600 年—公元前 1046 年的殷商时期，脏腑推拿已经是中原推拿的重要治病方法。张仲景在《金匮要略》中详细记载了手法抢救自缢死。以上均可以看出脏腑推拿在中原地区得到了较好的传承与发展，这与中原独特的地理位置和丰富的中医药文化资源有直接关系。后世先贤陈宇清、鲁淑娥等对脏腑推拿的薪火传承，则使中原推拿理论得到了不断的充实与完善。

1. 推拿手法独特　在中原推拿医学几千年的发展过程中，历代医家在临床实践中创造、发明了许多行之有效的推拿手法。《金匮要略·辨杂疗方第二十三》首次记载了手法抢救自缢死："救自缢死……一人以脚踏其两肩，手少挽其发，常弦弦勿纵之，一人以手按踞胸上，数动之，一人摩捋臂胫屈伸之，若已僵，但渐渐强屈之，并按其腹……"抢救自缢死的手法包括胸外心脏按压术、按腹人工呼吸法、颈部牵引、四肢按摩和关节屈伸法等。从最后"此法最善，无不活也"的评论中，可以看出这是对无数次成功病例的临床总结，体现了我国汉代中原推拿的最高水平。推拿手法的发展经历了漫长的历史过程，在不断地总结、归纳、提炼、升华中逐步发展和完善。由于历史沿革、地域以及师承流派等各种原因，导致在古今文献中可见之于文字记载的各式中原推拿手法就有百余种之多，这些手法在术式结构、操作技巧、发力方式、医疗效果等方面都各具特点与规律。

鲁氏腹部推拿，发源于河南洛阳老城东关新街的鲁家。起始于清代中晚期（19 世纪40至50年代），在家族内部秘传，至今已有六代，无文字记载，仅凭人们口头相传，它以操作者的双手在被施术者的腹部运用推、拿、点、揉、掏、按、扒、拍、晃等特定的技法。

陈宇清，河南开封人，中医世家，是中原推拿学术流派代表性人物之一。陈老毕业于河南优级师范（1901—1911年）博物科专业，在开封、登封等地任职教师并教授生理卫生课，曾于民国时期就任少林中学（现登封一中）校长。陈老在任教期间悬壶济世，因自觉推拿安全、便捷，便刻苦钻研。陈老于1957年在河南人民出版社出版研究推拿手法的专著——《新推拿十八法详解》，手法包括：推拿法、按摩法、拍法、打法、迭法、摩法、揉法、掐法、点法、搓法、压法、抻法、运法、捻法、摇法、弹法、分法、合法，每种手法根据不同的治疗部位，又有不同的操作形式，如推法分为平推、铊推、侧推。

河南省中医药非物质文化遗产项目黄氏经络五行调法起源于清朝初年河南原阳县陡门乡，创始人黄洪。之后子孙代代相传，至今已传承十代。该调法以手法为主，调治时以手作用于人体十二正经、孙络、别络及脏腑，引导其互生互用，达到自我扶正状态。通过手指作用，以点、压、拨、捏、揉、敲、按、震等动作来引导人体的骨血、皮血、筋血、脏腑之血，使骨气、皮气、筋气、脏腑之气互生、互补、互化，促使人体阴阳自然平衡。黄氏经络五行调法流行于原阳、封丘、长垣一带，逐渐辐射到河北、北京、安徽、山东、山西等地。

2. 重视气机调畅 我国古代哲学认为，“气”是最原始的物质，是构成自然界万物包括人类的本原。人是自然界的产物，人的形质躯体是由气的聚合而形成的。气是不断运动和变化着的，气的基本运动形式即是“升降出入”。自然界万物的化生和变化都是气升降出入运动的结果。无论自然界还是人体都存在升降出入的气机循环运动。气的升降出入正常是人体气血津液正常代谢的前提，也是人体脏腑功能和生命活动的基本形式。气机调畅为人体生理功能的正常表现形式，而气机失调相应地就会导致疾病的发生。《素问·举痛论》云：“寒则气收，炅则气泄……寒则腠理闭，气不行，故气收矣。炅则腠理开，荣卫通，汗大泄，故气泄。”《圣济总录·卷四·治法》记载：“大抵按摩法，每以开达抑遏为义，开达则壅蔽者以之发散，抑遏则慓悍者有所归宿。”中原推拿医家通过长期的临床经验总结发现，以调畅气机为基本原则，通过调脾胃之气以转中枢气机、疏肝胆之气以开郁闭、畅行三焦气机以升清降浊，从而调理气机升降，能够恢复人体生理功能，治疗疾病。

王凤云（1905—1989年），为张氏脏腑经络升降推拿疗法创始人，因母亲患病，遂发愤图强，废寝忘食学习推拿医术，同时拜访名师，终于治愈母疾，其认为：“人有气则生，见气则病，无气则亡，气能养人，也能杀人。”人身就如一装满气体的皮囊，无时无刻都离不开气而独立存在，气少则人体虚弱，脏腑经络气机升降不及，则人病；气多则人体亢奋，脏腑经络气机升降太过，则人亦病。由此可见气机升降不及或太过均会导致疾病的产生，所以王凤云常言“百病皆因气机升降异常”，要使气机调到平和，则疾病就可不药而愈。王凤云言："脏腑经络升已而降，降已而升，动而不已。阴升阳降，经升络降，升为阳，降为阴，互相配合升降不止，从而维护人体功能的平衡协调。阴阳已张，因息乃行，行有经纪，周有通道，与天合周，不得停止，保证人体各种生命活动得以正常进行。"升降是中医的气化规律，也是治病的依据，通过升降气机，有利于脏腑经络恢复平衡，取得良好的治病效果。人体脏腑经络的生理功能各不相同，但都以气作为动力。人体内部的气机调顺，就能有效增强脏腑经络的功能，从而提高对疾病的抵抗能力以及患者的自愈能力。

河南中医药大学周运峰教授于20世纪90年代，根据《黄帝内经》中气与失眠的密切关系，在继承中原推拿医家学术思想及临床经验基础上，总结出三部推拿法调畅气机而安神。于2004年提炼形成了"三部推拿法治疗失眠技术"操作规范，2006年作为国家中医药管理局"新源计划百项中医临床实用技术"在全国推广。三部推拿法通过对人体的头、腹、背3个部位的推拿操作，从而对失眠症进行有效治疗。头部操作以调达气血而镇静安神；腹部操作以调理脾胃气机而安神；背部操作以调畅全身气机而安神。头、腹、背三部手法共施，通过调畅气机，通达气血，使脏腑阴阳自和，神自安宁。经过20余年的深入研究和发展，三部推拿法治疗失眠症以调气安神为理论基础，相关研究取得了一定成果。

3. 提倡推拿养生　推拿养生是一种历史悠久、效果可靠的古代健身法，历来就被众多中原医家所重视，其对人类的病除体壮、延年益寿起着重要作用。正如《保生心鉴·太清二十四气水火聚散图序》所阐述："是以仙道不取药石而贵导引，导引之上行其无病，导引之中行其未病，导引之下行其已病，何谓也？二十四邪方袭肌肤，方滞经络，按摩以行之，注闭以改之，吐纳以平之，使不至于浸其荣卫，而蚀其脏腑也。修身养命者，于是乎取之。"《圣济总录·卷八十九》肯定了膏摩的补虚作用，如卷八十九记载了采用摩腰补肾法来调治五劳七伤等不适："治五劳七伤，腰膝疼痛，鬓发早白，面色萎黄，水脏久冷，疝气下坠，耳聋眼暗，痔漏肠风。凡百疾病，悉能疗除。兼治女人子脏久冷……"

唐系祥（1848—1934年），字元瑞，又字瑞芝，号安溪老人，为河南南阳镇平县人，先后著有《推拿指南》《推拿卫生正宗》。其尤为重视自我推拿养生，故创建卫生十段锦法，其操作方法如下：①开天门二十四数：从山根推至发际，二十四数合一年之节气。②分阴阳九数：九数合九宫也。即从印堂分推至太阳、太阴穴也，能令目明爽。③齐揉太阳、太阴穴九数：亦九数，能清头目。④揉风门六数：令耳聪。⑤掐人中、承浆各一下：行气血，调和阴阳。人中为阳脉之海，承浆为阴脉之海，二脉调和，则周身之脉皆调和。⑥分手上阴阳九数，运八卦八数，运五经五数，和四横纹四数，推上三关，退下六腑：补元气。⑦运中脘能消食。⑧走搓摩：从胸上推摩至肚角能化痰。⑨双手背摩后精门和肾腰。⑩揉涌泉穴引热下行。唐系祥指出按照以上方法，每日清晨起运一次，如功夫不间断循序渐进，则百病不生，且延年益寿。

（三）儿科推拿

中原儿科推拿是在中医理论的指导下，以传统小儿特定穴推拿为基础，在发展过程中，秉承前人经验，又融入脏腑推拿技艺，吸纳民间简便验效方法，形成的特色儿科推拿。历经中原推拿医家的共同努力，形成了独具特色的理论方法。

1. 治病以脾胃为先 小儿生理特点为脏腑娇嫩，形气未充，脾常不足，故儿科临床大多数疾病与小儿脾胃功能失调息息相关。古人云："有胃气则生，无胃气则死。"脾胃为后天之本，气血生化之源，对于机体的生长发育及疾病的预后有重要作用，对于正气的恢复很重要。由于小儿特殊的生理特点，脾胃发育还不完善，在小儿护理与小儿疾病的论治中更应该重视脾胃的功能。明代万全《幼科发挥》云："胃主受纳，脾主运化，脾胃壮实，四肢安定，脾胃虚弱，百病蜂起，故调脾胃者，医中之王道也。"明代张介宾《类经》云："治五脏以调脾胃。"清代王三尊《医权初编》云："治病当以脾胃为先。"由此可知，小儿推拿治疗时强调治病以脾胃为先的重要性。

杨光瑶，字玉山，约生于1870年，河南洛阳人，因肾亏气虚、百药不验而病危，经天津王善道以推拿治愈后，誓以此术活人。遂拜师河南巩义的薛江海和偃师的李三研习推拿。于1938年年近古稀之际，将素日推拿经验，著成《推拿捷验》一书，尤为重视腹部操作。《推拿捷验·序》载曰："凡有病者，以手摩其腹，如秦越人之视疾，洞见五内。水亏则补其水，火旺则泻其火，治一脏而不使余脏受累，补正气而不使邪气乘衅。不用针砭，不假药饵，运掌之间，病者立愈。遐迩之人，无不惊为神奇焉。"鲁氏腹部推拿俗称"揉肚""揉腹"，起初应用于成人的功能性内科病治疗，后在小儿疾病治疗应用时疗效显著，通过作用脾胃，调整一身气机升降。周运峰教授在诊治小儿疾病时，以"脾常不足"作为重要的诊治思路。

2. 诊断尤重形色 儿科素有"哑科"之称，加之患儿在做诊察时多不配合，因此无论是问诊、脉诊、闻诊都较成人困难，唯有望诊反映疾病的信息较为可靠，故历来中原儿科推拿医家在四诊中首重望诊，详察形色。早在《黄帝内经》中就将面部不同区域或官窍通过五色的变化来诊断疾病。即青为肝病，赤为心病，白为肺病，黄为脾病，黑为肾病；青黑为痛，黄赤为热，白为寒。宋代，儿科之圣钱乙进一步提出了"面上证"与"目内证"的望诊方法。

唐系祥（1848—1934年），字元瑞，号安溪老人，清末民初推拿名家，其认为婴科即为哑科，婴幼儿不会言语，年龄稍大的小儿又往往表述不清，就诊时配合度较低，脉诊也会受影响，唯有小儿望诊不受条件限制，与问诊和脉诊相比，反映情况相对可靠，能够如实反映小儿的病理特点及预后发展。涂蔚生，字学修，河南信阳人，1916年毕业于豫南师范学校，后弃儒业医，从同乡陶石庵学小儿推拿术，参证《幼科铁镜》《小儿推拿广意》《保赤推拿法》，于1928年编写完成小儿推拿著作《推拿抉微》，其在《推拿抉微·认症法》中记载："望闻问切，固医家之不可少一者也。在大方脉则然，而小儿科则唯以望为主，问则继，闻则次，而切则无矣。经云：切而知之之谓巧。夫小儿六脉未全，切无可切，而巧亦无所用其巧矣。问而知之之谓工。小儿于未言语时，问之无可问；即于能言者问之，多不以真对，是问之不必问，而工亦无所用其工。闻而知之之谓圣。小儿初病之时，声音或不失其常，至病久而气丧，气丧而声失，闻之无可闻，而圣又何所见其圣。况书又曰：哭声不响赴阴君，而亦有不赴阴君者何？无非泥其声而不得肺之绝与不绝故也。吾故曰以望为主。曰：五脏之体隐而理微，望从何处？曰体固隐矣，然发见于苗窍颜色之间者，用无不周；理固微矣，乃昭著于四大五官之外者，无一不显。中庸所谓费而隐，显之微者，不可引之相发明哉。故小儿病于内，必形于外，外者内之着也。”

河南中医药大学高清顺教授在临床中遵循辨证论治、审证求因，主张在小儿疾病的诊断中以形色为主，待明确诊断后方可选穴施治。

3. 手法轻巧灵便 儿科疾病在发展、转归过程中，虽有传变迅速、病情易转恶化的一面，但小儿为纯阳之体，生机蓬勃，活力充沛，脏气清灵，反应敏捷，且病因单纯，又少七情的伤害。故虽生病，轻症容易治愈，重病只要经过及时恰当的治疗、护理，病情好转比成人快，容易恢复健康。正如《景岳全书·小儿则》说：“其脏气清灵，随拨随应，但能确得其本而摄取之，则一药可愈，非若男妇损伤，积痼痴顽者之比，余故谓其易也。”指出了小儿具有生理上“脏气清灵”和治疗上“随拨随应”有利的一方面。同时，小儿肌肤柔弱也要求手法操作时轻巧灵便。

唐系祥认为小儿脏腑轻灵，对于手法和药物治疗反应灵敏，恰当的治疗与护理，使小儿病患易于康复。推拿一术，便捷安全有效，可及时介入治疗，能够时时应对小儿病患特点，临证辨治，随时调整手法，随拨随应，控制疾病的转归，法出则效应。推拿手法不在次数多少，只在轻重之间，正如其在《推拿卫生正宗·序》所言：“推拿或小儿或成人，皆不在每岁三百之数，只在轻重之间耳。小儿初生，轻指点穴，二三用力放平；五七岁时推掐渐深，成人用力放重。”在小儿疾病的发展与转归过程中，寒热虚实的转化比成人快。小儿病情变化迅速，具体表现为易虚易实，易寒易热。若调治不当，护理失宜，病情容易由轻变重，由重转危，一日之内即可由实热证转变为虚寒证。

夏云集，字英白，号祥宇。清代河南新息人。幼习举子业，后为邑廪生，官至江苏句容知县。因其家族中世有业医精推拿术者，故他于“习举业，制艺之余”，亦兼习儿科推拿。他在弃官归隐之前，因不忍自秘，乃博采历代医书所载经络、穴窍，互证旁参；复将各推拿书与家传经验秘诀，采择会归，集成一帙，名曰《保赤推拿法》，又名《推拿精要保赤必备》，于1885年序之刊世。该书系儿科推拿专著，共1卷，载各种推拿方法86种。夏云集简明扼要地论述了各种手法的操作方法，要求轻巧灵便，运用自如，如：掐者，医指在儿经穴，轻入而向后出也；搓者，医指在儿经穴，往来摩之也；捻者，医以两指摄儿皮，微用力而略动也；扯者，轻轻频摄之而频弃之也。在具体操作之时，夏云集又告诫医者“医者己之大指食指皆不可修留爪甲，但以指头肉用力”，以防伤儿皮肤。

（周运峰）

第七章

河南中医药文化遗迹巡礼

第一节　巩义“洛汭”与“河图洛书”

“河洛文化”产生于河南，其地域包含以洛阳、巩义为中心，西抵潼关，东至开封，南达汝颍，北越黄河太行山区一带的广大地区。“河洛文化”以其巨大的扩散性与包容性，被公认为中华文明的源头之一，对中医学，乃至中国文化都产生了深远的影响。“河图洛书”是“河洛文化”的重要内容，相传巩义是“河图洛书”的发祥地之一。

2014 年 10 月 20 日，我们一行在巩义著名文史学者孙宪周先生的陪同下，来到巩义洛口村“洛汭（ruì，洛水入黄河处）”进行考察。

巩义，旧称巩县，始建于秦代，1991 年撤县建市，改称巩义。巩义市北临黄河，南依嵩山，东有青龙山，西接九朝古都洛阳，属邙山余脉，境内河流纵横，也是洛河汇入黄河的交汇口。

在前往“洛汭”的路上，伴着濛濛秋雨，孙先生为我们讲解了“洛汭”的历史及“洛汭”与“河图洛书”的关系。

一、关于巩义“河图洛书”的传说

孙先生首先为我们讲述了一个流传久远的故事。相传于上古伏羲帝在位的某年夏秋之交，连日大雨，河洛暴涨，伏羲关心部落人民的疾苦，巡视河洛水流涨势。但见黄河波涛汹涌，浊浪排空，大有怀山襄陵之势。往昔洛水流注黄河，清浊异流的景象荡然无存。急浪滚滚，无边无岸。伏羲为了看清水势，便登上洛口村东山岭上的一个高台。奇怪的是这时忽然风平浪静，一碧万顷，水天一色，河上泛起一片祥瑞的金光。突然从黄河里走出一只龙首马身的怪物来，它身生龙鳞，形似骆驼，左右有翼，背上旋毛组成纹点，宛如图形，伏羲便将其背上的图点画于石上。他又转身西南，望洛水缓缓而来，碧澄如玉，流至山脚下汇入黄河。在这洛水入河处，深光四散，奇景万千。更奇怪的是从洛河里爬出一只棕褐色大龟，背上许多白点，伏羲照样也把这些白点组成的图形画了下来。伏羲站在高台之上，面对这两幅黑白图形，他仰则观象于天，俯则观法于地，近参乎身，远取诸物，明阴阳，洞天机，从天地万物的变化中感悟出了一个道理，经过思考，把龙图与洛书融合起来，创制了八卦，以通神明之德，以类万物之情。由于伏羲台在连山之畔，所以后来即命名其创制的八卦为“连山易”。

二、关于河洛交汇之处的“洛汭”

孙先生进一步介绍道，河洛交汇之处，古称“洛汭”，亦称“什谷”“洛口”。《水经注》卷五云：“洛水于巩县，东迳洛汭，北对琅邪渚，入于河，谓之洛口矣。”又卷十五云：“洛水又东北流，入于河……谓之洛汭，即什谷也。”清代胡谓《禹贡锥指》引《传》云：“洛汭，洛入河处。”唐代孔颖达《尚书正义》云：“洛入河处，河南巩县东也。”唐代李吉甫《元和郡县图志·河南府·巩县》云：“洛水东经洛泊……入河，谓之洛口，亦名什谷。张仪说秦王‘下兵三川，塞什谷之口’即此也。”

洛汭，就在今天的洛口村，而洛口村的命名，就来自于洛河汇入黄河的河口，也就是出现“河图洛书”的地方。《水经注》卷十五又转引《竹书纪年》云：“黄帝东巡河过洛，修坛沉璧，受龙图于河，龟书于洛。”就是说，黄帝巡视黄河，经河洛会流处，即洛汭，而接受“龙图”“龟书”。也唯有洛汭这个地方才具备既“受龙图于河”，又受“龟书于洛”的地理条件。北魏郦道元《水经注》，把黄帝受“龙图”“龟书”事注在洛水入河处的洛汭之下，表明郦道元也认为“河出图，洛出书”发生在洛汭。又根据《帝王世纪》的记载：“尧率诸侯群臣沉璧于河洛，受图书。”西晋张华《博物志》卷十四也有“禹受河图”的事迹。显然，“河图洛书”不仅出现于“洛汭”，也是历代上古帝王传授“图书”的所在。直到今天，河口村还有“伏羲台”遗址，相传就是当年伏羲帝得到“河图洛书”并参演八卦的地方。

伏羲台遗址，也叫八卦台，位于今河洛镇洛口村的山岭上，高出黄河河面约 80 米，站在台上，河洛交汇之形尽收眼底。历经千年的风雨剥蚀，八卦台仅剩一座土台，约呈椭圆形，东西长 150 米，南北宽 100 米。高台东侧下面有一个 15 平方米的洼地，当地人称为“羲皇池”。隋文帝开皇二年（582 年）曾于此敕建“羲皇祠”，元代樵国公曹锋又于此建“河洛书院”。时至今日，这些建筑早已荡然无存，融进了历史的长河。

通过近年的考古发掘，在此地发现了以裴李岗文化、仰韶文化为主，一直延续到龙山文化早期的新石器时代遗址，并伴有商、周遗存，遗址范围近 40 万平方米，先后发现有祭坛台基、房基、灰坑以及用于祭扫的完整的猪骨架等重要遗迹、遗物，采集文物标本万余件。这说明早在 8000 年前以洛口村为核心的“洛汭”就有了人类的活动，而这个时期大体与传说中的伏羲、神农时代相吻合。古文化遗址的发现与发掘，为研究伏羲台提供了充分的物质证据。

更为奇特的是，黄河，洛水，一条暗黄混沌，一条明亮清澈，一明一暗的汇流色调交织成一种非常奇特的现象，远远看去，极像一个完整的太极图形。由于近年黄河水质的改善，两河径流的变小，这种自然的“太极图像”已很难看到了。

三、考古的最新重大发现——河洛镇双槐树遗址

2020 年全国考古十大新发现之一的双槐树遗址，位于黄河南岸高台地上、伊洛汇流入黄河处的巩义市河洛镇。近几年随着李伯谦等多位知名考古学家实地考察和研讨论证，确认为距今 5300 年前后古国时代的一处都邑遗址，因其位于河洛中心区域，而被称为“河洛古国”。这里有着中国最早瓮城结构的围墙、最早的“宫殿”、最早的北斗九星天文遗迹等诸多“中国之最”，凭借诸多耀眼的新发现，它先后入围“2020 年度全国十大考古新发现”“百年百大考古发现”，被考古专家誉为“早期中华文明的胚胎”。双槐树遗址是迄今为止在黄河流域中华文明形成的初期，发现的规格最高、具有都邑性质的中心聚落。双槐树遗址被誉为黄河文化之根、华夏文明之魂。

作为双槐树遗址发掘项目总负责人和“双槐树遗址考古资料整理与综合研究”国家社科基金重大项目首席专家，郑州市文物考古研究院院长顾万发认为：“在双槐树遗址现已探明残存面积的 117 万平方米里，发现有仰韶文化中晚阶段的三重大型环壕、具有最早瓮城结构的围墙、封闭式排状布局的大型中心居址、采用版筑法夯筑而成的大型连片块状夯土遗迹、3 处共 1700 余座经过严格规划的大型公共墓地、3 处夯土祭祀台遗迹、与大型建筑融合的用九个陶罐模拟的北斗九星天文遗迹、与丝绸起源有重要关联的最早家蚕牙雕艺术品、20 多处礼祀遗迹，以及制陶作坊区、储水区、道路系统等，并出土了一大批仰韶文化时期丰富的文化遗物，初步证实双槐树遗址是古国时代的都邑遗址。”

谈及双槐树遗址的考古发现意义，北京大学教授、夏商周断代工程首席科学家李伯谦表示：“双槐树遗址一系列重要考古发现的内涵，尤其是其社会发展模式和承载的思想观念，给我们呈现出古国时代的王都气象。北斗九星及诸多突显礼制和文明的遗迹的特点，也为后世夏、商、周等王朝文明所承袭和发扬，我们五千多年的中华文明主根脉有望追溯至此。‘河出图，洛出书，圣人则之。’双槐树遗址的重大发现说明，典籍所载和一些上古的传说都存在史实的素地。”

“双槐树遗址实证了河洛地区在距今 5300 年前后这一中华文明起源的黄金阶段的代表性和影响力，填补了中华文明起源关键时期、关键地区的关键材料的空白。”这一重大考古发现，对“河出图，洛出书”发生在洛汭之传说是一个有力的注脚。

（尹笑丹　许敬生）

第二节　南阳菊潭

菊花是中国的名花，也是常用的药物，菊花茶更是人们日常喜爱的饮品。菊花散风解毒，养肝明目，《神农本草经》把它列为上品，称“久服利血气，轻身，耐老延年”。李时珍在《本草纲目》中说：“其苗可蔬，叶可啜，花可饵，根实可药，囊之可枕，酿之可饮，自本至末，罔不有功。”

现今一提到名产地的菊花，人们往往不约而同地列出若干种来，如浙江杭州的“杭菊花”，河南焦作的“怀菊花”，安徽滁州的“滁菊花”，等等。其实，菊花的原产地和古代最著名菊花的产地并不在上述几个地方，而是在河南南阳内乡县西北菊花山的菊潭。

菊潭，又名菊泉。历史上曾潭清可鉴，水极甘馨，山上菊花影映其中，风景秀丽。因谷上菊花堕其中，常年滋液，潭水具有药用功能，史称菊潭。周围村庄是我国古代著名的长寿之乡。内乡，古称郦县，因古代早有种菊的记载，故有“菊花故乡”之誉。内乡县衙遗有多副对联。其中一幅：“依宛镇，连丹郧，商圣故里；接秦晋，瞩荆襄，郦邑菊源。”上联的意思是，内乡东边与南阳、镇平为邻，西边与丹江、郧县相连，这里是商圣（范蠡）故里；下联的意思是，西北接陕西、山西，远望湖北的荆门和襄阳，这里是郦县菊源。

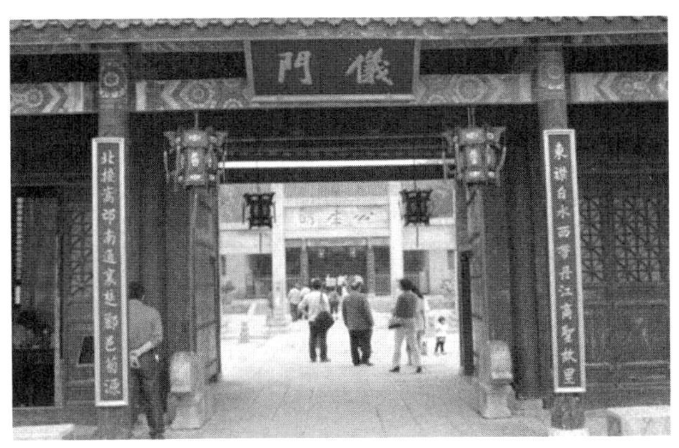

图 7-1　内乡县衙仪门对联

一、历史上的菊潭

（一）菊潭所在地的历史沿革

据《内乡县志》记载，西周时建郦国，春秋为楚之郦邑，战国归秦，属商鞅封地，秦设郦县，属南阳郡。汉沿秦制。西魏改析阳县为中乡县（县治今西峡县城）。隋开皇三年（583 年），避文帝父杨忠讳改中乡县为内乡县，改郦县为菊潭县，同属南阳郡。五代周显德三年（956 年），并菊潭入内乡。元初（1265 年），内乡兼有今内乡、西峡、淅川三县境地，为内乡县面积最大的时期。明成化六年（1470 年），复置淅川县。清代沿袭明制，内乡属南阳府邓州。1948 年 5 月 4 日内乡解放，分其西境新建西峡县，丹水镇及菊花山均隶属西峡县。内乡县治所仍设于原县城。

（二）古代历史文献对菊潭的记载

自汉代以来，多部古籍对郦县菊花有所记载，并赞美菊潭水健身治病。

《汉书·地理志》云："析，黄水出黄谷，鞠水出析谷，俱东至郦入湍水。"唐代颜师古注云："鞠水，即今所谓菊潭也。"

东汉末年应劭《风俗通义》云："南阳郦县有甘谷，谷中水甘美。云其山上大有菊花，水从山上流下，得其滋液，谷中三十余家，不复穿井，仰饮此水，上寿百二三十，中者百余岁，七八十者名之为夭。菊花轻身益气令人坚强故也。"

晋代葛洪《抱朴子内篇》卷十一云："南阳郦县山中有甘谷水，谷水所以甘者，谷上左右皆生甘菊，菊花堕其中，历世弥久，故水味为变。其临此谷中居民，皆不穿井，悉食甘谷水，食者无不老寿。"

南朝刘宋盛洪之《荆州记》云："(郦)县北八里有菊水，其源旁悉芳菊，水极甘馨。又中有三十家，不复穿井，即饮此水。上寿百二十三十，中寿百余，七十者犹以为夭。汉司空王畅、太傅袁隗，为南阳令，县月送三十余石，饮食澡浴悉用之。太尉胡广父患风羸，南阳恒汲饮此水，疾遂瘳。此菊短，葩大，食之甘美，异于余菊。广又收其实，种之京师，遂处处传置之。"《后汉书·郡国志·南阳郡》注中也引用了上述这段话。清代学者王先谦在《后汉书集解》中，特意注明说："(郦)故城，今南阳府内乡县东北。"

胡广(91—172年)，字伯始，南郡华容人，东汉时官吏。在《后汉书·胡广传》"时年已八十，而心力克壮"句唐代李贤等注中，也引用了南朝盛洪之《荆州记》有关菊水的记载。并说："太尉胡广所患风疾，休沐南归，恒饮此水，后疾遂瘳，年八十二薨也。"不论是胡广患风疾也好，还是胡广父患风疾也好，这已无关紧要，但都是饮用了郦县菊水后"疾遂瘳"，这就都说明了郦县菊花的轻身益气功效，而胡广栽培野生菊花多种，"种之京师，遂处处传置之"，应该说这是他对人类的一大贡献。

郦道元在《水经注·湍水》中写道："湍水出郦县北……湍水又南，菊水注之，水出西北石涧山芳菊溪，亦言出析谷，盖溪涧之异名也。源旁悉生菊草，潭涧滋液，极成甘美。云此谷之水土，餐挹长年。"

从以上记述看，早在汉代、两晋及南北朝时，南阳菊潭已是景致诱人，盛名远扬。

(三)历代本草著作中有关菊潭的记述

在历代本草著作中，也多有关于菊潭的记述。

梁代陶弘景《神农本草经集注》云："菊有两种……唯以甘、苦别之尔。南阳郦县最多，今近道处处有。"

宋代苏颂《本草图经》云："唐《天宝单方图》载白菊云：原生南阳山谷及田野中……(今)诸郡皆有。"又说："菊花生雍州川泽及田野，今处处有之，以南阳菊潭者为佳。"

宋代唐慎微《证类本草·卷五》"菊花水"条云："菊花水，久服不老，令人好颜色，肥健，益阳道，温中，去痼疾。出南阳郦县北潭水，其源悉芳。菊生被崖，水为菊味。"

（四）古代诗歌对菊潭的描述

菊潭是菊花潭的简称，又名菊水，菊花山间，山菊青青，泉流潺潺，交汇成潭，故称菊潭。每值仲秋，菊香潭碧，“菊花倒浸秋潭水”，映出“菊潭秋月”之美景，古为内乡八大景之一。菊花山、菊潭在当时形成了集山水美景、交通要冲为一体的地域优势。因此，文人墨客、仕者名流多在此感慨留恋。

自唐代以来，众多著名诗人为菊潭留下诗句。

李白《忆崔郎中宗之游南阳遗吾孔子琴抚之潸然感旧》云：“时过菊潭上，纵酒无休歇，泛此黄金花，颓然清歌发。”

孟浩然《寻菊花潭主人不遇》云：“行至菊花潭，村西日已斜，主人登高去，鸡犬空在家。”

贾岛《石门陂留辞从叔謩》云：“寒冲陂水雾，醉下菊花山。”

宋代著名文人苏辙《五月园夫献白菊》云：“南阳白菊有奇功，潭上居人多老翁。叶似皤（pó）蒿茎似棘，末宜放入酒杯中。”

司马光《菊》云：“琐琐南阳菊，秋潭岁自开。孤根拥红叶，落蕊媚苍苔。”

曾丰《寿富阳宰》云：“饮君以蜀州竹叶之酒，食君以郦县菊花之英。”

金朝的大诗人元好问曾在西峡任县令一年，其母死后，他辞官守孝期间，并没有回老家，而是在菊花山就地住下，且一住三年。同菊花山的百姓同饮菊潭水、菊花酒，探索养生之道。他在菊潭留诗达 15 首之多。如：“菊潭秋花满，紫稻酿寒泉。甘腴入小苦，幽光出清妍。”

明代李衮《菊潭》云：“甘菊之下潭水清，上有菊花无数生。谷中人家饮此水，能令长寿皆百龄。”

清代郑板桥《咏甘菊》云：“南阳菊水多耆旧，此是延年一种花。八十老人勤采啜，定教霜鬓变成鸦。”

这些流传至今的名言佳句表明，当时菊潭对那些自视甚高的古代文人骚客具有极大的魅力。也正是他们的这些美言妙语，记录了菊潭的秀美与神秘，并使菊潭的美景与这些天涯过客交融成一种独特的菊潭文化。

（五）菊潭的衰落

到明清时期，菊潭已是山菊敛迹，碧潭淤塞。明清两代，游览菊潭的文人骚客留下了一些诗篇，多为追念之作，如明嘉靖进士李衮在其诗中说：“我来寻胜地，不见一黄花。试问潭边姓，谁为寿者家。”

又如清代文人高佑釲（sì）在《内乡怀古四首》之第三首中说：“牢落诗人托异乡，青莲还对孟襄阳。荒祠千载菊潭上，落日经过泪千行。”均写出了当时菊潭、菊花山的荒凉情景。

千年胜景的菊花山，为什么灭迹呢？主要原因在于一次大自然的灾难。据《西峡县志》载："明世宗嘉靖七年（1528年）秋，宛西一带一连三个月大旱，民多饥死，人相食，至八年春尤甚。"这年宛西一连数月大旱无雨，以内乡最为严重，百草枯死，作物绝收。次年春天，大批灾民外逃，路断人稀，人们食不择物，竟出现了活人吃死人的现象。从此菊花山的菊花枯死，昔日胜地变成了一座荒山。据清代陈梦雷等《古今图书集成》载："甘菊出自内乡菊潭者佳，今无。山谷虽在，潭淤被毁。现仍存上寿洞，内有一水潭。"

菊花山的荒落，使人们为失去胜地而惋叹。值得欣喜的是，菊花山的菊花并未绝种。1972年中日建交后一次中国代表团访日，日方还特回赠河南西峡菊花山原种10株，被植于北京植物园。1989年日本一个五人访问团专程来到西峡提出要观看菊花山。当日由县政府主管外事的王武堂、方成陪同，看了菊花山山貌山系，在菊潭内饮了潭水。日本客人久久流连忘返，感叹地说："日本的菊花是从贵国菊花山引去的。"

考查以上文献，可得出以下结论：

菊源在南阳西峡菊潭，汉代胡广带入京师洛阳，又传植于天下；菊潭之水能健身，菊潭曾是长寿之乡；至少在明代以前，菊潭的菊花一直最为有名；明代以后，碧潭淤塞，郦菊敛迹。

二、菊潭的今天

从伏牛山南麓西峡县丹水镇，沿丹水河东南走约2公里处（此处距内乡县衙约25公里），矗立着一座海拔300多米的青山，当地名曰菊花山。菊潭位于菊花山北坡的谷涧中，东临丹水，地处内乡、西峡二县的交界地。后人为古景不泯，在菊潭北坡山腰间的绝崖中，凿一石室，门额上书"菊潭石窟"，室内凿有半月形石潭，如今的菊潭虽然已没有当年诗文中所描绘的风采，但潭形犹在，潭水尚有。

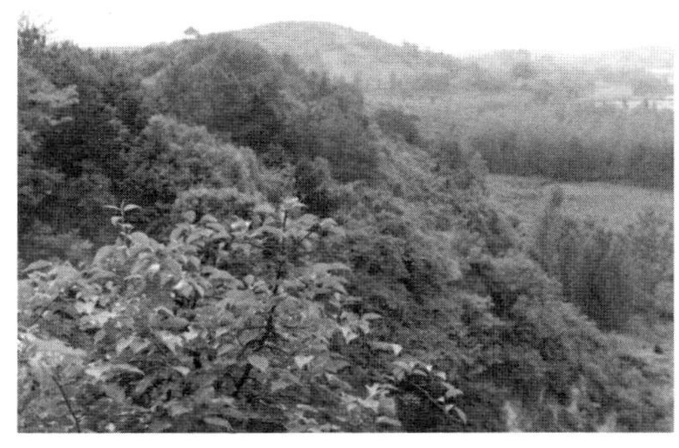

图7-2　菊花山一角

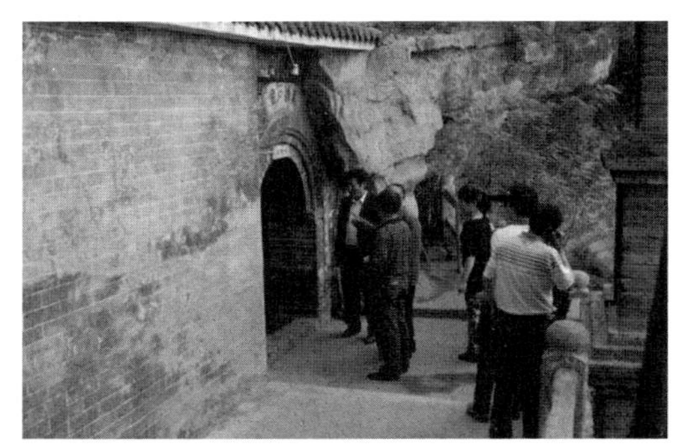

图7-3　当地人员为考察组讲解

笔者与考察组的同志进入窟中，迎面见一尊神，从旁边字迹可隐约看出是药王爷。旁边有一老者，身着一黑布道袍，仙风道骨。问起菊潭所在，道士拿起一打酒用的小瓢，从神像下面的一月牙形的井口处打出一小杯水来，分送给我们，然后指着井口说："这就是菊潭。"喝一口菊潭水，清凉可口，沁人心脾。据道士说，此泉常年如故，长旱不涸，久涝不盈。多取不欠，少取不溢。常饮此水可医治百病，延年益寿。从唐代起就是贡品，时至今日取此水煮药茶者依然络绎不绝。

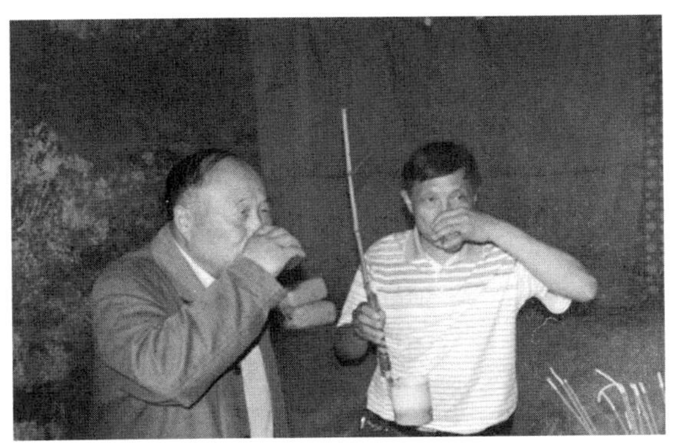

图 7-4　品尝菊潭泉水

菊潭的美景传说及丰厚的文化底蕴让人感叹，如何再造菊潭美景，重构菊潭文化，让这些得天独厚的文化资源转化为文化旅游优势，开发这些得天独厚的文化资源，让菊潭文化在后世得以传承，这是我们应尽的历史责任。

（许敬生）

第三节　西峡重阳文化

西峡不仅是菊花的故乡，而且还是以菊花和山茱萸为主旨的重阳文化的发祥地。

农历九月九日，日月并阳，两九相重，故称重阳，也称重九。中医的经典《素问·三部九候论》说："天地之至数，始于一，终于九焉。"而阳数中九为最大。宋代吕希哲《岁时杂记》说："九者，老阳之数，九月九日谓之重阳。"历史上中华先民有重九的传统。而且，由此推出自然与人的生命之关系，九与久同音，九有生命长久、祝人长寿的吉祥寓意。因此，崇九，就有敬老的含义。重阳敬老已成为中华民族悠久的文化传统。

一、西峡重阳文化历史悠久

远在公元前的战国时代，楚国的西峡一带就有了吃菊花、饮菊花酒和茱萸酒的风俗了，而且一直沿袭下来。

最早的文字记载则是大诗人屈原的诗。屈原在《离骚》中写道："朝饮木兰之坠露兮，夕餐秋菊之落英。"意思是早晨我饮木兰上的露滴，晚上我吃秋菊的花瓣。本来借此喻指加强高尚的品德修养，但客观上反映了食菊花的事实。在《惜诵》中有"播江离以滋菊兮，愿春日以为糗（qiǔ）芳"的句子，栽种江离又培养菊花，希望待到春天做干粮（馍）用。明白地写出以菊花糕作为养生的食物。在《东皇太一》一诗中，有"奠桂酒兮椒浆"之语，茱萸又名越椒，椒浆当是茱萸酒，显然说的是用茱萸酒与桂花酒一起祭奠东皇太一神。由此可以看出，屈原诗中反映的就是当地老百姓食菊花、吃菊花糕、饮茱萸酒的习俗。

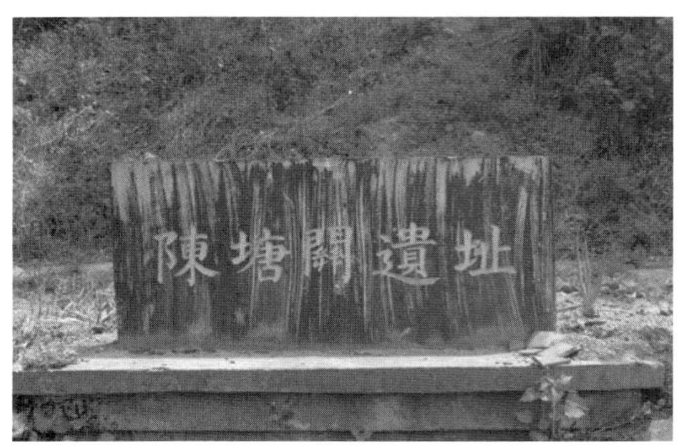

图 7-5　陈塘关遗址

屈原于公元前 312 年，被楚怀王放逐于汉水北岸，大约就是今天南阳西部的淅川、西峡一带。这里是秦楚相接之地，秦风楚韵交汇。当时西峡的陈塘关（今天的奎文关）是秦国的一个关，关北是秦国，关南是楚国，屈原即流放于此。现在西峡回车镇有一个村子叫屈原岗，建有屈原岗小学，还有一座屈原庙。当地民间传说，昏君楚怀王中了秦国使臣张仪的诈楚之计，恼羞成怒，失去理智，举兵伐秦。大军路过西峡时，屈原竭力劝阻，劝其调转马头，回车南归，可是怀王却一意孤行，结果楚军大败，死伤惨重，并失去汉中大片领土。故后人将屈原劝阻之地称为回车镇，沿用至今。为此，屈原写了一篇名诗《国殇》，来讴歌悼念楚国将士。

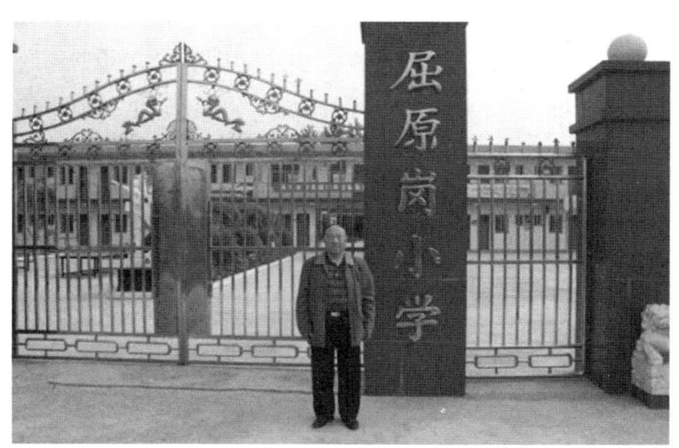

图 7-6　屈原岗小学

司马迁在《史记·楚世家》中记载：“熊绎当（周）成王之时，举文、武勤劳之后嗣，而封熊绎于楚蛮，封以子男之田，姓芈（mǐ）氏，居丹阳。”说明熊绎正当周成王在位的时候，成王要封赏文王、武王功臣的后代，就将熊绎封在楚蛮荒地区，赐给子男爵位的田地，姓芈，定都丹阳。这里所说的熊绎就是楚国第一任国君，著名的成语

“筚路蓝缕”就出自这位国君熊绎。“筚路”是柴车，“蓝缕”是破旧的衣服。熊绎“筚路蓝缕，以启山林”，既显示了楚国创业之艰难，更体现了早期楚国积极进取的精神风貌。

那么司马迁所说的丹阳在何处呢？历来说法不一，有人认为丹阳在陕西东南某处，有人认为在湖北枝江市的丹阳聚，有人认为在湖北秭归县的丹阳城，还有人认为是在安徽当涂县的小丹阳，但这些说法都缺乏考古证明。

清人宋翔凤在其《过庭录》卷九《楚鬻熊居丹阳·武王徙郢考》中认为，丹阳在丹江与淅水的交汇处，即今河南淅川一带。只惜这种说法出现较晚，不为人所重。直到1978年淅川县顺阳川下寺及和尚岭等处（与西峡相邻）楚墓群被发现，出土了数以万计举世罕见的文物，包括青铜礼器、乐器、车马器、兵器、玉饰、骨器等，仅编钟就有10余套，被列为“20世纪河南十大考古发现”之一，才使越来越多的人认识到这里就是司马迁所说的楚国最初的封地丹阳。楚国令尹（宰相）子庚等贵族之所以葬在顺阳川，是因为这里有楚国早期的宗庙，也就是说，这里是楚国始都。它是楚国早期的政治、经济、文化中心。

《史记·孔子世家》记载楚昭王时令尹子西说：“楚之祖封于周，号为子男五十里。”楚人初居丹阳，只是弹丸之地，其后，以此为立足点向南部蛮荒之地推进，发展成为雄踞南方的泱泱大国。

这样看来，爱国的大诗人屈原赞颂西峡菊花，记述楚国故都习俗，就在情理之中了。

二、西峡重阳节的民间传说

西峡重阳镇流传着许多与重阳文化有关的民间传说。

东汉安帝年间，身怀六甲的宠妃李娘娘受闫氏所害，从京都洛阳逃至伏牛山以南的重阳店。恰在农历九月九日这天生下一女，取名重阳女。李娘娘慢慢把重阳女养大成人。谁知那年秋天，此地发生了一场大瘟疫，成村成户的人死亡，李娘娘也未能幸免。临终前李娘娘把自己的身世告诉了重阳女，并把安帝赠送的玉佩传给女儿，托付她找机会状告闫氏，为她讨回公道。李娘娘死后，重阳女到处拜师学艺，立志斩除瘟魔，为民除害，并为母报仇。

一位仙人为她的精神所感动，精心传授剑法，并密告瘟魔的四个弱点：一怕红色，二怕酒气，三怕怪味，四怕高声。叫重阳女来年九月九日瘟魔重现时见机行事，为民除害。次年九月九日，重阳女组织附近的百姓登上云彩山，女的头上插红茱萸，茱萸果为红色，叶子散发出一种怪味，男的喝菊花酒，瘟魔一出现就齐声高喊：“铲除瘟魔，天下太平。”瘟魔见到红色，闻到酒气和怪味，听到喊声，缩成一团滚下山去。重阳女赶下山来一剑将瘟魔刺死。从此，重阳店一带百姓安居乐业，健康长寿。

此事传至京城，安帝派宦官前来视察，见到了重阳女和玉佩，报知安帝。安帝召重阳女进京相见，父女拥抱大哭一场。后安帝贬黜闫氏，拨款为李娘娘修了娘娘庙，封重阳女为重阳公主。安帝要留重阳女于宫中，重阳女说：“母亲就生我一个女儿，她葬在重阳，独身一人，我要回重阳，逢年过节去祭拜她老人家。”重阳公主仍回重阳店生活，但每年九月九日前后都要带上菊花、茱萸和菊花酒、茱萸酒回京城一次，孝敬父王，顺便把当地登高、赏菊、喝菊花酒、插茱萸等民俗传入宫中。从此重阳节习俗由民间传入宫中，又从宫中普及中华大地，重阳店渐渐扬名四海。重阳公主生在重阳，长在重阳，又在重阳结婚、生子，百岁而亡。当地群众为重阳公主修了重阳道观，年年重阳节前来朝拜。这个故事像中国古代的戏剧一样，凄美而动人。在宋代之后，被民间的戏剧家改编为戏剧，在西峡重阳镇范围内经久传唱，长盛不衰，成为当地民间文艺的活化石。

“李娘娘和重阳公主”的故事，虽找不到史书的记载，但它深深影响着当地人们的生活习惯，在人们的生活中留下了深刻的烙印。以历史的观点考究可以找到佐证的影子。《西京杂记》载：“戚夫人侍儿贾佩兰，后出为扶风人段儒妻。”“九月九日佩茱萸、食蓬饵、饮菊花酒，令人长寿。”这是关于重阳节源于一场宫廷斗争最为翔实的记载，它说的是这段历史：公元前 195 年，汉帝国的缔造者刘邦悄然去世。当时最有权势的皇后吕雉和刘邦最宠爱的妃子戚夫人都想把自己的儿子推向皇位，两个女人争斗的结果，戚夫人不但丢掉了性命，就连自己的宫女、太监都惨遭杀戮，而侍女贾佩兰却阴差阳错地逃出宫外。贾佩兰逃到陕西扶风一带，后定居生活，把宫廷重阳节配茱萸、吃花糕、登高、饮菊花酒的习俗传到了民间。

“李娘娘和重阳公主”的故事与“侍女逃难”的故事如出一辙，主人公都是女性，起因都是宫廷中两个女人间斗争的产物，由此，我们可以认为这是一个从历史事件到民俗的演化过程。

三、西峡以重阳命名的地名和名物

西峡的重阳镇，是全国唯一的以重阳命名的乡镇。相传是尧的儿子丹朱建立了重阳店，明朝设立为重阳堡，民国期间设重阳区，中华人民共和国成立后有重阳乡、重阳公社，今称重阳镇。以重阳节名作为行政区划名沿用至今，为全国所独有。

西峡县与重阳文化有关的地名一直沿袭至今，如重阳镇现存有重阳店、重阳村、重阳街、重阳河、重阳湖、重阳沟以及娘娘庙、公主坟、登高台、快活林、塔沟、云彩山、皇后村、德河等。以重阳节俗命名的地名和与重阳有关的地理标识如此集中，全国尚属少见。

重阳店的佛爷山下，有一座重阳寺，是全国唯一一座以重阳命名的寺庙。历史上重阳寺是闻名豫鄂陕三省的古寺。在重阳节时，豫鄂陕三省的香客汇聚重阳寺，在登高中朝拜，在朝拜中祈福。但因战乱，重阳寺几度被焚毁。现在重修的重阳寺，规模不如香火鼎盛时期的十分之一。重阳寺附近有一条山沟叫塔沟，抗日战争之前沟内还佛塔如林，可惜随着岁月的流逝，佛塔已消损无存。只有塔座掩埋在土地之中，回忆着古时鼎盛的香火。

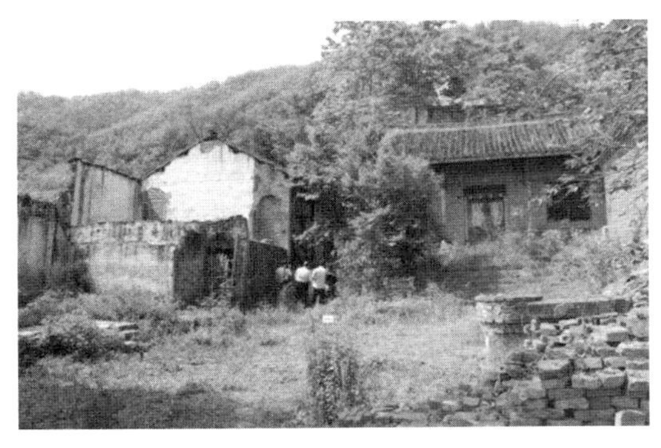

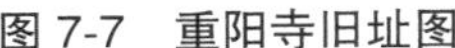

图 7-7　重阳寺旧址图

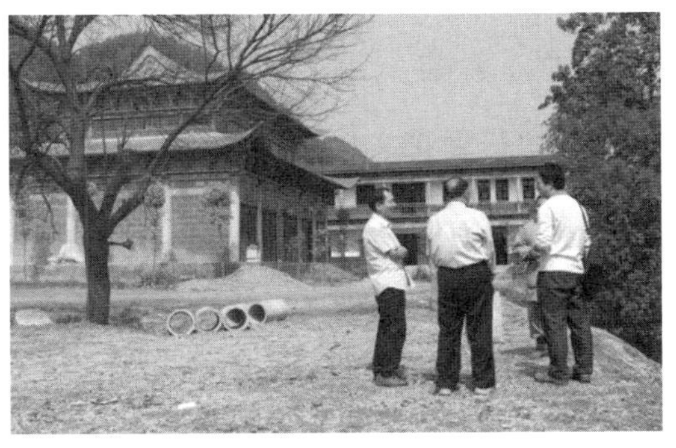

图 7-8　重阳寺新址

现在重修的重阳寺内，保留着从老重阳寺遗址中发掘的“天子万年碑”和“恭李氏瓦”。“天子万年”碑碑文虽经沧桑风雨模糊不清，但“天子万年”四个大字仍清晰可见。成为供奉重阳公主及其母李娘娘的物证，有力地验证了广为流传的民间传说。

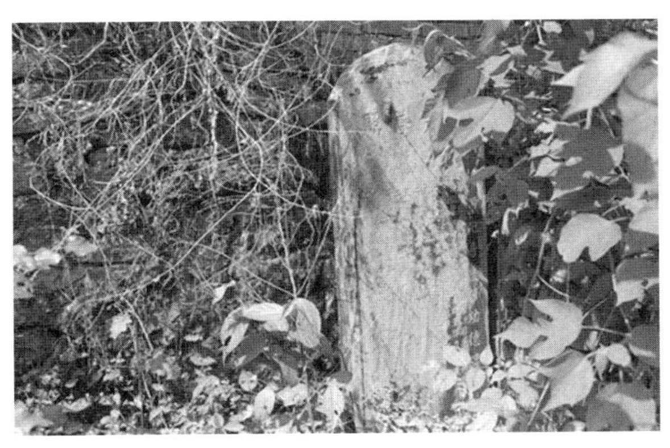

图 7-9　重阳寺碑刻

四、西峡重阳文化的习俗和民间祭典

西峡重阳节习俗保存比较完整。登高喊山，喝菊花酒、茱萸酒、菊花茶和枕菊花枕、食重阳糕、佩茱萸囊等民俗十分普遍。西峡的菊花山和重阳寺是古时重阳节文化和民俗的集散地，每年九月初九重阳节，附近群众扶老携幼，登高赏菊，插茱萸枝，佩茱萸囊，家家蒸重阳糕，户户酿菊花酒，车水马龙，蜂拥至菊花山或重阳寺摆重阳糕、供果、菊花酒及香案，举行重大祈福祝寿祭典活动。

（一）登高

重阳节又叫登高节，登高是重阳节的主要活动之一。西峡人在重阳节都有登高的习惯。菊花山、佛爷山、云彩山都是重阳登高的圣地，吸引河南、湖北、陕西等地的群众到此过节。

（二）赏菊

西峡是菊花文化的发源地，是观赏菊花的胜地。西峡自古号称“茂林修竹地，菊花茱萸乡”，重阳节正是一年的金秋时节，漫山遍野盛开菊花，登高自然能赏菊。还要采菊、饮菊花酒、喝茶、做菊花枕，也有人头戴菊花，还有人把菊花枝叶贴在门窗上。特别是丹水菊花山自古闻名，自唐代以后就成为全国著名的登高赏菊之地，吸引了历代无数文人雅士，到菊花山喝菊潭之水，品菊花茶，饮菊花酒，成就了一段段名人佳话，留下了一篇篇绚丽诗章。

菊花早已成为西峡地域文化的一部分，深深影响了当地的民间艺术，无论岁月怎样更迭，以菊花为主旨的重阳节文化，一直在西峡沿袭相承，使西峡的历史文化处处饱含着菊香。1982 年，西峡县重阳镇奎岭村一农民在翻地时，翻出了一个宋代的瓷碗，通体为釉，胎质细腻，造型美观。三色弦纹中间，布满了菊花纹，经鉴定为国家一级文物。专家们说，以菊花纹为饰纹的宋代瓷碗，几乎是一个绝版。在西峡县重阳镇的云彩山上，有一座古老的道观，掩映在绿树丛中。道观门口的石磬上，雕刻着菊花的图案。在以前所见道观的石磬上，只见有雕刻蝙蝠、虎符、鲤鱼、二龙戏珠等，而雕刻菊花的唯有河南西峡县重阳镇云彩山道观一家。

（三）插茱萸、佩茱萸囊

在西峡民间，重阳节要插茱萸、佩戴茱萸囊，认为可以消灾避难。在古代，茱萸曾作为巫术灵物。西峡是山茱萸的适生地和原产地，恰值每年重阳节前后成熟，为人们插茱萸、佩戴茱萸囊提供了大量的原料。山茱萸又是补益肝肾、收敛固涩的良药，自然就成为宛西制药厂（建在西峡的大型药业）制作“六味地黄丸”的重要原料。

西峡山茱萸产量之大、品种之多属全国之最，早已成为山茱萸的集中产区。

（四）吃重阳糕

重阳糕，因起源于重阳，于重阳节食之，故名“重阳糕”。西峡重阳糕最大的特点，就是糕必九层，像宝塔，顶端置两只面塑羊，以合“重阳”寓意。食糕时，点蜡烛灯，其喻为“点灯”“吃糕”，代替登（灯）高（糕）。

如今西峡重阳糕已达 30 余个品种，在海内外华人中畅销。其主料也由传统的米粉、黍粉改用面粉、淀粉，在主料层中层层敷以芝麻、花生仁、核桃仁、白果仁、各类肉末等，有甜香型、鲜香型、鱼香型、椒盐型、麻辣型、怪味型等，各具特色。

（五）饮酒

饮酒是西峡重阳节必不可少的习俗，重阳必饮酒，无酒不重阳。在西峡民间多饮菊花酒，认为用菊花酿制的菊花酒有疏风除热、养肝明目、消炎解毒的作用。

（六）重阳节祭典

每年九月九日重阳节，都是重阳寺的重大祭典日。本地民众，邻近的湖北、陕西民众也会呼朋引伴齐聚到西峡的重阳寺来参加祭典，祭典之日，重阳寺内彩旗飘飘，锣鼓喧天，人山人海。主祭由重阳寺道人主持，议程分为献供品、上香、跪拜等，祈求神仙李娘娘庇护赐福。祭典仪式结束后，扶老携幼到菊花山、佛爷山、云彩山等处登高望远。人人佩戴茱萸囊，家家烹制重阳糕，户户都痛饮菊花酒。祭祀的同时，重阳寺里连续唱三天大戏，重头戏是根据重阳寺李娘娘的传说编排的曲剧，只惜在民国初年剧本失传，至今仅有三五个古稀老人依稀记得部分唱段。

重阳节登高寄思，赏菊明志，饮酒抒怀，插茱萸辟邪。一缕远古吹来的风，伴随着重阳文化而生的大量民间的传说故事、信仰习俗、孝道理念，携带着久长而又深厚的历史信息，从物质内容到精神方式，一代又一代地传递着民族心理与情感的密码，延续着华夏子孙的文化认同。这是祖先留给我们的一笔厚重的文化遗产和精神资源。

五、西峡重阳文化的今天

近年来，河南省政府规划制定了河南省由文化资源大省向文化产业大省迈进的奋斗目标，相继出台了大力发展文化事业和文化产业的新政策。西峡县委、县政府把对重阳文化的抢救、保护摆到重要位置，建立组织，抽出专门人员，科学规划，把重阳文化作为一项重要的文化产业重点打造，融入县域经济社会的和谐发展中，着力传承弘扬这一民间优秀传统文化。并先后举办了首届重阳文化论坛、重阳文化节等项活动。同时，对历史遗存的重阳寺、登高台、佛爷山文化主题广场等进行重修和重建。2003年，国家邮政局在西峡重阳镇发行了重阳节邮票一套。

2010年7月16日至18日，中国民间文艺家协会受协会分党组的委托，组成专家组对河南省西峡县申报“中国重阳文化之乡”并建立“中国重阳文化研究中心”进行了考察。通过听取西峡县委、县政府的汇报，观看影像资料，进行实地考察，翻阅相关文献、史料，同当地民间人士和民间文化工作者座谈，专家组形成共识。一致认为，西峡县重阳文化历史悠久，典籍记载翔实，遗址遗存众多，民俗文化厚重，具有重要的保护价值。为推动重阳节这一非物质文化遗产的保护，同意推荐西峡县为“中国重阳文化之乡”并建立“中国重阳文化研究中心”。

2010年9月14日，中国民间文艺家协会下发了文件，正式命名西峡县为“中国重阳文化之乡”并建立“中国重阳文化研究中心”。从此，西峡重阳文化的研究进入了新阶段。

西峡是一个钟灵毓秀而富有诗意的地方，它山川俊美，文化厚重。这里有世界奇迹恐龙蛋化石群，这里有举世闻名的猕猴桃基地和山茱萸基地，这里有菊花圣地菊花山和菊潭，傲霜的菊花就是从这里走向了全国和世界各地，大诗人屈原、李白、杜甫、白居易、孟浩然、元好问等曾到这里激扬文字。而饱含着菊香和茱萸之味的重阳文化更是以独特的民族个性，闪烁着璀璨的光华。

西峡的灵山秀水是大自然的恩赐，西峡丰富的文化元素是先辈留下的重要遗产。这种自然与人文的融合，形成了西峡的特殊韵味，如此之多的文化符号密集地聚积在这个地域，构成了西峡的动人魅力，使西峡这个山城小县成为一幅反映农耕生活的画卷和折射历史映像的镜子。它存在于人们的生活起居之中，是生活的文化、百姓的文化。正是这种文化，在各个民族和地域中是一方水土独特的产物，它属于原生态文化，是对人类多元文化的重要贡献。

（许敬生）

第四节　商城橘井、苏仙石和汤泉池

一、商城橘井、苏仙石

“橘井”“橘井泉香”是我国中医界著名的典故。晋代葛洪《神仙传》记有桂阳人苏仙公成仙前，告其母，明年有疫，可取橘叶井水以疗疫疾。好事者因传之。橘井旧址即在今湖南郴州苏仙岭下。所以，一直以来，世人皆知“橘井”在湖南的郴州。可是，河南商城也有橘井和苏仙石。

商城县文化学者王凤林先生曾在网上发了一篇文章《商城“橘井”考据》。该文说：“经笔者多方考证，我国有两处‘橘井’：一处在湖南郴州，一处在大别山区的商城县苏仙石乡。乡内有一山名‘大苏山’。山下子安河边有双石对峙，名‘苏仙石’，上有两个深深的足印，北400米有千年古井，名‘橘井’。《河南通志》记载：‘苏仙石，汉苏耽，字子训，商城人，有道术……尝种橘、凿井，一日告母曰：后二年州大疫，食橘叶，饮井泉，当自愈，有鹤数十至其门遂乘鹤而去。后二年，州果罹疫，母如其言，竟免……’《一统志》《光州志》等古籍中皆有类似记载。可见商城之北‘橘井’与郴州之南‘橘井’的传说同根同源。且在苏仙石乡境内的喻畈村也遗存有‘大苏山’‘苏仙石’‘橘井’‘苏仙寺’等众多古迹。因苏仙石乡位于大别山腹地，山河纵横，林海绵延，历来交通不便，似世外仙境，是古人隐居藏身修炼的佳地，故北‘橘井’不为外人知晓。”

（一）橘井（龙井）

1997年夏，苏仙石乡在乡内喻畈村马鞍桥处搞造林整地，山脚下有一口古井，水质清澈并且凉爽无比，饮之沁人心脾、暑气顿消，挖山民工都争相汲取止渴解暑。经打听，当地人说此井名叫“龙井”，井水冬暖夏凉，四季满盈，即使1966年的大旱也未干涸。是年4月，王凤林随信阳电视台记者张瑾及苏仙石乡党委书记王黎、乡长余培术到该乡标志性景物“苏仙石”拍摄专题片资料，大家认为应该将此古迹勒石立碑和摩崖铭记。王黎当即嘱王凤林撰写碑文。

从那时起，王凤林开始多方考证。考证时发现，苏仙石乡境内有座大山古称“大苏山”，山下子安河边有双石对峙，名“苏仙石”，上有两脚印迹，至今仍清晰可见。当地有个妇孺皆知的千古传说：相传，汉代桂阳人苏耽携母至此拜师学艺，于河边结庐而居，后踏石跨鹤飞升而去，石上留下一对深深的足迹。苏仙飞升后，其母用井水橘叶疗疫，救人无数。该地从汉代以后便因此而被命名为“苏仙石”，并沿用至今。当地还流传有一首耳熟能详的诗：“大苏山前太子尖，相传此地有苏仙；仙人已乘黄鹤去，留下足迹在山巅。”

为此，王凤林又查阅了从明嘉靖到民国年间编纂的6部《商城县志》及《河南通志》等古籍，结果都有汉代苏耽从“苏仙石”飞升的记载。

通过阅读大量关于“苏仙石”和“龙井”的资料及一些古迹遗存，王凤林得出一个结论：历史上确有名叫苏耽的“苏仙”其人，湖南郴州是他的出生地，传说中的“苏仙飞升”之地就是现在的商城县苏仙石乡，现在名叫“龙井”的古井就是广为流传中的“橘井”。

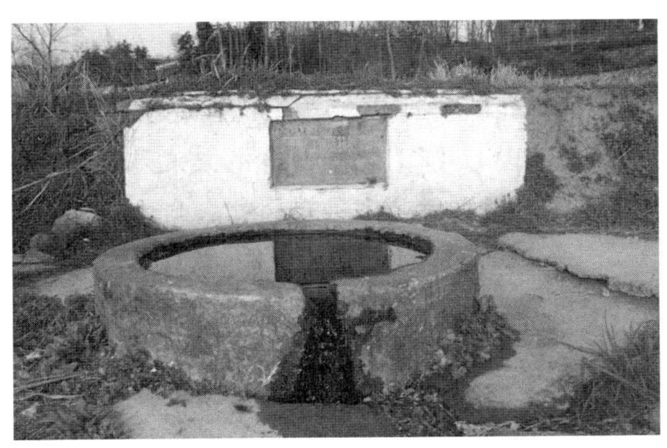

图7-10　龙井（橘井）

这口井实在太普通啦，普通到一般人走过去不会多看一眼。但仔细看，还是能发现其与众不同。比如，其水一直慢慢地往外溢着，水质清澈，用手掬一捧进嘴里，味甘纯正，没一点泥土的味道及异味。

当地村民说：“过去，我们全村200多人都喝这井里的水，附近村庄也有不少人来这井里打水的。真的，我们这里没有人患癌症什么的。前些年乡村改造，我们家家才都接了自来水。”

（二）苏仙石

离龙井不远处，就是苏仙石。从远处看，苏仙石就是两块大石头。

石头旁边是一条浅浅的河流。苏仙石旁，有一块石碑，上面篆刻着关于苏耽救百姓后驾鹤远去的故事，是王凤林撰写的碑文。

苏仙石上边，有两个清晰的脚印。这和传说中的脚印相吻合。脚印的旁边，是一处专供上香的灶台。人们喜欢用烧香表达自己的愿望，来纪念救治百姓的苏仙和龙井。

苏仙石和橘井的传说，这是多么好的非物质文化遗产！应当尽力开发和传扬。

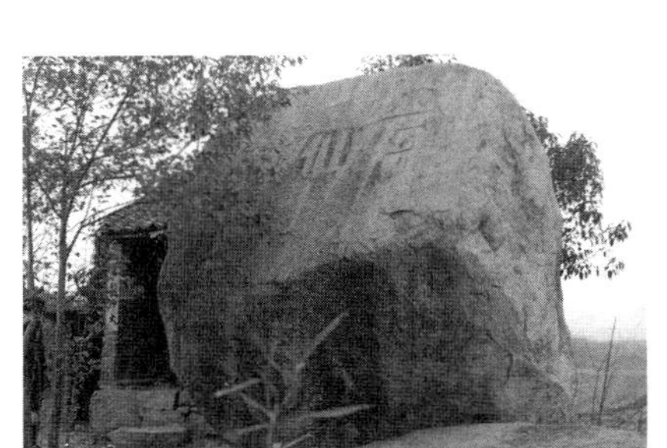

图 7-11　苏仙石

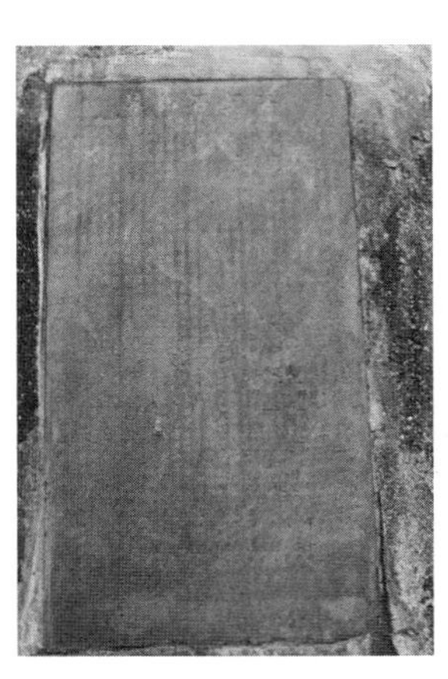

图 7-12　苏仙石纪略碑

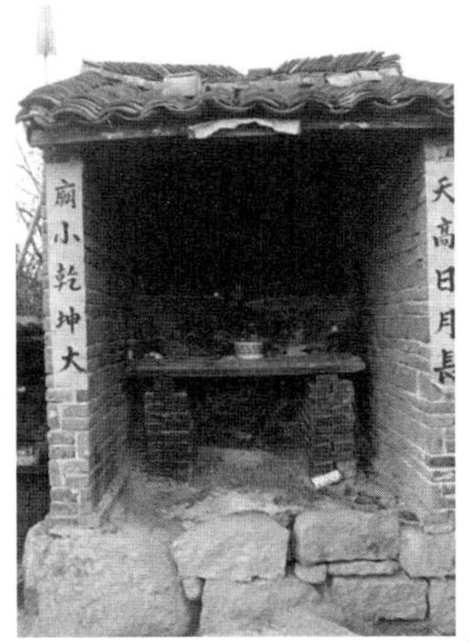

图 7-13　苏仙石旁小庙

二、商城汤泉池

商城县位于河南省东南隅，大别山北麓。自古以来是豫南贯通南北思想和吴楚文化的人文荟萃之地。商城县不仅文化艺术独具风格，自然资源更是丰富雄厚，尤其以“汤泉池”闻名国内。

汤泉池，大别山麓第一泉，有“神汤”之称。它地处商城县雷山脚下，背依林木郁翠的雷山，身傍碧波荡漾的鲇鱼山湖水，是一处天然温泉，水温高达 58℃，四季流淌，清澈透明，不仅能洗浴，同时具有较高的药用价值。明代著名思想家、诗人李贽曾游览此处，留下了“洗心千涧水，濯足温泉宫”的诗句。清代文人王调也有诗曰：“共知池底春风暖，浴罢游人漫咏归。”

唐代李吉甫所著《元和郡县图志》中称其“温汤”；明代嘉靖《商城县志》记载：“温泉，在西南三十公里，自石罅中流出，其色绿，其热如汤，人浴之可治疥癞。”当地乡民多依泉聚居，形成了万家辐辏的“汤坑店市”。清代乾隆二十五年（1760 年），乾隆皇帝曾出巡汤泉池，御笔题书“汤坑”，并立碑志之。清代嘉庆年间，地方官府曾在此创办“温泉书院”。

汤泉大约形成于一亿年以前，现有三个泉眼，日出水量 650 吨，水质清亮洁净，水温 56～58℃，泉水经光线谱定量分析，水中含锶、银、钛、硼、铬、铜、铅、钙、钠、镁、钾、氟等元素，按医疗矿泉分类属于淡温泉、硅酸泉和氟泉。利用温泉的热力学效应和药物化学作用，对皮肤病、风湿病、肠胃病以及神经系统、呼吸系统、外科、妇科疾病均有显著疗效，特别是皮肤病、风湿病治愈率高，故又有“药泉”之称。

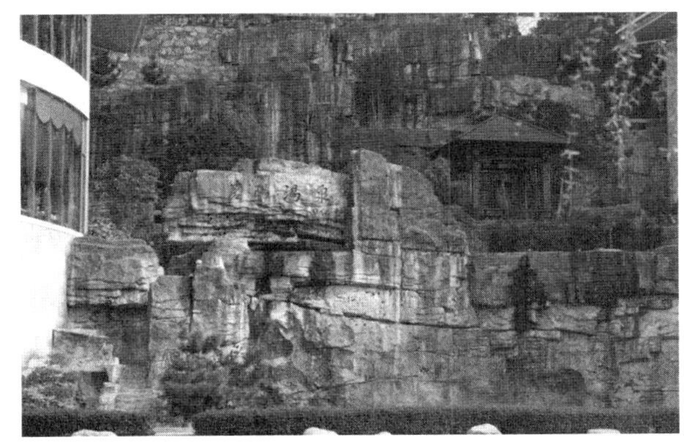

图 7-14　汤泉池

汤泉池风景优美，气候宜人，不仅有温泉可供游人洗浴，尚有很多自然和人文景观可供游人欣赏。汤泉池的开发利用，正在日新月异。

（李新叶　许敬生　尹笑丹）

第五节　南阳医圣祠

张仲景（约 150—219 年），东汉杰出医家。在那战乱频仍，疫疠横行的年代，他用自身所受的苦难，在人间的烈火中寻找真理，誓救含灵之苦，“勤求古训，博采众方”，撰成了中医经典《伤寒杂病论》。使人杰地灵的中原南阳，孕育了伟大而不朽的仲景医药文化。

他确立的辨证论治体系为中医诊疗规律做出了明确的示范，成为历代中医的诊疗模式。他与辨证论治相配合，创制了一系列相应的方剂，这些方剂配伍精当，医理深奥，疗效显著，被后世尊为“经方”。张仲景也被尊为“医中之圣，方中之祖”。后人敬仰他，为了祭奠他，为他修建了“医圣祠”。

一、张仲景墓及祠的历史

在“南阳城东，仁济桥西，温凉河畔”的医圣祠，便是张仲景的墓祠所在地。据《南阳县志》记载：“宛郡东高阜外……有仲景故宅，仁济桥西有仲景墓。”《医圣张仲景祠墓志》记载：“明嘉靖二十五年（1546 年）儒医沈津、越夔等人士倡首，修建三皇庙，唐藩王撰文立石（石碑残存）。”明代《汉长沙太守医圣张仲景灵应碑》曰：“南阳城东仁济桥西有圣祖庙，十大名医中塑有仲景先生像。”

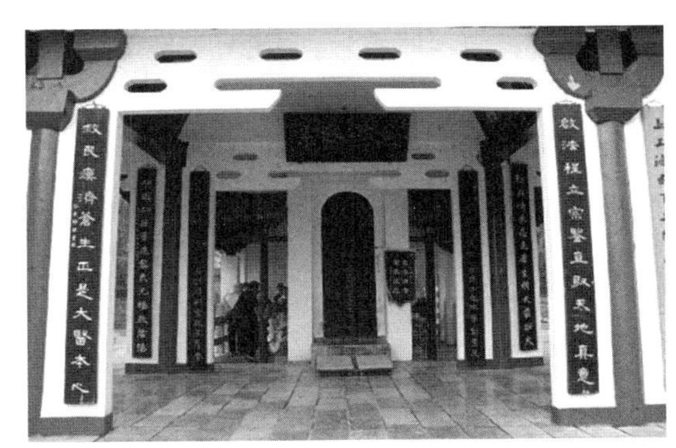

图 7-15　南阳仲景墓

南阳医圣祠历史久远，民间传说在此地发现碑碣，立于晋；而有史可考的是《医圣张仲景祠墓志》的记载“明嘉靖二十五年”，距今也有400多年历史，“药王之庙遍寰宇，医圣之祠唯南阳有焉”。

医圣祠的诞生相传源于一个儒生的怪梦。明代崇祯元年（1628年），兰阳廪生冯应鳌病染风寒，几乎不治。一日午夜，有一黄衣金冠神人，以手抚其全身，其“百节俱活”。他问：“生我者为谁？”神人自称南阳张仲景，墓冢在“南阳府东四里许”，“岁久湮没，荡为平地”，示意冯应鳌为自己重起墓冢。

冯应鳌病愈后不远千里赶赴南阳，在神人所说的地点见到一座庙宇，庙内十大名医像中有衣冠须眉如梦中见者，拭去尘灰一看果然是张仲景，但在庙后求先生墓而不可得。4年后，园丁凿地掘井，获高二尺余一碑碣，上写“汉长沙太守医圣张仲景墓”。

清代顺治十三年（1656年），南阳府丞张三异募捐建造医圣祠，规模平列于周昭天、汉王侯等王公侯位，享有同祀。当时，通过科举考试成为叶县训导的冯应鳌再次来宛，立石记述访墓始末，并重刻灵应碑。

自此以后，医圣祠日益得到重视，“医圣”和它彰示的文化进一步得到发扬光大。至康熙年间，医圣祠祠田达六百亩，建筑精雅，犹如洞府，甚为美观。并且所藏医籍极富，亦是医家聚会、阅读、研究之地。

清代道光九年（1829年），中医皇甫良、王德涟等组成医林会馆，对医圣祠祠地进行整顿管理。医圣祠在岁月的长河里屡屡遭到破坏，清代咸丰以后，遭兵燹歉岁，祠宇逐渐荒凉，建筑破败不堪。清代光绪九年（1883年），医林会馆首事曹鸿恩、陆逢春等，发起捐款，赎地重修，医圣祠赖以保存，并增建亭台，规模庄严宏丽，遂成为南阳名胜之地。

据清末曹德宇编绘的《医圣祠图志》记载，整个祠宇包括正偏两院。正院建筑有山门、中殿、正殿等，正殿塑有仲景坐像，及历代名医像，为供人膜拜之地。偏院建筑则极为曲折，幽雅清丽，俨然洞府。

由中院向西，过月门一道，“为梅花亭”及“医圣井”，井旁植三春古柳一株，径越两围，柳丝倒垂，绿荫蔽日。由井折向北为“荷花池”，白莲千茎，翠盖盈池，中建“湖心亭”，与“医圣桥”相接，而登“小蓬莱”，叠石为山，上筑“灵枢阁”。

登临远眺：豫山矗其后，白河横其前，市廛耕牧，尽收眼底。由山下行，过“碑楼”，而达“桂花轩”，有古桂六株，婆娑成林，秋风送爽，芬芳满园。由“桂花轩”穿角门东向，为“素问亭”及“内经楼”，相传藏书极富，为医人聚会之地。院植古龙柏一株，凌霄花绕其上，觅花合药者，竟日不绝。此外建筑，尚有“春台亭”“待月轩”“仁术斋”“广济馆”等，均极精雅，每年上巳、重九两节，为香火大会，百姓云集，极一时之盛。

张仲景博物馆副馆长张胜忠介绍，民国初年，医圣祠祀田被没收为教育基金，祀事日废。1928年，军阀石友三驻军南阳，拆医林会馆，又将医圣祠辟为菜地，医圣祠“祀田没收，经理无人，日就废弛，亭台拆毁，花木砍伐”，“名胜古迹，荡然无存”。

1935年，章太炎、谢利恒、张赞臣等文化界、中医界名家99位，发起重修南阳医圣祠的倡议。

中华人民共和国成立后，南阳市人民政府50年代对仲景祠曾两度修葺，成立张仲景纪念馆。1981年卫生部提议并拨付专款近百万元修复医圣祠，同时成立张仲景医史文献馆。1984年12月成立张仲景博物馆，与张仲景医史文献馆合署办公。1988年，“张仲景墓及祠”被列入全国重点文物保护单位。2002年，南阳市人民政府举办张仲景医药节，并延续至今。2005年，医圣祠主体建筑修缮工程完成。2008年，医圣祠被列为全国中医药文化宣传教育基地。

自20世纪90年代起，中央、省、地、市人民政府先后拨款对医圣祠进行大规模修复建设工作，共建九级石阶十丈，仿汉子母阙一对，大门一座附东西陪房各三间，《张仲景传》石屏一座，东西长廊各30间，附角亭一座，石刻张仲景组画54幅和历代名医评赞镶入东长廊内，石刻历代名医画像112幅镶于西长廊内，双层六角碑亭一座。重修山门一座及双侧花墙和月门，医圣井一眼，墓前石灯两盏，仲景塑像一尊。墓两侧修复古建房屋行方斋、智圆斋等六所，计22间。修复荷花池、湖心亭、仁济桥一座，春台亭、秋风阁各一座。新塑仲景巨型塑像一尊和十尊中型历代名医塑像，祠院内部铺设青石地坪，西院新建两层仿古小楼，计28间。

二、医圣祠内的主要陈列内容

医圣祠建筑风格为仿汉建筑群，大殿则为清代四合院式砖木建筑。现总占地面积11429平方米，其中房屋建筑物面积6669平方米，含各式房屋136间。

医圣祠大门具有汉代建筑风格，其“医圣祠”三字为郭沫若于1959年12月题写。大门前双阙并立，名为“子母门阙”，其中母阙较高，子阙稍低，就像一位母亲怀抱婴儿。大门上有一对青铜“铺首衔环”，为虎嘴中叼一圆环，重约三百公斤，是目前世界上最重的铺首衔环。

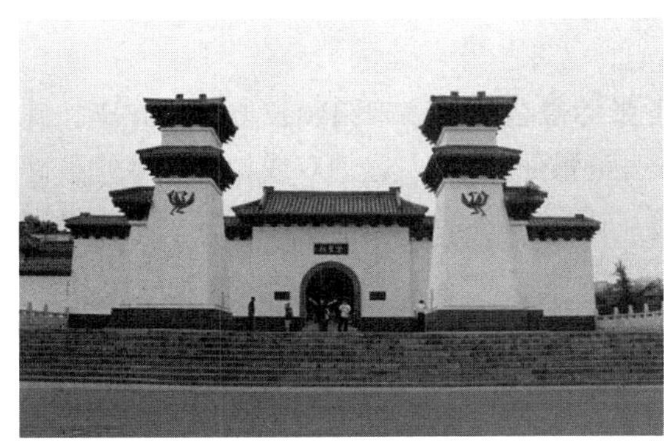

图7-16　医圣祠大门

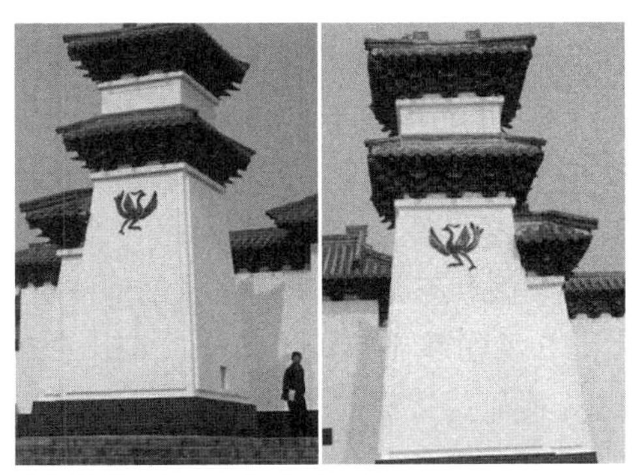

图7-17　医圣祠双阙

门庭内有一个巨大的石屏，是一块完整的石料制成的，长高各为3.5米，重达6吨，是中国当代碑林一绝。其正面雕刻的是《张仲景传》，为已故名医黄竹斋先生撰写，描述了张仲景的一生。两侧是由中国著名的中医学家任应秋题写的对联："阴阳有三，辨病还须辨证；医相无二，活国在于活人。"背面雕刻的是张仲景的《伤寒杂病论序》，说明了他自己从医的原因。门庭内还有中国不同历史时期的四位大医学家的塑像，分别是医和、王叔和、华佗、李时珍。医圣祠后花园有喷水石龙，另外还有羊头四角砖墓。

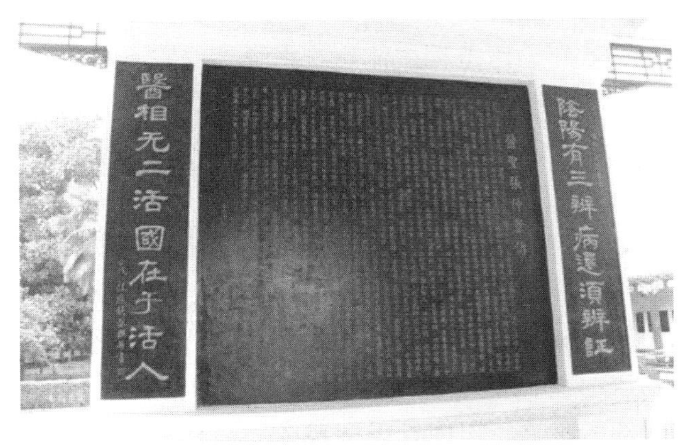

图7-18　石屏

医圣祠基本陈列展现了中国医学史、仲景文化。中国医药学，以其历史悠久、文化内涵深邃而著称。陈列自东偏殿起始，以殷商甲骨文医药文字为底衬背景，以民俗生活用具、医用骨针等展示，揭开远古至秦汉社会医药卫生发展之序幕。

大殿以张仲景生平组画、《伤寒杂病论》版本及后世医家注释著作陈列为主，突显仲景学说的巨大影响力。西偏殿展示宋以后医药器械的日臻完善与发展。历代医药器具图片贯穿陈列始终。

馆藏文物125件（套），名家书画题词275幅，碑拓40幅。另有书刊、文献10000余册，其中明清至民国时期的线装古医籍及名家捐赠医籍2984册。主要藏品有：

1. 针灸穴位女灰陶人　陶人为女性，造型质朴，浑身遍布排列成行的针灸穴位，四肢已残缺，是东汉晚期制作的医用人体模型。

2. 晋咸和五年（330年）长沙太守医圣张仲景墓碑　该碑圆额长方，长方座。碑文楷书阴刻上下读一行十一字"汉长沙太守医圣张仲景墓"，边刻双线勾勒卷草纹，碑额刻有莲花盖、莲花托，碑的下部有莲花座。碑阴无字。碑座后有一从右至左读隶书四字"咸和五年"，明证张仲景墓址所在地。

3.《伤寒杂病论》第十二稿（白云阁藏）木刻版　为陕西中医研究院米伯让先生遵从其师黄竹斋先生遗愿，于1981年捐献医圣祠的，该木刻版呈长方形，共151块，分别放于三个栗色木箱内，每块阳文反刻，从左至右共21行，每行19字，是《伤寒杂病论》完整的木刻版，文物价值、学术价值甚高。

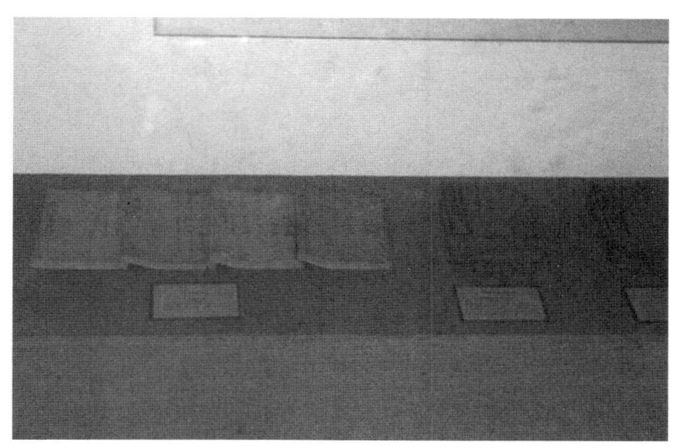

图 7-19 《伤寒论》相关著作展示

三、民间及政府的祭祀活动

张仲景博物馆副馆长张胜忠说，张仲景的祭祀活动由来已久，民间说法至少在千年以上。

古代，民间拜祭多为祈求身体健康。每年有春秋两祭，一般在上巳日（即三月三）和重阳日（九月九）祭祀，祭祀活动内容丰富，既有当地百姓烧香放炮、祭祀问药、祈福平安、请戏还愿的，也有各地医药学家的朝圣祭祀、义诊施药，医林会馆的学术讲堂、座谈交流，亦有文人赋诗而歌。

湖南长沙、湘潭等地，明清时期曾以正月十八为医圣张仲景诞辰纪念日。值时群众集会，或举酒相庆，或挥药而舞，以示对这位为民造福的医学家的怀念之情。另外，张仲景在长沙做官时，每年大年初一和正月十五两日，都在衙门大堂上为民诊治疑难疾病，为了纪念张仲景坐堂行医的功德业绩，群众也会在这两日拜祭。但在民国初年，医圣祠祀田被没收为教育基金，祀事日渐废弛。

时至今日，“医圣”已成为世界的“医圣”，祭拜“医圣”的规模和参与者范围及影响越来越大。日本、韩国及欧美等 20 多个国家和地区的中医药专家、学者和社会贤达纷纷前来拜谒；中医药界多次在南阳召开张仲景学术思想研讨会；南阳市政府为弘扬“医圣”文化连续举办了张仲景医药文化节等。

正月十八的拜祭，也从最原始的祈求身体健康逐渐演变为一种弘扬“医圣”精神、推进中医药文化发展，更好地为全人类健康服务的思想。值得一提的是，民众祭拜的内涵也从单纯的祈福、祈求健康等上升到了对“医圣”人格、“医圣”文化的崇敬和敬仰。

医圣祠，已经从一个单独的纪念“医圣”的祠堂，演化为弘扬中医药文化的“百姓心目中的圣地”。

煌煌医圣祠走过岁月的长河，有辉煌也有坎坷，从华丽到衰败，再走向辉煌。从它的演变，我们看到的是“医圣”文化的源远流长和它强劲的生命力，以及民众对

“医圣”的崇敬和对中医药文化的虔诚。

（许振国）

第六节　汤阴扁鹊庙和艾园

众所周知，汤阴是千年古县，文化大邑。早在商周时期，与汤阴有关的重大事件、重要历史人物有多处，如羑里城是当年周文王被拘而推演易卦的地方，就是在这里诞生了华夏文明的经典《周易》。在这片土地上还留存着不少古代中医药文化的遗迹，其中最著名的就是汤阴扁鹊庙和艾园。

一、扁鹊庙

扁鹊是战国时期著名医学家，他创造了望、闻、问、切的四诊法，奠定了中医临床诊疗方法的基础，扁鹊精于内、外、妇、儿、五官等科，应用砭刺、针灸、按摩、汤液、热熨等法治疗疾病。因屡愈沉疴，起死复生，被人们誉为“神医”。为此，秦太医令李醯非常嫉妒，便暗中派人刺杀了他。故《史记・扁鹊仓公列传》载：“秦太医令李醯自知技不如扁鹊，使人刺杀之。”汤阴曾是扁鹊行医的地方，传说汤阴伏道村是扁鹊被害之地，所以后人在这里建了扁鹊庙，以纪念这位伟大的医学家。因扁鹊足迹遍布各地，人们为了纪念这位济世救人的“神医”，便纷纷为他建墓立祠。据悉在河南、山东、河北、山西、陕西、浙江等地，多处都有扁鹊墓。关于扁鹊被害处，说法不一，而“汤阴说”则是重要一说，汤阴扁鹊庙是与扁鹊相关的著名中医药文化遗迹。

汤阴扁鹊墓，位于河南汤阴县城东 8 公里伏道村南。相传，当年秦太医令李醯因嫉妒生恨要刺杀扁鹊，便重金收买刺客，得知扁鹊长期在汤阴一带行医，打听到其行医的具体去向，埋伏于道旁，将扁鹊害死。后当地百姓遂“葬尸积冢，冢前立祠”，并把此村称为伏道村。

关于汤阴扁鹊墓，史籍和碑文多有记载。

南宋范成大（1126—1193 年）《揽辔录》曰：“壬申（1152 年）过伏道，有扁鹊墓，墓上有幡竿。人传云：四旁土可以为药，或于土中得小团（一作“小圆”）黑褐色，以治疾。”

现存元至大元年（1308 年）《扁鹊墓祠堂记》碑记载：“汤阴，彰德之属县也。伏道居县东之近郊，墓在村南五里，旧有祠其上，贞祐（1213—1216 年）兵乱毁之。”

明代杨继洲《针灸大成》曰：“予曾往磁州，道经汤阴伏道，路旁有先师扁鹊墓焉。……鹊乃河

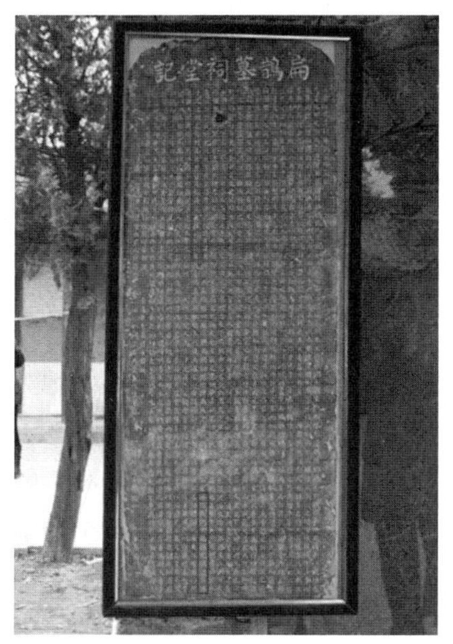

图 7-20　元《扁鹊墓祠堂记》碑

间人也，针术擅天下，被秦太医令李醯刺死于道路之旁，故曰伏道。”

《大清一统志》卷一九七“彰德府二陵墓”曰：“扁鹊墓，在汤阴县东南。”

可见，“伏道”是人们怀念扁鹊，纪念这位杰出医学家的历史文化遗存。

伏道村扁鹊庙现存墓冢一座，高 2 米，呈六边形，周长 16 米，四周树木环绕，翠柏成荫。其墓前立有一块清代康熙三年（1664 年）《重修扁鹊先生墓文》的石碑。祠堂坐北朝南，称“广应王庙”，也称“扁鹊庙”。堂前石柱刻有楹联和图案，窗下嵌有明清两代重修祠堂的石刻，院内东墙还有碑廊。

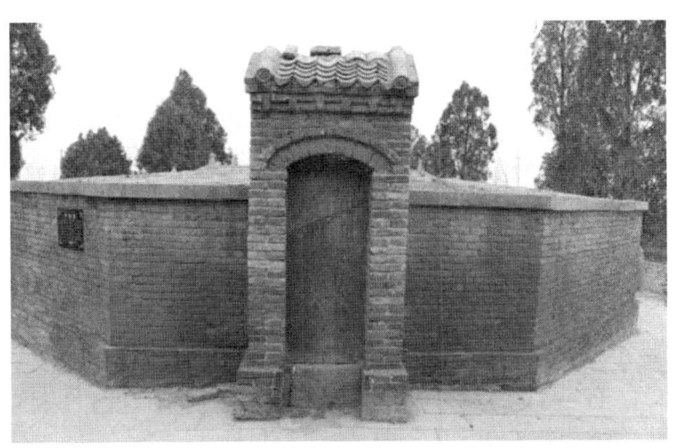

图 7-21　扁鹊墓及碑刻

1997 年，汤阴人民捐款捐物，对扁鹊庙进行了扩建。2012 年 7 月，安阳市古建筑专家、考古专家和碑刻研究专家，对扁鹊庙进行了实地考察。认为扁鹊庙古建筑、古墓葬及元、明、清三代碑刻保存较好，且墓庙合一，文物价值较高。现为河南省文物保护单位，已初步具备申报国家级文物保护单位条件。

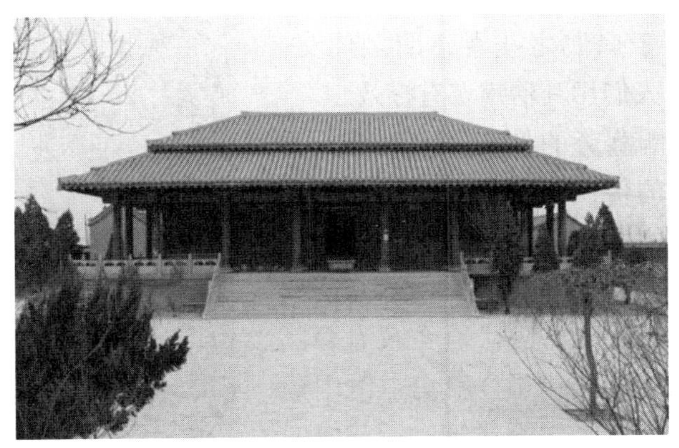

图 7-22　扁鹊庙主殿

二、艾园

艾是常用的中药，又名艾蒿、医草、灸草、香艾等，为多年生草本植物。艾叶味辛、苦，性温，具有温经止血，散寒止痛，除湿杀虫的功效。常制成艾条、艾柱，灸治多种疾病。也可煎汤外洗，治湿疮疥癣，祛湿止痒。艾的产地很多，像李时珍的家乡湖北蕲州盛产的“蕲艾”，就是著名的道地药材。但是，汤阴扁鹊庙周围的艾园则自有独特之处。正是因为神医扁鹊葬在汤阴扶道村，所以这里的艾就被赋予了神奇的魅力，人们对它推崇有加。

南宋楼钥《北行日记》曰：“乾道五年（1169）十二月十四日，车行四十五里，过伏道，望扁鹊墓前，多生艾，功倍于他艾。”

南宋范成大《灼艾》诗云：“艾求真伏道，穴按古明堂。”南宋楼钥《北行日记》中也记载：“乾道五年（1169年）十二月十四日，车行四十五里，过伏道，望扁鹊墓前，多生艾，功倍于他艾。”可见，至迟在南宋时期汤阴伏道村扁鹊庙艾园已闻名全国。

据《汤阴县志》记载，扁鹊庙旁旧有艾园数百亩，号称“艾园”，明代官员也曾作词咏艾，立碑记事，称汤阴艾园之艾，疗效奇特，被尊为仙艾，也称“九节艾”，有理气血、逐寒湿、止血、温经、安胎的神奇功效，明清时期曾被列为贡品。而且民间还有一种习俗，每当闺女出嫁时，娘家在陪嫁的礼品中都要送一束艾草，以图吉利，因“艾”与“爱”谐音，故希望夫妻恩恩爱爱，白头偕老。

在扁鹊祠堂内，存有明代嘉靖十四年（1535年）端阳日，明代汤阴庠训导禹都尹中撰立的仙艾祠碑文，我们不妨摘引一段：

“敕命端阳致祭，追封神应王，冢旁植艾，发荣畅茂，若神灵之默相也。祭之日，采之以济人，无不灵且验矣。是艾也，味苦气微温，阴中之阳，入药为使，或作汤丸以服之，于吐血、衄血、下漏血，以及赤白之痢，无不能止之者，非唯用服有功成，一灸能瘳百病。”

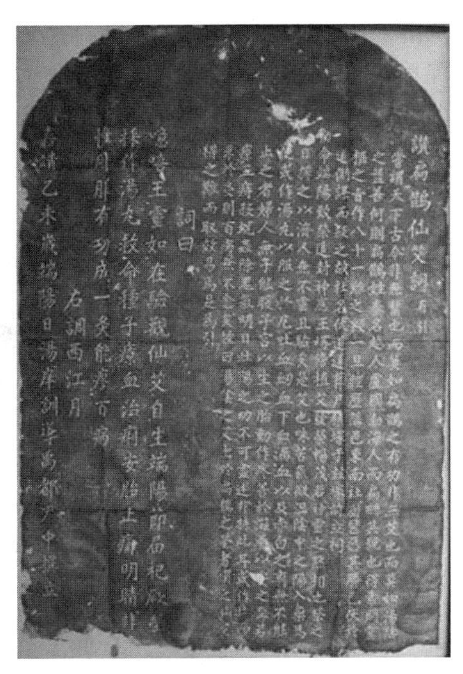
图7-23 仙艾祠碑文拓片

从碑文可以看出人们对汤阴之艾的推崇，因为“汤阴之艾出于扁鹊之茔者，谓之仙艾，得之难而效易焉”，人们用其治病多有疗效。

如今，有关扁鹊墓旁的仙艾能治百病，香溢宫廷等脍炙人口的传说故事仍在民间广为流传。长期以来，此处生出的艾仍为广大群众所采用。每年端午节时，方圆数十里的群众，到此采艾的络绎不绝。近年汤阴伏道乡政府筹巨资修葺、扩建扁鹊庙，增建了“扁鹊中医中药博物馆”和中国古代名医厅等建筑。新落成的扁鹊庙占地30亩，使扁鹊庙这一历史遗迹增添了较为丰富的历史文化内涵。

扁鹊庙的“九头仙艾”，据《汤阴县志》记载，历代曾被列为朝廷贡品。其药性温和，疗效神奇，深受群众喜爱。端阳节这天，扁鹊墓庙的艾园收割仙艾，除选作贡品送往京城外，还散发一些给民间。明代闫兴邦有诗赞曰：“刺君葬君君不朽，古祠有灵争叩首。墓草青青年复年，五月五日浇栀酒。”由此可见，九头仙艾非同一般。

扁鹊墓的土中，有一种黑褐色小颗粒，硬度介于石头与泥土之间，因其来历不明，且取之不尽，用之不竭，经地质矿产部门化验，含有二氧化锰、铁、锌、锰、钾等矿物质，具有消炎、镇痛、生肌之效，被称为神药“无名子”。当然，这些故事多有传说的成分。

（许敬生）

第七节　伊尹故里寻踪

在中国历史上享有“第一贤相”“元圣”“帝王之师”“中华厨祖”“中药汤剂之祖”等诸多美誉的伊尹，关于他的出生地一直存有争议。现在全国各地有好几处称伊尹故里，如河南杞县、嵩县、伊川县、栾川县，山东曹县，山西万荣县等，至于伊尹祠及相关遗迹更是不胜枚举了。一般认为，伊尹故里在河南，而河南省就有四个地方在争这个名头。

自 2011 年以来，我们中原中医药文化遗迹考察研究小组先后到河南嵩县、伊川县、栾川县、开封县、杞县、虞城县等地，对伊尹故里及相关遗迹做了一些实地考察，采访了多位专家和相关人员。现根据考察的情况谈一些认识。

就地域而言，嵩县、伊川县、栾川县均属于豫西的洛阳地区，开封县、杞县、虞城县属于豫东的开封和相邻的商丘地区，我们不妨将前者概括为“豫西说”或“洛阳说”，将后者概括为“豫东说”。今简要叙述之。

一、豫西说

（一）文献记载

关于伊尹的出生地和身世，不管哪一种说法，都要引用《吕氏春秋·本味》的一段记载：“有侁（莘）氏女子采桑，得婴儿于空桑之中，献之其君。其君令烰（庖）人养之。察其所以然，曰：‘其母居伊水之上，孕，梦有神告之曰：臼出水而东走，毋顾。明日，视臼出水，告其邻，东走十里，而顾其邑尽为水，身因化为空桑。’故命之曰伊尹，此伊尹生空桑之故也。长而贤。汤闻伊尹，使人请之有侁氏。有侁氏不可。伊尹亦欲归汤，汤于是请取妇为婚。有侁氏喜，以伊尹为媵（yìng）女。”

这虽有点神话传奇的色彩，但从上文可知，伊尹诞生在伊水之滨，由伊水而得姓，并且他的生母分娩之后就死在那里。一个有侁（莘）氏的女子采桑叶时，在空心的桑树中得到婴儿伊尹，便将其献给国君。国君命庖人把伊尹抚养成人。伊尹成长后很有才能，后作为有侁氏女儿随嫁的媵臣被送至商汤那里。这里有几个关键词值得注意，即“有侁（莘）氏”“伊水”“空桑”到底在哪里呢？自古以来争议不断。

北魏郦道元所著《水经注·伊水》有较详细考证：“伊水又东北，涓水注之，水出陆浑西山。……水上承陆浑县东禅渚，渚在原上，陂方十里，佳饶鱼苇。……世谓此泽为慎望陂，陂水南流，注于涓水，涓水又东南注于伊水。昔有莘氏女采桑于伊川，得婴儿于空桑中，言其母孕于伊水之滨。其母化为空桑，子在其中矣，莘女取而献之，命养于庖，长而有贤德，殷以为尹（官职），曰伊尹也。”《水经注·伊水》中的“伊水”显然是指洛阳地区的伊水。

后来，一些权威工具书多采用了《水经注》的这一观点。如民国版《辞海》“伊”字解云：“有莘氏女采桑伊川，得婴儿于空桑中，即伊尹也；母居伊水，故姓伊。”新版《辞源》“伊”字解云：“姓，相传伊尹居伊水，因以为姓。”

此外尚有不少古籍及地方志持这一观点。如《列子·天瑞篇》张湛注、《明一统志》、光绪《嵩县志·卷十七》等，著名国学大师、历史学家钱穆在其所著的《古史地理论丛》一书里，明确指出：“有莘国亦在河南嵩县，与伊水地望相近。昔有莘氏女采桑于伊川，得婴儿为伊尹。”

（二）祠、墓、碑刻等遗迹

今嵩县城南纸房乡白土窑村有纪念伊尹的“元圣祠”，又称“伊尹祠”。明代宣德二年（1427 年），礼部尚书胡濙曾写有纪念伊尹的诗，立有“题伊尹祠碑”。另在今嵩县饭坡乡洛沟村有伊姑冢，相传为伊尹之母墓地。

清乾隆三十年，嵩县知县康基渊在县城东关立碑一方，上书：“商相伊尹伊陟故里，嵩县知县康基渊立石。”

伊川县大莘店《伊尹故里》碑文：“新城县南涓水东北为莘女采桑得婴处，其地乃昔之大莘。伊、银二水交汇于此，其谐音乃伊尹命名之所依也，史籍载伊尹以水命名，信然有据矣。”

清光绪《嵩县志》载：“明宣德二年八月，分巡河南道礼部尚书胡濙在县南空桑涧重修伊尹祠。明正统年间，知县何新重修伊尹祠。明弘治年间，知府陈宣重修伊尹祠。明崇祯年间，进士屈动重修伊尹祠。”

此外，在嵩县、伊川一带流传着许多和伊尹有关的传说，传说的内容与《吕氏春秋》的记载大体一致。如栾川县城西南 2 公里处，有一块台地叫漫子头。漫子头位于伊水（即鸾水）之南，这块台地群众称“莘原”，遐迩闻名的“耕莘古地”就在这里。世传商初贤相伊尹生于鸾水之上，躬耕于此。

可以看出，持“豫西说”的共同点是，认为夏末商初的伊尹其故里在洛阳伊水之滨的有莘国空桑，如果考察一下嵩县、伊川县、栾川县三县的地理位置，可知三县紧密相邻，均在伊水之滨，古代均为有莘之野。而嵩县和伊川县曾属一个县，20 世纪 30 年代初才分开。这样看来，在论述伊尹故里的时候，可以统称为伊水之滨的嵩县、伊川县一带。

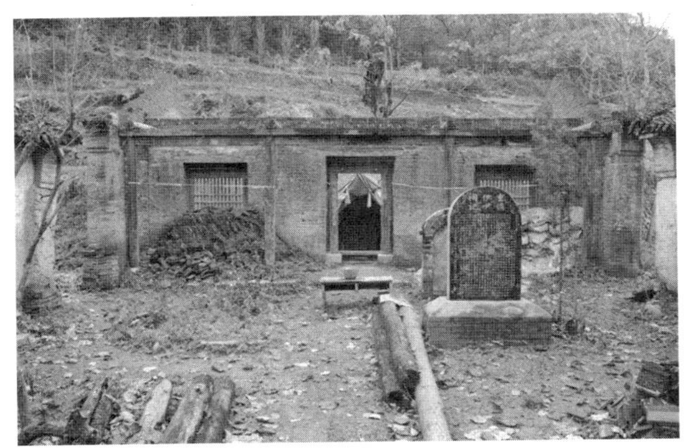

图 7-24　嵩县伊尹祠

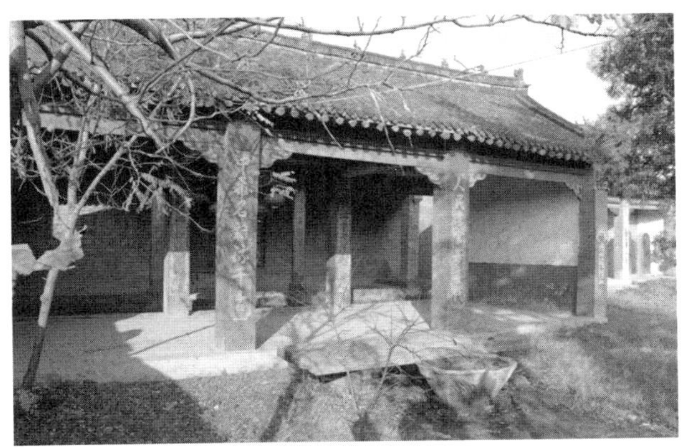

图 7-25　伊川县伊尹祠主殿

二、豫东说

（一）文献记载

蜀汉谯周《古史考》最早记载："伊尹生于空桑，陈留有空桑故城。"留，原为诸侯国，后为陈所并，故该地称为"陈留"（在今开封）。这表明，三国时期已有学者认为"空桑"之地在今开封地区。

南宋罗泌《路史》引梁代任昉《地记》："空桑，南杞而北陈留，各三十里，有伊尹村。"表明早在南北朝之前已有了以"伊尹村"为名的聚居地。

之后，唐宋各种史地著作，均沿用谯周之说。

《史记·殷本纪》云："为有莘氏媵臣。"唐代张守节《史记正义》引唐初李泰《括地志》云："古莘国，在汴州陈留东五里，故莘城是也。"唐代李吉甫《元和郡县志》云："汴州陈留县古莘城，在县东北三十五里古莘国，此即汤妃所生之国，伊尹耕于是野者也。"北宋乐史《太平寰宇记》云："空桑在雍丘（按：雍丘即今开封陈留、杞县地区）。"

南宋学者周辉《北辕录》更有详细记载："自杞西行二十里过空桑，伊尹所生之地。"

此外，《康熙陈留县志·山川》《乾隆杞县志·地理志》《乾隆杞县志·重修伊尹庙碑》等，均有记载。这些丰富的古籍文献和史志记载都表明伊尹出生地在今开封地区。

（二）祠、墓、碑刻等遗迹

开封杞县西空桑村现存有"宋真宗御制碑"一通，碑额隶书"宋真宗皇帝空桑伊尹庙碑赞"（现藏于杞县文化局）。碑文内容与《杞县志》及《河南杞县伊氏家谱》所录原文一致。

另有三通碑石，一为清乾隆八年河南巡抚雅尔图奉敕重修伊尹庙所刻《商元圣伊尹庙碑记》（现立于西空桑村伊尹广场）；一为残碑一通，仅存碑座及碑身下部，据残存文句推测，也当为重修伊尹庙时所立碑记，但立碑年代已不可考（现立于西空桑村伊尹广场）；一为断碑一通，出土时已断为两截，且碑文及文后题名多模糊不清，据文中有"乾隆七年"字样，可以断定当是清代所立（现摆放于西空桑村伊尹庙廊下）。

2013 年 2 月初，我们从开封驱车前往杞县空桑村进行实地调研。杞县东空桑村支部书记项玉豪、西空桑村支部书记楚恒连，详细讲述了当地有关伊尹的历史与传说，并介绍了该村伊尹纪念广场的修建过程。另据空桑村村民讲，该村原有伊尹庙一座，惜已于"文革"时期拆除，原址改建为西空桑小学，三通残碑均出土于原庙址，即该小学内。

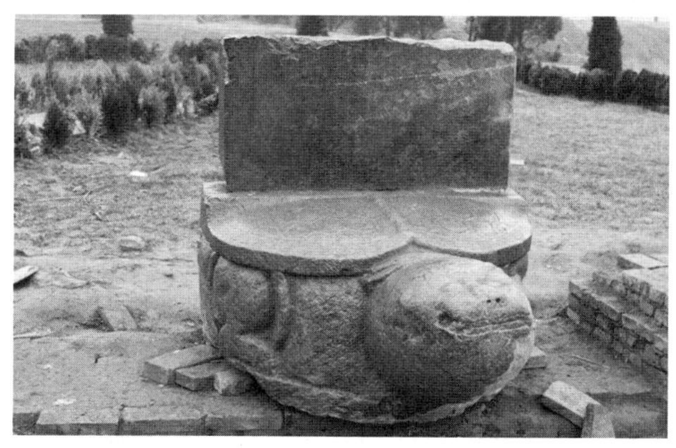

图 7-26　杞县伊尹庙残碑

开封市著名饮食文化专家、开封饮食有限公司党委书记孙润田先生是研究伊尹文化的专家。早在 2004 年，就由作家出版社出版了他和《汴梁晚报》副刊部主任赵国栋合著的《伊尹与开封饮食文化》一书，系统论述了伊尹的生平。孙先生向我们介绍了杞县西空桑村现存历代碑石的发现过程。他还藏有开封八里湾镇伊寨村伊姓后人所藏《河南杞县伊氏家谱》复制本，原件现仍由伊姓后人保存。

伊寨村又名伊尹村，村中 400 多人，均为伊姓，已衍续 143 代。据村民讲，他们原居伊庄村（现开封市祥符区罗王乡），后逐渐迁徙至伊寨村定居。该村东一里处有伊姓第120代明代伊思礼墓。墓前有清嘉庆九年伊姓133代伊六壁补立之碑，刻有“莘野世系”等碑文。伊寨村除保存有“伊氏祖茔”外，伊氏后人尚藏有“伊尹画像”“伊尹庙图”《河南杞县伊氏家谱》等文献资料。

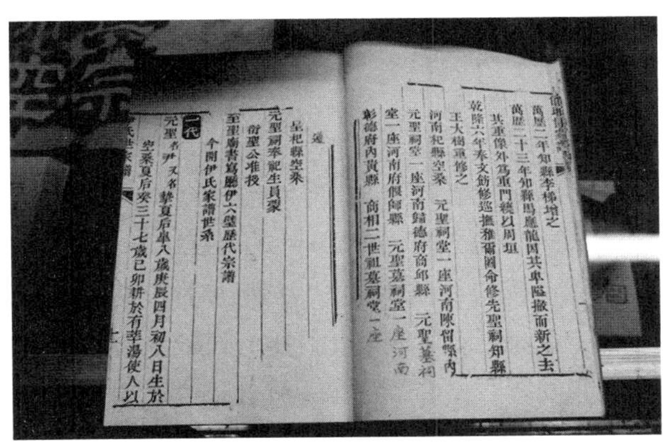

萬曆二十三年知縣馬應龍因其卑隘撤而新之

其重像外爲重門繞以周垣

乾隆六年奉文飭修巡撫雅爾圖命修先聖祠知縣

王大樹重修之

河南杞縣空桑　元聖祠堂一座河南陳留縣內

元聖祠堂一座河南歸德府商邱縣　元聖墓祠

室一座河南府偃師縣　元聖墓祠堂一座河南

彰德府內黃縣　商相二世祖墓祠堂一座

至聖廟書寫廳伊六璧歷代宗譜

今附伊氏家譜世系

一代

元聖名尹又名摯夏后皋八歲庚辰四月初八日生於

空桑夏后癸三十七歲己卯耕於有莘湯使人以

图 7-27 《河南杞县伊氏家谱》(复印本)

《河南杞县伊氏家谱》历数百年而终未佚失，是研究伊姓传承的重要史料，也为考证伊尹提供了一份全新的资料，具有重要的文物文献价值。

开封市著名文化学者、开封市文化广电出版局副局长韩鹏先生，对开封地区历史文化传承较为熟悉，对中国上古史及伊尹文化进行了深入研究。他认为，把开封市杞县西空桑村作为伊尹的生地即故里，是符合客观实际的。他撰写了《古莘国、空桑和中华厨祖伊尹》一文，对《吕氏春秋·本味篇》中“伊尹其母居伊水之上”“伊尹生空桑”等记载做出了详细解读。认为伊尹之“伊”取自流经古陈留（空桑）的“伊水”。而典籍所载“伊水”并非今洛阳地区之伊河，而是开封汴河的支流，“洛水’也非今洛阳地区之洛河，而是开封汴水。

（三）商丘虞城县伊尹墓

虞城县伊尹墓位于今河南省商丘市虞城县西南20公里的店集乡魏堌堆村，占地面积4000平方米，现为河南省重点文物保护单位。墓园有管理员一名，据称其家世代居于此为伊尹守墓。

墓园由伊尹祠、伊尹墓、柏林三部分组成，伊尹祠正门前是花戏楼广场。前为伊尹祠，现存大殿三间：东配殿祭祀的是“圣母侁姑”，即伊尹的母亲或为抚养伊尹长大的侁国女子；西配殿祭祀的是伊尹夫人；中间殿内，祭祀的则是伊尹本人，其塑像威武刚强，面容较为夸张。

据考证，该祠约始建于北宋时期，是全国建立较早的祭祀伊尹的祠堂。清康熙《商丘县志》所录明代侯有造《重建伊尹殿记略》有较详细的记载。可见，北宋之后，此地已成为公认的伊尹墓葬处。

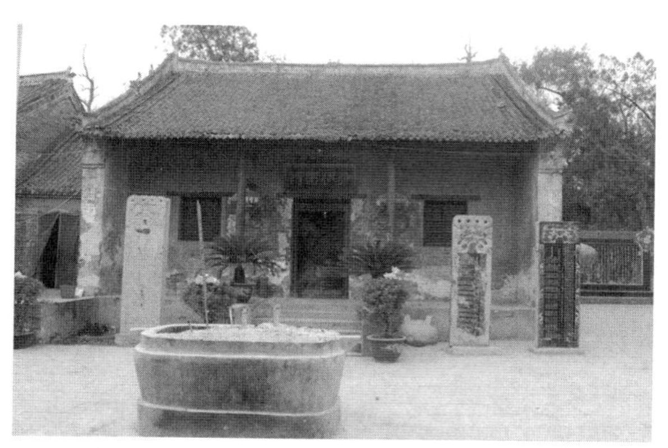

图 7-28　虞城县伊尹祠主殿

伊尹祠原有祭殿、钟楼、配房等辅助建筑，历经岁月沧桑，均未得以保留，现存伊尹祠建筑系据明代旧址复建，基址所存古砖风化严重，斑驳沧桑。殿侧立有清代及民国碑刻数十通，最早者为清道光年间所立《重修阿衡墓祠记》，惜大部分碑文已磨灭不可辨识。

伊尹祠主殿之后，为一片古柏林，苍劲挺拔，树围粗大，最大一株需数人才能合抱。但各树之间排列横竖不同，疏密有异，当地流传一句俗语“伊尹墓的柏树数不清”。

关于柏树林，虞城县伊尹祠墓园负责人、虞城县伊尹文化传承人毕道亮先生还形象地为我们讲述了许多有趣的传说。据传，此柏林为唐代名将程咬金所栽。当初，名相魏征死后，葬于今魏固堆村附近，距伊尹墓较近。一日，程咬金带兵打仗行走到这里，听说大哥葬在此处，领兵连夜栽植柏林以示纪念。由于军情紧急，又是夜间，错把伊尹墓当成了魏征墓，将柏树栽在了伊尹墓周围。林中柏树枝干虬曲，形态各异，也被人们赋予了种种美好的象征。

在柏林的环绕之中，伊尹墓处于其中。该墓保存较为完整，通高 3 米，周长 46 米，四周砌石，墓碑圆顶方座，嵌于砌石之中，但碑额、碑文均已漫漶不清。碑文的磨损除与自然风化有关外，也与当地民俗有一定关系。民间传闻，伊尹墓碑能治百病，只需拿烧饼等食物在石碑上擦拭，然后再吃下去，即可百病全消。这种民俗传说，反映出当地伊尹信仰的深入与村民们对伊尹的敬仰之情。

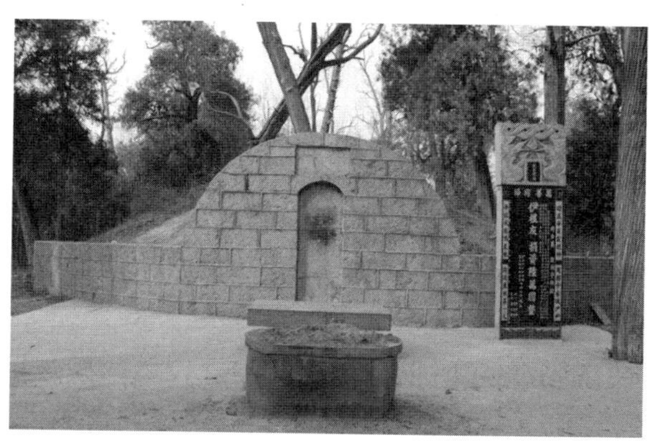

图 7-29　虞城县伊尹墓

伊尹祠前每年农历二月二、四月八、九月九及腊月初一都有民俗庙会。百姓在这里除进行拜祭外，还要在伊尹祠前的花戏楼前欣赏传统戏曲。我们前往考察期间，当地正在广场演出地方戏曲道情，台上声情并茂，台下如痴如醉，余音绕梁，不绝于耳。

三、纷争伊尹故里琐谈

众所周知，一个人特别是一个伟人、名人，他一生的活动足迹和居住之处可能有多处，但是他的出生地即故里却只有一个。而对于时代久远的古代名人则往往不易搞清楚，夏末商初的伊尹就是一个典型例子。那么，今天为什么有那么多地方的人纷纷去争伊尹故里呢?

（一）古代文献记载有异而引起分歧

北魏郦道元的名著《水经注·伊水》，明确指出洛阳地区的伊水即是伊尹的出生地。其后不少学者便沿用此说。蜀汉谯周《古史考》则说“伊尹生于空桑，陈留有空桑故城”，而陈留在今开封。后来的一些史志则采用这一说法。于是，由于不同典籍对伊尹故里的不同记述，后人也就产生了不同的看法。

上述豫西的洛阳地区与豫东的开封、商丘地区，都是夏商的主要活动地区，伊尹是商汤的宰相，助汤灭夏，叱咤风云，足迹遍天下，自然会受到各地百姓的尊崇。后世学者研究伊尹的生平事迹，根据不同的著作，递相引用，各宗其说，于是形成了不同的观点。

我们认为，这是正常的历史现象。特别是在无考古实证的情况下，更应采取相互包容的态度。

（二）出于对圣贤的无比崇敬，以与伊尹同里为荣

伊尹是夏末商初一位伟大的政治家，被后人尊为“商代元圣”“第一贤相”。他辅佐成汤推翻了夏桀暴政，建立了商王朝，先后辅佐成汤、外丙、仲壬、太甲、沃丁四代五朝商王，并将不遵汤法的成汤之孙太甲“放之桐宫”，俟太甲悔过后又重新迎回为王。伊尹的一生对中国古代的政治、军事、文化、教育等多方面都做出了卓越贡献。在出土的甲骨文卜辞中多有祭祀成汤和伊尹的文字，之后历代商王均把伊尹作为功臣与先王一同祭祀，由此可看出伊尹的历史地位。

先秦时期诸子也多以“圣人”评价伊尹，孟子称伊尹为“圣之任者”，孙子则径称“伊挚、吕牙，古之圣人也”。

宋代大文豪苏东坡曾著《伊尹论》，称伊尹是“辨天下之事者，有天下之节者”。夸赞他不以私利动心，“故其才全，以其全才而制天下，是故临大事而不乱”。

伊尹不仅是一代贤相，也被尊为“中华厨祖”“烹饪之圣”。他创立的“五味调和说”与“火候论”，至今仍是中国烹饪的不变之规。

伊尹对中医学的贡献在于他根据烹调的方法发明了中药汤液。汤液方剂的出现，使多味药配合在一起相互协同作用，治疗效果大有提高，同时还促进了中医基础理论与药性理论的研究，意义重大。伊尹从一个厨师变成了发明中药汤剂的医师，编写整理而成了《汤液经法》。后成为张仲景撰写《伤寒杂病论》的主要参考书。

晋皇甫谧《针灸甲乙经》序中说："伊尹以亚圣之才，撰用《神农本草》，以为《汤液》……仲景论广伊尹《汤液》为数十卷，用之多验。"此后，敦煌遗卷中梁代陶弘景所撰之《辅行诀·脏腑用药法要》、北宋林亿的《伤寒论序》、元代王好古《汤液本草》序等，均有此类记载，对伊尹都有高度的评价。可见伊尹在中国医学史上的地位。

面对这样一位伟大的古代圣贤，怎能不让人崇敬有加呢！如果从古籍中得知一些信息，伊尹的故里就在自己的家乡，当然会精神振奋而想一探究竟，因为与圣贤同里自然是让人感到光荣而自豪的事。当今有好几个地方在争黄帝故里，名医扁鹊、王叔和等人均有若干祖籍，恐怕就不难理解了。至今尚无人争秦桧故里，据说清代时秦氏的一位后人到杭州游岳飞庙，留下了两句诗："人从宋后羞名桧，我到坟前愧姓秦。"这正反映了中华民族的传统文化心理。

现在全国很多地方都有华佗庙和纪念孙思邈等名医的药王庙，反映了老百姓求健康的心声和愿望。多建几个伊尹祠也是好事，让更多的人了解伊尹的事迹，将会起到一定的教育作用。当然，如果为了名利而去牵强附会地制造"古迹"，那就不足取了。

（许敬生　尹笑丹）

第八节　洛阳龙门石窟药方洞

洛阳龙门石窟是中国四大石窟之一。2000 年 11 月 30 日，被联合国教科文组织评为世界文化遗产。代表了中国石刻艺术的最高峰。

药方洞位于洛阳龙门石窟西山奉先寺和古阳洞之间，因壁内开凿有 203 个药方而得名。大约始凿于北魏晚期，经东魏、北齐，到唐初仍有雕刻。洞口悬挂着我国著名中医药学家耿鉴庭题写的"药方洞"匾额。洞门楣顶呈弓背形，在洞窟门拱壁与窟外岩壁交接之棱角处，左右各雕一束腰八角莲柱，壁外门两旁岩壁各雕造一力士像。洞长 3.28 米，宽 3 米，近似方形，穹隆形顶，雕莲花藻井。关于药方的刻制年代，历来说法不一。有北齐说和唐代说等。

一、药方洞的药方内容

药方洞的药方镌刻在窟口两侧的拱壁上。洞内左侧石壁上刻有疗疟方、疗哮方、疗反胃方、疗消渴方、疗金疮方、疗上气唾脓血方等。洞内右侧石壁上刻有疗瘟疫方、疗大便不通方、疗小便不通方、疗霍乱方、疗黄疸方、疗赤白痢疾方、疗癫狂方、疗噎方等。如："疗大便不通方：取猪胆以苇筒纳胆中，系一头，纳下部中，灌，立下。

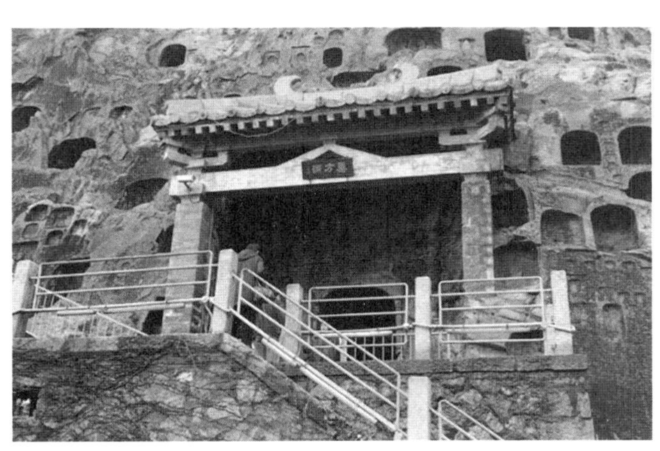

图 7-30　龙门药方洞外景

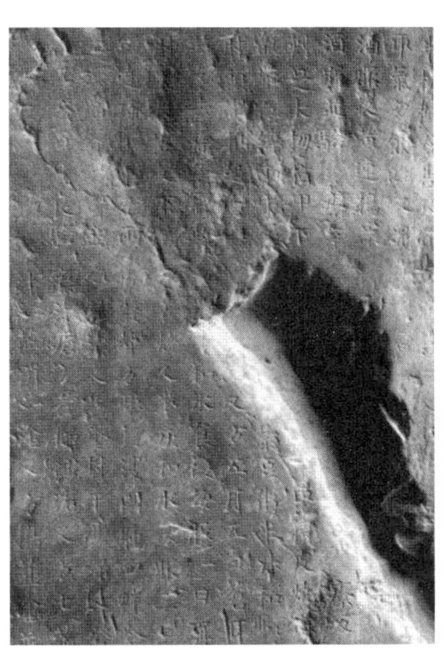

图 7-31　药方碑近影

羊胆良。”“疗小便不通方：以葱叶小头去尖，纳小行孔中，口吹令通，通讫，良验，立下。又方：取雄黄如豆许，末之，纳小孔中，神良。”

初步统计，药方洞石壁上共刻方 203 首，其中针灸方 27 首，涵盖中医内、外、妇、儿、五官等科 72 种病证，如疟疾、呕吐反胃、发背、漆疮、瘟疫、恶疰、黄疸、五淋、霍乱、赤白痢疾、鱼骨鲠喉、呕哕等。有些药方如疗噎方的生姜橘皮汤等，仍为现在中医临床所常用。涉及药物 150 多种，所用药物有植物、动物和矿物药。如植物有柳枝、韭、桑白皮、杨树枝、桂心、丁香、苍耳、黄连、当归、巴豆等。动物有猬皮灰、猪肉、猪脂、文蛤灰、鲤鱼鳞等。矿物有芒硝、青黛、钟乳、盐、赤石脂等。甚至包括日常生活用品，如热塘灰、酒、酱、生油、醋、鱼网等。所刻药方不仅可治疗常见病，还能治疗疑难杂症，是研究我国古代医药学的重要资料。

其中在制剂方法上有丸、散、膏、汤等，例如散剂：用植物皮或根做成粉末，或将动物烧成灰末等；在用药方式上有内服、外洗、熏、敷等；在灸法治疗上，或配合针刺，或配和药物；有的灸、药、针三者并用还外加熏、洗。充分反映了当时中国医药的发达。

二、药方洞的价值和影响

药方洞保存着我国最早的石刻药方，对古代中医药学研究有着十分重要的价值。这是我国古代医家和劳动人民防病治病的宝贵经验，它刻在佛教圣地龙门山上，便于人们观赏、参考、应用和传播，这为普及中医药卫生知识、防病治病创造了条件。同时也传播到了国外。

日本圆融天皇永观二年（984 年），日本古代医学家丹波康赖在其编著的《医心方》一书中，就收录了龙门石刻药方 95 首，并将其专门称为“龙门方”。清代的王昶，著有《金石萃编》一书，首次将其作为金石学内容进行收集和考证。近代日本学者水野清一和长广敏雄在民国时期前来龙门石窟考证，后整理了一本《龙门石窟的研究》，其中有药方洞的资料。

由于年代久远，石刻药方多有字迹湮没，漫漶难识。岁月沧桑，当初刻制药方者，已湮没在历史尘埃之中。或者是信仰坚定的僧侣，或者是行善求福的信徒，或者是心怀慈悲的医生，我们只能在怀念中思索而已。然而，这种造福他人、贡献药方的高尚行为，却值得我们永远崇敬。药方洞保存着我国最早的石刻药方，对古代中医药学研究及金石学研究，都有着十分重要的文化价值。

（程传浩　许敬生）

第九节　药王孙思邈及弟子在禹州

“药不到禹州不香，医不拜药王不灵”，这俗语体现了中医药界对禹州药市的认可和对药王孙思邈的崇敬。

孙思邈在禹州的历史遗迹和医药典故很多，如在城北八里岗“一针救二命”，在城东街对张先生实施“葱管导尿术”，在城西关桥头“察药”，以及在禹州流传的悬壶济世、救蛇遇仙、猴救药王、禹密二花、敬德站班、药理世理等的来历，还有“花蕊”“杏林”“掌柜”“抓药”“虎撑”等典故，而这许许多多历史传说的背后，印证了孙思邈在禹州的事迹。

一、“药王祠”与“药王祠巷”

孙思邈长期在禹州行医，死后人们为了纪念他，集资在城内西南隅购地四亩，建造了一座“药王祠”。祠内大殿有一塑像，是药王孙思邈坐于虎背之上，右手持针，左手扶摸龙首，为龙王治病的造型。大殿左右两侧各立石碑一通：左边石刻碑文颂药王行医济世功德；右边是敕封孙思邈为“妙应真人”诰词碑。院内有东西厢房，是专供朝拜之人小憩之处。祠内大殿上端为九脊八坡歇山顶，绿色琉璃瓦覆盖的单檐建筑，檐下装饰着仙人、兽形图案，造型逼真，栩栩如生。

对于“药王祠”建于何时，其老碑已废，现有清光绪年间创修道房碑记：

“光绪己亥（1899年），重修药王祠工竣，栋宇焕然，佥谓无居者久仍秽芜，爰于大殿东偏创修道房两间，以供洒扫庙宇者居住，不数日即成，共计费钱七十余串，诚恐日久忘其由来，特详其筑工之日与花费之数，以昭兹来许云。

　　　　大成元　广发昌　洪顺张
社首　广源澄　隆泰恒　义和嗣　同立
　　　　际盛隆　中和合　保元全

　　　　　　大清光绪二十五年秋七月中浣谷旦”

药王祠建成后，人们围祠而居，慢慢地形成一条街道，有的经营祭拜的香表，有的买卖供品，有的经营药材，有的加工药材，逐步形成数百米的街道，现仍叫“药王祠巷”（300 米长）。“药王祠”北面原是一小山丘，药王为人治病不要钱，好了后人们就在山丘处栽棵树，久而久之，形成一片小树林，人们依林而住，时间一长，成为街道，人们叫“山林街”（300 多米），至今仍沿用。药王祠后被毁，现迁址十三帮院内。

禹州很特别，城隍庙内有“药王祠”。城隍庙有史可考的最早记载是明洪武四年（1371 年）重修，后又重修八次，其内药王祠没有碑记。药王庙很多，但“药王祠”只有药王故里陕西耀县和禹州建有。

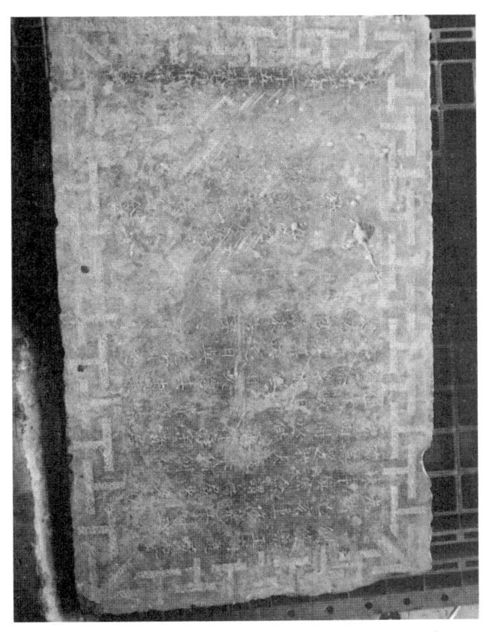

图 7-32　清光绪年间创修道房碑记

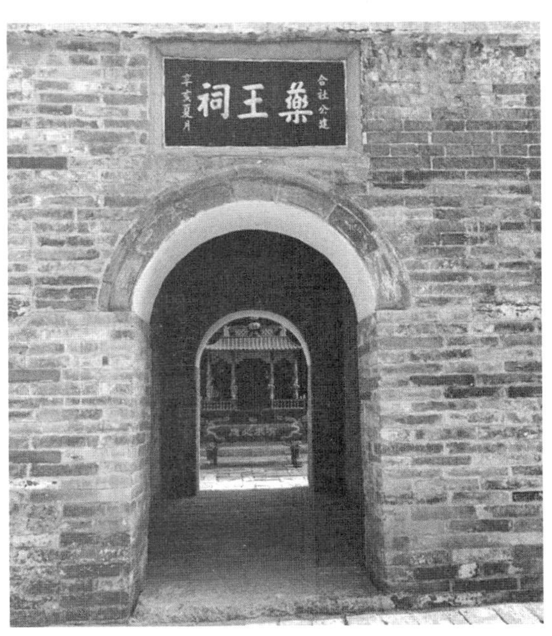

图 7-33　城隍庙内药王祠

二、卢照邻与孙思邈

《旧唐书·孙思邈传》载：“上元元年……当时知名之士宋令文、孟诜、卢照邻等，执师资之礼以事焉。”

“初唐四杰”之一的卢照邻患风疾，有幸找到当时的名医孙思邈为其治病，并拜孙思邈为师。在《旧唐书·孙思邈传》和《新唐书·孙思邈传》中，记载孙思邈和卢照邻师徒关系的文字均占整个篇幅的一多半。卢照邻对孙思邈非常崇拜，将他比作神医扁鹊。为了表达对师父孙思邈的敬仰之意，卢照邻作《病梨树赋（并序）》，对恩师进行热情讴歌。病情危重的卢照邻则因为孙思邈的精心治疗而延续了生命，得以写出更多有深度的诗文。

在《旧唐书·孙思邈传》中，记述了孙思邈和卢照邻师徒二人著名的对话：照邻有恶疾，医所不能愈，乃问思邈：“名医愈疾，其道何如？”思邈曰：“吾闻善言天者，必质之于人；善言人者，亦本之于天。良医导之以药石，救之以针剂；圣人和之以至德，辅之以人事。故形体有可愈之疾，天地有可消之灾。”照邻曰：“人事奈何？”曰：“胆欲大而心欲小，智欲圆而行欲方。”

卢照邻患有痛苦难治的疾病，医治不好，就问孙思邈说：“高明的医生治愈疾病，其医道是怎样的呢？”孙思邈回答说：“我听说善谈天道自然规律的，一定是用人情事理作为依据；善谈人情事理的，也一定是以自然法则为根本。高明的医生用药物导治，以针灸方剂救治；圣人用高尚的德行加以调理疏导，再用恰当的人力加以辅助。所以身体有可治愈的疾病，天地有可消除的灾难。”卢照邻问：“人事如何处理？”孙思邈说：“胆子要大，心要细，考虑要周密，行动要果决。”从这两段对话可知，孙思邈以天人相应之理来阐述医道，并提出了“和以至德，辅以人事”的高妙治病法则。那么什么是“人事”呢？孙思邈的回答更是精妙绝伦，“胆欲大而心欲小，智欲圆而行欲方”。这是千古名句，后又演变为“小大方圆”四字成语。它本出自《淮南子·主术训》：“凡人之论，心欲小而志欲大，智欲圆而行欲方。”博学多闻的孙思邈灵活加以引用，表达了更深刻的含义。这不仅是行医治病之道，也是治国理政之道，还可作为立身为人之道。真可谓古人所说的“上医治国”也。

在《新唐书·孙思邈传》中，卢照邻又向师傅询问养生的要诀，孙思邈回答时提出了“慎以畏为本”，即以谨慎敬畏为根本的行为法则。强调要做到“五畏”：“太上畏道，其次畏天，其次畏物，其次畏人，其次畏身。”为后世留下了宝贵的养生财富。

以上记述不仅显示了精诚大医孙思邈的崇高格局和思想境界，也体现了孙思邈和卢照邻二人不同寻常的师徒关系。

《旧唐书·卢照邻传》载：“卢照邻，字升之，幽州范阳人也……因染风疾去官……徙居阳翟之具茨山……遂自投颍水而死。”

卢照邻来禹州是为治病奔孙思邈而来的，卢照邻在禹州无亲无友，徙居阳翟乃是追随师傅孙思邈来治病；学者们推判卢照邻死于682年之后（如傅璇琮在《唐五代文学编年史》中定为683年），原因是从卢照邻的病体知道他“须臾离不开医、须臾离不开药”。《释疾文》云：“余羸卧不起，行已十年……两足匍匐。寸步千里，咫尺山河。”《五悲》云：“四悲曰……自高枕箕颍（禹州箕山颍河），长揖交亲……年年孤卧，常对古树轮。”这两篇诗文可能是孙思邈逝后卢照邻所作，叙述他的健康离不开医，离不开药，离不开恩师孙思邈。卢照邻从673年在光德坊拜孙思邈为师以后，开始和师傅一起居住，他来禹州是因为孙思邈在禹州。可惜由于多种原因，孙思邈最终没有治好卢照邻的病，飘然长逝。政治上的坎坷失意及长期病痛的折磨，使卢照邻的希望完全破灭，卢照邻“不堪病苦”，最后自投颍水而死。虽然结果不免有悲剧色彩，但是他们的师徒情谊却似山高水长传为历史佳话。

《新唐书·卢照邻传》载：“照邻……乃去具茨山下……复豫为墓，偃卧其中。”是说照邻乃前往具茨山下，又预先为自己修筑坟墓，并仰卧里面。

卢照邻墓在禹州具茨山无梁镇龙门村，墓丘位于一山脉尽处，其下为河流。墓丘高大，巍巍壮观。现为省级文物保护单位。墓丘东山是药铺山，墓丘西山顶峰处有老虎洞，墓丘上面为杏林坡，墓丘下面是良泉眼。卢照邻在《释疾文》中歌曰："茨山有薇兮颍水有漪。夷为柏兮秋有实。"体现了他对具茨山水的热爱。

卢照邻墓有叫"龙王墓"的，有叫"卢王墓"的，卢照邻没有做过"王"，之所以叫"王墓"，可能是人们以为既有"药王墓"，又有"卢照邻墓"，时间一长，便叫"卢王墓"了。

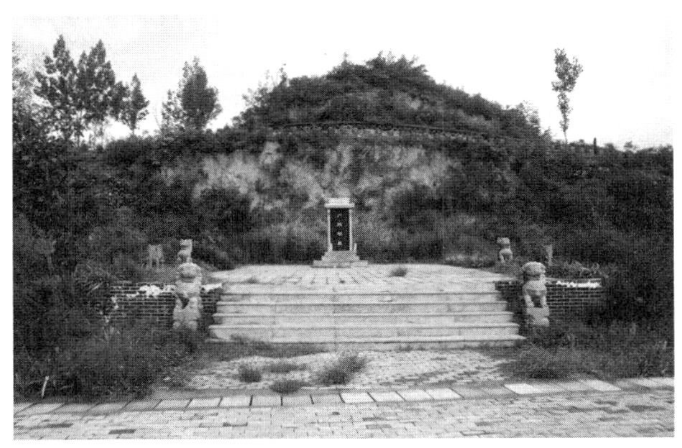

图 7-34　卢照邻墓

三、孟诜与孙思邈

孟诜（shēn，621—713 年），汝州梁县新丰乡子平里人。唐朝大臣，著名学者、医学家、食疗学家。著《食疗本草》，是世界上现存最早的食疗专著。

《新唐书·孙思邈传》载："思邈于阴阳、推步、医药无不善，孟诜、卢照邻等师事之。"

孟诜"青年时好医药、养生之术，与名医孙思邈过从甚密"。孟诜 20 岁时，孙思邈已 60 岁，孟诜与孙思邈过从甚密，说明孙思邈 60 岁前都在禹州生活。

《新唐书》作者欧阳修等，更看重孟诜晚年辞官归乡，固辞不就的品格，把他放到《隐逸传》中，在 23 个隐逸人士中位居第六。在这里他又与他的老师孙思邈并列在一起。

四、孙思邈在禹州生活事迹的传说

（一）"一针救二命"的故事

孙思邈年轻时医术虽高，但时运不佳，决定外出云游。素闻阳翟有商贾医药之市，就前往禹州。初到禹州北八里岗，恰遇埋人场景，原因是一妇女难产假死。孙思邈一针下去，女子大叫一声醒来，由于紧张用力，孩子也顺利出生。"一针救二命"的事情，很快传开。从此，孙思邈在禹州扎根行医，登门求医者络绎不绝。

（二）神垕钧瓷与孙思邈

据当代禹州钧瓷制作人苗见长说：孙思邈经常在神垕一带行医采药，一天见苗家老窑工先捏一撮柴灰，又抓一把石末，后拿一块骨头，分别用戥子称好后放到擂碗中。孙思邈问老窑工："这是干啥哩？"老窑工说："这是在配料，这几种东西混合研细，加水调成糊，涂在坯上，烧制后有光泽，还带颜色。"孙思邈又问："这东西叫啥？"老窑工说："还没名哩。"孙思邈想了想说："你这捏一把，那抓一把，像攒药一样，用的家伙也与攒药相仿，干脆把配成的这种东西叫'药'吧。"老窑工说："中！"于是人们就把研细后的白色糊糊称"白药"，黑色的糊糊称"黑药"。这"药"实际上就是现在所说的"釉"。所以"釉"也叫"药"，在钧瓷场里至今一直沿用这个叫法。

（三）龙门村与孙思邈

禹州无梁镇龙门村，位于具茨山中。龙门村四面环山，犹如两条大的巨龙盘旋和若干个小龙衔接相环，且山外有山，层峦叠嶂，望之似莲花瓣，中间有三座大丘从北向南相排，北高南低。

1. 龙门村村名的来历 据龙门村李全喜说：一日，孙思邈见一老翁前来求医，就在路旁大树下一块石头上，为老翁诊断。从脉象上看出不是凡人，老翁说乃龙君是也。孙思邈为龙王治好病后，龙王为答谢药王，以身化山为其恩人保驾护行，首尾交接处留一出口，人们称出入口为龙门，所以就叫龙门村。

龙门村的右面，即药铺山的东边仍然保留着龙王"洗脸盆""洗脚盆"老龙潭。

2. 良泉眼 《新唐书·卢照邻传》载："（卢照邻）乃去具茨山下，买园数十亩，疏颍水周舍。"是说卢照邻前往具茨山下，置买田园数十亩，疏通周边颍水建房舍。

据龙门村尚秋峰说：良泉眼，位于卢照邻墓下面，东面是药铺山。孙思邈在具茨山常年采药，发现这一泉眼的水特别好喝，经过反复使用，煎熬的药其效果更佳，孙思邈就让人饮用或取回家熬药用。孙思邈说这真是一个良泉眼呀，为此人们就叫它良泉眼，人们饮用该水甘甜有味，养颜益寿，后来人们称为神水。卢照邻追随孙思邈来禹就在良泉眼附近购田置宅。

3. 药铺山 据龙门村尚秀峰说：药铺山，位于龙门村中央，即现在的大山顶。药铺山是当年孙思邈收集药材的地方。据说很早以前这里是山货、药材的聚散交易大场地。每年从麦前开始，一直到秋末冬初，经营范围为从春天的花到夏天的叶，从秋天的果到冬季的根。平时十天八天一小会，收获季节一会都半月左右。药铺山下有条河是颍河上游，药材堆积多了，就用船筏顺河而下运至禹州东的水路码头货物集散地山货场村，再分散到全国各地。

4. 千年葛花树 千年葛花树位于龙门村北面，其树藤主干十米多高，粗处人搂不住，枝藤盘根错节，蓬架于它树之上，底部之根部分已腐化空洞，如化石，冬去春来，仍枝繁叶茂，开花结荚，硕果串串。据王石头说，该树为孙思邈所植，已逾千年，树冠如伞，春天开花，夏秋结果。

据龙门村尚军领说：西山坡杏树漫山遍野，粗树几个人都抱不住，20 世纪 50 至 60 年代被砍伐，现在大树很少。

5. 杏林坡　孙思邈在东面药铺居住，坐堂诊脉给人看病不要钱，看好的病人为了感谢药王的恩德，就在西山坡种植杏树，今天栽一棵，明天栽一棵，久而久之，山坡就长满了杏树，人们就叫杏林坡。

6. 老虎洞　老虎洞位于西山顶，海拔高度 390 多米，洞深约五六米。据传孙思邈为虎治病，老虎感恩，在山上看守杏林。

老虎洞在虎头山上，位于龙门村的西侧。老虎洞洞口若如虎口，老虎洞上面石质斑斓，层层叠叠，宛似虎皮，所到游客无不惊叹不已，观感如真虎犹在。

7. 孙家南谷堆与孙家坟　《旧唐书·孙思邈传》载："（孙思邈）永淳元年卒。遗令薄葬，不藏冥器，祭祀无牲牢。"孙思邈做事从不声张，所以坟墓不被人知。

据龙门村李国斌说：村民世代传说北面那座最高的丘叫孙家南谷堆，高丘北面百米外是孙家坟。经过道教界人士及堪舆大师考察分析孙家南谷堆应是孙家古塚，为孙思邈之墓塚。

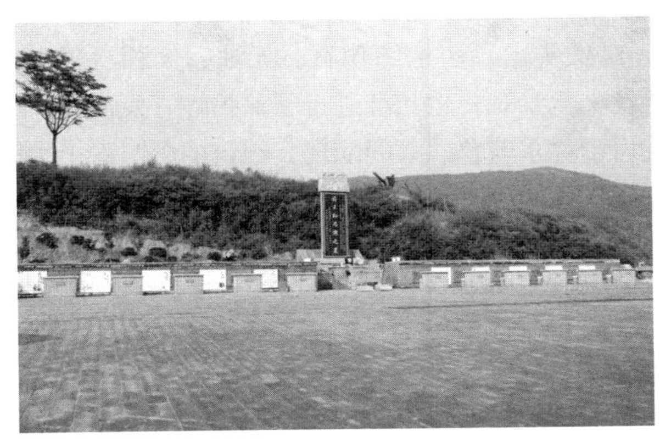

图 7-35　药王墓

2020 年 9 月 26 日，孙思邈第四十八代世孙永德率领药王门弟子及中医药界人士为药王墓立碑。此后，禹州市药王孙思邈医药文化研究会副会长李国欣组织民间医生于每月初一、十五在药王墓前文化广场为村民义诊。

孙思邈在龙门村，卢照邻在龙门村，孙思邈在禹州的故事、遗迹比比皆是。孙思邈在禹州嵩山、具茨山一带行医采药的事迹遍布中原大地。

（铁绍文　许敬生）

第十节　鹤壁五岩山药王洞与焦作药王庙

在豫北鹤壁与焦作一带，有不少关于药王孙思邈的遗迹和传说。本文简述一下鹤壁五岩山药王洞与焦作药王庙。

一、五岩山

在距离鹤壁市中心约十公里处，屹立着一座茂林青葱、群石峥嵘的大山——五岩山。五岩山为太行山支脉，海拔574.9米，因山有五谷，凸起五峰而得名。五岩山自古以来即声名显赫，据说此山为纣王狩猎处、卫懿公养鹤所。不少大德俊彦流连忘返，魏晋名士孙登曾在此隐居，唐代名医药王孙思邈曾在此采药炼丹。惜民国以来弃置，直到20世纪80年代，一个偶然的机会，药王洞的重新发掘才为五岩山重又带来了生机。当时，一位老人上山放羊时遇到大雨，为避雨把羊群赶到山上的一个大洞里，结果下山时发现两只小羊羔丢失，因此与人一起回洞寻找，却发现这个洞不同寻常。有关部门组织专家前往勘察，最终确定此洞名药王洞，为孙思邈在五岩山上的隐居处。五岩山因此得以全面开发。

据明代崇祯十年《汤阴县志》卷四《山川》载“五岩山在县西四十里，山有五谷，东南一窟，孙真人室也，即五岩洞”。如今五岩山的闻名，正是因为孙思邈的这个隐居处。开发建设中的五岩山景区共分中医药文化游览区、自然风景游览区和宗教观光区，除开发药王洞外，鹤壁市有关部门还陆续完成了山门、药王殿、钟鼓楼、石塔、望鹤亭等主体工程建设，对佛头山、药王练功石、天池、天梯、天书、五岩寺东魏石窟、金代摩崖石刻等自然及文化景观，也相继进行了保护性开发。

从远处眺望，五岩山林木葱葱，亭阁隐现，红色的山门看上去既气派又精巧。

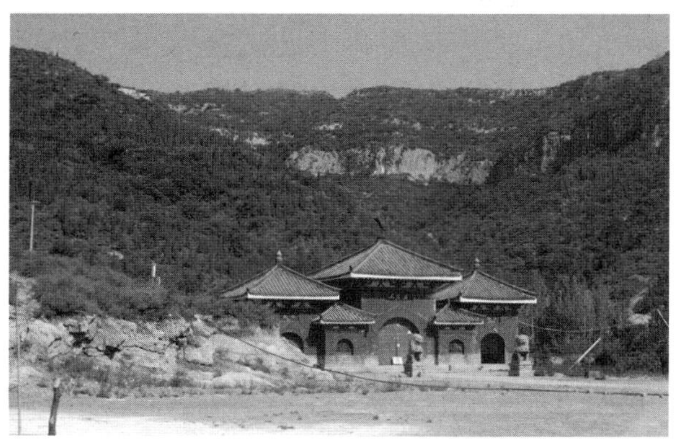

图7-36　五岩山山门

迈进山门，迎面而来的是一块大石，上刻“五岩山地质遗址保护区”。孙思邈的白色石像屹立眼前，仙风道骨，飘逸洒脱。路边山花摇曳，让人心旷神怡。

民间流传孙思邈救老虎的故事。相传有一天，孙思邈骑着小毛驴上山采药。走着走着，毛驴突然站住不动了，而且浑身发抖。孙思邈仔细一看，原来前面路上卧着一只老虎，昂着头，张着大嘴，口水不停地流下来，却一声不吼，一动不动。孙思邈见多识广，一惊之下，很快便泰然自若。他看着老虎，发现老虎眼中竟含着乞求的目光。

顿时，孙思邈明白了：这只老虎是想求医啊！他仔细地检查了一番，原来老虎的喉咙里卡了一块骨头。孙思邈对老虎说："你别着急，我这就给你治病。"老虎安安静静地卧在那里。孙思邈把手伸进老虎的喉咙里，没费多大劲，便把那块骨头取出来了。饿了好几天的老虎见又能吃东西了，纵身一跃，把孙思邈的毛驴扑倒在地，大口大口地吞进了肚里。孙思邈很生气，骂道："我救了你，你怎么把我的骑脚吃掉了，让我怎么行路呢？唉，没良心的东西！"说完便迈开步子往前走去，走着走着，发现老虎跟了上来，孙思邈大惊："你这畜生，难道吃了我的毛驴还没饱，又要吃我不成？"却又见老虎趴在自己脚下，耷拉着脑袋，好像很愧疚的样子，孙思邈叹口气道："算了，我不怪你了，去吧！"说完绕过老虎，向前走去。谁知老虎紧走几步，又跟了上来，孙思邈莫名其妙："你既不吃我，又不让我走，难道还有别的什么事吗？"老虎点点头，又趴到孙思邈脚下，并用头蹭蹭孙思邈的腿，好像在说："我吃了你的骑脚，你就骑着我吧！"孙思邈明白了老虎的意思，便骑在老虎背上。从此，孙思邈骑着老虎，走遍名山大川，采药救人，活人无数。正是因为这个传说，所以此处雕的都是老虎，百只老虎百种形态，称为"百虎栏"。

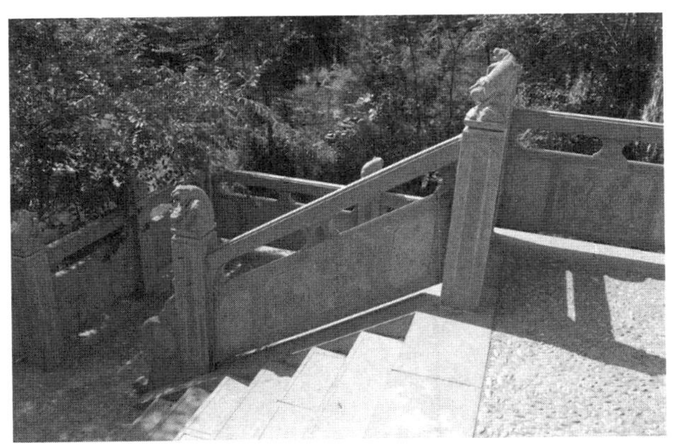

图 7-37　虎形望柱

二、药王殿

药王殿首先映入眼帘的是孙思邈造像，唐人装扮，头带书生帽，身着宽袍大袖。正襟危坐，慈眉善目。右手抚膝，左手持书。比起山门处的石像，这个造像更多了几分人间烟火气，让人倍感亲切，当地人称孙思邈为"药王爷"。孙思邈造像两旁各立一童子，右边童子握采药锄，左边童子拿药葫芦。造像后面为一副对联，上联是"跨七朝真人依济十方百姓身心"，下联是"居五岩药王著述千金万世医典"，概括了孙思邈一生济世救人和在五岩山著书立说的经历。

药王殿殿顶正中为太极阴阳八卦图，揭示出孙思邈的道家身份。八卦图周围绘有形态各异的种种草药。走出药王殿，西侧墙上刻有各种中药方，皆为治疗常见病之用。

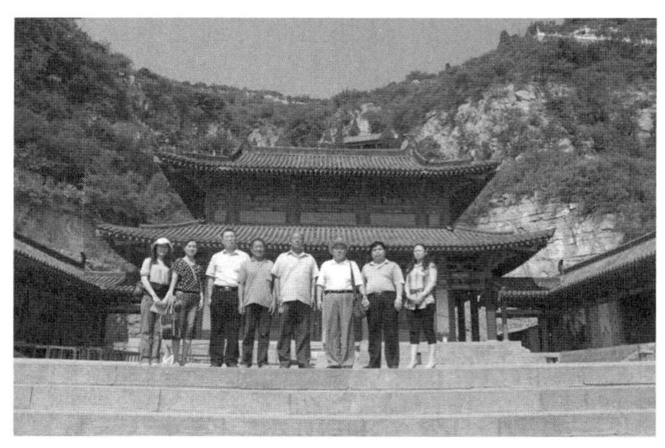

图 7-38　考察组在药王殿前合影

药王殿后为百岁踏，又名百岁梯，顾名思义，这里一共有 101 个台阶，代表孙思邈的 101 岁。人上百岁踏，可以健康长寿，平步青云，寓意美好。百岁踏尽头，迎面而来的是一面平坦的山墙，墙上有三个巨大的红字：五岩山。再左转登山，便看到刻有“孙思邈隐居”五个大字的山门，踏进山门，左侧是孙思邈炼丹洞，洞口和两个窗口的上方都镌有四个飞天，线条流动，古朴典雅。

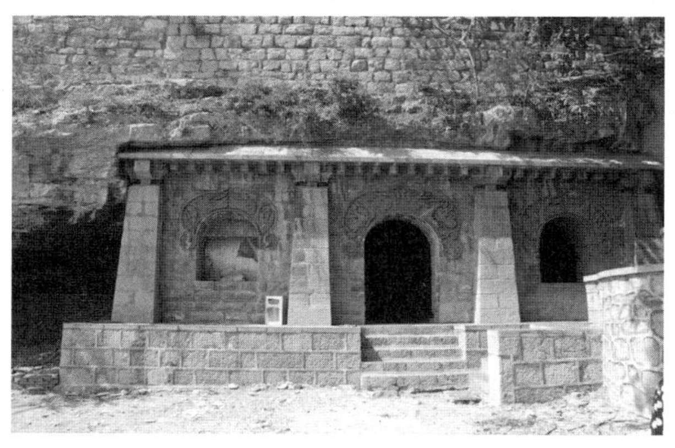

图 7-39　孙思邈炼丹洞

洞内左右空间很大，但低矮阴暗，四周墙壁都是黑色页岩，很符合炼丹洞烟熏火燎的特点。洞内现仅存石磨盘遗物。

药王洞入口处右侧立有一碑，名《老君碑留古字解》，原碑已毁，此为 1986 年据原碑重镌者。正文五十六字，皆为生僻字，前人早已解析出来，全文如下：玉炉烧炼延年药，真道行修益寿丹。呼去吸来息有我，性空心灵本无余。寂照可欢忘幻我，为见生前体自然。铅汞交接神丹就，乾坤明原系群仙。这说的是太上老君的修道炼丹之事。

药王洞入口处有拜棚，据残存碑刻所记，拜棚始建于金大定二十三年（1183 年），明弘治元年（1488 年）重修，至清道光十年（1830 年）又再修。后因战争而毁，仅留

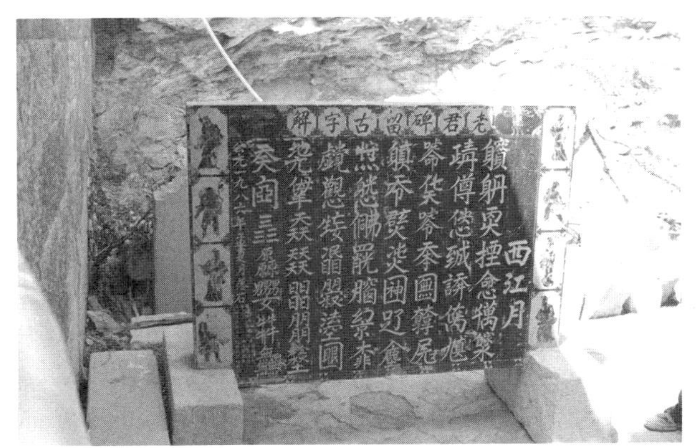

图 7-40　老君碑留古字解

基址和石柱。今天看到的拜棚于 1985 年重修。留存的石柱上刻着一副对联：“拜官弗受，当年自适真之性；祷药永传，奕世不忘人也仙。”概括的是孙思邈不慕仕途，以行医为乐，深受百姓爱戴。拜棚正中有“药王洞”匾额。拜棚内南北两侧墙上是 1985 年重建时绘的孙思邈采药治病、济世救人的故事八副，虽颜色已褪，但画中人物景象仍然活灵活现。

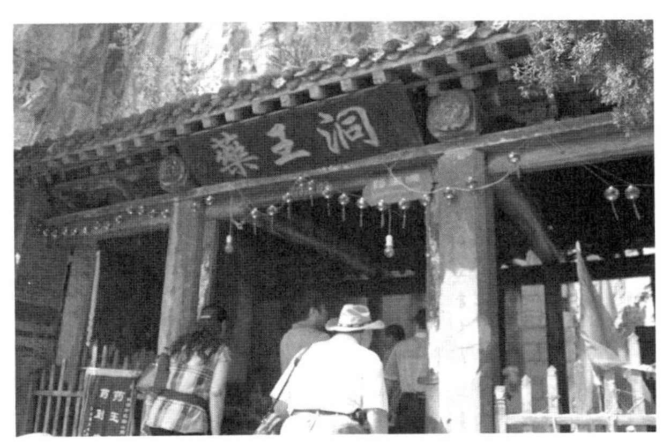

图 7-41　拜棚

三、药王洞

药王洞，又名孙真人洞，为市级文物保护单位。洞口两侧有虎形门石一对，中间是道光年间所建石门，上方刻“大唐名医”四个楷体大字和“大清道光十年三月吉日立”十一个小字。门楣正中刻“安乐真人”，门两侧刻有楷体阴文对联一副：“胆欲大而心欲小，智欲圆而行欲方。”

这是孙思邈对良医诊病方法的总结，“胆大”是要有如赳赳武夫般的自信，“心小”是说临证时要如临深渊、如履薄冰一样小心谨慎，“智圆”是指遇事圆活机变，不得拘泥，“行方”是指不贪名、不夺利，心中坦荡。这也是孙思邈个人医德医术的精辟总结。

药王洞前后贯通，洞口一侧朝向东北，一侧朝向西南，洞高 2.18 米，宽 1.7 米，全长 400 多米，为天然溶洞。洞中原有孙真人神像，据考证，神像至迟在北宋时期已经镌造，金大定二十三年重修，后不知去向。现仅存明代弘治元年所造石座，石座雕刻精美，正面是二龙戏珠，外侧右下角刻“维夫大明国河南彰德府汤阴县鹤壁善人冯文秀妻同母邵氏发心造孙真人石座”。神像上方洞顶壁与南壁交界处，有石刻题字“崇宁元年九月初五日，游孙真人洞，相州人赵永昌”，崇宁是宋徽宗赵佶年号，这说明早在北宋时期，药王洞已经是百姓游览朝拜之处。洞南壁还有一副摩崖石刻，字迹严重残损。这个摩崖题记告诉我们在金大定二十三年，当时信徒重修孙真人神像。这也说明孙思邈当时在民间影响至深，成为百姓敬仰和膜拜的对象。药王洞中岩石突兀，千姿百态，人们根据这些岩石的姿态，给它们取了各种名字，妙趣横生，比如“毛驴寻主”“猛虎求治”“回头狼看龟”“佛手佛脚”“鳄鱼接丹”“虎羊枕”“炼丹炉”等，造物惊奇，栩栩如生。

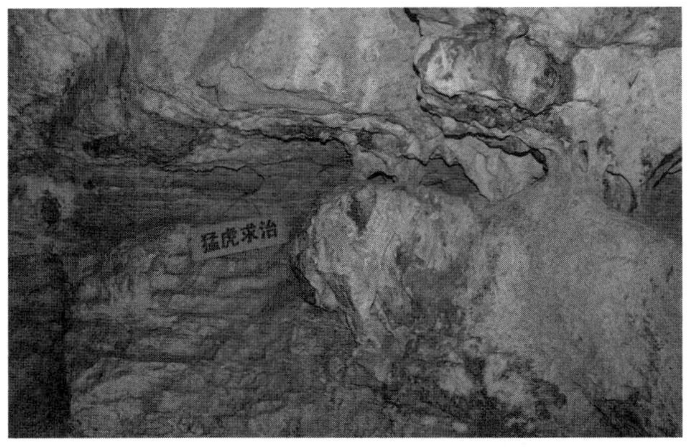

图 7-42 “猛虎求治”

2002 年以前，药王洞仅至此处，便无前路。后来政府组织发掘，才将前方打通，从而整个药王洞前后贯穿。要进入后洞，须攀上一个人工安装的陡峭铁梯。铁梯尽处，便是天然太极顶，因形似太极阴阳八卦图而得名。太极顶的岩石，颜色由青变紫，颇合道家的“紫气东来”之说。

四、药王问诊处

走过幽深的峡谷，忽然前方路尽，原来洞又转到另一个方向，所以人们给它取了个吉祥的名字“转运处”。看似无路，实则峰回路转，柳暗花明。且洞中的转弯不止此一处，而是连续五个，象征着木火土金水五行的相生相克，福祸相依。

转运处之后，经过“别有天地”“龙宫”“天然灵芝”等岩石区，便是药王洞的最后一个景观“药王问诊”。这是药王洞钟乳石发育最好、景观最神奇的地方，奇特的钟乳石构成了药王像：孙思邈身披斗篷，背向内壁，坐在一头神象上，右手呈把脉之势，左边一组三个药葫芦。有人说这是孙思邈一天问诊结束后的休息状态，他面朝西北，好像是在遥望故乡。也有人说孙思邈由此升仙得道，蝉蜕而去，肉身石化遗留于此。不管是哪种说法，都寄予了人们对孙思邈的无限尊重和景仰。

孙思邈是医药学家，他驻足五岩山的重要原因，是五岩山盛产冬凌草、天花粉、瓜蒌、酸枣仁、柏子仁、远志、丹参等多种中草药，五岩山上，还有大片野生杏林，杏树叶、杏核都能入药，老百姓有“五岩山一棵草一味药”之说。早在公元前310年，扁鹊曾由邯郸经汤阴到五岩山采药行医，孙思邈也算是踏着先贤足迹而来。他将五岩山的多味药材都写入了书里，比如《千金翼方》中，有“相州知母、磁石为地道药材”等记载。药王洞是五岩山的精华所在，既有天然的地质特色，又有深厚的文化底蕴，更是探求药王足迹的绝好去处，值得好好保护和修缮利用。

在五岩山药王洞北侧的峭壁上，分布着长达二百余米的东魏石窟群，共有窟龛41个、造像154尊。造像最早的建于东魏孝静帝兴和四年，最晚的建于武定七年，距今已有1400多年。该石窟1986年被河南省政府定为省级文物保护单位，虽然规模不大，但却是研究南北朝石窟艺术的宝贵资料。

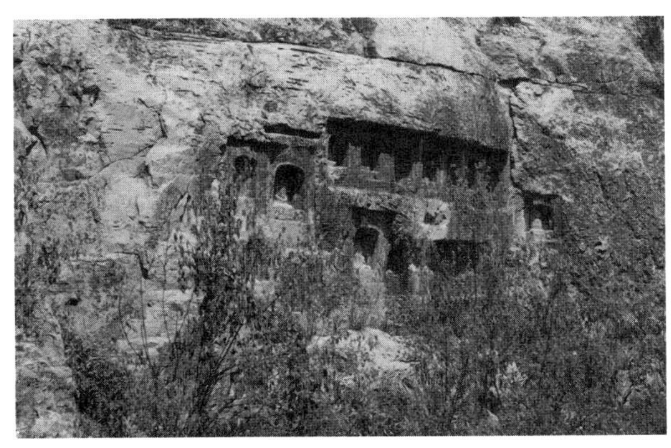

图7-43　东魏石窟

五、焦作药王庙

“怀商”由于依靠经营中药材起家，故普遍祭祀、敬奉药王孙思邈，究其缘由，可能与旧时各行业的祖师崇拜有关。不过，在怀庆大地还流传着这样一个传说，或许能为我们提供新的解读角度。相传，唐朝时期医药学家、药王孙思邈曾游历于太行山地区，在怀庆府地区居住了多年，并使用怀药配制屠苏酒，控制了当地爆发的瘟疫，救人无数，怀川人民感念孙思邈的功德，所以非常尊奉药王孙思邈，因而在怀川子弟的怀药贸易中，纷纷建立药王庙，以祈求药王的保佑。

明清时期，怀庆府所辖河内、济源、修武、武陟、孟州、温县、原武、阳武八县的怀药贸易十分发达，药王庙也随处皆有。然而经过岁月的洗礼，不仅怀商们奔波的身影早已消失在历史长河中，怀商建筑也已湮没在历史的风尘中，只剩下零星的建筑还在向人们展示着曾经辉煌的“怀商文化”。

现今焦作地区尚保留有药王庙三座，即焦作市山阳区李贵作村药王庙、博爱县圪垱坡药王庙、沁阳药王庙。

焦作药王庙，又名昭惠王行宫，位于焦作市山阳区百间房乡李贵作村北。据庙内现存碑刻记载，该庙创建于北宋政和年间，当时殿宇巍峨，为太行山麓一大名观。嗣后，虽迭经战乱，但历代修葺不辍。

如今的药王庙占地200余亩，庙内现存元代大殿一座、唐代石刻透灵碑、药王柏、药王井、子母槐等古迹。“药王庙”大殿为一座元代木结构建筑，也是中原地区为数不多的元代建筑遗存之一。

药王庙里还保存有一通透灵碑，又称“地天泰”碑，据说其来历与孙思邈有关。碑高1.23米，宽0.62米，厚0.266米，上下排列有通透方孔、圆孔各一，方孔长宽均为7.6厘米，圆孔直径8厘米。碑面中间有一白庙绣像，头后有一圆环，应是虚拟的背光，碑刻四周阴刻缠枝花纹，人物身躯微侧，赤脚立于莲花台上，风姿卓越，动感十足。碑侧及碑阴为原石。据庙祝贺道长介绍，透灵碑隐含了《易经·泰卦》的含义：方孔象征大地、坤、女、阴，阴柔向下而居于上；圆孔象征苍天、乾、男、阳，阳刚向上而居于下，人则立于天地之间，承天覆地。所以碑面形成天、地、人“三才”的景象，暗示通灵吉祥，国泰民安。正如孙思邈《备急千金要方·序》开头就写道：“夫清浊剖判，上下攸分，三才肇基，五行俶落，万物淳朴，无得而称。”

药王庙，作为“药王文化”的载体，体现了人们对健康的向往，也体现了孙思邈在民间的崇高地位。怀商，因“怀药”而兴起，怀庆商帮对药王的崇敬，既是民间信仰在“怀商文化”中的表现，也早已融入了货通天下的“怀商文化”中。

（李淑燕　许敬生　尹笑丹）

第十一节　新密洪山庙与洪山真人

“药王”一名，最早见于东晋时佛经译本中的药王菩萨。药王菩萨慈悲为怀，救人危难，他曾发誓要消除众生的一切痛苦，愿救众生之病源，治无名之顽疾，著有《药师经》。故民间常把同样能救人危难的医生比喻成药王，奉作医神。在我国民间信仰中，药王信仰甚为普遍。

郑州新密市是中原腹地，历史悠久。这里是黄帝古都轩辕丘的所在地，古代名医岐伯、大鸿（鬼臾区）、孙思邈和洪山真人等曾在此采药行医、著书论道，形成了丰富多彩的中医药文化。因此，这里被称为岐黄文化发祥地。药王信仰或者说药王崇拜，就是其中的一个显著特色。

新密市目前留存有三座药王庙，分别是位于苟堂镇岐伯山上的药王庙（岐伯庙），祭祀的是上古名医岐伯；位于来集镇李堂村的药王庙，供奉的是唐代名医孙思邈、韦慈藏及上古俞跗等多人；位于大隗镇陈庄村的洪山庙，供奉的是洪山真人。我们要介绍的就是供奉洪山真人的洪山庙。

一、洪山庙与洪山真人简介

洪山庙（又名普济观）位于新密市东南25公里大隗镇陈庄村，因背依洪山土岭所建，且庙中所供奉者为宋代中州神医洪山真人，故名洪山庙。洪山庙创建于元代，明清两代均有修葺。庙宇坐北朝南，顺山势起伏而筑，现存山门、大殿、寝殿、药王殿、祖师殿、钟鼓殿等建筑16座，共44间。

洪山庙山门正中上方，镶嵌着大明万历二十五年密县知县杨爰题写的“普济观”石匾一块，笔锋苍劲古朴。走进山门，是一个方正庭院，院内东西两株松树左右相对而立，古碑林列。与山门迎面相对的是洪山真人大殿，此殿建于大明正德六年，保存完好，在洪山庙建筑群中最为雄伟。面阔五间，挑角雕梁，斗拱飞架，黄瓦饰顶。进入殿内，洪山真人高坐神台，神情矍铄，慈眉善目，左右侍者二人。殿上方巨大的木制结构由24根高约4米的柱子擎立，三梁起架，两架大梁均粗约1米，相传为嵩山上两根巨大的酸枣根做成，彩饰龙凤图案。其中四根蟠龙柱每根粗约1.3米，上浮雕两条或升或降的蟠龙。八条蟠龙形态各异，或似腾空入云，或似探海潜渊，或似飞云流火，或似呼风唤雨，条条张牙舞爪，活龙活现。前檐和内檐上绘有42幅人物故事和禽兽图案，现有27幅保存完好，绘画风格及人物服饰均有明代特点，形神兼备，栩栩如生，被专家称之为国宝。现庙中留存有明清以来碑刻30余通。

洪山真人，本姓顾，原籍河北，生于宋代末年，曾举进士，因感天下纷争，世事变乱，吏治腐败，不堪其扰，于是远离尘世，隐居密县大隗镇洪山。其间，有感于当地牛马牲畜常为疫病所困，死病无数，于是究心医学，初则医兽，医名日盛，久则乡里贫病之人亦委求疗疾，遂成良医，远近求治者日众。由于病人日增，所需药材愈多，难备一时之需，为感真人恩德，乡人遂四处采药以供真人疗病之用。当此之时，四方往来药商亦闻及真人医病之能，渐渐开始驻足于此提供药材，久之，此地遂成药商汇聚、交易药材之所。而由此也带动了洪山庙药材交易大会的形成。

真人医名远播，曾奉御召为宋太后诊病，有起死回生之效，后又被召为京城兵马疗疾，无不获效。皇帝赐其金帛而不受，获封为护国真牧灵应真人。因久居洪山，百姓亦俗称为洪山真人。后仙逝于洪山，遂葬于此。乡人为感念真人救死扶伤之恩，于元代初年在洪山真人居处建庙立祠常年祭祀。由于洪山真人生前医术精妙，乐善好施，德施行教，深受敬仰；传说逝后又曾多次显灵，为信众消灾避祸，因此神威大振，清明时节前来祭祀者络绎不绝，于是日渐形成了大规模的清明庙会。

值得一提的是洪山庙药材交易地是禹州药材交易大会的发源地。据现存禹州山西会馆清同治二年（1863年）《诰授朝议大夫调署禹州正堂马宽夫马大老爷永禁开设车行碑》记载：“禹药会场旧在密治洪山庙地方，山路崎岖，药物难运，至乾隆十七年（1752年），迁禹作买作卖。”洪山庙药市的兴盛，传到了相邻且交通便利的禹州，于是，洪山庙成为明清之际中国三大药材市场之一的禹州药城的发源地。至今洪山庙东北数百米处仍留有古代药材交易场所遗址“一溜台”，台为高出地面十余米的土岭，背依土岭建有数十年窑洞式古建筑，为古代药材交易经营场所，门窗建造精巧，现多残缺。

二、有关洪山真人的史料依据

关于洪山真人事迹，有充足的史料印证。

据《古今图书集成·博物汇编神异典第二百五十五卷·神仙部·洪山真人》载：“按开封府志，洪山真人，密县人，元初，混迹耕牧，为人佣工，以所得易豆饲牛，或不行，跪拜于前，不用鞭策，牛即解意力拽。后得道，趺坐于汜水之金谷堆，瞑目而逝，汜人称为使牛郎，因立庙焉。”

据庙中所存大明成化元年（1465 年）《密县感应洪山神庙之碑记》载：“迨及今朝灵风大振，而四方之民，凡有嗣续之艰、畜产之耗以及疫病患难，不远千里络绎而来。祷于祠，四时灯柱荧煌，篆烟缓缓，无顷刻之息，而其间如云集蜂拥之盛，尤在每岁之清明焉。”又据庙中所存大明隆庆六年（1572 年）《重修洪山庙台基记》载：“家其惠者，清明之日不约而同祀者数千人余。”

据庙中所存大清乾隆二十九年（1764 年）《重兴清明盛会碑记》载：“密东之有洪山庙，由元明迄今照临四百余年，每逢清明佳节，人丛八方不减，齐门毂击，商来千里，何啻梁苑药笼，盖盛会甲中州云……商人闻之莫不吁吁而来，一呼百应，动若鸣雷。”

又嘉庆二十二年（1817 年）《密县志·卷七·建置志》载：“洪山庙，在县东五十里。旧碑：神生于宋，举进士，以世乱隐居洪山，活人济世，尤惜物力。常驱牛耕田，牛卧于地，不事鞭筶，匍匐牛旁，牛便起行。尝奉召，医宋太后、疗兵马，投方辄愈。赐金帛不受，诏封护国真牧灵应真人。及卒，葬洪山。元始建庙祀之。牛马疫疠，祷之辄应，因称牛王。逮至国朝，灵应有著，有司奉敕致祭。”

又嘉庆二十二年（1817 年）《密县志·卷六·山水志》载：“牛王冢，在双楼东洪山真人庙五里许。大冢高三丈余，周围六十余步，土人相传为牛王冢，当即洪山真人也。”

综上可知，洪山真人，生活于宋末元初，河北人，因避乱而隐居密县洪山，从事耕牧农事，与牛马牲畜相熟而遂谙于医，因医名而获封真人，死后葬于洪山，当地群众为之建庙以祭祀追念，明清两代清明庙会规模日盛。以上文献不仅记载了洪山真人的生平，而且展示了洪山真人仁慈博爱、以医济世、普救众生的博大情怀。所以日渐被神化而深受景仰。

明万历五年九月洪山庙曾更名“普济观”，时任密县知县杨爰题写门额。洪山真人大殿后墙建有祠垌，并有遗骨，“文革”时期，村民为保护其不受破坏装棺掩埋，近年又安葬原地，名为“仙人洞”，洞内供奉有洪山真人像。

新密为岐黄文化发源地，洪山庙所处的大隗山（具茨山）是中国远古文明的重要集散地，是岐黄文化的重要阵地，这里人杰地灵，风景秀丽，民风淳朴。洪山真人选择此地隐居，可谓深受岐黄文化的影响，并通过自己以医济世的医学实践使得岐黄文化得到了有力的传承。

据当地民俗学者张儒彬同志和周围群众介绍，在新密洪山庙一带，流传着有关洪山真人的许多传说。此不赘述。

三、洪山药王信仰传到了四面八方

洪山真人不慕官场，不爱金帛，甘过隐居生活，他医术高超，能医人医畜，一心为民解忧，自然受到人民的敬仰。人民崇拜这位能救人危难的医生，在他的墓前建洪山庙，虔诚地祭祀他，期望他能永远给人民带来福祉，消灾除祸。这样，“药王”不仅体现了人民对名医的纪念心愿和尊崇之情，同时也成为人们祈求安康、祛病禳灾的精神寄托，这正是药王崇拜思想的群众基础。四方信众朝拜洪山庙，每年清明时节祭祀洪山真人，求神拜药，兴起了影响深远的药材交流大会，随之把洪山药王信仰传播到了四面八方。外地香客为了方便祭祀洪山真人，自明代开始，纷纷在自己的家乡建立起洪山庙。明隆庆六年（1572 年）《重修洪山庙台基记》载：“释达洪山名寺，道注普济真人，四方建庙甚多，此处乃根本之地、栖身之所也。”明清时期，洪山庙已遍及豫东、豫南各县乃至省外。全国多地均保存有洪山庙，而新密洪山庙则成为众庙之祖庭，“此处乃根本之地、栖身之所也”。

当然，不同时代、不同地区所祭祀的药王，其原型亦有所不同。明清各地的药王庙众多，庙中的药王也非指同一神。如前所述，新密的三座药王庙所供奉的药王就各不相同，这就是有力的证明。中国几大药材基地所祭祀的药王也不相同。如河南禹州祭祀的是洪山真人，安徽亳州祭祀的是华佗和洪山真人，江西樟树祭祀的是上古三皇、葛玄和孙思邈等，而河北安国药王庙祭祀的则是“本州土神”邳彤。

清代以后民间所称的药王多为唐代名医孙思邈。根据民间有关孙思邈的传说，药王的塑像大多为孙思邈坐虎针龙之雄姿。

（许敬生　刘文礼）

第十二节　朱橚与禹州

朱橚（1361—1425 年），明朝医学家，明成祖朱棣的胞弟。洪武三年（1370 年）封吴王，十一年（1378 年）改封为周王，十四年（1381 年）就藩开封。洪熙元年（1425 年）薨，谥号“定”。

周定王朱橚一生情系具茨山，在具茨山上为他自己建造陵墓耗费工期十余年，这十多年期间周定王朱橚本人大部分的时间是在禹州度过的，对禹州及周围寺院捐贡佛像。他是一个对大自然非常热爱的人，加之具茨山上漫山遍野数百种的野生中草药植物，足以使周定王痴迷。《救荒本草》一书就是朱橚踏遍具茨山的写照，书中对植物资源的利用做了全面的总结。对我国植物学、农学、医药学等科学的发展都有一定影响。

朱橚一生编写有《保生余录》《袖珍方》《普济方》和《救荒本草》等四部医学著作。

一、朱橚墓和王妃墓

（一）周定王（朱橚）墓

朱橚死后葬于具茨山，即周定王墓。周定王墓区由明代周定王陵墓、王妃墓（娘娘坟）及其周围的自然景观所构成。

周定王墓的发现是个偶然的事件，1948 年禹州五粮镇王家村叫乔秀的老汉在山坡上犁地，牛的一条腿蹬出了一个窟窿，其实是墓穴盗洞口。1958 年禹县县委将墓道打开，让人们参观。20 世纪 80 年代后作为景点开放。

周定王墓区左边是青龙岭，右边有卧虎山，山岭呈弯曲状向左右两边延伸为罗圈椅形。周定王墓坐落在椅子的环抱之中。背依险峻的山峰，长约 2.5 公里。

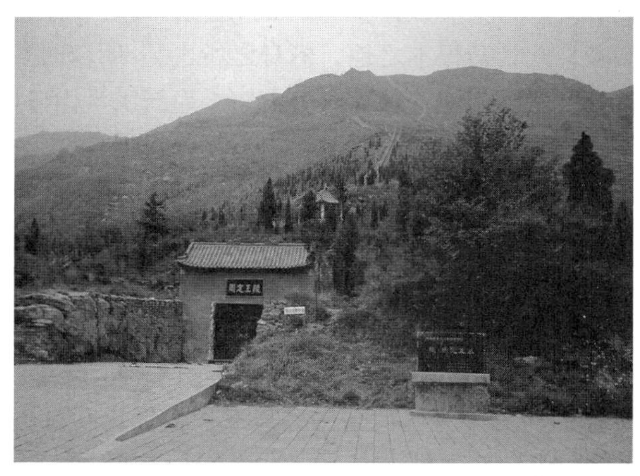

图 7-44　周定王墓

周定王墓建于金字石下侧，金字石两侧的老鸭坪和旋螺顶，两峰各延展一岭，于二里外汇合，汇合处的高地有座“府城隍庙”，鸟瞰整个山貌，在此形成“二龙戏珠”。北山半山腰有一石洞，名叫“炸龙洞”，山下有一脊石叫“龙抓石”；南山有石虎，名叫“太虎石”，形成龙虎把门之势。墓前 200 米处有一天然形成的土包，上圆下方，高 7 米，下方周长 32 米，人称怀中抱印。周定王墓背靠明山，面对陉（xíng）山，左有青龙，右有白虎，是一块风水宝地。

周定王墓整个墓道呈斜坡状，宽 5 米，长 20 米，墓门门额呈半圆形，上方镶嵌有仿古结构的屋檐装置，用深黄色，浅绿色琉璃瓦装饰成殿堂屋檐式样，古朴典雅，别具一格。

地宫前殿宽 958 厘米，长 1233 厘米，左右两侧各有宽 371 厘米，深 1025 厘米的横洞两个，均安装石门两扇，是殉葬王妃的宫室。

正殿殿门方正，门额上部装饰与前殿殿门相同，此门也装有庞大的石门两扇。穿过殿门，就是周定王停灵之处，也是地宫的主体部分——正殿。正殿宽 2517 厘米，深 957 厘米，高 15 米。周定王的棺柩停放于正中方位。棺柩后面壁上有一龛室，龛内原有一个直径约二尺的白石球一枚，可惜已毁。定王地宫正殿后壁，并排有四条砖石券就的洞殿，中间两条略为突出，门额上嵌有屋檐装饰，其他两洞则无，四洞均有石门。据考证四洞均为殉葬王妃的宫室，中间两条洞殿安葬妃子的身份较另外两洞所葬妃子的身份高。停放灵柩寝殿地面全部为汉白玉铺就。宫墙为特制磨面大青砖。券砖每块 50 多斤，全都是水磨砖，砌出来的缝一墨一线，最让人不理解的是四周墙壁上青灰相间的花纹，别的地方没有，仅此地有，这代表什么含义还有待考证。另外地宫所有石门都是滚珠封闭，一旦关上，休想打开。所有建陵人员在完工之后被集中在府城隍庙（在周定王墓东一公里处）南 200 米的深沟中全部杀绝，附近村子里的人也在一夜之间全部神秘消失。因此，后人把这条沟叫作“葬沟”，流传至今。

（二）娘娘坟（王妃墓）

20 世纪 60 年代初，老官山下的王家村，再次成为十里八乡的关注之地，而这次被关注的中心，是赵天水的父亲赵国章（赵掌）发现的周定王的嫔妃墓葬，当地称“娘娘坟”。

“娘娘坟”位于周定王墓右下方 400 米处，建在一块凤凰地之腹中，距地面 10 多米深，是个莲花形墓葬，它由墓道、墓门、雨道和环状墓穴以及十七个单体墓室组成，总建筑面积 1300 多平方米。各单体墓穴中分别葬着王妃或宫人。十七个单体墓穴距离相等，墓室大小相同，墓室洞高 2.82 米、宽 2.4 米，深 2.86 米，雨道、墓穴、墓室内地面铺以细料方砖，十七个墓室内地面中部设有长 1.2 米，宽 0.4 米的“金井”，内部有黄土。其头朝向着一个共同的中心位置，而且每个墓室内都有一对墓志铭，以述其生平，即墓碑石碣。这种平面图既像齿轮，又像花环的地宫布局，是目前发现的唯一一个特殊的墓葬形制，有着重大的历史艺术研究价值，是周定王墓区的重要组成部分。

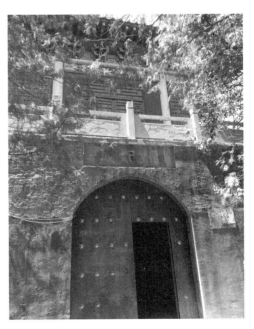
图 7-45　娘娘坟

十七个墓室中，所有木棺都用绿釉琉璃外椁一套，惜已损坏，形制不详。现只能看到绿釉琉璃棺椁残片。

该墓出土有数方墓志和数通碑形石碣，

根据其内容可知墓内葬有王妃陈氏、倪氏、田氏、钱氏、左氏。在墓志中发现年龄最大的61岁，最小的18岁。

遗憾的是，地宫多处被盗，文物被洗劫一空，连铺地砖都没剩下几块，目前大家只能看到外椁的残片及介绍王妃简历的石碑。娘娘坟这种一穴多室的环形墓葬模式，从目前已发表的各种古代墓葬资料来看，尚属国内罕见，因此，不仅有较高的观赏价值，而且有很大的史学价值。

二、朱橚《救荒本草》与禹州

《救荒本草》全书两卷，共收录食用植物414种，其中来源历代本草旧有者138种，新增276种，新增部分约占总数的2/3。

为了更直观地表现所收载药食两用植物的形态，朱橚对每一种救荒植物都配以画工精致、逼真形象的插图，“图以肖其形，说以著其用”，文图相辅，使读者得以观其文，考其图，使用起来更加方便。

《救荒本草》标明记载钧州（禹州）有之的22种：牛膝（山苋菜）、款冬花、桔梗、柴胡、漏芦、龙胆草、鼠菊（鼠尾草）、麦冬（禹韭、禹葭）、翻白草（鸡腿儿）、山蔓菁、白薇、何首乌（地精、九真藤）、合欢（夜合树）、黄栌（黄栌柴）、省沽油（珎珠花）、槭树芽、老婆布防、山茱萸（实枣儿树）、山防儿（金刚树）、婆婆枕头、胡桃树（核桃树）、野樱桃等。

从明太祖朱元璋诏令药商云集禹州建立全国性中药材集散地，周定王朱橚《救荒本草》问世，促进了禹州“药都”的形成。到清乾隆时期禹州药市形成春、秋、冬三季定期药材交易会，规模之大，范围之广，以致“内而全国二十二省，外越西洋、南洋，东及高丽，北际库伦，皆舟车节转而至”（《禹州中医药文化》）。药材市场的壮大，促使了中医药的发展。

禹州药材资源丰富，1985年药材资源普查，全市有药材品种1084种，隶属209科。河南统一普查的351个品种中，禹州有255种。

具茨山海拔765米，山形地貌独特，自然植被繁茂，草木丰富，药材遍地。禹州道地药材有：禹白芷、禹白附、禹南星、禹全虫、禹密二花、禹余粮、禹州漏芦、禹韭、九天阿胶、白术、菊花、山茱萸、翻白草、何首乌、山药、地黄等。

朱橚晚年情系具茨山（明代称钧州明山），在具茨山上为他自己建造陵墓耗费工期十年有余，这十多年期间朱橚会常来具茨山。具茨山上漫山遍野数百种的野生中草药植物，对周定王编著《救荒本草》提供了大量素材。

（铁绍文）

第十三节　洛阳平乐郭氏正骨

2009年，电视剧《大国医》在央视和各地方台热播。该剧以洛阳平乐郭氏正骨

200 多年的发展历史为背景，讲述了郭氏正骨第五代传人郭灿若、高云峰夫妇的故事，展现了平乐郭氏正骨发展的辉煌历程，给人们留下了深刻的印象。

中医骨伤医学流派很多，但能流传 200 多年且有长足发展的，却屈指可数。像平乐郭氏正骨这样一个流派，竟能走出郭维淮和郭春园等多位骨科大师，在全国也十分罕见。郭维淮是全国第一届中国医学系统最高荣誉“白求恩奖”的获得者，也是国内中医界获得此最高荣誉的第一人。郭春园曾获得过卫生部“人民卫士”称号，卫生部因此发出了“向郭春园学习”的号召，得到了当地政府及全国各医院的积极响应。

不仅如此，这一流派播下的一颗颗种子，已成长为一棵棵参天大树。其中影响最大的，当属河南省洛阳正骨医院，如今已经发展成全球规模最大的骨伤专科医院。成为集“医疗、教学、科研、产业”于一体的大型现代化医疗机构，是全国三级甲等医院、全国骨伤科医疗中心、全国骨伤医师培训基地。其无论是在技术上，还是在管理、服务、设备以及病床数量上，都遥遥领先于全国同类骨科医院。

一、平乐郭氏正骨的发展脉络

洛阳平乐郭氏正骨是指发源于洛阳城东孟津县平乐镇的郭氏正骨学派。关于平乐正骨的源起，虽有不同说法，但均认为平乐正骨受明末清初洛阳正骨名医祝尧民（薜衣道人）及少林伤科影响较大。到了清朝中叶平乐村郭氏家族的第十七代郭祥泰时，才正式形成了“平乐正骨”品牌。故认为郭祥泰是平乐郭氏正骨的创始人。

第一代传人郭祥泰，具体生卒年不详。《郭氏家谱》认为其为清乾隆、嘉庆年间人，约生活于 1771 年至 1840 年间。郭祥泰生前将其医术传其子郭树楷，同时传其族侄郭树信。郭树楷一支世居平乐中街，人称“南院人和堂”；郭树信一支世居平乐北门里，人称“北院益元堂”。

南北两院以正骨医术济世，救死扶伤，深得民望，并称“南星北斗”。20 世纪 30 年代，抗战爆发后，日寇进逼洛阳，郭氏后裔一部分外迁，留在老家平乐的郭氏后裔中郭树信一支名声日高，成为平乐郭氏正骨医术发展的主流。

第二代传人郭树信，字敦甫。生于清嘉庆二十五年（1820 年），卒于清光绪十五年（1889 年）。他将平生医术传给长子郭贯田。

第三代传人郭贯田，字寸耕，继承父业，德艺双馨。方圆百里的百姓深受感动，到其门前悬挂了“仁风膏雨”“质直好义”“洁古家风”“和缓遗风”等匾额。光绪皇帝赏赐郭贯田五品衔位，令其入宫施术。郭贯田医术名扬海内，且将前代正骨手法，结合自己的行医心得，撰成《正骨手法要略》传给了四个儿子。

第四代传人郭贯田次子郭聘三（1865—1929 年），字礼尹，吸收各派之长，融会贯通，在实践中不断总结，自成一家。他自绘人体骨骼结构图，部位精确，在当时中国正骨界享有极高威望。

第五代传人郭景星（1895—1950 年）、高云峰（1906—1976 年）。郭聘三之子郭景星，字灿若，少年随父行医，经父言传身教，出类拔萃。后经数十年实践，在前辈手法的基础上总结出了“辨证、定槎、压棉、缚理、拨伸、砌砖、托拿、推按”正骨八法。偃师民众曾在平乐东门外，为郭聘三、郭灿若父子立碑五通（碑今不存），颂扬郭氏一族的医术医德。

1926年，郭灿若和高云峰结为伉俪，夫妇携手行医，治愈了无数患者。1930年，郭灿若突患重疾臌胀。当时其子郭维淮不满一岁，灿若恐郭氏正骨医术失传，毅然冲破“传男不传女”的传统家规，向不识字的妻子传授医术。在郭灿若的精心传授下，高云峰很快掌握了基本要领。1948年，解放洛阳时，人民解放军在高云峰家门口张贴了保护中医学的布告：

平乐郭氏正骨，相传数代，颇负声誉，乃系祖国民间医学宝贵遗产，凡我军将士均应加以保护，不得影响其行医疗疾。仰各周知。

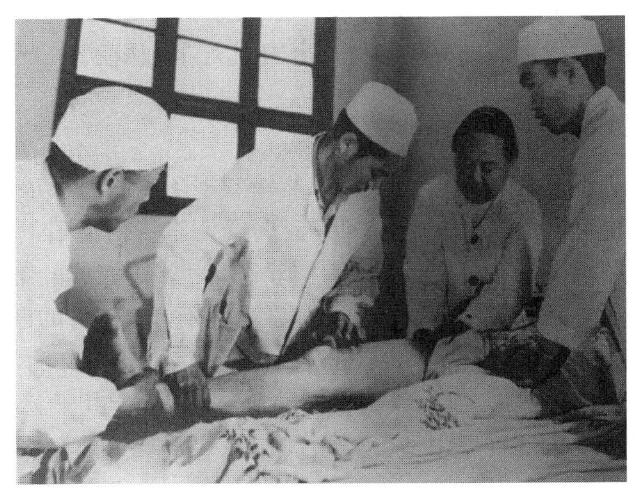

图7-46　平乐郭氏正骨

1950年，被誉为平乐郭氏正骨一代宗师的第五代传人郭灿若病逝于上海。丈夫去世后，高云峰承担起郭灿若的事业和传授儿子郭维淮的双重使命，以家院为诊所，以儿子郭维淮为助手，治愈了全国各地难以计数的骨伤患者。高云峰成为抗战时期和全国解放前夕平乐郭氏正骨的主要掌门人，因此便有“天下骨病一石，云峰能医八斗”之说。“高老太太”名扬四海，成为与其丈夫郭灿若齐名的平乐郭氏正骨第五代传人。

1952年，高云峰把祖传“接骨丹”“展筋丹”“加味益气丸”“接骨膏药”以及外洗药、外敷药等药方贡献出来。

1956年1月，高云峰到北京参加中国人民政治协商会议时，受到毛主席、周总理的接见。高云峰回洛阳不久，举办了“河南第一届正骨学习班”，她亲自任课，开始公开向社会传授平乐郭氏正骨医术。

1958年9月，在儿子郭维淮的支持协助下，高云峰创建了我国第一所中医骨伤科大学——河南省平乐正骨学院，并任院长，开创了我国中医骨伤学高等教育之先河。

1962 年高云峰任河南省平乐正骨研究所所长兼附属医院院长。之后数年，高云峰培养了一大批国家急需的高素质的中医骨伤人才，为传承发展中医骨伤事业做出了卓越的贡献。从而造就了一个植根于中原沃土而享誉海内外的中医正骨学术流派——平乐郭氏正骨流派。从平乐正骨学院毕业的学生，分配在全国各地，大都成为本地区的骨伤科名医和骨干。

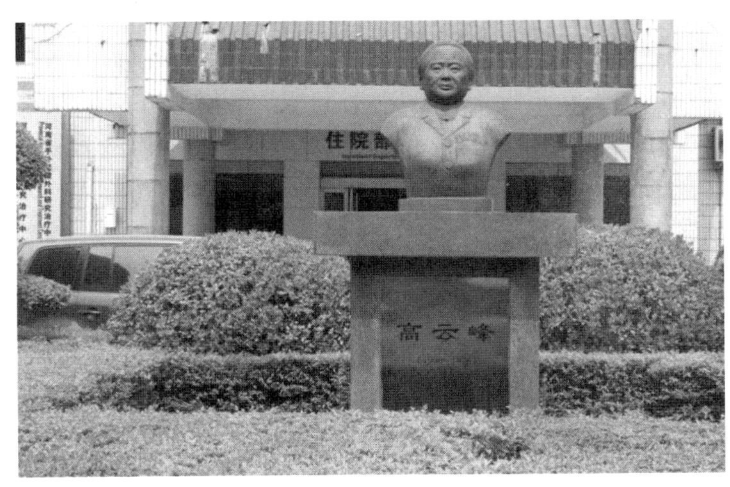

图 7-47　高云峰塑像

第五代传人之一郭春园（1923—2005 年），曾任河南省政协常委、省人大代表。国家认定的全国 500 名老中医之一。他一生创办了“郑州市骨科医院”和“深圳市平乐骨伤科医院”两所医院，参与了《中国百科全书·骨伤分册》的编写。深受同道及国内外广大患者敬仰和爱戴，被国家授予“人民健康好卫士”的光荣称号。电影《苍生大医》即以他为原型。

第六代传人郭维淮（1929—2016 年），是郭灿若、高云峰之子。他幼承庭训，随父母学习正骨医术，16 岁独立应诊。他从医 60 载，使具有 200 多年历史的“平乐正骨”发扬光大，成为国家级文化遗产项目和“中华老字号”。1978 年至 1991 年，郭维淮任河南省洛阳正骨医院院长、正骨研究所所长。在他的领导下，平乐郭氏正骨依靠现代科学技术，取得了一系列重大成果。郭维淮是我国中医骨伤高等教育开拓者之一，他系统地总结传统经验和研究成果，著书立说，为国家培养了一大批中医正骨人才，主编有《正骨学讲义》《简明正骨》《中医骨伤科学》《中国骨伤科学（第 2 卷）》《平乐正骨》等多部著作。在学术上，他提出“整体辨证、内外兼治、筋骨并重、动静互补，防治结合”五原则，以及“破、活、补”三期用药原则等一系列重要理论，成为中医正骨理论的基本原则。他是我国中医药界首位“白求恩奖章”获得者，荣获“国医楷模”等称号，是国务院确定的国家级非物质文化遗产代表性传承人。

第七代传人有郭维淮之女郭艳丝（已逝）、郭艳锦等多人。

第八代传人有郭珈宜（郭维淮之孙女）等多人。

长江后浪推前浪，一代代新人在成长。平乐郭氏正骨这一学术流派已成为参天大树，根深叶茂，福荫天下；如涓涓细流汹涌成一条宽广的大河，滋养着中华大地。她突出了中医特色，丰富了正骨理论，拓宽了技术范围，培养了大量人才，代表着中医治疗骨伤的先进水平，享誉海内外。今天的洛阳平乐正骨已成为全国最大的、最具影响力的骨伤科学术流派。

二、平乐郭氏正骨的学术特色及影响

郭维淮等编写的《平乐正骨》一书中说："明、清以后逐步形成经络穴位辨证施治、手法外治的少林派和以薛己为首的主张八纲辨证、药物内服为主的学派，平乐正骨传承了两大学派的学术观点，形成了独特的平乐正骨的学术思想——整体辨证、内外兼治、筋骨并重、动静互补。"

郭维淮及其传人在全面继承和发展平乐正骨医术的基础上，总结了平乐正骨"整体辨证，手法整复，夹板固定，内外用药，筋骨并重，按摩活筋"的治疗原则，并以祖传药方为基础配制出"平乐内服接骨丹""展筋丹""活血接骨止痛膏"以及"养血止痛丸"等系列药物，疗效显著。

平乐正骨强调人身肢体脏腑的整体性，外伤侵及人体，虽然使某一部分受损，但必然影响全身气血经络，造成气机紊乱，瘀滞经络；医者必须从病人的整体出发，调整气机、经络，才能收到良好效果。自然界的四时四气变化等，无不与人体息息相关，直接影响着人的生产生活、生理病理以及疾病的治疗与康复。在治疗疾病的过程中，要根据四时四气等变化加以辨证调治，方能取得良好效果。

平乐正骨内外兼治思想包括两种含义。其一指外伤与内损兼治，其二指治法，内服药物与外敷药物同用，又注意以手法接骨理筋。强调骨折及脱位的手法复位，推拿按摩，理筋治伤，同时要以内服药物调理气血，以外敷药物消肿止痛。

平乐正骨的学术思想，不但继承了中医学的传统理论，而且不断创新发展，形成了一套比较系统的治疗法则。

平乐郭氏正骨第八代传人郭珈宜（郭维淮之孙女）等在《平乐郭氏正骨流派学术思想的传承与创新》一文中总结说："平乐郭氏正骨是一个理论体系完整，学术内涵和诊疗经验丰富的中医骨伤科学术流派，是我国中医药学百花园中的一枝奇葩，盛传八代，历时 220 年。平乐郭氏正骨第 6 代传人郭维淮先生，将平乐正骨前人的学术思想和宝贵经验，归纳总结为'平乐正骨气血辨证理论'以及'三原则''四方法'。第 7 代传人郭艳锦、郭艳幸将平乐郭氏正骨学术思想扩展为'六原则''六方法'，并构建了平乐正骨平衡理论体系。"（郭珈宜，崔宏勋《平乐郭氏正骨流派学术思想的传承与创新》）今摘其要点简述如下：

平乐正骨气血辨证理论，包括辨气血失调、辨气血变化、辨气病血病特点、辨伤科杂病气血病理特点、审气血辨证与整体辨证关系五方面内容。

平乐正骨三原则，包括整体辨证、内外兼治、筋骨并重。

平乐正骨四方法，包括治伤手法、固定方法、药物疗法、功能疗法。

平乐正骨流派学术思想的创新，包括正骨原则的创新、正骨方法的创新和正骨学术理论的创新。

平乐正骨第七代传人郭艳锦、郭艳幸在继承平乐正骨学术思想的基础上，不断创新和发展，将平乐正骨“三原则”扩展为“六原则”，即“整体辨证、内外兼治、筋骨并重、动静结合、防治结合、医患合作”。

平乐正骨第七代传人郭艳锦、郭艳幸将“四方法”扩展为“六方法”，即“诊断方法、治伤手法、固定方法、药物疗法、功能疗法、养骨方法”。

平乐正骨学术思想中蕴含着宝贵、朴素的辩证法思想。平乐正骨第七代传人之一郭艳幸教授在中医正骨理论的基础上，结合祖国传统文化及中医基础理论，从自然界万事万物的生存变化特点入手，审视现代医学及人类生活、疾病变化特点，系统总结出了平乐正骨“平衡理论”。即气血共调平衡论、筋骨互用平衡论、动静互补平衡论、五脏协调平衡论、形神统一平衡论、天人合一平衡论、标本兼顾平衡论、膳食平衡论、起居有常平衡论，进一步完善了平乐正骨学术理论体系。

2015 年 6 月，我们采访了《中医正骨》杂志社编辑部秦克枫主任。在谈到平乐郭氏正骨的影响力时，他说：“现在，全国中医院校的骨伤系，各省自治区中医院骨伤科的创始人，大部分毕业于洛阳正骨学院。平乐郭氏正骨在中华人民共和国成立后发展很快，郑州市骨科医院、洛阳正骨医院、西安红合医院、甘肃省中医院、青海中医院以及深圳平乐正骨医院，均系平乐郭氏的传人所创。他们都是平乐郭氏的传人，不能说谁是正宗，是枝繁叶茂。”

三、弘扬平乐郭氏正骨所传承的杏林精神

自平乐郭氏正骨第一代传人郭祥泰，到第五代传人高云峰，始终践行着看病不收钱，行医不卖药的不成文规矩。不论贫富贵贱，只要上门求医，均一视同仁。他们的理念是“让天下的人都能看上病，吃上药”。在他们眼里，不分穷人富人，只有病人。

郭家有个规矩，看病没有价格，患者无须挂号，无须交钱。当年高云峰、郭春元在平乐临街的北门楼下悬壶坐诊，患者有坐独轮车来的，也有坐轿子来的，无论贫富贵贱，一律排队等候，没人有什么特权。郭家大宅门外的大槐树上，挂着一个大筐，不管穷人富人，看完病随便在筐里放点东西就可以走人。实在没有东西，病好了留在这里帮着护理几天病人也可以。穷人拿点粮米往大筐里一放了事，也没有人监督。有钱人就买点像样的礼物，也和穷人一样，往筐里一放即可。

第五代传人郭春园从郑州骨科医院退休后，又到深圳创办了平乐正骨医院。1956 年他曾将一批祖传验方无偿捐献给郑州骨伤科医院，2002 年 9 月 30 日，他将最后 13 个祖传验方的专利权，又无偿捐献给了深圳平乐骨伤科医院。就在他去世的前几天，他还特别叮嘱院领导，以后每年都要从这些药方产生的利润中拿出一笔钱来，救助贫困患者和读不起书的孩子。

从20世纪50年代起，为了给患者提供最好的治疗，郭春园在X射线下整整工作了25年。1982年，郭春园左手食指因为长期遭X射线的侵蚀而开始溃烂，伤口长期流血化脓。医生对他说："为了防止癌变，你应该尽早截掉左手的拇指和食指。"他坚决反对："我是骨科医生，截去拇指和食指，还怎么给病人治病？"就这样，郭春园一直冒着癌变的危险，拒绝截指手术并继续坚持为患者治病。直到2001年，医生在他的伤指上查出了鳞状上皮癌，他才不得不同意手术截指，但也只同意截去左手食指的半截，尽量不影响他给病人疗伤。

平乐郭氏仁慈行医，济世救人，留下了许多脍炙人口的典故和传说，如"仁风膏雨""质直好义""洁古家风""和暖遗风""神乎其技""其居心厚，其操行洁"等，代代相传。在老百姓口口相授的故事里，在正骨界代代相承的效仿中，形成了广泛的价值认同而转换成一种文化现象。这种文化现象根植于大众心中，它的社会根源是历史悠久的中华民族对真、善、美理想永不停止的追求。

四、不能忽略的平乐郭氏正骨发祥地

平乐镇位于洛阳东郊，隶属孟津县。北靠邙山，南望洛河，东临白马寺，西接洛阳市区。因东汉时汉灵帝在此修建平乐观而得名。李白的《将进酒》就有"昔时陈王宴平乐，斗酒十千恣欢谑"的名句，陈王即陈留王曹植。现在的平乐镇还有汉魏帝王陵墓群、北魏帝王陵墓群、隋唐帝王陵墓群等一大批帝王将相的陵墓，这些史迹充分显示了平乐悠久的历史和地理位置的重要性。

在《正骨》杂志社编辑部副主任张进川先生和平乐正骨第八代传人郭珈宜女士的陪同下，我们来到了孟津平乐村。如今的平乐村，公路宽敞，商店林立。走进去，路两旁多是二层小楼。但当我们找到郭家的旧址时，迎面看到的却是院子破烂不堪，一间房子用土坯砌成的砖墙早已歪斜，随时有倒塌的危险。另一间房子堆满了杂物。一位颤颤巍巍的老人在此居住。他是平乐正骨第六代传人郭维淮的弟弟郭维浦，在此守候多年。

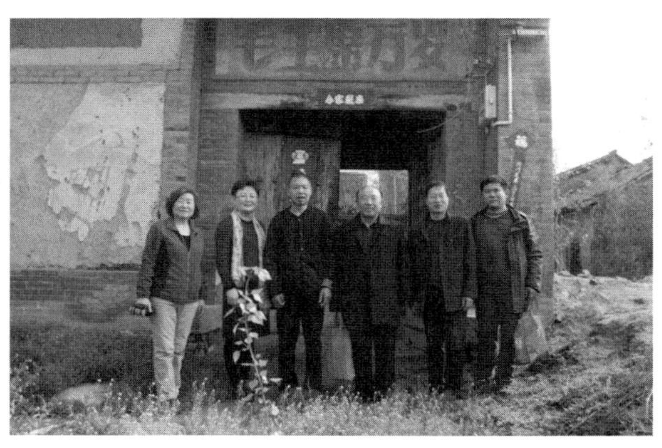

图7-48　采访组一行在郭氏故居合影

这个地方曾走出过驰名全国的正骨大师，现在却成了被人遗弃的废墟。我们向陪同人员建议，应该在此旧址建一个郭氏正骨纪念馆。郭珈宜女士说："我们郭家人早就有这个愿望，但土改后的土地，早已不属于郭家，且旁边还有一个超市。让多家搬迁，这是一个摆在当地政府面前的难题。"

据有关材料显示，中华人民共和国成立前夕，郭氏家族是五进院，宽敞的院落和房子，络绎不绝的求医者，使这里长年累月车水马龙。中华人民共和国成立以后，郭氏正骨的主要成员，陆续走出了孟津，也陆续放弃了这块家园。加上当时的政策，院落也从五进院缩小到一进院。

转眼间60多年过去了，当年红火的郭氏正骨大院，已变成淹没在红砖瓦房中的残垣破壁。让人担心的是，用不了一二十年，这个地方将会被新一代人渐渐遗忘。

这里是洛阳平乐郭氏正骨的根脉，若没有这一根脉，何来声名显赫的洛阳正骨医院这棵参天大树？作为后人，应当精心维系这一根脉，呵护这一根脉，这不仅仅是为了多一个闪烁的光环，更是为了传承一种精神。所以，我们建议，无论遇到什么样的困难，但愿在各级领导的协调下，能在骨伤大师的诞生地，建成一个纪念馆。

（许敬生　李新叶）

第十四节　植物学家吴其濬及其故居

在清代乾隆至道光时期，河南信阳固始县出现一位名震寰宇的人物——吴其濬。他是有清一朝河南省仅有的一位状元。这位出身于官僚世家的状元公不仅敏而好学、宦迹半天下，而且还是我国科技史上著名的植物学家和药物学家。

一、人文胜地诞生了状元公

固始位于信阳东部，为河南省东南门户，南倚大别山，北濒淮河，背靠中原，面向华东。固始历史悠久，在夏、商时为蓼国地，春秋中期属楚地。东汉建武二年（26年），光武帝刘秀封其妹婿大司农李通为固始候，从此有固始县名。固始凭借倚中原、接吴楚的地理位置之利，受中原文化、楚文化和吴越文化的影响，多元文化交汇融合于此，具有深厚的文化积淀，历史上曾享有"中州文风甲天下，固始文风甲中州"的美誉。

历史上，固始的书香门第、耕读之家遍布城乡，士子学人层出不穷，文坛才俊、硕儒哲人、治国贤臣等不可胜数。如楚国名相（令尹）孙叔敖、东汉"固始侯"李通、初唐"开漳圣王"陈元光、五代闽王王审知、清代帝师祝庆藩、清史总纂秦树声、回族名儒蒋湘南等。

此外，由于固始独特的地理位置，自古以来就是中原腹地通向东南沿海的交通要道。历史上中原向东南沿海的五次大规模的移民多与固始有关，是中原向闽台迁徙的重要出发地和集散地。因此，固始和闽、台关系源远流长，有"中原侨乡"之称。闽台和海外华人对固始具有极为强烈的祖根认同，因为在他们的族谱中均记载着祖上来自“光州固始”。

在固始县西南鄢店附近，有座颇有气派的四合院，这座四合院世称“宫保第”，主人姓吴，“一门五进士”。吴氏一族是前清固始县“四大家族”之一，吴延瑞是乾隆三十一年（1766年）第二甲第十四名进士，官至广东按察使。次子吴垣为乾隆五十二年（1787年）第二甲第二十七名进士，官至史部左侍郎。吴垣长子吴其彦，为嘉庆四年（1799年）第二甲第六十三名进士，官至兵部右侍郎。次子即吴其濬，于乾隆五十四年（1789年）二月初六出生于这座院子堂楼的东间屋内。

吴其濬深受家学的影响，10岁时拜伯父吴湳为师，就读于临淮书院。嘉庆五年（1800年），父亲吴垣在京为官，12岁的吴其濬随母亲进京，先是就读于清芬书屋，后考入最高学府国子监，成为一名监生。历经乡试、会试，于嘉庆二十二年，在紫禁城保和殿参加殿试，吴其濬力压群雄，一举夺魁，成为清代第73位状元。此时，吴其濬年28岁。嘉庆帝御笔亲赐新科状元吴其濬“状元”匾。

中状元后，吴其濬开始了他一生的官宦生涯，先居官京城，后在地方做封疆大吏，“宦迹半天下”。道光二十六年（1846年），吴其浚因旧病反复发作，辞官归乡养病著述。后在家乡病卒，享年58岁。

二、“格物致知”完成植物学巨著

吴其浚不仅是清代一位经世致用的清官良吏，还是一位富有新思想的优秀科学家。他在从政之余，完成了对大半个中国的科学考察，并进行了认真的研究总结。在植物学、药物学、矿业学及水利学等方面都有建树，留下了大量的科学文化遗产。

他在固始为父母守丧的七年间，就在沙河铺乡花园村一带租用土地，种桃800棵，种柳3000棵，建植物园供研究使用，取名“东墅”。这年山洪暴发，冲毁了他精心经营的植物园和附近的农田。吴其濬徒步百里考察灾源，写出翔实的治理报告《治淮上游论》，明确主张用“蓄”的方法治水，这是对我国治水方略的一个贡献。

他的植物学专著分为两部分，即《植物名实图考》和《植物名实图考长编》。首先编著的是《植物名实图考长篇》。该书22卷，约89万字，著录植物838种，分谷类、蔬类、山草、石革、隰草、蔓草、水草、毒草、果类、木类等10余类，每类植物中又分多种。在辑录历代古籍中有关植物的资料时，重点收录各种植物的形态、产地、药性及用途等。书中著录或节录了一些花卉、果树用材植物的专谱，如《芍药谱》《桐谱》《菊谱》《打枣谱》《蚕书》《茶经》《牡丹谱》等。还辑录了中国南、北方及国外引进的果树60多种。保存了大量植物学文献，其数量超过历代任何一种本草和植物学著作，成为一位植物学集大成者。

吴其濬在编著完《植物名实图考长篇》的基础上，写出了著名的《植物名实图考》。《植物名实图考》是最负盛名的一部著作，把我国传统植物学发展到一个新的水平，并对世界植物学界有深刻的影响。全书38卷，记载植物1714种，分谷、蔬、山草、隰草、石草（包括苔藓）、水草（包括藻类）、蔓草、芳草、毒草、群芳（包含菌类）、果、木12类。这是一部专门记载其生物学特性的植物学专著。

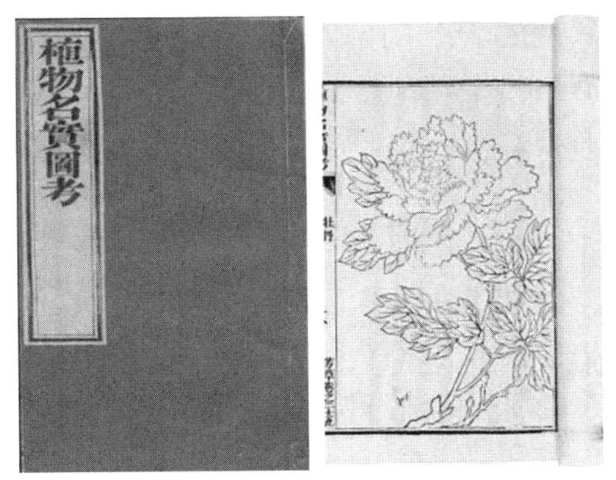

图7-49 《植物名实图考》书影

《植物名实图考》记载的植物，多数是吴其濬亲自观察和考察所得，他突破历代本草学仅限于性味用途的描述，而着重于植物的形态、生态习性、产地及繁殖方式的描述，大大丰富了植物学的内容。《植物名实图考》对清代以前的植物学、药物学著述进行了全面整理，其中所绘制的图样，与李时珍的《本草纲目》中的附图相比，其精确度更高，成为我国古代文献中有关植物论述的总汇。

《植物名实图考》在国际上也颇有影响。1880年，该书第二版印出后即传入日本，日本学者奉为珍宝，评价此书“辩论精博，综合众说，析异同，纠纰缪，皆凿凿有据，图书亦甚备，至其疑似难辨者，尤极详细精密”。德国学者布瑞施奈德给该书极高评价，认为书中图谱“刻绘尤其精审”，“其精确程度往往可资以鉴定科或目甚种”。一再强调：“欧美植物学者研究中国植物必须一读《植物名实图考》。”美国学者劳佛和米瑞等，对该书也多有推崇。

吴其濬非常注重实践，只要条件许可，对植物都要亲自栽培，实地观察，力争掌握第一手资料。如在蔬菜类甘蓝条中记载：“余移种湘中，久不拆芽，视之废矣……滇南终岁可得，夏秋尤美……余生长于北，终日食之而不识其状，西南万里，艺之小圃，朝夕晤对，彼足不至西北者，虽欲一物不知以为深耻，将如之何？”他不辞辛苦，对所栽植物要“朝夕晤对”，细心观察，这种求实精神，实在难能可贵。

吴其濬能够批判地继承前人的知识，对前人的说法并不盲从，从他对《本草纲目》一书的态度可见一斑。清代有些学者反对李时珍博采众长、有所创新的精神，诋毁《本草纲目》。而吴其濬对这部书评价甚高，多有赞美，但也在不少地方指出李时珍的错误，例如把“木通”与“通脱木”混为一物、以“老鸦蒜”为“石蒜”等。

吴其濬对科学研究的态度老老实实，知之为知之，不知为不知，从不轻率定论。如在金盏草条中记述“但此草之实，不似鸡头，其叶如莴苣，不应有杏叶之名，未敢并入”；在鹿角菜条中指出“李时珍所述之鹿角菜，与原图不甚符，存以俟考”等，都未下定论，只是将问题提出，留给后人研究。作者在转引文献时，不割裂原书文义，忠于文献，如实照录，注明出处。反映了作者严谨求实的精神。

值得指出的是，这一艰巨的著述工作，吴其濬完全是利用业余时间完成的。经过几十年的辛勤工作，他收集的资料装了满满几大箱。他白天处理公事，晚上伏案写作，长期的辛苦工作，使他得了重病。当时他任山西巡抚，要做的事实在太多，为了能在有生之年完成著述，他向皇帝上书，请求辞官，皇帝同意了他的要求。吴其濬得以全身心投入写作，完成这部巨著。

三、现存的吴其濬故居和吴其濬墓地

吴其濬故居（又称“宫保第”），建于清乾隆年间。原沿街有门楼三间，门前有两根木柱，上面有一木方斗，称“阀阅门”，是世宦门第的标志。进大门后是天井院，分东院门、西院门和正门三个住宅，吴其濬祖父吴延瑞居中，宅第有前厅、中厅、后堂、内宅和“清芬书屋”，长子吴湳住东院，次子吴烜（吴其濬父）住西院。吴其濬故居原规模很大，由于历史的原因，目前保留的是当年西院内宅堂楼西的读书楼，名“绿云轩”。

现存故居位于固始县城中山大街东段，县供销社院内。堂楼和读书楼上下两层共16间。楼房为青砖小瓦，木架结构，前后廊为石基木立柱，二楼走廊为木花格护栏，门窗砖雕饰及结构，各个厅室均按照清代风格布置。书房、书桌、笔墨纸砚，香炉、阔床、方椅，古香古色。二楼上有吴其濬家族世系，吴其濬生平、贡献等介绍，是较为完整的资料。整个建筑具有典型的清代建筑特征，具有较高的研究保护价值。

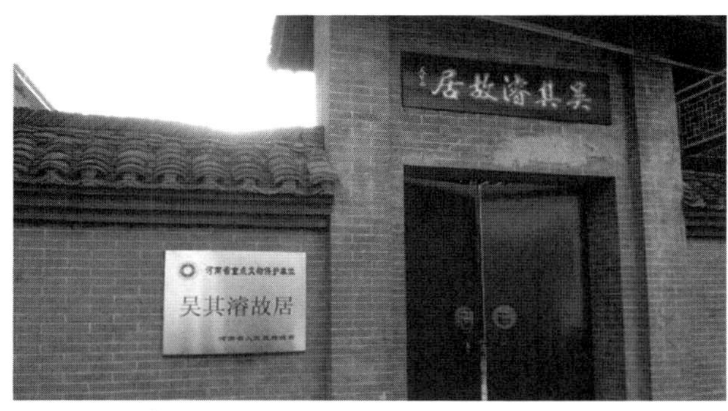

图 7-50　吴其濬故居大门

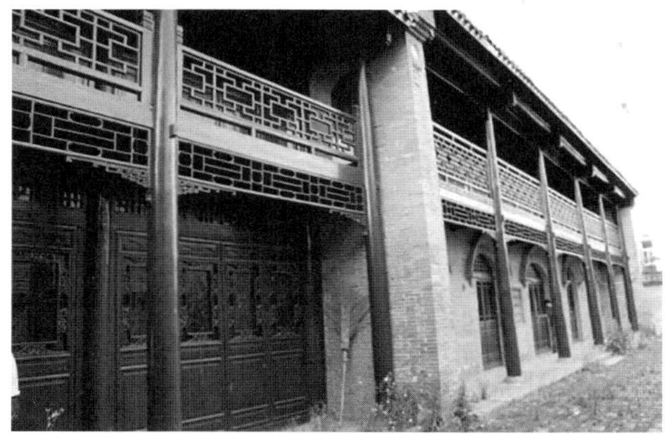

图 7-51　吴其濬故居读书楼

鉴于吴其濬的历史功绩和对植物学研究的贡献，故居于1989年被固始县人民政府公布为县级文物保护单位，2000年9月，被河南省人民政府公布为省重点文物保护单位。

吴其濬死后，埋葬在固始县西南八里松，距城约4公里。墓地初建时，气势宏伟，依山朝南，占地约五亩，四周有院墙、花墙，墙面镶有刻着诗词歌赋及祭文的石碑，另有碑林、石碑坊、石供桌、石人、石马、石狮、石象、石猴、石桅杆等，苍松翠柏环绕掩盖。另建有守墓人住房，派有专人守墓。陵墓正门大匾上写着“状元公馆”四个大字。旁有“圣旨禁葬碑”，禁止他人在此周围安葬。后来墓地历尽沧桑，已毁坏殆尽。1978年，文物部门在状元墓地收集了两块残碑，这是唯一的遗迹了。现存吴其濬墓地位于一片突起坟冢的边缘，是近年新修的用水泥固定的圆形坟墓，直径3米左右，前方有墓碑一方，上书“清代杰出的植物学家吴其濬墓”。

据当地人说，奇怪的是埋状元棺的这片地面（约20平方米）十几年不长庄稼，无论撒上什么肥料，种什么庄稼都不长。

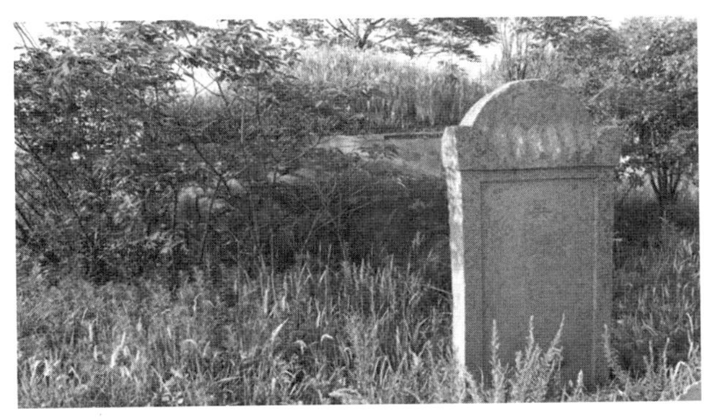

图7-52　现存吴其濬墓

（程传浩　许敬生）

第十五节　红四方面军后方总医院遗址

怀着对先辈的崇敬之情，追寻先烈的足迹，探寻红色中医药文化的遗迹。我们来到当年红四方面军后方总医院的旧址（现在为新县箭厂河卫生院，又称思源卫生院），采访了医院张大贵院长和王新东副院长等多位同志，他们提供了1985年版的新县卫生志和红四方面军后方总医院相关历史照片，并讲述了有关红军医院的一些故事。随后又参观了“生前尽忠，死后尽孝”的传奇人物许世友将军的故居和墓地、鄂豫皖苏区首府革命博物馆及新时期中医药文化在新县发展的代表——羚锐制药股份有限公司。

一、红四方面军后方总医院遗址所在地简介

河南省信阳市新县的箭厂河乡街道是当年中国工农红军第四方面军后方总医院的所在地。

1928年，红军第11军成立，红军医院相应诞生。1930年秋，为了适应革命发展的需要，中共鄂豫皖边区特委和红一军前委决定，在箭厂河兴建一所固定的红军后方总医院，作为重伤员的病房。1932年秋，红军主力离开鄂豫皖革命根据地，红军医院和工作人员，亦随之离开箭河，敌89师在“清剿”中将这所病房楼烧毁。当年的医院虽然已被烧毁，但她在革命进程中做出的巨大贡献，给新县的历史留下了光辉的一页。在《新县卫生志》的字里行间及各位采访对象的一言一词中，让我们共同回忆了红四方面军后方总医院的历史。

二、红四方面军后方总医院的历史回顾

（一）红军医院的诞生

1928年7月下旬，红军第11军成立，红军医院诞生。开始只有戴淑先和刘典初两个中医，1929年6月间才来了一个西医叫林之瀚。当时没有固定院址，住在某地就叫某地医院。只有几样中草药装在土布药帘里，行军时卷起来挑着走，驻扎时挂起来就工作。几个医护人员，采草药一起上山，洗绷带一起下水，当时群众称之为“游击医生”和“扁担医院”。在敌人“军事围剿”和“经济封锁”的恶劣环境中，医药用品极其困难，当时土布绷带以用破为止，用南瓜瓤敷伤口消炎，银针草药成了治病的主要法宝。

（二）人员及用品的来源

在艰苦的条件下，红军医院在实践中充实提高，卫生技术队伍不断壮大。主要的人员来自四个方面：一是上级派遣，如胡明政、邵达夫，是从苏联回国后派来的，苏井观是潢川地下党从“三友药房”派来的。二是吸收当地医药人员，如吴子南叔侄三人，原在三合尖开药店，连人带药都参加了红军医院。三是选择当地男女青年，用实战练兵的方法自己培养。四是留用被俘的敌军医药人员。

医药用品来源：一是自己上山采挖中草药；二是从敌占区购买；三是从战场缴获，如在韩摆渡战役中，就缴获了敌军的一个医院装备；四是向被俘的敌军军官和财主索取，如1931年7月间，被俘敌军军长岳维峻一次就送来医药用品一百多挑，敌师长赵冠英也送来一些药品。

（三）红军医院的建设

1930年秋，中共鄂豫皖边区特委和红一军决定在这里兴建红军后方总医院，选用

吴氏祠堂作为基础。当时祠堂已建好框架，有现成的砖瓦木料，再添置些白铁、玻璃、天井顶柱等，进行一番设计改建即可。由总医院政委胡明政，主管会计戴春舫、黄绪竹，办事员张文道、吴行金等组成基建领导班子，又从武汉请来几位工人负责施工。同年年底基本建成，次年正月即开始使用，共用银币约八千余元。

红四方面军后方总医院原系砖木结构轿顶式楼房，长方形，坐北向南，呈四水归池的四合院式，东西长 32 米，南北宽 24 米，约 768 平方米。楼房有上下两层，各 24 间。中间天井呈轿顶形升起，顶檐下的木格上装有玻璃，既透光，又不飘雨。天井四周的房檐有白铁水槽及下水管，走廊宽敞，有木板阶梯通往楼上，地面用桐油石灰捶平。楼房四周荷池相绕，由于建筑新颖，当地群众称它“洋房子”。

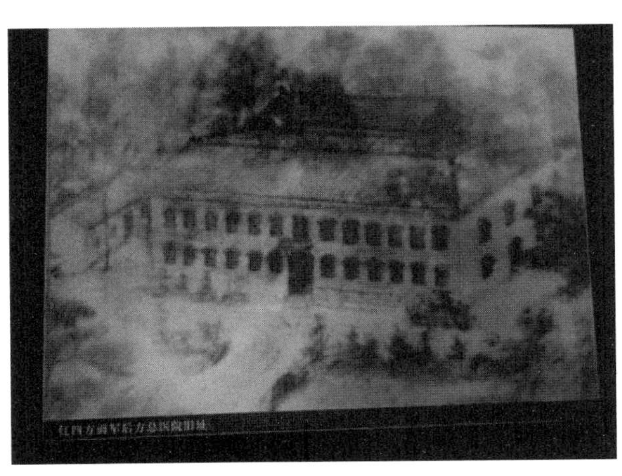

图 7-53　红四方面军后方总医院旧址（翻拍）

总医院病房楼主要接收重伤病员，轻伤病员则住在附近群众家里。分三片管理，戴边、石岗、石湾、石佘、上下王家大屋为一片，王畈、徐畈、斗笠冲、涂氏河为一片；李河、大旧两湾、王边、楼子佘、黄泥塝为一片。

（四）组织建制及成员

1931 年 11 月，红军医院定名为“中国工农红军第四方面军后方总医院”。至此其规模和建制已相当完备，以总医院为主，附属一个中医院，一个“红色医务训练班”，根据地内还分设 6 个分院和皖西北中心医院。分院的装备由总院下拨，总院接收由分院转来的伤病员，总院设院部、医务处、经理处、政治处。

总医院院部建有党委会，有党员 20 余人，下分 4 个支部；共青团委员会有 40 多名团员，分 8 个小组。院部还有通讯警卫排、收发室。

医务处负责医务，下设看护队、卫生队、洗衣队、药房和药库。看护队，相当于今日的护理部和护士班。卫生队，又叫卫生科。协助看护工作，负责卫生、安置伤病员。洗衣队，又叫缝衣队。负责给伤病员浆洗缝补衣服等，负责人固定，洗衣员是根据任务大小，再从各乡轮派。药房药库工作人员先后有 15 人。

经理处又叫行政处。负责经济收支及行政事务，下辖事务处、供管科、财务科、军需科、服务处、担架运输队、木工班、弹花班、理发班，还附设一个糕点作坊。事务处负责生活，并附设一个豆腐坊、粉坊、鸭棚。木工班负责制作医用拐杖及其他木器。弹花班制作医用棉花及被絮、垫褥等。理发班负责为伤病员理发。糕点作坊为医院制作糕点。

政治处负责政治宣传，下辖组织科、宣传科、保卫科、青年科，主办有《显微镜报》，还主管“列宁室”，并附设一个宣传队。“列宁室”又叫俱乐部，即今日的文化室。

附属中医院院长是刘典初，医生有戴淑先、高志国等。

红色医务训练班负责培训卫生技术人员。1930 年至 1931 年，先后从鄂豫皖省苏维埃政府主办的“列宁高等学校”调来两批青年男女学生 120 多人，又从区模范学校和“列宁高小”招来青少年学生 30 多人，办了两期看护训练班，一期高级医务班，教员系总院医生兼任。分情况，上文化课和政治课、技术课。文化课有外语，技术课有尸体解剖，主要是跟班学习。

（五）医疗水平及作风

总医院设内、外两科，由门诊和病房两部分组成，有 100 多名工作人员。由于红军医务人员有高度责任心并刻苦钻研医疗技术，技术水平不断提高，可作肠吻合、截肢等大手术。但是，也有因伤病太重在总院牺牲病故的，先后有 100 多人，如红军团长韩国强就是在总院牺牲的。凡是在总院牺牲的，除了当地人员以外，都安葬在箭河南头山上的“烈士陵园”里。1964 年箭河公社管委会为牺牲的红军战士建立了一座“纪念碑”。

当时医院收治 1000 多名伤病员，且居住分散，人少事多，工作量大，但他们始终保持着严谨的医疗作风和忘我的革命精神，把每项工作都做得井井有条，使在这里住过院的伤员无一不受感动。工作繁忙时，医生在巡诊中，一个口袋装药，一个口袋装干粮，以便诊病后随时发药，顾不上吃饭就吃点干粮。医生看病不仅要开药，还要开糖、蛋、糕点等食物，以补充伤病员的营养，另外还要开鞋、袜、被服等生活用品。医务人员都能保持高尚的医疗品德和救死扶伤的人道主义精神。例如医生魏德贵五十多岁带病工作，胃痛起来不能走路，就让人抬担架去石岗巡诊。有时下大雨，河水猛涨，河西边的隔离病房被阻，先由会水的人带着绳子游过去，系好了，医护人员再头顶药品、食物，攀援过去治疗护理。看护队和卫生队分工协作，看护队长杨泽亮，既带班搞好治疗，又给伤病员送饭送水，端屎端尿，打扫卫生，样样都干，大家都尊称她为“大姐”。

红军医院不仅治疗伤病员，还给当地的群众治疗疾病，而且一律免费。群众对红军医院的支持也是全力以赴的。1931 年至 1932 年间，红安一代天花流行，经红军医院（主要是中医院）治疗，挽救了许多生命。每当一个战役下来，从前线到后方，群众沿途设下许多茶水站、招待站，招待和转移伤病员。慰问队抬着整猪整羊，挑着米面、糍粑、糖果，前往医院慰问。当地群众也纷纷拿着生活用品一同前往表示心意。在群众家里住的伤病员，老百姓就把他们当成客人招待，精心护理。在伤病员多时，总院附近各村家家有病房，人人当护理，充分展现了军民鱼水之情。

（六）红军医院永存人们心中

1932 年秋，第四次反围剿失败后，总医院楼房被敌 89 师于农历 9 月 15 日烧毁。总医院虽已远去，病房楼不复存在了，但她在人们心中的影响却极为深远。当地群众只要一提起总医院无不惋惜，逢会赶集总要在其遗址上徘徊一阵子。中华人民共和国成立后，在旧址上新建了箭厂河卫生院（现思源卫生院）。为了纪念总医院的历史业绩，1976 年，新县人民政府在医院旧址前树立了纪念碑，碑上镶有高 1 米，宽 1.6 米的灰色大理石，镌刻着碑文，昭示后人。1977 年此地被公布为新县重点革命遗址。经常会有当年在总医院工作或者治过伤病的老红军前来访问。

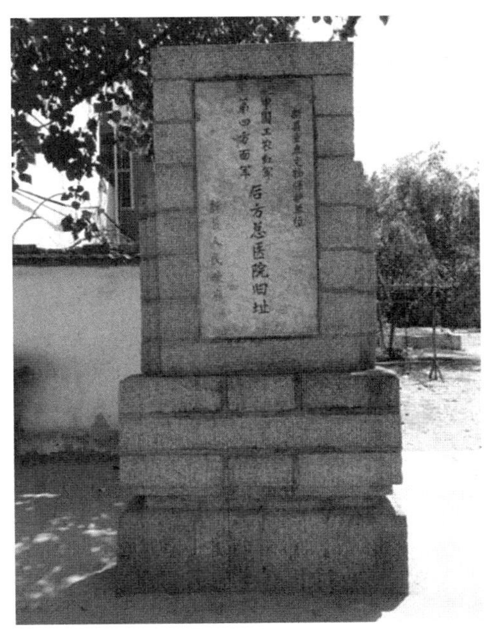

图 7-54　纪念碑

三、深切的感受

这次前往新县对红四方面军总医院遗迹等进行考察，使我们心灵上受到巨大的震撼，精神上受到一次革命的洗礼。有两点深切的感受。

（一）忘记过去就意味着背叛

新县这块红色的土地，是全国著名的将军县，也是全国爱国主义教育基地。第二次国内革命战争时期，以新县为首府的鄂豫皖革命根据地是全国第二大革命根据地，也是中国革命武装斗争的重要发祥地。新县每一寸土地都浸染着烈士的鲜血，每一条河流都流淌着英雄的故事。长期革命斗争，这里先后诞生了红四方面军、红二十五军、红二十八军等三支主力红军部队，留下了众多老一辈革命家的战斗足迹，走出了许世友、李德生、郑维山等 43 位共和国开国将军和 50 多位省部级领导干部。仅箭厂河乡就走出了 24 位将军，被称为“将军乡”。20 世纪 40 至 70 年代，全国八大军区司令员中有 3 位是新县人，同期，全国还有 6 位省委书记是新县人。

在血与火的革命风云中，无数革命先烈在新县前仆后继、碧血丹青，谱写了一个个惊天动地的故事，演绎了一幕幕波澜壮阔的历史，创造了彪炳史册的功勋。当时不足 10 万人的新县，就献出了吴焕先、高敬亭等 5 万 5 千名优秀儿女的宝贵生命。真可谓“山山埋忠骨，岭岭有丰碑，村村有烈士，户户有红军”。新县以红军故乡、红色老区而享誉全国。

在新县，随便抓一把土，都能拧出烈士的鲜血；任意一个山岭村落，都记载着厚重的革命历史。穿过枪林弹雨的新县儿女，用铮铮铁骨和革命豪情，为共和国的成立做出了巨大贡献。

在新县，望着红四方面军总医院遗址那块大理石纪念碑，望着中共中央鄂豫皖分局旧址上那闪光的匾牌，望着许世友将军墓，望着郑维山将军石，我们心潮起伏、汹涌澎湃。我们反复发问自己：作为后人，作为今天丰衣足食幸福生活的人们，能够忘掉这些先烈吗？如果我们不努力工作，廉洁奉公，发奋图强，何以面对这片红色的土地？

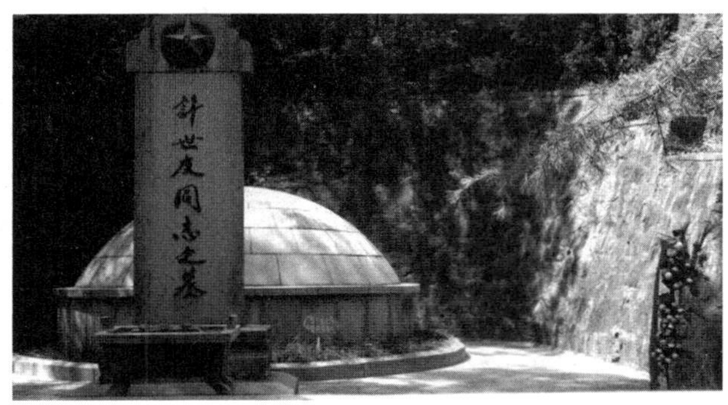

图 7-55　许世友将军墓

走在新县的大地上，望着山上那一块块粗犷斑驳的巨石，望着山下那潺潺的流水，望着满山的青竹和绿树，我们的心久久不能平静。青山埋忠骨，绿水映丹心。这片红色的土地，将永远警示我们，千万不能忘记过去，忘记过去就意味着背叛。

（二）大力开发新县的红色中医药文化旅游资源

建议招商引资，对红军医院旧址进行整修，并大力宣传红四方面军总医院的光辉历史，开发红色中医药文化旅游资源，借助以中药生产经营为主业的国家火炬计划重点高新技术企业——羚锐制药股份有限公司的模式和影响力，进一步促进新县的经济发展，增添一条中医药文化的旅游线路，充实新县红色旅游的内容。围绕“红色首府，将军故里，绿海新县”宗旨，以红带绿，以绿托红，发展旅游经济。

（许敬生　马鸿祥）

第十六节　河南著名的中医药博物馆

一、河南中医药博物馆

河南中医药博物馆位于河南中医药大学内，于 2015 年 6 月开馆，包括医史馆、仲景馆、中药馆、校史馆等。各馆相互独立又浑然一体。另有人体科学馆、医德馆、中医源、基础医学之光、远程会诊中心等独立场馆。还有廊道文化：百药苑、百方苑、名医画传展厅、药企文化展厅、中医药文化展厅、中原文化展厅等。既包含传统文化的丰富元素，又充满了时代气息。配套的外围文化景观有：南大门浮雕、仲景文化广场雕塑及碑刻、后母戊鼎、神农山景观、李时珍雕塑等。在河南中医药博物馆对面，建有中药植物园，占地面积 138 亩（约 9.2 万平方米）。园内分区种植各类药用植物 500 种左右。

学校南大门东西两侧浮雕，分别取名“河洛旭日”“嵩山晓月”，意为山河与中医药文化同在，日月与中医药文化同辉；浮雕画面内容，体现了中医学思维的阴阳对立又协调统一理念。进入大门，映入眼帘的是医圣仲景塑像，后侧是展示仲景生平的浮雕影壁墙，墙背面是《伤寒杂病论·序》碑刻。融合了中国、中原、中医元素。整个校园从场馆建设、文化景观到道路命名等，都体现了中医药文化的内涵。向公众展示了河南博大精深、绚丽多彩的中医药文化，已成为河南中医药一张靓丽的名片。受到各界人士的普遍欢迎。

二、大宋中医药文化博物馆

大宋中医药文化博物馆，坐落在七朝古都开封的开封市中医院门诊大楼第六层，是一座综合性中医药博物馆。博物馆于 2013 年 3 月 26 日开馆，目前建筑面积约为 1800 平方米，陈列展出面积约 980 平方米。展览厅以中医药文化的发展为主线布展，共分为“朝尚医药、专设机构”“针灸大成、空前繁荣”“汇聚方药、济世惠民”“分科论病、承古创新”“文化繁荣、儒医辈出”“继承创新、续写辉煌”六大部分。在馆内特设宋代名医馆，针灸铜人文化墙，绘宋代制药、问诊等 7 处实景，有动植物中药标本数十件，陈列实物百余种。并挖掘了一些与宋代医药发展相关，且有一定社会影响的典故传说。

大宋中医药文化博物馆再现大宋中医药灿烂辉煌的发展历史，被国家中医药管理局命名为“全国中医药文化宣传教育基地”。

三、邓州市张仲景展览馆

早在 2002 年，邓州市人民政府就划拨专款，依托邓州市中医院，建成了展区面积 400 平方米的“张仲景博物馆”。2011 年 10 月 12 日，国家中医药管理局下文，将邓州市张仲景展览馆确定为全国中医药文化宣传教育基地建设单位，从博物馆到展览馆，规模不断扩大，内涵愈加丰富。目前，这座仿古建筑的展览馆共 4 层，设计展出面积 18000 平方米。馆内分医圣张仲景、中医药发展史、蓬勃发展的现代中医、邓州市中医药发展、邓州市名老中医、养生保健、书画墨宝 7 个展区。展示了《伤寒论》和《金匮要略》的内容及各种版本，用南阳独山玉雕刻的张仲景生平组画，还展示了历经曲折的百年中医等多种内容。为张仲景的故里增添了异彩。

四、宛西制药中医药文化博物馆

早在2005年，仲景宛西制药就以仲景品牌为中心，围绕“中医药文化体验、中医药科普教育、中医药养生健康”三大主题，立足南阳，先后投入数亿元，建成了中药现代化生产线、中药材标准化生产基地、中医药博物馆等基础设施。随之，仲景宛西制药中华医圣苑、仲景巨型雕像、医圣山文化广场、仲景百草园等设施亮相。每年农历正月十八，社会各界数万人齐聚中华医圣苑，拜祭仲景。自此，成为仲景宛西制药一个标志性文化品牌。

仲景宛西制药推出了以中医药文化体验为主题的旅游项目，包含现代化生产线、图片展、仲景文化广场、紫铜浮雕墙、南阳张仲景中医药治未病体验中心、仲景大厨房公司、大药房国医馆、南阳张仲景医院中医药博物馆、南阳张仲景中药材公司中药材标本馆、仲景百草园、山茱萸生态基地等景点，集中医药文化体验、科普教育、养生于一体，成为宣传中医药文化的重要基地。

五、马同长天然药物收藏馆

马同长天然药物收藏馆坐落在安阳职业技术学院医药卫生学院。在这个收藏馆里，摆放着两株将近1米长的千年野生灵芝王，重10千克的肉桂，高60厘米的特大蜂房，1米多长的海龟标本，3米多高已抵住天花板的巨型沉香树干，有西藏雪灵、美人鱼骨，有汉药、苗药、蒙药、壮药等数百幅药用动植物彩照，还有数千件动植物标本，等等。这里收藏的一大批珍奇药材，吸引着参观者的眼球，让众人大开眼界，无不感到震撼。

马同长先生对中药材的研究非常痴迷。为淘得药中珍品，他的足迹踏遍了祖国的奇山名川、雪域高原、茫茫草场。这些珍奇药材就是多年来他历尽艰辛，一点一点收藏的。这是一笔非常宝贵的中医药文化财富。

（许敬生）

第八章

河南著名医家及著作

自明清以来，人们往往赞扬安徽新安医学的发达，赞扬江苏吴县医学和孟河医学的人才辈出，“越医学”“蜀医学”也频频被提及，却忽略了对中原医学的研究。一提到河南，人们往往只想到汉代张仲景的《伤寒杂病论》，殊不知在中医学发展的历程中，每个时期都有著名的中原医家和医著。中原古代医药名家留下的宝贵著作，积淀了数千年的中医精华，养育了难以计数的杏林英才。

河南古代医家众多，灿若群星，据不完全统计，春秋战国至明末，史传中有籍可考的全国5000多位名医中，仅河南就有912人（见许二平主编《河南古代医家集·前言》)。这里仅录有存世著作的著名医家加以介绍。

第一节　河南古代著名医家及著作

一、汉代（含汉代）以前著名的河南医家

伊尹《汤液经法》

伊尹，商初洛阳（一说开封）人。原为商汤的厨师，后任宰相。写出了《汤液经》一书。后来成为张仲景撰写《伤寒杂病论》的主要参考文献。晋代皇甫谧在《针灸甲乙经》序言中指出：“伊尹以亚圣之才，撰用《神农本草》，以为《汤液》……仲景论广伊尹《汤液》为数十卷，用之多验。”敦煌遗卷中梁代陶弘景所撰之《辅行诀·脏腑用药法要》有具体记述。因而有汤剂始自伊尹的说法。

张仲景《伤寒杂病论》

张仲景（约150—219年），东汉杰出医家。据传做过长沙太守，故人称“张长沙”。

张仲景在医学上的最大贡献是确立了辨证论治原则。该书在治疗伤寒等急性热病方面，首倡太阳、少阳、阳明、太阴、少阴、厥阴等六经辨证的原则和方法；在内、外、妇、儿科杂病方面，阐述了阴阳、表里、虚实、寒热等八纲辨证和汗、吐、下、和、温、清、补、泄等多种治疗原则。张仲景在方剂学上也做出了卓越贡献。《伤寒论》载方113首，《金匮要略》载方262首。制方法度严谨，简练精当，疗效显著。所

记剂型种类及制药方法均超过前人。被誉为“众法之宗，群方之祖”。

总之，《伤寒杂病论》是一部理、法、方、药俱备，理论联系实际的、出色的医学经典。仲景所确立的辨证论治原则，奠定了中医学术沿着这一原则发展的基础。

二、两晋南北朝时期著名的河南医家

皇甫谧《针灸甲乙经》

皇甫谧（214—282 年），魏晋间医家、文学家。字士安，幼年名静，自号玄晏先生，安定朝那人。生后丧母，过继给叔父，迁居新安。他的一生主要生活在河南。中年患风痹病，由于讲究服石，致身体极度瘦弱，辗转床侧，甚至一度有自杀之念。后专心攻读医书，曾汇集《素问》《针经》《明堂孔穴针灸治要》等三部医书加以编辑，撰成《针灸甲乙经》一书。对阐述经络理论，厘定穴位总数，统一古代针灸穴位的位置、名称、取穴法、操作法和针灸禁忌，总结晋代以前针灸学的成就，做出了重大的贡献。是我国现存最早的一部针灸学专著。

范汪《范汪方》

范汪（约 309—372 年），晋代医家。字玄平，南阳顺阳人。因曾任东阳太守，故又称范东阳。善医术，尝以诊恤为事，凡有疾，不以贵贱皆治之，所治十愈八九。撰有《范东阳方》（又称《范汪方》或《东阳杂药方》），共一百七十卷。广泛收集民间行之有效的单验方。原书已佚。其内容散见于《外台秘要》《医心方》《证类本草》等医书中。今有范行准辑佚、梁峻整理本《范东阳方》。

褚澄《褚氏遗书》

褚澄，字彦道，阳翟人，生年不详，卒于 483 年。澄善医术，精于望诊和切诊。著《医论十篇》，世称《褚氏遗书》。本书系唐朝人从褚氏墓室中发现石刻整理而成。宋嘉泰年间（1201—1204 年）刊行流传。全书共分为受形、本气、平脉、精血、津润、分体、余疾、审微、辨书、问子十篇。内容简短，说理多据《黄帝内经》加以阐述发挥。作者重视精血、津液学说，对血证及妇科病证的见解，为后世医家所重视。陈自明、李时珍、陈实功、王肯堂等均有所采用，收入《六醴斋医书》中。

雷敩《雷公炮炙论》

雷敩，南朝刘宋时河南禹州人，药物学家，相传是曾与黄帝讨论医学的六臣之一雷公的后人。托名雷公著《雷公炮炙论》三卷，这是我国最早的中药炮制学专著。本书记述了制药学的基本知识，收载了约 300 种药物的炮炙加工方法，其中有的制药法至今仍被沿用。对祖国药物学的发展有较大的贡献。原书早佚。其内容散见于历代本草书中。有 1932 年张骥辑本。

三、唐朝五代时期著名的河南医家

苏敬《新修本草》

苏敬（599—674 年），陈州淮阳人，唐代医学家。《新修本草》简称《唐本草》，五十四卷，由唐代苏敬等撰于659年。是世界上第一部由国家颁布的药典。分为正文、图和图经三部分。《新修本草》正文二十卷，目录一卷。是在《本草经集注》一书的基础上进一步增补了隋唐以来的一些新药品种，并重加修订改编而成。分为玉石、草、木、禽兽、虫、鱼、果、菜、米谷及有名未用等，共收药八百五十种。《新修本草图经》二十五卷，目录一卷，《新修本草图》七卷，是在编写本书时广泛征集来自全国各地所产药物绘制的形态图及文字说明。本书正文记述各药性味、主治及用法；图经部分则是药物的形态图、采药及炮炙。书中保存了一些古本草著作的原文，系统总结了唐代以前的药物学成就。唐代以后，本书正文均收录于《经史证类备急本草》等书中，本草图及图经部分则早已亡佚。后代所发现的本书较古的传抄卷子本，主要有日本仁和寺藏本（十三、十四世纪抄卷子本）的残卷共十卷，又补辑一卷以及敦煌出土的两种残卷断片。

孟诜《食疗本草》

孟诜（261—713年），举进士。河南汝州人，曾做过舍人、侍郎司马和侍读等。后弃官，归伊阳之山，专门从事药物的研究。孟氏师事孙思邈。撰有《补养方》《必效方》等书。《补养方》后经张鼎增订，改名为《食疗本草》，专论食物疗疾。

司马承祯《天隐子养生书》

司马承祯（639—735年），字微，法号道隐，自号白云子，河内郡温县人。撰养生专著《天隐子养生书》，又名《天隐子》，《道藏》有收载。全书共八篇，主要讨论了如何循序渐进地通过存守内视一类功法以养生延年。

刘禹锡《传信方》

刘禹锡（772—842年），字梦得，洛阳人。唐朝诗人、思想家、医学家。818年作《传信方》。该书计两卷，载方五十余首。所载方药，都是曾经试用有效，且又简便验廉。

和凝《疑狱集》

和凝（898—955年），字成绩，开封浚仪人，后梁时进士，历仕五代各朝，同其子㠓合编《疑狱集》。该书共十卷。卷一23则，卷二24则，卷三19则，卷四13则，卷五28则，卷六19则，巷七14则，卷八28则，卷九21则，卷十18则，附录25则。《疑狱集》是一部内容丰富的法医学著作，为法医学的进一步发展创造了条件。

四、两宋时期著名的河南医家

掌禹锡《嘉祐补注神农本草》

掌禹锡（922—1068年），字唐卿，许州郾城人。北宋地理学家兼医学家。仁宗时任光禄卿直秘阁。1057年（嘉祐二年），奉命与林亿、苏颂、张洞等以《开宝本草》为蓝本，参校诸家本草，校正补注本草。凡《神农本草经》已载而所述粗略，或群众所用而医家未闻者，均加以补充注释或删节，撰成《嘉祐补注神农本草经》二十卷。全书共载新旧药物1083种。虽然书已亡佚，但其内容尚散见于《证类本草》和以后的本草书中，对保存医药资料有一定的贡献。另外，又将全国各郡县所献药图，详加校订，编成《图经本草》二十卷。在地理方面，曾参加编修《皇祐方域图志》《地理新书》等。

孙用和《传家秘宝方》

孙用和，北宋医家。本卫州人，后客居河阳。精医术，善用张仲景法治疗伤寒。曾治愈国医治疗无效的光献皇后病，而授尚药奉御。著有《传家秘宝方》三卷。孙用和有二子，一为奇，一为兆，皆以医闻名。奇、兆皆登进士第，官至殿中丞。两人对《素问》等古典医籍有更多研究。兆有《伤寒方》《伤寒脉诀》等著述，他对林亿、高保衡等校正补注的《黄帝内经素问》加以重新修订，名为《重广补注黄帝内经素问》。

王怀隐《太平圣惠方》

王怀隐，北宋睢阳人。医官。初为道士，精通医药。太平兴国初年诏还俗，为尚药奉御，后升任翰林医官使。982年，宋廷命王怀隐等编著大型方书《太平圣惠方》。该书共十卷，分1670门，载方16834首，广泛地收集宋以前方书及当时民间验方，内容颇为丰富，对方剂、药物、病证、病理都进行了论述。它强调医生治病必须首先诊断出疾病的轻重程度，病位深浅，辨明虚实表里，再进行选方用药。每门皆先引《诸病源候论》的理论为总论，然后汇集方药，是一部具有理、法、方、药完整体系的医书，很有临证应用价值。1046年，经何希彭选其精要，辑为《圣惠选方》，作为教本应用了数百年，对后世方剂学的发展有较大影响。常用的搜风顺气丸等方就出自该书。

王惟一《铜人腧穴针灸图经》

王惟一（约987—1067年），宋代著名针灸学家，又名王惟德，曾任太医局翰林医官，殿中省尚药奉御。1023年（天圣初年）奉命编修针灸书，他对古医书有关针灸的记载和针灸图详加考订，将历代医家对针灸穴位反复实践的丰富经验进行系统总结，于1026年（天圣四年）编成《铜人腧穴针灸图经》三卷。1029年，由政府颁行各州。1029年，他设计并主持铸造针灸铜人两具，铜人的躯体、脏腑可合可分，体表刻有针灸穴位名，用金字标明穴位，作为针灸教学和考试医生之用。对我国乃至国外针灸学的发展有较大的影响。针灸铜人两具，惜因战乱均已遗失。据说现存日本博物馆所藏铜人，即宋代针灸铜人。此后，明、清、民国到中华人民共和国成立后不断由官方或个人仿制针灸铜人。据不完全统针，全国约有各型铜人百余种。铜人对我国针灸学的推广普及，特别是统一穴位，起到积极作用。

郭雍《伤寒补亡论》

郭雍（约1095—1187年），字子和，号白云先生，宋代洛阳人。早年从父学儒，其后专心钻研医书，尤致力于伤寒。作者鉴于当时所见《伤寒论》已有残缺，遂取《备急千金要方》《类证活人书》，以及庞安时、常器之等诸家学说，参和个人见解作为补充，故题名“补亡”。于1181年撰《伤寒补亡论》二十卷（其中卷十六明代即亡佚，实存十九卷）。本书的编次与一般《伤寒论》传本不同，且内容也有所扩充，在辑佚工作方面，有一定的贡献。但本书体例混杂，仲景原文与后世注文相互掺混，又未能考证原始出处，是为本书的缺陷。1959年上海科技出版社出版此书时，题名《仲景伤寒补亡论》。该书是研究《伤寒论》的一部重要著作，而郭雍不愧为伤寒论学派中主要医家之一。

阎孝忠《阎氏小儿论方》

阎孝忠，北宋儿科医家。又名季忠，字资钦，许昌人，大观（1107—1110年）时，曾去汝海做官，后又在大梁（开封）任宣教郎。阎氏五六岁时，患惊痫、癖瘕，屡次危殆，都是由钱乙治愈的。而钱乙是一位杰出的儿科专家，他系统地总结了我国北宋以前的儿科理论与经验，被尊为“幼科之鼻祖”。于是阎氏遂致志于钻研钱乙的学术思想。1107年（大观初），于亲友得钱乙有关婴幼论说以及医方等，并参酌当时流传京师各种传本，对钱氏学术进行了系统的整理研究，于1119年（宣和元年）编成《小儿药证直诀》，以实现阎氏的目的：济世活人与发扬光大钱乙学术。阎氏还为了发挥钱乙的学术，又撰《阎氏小儿论方》，如对钱乙论述与治疗惊风的发挥等，又对儿科病的特点进一步加以阐发，收集整理了前人已有的为钱氏所不备的有效方子。阎孝忠在传播与发挥钱乙学说方面是有很大功绩的。

王贶《全生指迷方》

王贶（kuàng，一作况），北宋医家。字子亨，考城人，约生活于11至12世纪。宣和年间（1119—1125年），王贶医术高明，得到宋朝皇帝的宠爱，任朝请大夫。《全生指迷方》，又名《济世全生指迷方》，三卷。王贶撰于12世纪初。明代以后原书失传。今本四卷，系编《四库全书》时，自《永乐大典》辑出后改编而成。卷一为诊脉法；卷二至四为寒证、热证、风湿、疟疾、痹证、劳伤等20种内科病及若干妇科疾病的医论和方剂，内容以选方为主，并有论述以阐析病因、证候。中华人民共和国成立后有《宋人医方三种》排印本。《四库全书提要》称该书：“凡三部九候之形，病证变化之象，及脉与病相应不相应之故，无不辨其疑似，剖析微茫，亦可为诊家之枢要。”

张锐《鸡峰备急方》

张锐（公元12世纪），宋代医家。字子刚，郑州人，官团练使，笃好医方，声名远著。政和（1111—1117年）中，蔡鲁公之孙妇有娠，邀锐治之，一服而愈，医名噪京师。曾任太医局教授。1133年撰成《鸡峰备急方》又称《鸡峰普济方》，共三十卷。今存者为清代翻刻宋本，已缺卷二、三、六、八。卷一为医论及炮炙法；卷四至二十七选录多种病证的治疗方剂，大致综括了宋代医家的一些临床成就；卷二十八至二十九列述丹药的制法；卷三十记录了民间常用的备急单方，此卷又有单行本，名《鸡峰备急方》。此书为何冠之以“鸡峰”?《中国医籍提要》认为：“‘鸡峰’为陕西宝鸡陈仓山之别名，故可能其先居郑州而后迁居陕西待考。”

郑春敷《女科济阴要语万金方》

郑春敷，南宋医家。河南荥阳人。早岁学医，熟读经方，《产宝》《产经》《良方》

《济世》等书靡不校阅，遂精通妇科，隆兴二年（1164年），撰成《女科济阴要语万金方》。该书（手抄线装善甲）一函二册，内容丰富，切合临床适用。特别是他的成书，要比南宋著名妇科学家陈自明的《妇人大全良方》早一百年，所以显得更为重要。但遗憾的是该书只在极其有限的范围内传抄，而未能出版刊行，使其社会历史作用没有能够得以充分发挥。

程迥《医经正本书》

程迥，宋代医家。字可久，原为宁陵沙随人，靖康之变后，迁至余姚，登进士第。历扬州、泰兴尉，训武郎。著述达十余种，其中《医经正本书》撰于1176年。该书一卷，内容包括十四篇，即《唐医政第一》《本朝医政第二》《辨伤寒温病并无传染之理第三》《辨五运六气感伤名曰时气亦无传染第四》《辨四时不正之气谓之天行即非传染第五》《论医书第六》《辨本草千金方权量度第七》《辨弦脉属阴第八》《辨伤寒两感不治第九》《辨发汗宜对证不论早晚第十一》《辨方士著书乃宋俚俗不合医经者第十二》《记仲景事实第十三》《与内弟襄陵许进之论医书第十四》，又包括《叙》《跋》和《知洪州龙学范致虚谦叔榜文附》。

郑克《折狱龟鉴》

郑克，宋代法医学家。字武子，汴梁人，公元1200年，著作《折狱龟鉴》行世。该书共八卷。卷一释冤上14案，卷二释冤下23案，卷三辨诬25案、鞫情10案，卷四议罪27案、宥过11案，卷五惩恶17案、察奸22案，卷六核奸19案、擿奸6案、察慝4案、证慝13案，卷七钩慝4案、察盗4案、迹盗5案、谲盗4案、察贼7案、迹贼5案、谲贼6案，卷八严明23案。该书不能算作系统的法医学专书。但知有宋、元、明、清各种刻本，说明其流传较广，影响较大。

五、金元时期著名的河南医家

宋云公《伤寒类证》

宋云公，金代伤寒学家。金朝河内人。撰《伤寒类证》三卷，刊于1163年。宋氏自称密受于“常山医流张道人”。全书将张仲景397法，分证60门，共484法。用表格的形式列述了伤寒诸证及其兼证证治，并指明当用何方治疗。这种运用表格的形式表达《伤寒论》的内容，有利于对《伤寒论》的学习和掌握，有利于一般医生的临床应用，这是本书的最大特点。正因为如此，赵开美才加以校刊，并将其收录《仲景全书》中。同《伤寒论》《金匮要略》《注解伤寒论》合刊。

张从正《儒门事亲》

张从正（约1156—1228年），金代著名医学家，金元四大家之一。字子和，自号戴人。睢州考城人。又因他在宛丘长期居住和行医，所以人称“张宛丘”。1217年被荐举金太医院任太医。不久辞归故里，到溵水流域行医。精通医书，继承刘完素的学术思想，用药多偏于寒凉，并擅长用汗、吐、下三法。认为六淫在天之邪及雾、露、雨、雹等在地之邪最容易使人致病，不适的饮食也是致病因素。这些外邪应该立即驱出体外，祛邪的方法以《伤寒论》的汗、吐、下三法为原则。对汗、吐、下三法运用范围很广，有不少发挥。由于他在治疗上偏于攻下，后人称以他为代表的学术派别为攻下派。他主张治病先攻后补，在当时滥用补药成风的情况下，有一定意义，但他对扶正与祛邪、攻与补的关系，在理论上有一定的片面性。1221 年之后，麻知几等将他的医学理论和经验加以整理增订，编成《儒门事亲》四十卷，一般认为该书的前三卷为张氏亲撰。该书约于他去世的前一年，即 1227 年问世。

继洪《岭南卫生方》

继洪（约 1208—1289 年），宋元间医家。号澹寮，汝州人。他出家后，精于五明学，尤精于医方明。1267 年他写了《治瘴续论》，1283 年他又撰《澹寮集验秘方》。继洪一生中在医学方面有两大贡献：其一是纂修《岭南卫生方》，阐述了瘴疟的理法方药；其二是编辑《澹寮集验秘方》，综合了治疗危症、杂症的经验。继洪是宋元之间一位医德高尚、医术精湛的释医，他的著作反映了他在医学上做出的贡献，其中有许多治疗经验，如治疗瘴疟的经验仍然是可以借鉴的。

倪维德《原机启微》

倪维德（1303—1377 年），元明医家。字仲贤，号敕山，祖籍原为河南开封，迁居江苏吴县。家世以医闻名，少时学儒，后继承家业，认为“医为儒者之一事”。研读《黄帝内经》，为人治病，有请必赴。穷人求治，不仅送药而且送煎药瓦器。晚年在敕山建别墅居住，自号敕山老人。因见眼科书少而不全，著《原机启微》。为现存较早的眼科专书。该书共二卷，附录一卷。上卷论眼诸疾因、病机与治疗。下卷为附方。明代薛立斋在校订《原机启微》时，对本书做了高度评价，在其所加“附录”中说：“敕山老人《原机启微》其词古，其论确，刀圭之玄，方剂之神，炮烂之精，条分缕析，气运该通，可谓见道分明，得《黄帝内经》之旨，予嘉之，一日三复，不能去手。”“附录”载薛立斋增补的眼科医论七首，以及部分眼科方剂。几百年来，中医眼科专著虽多达 100 余种，其理论大多引用此书，至今仍有重要的参考价值。

滑寿《十四经发挥》

滑寿（1314—1386 年），元代著名医学家。字伯仁，晚号撄宁生。祖籍襄城，后迁仪真和余姚。自幼习儒学，擅长诗文。京口名医王居中客居仪真，滑为随从学医，精读《素问》《难经》等古医书，深有领会。作《读素问钞》《难经本义》《诊家枢要》等。后随东平高洞阳学针法，精通针术，曾用针砭法治疗难产等多种病证，对经络理论很有研究，认为督、任二脉应与十二经相提并论，于 1341 年作《十四经发挥》，对经络腧穴的考订有相当贡献，对针灸学的发展有一定影响。《读素问钞》，滑寿以删繁撮要，以类相从方法研究《黄帝内经》，开了节略类编《黄帝内经》之先河。《难经本义》，首列经文，次附注释。凡荣卫部位，脏腑脉法和经络腧穴，以及彼此在病理、诊断和治疗上的关系，都加以考证。《诊家枢要》，叙述了三十种病脉的体象和主病。滑寿在医学理论与医学实践方面所取得的成就，达到了元代医学发展应有的高度。滑寿可谓当代医林之佼佼者。

六、明清时期著名的河南医家

朱橚《救荒本草》《普济方》

朱橚（1361—1425年），明太祖朱元璋第五子，封为周王，就藩开封。他组织编著《救荒本草》和《普济方》等。《救荒本草》食药同载，是以救荒为主要使用方向的植物学著作。全书分上、下两卷，记载植物414种，每种都配有精美的木刻插图，亦流传海外。《普济方》，约编撰于公元1406年，明初由朱橚与教授滕硕、长史刘醇等编撰。原为一百六十八卷。原刻本散佚。幸得《四库全书》将其收录，改编为四百二十六卷。《四库全书》本《普济方》全书共分为1960论、2175类、778法，载方61739首。原尚有插图239幅，今佚。该书是我国最大的一部方书。不仅在中医方剂史上有着重要价值，同时在保存古代医药学文献上也做出了贡献。

兰茂《滇南本草》

兰茂（1397—1496年），明代本草学家。字廷秀，号止庵，原籍河南洛阳，后迁云南嵩明县杨林村。读书很多，通晓经史各家书籍，并且精于医药。因不愿做官居住在民间，常和农民以及少数民族兄弟生活在一起。著述较多，在医药方面主要有《滇南本草》等书。系论述云南地方草药的专著。原书初刊本已佚，现存有清代务本堂刊本及《云南丛书》本二种，对于所述药物内容均有不少改动。其中《云南丛书》本共收药物279种，大致都属于我国亚热带地区的特产药品，多为一般本草著作所未收载者。并附治疗验案和经验方，为研究我国南方地方药和民间验方的重要参考文献。1959年云南卫生厅组织了省内有关医药卫生和科研单位对《滇南本草》进行了研究整理，由云南人民出版社重新出版。

寇平《全幼心鉴》

寇平，明代儿科学家。字衡美，洛阳人，撰《全幼心鉴》四卷，刊于1468年。卷一总论儿科医生之守则，服药须知，小儿的生理、血气、禀赋、保育、调理以及面部与手部望诊等；卷二论小儿脉法、初生儿的护理及常见病；卷三至四论小儿诸病（以内科病证为主，包括痘疹），并附录《小儿明堂灸经》。书中除"选古方效用今日者"（见"自序"）予以汇集说明外，对面部及虎口三关、指纹望诊做了较细致的描述，并附图40余幅。

刘宇《安老怀幼书》

刘宇，明代官吏兼医家。字志大，河南人。明成化八年（1472年）进士，曾任山西吏部尚书等官职。通医学，将宋代陈直的《安老书》、元代邹铉的《寿亲养老新书》、明代类子贞的《恤幼集》等书改名合刊成《安老怀幼书》。本书卷一为老人饮食调治、四时摄养、起居忌宜、药物扶持等，共二百一十五条；卷二为训子之道，列举《颜氏家训》《文公家礼》等教导子辈孝敬父母翁姑之礼，并载老莱子、黄香等孝子奉亲敬老的典型事例，说明和睦家庭父慈子孝对老人养老防病的重要作用；卷三列食养、食疗方及用药制方，言近旨远，各至臻妙。现存明弘治十一年（1498年）刘宇校刻本、日本抄本。

李濂《医史》

李濂（1488—1566年），明代文人兼医史学家，字川父，河南祥符人，正德年间（1506—1521年）进士，历任山西按察司佥事等官职。后来离官，以古文著名于当时，著作较多，其中《医史》一书（十卷）收录古代名医自《左传》医和以下到金代李杲，见于史传的五十五人，又采诸家文集所载自宋代张扩以下到张养正共十人，还补写了张仲景、王叔和、王冰等医家的传记，每传记之下各附有论述。为现存最早的医史人物小传的专书。但这部书不仅有遗漏，而且论述有偏误，名为《医史》，实际是从古代有关文献中收集起来的部分医史人物传略。

刘全备《注解病机赋》

刘全备，明代医家，字克用，内黄人。殚精岐黄，凡《素问》《难经》诸书，莫不窥其阃奥，遇病随手愈，不索酬报。撰《注解病机赋》和《注解药性赋》各一册。《注解病机赋》，系以赋的文体叙述阐发病机学说。同时刘氏还做了详尽的注解。注文里除写进自己的见解外，又引用张仲景、王叔和等数十家学说。因此，《注解病机赋》是研究、学习病机学说的极其珍贵的文献。刘氏的《注解药性赋》，非常强调掌握药性与方剂配伍的重要性；善用比喻、典故说明某药之性能；既有单味药性之叙述，又有脏腑用药药性之记载，有时引医论进行说明，有时举医案加以讨论，使习医者联系实际，一目了然，口服心服，记忆牢固。

李中立《本草原始》

李中立，明代官吏兼本草学家。字正宇，雍丘人。其父李尚衮曾中进士，他亦考中进士，曾任大理寺评事等官职，兼通医术，尤精于本草，于1593年编撰有《本草原始》一书（1612年刊行）。其特点是对本草名实、性味、形态等加以考证，并绘制插图，图旁附注药物优劣标准、采取季节、入药部位，另附炮制方法，为继《图经本草》之后的一部优秀本草图谱，可称我国较早的一部生药学性质的本草著述。近人郑金生先生对此评价道："在本草史上，像李中立这样通药善画的人才，的确不多见。李中立是依靠自己的精思力行，才完成了他的不朽之作《本草原始》，在本草史上占据了一席地位。"

高我冈《痘疹真传奇书》

高我冈，明代痘疹科专家。又名尧臣，河南信阳人。撰著《痘疹真传奇书》（又称《仙传痘疹奇书》），刊于1598年。该书分上卷、下卷与图说三部分。上卷治痘，下卷治疹。作者根据治痘以气血为主，治疹以清火滋水为主的理论，对痘疹的证治做了简要记述，并附痘疹图说及针法治疗图等。另应特别提及的是遇危险之症用针砭。《连平、价臣叙》曰："我冈氏出，另立门户，专以挑拨为宗。"特别是出现危险之症，"必籍针砭以济药饵"。这种方法，在痘疹学术发展史上应书上一笔。

张昶《百病问对辨疑》

张昶，明代医学家。字甲弘，号海澄，大梁人。宋代著名医家张锐后裔，童年从伯父维屏授祖业，撰写《百病问对辨疑》《小儿诸证补遗》行于世。前者是以答疑的形式对百十种病进行辨析。本书对劳瘵专设一卷，且置于全书之首，篇幅大（近 3500 字），必辨析详（回答了 48 个问题），是张昶在学术上最突出的成就。《小儿诸证补遗》一卷，以“问对”形式，详阐小儿胎寒胎热等常见病证之主症、病源、治法、方药，凡 15 种。全书用药剂型灵活多变。注重内外同治，以求速效。循常法而善机变，此乃张氏治疗小儿诸证之要法。

乔采《幼幼心裁》

乔采，明末儿科医学家。字善来，河南商丘人。自学成才，著《幼幼心裁》。该书刊于 1638 年，现存有康熙四十七年（1708 年）刻本（寿康堂藏版）。书中首论儿科疾病及诊治大法，其次对婴幼儿的多种常见疾病的辨证论治分别做了简要的论述。这反映在卷首之三篇论文中。即《小引》《幼幼指南》和《慈幼儆心》。此三编乃儿科症治大要，亦是乔采多年临证体验，若能全面掌握，灵活运用，常见之病是不难治愈的。

王子固《眼科百问》

王子固，明末清初医学家。又名行冲，字文之，号勉齐，直隶大明府长垣人。出身于官宦世家。本人博闻强识，于书无所不沉酣，经术而旁通医学。凡《神农本草经》《素问》以及诸医家之书，必穷精秘而止。所撰《眼科百问》一书以问答的形式，回答了一百一十一个问题，通俗易懂，帮助解决许多常见的疑难杂症，影响较大，流传较广，仅从现存的版本，如善成堂、宝兴堂、书业堂、好友堂、有益堂等木刻本，江东书局、锦章书局、广益书局等石印本来看，足可以说明问题了。

景日昣《嵩崖尊生全书》

景日昣，清代医学家。字东阳，登封人，康熙三十年（1691 年）进士，官至户部侍郎。先习儒，后习岐黄之学，“固研修有年，略见大意，聊次其所及知，及素所闻见者，叙述为篇”。即著《嵩崖尊生全书》。该书十五卷。对医学理论、临证诊疗进行了较为全面的叙述，取得了多方面的成就。

刘璞《医学集要》

刘璞，清代医家。字石友，号尔琢，平舆人。刘氏“精于医理，要求诊视者，无论雨雪，必旨其家。贫者即裹药与之。所著有《医学集要》六卷行于世”（《沈丘县志》）。该书于 1682 年刊行。该书论述脉法、药性等。它是一部简要的杂症读本，珍贵的证治荟萃，收集了众多奇效良方。对初学者有向导意义，同时也颇具临床实用价值，应该加以挖掘整理。

袁句《天花精言》

袁句，清代医家。字大宣，别号双梧主人，洛阳人。于 1753 年撰《天花精言》，1755 年刊行。全书共六卷。卷一至三专论痘疹的治疗；卷四为痘疹图说；卷五论药性；卷六备用处方，共录验方 11 首。此书又有四卷本名《痘疹精言》，内容略有增补。袁氏在学术上不悖于古，又不守株成见；在医德上，穷心此道，以济人为念。今天，天花虽已绝迹，但袁氏的治学思想、医道和高尚的医德仍有现实意义。

李守先《针灸易学》

李守先（1736—？），清代针灸名医。字善述，长葛人。1798年著成《针灸易学》（亦称《绘图针灸易学》）三卷，1847年刊行。1985年收入《中医基础丛书》第一辑。该书上卷述针灸源流、手法与认症定位；中卷述十二正经循行路线及穴位图、奇经督脉图及奇经各穴、经外奇穴等；下卷为七十二番图说。从该书的题名不难看出它是一本针灸普及性的读物。李氏在书中苦口婆心，劝习针灸，意在浅而易知，显而易明。为使学习针灸者，树立信心，得其要领，推所已知而及未知，普及针灸，可以说有功于世。

杨璇《寒温条辨》

杨璇（约1705—1795年），清代温病学家。字玉衡，又字栗山，河南夏邑县人。"以世人于寒温两病之辨不明，故处多误，以至杀人，而反诿于病之不可治也。先生有深痛焉，不唯救耳目所接之人，而欲救天下之人"（卢文绍《序》），乃作《伤寒温疫条辨》（又名《寒温条辨》）六卷传遍天下。卷一列述伤寒和温病的脉证、病因、治法等多方面内容；卷二至三辨析伤寒、温病各种病候；卷四至五医方辨，计正方180首，附方34首；卷六为本草辨，述药物188种。本书选摘《温疫论》《伤寒辨证》中论述尤多，但又有所补充发挥，并创用升降散等方剂。

张瑶《伤寒集解》

张瑶，清乾隆年间名医。字天池，河南叶县人。约乾隆四十二年（1777年），手写稿本《伤寒集解》四厚册一套全，尺寸25cm×17.5cm，堪称孤品。现在孔夫子旧书网中可找到。据此书《自序》说：前人"条例颇繁，使学者有望洋之苦，余故于每论之下揣其精文，撮其玄要而为之歌焉，以便初学之记习，若前贤注释或有未尽善者，即以鄙意补之，务使条分缕析，了然于胸中，何至临证而无所措手乎哉！"道出了作者著作《伤寒集解》的动意以及他做的工作与所要达到的目的。为此，张氏在"凡例一"中有更具体的说明："是编悉本仲景原文采集名论，间参以管见，此为注解，逐句详明，层次昭彰，俾学者一见了解，庶去多歧之患。"盼学者整理出版。

谭震东《伤寒捷要》

谭震东（1770—1846年），清代名医。庠生，泌阳高邑谭园人。善医术，尤精《太素》脉法。清嘉庆十八年（1813年），邑内疫疠大行，经其尽力救治，"所全活人无数"，贫困无钱之人，每每得免费治疗，乡邻均感其德。著有《伤寒捷要》。（《泌阳县志》）该书稿藏于家。曾由当时泌阳县知事倪明进作序。

吕田《瘟疫条辨摘要》等

吕田，清代医家。字心斋，一字研平，河南新安县人，道光二年（1821年）贡生。工书法，字为人所珍。善诗文，著作《澹成轩诗文集》。通医学，撰有《瘟疫条辨摘要》和《天花精言绪余》行世。全书约计四万言。其意简而明，其方截而良，为温病学说中的佳作之一。本书内容包括十四篇，对温病学的病因、证治提出了独到见解。

吴其濬《植物名实图考》等

吴其濬（1789—1847 年），清代官吏兼药用植物学家。字瀹斋，别号云娄农，河南固始人。曾任翰林院修撰，江西、湖北学政，兵部侍郎，及湖南、湖北、云南、贵州、福建、山西等地巡抚和总督。他在各地广泛搜集植物标本，绘制成图，参考古代本草及有关文献 800 余种，用七年（1841—1847 年）时间编成《植物名实图考》一书，为我国第一部较大型的区域性植物志。书中共收载植物 1714 种，分为谷蔬、山草、隰草、石草、水草、蔓草、芳草、毒草、群芳、果、木，对每种植物的形色、性味、用途、产地等叙述较详，绘图较逼真。但也杂有某些不切合实际的论述或唯心观点的解释。本书于 1956 年由商务印书馆出版排印本，重加校勘标点，书末附索引四种。吴氏另编《植物名实图考长编》共二十二卷，收编植物 838 种，系辑录前代文献的一部资料性的著作。吴氏为我国清代伟大的植物学家和药物学家，他的著作不失为我国 19 世纪的一部科学价值很高的植物学专著。

刘鸿恩《医门八法》

刘鸿恩（1821—1887 年），清代医家。字位卿，号春舫，河南尉氏县人。道光二十六年（1846 年）进士，官陕西凤邠道署按察使。同治三年（1864 年）辞官返里。善医术，并于 1880 年著成《医门八法》四卷。卷一论八法与瘟病，卷二与卷三论杂病，卷四论妇儿之疾。本书的特点：提纲挈领，易于效法；敛肝补肝，乌梅为上；消除谬误，勇于创新。刘氏好评论。上自《黄帝内经》，下至《济阴纲目》；上自张仲景，下至张景岳，所有医家，所有医方，都在刘氏的评论之列。就此意义上讲，刘氏之书可谓“医学批评之书”。另一方面，刘氏在批评前人之同时，又讲了自己的理论与经验，所以就这个意义上说，刘氏之书又可谓“医学创新之书”。

张朝震《揣摩有得集》

张朝震，生活于清朝道光至光绪年间。字东川，河南渑池人。少年时期攻儒学。后弃举子业，发奋研读医书，并泛览历代方书，医术遂大进。他撰《揣摩有得集》。张氏称该书是“三十年经历亲验之方”，是作者临证苦心揣摩、研求医理之结晶。1888 年刊行问世。张氏曾说：“读古人医书，当融会其理，理既悟，然后察地气之燥湿，酌时令之寡燠，审病体之强弱，随证施药，不可拘古人成迹。”所订治疗方剂，几乎很少能找到他抄袭古方的痕迹。而据证所拟诸方，又多属配伍精当，有一定法度；对处方中药物的炮制和服用法等方面，也有较严格的要求。

王燕昌《王氏医存》

王燕昌（约 1819—？），清代医家。字汉皋，河南固始人。其先七世皆精医。著有《王氏医存》一书，1871 年刊行。《王氏医存》为医论、医话、医案、验方的杂论与札记体。计医论、医话 258 节 472 条；医案（临证略述）66 例，并附按语；验方 200 余首。其所论述的范围广泛，内容丰富。本书共十七卷。卷一主要为中气、命门的理论，卷二主要为脉法，卷三主要为病因，卷四主要为方药，卷五主要为养生，卷六主要为伤寒、瘟疫，卷七主要为杂病，卷八主要为老年医学，卷九主要为体质肥瘦，卷十主要为诸郁证，卷十一主要为伏匿宿疾，卷十二主要为妇、儿科，卷十三主要为吸烟诸病，卷十四主要为外科，卷十五主要为药误，卷十六主要为医德与治学，卷十七为医案，另有“附篇”，主要为验方。

龙子章《蠢子医》

龙子章，清末医家。字绘堂，原籍河南太康，后迁河南项城。出生于书香门第。其祖父著有《四树堂文集》，父亲著有《学古斋文集》。本人为清末岁贡生。后弃举子业，转习岐黄，专心悬壶。他在实践中，举古人方略，与平日心得历试有验者，作为诗歌，取其浅俗易晓，以教诸孙。1882年终编成册，名曰《蠢子医》。本书四卷，卷一阐述脉理变化，强调脉证相应；卷二着重记载用药经验；卷三详论杂病辨证；卷四记录妇、儿、眼、外诸疾的治疗。作者注重实践。不泥古说，文字浅近。是一种颇具特色的学医启蒙读物。由于见证即录，故内客较为庞杂。本书收入《珍本医学集成》中。

田净意《瘟疫安怀集》等

田净意，清代医家。名鸾，河南巩义人。作者善写诗作文，又善治病，尤精于儿科疾病及瘟疫诸症。1837年撰写成《瘟疫安怀集》两册四卷。于瘟疫一病，辨诸症、分经络、著病论、联方歌，条陈缕析，简捷详密。卷一论瘟疫的概念及总的治疗原则；卷二论瘟疫诸恶症及汗法；卷三论瘟疫下后诸症、瘟疫诸肿症及杂症、兼症，瘟疫九种传变的治疗；卷四论瘟疫愈后的调理，六经辨证、辨脉及用药法。书中方药多来源于吴又可《温疫论》及张仲景《伤寒论》，但行文以歌诀方式为多，又以七言语句为主，韵音上口，易于背诵，贴切临床，可信实用。田氏又著《育婴集》全十二卷六册。

高奉先《医宗释疑》

高奉先，清末医家。字思则，洛阳人。他一面学儒，一面学医。于1895年著成《医宗释疑》一书。王希仁为该书所写《叙》中说：“高君思则幼耽儒学，淹贯宏通，因深慨世俗庸医不明，误事，爰本《内经・素问》之精微，阐发李朱刘未尽，深究五运六气，辨明寒热阴阳，新著《医宗释疑》一书，诚为医道之津梁，洵系济人之宝筏也。”本书共十二卷。惜未付枣梨，仅存手抄本。知一函十二卷（册）存长春中医药大学图书馆。

陈其昌《湿证发微》等

陈其昌（1855—1938年），晚清医家。河南省获嘉县人。幼年学习经学，品学兼优，曾蜚声医学界，后为晚清贡生。中年在家乡教私塾，年四十又更易习医，治病救人，以品德高尚，医术之精，享誉百里。于仲景《伤寒论》、吴鞠通《温病条辨》研究尤深。陈氏在治病之余，撰文成书，一是《湿证发微》，1923年由河南商务印刷所刊行发行；另一本是《寒温穷源》，1916年亦由河南商务印刷所刊行发行。《湿证发微》是专论“湿”证之书。全书分上、下两卷，共七万余言。上卷论湿证之理，言前人所未言之理；下卷创湿证之治，立先世所未有之方，开创“太阴”“湿证”医理论治之先河。下卷论“湿证”治，陈氏曰：“仲景以桂枝一汤统治天下伤寒，余以渗湿一汤统治天下湿证。”且论述详尽，十分值得学习与研究。陈其昌所著的《寒温穷源》，专论伤寒与温病的关系，是明辨寒温病合一之书。书中列二十九篇短文，从阴阳五行、六气标本、六经传变、天人合一等诸方面，对寒温二气的特点和转化，做了较为详尽的论述。

（王安邦　王　琳）

第二节　民国时期河南著名医家

民国（1912—1949 年）是近代社会转型和医学史上的重要时期，西医大规模涌入，改变了数千年来单一的中医学独立存在的局面。在“废中医论”和医疗体系格局变革的背景下，中医受到前所未有的冲击。河南省地处北方内陆，交通闭塞，与沿海口岸地区相比，是西方医学介入较晚的省份，同时民众经济困顿、疫灾频发，民风守旧因循，因此在豫省乡野，中医仍是民间寻医问药、解决医疗问题的主体。源远流长的中原医学经过几千年发展亦已自成体系并深入民间，在中西抗争、时局维艰的特殊环境中缓慢发展。

一、临床各科的均衡发展

中原医学拥有厚重的中医学术根基，因此尽管身处国民政府“抑中扬西”卫生政策的制度环境下，仍然在临床各科的医疗实践中取得一定成就，名医迭出。

邓县周连三（见《南阳地区志》）对黄元御学说研究颇深，行医六十余载，撰写大量医案，对温阳法运用独到，广泛用于伤寒各科，治哮喘重用麻黄、干姜，治疗脱疽温肾疏肝，通阳复脉，用温剂治肠痈，用温阳药经治疗癫狂。

桐柏县张圣之（见《南阳地区志》）出身医学世家，擅长治疗外感热病，用药平和，对暑、温、湿温的辨证多有阐发，亦擅长治疗妇、儿等科疑难杂症。

李凤苞（见《河南省邓县卫生志》）精疡科，凡阴恶奇症，无不应手奏效，以故远近争求之。

清丰县眼科名医路际平（《见《清丰县卫生志》）早年从师江南名医宋连清，最主要用药特点是谨谙阴阳、用药轻灵、精细平稳，对细辛的应用有独到见解。

平乐郭氏骨科起于嘉庆年间，至民国时以郭灿若、高云峰（见《孟津县志》）为主要传承人，偏重手法、循穴治伤，同时也强调骨伤病证的内服、外用药物，如展筋丹、接骨丹等。

新野县林氏喉科（见《新野县卫生志》）为四代世医，创制喉科玉圣散临证屡验屡效，在唐、宛一带医名甚著。

李氏中医疡科以祖传药方治各类疽证，善治阴证，常以丹药济众。

二、民间单方验方的应用

验方是民间医生在诊疗过程中对中医病理学、医药学的实践总结，于不同程度体现了一个地区的医疗水准。

修武县的名医邱粹风（见《河南省修武县卫生志》）为邱氏祖传名医，对中医妇科有很深造诣，在开方时每以“乌金散”为引。

沁阳县的刘好文（见《沁阳市志》）按照其父传下来的验方，结合自己多年的实践经验，配制成专治天花病的单方，治疗效果非常好，周围沁阳、孟县、温县三县很多人慕名前来应诊。

洛阳孟津象庄秦氏杏林堂妇科“求病丸”（见《孟津文史资料第 19 辑》）、李占标膏药（见《洛阳市卫生志》）、杨氏四知堂五更太平丸（见《洛阳文史资料第 15 辑》）皆为自创良方，遵古方炮制，享誉乡里。

内乡县马山口镇因为是药材集散地，身怀绝技的名医较为集中，王荣甫自制“白降丹”专治疔疮；王德生自配“透巧水”专治耳聋，自烧“黑降丹”治疗疔疮，自制“倒脱观”专治“贴骨瘤”，疗效显著。

由于身处乡村“熟人社会”，民间中医往往秉承医疾救贫的传统，采用廉便实用之单方土方为百姓治病，如周口的邵化南、中牟县韩寺乡郭辛村的李本彦（见《中牟文史资料 7》），常以小方轻剂而起沉疴痼疾；还有一些中医，他们既精于脉象，也熟读《灵枢》，通晓经络与腧穴，习得多种杂症的行针之法，在遇到穷人看病时，利用针灸、火罐、土方、单方给百姓义务治病，以使病人省去买药的费用。如博爱县中医世家出身的申敬轩、栾川县的杨东朔（见《栾川文史资料 8》）等。

三、中医学术专著的著述

从民国时期河南民间中医的来源来看，分为家族世代业医、由儒转医或弃仕从医，有一定程度的文化功底和儒医兼通者占相当比例。加之长年广泛接触病患、长于思考总结，因此留下了相对丰富的中医著述，这是了解民国河南中医学发展概况的珍贵记录。

襄城县余士吉尤其擅长针灸、伤寒、妇科、儿科，驰名远近，遗著有《治验汇集》。

上蔡县雍家乐（见《驻马店地区志》）拜太医院太医张松亭为师，学习针灸、推拿、急救、刀伤等医术，1922 年回县行医，著有《验方集验》《笔花医镜》等。

罗山县王朗轩（见《罗山县卫生志》）深究经典，常运用名医论述验于实践，40 岁时已为省城医界承认，王氏擅长内科、妇科，对张仲景医学理论及温病学有较深的研究，积多年行医经验，著有《伤寒论浅释》《药物应用症例》。

桐柏名医张圣之（见《南阳地区志（下）》出身于中医世家，他弃官从医后，尽得父传，撰写有《霍乱论治》一书，总结霍乱治疗的经验，成为珍品秘传之作。

镇平县唐系祥（见《镇坪县地名志》）精于幼科，善于推拿术，积数十年经验写就《推拿指南》《卫生正宗》二书。该书不仅医论有独到之处，还把古书所载言之不一者做了结论，使学者有所遵循。书中还提出，推拿不在次数多少，只在手法轻重，治病需推拿何处，以何手法为主、何手法为辅，如同用药分君臣佐使，此皆为推拿指津。

杞县董长敏（见《河南省杞县卫生志》）从叔父习医，精内科，尤精伤寒，著有《医案类编》四卷。

郸城县杨运芝擅长内科，著有《急病分类汤头歌诀》。

方城县陈祖泽（见《方城县卫生志》）对温病和妇科病极有见地，曾撰有《验方集锦》。

新蔡县李桂岭（见《新蔡县志》），擅长温病及妇科，著有《隶治验方》一书行世。

信阳市冯伯仁（见《信阳县志》）1924年设伯仁药店于谭家河镇，一生集有《行医新得》数卷，经典医书数十套，惜毁于火灾。

确山县崔观瀛在竹沟镇业医，治妇科见长，晚年著有《医书选汇》四册。

还有些著作在民国期间已出版，显示了很高的学术价值，如信阳罗毓秀著《伤寒论集注折衷》四册，光山县毛慕文（见《信阳地区卫生志》）著《针灸论》《毛氏医话》《伤寒论纪要简释》。

四、河南中医对传染性疾病的应对

传染病是长期困扰中国百姓的一种烈性疾病。夏明方等学者研究指出，民国时期，从造成国人重大伤亡的灾害类型数字来看，水灾第一位，疫灾则居其次，年疫死率达30‰。民国时期的河南灾荒频仍，百姓生活困苦，体质下降，抵抗能力低，又无钱医治，所以天花、麻疹、水痘、痢疾、疟疾、猩红热和白喉等烈性传染病一旦发生，极易造成流行。霍乱在各地几乎每隔几年就要爆发一次，天花、伤寒、猩红热也不时发生，给脆弱的河南社会带来巨大的影响。河南中医界人士在对抗这些烈性疾病方面做出了很大贡献。

1931年孟津县霍乱流行，地方名医习培英（见《孟津文史资料选编2》）自己研究处方，巡回应诊，并用大锅熬制药液，遇到患者即免费取药液服之，见效甚速，被誉为“万家生佛”。他还在牛身上培制痘痂，自造牛痘疫苗，免费为周围村庄儿童施种。

1942年，新安县霍乱流行，王衡文父子配制“瘟疫回春汤”，搭棚砌灶，昼夜煎药，治愈数百人，遏制了瘟疫的蔓延。

临颍县中医仝金海（见《临颍县卫生志》）善用针灸和中药治霍乱，且效果显著。

新乡县土门村的中医刘世恩（见《新乡县卫生志》）以治疗小儿“天花”见长。

南阳名医水应龙（见《南阳文史资料3》）、栾川郑义升（见《栾川县卫生志》）对治疗瘟疫、伤寒非常精准，往往药到病除，人称“瘟疫大夫”。

内乡县郭同坤主治瘸疾，郭子杰（见《内乡文史资料5》）对治麻疹、天花非常灵验，经治病人死亡者极少。

中医药体系有着数千年的经验积累，其确凿效验是连西医都不能回避的，在民国时期的河南农村，中医药一直以传统方式如针灸、膏方、丸药、手法、秘验单方等参与基层民众的疾病救治，并能结合实际推陈出新，是河南近代卫生事业的重要组成部分。

（陈　瑜）

第三节　当代河南著名中医名录

一、创办河南中医学院初期的中医老师

河南中医学院是河南省中医药人才的摇篮，始创建于1958年，是全国建校较早的高等中医药院校之一，其前身是开办于1955年的河南省中医进修学校，2016年更名为河南中医药大学。

筹建之初，学校的基础设施极为薄弱。在首任院长韩锡瓒（1921—2017年，河北省衡水市景县人，1935年参加中国工农红军）、副院长彭延泰（1881—1969年，河南省镇平县人，系新四军第四师师长彭雪枫将军之父）、名老中医吴钦堂（1887 — 1979年，河南省杞县人）等的带领和努力下，在全省范围内广揽人才，把各地名医聚拢一起，共襄大业。经过不懈努力，终于在首届学生入学前，基本完成了师资队伍的组建工作。

学校创办早期的教师，一部分来自1955年6月创办的河南省中医进修学校，如吴经甫、毛慕文、梁应林、李从六、王寿亭、李修五、高学府、陈和等。除此以外，主要通过对当时组织的教师进修班、培训班的学员进行严格选拔而任教，如1958年“师资教研班”留校任教的老师有蔡福养、邵经明、夏友岳、庞清治、高体三、吴运苍、杨保臣、秦进修、吴金合、杨毓书、王现图、宋永明、张自平、杨友鹤、李秀林、冯彦臣、孙跃文、孔建国、丁长清、张海岑、翟明义、毕福高等；1958年派赴北京中医学院“师资班”进修学习的人员有连芳、秦增寿、苗培宪、杜文显、赵清理、谢畅怀等；1958年派赴南京中医学院“教学师资研究班”进修学习的人员有石冠卿、周宗尧、周文川、黄养三、阎静宇等；1958年前后省内招募抽调术有专长的人员有张望之、徐世林、远子和、黄明志、李振华、袁子震、张风鸣、赵学让、刘彦桐、李雅言等。

这些教师作为中坚力量，在教研室的组建及师资队伍建设中发挥了重要作用，成为各教研室的创始人及学术带头人，为中医人才的培养倾注了大量心血。他们大都具有深厚的国学功底与专业特长，有不少人更是临床大家，享誉一方，在省内外口碑甚佳。

郑颉云（1905—1983年），男，江苏省南通市人，河南省第二、三届人大代表，第二、三、四届政协常委，河南中医学院儿科教研室主任兼附属医院儿科主任。临床擅长内、儿、妇诸科，尤为儿科大家，研制的20余种儿科散剂至今仍广为沿用。

张望之（1905—1985年），男，河南省濮阳市清丰县人，曾任河南中医学院伤寒湿温病教研室主任、眼喉科教研室主任兼附属医院眼科主任。临床尤精于眼科疾病诊疗。

袁子震（1902—1983年），男，河南省荥阳市人，曾先后当选河南省政协委员、人

大代表、人大常委。临证兼治内、外科疾病，擅长针灸，晚年专攻心血管疾病治疗。

杨毓书（1929—2004年），男，河南省安阳市滑县人，曾任河南中医学院中药教研室主任、中药系主任，为河南省第六届政协委员，国内第一批中医药学教授，谙熟本草文献，有全国“四大药王“之称，也擅长治疗疑难杂症。

其他如学识渊博的内科老师高学府，医经老师杜文显，善治妇内杂症的李雅言，善治内科杂症的刘彦桐，善治肝病等内科杂症的黄养三，善治外科皮肤病的徐世林、吴运苍，善治风湿病的冯彦臣，善治肿瘤等内科杂症的李修五，善治儿科杂症的苗培宪、黄明志，善制丹剂的中药老师吴金合等。这些教师的学术造诣及影响力对奠定河南中医学院在业内的地位起到关键作用。他们都是河南中医药大学的建校元勋。

岁月不居，时节如流。这些前辈均已作古，但他们勤恳踏实的敬业精神、一丝不苟的治学态度、诲人不倦的育人风格、质朴高尚的师德医行，永远值得后人学习！他们为河南中医人才培养做出的努力，为河南中医事业做出的贡献，永远值得后人铭记！

二、国医大师

以下介绍以国家中医药管理局公布的名单及先后顺序为依据。

李振华（1924—2017年），男，汉族，河南省洛阳市洛宁县人，中共党员，河南中医药大学教授、主任医师。

李振华出身于中医世家，其父李景唐是豫西名医。1941年，豫西大旱，霍乱流行，父亲的“广济堂”诊所里，天天挤满求治的乡亲。在父亲的要求与指导下，他开始背诵《药性赋》《汤头歌诀》，研读中医典籍，随父侍诊学习，识药抓药配方。1943年开始独立应诊，1950年在全省中医统考中，以全县第一的成绩考取中医师资格。1953年洛宁县人民医院成立，他成为该院唯一的中医医师。1954年，被选派到洛阳地区中医师进修班学习，因有临床经历，加之勤学苦读，很快成为学习上的佼佼者。在学习经验交流会上，他深入浅出地介绍了关于脾胃的生理、病理和脾胃病用药经验，受到师生好评，学业结束即被留用为专职教师。这一年冬，洛阳一带突发流行性脑脊髓膜炎，他随医疗队用中医药参与救治，疫情很快被控制。其经验得到省卫生厅肯定，并在洛阳召开现场会，要求全省推广。1958年调至河南省卫生厅中医处工作，1960年调入河南中医学院，历任中医内科教研室主任、附属医院医教部主任、中医系副主任、学院副院长、院长等职务，1988年当选第七届全国人大代表，1990年被人事部、卫生部和中医药管理局确定为第一批全国老中医药专家学术经验继承工作指导老师，1992年为享受国务院政府特殊津贴的专家。2006年获全国首届中医药传承特别贡献奖，2009年当选全国首届国医大师。从事医疗工作70年，高等中医教育60年，积累了丰富的医疗、教学经验。

李振华早年擅长治疗外感热性病和内伤杂病，晚年潜心于脾胃学说的研究和脾胃病治疗，提出脾本虚证，无实证，脾虚是气虚、阳虚而无阴虚，胃阴虚的脾胃病基本病理，脾虚、肝郁、胃滞是脾胃病主要病机特点等，治疗上提出脾宜健、肝宜疏、胃宜和的脾胃病治疗大法，终成为卓有建树的脾胃病大家。其主持研究的“脾胃气虚本质的研究”“慢性萎缩性胃炎脾虚证的临床及实验研究”“李振华学术思想及临证经验研究”等国家级、省级重点科研项目，多次获得河南省科技成果进步奖。他承担的国家“七五”重点科技攻关项目“慢性萎缩性胃炎脾虚证临床及实验研究”丰富和发展了中医脾胃学说。

著有《中医对流行性脑脊髓膜炎的治疗》《常见病辨证治疗》《中国传统脾胃病学》，与他人合著《中医内科学》《中医证候鉴别诊断学》以及全国高等中医院校用第五版教材《中医内科学》等。

唐祖宣（1942— ），男，汉族，河南省邓州市人，中共党员，邓州市中医院主任中医师。出身贫寒，在诊所当司药期间，拜名老中医周连三为师。在周老的言传身教、精心指导下，勤于实践，积累了丰富的临床经验。曾任邓州市中医院院长，任中华中医药学会血栓病分会副主任委员等多种职务；获河南省科技进步一等奖、重大科技成果奖项；研制出国家三类新药“脉络舒通”；在全国知名三级中医院等中医机构设立70多个唐祖宣工作室，收徒近千人。历任邓州市、南阳市人大代表，河南省八届人大代表，全国第七届、九届、十届人大代表，先后提交议案、建议300余件，其中有关中医药事业方面的106件。分别于1986年和1987年两次荣获全国卫生文明先进工作者，1991年被评为享受国务院政府特殊津贴专家，为全国第一、二、六批老中医专家学术经验继承工作指导老师，2004年当选第二届国医大师，2019年10月入选“中国好人榜”。

唐祖宣出版学术著作和履职著作120部，合计7950万字。在总结先贤精华的基础上，对四肢血管病的研究形成了自己独特的学术观点，如注重阳气、因瘀致病、因病致瘀、痰瘀互结等，对温阳药物的运用具有独到见解。自20世纪50年代开始对“脱疽”的治疗方法进行研究，相关经验1965年在《中医杂志》上发表。运用益气化瘀、温阳益气、清热解毒等疗法治疗血栓闭塞性脉管炎、静脉血栓形成、糖尿病性坏疽、动脉硬化闭塞症等疾病，并研制出治疗血栓病的国家三类新药“脉络疏通颗粒”。

张磊（1928— ），男，汉族，河南省信阳市固始县人，中共党员，河南中医药大学第三附属医院主任中医师、教授。他幼入私塾，诵读经史，打下了深厚的传统文化基础。1947年1月起从事中医临床工作，拜师于当地老中医张炳臣。1952年加入联合诊所，1953年参加区卫生所工作，1958年考入河南中医学院中医系（六年制），后因成绩优异而留校任教。历任教研室主任、教务处处长等职，1983年调任河南省卫生厅副厅长，任河南中医学会会长、中药学会会长。2016年被评为全国老中医药专家学术经验继承工作指导老师，2017年获评第三届国医大师，荣获全国中医药杰出贡献奖教授、中华中医药学会中医学传承特别贡献奖等称号。

从医以来，张磊先生崇尚致中和平，精心研读《黄帝内经》《伤寒论》等经典，并博采百家之长，勤于临床探索，在几十年的教学和临床实践中，逐渐形成了精湛的医术。他遵《黄帝内经》“谨守病机，各司其属”之旨，在临证中对“异病同因”“异因同病”“复症多因”的复杂病证，明辨求本，洞悉症结，求其所主，或攻补兼施，或温凉同进，或标本先后，或主次逆从。有常有变，知常达变，有缓有急，层次井然。创立了具有临证特色的八法：疏利法、涤浊法、轻清法、灵动法、运通法、燮理法、达郁法、固元法。形成了独特的“致和平”学术思想及“方精、药少、量小”的用药风格。

在临床诊疗中张磊深刻践行“大医精诚”的理念，做到了对求医者“普同一等，皆如至亲之想”，因药廉效显而一号难求。被患者称为“菩萨”“神医”。

张磊先后在杂志上发表多篇论文，注释《产鉴》一书，著有《张磊临证心得集》《张磊医学全书》《张磊医案医话集》等12部学术专著。在繁忙的诊疗工作之余，还坚持多年把生活中的感悟、所参加的各类学术与社会活动的感想，随时以诗歌的形式记述下来，出版了《张磊医余诗声》《医余漫吟》等诗集。

丁樱（1951—　），女，汉族，江苏省南京市人，中共党员，河南中医药大学第一附属医院主任中医师、教授，博士生导师，为享受国务院政府特殊津贴的专家，第四届国医大师，全国首届名中医。全国第四、六、七批老中医药专家学术经验继承工作指导老师。现任河南中医药大学儿科学院院长、儿科学科带头人，河南中医药大学第一附属医院儿科医院院长，学术任职有中华中医药学会儿科专业委员会副主任委员，国家“十一五”科技支撑重大疑难病项目“小儿紫癜性肾炎中医综合方案的示范研究”首席专家，全国中医药高等教育学会儿科教学研究会副理事长，河南省中医药学会儿科专业主任委员，河南省医师协会儿科分会副会长。

1968年丁樱从卫校毕业，在林州基层医院工作近6年后，被推荐至河南中医学院学习，1977年留校从事儿科教、医、研工作，最终成为“河南中医儿科拓路人”。擅长中西医结合治疗过敏性紫癜及紫癜性肾炎、难治性肾病、血尿、蛋白尿、遗尿及类风湿病等小儿常见病及多种疑难病。在临床诊疗中提出了“扶正祛邪，序贯辨治”独到的学术观点，研制了“血尿停”“肾必宁”颗粒；首次将小儿肾病“标本”辨证分型体系写入全国高等中医药院校规划教材；率先提出雷公藤在儿科的新剂量；较早开展了肾病理、免疫、细胞及分子水平的研究。

在科研方面丁樱取得了丰硕成果，“肾必宁颗粒冲剂治疗小儿肾病综合征（系膜增生性肾炎）临床及疗效机理探讨”2002年获得河南省科技进步二等奖，“异病同治分子机理研究”2005年获中华中医药学会科学技术二等奖。还获得部级二等奖1项，省级二等奖3项，三等奖4项。近年来完成国家“七五”“十五”攻关项目各1项，研究和开发国家新药1项，主持省部级科研。先后在国家级医学刊物上发表学术论文61篇，编写国家规划教材《中医儿科学》及医学专著18部。

三、全国名中医

毛德西（1940—　），男，汉族，河南省巩义市人，中共党员，河南省中医院主任中医师、教授，硕士研究生导师。国家级名老中医，首届全国名中医，国家中医药科普专家，第三、六批全国老中医药专家学术经验继承工作指导老师，全国名老中医药专家传承工作室指导老师，中华中医药学会中医科普金话筒奖、河南省中医事业终身成就奖获得者，获河南省科学技术奖4项。

毛德西从事中医临床工作逾50年，先后拜师12位，谙熟经典，旁通流派，对心脑血管疾病、消化疾病及疑难杂病颇有研究，总结出治学经历为“读经典、多临床、拜名师、勤总结”四部曲。近几年带领弟子拜访5位国医大师，并亲自撰写学习体会，发表于报端。他所研制的治疗心脑血管疾病的“五参顺脉胶囊”、治疗慢性肝病的“肝达舒胶囊”等，为河南省中医院传统用药保留专项技术。在继承先辈经验的基础上，善于汲取当代名家的经验，并创新性地应用于临床，使之临床疗效不断提高。近年来致力于养生学研究，对中老年人保健见解独特、践行有方。出版学术著作20余部，中医养生科普著作6部，发表学术文章100余篇，养生科普文章50余篇。其中《消渴病中医防治》《疑难病证名验方辑要》等获河南省教育厅科技成果奖。

崔公让（1938—　），男，汉族，河南省漯河市郾城区人，无党派，河南中医药大学第一附属医院主任中医师、硕士生导师，国家级名老中医，全国第二批、第四批名老中医继承工作带徒指导老师，全国有突出贡献的专家，享受国务院政府特殊津贴，河南中医事业终身成就奖获得者。

1962年崔公让毕业于河南中医学院学徒班，从事周围血管疾病临床与科研工作50余年，擅长以中医药为主，中西医结合治疗血栓闭塞性脉管炎、动脉硬化性闭塞症、肢体动脉栓塞、变态性血管炎等周围血管病，以及痛风性关节炎、三叉神经痛等疑难杂症。对肢体缺血性疾病因肢体严重缺血发生的肢体坏疽（脱疽）首先提出“控制感染、改善循环、清除坏死、促使愈合”的治疗原则。通过临床实践研制出通脉丸、补气和血通脉丸等中成药，研制出溶脱液、抗绿生肌散等用之有效的多种外用中成药。

在医学刊物上发表论文40余篇，出版著作有《脱疽》《中西医结合周围血管疾病学》《动脉硬化闭塞症》《周围静脉疾病学》《免疫性血管疾病学》《现代中西医结合血管外科手术学》等。

郑玉玲（1955—　），女，河南省商丘市人，中共党员，河南中医药大学教授，主任中医师，博士生导师。1978年毕业于河南中医学院，历任河南中医药大学第二附属医院肿瘤科主任、医院副院长，第一附属医院院长，河南中医学院副院长，郑州大学副校长，河南中医药大学校长等职务。为享受国务院政府特殊津贴专家、全国百名杰出女中医，首届岐黄学者，第二届全国名中医，第六、七批全国老中医药专家学术经验继承工作指导老师。获得卫生部有突出贡献的专家、全国卫生系统先进工作者、卫生部有突出贡献的中青年中医专家、全国三八红旗手、河南省管优秀专家、河南省十大科技女杰等荣誉称号。兼任中华中医药学会医院管理协会副主任委员、教育部中医高等教育专业委员会委员、河南省抗癌协会传统医学会及中西医结合学会主任委员等。

邓玉玲长期致力于中医药治疗肿瘤疾病的研究，逐步形成了“中医思维为根”“顾护正气为本”“攻补平衡为纲”“综合辨治为目”的学术思想，并提出食管癌从虚从痰论治、胃癌从虚从寒热错杂论治、肝癌从脾从瘀论治等学术观点。研制有地黄管食通口服液、胃爱舒胶囊、肠达顺灌肠液、芪瑞扶正冲剂等。主持省部级及省级课题10项，获省部级科研成果二等奖3项、省高等教育教学改革成果特等奖2项等，主持撰写《食管癌中医诊疗指南》，著有《方证对应肿瘤治验实录》等专著5部。

赵文霞（1956—　），女，河南省驻马店市西平县人，中共党员，河南中医药大学第一附属医院主任中医师，教授，博士生导师，第五、七批全国老中医药专家学术经验继承工作指导老师。1983年毕业于河南中医学院，现担任河南中医学院内科学科带头人，河南中医学院第一附属医院大内科主任、消化内科主任，兼任中华中医药感染病专业委员会常务理事，中华中医药学会脾胃病专业委员会常务委员，中华中医药学会内科专业委员会常务委员，中国中西医结合学会消化病专业委员会常务委员，全国人工肝及血液净化攻关协作组委员，河南省中医药学会内科脾胃病专业委员会主任委员，河南省中医药学会内科肝病专业委员会副主任委员。为省管优秀专家、第二届全国名中医。

长期从事中医药防治脾胃、肝胆疾病的研究，擅长治疗慢性病毒性肝炎、肝硬化、脂肪肝、酒精性肝病、慢性胃炎、溃疡性结肠炎、慢性肠炎等疾病。主要研究方向包括中医药防治脂肪肝、病毒性肝炎、肝硬化等疾病。根据慢性病毒性肝炎的发病特点，提出了分阶段、分期抗病毒序贯治疗的新思路，并研制出“肝炎康丸”“慢肝康丸”等院内制剂，配合抗病毒药物治疗，可显著抑制病毒复制，控制肝脏炎症活动，阻止其向肝硬化、肝癌发展。对肝硬化运用益气活血化瘀、软坚散结理气等治法，研制出软肝丸、消脂护肝胶囊等制剂。

崔应麟（1963—　），男，河南省濮阳市人，中共党员，河南省中医院主任中医师，博士研究生导师，为河南省政协委员，全国第二届名中医，第七批全国老中医药专家学术经验继承工作指导老师。1984年毕业于河南中医学院，兼任中华中医药学会名医学术研究分会主任委员、中华中医药学会急诊专业委员会副主任委员，中华中医药学会中风病专业委员会常委，世界中医药学会联合会急症专业委员会副会长，河南省睡眠研究会会长。从事中医临床工作37年，先后被评为河南省第二届名中医，河南省十大中医临床学科领军人才，“十二五”国家中医药管理局重点专科学术带头人，国家中医药管理局重点学科中医脑病科带头人；作为河南省专家组主要成员，多次参与河南省重大疫情的防治工作，荣获“河南省抗击非典英模”。

崔应麟先后师从全国首批名老中医石冠卿，及中国工程院院士、国医大师王琦，熟谙中医经典，基于中医元气学说理论，构建了中医元气学说体系并用于临床。临床处方“味简而精，务求病本”，“重剂起沉疴”，擅长运用经方治疗疑难杂症及急危重症。研制有“康益胶囊”（益气通脉散）、头疼颗粒等制剂及针对新型冠状病毒感染的

“健脾祛湿胶囊”和“通腑泻肺灌肠液”。出版著作10部，发表学术论文175篇，其中SCI收录10篇，中文核心期刊收录50篇，获得发明专利2项。获得河南省科技进步二等奖2项，河南省科技进步三等奖1项，河南省中医药科技成果奖5项。

庞国明（1958— ），男，河南省长垣市人，中共党员，开封市中医院主任中医师，兼职教授、硕士生导师，全国第二届名中医，享受国务院政府特殊津贴专家，全国人大代表，获得全国“五一”劳动奖章及河南省劳模称号。现任开封市中医院理事长、河南省中医糖尿病医院院长，国家区域（华中）中医内分泌诊疗中心主任、河南省中西医结合诊疗中心主任。全国先进工作者，全国优秀医院院长、全国优秀中医院院长，中国最具领导力医院院长，国家科技进步奖评审专家，中国首届百杰青年中医，第六批全国老中医药专家学术经验继承工作指导老师、河南省首届名中医。兼任中华中医药学会常务理事，中华中医药学会慢病管理分会主任委员、中华中医药学会民间验方第二届主任委员、中华中医药学会糖尿病分会副主任委员、中华中医药学会中医体质分会副主任委员，河南省中医药学会常务理事，河南省中西医结合学会内分泌专业委员会主任委员。

发表学术论文160余篇，主编《糖尿病诊疗全书》等专著130余部，获科研成果奖16项，专利11项。

四、中医药传承与创新“百千万”人才工程岐黄学者

王新志（1955— ），男，汉族，河南省郑州市人，中共党员，河南中医药大学第一附属医院主任医师，国家二级教授，岐黄学者，博士生导师，为享受国务院政府特殊津贴专家。现任河南中医药大学第一附属医院脑病医院院长、河南中医药大学脑病学科学术带头人、中医脑病诊疗中心主任，为第五批全国老中医药专家学术经验继承工作指导老师、首届中国百名杰出青年中医、国家中医药管理局首批全国优秀中医临床人才，河南省首批名中医、河南省优秀专家。研制有“中风七虫益髓胶囊”等六种脑病新药。兼任中华中医药学会脑病分会副主任委员、国家中医药管理局脑病全国协作组共同组长、国家新药评审委员、河南省中医学会脑病专业委员会主任委员。获中华中医药学会科技成果一等奖1项，河南省科技成果奖5项，发表论文80余篇；主编《中华实用中风病大全》《中风脑病全书》等著作10部。

李建生（1963— ），男，河南省郑州市人，汉族，中共党员，博士，河南中医药大学教授，博士生导师，万人计划领军人才、长江学者、岐黄工程首席科学家、岐黄学者、中原学者，第六、七批全国老中医药专家学术经验继承工作指导老师。现任河南中医药大学副校长、老年医学研究所所长，为全国创新争先奖、吴阶平医药创新奖、河南省科学技术杰出贡献奖获得者，呼吸疾病中医药防治省部共建协同创新中心主任，呼吸疾病国家中医药传承创新团队、慢阻肺国家中医临床研究基地带头人等。为中国中西医结合学会呼吸病专业委员会主任委员，世界中医药学会联合会肺康复专业委员会会长，中国民族医药学会肺病分会会长，中华中医药学会肺系病分会、内科分会副

主任委员等。长期从事中医防治呼吸疾病、老年病的临床、科研及教学工作，以慢性阻塞性肺疾病、间质性肺疾病、老年肺部感染等为重点方向。主持973、国家科技支撑计划、国家自然科学基金重点项目、国家中医药行业科研专项等22项，以第一完成人获国家科技进步二等奖2项、省级一等奖6项、发明专利18项、中药新药临床研究批件3项；以第一/通讯作者发表论文415篇（SCI115篇）；主编著作10部。培养硕士/博士研究生130余名。

李素云（1965—　），女，河南省洛阳市嵩县人，汉族，博士、博士后，河南中医药大学第一附属医院教授，博士生导师，岐黄学者，现任河南中医药大学第一附属医院副院长，为享受国务院政府特殊津贴专家，国家临床重点专科肺病科带头人、国家中医重点专科带头人，国家慢性阻塞性肺疾病中医临床研究基地负责人之一，河南省优秀专家，兼任中华中医药学会肺系病专业委员会副主任委员，世界中医药学联合会呼吸分会常务理事，国家药品审评专家。擅长运用中医、中西医结合的方法诊治慢阻肺（慢性支气管炎、肺气肿）、哮喘、肺间质纤维化、支气管扩张、肺癌、肺炎、不明原因发热、顽固性咳嗽等呼吸系统常见疾病及疑难疾病。获国家科技进步二等奖1项，河南省科技进步奖二等奖3项。主编呼吸病学专著8部，发表论文106篇。

朱明军（1964—　），男，汉族，河南省辉县市人，中共党员，河南中医药大学第一附属医院教授、主任中医师、博士生导师，岐黄学者，河南省优秀专家。现任河南中医药大学第一附属医院院长，国家临床重点专科（中医）心血管科学术带头人、国家中医重点专科心血管科学术带头人。兼任中国中西医结合学会常务理事，中国中西医结合学会心血管疾病专业委员会副主任委员，中华中医药学会心血管病分会常务副主任委员等。对心律失常、冠心病、慢性心衰等心脏常见病、疑难病的治疗有丰富的经验。尤其擅长应用现代介入治疗与中药有机结合治疗和抢救急危重心血管疾病。承担完成了国家中医药管理局“八五”攻关课题“心衰康颗粒治疗充血性心力衰竭的研究”。获得省部级科技进步奖8项；在国家级核心期刊发表学术论文30余篇，出版专著2部。

苗明三（1965—　），男，汉族，河南省新乡市人，中共党员，中药学博士，药学博士后，河南中医药大学教授，博士生导师，岐黄学者，现任河南中医药大学副校长，为享受国务院政府特殊津贴专家、河南省优秀专家、全国优秀科技工作者、国家新药及保健药品审评专家，入选教育部优秀人才支持计划。为河南省药理学会副理事长，国家中医药管理局中药药理学重点学科学术带头人。兼任《中国实验方剂学》编委会副主任。主要从事中药外用及外治理论、中药防治脑缺血及糖尿病的分子机制、中药活性成分的免疫调节作用研究；主持完成国家“十五”攻关课题、国家“863”项目、“十一五”支撑计划、国家重大新药创制项目、国家自然科学基金项目等10余项，获国家科技进步一等奖1项，河南省科技进步一等奖1项、二等奖4项，获国家发明专利26项，主持和参与研制新药20余项，主编出版学术专著20余部，发表研究论文300余篇，CNKI及万方数据库提示为行业前10名高被引作者。

五、全国老中医药专家学术经验继承工作指导老师

（一）第一批（河南16人）

娄多峰（1929—2021年），男，汉族，河南省新乡市原阳县人，中共党员，河南风湿病医院主任中医师，为享受国务院政府特殊津贴专家，河南风湿病医院创始人。出身于中医世家，长期从事风湿病及骨伤科教学、临床和科研工作，提出的风湿病“虚邪瘀”病因病机学说被编入中医高校教材。曾任河南中医学院骨伤系主任、类风湿研究所所长，中华中医药学会风湿病分会顾问。研制的“痹苦乃停”和“痹隆清安”两次获部级重大科技成果奖；“消伤痛擦剂”获河南省卫生科技成果奖；编著了我国第一部痹病专著《痹症治验》；主编《高等中医院校骨伤科系列教材》，著有《娄多峰论治痹病精华》等十余部著作。

赵清理（1922—2007年），男，汉族，河南省邓州市人，河南中医药大学教授，主任中医师，硕士研究生导师，第一批全国老中医药专家学术经验继承工作指导老师。出身于中医世家，其祖于清代同治初年创办“万寿堂”。1960年到河南中医学院执教，曾任河南中医学院中医内科教研室主任、附属医院内科主任、中医系主任等职，1985年创办张仲景国医大学并出任校长。擅长治疗脾胃病、肝病、糖尿病等各类内科疑难杂病。尤其对郁证认知入微，对逍遥散的应用独树一帜。1994年被评为“河南优秀教育世家”“河南省优秀教师”，并获“五一”劳动奖章。著有《临证心得选》等，发表论文30余篇。

李振华（见前介绍）

邵经明（1911—2012年），男，汉族，河南省周口市西华县人，河南中医药大学教授，主任中医师，第一批全国老中医药专家学术经验继承工作指导老师，为享受国务院政府特殊津贴专家，河南省针灸学会第一届主任委员、名誉会长。16岁在当学徒期间，拜师于当地名医、清末举人郭玉璜，后经举荐拜师于江苏名医承淡安先生，正式走上研习中医针灸的道路。从医80余载，精于针术，工于汤药，重视中西合璧，四诊同参，针药并用，内外兼治，总结出了一整套哮喘的防治规律，及以肺俞、大椎、风门作为主穴的“三穴五针法”。

吕承全（1917—1997年），男，汉族，河南省开封市杞县人，河南中医药大学第一附属医院主任中医师，第一批全国老中医药专家学术经验继承工作指导老师。幼时随父习读医书，1938年毕业于天津中医学校函授班，历任开封市第一中西医联合医院副院长、内科主任，河南中医学院第一附属医院内科主任等。熟读仲景，学验俱丰，对霍乱、乙脑、麻疹、斑疹、伤寒等急性传染病和内、外、妇、儿科疾病诊治方面有着丰富的临床经验。擅长治疗肾病、肝病及内分泌疾病等。

武明钦（1926—2007年），男，汉族，山东省菏泽市曹县人，开封市中医院主任中医师，第一批全国老中医药专家学术经验继承工作指导老师，为享受国务院政府特

殊津贴专家。出身于中医世家，曾在河南省中医进修学校和南京中医学院教学研究班学习 3 年，曾任开封地区中医院院长，兼任中国中医学会河南分会常务理事，河南中医学会内科学组副组长。擅长治疗肝病、脾胃病及心脑血管病等。著有《伤寒、温病、瘟疫证治汇通要诀》和《黄帝内经素问选择》。

乔保钧（1927—2014 年），男，汉族，河南省三门峡市陕州区，洛阳市第二中医院（现洛阳市中医院）主任中医师，第一批全国老中医药专家学术经验继承工作指导老师。出身于中医世家，自幼从父习医。曾任洛阳正骨学院伤寒温病教研组组长兼内科主任、洛阳医专中医教研组组长、洛阳地区中医院业务院长、洛阳市第二中医院副院长、中医肿瘤研究所所长，兼任河南中医学会会长及名誉会长。1994 年入选“全国中医药学术专家导师”。擅长治疗冠心病、中风、乙肝、肝硬化腹水、慢性肾炎、各种癌瘤等。

唐祖宣（见前介绍）

郭维淮（1929—2016 年），男，汉族，河南省洛阳市人，中共党员，河南洛阳正骨医院主任中医师，第一、二批全国老中医药专家学术经验继承工作指导老师。为第五届、第六届全国人大代表，河南省第七届人大代表，1956、1959 年分别被评为全国先进工作者。为“平乐郭氏正骨”第六代传人，对家学发扬光大多有建树。为国内中医药界首位“白求恩奖章”获得者。曾任中华中医药学会骨伤科专业委员会首届委员会副主任委员，全国高等中医院校骨伤研究会副会长，河南省中医学会副会长，河南省中医骨伤科学会主任委员等职。兼任《中医正骨》杂志主编。

毕福高（1923—2009 年），男，汉族，河南省周口市商水县人，河南省中医药研究院研究员，第一批全国老中医药专家学术经验继承工作指导老师。出身于中医世家，1956 年在河南中医学院教研班深造，1959 年到河南省中医研究院工作，曾任针灸经络研究室主任等职。发明“一穴三针针刺环中上穴”治疗阳痿遗精、子宫脱垂、脱肛、不孕等多种疾病，并对华佗夹脊穴针刺治疗进行改进。荣获省级重大科技发明奖，发表学术论文 80 余篇。

石冠卿（1917—1999 年），男，汉族，河南省濮阳市濮阳县人，河南中医药大学教授，第一批全国老中医药专家学术经验继承工作指导老师。18 岁投师于清丰县名医梁向荣，22 岁悬壶乡里。1955 年到河南中医学校深造；1956 年调至濮阳县人民医院工作；1958 年调入河南中医学院，任《黄帝内经》教研室主任。为人正直，德高望重；治学严谨，医术高超，每以小方轻药愈沉疴顽疾；精研《黄帝内经》，熟读《伤寒论》《金匮要略》。临证尤重调理肝气，强调顾护胃气。

张海岑（1918—1992 年），男，汉族，河南省开封市兰考县人，河南省中医药研究院附属医院主任中医师、河南省中医药研究院创建人和领导人之一，第一批全国老中医药专家学术经验继承工作指导老师。1959 年被评为全国先进工作者并出席北京国庆十周年观礼；1960 年被评为全国劳动英雄，出席全国群英会并代表中国中医药专家出访苏联与东欧等国家。擅长内、妇、儿科，精于内科杂病。获省部级成果奖多项，著有《中医内科学》《儒门事亲校注》等 10 余部。

郭春园（1923—2005年），男，汉族，河南省洛阳市人，中共党员，深圳平乐骨伤科医院主任中医师，第一批全国老中医药专家学术经验继承工作指导老师。出身于中医世家，是洛阳平乐郭氏正骨第五代传人之一。1951年参加郑州市第一届中医进修班，曾任郑州市骨科医院业务院长、郑州市深圳平乐骨伤科医院院长等。擅长手法正复骨折与脱位。出版了中国第一部骨科专著《平乐郭氏正骨法》及展示郭氏医术的《世医正骨从新》。

冯化驯（1921—2001年），男，汉族，河南省周口市项城市人，中共党员，河南医学院（现郑州大学医学院）主任中医师，教授，第一批全国老中医药专家学术经验继承工作指导老师。出身于中医世家，1957年入河南省中医进修学校师资研究班学习，毕业后调入河南医学院。曾任中华医学会常务理事。精研《黄帝内经》，擅长治疗心脑血管疾病。著有《传统老年医学证治概要》《中医学史概要》等专著。

李鸣皋（1918—2011年），男，汉族，河南省信阳市唐河县人，中共党员，南阳地区人民医院（现南阳市中心医院）主任中医师，第一批全国老中医药专家学术经验继承工作指导老师。出身于中医世家，曾任唐河县、南阳地区人民医院副院长等。临证知守善变，法崇经方而不废时方，擅长于肝、胃疾病的调治，人称“肝胆脾胃派”。

翟明义（1916—2003年），男，汉族，河南省济源市人，河南省中医药研究院附属医院主任中医师，河南省第四届政协委员，第一批全国老中医药专家学术经验继承工作指导老师。曾任河南省中医研究所中医研究室副主任、肝纤维化研究组组长等。发表学术论文59篇，出版《中医临床基础》《中药临床基础》等。

（二）第二批（河南24人）

高体三（1921—2011年），男，汉族，河南省邓州市人，河南中医药大学教授、主任中医师，河南省第五、六届政协委员，第二批全国老中医药专家学术经验继承工作指导老师。出身于中医世家，曾任河南中医学院方剂教研室主任，临证重视研治足三阴疑难病证，擅长用温阳药物治疗慢性肠胃病、肝胆病、风湿病等内科疑难杂症。著有《中医方剂学讲义》等。

王宏坤（1936—　），男，汉族，河南省安阳市内黄县人，中共党员，河南省中医院主任中医师，第二批全国老中医药专家学术经验继承工作指导老师，曾任河南省颈肩腰病研究会终身名誉会长、中华平乐正骨协会副会长。擅长治疗骨关节疾病。

庞清治（1927—2006年），男，汉族，河南省周口市西华县人，河南中医药大学教授、主任中医师，第二批全国老中医药专家学术经验继承工作指导老师。出身于中医世家，为庞氏妇科第六代传人，曾任河南中医学院妇科教研室主任，中华中医药学会河南分会妇科学术委员会主任委员。临证注重“四脉辨证”，擅长治疗妇科各种疑难杂症。

张磊（见前介绍）

邵梦杨（1933—2023年），男，汉族，河南省开封市人，河南省肿瘤医院主任中医师，硕士研究生导师，为享受国务院政府特殊津贴专家，第二批全国老中医药专家学术经验继承工作指导老师，曾任中华中医药学会肿瘤分会副主任委员，河南省肿瘤医院内科主任。1958 年毕业于河南医学院医疗系，擅长中西医综合治疗各种肿瘤疾病。著有《中西医结合肿瘤内科学》等。

陈阳春（1935— ），女，汉族，江西省吉安市永新县人，河南省中医药研究院研究员、主任中医师，为享受国务院政府特殊津贴专家、第二批全国老中医药专家学术经验继承工作指导老师。1959 年毕业于河南医学院。擅长治疗高血压、冠心病等。获部、省级科研成果奖 12 项。

赵国岑（1937—2018 年），男，汉族，河南省郑州市人，河南省中医药研究院附属医院主任中医师，第二批全国老中医药专家学术经验继承工作指导老师。曾任河南省中医研究所副所长。擅长治疗消化系统疾病及糖尿病、肿瘤等。出版专著 6 部。

宋光瑞（1939—2020 年），男，河南省郑州市人，中共党员，郑州大肠肛门病医院主任医师，第二批全国老中医药专家学术经验继承工作指导老师，河南省第六、七、八届政协委员，创建郑州大肠肛门病医院，曾任中华中医药学会、世界中医药联合会肛肠分会副主任委员，河南省中西医结合肛肠分会主任委员。擅长治疗溃疡性结肠炎、高位复杂性肛瘘、顽固性便秘等疑难病。著有《中国大肠肛门病学》等。

吴林鹏（1936— ），男，汉族，河南省南阳市唐河县人，南阳医专第二附属医院主任中医师，为享受国务院政府特殊津贴专家，第二批全国老中医药专家学术经验继承工作指导老师。1963 年毕业于北京中医学院并留校任教，1971 年调入南阳中医药学校，曾任南阳市中医学会理事长。临证擅长治疗心脑血管及肝、肾脏疾病等。

唐祖宣（见前介绍）

蔡福养（1917—2007 年），男，汉族，河南省濮阳市南乐县人，河南中医药大学教授，主任中医师，为第二批全国老中医药专家学术经验继承工作指导老师，兼任全国中医耳鼻喉科学术研究会副主任委员，全国中医学院试用教材编审委员会委员。擅长治疗耳鼻喉科疾病，研制出补阳疗嚏汤、清咽利喉丹等制剂。

邵福元（1934— ），男，汉族，河南省平顶山市郏县人，郑州市颈肩腰腿痛医院主任医师，第二批全国老中医药专家学术经验继承工作指导老师，创建郑州市颈肩腰腿痛医院，兼任河南省中西医结合学会颈肩腰腿痛专业委员会主任委员等。总结出“邵氏诊断法”及“邵氏无痛治疗法”，研制出 25 种专科用药。

秦继章（1930—2014 年），男，汉族，河南省洛阳市人，中共党员，洛阳地区中医院（现洛阳市中医院）主任中医师，第二批全国老中医药专家学术经验继承工作指导老师，曾为河南省政协委员、中国中医学会河南省妇科学会会长等。出身于中医世家，擅长治疗不孕症、闭经等妇科疾病。

李金明（1940— ），男，汉族，河南省商丘市夏邑人，河南省洛阳正骨医院主任中医师，为享受国务院政府特殊津贴专家、第二批全国老中医药专家学术经验继承工作指导老师。曾任河南省洛阳正骨医院院长、河南省洛阳正骨研究所所长。擅长治疗创伤骨科、骨病矫形、显微外科及骨伤合并症等。

孟宪杰（1939—　），男，汉族，河南省南阳市方城县人，河南省洛阳正骨医院主任中医师，第二批全国老中医药专家学术经验继承工作指导老师。1964年毕业于河南平乐正骨学院。擅长运用郭氏正骨手法治疗各种创伤性骨科疾病。

闻善乐（1929—　），男，汉族，河南省邓州市人，河南省洛阳正骨医院主任中医师，第二批全国老中医药专家学术经验继承工作指导老师。1964年毕业于河南平乐正骨学院。擅长用传统复位手法及辨证用药治疗骨关节疾病。著有《腕关节损伤》等。

郭维淮（见前介绍）

刘学勤（1938—　），男，汉族，河南省开封市人，开封市第一中医院（现开封市中医院）主任中医师，硕士研究生导师，第二批全国老中医药专家学术经验继承工作指导老师。曾任开封市第一中医院院长，第九、十届全国人大代表。擅长治疗消化系统、神经系统及疑难杂症。编著《肝胆病诊疗全书》等26部著作。

崔玉衡（1929—2021年），男，汉族，河南省新乡市长垣人，开封市第二人民医院主任中医师，第二批全国老中医药专家学术经验继承工作指导老师，国务院批准为享受国务院政府特殊津贴的专家，曾获全国卫生先进工作者称号。擅长治疗支气管哮喘、再生障碍性贫血及妇科杂病等，获国家卫生健康委员会乙级二等奖1项，著有《内科临床经验》。

杨友鹤（1910—2012年），男，汉族，河南省洛阳市孟津县人，中共党员，河南中医药大学第一附属医院主任中医师，第二批全国老中医药专家学术经验继承工作指导老师。自幼随父学医，曾任河南中医学院内经教研室副主任。擅长治疗糖尿病、消化系统疾病等。

崔公让（见前介绍）

石景亮（1939—　），男，汉族，河南省南阳市方城县人，焦作市中医院主任中医师。为享受国务院政府特殊津贴专家，第二批全国老中医药专家学术经验继承工作指导老师。曾任河南省脾胃专业学会副主任委员。擅长运用脾胃理论指导治疗消化系统疾病及多种疑难病证。

李修五（1923—1998年），男，汉族，河南省开封市兰考县人，河南中医药大学教授、主任中医师，第二批全国老中医药专家学术经验继承工作指导老师。出身于中医世家，擅长治疗恶性肿瘤、急性热病、心脑血管疾病等疑难杂症，研制有治疗食管癌、胃癌的“虎七散”等。

李宴龄（1934—1999年），女，汉族，河南省周口市淮阳县人，河南中医药大学教授，第二批全国老中医药专家学术经验继承工作指导老师。研制出小儿热速清口服液、小儿泻速停冲剂准字号新药，获省部级科技进步奖及优秀新产品奖8项，发表学术论文30余篇，出版专著10余部。擅长中西医结合治疗儿科疾病。

（三）第三批（河南25人）

黄明志（1928—2004年），男，汉族，河南省商丘市民权县人，河南中医药大学第一附属医院主任中医师，第三批全国老中医药专家学术经验继承工作指导老师。出身于中医世家，1960 年调入河南中医学院任教，曾任河南省中医学会儿科分会主任委员。擅长治疗儿科常见病及疑难病。

吕靖中（1930—2015 年），男，汉族，河南省焦作市博爱县人，河南中医药大学教授，主任中医师，第三批国家名老中医药专家学术经验继承工作指导老师。1964 年毕业于河南中医学院，后留校任教。曾任河南中医学院中医内科教研室主任、第一附属医院院长，1988 年获“首届全国医院优秀院长”称号。擅长脾胃病的治疗。

张东岳（1936— ），男，汉族，河南省周口市西华县人，河南中医药大学第一附属医院主任中医师，河南省文史研究馆馆员，河南省第六、七届政协委员。1963 年毕业于河南中医学院，为第三、第四批全国老中医药专家学术经验继承工作指导老师，河南省中医肛肠专业的奠基人。曾任河南省肛肠学会主任委员。擅长治疗各种肛肠疾病，创立了治疗复杂性肛瘘的“开窗留桥术”等。

王旭（1935— ），男，汉族，河南省安阳市人，河南中医药大学第一附属医院主任中医师，硕士研究生导师，第三批全国老中医药专家学术经验继承工作指导老师。王旭出生于中医世家，擅长中医药治疗肛肠疾病，著有《痔瘘问答》等。

袁海波（1940— ），男，汉族，河南省郑州市人，河南中医药大学第一附属医院主任中医师，为享受国务院政府特殊津贴专家，第三批全国老中医药专家学术经验继承工作指导老师。曾任河南中医学院第一附属医院院长。1967 年毕业于河南中医学院。主持国家“七五”重点项目“袁氏心复康方案治疗缺血性心脏病的研究”，完成“镇心痛口服液”“心复康口服胶囊”两个国家级新药的开发。著有《冠心病证治及现代研究》等。擅长治疗心血管疾病，

郑绍周（1938—2023 年），男，汉族，河南省南阳市内黄县人，河南中医药大学第一附属医院教授、主任中医师，硕士研究生导师，第三、第四批全国老中医药专家学术经验继承工作指导老师。1964 年毕业于河南中医学院。擅长治疗脑血管疾病。著有《中华实用中风病大全》等。

毛德西（见前介绍）

李鲤（1937— ），男，汉族，河南省商丘市民权县人，河南省中医院主任中医师，硕士研究生导师，第三、第四批全国老中医药专家学术经验继承工作指导老师。1965 年毕业于河南中医学院。临证推崇寓补于消法，擅长应用保和丸，对治疗眩晕、中风等有丰富经验。

王自平（1937— ），女，汉族，河南省南阳市内黄县人，河南中医药大学教授，主任中医师，硕士研究生导师，第三批全国老中医药专家学术经验继承工作指导老师。1965 年毕业于河南中医学院。擅长治疗妇科疑难病。著有《中医妇科析要》等。

郑建民（1936— ），男，河南省方城人，中共党员，河南中医药大学教授，主任中医师，硕士研究生导师，第三批全国老中医药专家学术经验继承工作指导老师。1964 年毕业于河南中医学院。曾任河南中医学院儿科教研室主任、教务处处长等。擅

长治疗儿科常见病和疑难病。

门成福（1931—2021 年），男，河南省南阳市镇平县人，河南省中医院教授，主任中医师，硕士研究生导师，第三批全国老中医药专家经验继承工作指导老师。出身于中医世家，1964 年毕业于河南中医学院。擅长治疗妇科疑难杂症，著有《门成福妇科经验精选》。

侯士良（1939— ），男，汉族，河南省商丘市人，河南中医药大学教授、主任中医师，硕士、博士研究生导师，第三、第四批全国老中医药专家学术经验继承工作指导老师。1963 年毕业于河南中医学院。曾任河南中医学院中药系副主任，中药教研室主任，精通中药学。出版有《中药 800 种详解》等专著 6 部。

孙六合（1938—2020 年），男，汉族，河南省许昌市禹州市人，河南中医药大学教授，主任中医师，第三批全国老中医药专家学术经验继承工作指导老师。曾任河南省针灸学会副会长。1965 年毕业于河南中医学院。擅长以针灸和药物治疗各种疾患。

张天健（1941— ），男，汉族，河南省开封市通许县人，河南省洛阳正骨医院主任中医师，第三批全国老中医药专家学术经验继承工作指导老师。1964 年毕业于河南省平乐正骨学院，师从平乐正骨第五代传人高云峰。创建洛阳正骨医院小儿骨科并长期担任科主任。擅长诊疗小儿各种骨折，研制出“小儿活血止痛冲剂”等。

毛天东（1935—2020 年），男，汉族，河南省洛阳市宜阳人，河南省洛阳正骨医院主任中医师，第三批全国老中医药专家学术经验继承工作指导老师。1964 年毕业于河南平乐正骨学院。擅长用手法治疗骨折和脱位，及筋伤杂症。

祝庆堂（1936—2003 年），男，汉族，河南省三门峡市卢氏县人，洛阳市第二中医院（现洛阳市中医院）主任中医师，为享受国务院政府特殊津贴专家，第三批全国老中医药专家学术经验继承工作指导老师，河南省政协委员。擅长用经方治疗内科杂病。

张世峰（1939— ），男，汉族，河南省三门峡市陕州区人，三门峡市中医院主任中医师，享受国务院政府特殊津贴专家，第三批全国老中医药专家学术经验继承工作指导老师，河南省第七、八、九届政协委员。1966 年毕业于河南中医学院，曾任水电部三门峡疗养院副院长、三门峡市中医院院长。擅长治疗心脑血管病和内科杂病，研制出“养心通脉方”“益心丹”等多种制剂。

杨之藻（1942— ），男，汉族，河北省邯郸市成安县人，安阳市中医院主任中医师，第三批全国老中医药专家学术经验继承工作指导老师。1966 年毕业于河南省中医学徒班，师承儿科名医王瑞五。擅长运用散剂治疗儿科疾病。

关思友（1936— ），男，汉族，河南省安阳市人，河南省安阳卫生学校教授，主任中医师，为享受国务院政府特殊津贴专家，第三批全国老中医药专家学术经验继承工作指导老师。曾任河南安阳卫校中医内科教研室主任。擅长治疗脾胃病。出版《中医学基础》《中医内科学》等专著。

贾太谊（1943— ），男，汉族，河南省南阳市人，方城县中医院主任中医师，全国第三批老中医药专家学术经验继承工作指导老师。出身于中医世家，曾任方城县中医院院长，临床擅长治疗脑血管病。主编出版《证治方药定量分析》等。

石景亮（见前介绍）

郑启仲（1945— ），男，汉族，河南省许昌市清丰县人，河南中医药大学第一附属医院主任中医师，中共十四大代表，为享受国务院政府特殊津贴专家，第三批全国老中医药专家学术经验继承工作指导老师。曾任清丰县中医院院长，擅长诊治小儿疑难杂症。著有《新生儿疾病》等。

赵金普（1936— ），男，汉族，河南省开封市人，商丘市中医院主任中医师，第三批全国老中医药专家学术经验继承工作指导老师。1965 年毕业于河南中医学院，曾任商丘地区中医院副院长。擅长内科常见病及疑难病证等。

周世印（1936— ），男，汉族，河南省信阳市商城县人，河南省人民医院主任中医师，第三、五批全国老中医药专家学术经验继承工作指导老师。1964 年毕业于河南中医学院，1976 年毕业于全国首届中医研究班。擅长治疗消化系统疾病、冠心病等。著有《胃病中医治疗》等。

邱保国（1936— ），男，汉族，湖北省武汉市人，河南省中医药研究院附属医院主任中医师，为享受国务院政府特殊津贴专家，第二批全国老中医药专家学术经验继承工作指导老师。1960 年毕业于河南医学院医疗系，曾任河南省中医研究院院长，中华医学会河南老年医学会主任委员。擅长治疗胸痹、中风等病。出版专著 14 部。

（四）第四批（河南 23 人）

张东岳（见前介绍）

丁樱（见前介绍）

胡玉荃（1938— ），女，汉族，河南省周口市西华县人，河南中医药大学第一附属医院主任中医师，第四批全国老中医药专家学术经验继承工作指导老师。擅长应用中西医结合方法诊治妇科疾病。

冯宪章（1932— ），男，汉族，河南省长垣市人，河南中医药大学第一附属医院主任医师，硕士研究生导师，第四批全国老中医药专家学术经验继承工作指导老师。1962 年毕业于河南中医学院。擅长治疗疑难性皮肤病。

王自敏（1938— ），女，汉族，河南省开封市人，河南中医药大学第一附属医院主任中医师，为享受国务院政府特殊津贴专家，第四批全国老中医药专家学术经验继承工作指导老师。1962 年毕业于河南中医学院学徒班。曾任河南中医肾病专业委员会主任委员。擅长治疗肾病。

崔公让（见前介绍）

郑绍周（见前介绍）

李鲤（见前介绍）

王立忠（1940— ），男，汉族，河南省周口市太康县人，河南省中医院主任中医师，硕士研究生导师，第四批全国老中医药专家学术经验继承工作指导老师。出身于中医世家，1964 年毕业于河南中医学院。擅长治疗心脑血管及呼吸系统疾病等。

唐宋（1940—　），男，汉族，河南省驻马店市平舆县人，河南中医药大学教授，主任中医师，硕士研究生导师，第四、第五批全国老中医药专家学术经验继承工作指导老师。1966 年毕业于河南中医学院，曾任河南中医学院第一附属医院副院长，河南中医学院中医系主任和教务处处长。擅长治疗肝、胆、胃肠病及妇科疑难杂症。

李发枝（1943—　），男，汉族，河南省洛阳市偃师区人，河南中医药大学教授，主任中医师，第四批全国老中医药专家学术经验继承工作指导老师。擅长治疗各系统疑难杂症。出版专著 5 部，获省科技进步奖 2 项。擅长治疗各系统疑难杂症。出版专著 5 部，获省科技进步奖 2 项。李发枝教授是最早进入中医药治疗艾滋病领域的专家之一，于 2004 年任国家中医药管理局中医药防治艾滋病试点项目专家组成员及河南省专家组组长。

袁占盈（1938—　），男，汉族，河南省许昌市人，河南中医药大学教授、主任中医师，硕士生、博士生导师，第四批全国老中医药专家学术经验继承工作指导老师。1964 年毕业于河南中医学院，擅长内科疑难杂症等。

侯士良（见前介绍）

刘茂林（1937—　），男，汉族，山东省淄博市人，中共党员，河南中医药大学教授、主任中医师，硕士研究生导师。全国第四批老中医药专家学术经验继承工作指导老师。曾任河南中医学院针灸推拿系主任、金匮教研室主任。擅长治疗呼吸系统和心脑血管疾病及内科疑难杂病。

赵法新（1937—　），男，汉族，河南省洛阳市新安县人，硕士生导师，河南省中医药研究院附属医院主任中医师，第四批全国老中医药专家学术经验继承工作指导老师。擅长治疗中医内妇儿科杂症、温热时病等。主编《中医临证大全》等 15 部著作。

赵时雨（1932—2021 年），男，汉族，吉林省白山市长白朝鲜自治县人，河南省人民医院主任中医师，硕士生导师，第四批全国老中医药专家学术经验继承工作指导老师。1965 年毕业于河南中医学院中医系，曾任河南省人民医院副院长，河南中医学会消渴病专业委员会主任委员等。擅长治疗临床各科疑难病证。

高惠然（1951—　），男，汉族，河南省南阳市人，南阳市中医院主任中医师，硕士研究生导师，第四批全国老中医药专家学术经验继承工作指导老师，中华肾病网首席专家。1976 年毕业于江西中医学院。擅长治疗各型肾炎等。

郑启仲（见前介绍）

丁世芹（1953—　），女，汉族，河南省安阳市内黄县人，濮阳市中医院主任中医师，为享受国务院政府特殊津贴专家，第四批全国老中医药专家学术经验继承工作指导老师。曾任濮阳市中医医院书记兼副院长。擅长治疗老年病。

秦月好（1943—　），女，汉族，河南省洛阳市人，洛阳市第一人民医院主任中医师，洛阳象庄秦氏妇科第八代传人，为享受国务院政府特殊津贴专家，第四批全国老中医药专家学术经验继承工作指导老师。擅长治疗妇科疑难杂症。

贾燕平（1953— ），女，汉族，北京市人，洛阳市中医院主任中医师，第四批全国老中医药专家学术经验继承工作指导老师。1982 年毕业于河南中医药大学中医系，曾任洛阳市第二中医院业务院长。擅长治疗心脑血管、呼吸系统、消化系统病证。

刘学勤（见前介绍）

杨树亮（1946— ），男，汉族，河南省驻马店市人，中共党员，新蔡县骨结核医院主任中医师，为享受国务院政府特殊津贴专家，第四批全国老中医药专家学术经验继承工作指导老师。擅长治疗骨与关节疾病。

（五）第五批（河南 31 人）

张怀亮（1957— ），男，汉族，河南省许昌市人，河南中医药大学第一附属医院主任中医师，博士生导师，为享受国务院政府特殊津贴专家，全国优秀中医药临床人才。1983 年毕业于河南中医学院，现任河南省眩晕病诊疗中心主任。擅长治疗脑血管病等。出版专著 4 部，获得省级科技成果奖 2 项。

史纪（1945— ），男，汉族，河北省保定市人，河南中医药大学第一附属医院主任中医师，第五批全国老中医药专家学术经验继承工作指导老师。1968 年毕业于河南中医学院。擅长治疗小儿呼吸系统、消化系统疾病。

郭淑云（1953— ），女，汉族，河南省郑州市人，河南中医药大学第一附属医院教授，主任中医师，博士研究生导师，第五批全国老中医药专家学术经验继承工作指导老师。1985 年毕业于河南中医学院中医内科专业，师从首届国医大师李振华教授。擅长治疗消化系统疑难疾病。主编、参编医学著作 27 部。

马云枝（1953— ），女，汉族，河南商丘市睢县人，河南中医药大学第一附属医院主任中医师，教授，博士生导师，享受国务院政府特殊津贴专家，第五、第六批全国老中医药专家学术经验继承工作指导老师。1977 年毕业于河南医学院医疗系，曾任河南省中西医结合神经内科专业委员会主任委员。擅长治疗脑血管病。

赵文霞（见前介绍）

吕宏生（1947— ），男，汉族，河南省开封市杞县人，河南中医药大学第一附属医院主任中医师，第五批全国老中医药专家学术经验继承工作指导老师，全国中医肾病专业委员会委员，为全国名老中医吕承全教授学术继承人。1975 年毕业于河南中医学院。擅长治疗肾病。主编《中西医临床肾病学》。

王万林（1936— ），男，蒙古族，河南省南阳市人，河南中医药大学第一附属医院主任中医师，第五批全国老中医药专家学术经验继承工作指导老师。1965 年毕业于河南医学院。擅长中西医结合治疗乳腺、前列腺及甲状腺疾病等。

王新志（见前介绍）

段海辰（1939— ），男，汉族，河南省三门峡市卢氏县人，河南中医药大学第一附属医院主任中医师，第五批全国老中医药专家学术经验继承工作指导老师。1964 年毕业于河南中医学院，师从河南名医胡蔚然。擅长用经方治疗头痛、眩晕、失眠等。

孙彬（1942—　），男，汉族，河南新乡市封丘县人，中共党员，河南省中医院主任中医师，硕士研究生导师，第五批全国老中医药专家学术经验继承工作指导老师。1966年毕业于河南中医学院，曾任中华中医药学会糖尿病学会副主任委员。擅长治疗糖尿病及其并发症等。

陈安民（1942—　），男，汉族，河南省卫辉市人，中共党员，河南省中医院主任中医师，第五批全国老中医药专家学术经验继承工作指导老师。1966年毕业于河南中医学院，曾任河南省中医院院长，河南中医药学会血液病专业委员会主任委员。擅长治疗血液病及内科杂病。

王守儒（1946—　），男，汉族，河南省开封市人，中共党员，河南省中医院主任中医师、教授，硕士生导师，第五批全国老中医药专家学术经验继承工作指导老师。1970年毕业于河南中医学院，兼任河南省中西医结合学会口腔专业委员会主任委员。擅长中西医结合治疗口腔疾病。

褚玉霞（1943—　），女，汉族，河南省信阳市人，河南省中医院教授、主任中医师，硕士研究生导师，第五批全国老中医药专家学术经验继承工作指导老师。1967年毕业于河南中医学院中医系，曾任河南中医学院妇科教研室主任，师承于庞氏妇科第六代传人庞清治。擅长治疗不孕症、痛经、闭经等疑难杂症。

王松龄（1946—　），男，汉族，河南省驻马店市西平县人，河南省中医院主任中医师，硕士研究生导师，为享受国务院政府特殊津贴专家，第五批全国老中医药专家学术经验继承工作指导老师，国家中医药管理局脑病重点专科河南省中医院脑病专科学术带头人。擅长诊治心脑血管疾病。

刘永业（1944—　），男，河南省商丘市夏邑县人。1979级中医内科硕士研究生，河南中医药大学第三附属医院主任中医师，为名老中医赵清理教授的学术继承人，第五批全国老中医药专家学术经验继承工作指导老师，河南省中医学会脾胃专业学术委员会常务理事。擅长治疗慢性胃炎、结肠炎等各种脾胃病。

唐宋（见前介绍）

和贵璋（1940—2023年），男，汉族，河南省荥阳市人，河南中医药大学第三附属医院教授、主任中医师，硕士研究生导师，全国第五批老中医药专家学术经验继承工作指导老师。出身于中医世家，1966年毕业于北京中医学院，曾任河南中医药大学中医系中医诊断教研室主任、学科带头人。擅长治疗肿瘤、内科杂病。

吕海江（1950—　），男，汉族，河南省登封市人，中共党员，河南中医药大学第三附属医院教授、主任中医师，硕士研究生导师，第五批全国老中医药专家学术经验继承工作指导老师。1976年毕业于河南中医学院，师承眼科专家张望之，曾任河南中医药大学第一附属医院眼科主任、第三附院副院长。擅长治疗眼科疾病。

杨生民（1954—　），男，汉族，河南省三门峡市卢氏县人，河南省洛阳正骨医院主任中医师，第五批全国老中医药专家学术经验继承工作指导老师。1979年毕业于河南中医学院，擅长运用平乐郭氏正骨手法治疗四肢创伤、骨折、脱位。

仝允辉（1957—　），男，汉族，河南省南阳市人，河南省洛阳正骨医院主任中医师，硕士研究生导师，第五批全国老中医药专家学术经验继承工作指导老师。1982年毕业于河南中医学院。擅长治疗风湿类疾病。

郭艳锦（1949—　），女，汉族，河南省洛阳市人，河南省洛阳正骨医院主任中医师，第二批国家级非物质文化遗产项目中医正骨疗法（平乐郭氏正骨法）代表性传承人，第五批全国老中医药专家学术经验继承工作指导老师。擅长治疗骨关节疾病。

李培旭（1957—　），男，汉族，河南省焦作市武陟县人，硕士，河南省中医药研究院附属医院主任中医师，硕士研究生导师，第五批全国老中医药专家学术经验继承工作指导老师。1987年毕业于陕西中医学院，曾任河南省中西医结合学会肾病专业委员会主任委员。擅长治疗肾病。著有《中医肾脏病学》等。

王希浩（1956—　），男，汉族，辽宁省新民市人，中共党员，硕士，河南省中医药研究院附属医院主任中医师，硕士研究生导师，第五批全国老中医药专家学术经验继承工作指导老师。1986年毕业于湖北中医学院中医妇产科专业，曾任河南省中医药研究院党委副书记、河南省中医妇科学术委员会副主任委员。擅长治疗妇科疾病。著有《王希浩中医妇科验方医案医论》等。

冯明清（1942—　），男，汉族，河南省驻马店市汝南县人，中共党员，河南中医药大学教授、主任中医师，博士生导师，第五、第六批全国老中医药专家学术经验继承工作指导老师。1967年毕业于河南中医学院，曾任河南中医学院副院长，全国名医学术思想研究会副主任委员，河南省中医理论研究会主任委员。擅长治疗糖尿病、脾胃病及内科疑难杂症。

王国斌（1949—　），男，汉族，河南省信阳市叶县人，河南中医药大学教授、主任中医师，博士生导师，第五批全国老中医药专家学术继承工作指导老师。1976年毕业于河南中医学院，曾任中医诊断学学科带头人，为省教育奖章获得者、教学名师。擅长治疗脾胃病及内科杂症。

周世印（见前介绍）

乔振纲（1948—　），男，汉族，河南省三门峡市陕州区人，中共党员，洛阳市第一人民医院主任中医师，第五批全国老中医药专家学术继承工作指导老师。1983年毕业于河南中医学院，为名老中医乔保钧学术继承人。擅长治疗乙肝、冠心病等，研制有“冠心丹”“乙肝饮”“兴阳丹”等制剂，出版专著两部。

韦绪性（1953—　），男，汉族，河南省南阳市内黄县人，安阳职业技术学院主任中医师，省管专家，第五批全国老中医药专家学术经验继承工作指导老师。1975年毕业于河南中医学院，1984年毕业于中国中医研究院研究生班。擅长治疗疼痛、内科疑难杂症。

黎少尊（1951—　），男，汉族，河南省信阳市罗山县人，罗山县中医院主任中医师，第五批全国老中医药专家学术继承工作指导老师。出身于中医世家，毕业于河南中医学院，曾任罗山县中医院业务院长。擅长治疗脑病内科疑难杂症。

王心东（1955— ），男，蒙古族，河南省南阳市人，南阳市中医院主任中医师，第五批全国老中医药专家学术经验继承工作指导老师。擅长治疗脑血管病。

卢仁彬（1952—2015 年），男，汉族，河南省太康县人，周口市中医院主任中医师，第五批全国老中医药专家学术经验继承工作指导老师。1978 年毕业于河南中医学院，擅长治疗神经内科疾病。出版论著 4 部。

（六）第六批（河南 36 人）

丁樱（见前介绍）

马云枝（见前介绍）

王丽娜（1954— ），女，汉族，河南省郑州市人，河南中医药大学第一附属医院主任中医师，硕士研究生导师，第六批全国老中医药专家学术经验继承工作指导老师。1983 年毕业于河南中医学院学徒班，擅长中西医结合治疗妇科疑难疾病。

王宝亮（1959— ），男，汉族，河南省三门峡市陕州区人，河南中医药大学第一附属医院主任中医师，硕士研究生导师，省管优秀专家，第六批全国老中医药专家学术经验继承工作指导老师。1983 年毕业于河南中医学院学徒班，擅长治疗脑血管病等。

刘霞（1957— ），女，汉族，河南省濮阳市人，河南中医药大学第一附属医院主任中医师，硕士研究生导师，第六批全国老中医药专家学术经验继承工作指导老师。1982 年毕业于河南中医学院。擅长运用中西医结合诊疗儿科常见病及疑难病证。

李建生（见前介绍）

邵静（1963— ），女，汉族，河南省开封市人，河南中医药大学第一附属医院主任中医师，硕士研究生导师，第六批全国老中医药专家学术经验继承工作指导老师。1985 年毕业于河南中医学院学徒班。擅长治疗老年心血管疾病。

郑玉玲（见前介绍）

郑启仲（见前介绍）

赵坤（1955— ），女，汉族，吉林省白山市长白朝鲜自治县人，河南中医药大学第一附属医院主任中医师，硕士研究生导师。1982 年毕业于河南中医学院。擅长应用中西医结合治疗儿科呼吸系统疾病及危急重症。

王松龄（见前介绍）

毛德西（见前介绍）

邓素玲（1956— ），女，汉族，河南省安阳市滑县人，河南省中医院主任中医师，硕士研究生导师，第六批全国老中医药专家学术经验继承工作指导老师。1983 年毕业于河南中医学院，师从孙树椿、张磊教授。擅长运用中药及手法治疗骨关节及脊柱退行性疾病。

李鲜（1961— ），女，汉族，山西省霍州市人，河南省中医院主任中医师，硕士、博士生导师，第六批全国老中医药专家学术经验继承工作指导老师。1984 年毕业于河南中医学院，兼任河南省中医药学会肝胆病专业委员会副主任委员。擅长治疗消化系统疾病。

何华（1961—　），女，汉族，江苏省如皋市人，汉族，河南省中医院主任中医师，硕士研究生导师，第六批全国老中医药专家学术经验继承工作指导老师。1982 年毕业于河南中医学院。擅长治疗内科杂病、疑难病、神经内科疾病和老年病等。

党中勤（1963—　），男，汉族，河南省许昌市鄢陵县人，硕士，河南省中医院主任中医师，硕士研究生导师，第六批全国老中医药专家学术经验继承工作指导老师，首届河南省名中医，河南省教育厅学术技术带头人，国家中医药管理局重点专科学术带头人。现任河南省中医院肝胆脾胃病科主任，擅长治疗消化系统疾病。

冯明清（见前介绍）

李庆海（1958—　），男，汉族，河南省安阳市人，河南中医药大学第三附属医院主任中医师，硕士研究生导师，第六批全国老中医药专家学术经验继承工作指导老师，1982 年毕业于河南中医学院。擅长治疗心血管疾病。

李郑生（1958—　），男，汉族，河南省洛阳市洛宁县人，河南中医药大学第三附属医院主任中医师，硕士研究生导师，第六批全国老中医药专家学术经验继承工作指导老师。1983 年毕业于河南中医学院学徒班，为国医大师李振华教授学术继承人。擅长治疗脾胃病及内科杂病。

庞玉琴（1959—　），女，汉族，河南省周口市西华县人，河南中医药大学第三附属医院主任中医师，第六批全国老中医药专家学术经验继承工作指导老师。1985 年毕业于河南中医学院学徒班。擅长治疗妇科常见病及疑难杂病。

崔应珉（1955—　），男，汉族，河南省周口市鹿邑县人，河南中医药大学教授，主任中医师，硕士研究生导师，第六批全国老中医药专家学术经验继承工作指导老师。擅长治疗内科疑难杂症。

刘道清（1942—　），男，汉族，安徽省宿州市萧县人，河南省中医药研究院附属医院主任中医师，第六批全国老中医药专家学术经验继承工作指导老师，曾获“中国优秀杰出人物”奖。擅长治疗消化系统及内分泌系统疾病。

范军铭（1962—　），男，汉族，河南省许昌市长葛市人，河南省中医药研究院附属医院主任中医师，第六批全国老中医药专家学术经验继承工作指导老师，现任河南省中医药研究院副院长。擅长运用中西医结合方法治疗各种脑病等。

毛书歌（1958—　），男，汉族，河南省洛阳市人，河南省洛阳正骨医院主任中医师，硕士研究生导师，第六批全国老中医药专家学术经验继承工作指导老师。出身于中医世家，曾任河南省康复治疗中心的首任主任。擅长颈腰痛疾患的非手术综合治疗。

鲍铁周（1963—　），男，汉族，河南省洛阳市偃师区人，河南省洛阳正骨医院主任中医师，硕士研究生导师，第六批全国老中医药专家学术经验继承工作指导老师。现任河南省颈腰痛疾病研究治疗中心主任，擅长用中医方法治疗颈肩腰腿痛疾患。

王晓燕（1963—　），女，汉族，河南省三门峡市陕州区人，郑州市中医院主任中医师，硕士研究生导师，第六批全国老中医药专家学术经验继承工作指导老师。1985

年毕业于河南中医学院，河南省及郑州市首届名中医。擅长治疗儿科疾病。

陈五一（1954—2019年），男，汉族，河南省开封市人，开封市中医院主任中医师，第六批全国老中医药专家学术经验继承工作指导老师，河南省名中医。擅长中西医结合治疗各种肿瘤及内科疑难杂症。

庞国明（见前介绍）

吴标（1954—　），男，汉族，河南省卫辉市人，新乡医学院第一附属医院主任中医师，第六批全国老中医药专家学术经验继承工作指导老师。1977年毕业于河南中医学院，曾任新乡医学院第一附属医院中西医结合科主任。擅长治疗肝胆、心脑血管、呼吸系统疑难杂病。

李光荣（1961—　），女，汉族，河南省安阳市人，安阳市中医院主任中医师，第六批全国老中医药专家学术经验继承工作指导老师。擅长中西医结合治疗妇产科疾病。

康进忠（1963—　），男，汉族，河南省安阳市人，安阳市中医院主任中医师，第六批全国老中医药专家学术经验继承工作指导老师、河南省名中医。擅长治疗脑系疾病及各种疑难杂病。

马立人（1963—　），男，汉族，河南省许昌市人，平顶山市中医院主任中医师，第六批全国老中医药专家学术经验继承工作指导老师。出身于中医世家，1986年毕业于河南中医学院，擅长中西医结合治疗外科疾病及周围血管疾病。

韩文朝（1958—　），男，汉族，河南省南阳市内黄县人，濮阳市中医院主任中医师，硕士生导师，第六批全国老中医药专家学术经验继承工作指导老师。曾任濮阳市中医医院院长兼任濮阳市骨质增生研究所所长。擅长中西医结合治疗骨关节疾病。

赵青春（1962—　），男，汉族，河南省新乡市新野县人，硕士，南阳市中医院主任中医师，第六批全国老中医药专家学术经验继承工作指导老师，全国优秀中医临床人才高级研修班学员。擅长治疗心脑血管系统疾病。

吕哲（1962—　），男，汉族，河南省新乡市驻马店市人，驻马店市中医院主任中医师，第六批全国老中医药专家学术经验继承工作指导老师。擅长治疗脑血管疾病等。

唐祖宣（见前介绍）

（七）第七批（河南46人）

崔公让（见前介绍）

丁樱（见前介绍）

李建生（见前介绍）

王新志（见前介绍）

郑玉玲（见前介绍）

李素云（见前介绍）

赵文霞（见前介绍）

何英（1951—　），男，汉族，河南省开封市人，中共党员，河南中医药大学第一附属医院主任中医师，第七批全国老中医药专家学术经验继承工作指导老师。1977年毕业于河南中医学院，曾任河南省中医、中西医结合皮肤病专业委员会主任委员。擅长中西医结合治疗各种皮肤科疾病。

高萍（1957— ），女，汉族，河南省许昌市人，河南中医药大学第一附属医院主任中医师，第七批全国老中医药专家学术经验继承工作指导老师。1982年毕业于河南中医学院，兼任河南省中医药学会血液病专业委员会副主任委员。擅长中西医结合治疗各种肿瘤及血液病。

张晓丹（1957— ），女，汉族，河北省唐山市人，河南中医药大学第一附属医院主任中医师，教授，硕士研究生导师。1982年毕业于河南中医学院。擅长治疗妇科疾病。

徐立然（1959— ），男，汉族，河南省郑州市人，中共党员，硕士，硕士研究生导师，河南中医药大学第一附属医院主任中医师，第七批全国老中医药专家学术经验继承工作指导老师，卫生部有突出贡献中青年科技专家、全国中西医结合优秀科技工作者，兼任河南省中医呼吸病专业委员会主任委员，河南省专业技术学科带头人。擅长治疗呼吸系统疾病。

李学林（1960— ），男，汉族，河南省林州市人，药学硕士，河南中医药大学第一附属医院主任药师，第七批全国老中医药专家学术经验继承工作指导老师。1988年毕业于河南中医学院中药专业，师从侯士良教授。擅长临床药学的科研及管理工作。

张琳琪（1963— ），女，汉族，河南省南阳市人，博士，硕士研究生导师，河南中医药大学第一附属医院教授，主任中医师，第七批全国老中医药专家学术经验继承工作指导老师。1985年毕业于河南中医学院。现任河南中医学院第一附属医院肾病科副主任。擅长治疗肾病。

马丙祥（1963— ），男，汉族，河南省开封市杞县人，硕士，硕士研究生导师，河南中医药大学第一附属医院主任中医师，第七批全国老中医药专家学术经验继承工作指导老师。擅长治疗小儿呼吸、消化系统疾病，对小儿脑瘫康复研制有“三甲痉瘫康”“蒲金口服液”等制剂。

李素领（1962— ），男，汉族，河南省鹤壁市淇县人，河南中医药大学第一附属医院主任中医师，第七批全国老中医药专家学术经验继承工作指导老师。出身于中医世家，师承名老中医李普教授。擅长治疗消化系统疾病。

朱明军（见前介绍）

冯志海（1964— ），男，汉族，河南省周口市太康县人，河南中医药大学第一附属医院主任中医师，第七批全国老中医药专家学术经验继承工作指导老师。擅长治疗内分泌代谢疾病。

钱仁义（1964— ），男，回族，河南省郑州市人，河南中医药大学第一附属医院主任中医师，第七批全国老中医药专家学术经验继承工作指导老师。擅长治疗脑血管疾病。

蒋士卿（1965— ），男，汉族，河南省焦作市修武县人，河南中医药大学第一附属医院主任中医师，第七批全国老中医药专家学术经验继承工作指导老师。1985 年毕业于河南中医学院，现任河南中医药大学第一附属医院副院长。擅长治疗肿瘤疾病，研制精元康胶囊、通噎颗粒、海星消癌液等制剂。

翟文生（1963— ），男，汉族，河南省南阳市南召县人，河南中医药大学教授，主任中医师，硕士研究生导师，第七批全国老中医药专家学术经验继承工作指导老师。1985 年毕业于河南中医学院。擅长治疗小儿肾病、咳喘、发热等常见病。

李中玉（1949— ），男，汉族，河南省宁陵县人，河南省中医院主任中医师，第七批全国老中医药专家学术经验继承工作指导老师。张八卦外科第六代传人，擅长治疗外科疑难杂症。

刘爱民（1961— ），男，汉族，河南省南阳市潢川县人，博士，河南省中医院主任中医师，博士研究生导师，河南省教育厅学术带头人。擅长辨证治疗皮肤疾病。

王振涛（1962— ），男，汉族，河南省滑县人，博士，河南省中医院主任中医师，博士研究生导师，第七批全国老中医药专家学术经验继承工作指导老师，河南省名中医。擅长治疗心肌炎、心律失常、心力衰竭、冠心病等。

郑福增（1962— ），男，汉族，河南省禹州市人，河南省中医院主任中医师，硕士、博士研究生导师，第七批全国老中医药专家学术经验继承工作指导老师。1985 年毕业于河南中医学院，现任河南省中医院（河南中医药大学第二附属医院）副院长，河南中医药大学骨伤学院院长、骨伤学科负责人，兼任中华中医药学会风湿病分会副主任委员，河南省中医药学会风湿病分会及中西医结合痛风专业委员会主任委员。擅长治疗风湿类关节疾病。

崔应麟（见前介绍）

门波（1963— ），男，汉族，河南省南阳市人，河南省中医院主任中医师，硕士研究生导师，第七批全国老中医药专家学术经验继承工作指导老师。1985 年毕业于河南中医学院学徒班，师承门成福、褚玉霞教授。擅长治疗前列腺病、男女不育症等。

朱珊（1965— ），女，汉族，河南省郑州市人，河南省中医院主任中医师，教授，硕士研究生导师，第七批全国老中医药专家学术经验继承工作指导老师。1985 年毕业于河南中医学院学徒班，师承李晏龄教授。擅长治疗小儿呼吸、消化及泌尿系统等疾病。

吴志洲（1955— ），男，汉族，河南省南阳市方城县人，河南省中医院主任中医师，第七批全国老中医药专家学术经验继承工作指导老师。1977 年毕业于河南中医学院。擅长治疗结石类疾病。

张大伟（1963— ），男，汉族，河南省许昌市人，中共党员，河南中医药大学教授，主任中医师，硕士、博士研究生导师，第七批全国老中医药专家学术经验继承工作指导老师。1985 年毕业于河南中医学院，曾任河南中医药大学教务处处长，现任第三附属医院院长。擅长治疗妇科疑难杂症。

张国海（1963—　），男，汉族，河南省商丘市睢县人，河南中医药大学第三附属医院主任中医师，第七批全国老中医药专家学术经验继承工作指导老师。师承李发枝教授，擅长治疗内、妇、儿科疑难病证。

许二平（1962—　），男，汉族，河南省许昌市鄢陵县人，中共党员，河南中医药大学教授、主任中医师，博士研究生导师，第七批全国老中医药专家学术经验继承工作指导老师。1985 年毕业于河南中医学院，现任河南中医药大学校长，兼任国家中医药管理局重点学科方剂学带头人，中华中医药学会仲景学术传承与创新联盟理事长。擅长治疗肝胆脾胃病及内科疑难杂症。

周运峰（1964—　），男，汉族，河南省许昌市郏县人，河南中医药大学第三附属医院教授、主任中医师，硕士研究生导师，第七批全国老中医药专家学术经验继承工作指导老师。1985 年毕业于河南中医学院，曾任河南中医学院职业技能培训中心主任，河南中医药大学第三附属医院党委书记。擅长用推拿手法治疗慢性疾病。

郭艳幸（1959—　），女，河南省洛阳市人，河南省洛阳正骨医院主任医师，博士研究生导师。平乐郭氏正骨第七代传承人，师承名医郭维淮，曾任河南省洛阳正骨医院业务副院长，兼任中华中医药学会中医骨伤科专业委员会副主任委员，中国中西医结合骨伤专业委员会委员。擅长治疗骨关节疾病。

孙永强（1962—　），男，汉族，河南省郑州市人，河南省洛阳正骨医院主任中医师，博士研究生导师，第七批全国老中医药专家学术经验继承工作指导老师。荣获全国卫生系统先进工作者，曾任河南省中医院骨伤病诊疗中心主任，兼任河南省中西医结合骨伤科专业委员会主任委员、河南中医药大学关节外科研究所所长等，擅长人工关节置换及骨折不愈合、股骨头坏死的治疗。

刘又文（1963—　），男，汉族，河南省灵宝市人，河南省洛阳正骨医院主任中医师，硕士研究生导师，第七批全国老中医药专家学术经验继承工作指导老师。1987 年毕业于河南中医学院。擅长髋部疾病的临床、基础研究。

田元生（1962—　），男，汉族，河南省郑州市人，河南省中医药研究院附属医院主任中医师，硕士研究生导师，第七批全国老中医药专家学术经验继承工作指导老师。1986 年毕业于河南中医学院，曾任河南省中医药研究院副院长。擅长用针灸经络法治疗风湿病、颈肩腰腿痛、皮肤病等。

王守富（1964—　），男，汉族，河南省商丘市人，河南省中医药研究院附属医院主任中医师，硕士研究生导师，第七批全国老中医药专家学术经验继承工作指导老师。1987 年毕业于河南中医学院。擅长治疗心血管疾病。

蔡小平（1964—　），男，汉族，河南省焦作市温县人，河南省中医药研究院附属医院主任中医师，硕士研究生导师，第七批全国老中医药专家学术经验继承工作指导老师，1986 年毕业于河南中医学院。擅长治疗肿瘤疾病。

冯堃（1962—　），男，汉族，河南省项城市人，郑州大学第一附属医院主任中医师，第七批全国老中医药专家学术经验继承工作指导老师。1985 年毕业于河南中医学院学徒班。擅长治疗心脑血管疾病及消化系统疾病。

李颖（1963— ），女，汉族，河南省开封市人，河南省第二人民医院主任中医师，第七批全国老中医药专家学术经验继承工作指导老师。擅长治疗妇科疾病。

楚海波（1962— ），男，汉族，河南省禹州市人，郑州市中医院主任中医师，硕士研究生导师，第七批全国老中医药专家学术经验继承工作指导老师。擅长中西医结合治疗中风、眩晕、痴呆等。

娄玉钤（1956— ），男，汉族，河南省新乡市原阳县人，河南风湿病医院主任中医师，硕士研究生导师，第七批全国老中医药专家学术经验继承工作指导老师。1983年毕业于河南医学院，1995年参与创建国内规模最大的风湿病专科医院。擅长中西医结合治疗风湿关节疾病。

巩跃生（1958— ），男，汉族，河南省南阳市内黄县人，郑州市大肠肛门病医院主任中医师，硕士研究生导师，第七批全国老中医药专家学术经验继承工作指导老师。擅长治疗肛肠科常见病及疑难病。

刘静宇（1962— ），男，汉族，河南省开封市人，开封市中心医院主任中医师，河南省名中医，第七批全国老中医药专家学术经验继承工作指导老师。现任开封市第一人民医院业务院长。擅长治疗消化系统疾病及糖尿病等。

杨兴俊（1962— ），男，汉族，河南省驻马店市泌阳县人，泌阳县中医院主任中医师，第七批全国老中医药专家学术经验继承工作指导老师。1985年毕业于河南中医学院，曾任泌阳县中医院院长。擅长治疗妇科常见病及不孕不育症。

郭世岳（1958— ），男，汉族，河南安阳市滑县人，滑县中医院主任中医师，第七批全国老中医药专家学术经验继承工作指导老师。擅长治疗心脑血管病及糖尿病等。

（朱 光 丁 虹）

第九章

河南著名中医院及当代医家特色诊疗技术

在中原中医药学的形成、发展、成熟过程中，医疗工作是极其重要的、最为根本的组成部分，从古代到现在医疗机构的发展一直是促进中原中医药事业发展的主体部分。

第一节　河南中医医疗机构的发展历程

医疗机构是指依法定程序设立的从事疾病诊断、治疗活动的卫生机构的总称。传统中医主要是走方郎中、坐堂行医者开办的药铺、医馆、堂，政府开办的坊、药局等。随着时代的发展，当前各级中医医院已经成为医疗机构的主要存在形式，是国家卫生事业的重要的组成部分和骨干力量。

一、明清之前的医疗机构

中医的传统医疗机构主要是药铺、诊所、坊、医官局等，坐堂医生的形式更多地以个体、师徒、父子等模式存在，是古代中医医疗机构的主要形式。到清朝末期随着西方医学进入中国后，西方医疗的医院模式才在中国逐渐出现。

中国历史上最早的“医院”形式记载见于《汉书・平帝纪第十二》：“郡国大旱，蝗，青州尤甚，民流亡。……民疾疫者，舍空邸第，为置医药。”瘟疫流行，朝廷安排房屋、医生，给百姓进行治疗，这应该是早期的医院模式，同时也是我国最早的疫情隔离病房、隔离医院。北魏太和二十一年（497 年），孝文帝曾在洛阳设“别坊”，供百姓就医用。隋代有“病人坊”，收容麻风病人。到了唐开元二十二年（734 年），设有“患坊”，收容贫病的残废人和乞丐；还有“疠人坊”，专门隔离及医治麻风病人。佛教徒等还在寺院设置疠人坊、悲田坊等收容贫困病人。宋代已经建立了规范的医药机构，在中央层面设置翰林医官院。除此之外，政府还设置有社会福利机构安济坊、居养院、慈幼局、保寿粹和馆、病囚院、漏泽园等机构安置相应的病人或穷人。元代在开封设立惠民药局，明代洪武十七年在天汉桥设惠民药局，清朝时开封医药直到康乾时才逐渐兴盛，特点是仿照明朝习惯，医药互赖互存，药商开店医生坐堂应诊，开办有天宁堂、同德堂、穆蔼堂等。到清末驰名河南的大型中药店堂开封有十家。

二、清末到中华人民共和国成立前的中医医疗机构

（一）河南中医医院的出现

清代后期，随着国门被西方帝国主义的坚船利炮打开，西方科学技术、西医学等开始大量进入中国，一些洋人在中国建立诊所、开设医院，这成为中国西医院的开端。这个时期，西方国家在河南也建立了一些教会医院，如郑州市第三人民医院、新乡医学院第一附属医院、河南省人民医院等医院的前身都是教会医院。光绪三十一年（1905 年）河南布政司投资在开封山货店街组建河南医学堂。1910 年医学堂停办，1911 年由河南省会巡警道批准在医学堂旧址设立河南官医院。开封名医王如恂为院长，这是近代河南省最早的官办医疗机构，医院应诊以中医为主，西医为辅。1914 年河南官医院迁址更名河南官立施医院，治疗以西医为主，辅之以中医，保留中医处。1926 年该医院更名开封市立医院，1928 年更名为开封平民医院，医官改成一二三等医员，在内外科中附设中医部。河南官医院就是河南最早的官办中医院。

（二）河南中医院建设与中医人的艰难探索

1929 年废止中医案对河南中医的发展造成了严重影响。1929 年 2 月 23—26 日国民政府召开卫生部第一届中央卫生委员会议，会议讨论了有关废止中医的提案四项。1929 年 3 月 17 日全国 17 个省市、242 个团体、281 名代表聚集上海，协同医疗界同仁 1000 余人在上海总商会会场召开全国医药团体代表大会，历时三天结束，成立了全国医药团体总联合会。河南中医界代表郑颉云等参加了代表大会。

1932 年 7 月，经南京中央国医馆批准，河南中医界在开封组建河南国医分馆，周伟呈任分馆馆长，宋子敬任副馆长。同年 10 月陈松坪接任馆长，12 月由李琢玖接任副馆长。1937 年张竹渠接任馆长。国医分馆曾成立国医传习所传授中医学术，创办《河南国医月刊》，对河南中医学术的发展和中医医疗机构建设发挥了重要作用。陈松坪、王合三、周伟呈等纷纷撰文批判国民政府摧残中医的行径。

（三）中国共产党革命时期的中医医疗机构

中国共产党在长期的革命历程中，与中医有着不解之缘，发端于鄂豫皖的红四方面军，十分注重对中医中药的运用，在鄂豫皖苏区新县，还有当时开办的红军医院、诊所等遗址。1931 年 11 月，红四方面军成立，红军医院即改名为“中国工农红军第四方面军后方总医院”，以总医院为主，附属一个中医院。

三、中华人民共和国成立后的中医院建设

中华人民共和国成立后，在毛泽东等老一辈革命家的关心支持下，中医得到了快速发展，中医院也逐步建立。据《河南省志》第 58 卷“卫生志”“医药志”记载：

1951 年 5 月到 1952 年，已经组成中医联合诊所 4 处，中西医联合诊所 2 处，中西医联合医院 1 处（该院后来参加了治淮工程医疗系统）。1951 年 10 月，连介一、张楠、吕承全等人发起组织开封市第一家中医联合医院，在行宫角路东正式成立，有职工 22 人，有内科医师、针灸医师、药师、护士等。1953 年 4 月由政府接收，改称开封市中医实验医院，后并入河南省中医院。1955 年 7 月在开封市人民医院、职工医院、红十字会门诊部成立了中医室。

（一）公立中医医疗机构的建立（1953—1966 年）

随着社会主义建设的推进，中医医疗机构开始逐步成立。在前期组建联合诊所、联合医院、开办公立中医门诊部的实践中，条件成熟的逐步转化为中医医院。1953 年 3 月河南省中医委员会成立，省卫生厅副厅长兼任主任，有副主任和委员 15 人，各地市成立相应机构 24 个。据现有资料显示，目前河南最早的中医医院是河南省中医院，现为河南中医药大学第一附属医院，前身是在开封建立的河南省人民政府军政机关中医诊疗所，这也是全省第一家独立的中医诊疗机构。同期还有洛阳正骨医院、安阳市中医院、郑州市骨科医院、邓县中医院、新蔡县十里铺中医喉科医院等。到 1965 年全省中医院发展到 13 所，地市级医疗机构都有中医科，县级医院大部分设有中医科，中医队伍发展到 2.85 万人（包括集体所有制联合医疗机构人员）。

（二）中医院恢复建设和快速发展期（1978—2000 年）

十一届三中全会之后，党的中医政策得到了落实，同期，河南省的中医院得到了恢复和建设。河南省周口、驻马店、洛阳、开封、新乡等地中医院相继兴建，恢复和扩建了信阳、许昌、郑州、开封、安阳等地 5 所中医院。到 1978 年，全省中医院恢复到 17 所，中医药人员为 1.3 万人。1982 年对河南省中医研究所、河南洛阳正骨研究所扩建充实，全省中医院发展到 46 所，中医病床增加到 3900 多张，中医队伍 2.9 万人。1984 年扩建了商丘地区、平顶山市中医院，新建了南阳地区中医院和部分县级中医院。1985 年筹建河南省中医院、河南中医学院第二附属医院，年底中医医院发展到 95 所，其中省级 3 所（包括筹建中的省中医院），市地级 17 所，其余为县级中医院，中医病床增至 6304 张，中医药人员 3.2 万人。到目前，河南县市级中医院已基本上全面覆盖，截止到 2021 年底，三级医院达到 42 家。

第二节　河南著名的中医院及其在全国的影响

一、河南著名的中医院

进入 2000 年后，民办中医院、专科性中医院有了一定程度的发展。这些医院在全国和地方都具有一定的影响力，特别是河南中医药大学第一附属医院、河南省中医院居于全国同行业前列。

（一）河南中医药大学第一附属医院

河南中医药大学第一附属医院是一所集医疗、教学、科研、预防、保健、康复为一体的三级甲等中医医院，是国家中医临床研究基地、国家中医药国际合作交流基地、国家中医住院医师规范化培训基地。医院的前身是河南省人民政府军政机关中医诊疗所。1956 年随省直机关从开封迁郑州，院址位于人民路中段。1959 年 1 月河南省中医院归属于河南中医学院，成为其教学医院，中医病床增加到 300 张。1988 年更名为“河南中医学院第一附属医院”，2016 年随大学更名，变更为“河南中医药大学第一附属医院”。值得提起的是，红四军高级将领彭雪枫将军的父亲彭延泰先生 1953 年负责筹建河南省人民政府军政机关中医诊疗所，后担任了河南省中医院的第一任院长。现医院拥有国家临床重点专科（中医类）7 个、国家中医药管理局重点学科 9 个、国家中医重点专科 14 个、河南省重点学科 11 个、河南省中医重点专科 12 个。

（二）洛阳正骨医院

河南省洛阳正骨医院（河南省骨科医院）是一所集医疗、教学、科研、产业、文化于一体的公立三级甲等中医骨伤专科医院，是在平乐郭氏正骨基础上发展起来的，距今已有 228 年历史。中华人民共和国成立后，在毛主席、周总理等党和国家领导人的关心和鼓励下，1956 年建院，1958 年创办了国内第一所骨伤科本科院校——河南平乐正骨学院，1959 年建立了河南省洛阳正骨研究所（2006 年更名为河南省正骨研究院），现在是国家区域中医骨伤、风湿病（专科）诊疗中心建设单位，河南省建设中医骨伤科国家区域医疗中心主体单位，国家中医药传承创新工程重点中医医院项目建设单位，国家中医重点专科骨伤协作组大组长单位，国家重点中医药学科建设单位，国家博士后科研工作站，国家药物临床试验机构，国家工伤康复试点机构，河南省骨伤临床医学研究中心建设单位。

（三）河南省中医院

河南省中医院也称河南中医药大学第二附属医院、河南骨伤学院，是国家第二批中医临床研究基地建设单位，中医肿瘤国家第二批区域医疗中心建设单位，拥有国家区域中医（专科）诊疗中心建设项目 2 个，国家临床重点专科（中医专业）5 个，国家中医药管理局重点专科 10 个，国家中医药管理局重点学科 5 个，国家中医药管理局重点研究室 1 个，河南省中医专科诊疗中心建设项目 10 个，省级重点专科 6 个，省级重点学科 8 个，河南省博士后研发基地 1 个，为百姓提供全方位的优质中医药服务。

（四）郑州市中医院

郑州市中医院又名郑州市红十字医院，1958 年 9 月 16 日在建设区联合医院和郑州市中医针灸门诊部的基础上创建，是一家集医疗、教学、科研、康复、预防保健和社区卫生服务于一体的综合性三级甲等中医医院。医院设南北两个院区，开放床位1000张，40多个临床医技科室，建有中医院士工作站。成立了“郑州市中医医疗联合体”“名中医学术思想传承院士站”“中国中医科学院临床研究所郑州基地”“中华中医药学会学术共建单位”；启用了“院士站中医远程诊疗平台”和“中医传承信息平台”。医院脑病科是国家“十一五”重点专科建设单位，心血管科、儿科是国家“十二五”重点专科建设单位，脑病科、心血管科是河南省重点专科建设单位，肾病风湿科是河南省重点专科建设单位，骨伤科、肺病科、脾胃肝病科是郑州市中医重点专科，肿瘤血液科是郑州市中医特色专科，肺病科、糖尿病科、脾胃肝病科、肿瘤血液科、妇产科是郑州市培育重点专科。

（五）河南中医药大学第三附属医院

河南中医药大学第三附属医院始建于1984年，2014年8月被国家中医药管理局批准为三级甲等中医医院，2020年被河南省卫生健康委员会批准为河南省针灸推拿医院。医院是一所集医疗、教学、科研、预防、保健、康复于一体的综合性中医医院，也是国家中医住院医师规范化培训基地，国家中医药管理局基层常见病、多发病中医药适宜技术推广基地，河南省博士后研发基地。开设临床科室32个，病区31个，医技科室9个，开放床位935张。拥有国家中医药管理局重点专科4个，重点学科2个；河南省重点中医专科5个；河南省中医专科诊疗中心建设项目4个，培育项目2个。

（六）郑州市骨科医院

郑州市骨科医院始建于1952年，前身是管城区陇海医院，1965年郑州市人民政府接管后改为郑州市骨科医院，是一所集医疗、急救、教学、科研、预防保健、康复于一体的三级甲等中西医结合骨专科医院。医院共设有28个临床科室，其中，河南省中医重点专科3个；河南省医学重点学科3个；郑州市中医重点（特色）专科7个；郑州市医学重点学科2个；郑州市医学重点培育学科5个。

（七）开封市第一中医院

开封第一中医院始建于1959年，坐落在历史文化名城、七朝古都开封市中心。目前已发展成为一所集医疗、教学、科研、预防、康复为一体的三级甲等综合性中医医院。设有一个急救中心，六个病区；六个门诊部；三个市级专业研究所，两个市级专科医院（开封市糖尿病医院、开封市肛肠病医院），一个省级重点专科（糖尿病科）；一个市级防治研究中心。门诊部设有一级科室22个，二级科室18个，省级重点专科糖尿病医院被评为全国十佳糖尿病专科医院。

（八）安阳市中医院

安阳市中医院始建于1954年，是全国中医系统建院较早、规模较大的地市级中医院。经过64年的发展，现已成为集医疗、教学、科研、保健、预防、康复于一体的综合性中医院。医院编制病床1100张，实际开放病床1007张，设有28个病区，68个专科专病诊室。目前医院拥有2个国家中医专科；2个省级中医专科，4个市级专科专病；拥有1个国医堂，6个市级中医诊疗等。

（九）河南省中医药研究院附属医院

河南省中医药研究院附属医院，又名河南省中西医结合医院，是省卫生健康委员会直属的一所集医疗、科研、教学、预防、保健、康复为一体，以高血压及相关疾病防治为重点的国家公立三级甲等中医医院，位于河南省郑州市城北路7号。医院始建于1993年，2013年1月被国家中医药管理局授牌为“三级甲等中医医院”，2014年4月增名“河南省中西医结合医院”，并作为医院第一名称使用。设有59个专科门诊、16个病区、12个临床疾病研究所。

（十）洛阳市中医院

洛阳市中医院是集医疗、教学、科研、康复、预防、保健于一体的综合性国家三级甲等中医医院。又称洛阳市老年病医院、洛阳市老年疾病防治中心、洛阳市中医药研究所。是国家中医药传承创新项目建设单位、国家中医住院医师规范化培训基地、国家药物临床试验机构、国家自然科学基金依托单位、全国安宁疗护试点单位、全国中医治疗疑难病名医名院。曾先后荣获国家、省、市级表彰荣誉500余项。现核定床位1550张，设置有内、外、妇、儿、骨伤等40个临床科室，74个特色门诊，24个医技科室。拥有国家级重点专科4个，省级重点专科4个。

（十一）郑州市大肠肛门病医院

郑州市大肠肛门病医院（河南中医药大学附属郑州市大肠肛门病医院）是经郑州市人民政府、河南省中医药管理局、河南省教育厅批准成立的一所主治大肠和肛门疾病的非营利性公有制首批三级甲等中医专科医院，1968年建科，1986年建院，占地面积约7000平方米，建筑面积26000平方米，是国家卫生健康委员会临床重点肛肠专科医院、国家中医药管理局授予的“全国重点肛肠专科医院”、全国区域肛肠诊疗中心建设单位、河南省区域肛肠诊疗中心建设单位、全国肛肠病协作组组长单位。医院编制病床320张，专科用床240张，综合医疗用床80张。拥有6个病区，2个社区医疗服务中心。

（十二）郑州中医骨伤病医院

河南中医药大学附属郑州中医骨伤病医院始创于2003年，是一所集医疗、教学、科研、预防保健、康复为一体的国家三级甲等中医医院，是省市医保、城乡居民、异地就医、工伤保险定点医院。医院现有员工528人，其中卫生技术人员448人，占

84.8%，开放床位 508 张，核定床位 327 张。设有 19 个临床科室。其中骨伤科、中医骨坏死科、中医脊柱科为河南省重点中医专科，骨伤科、骨坏死科为河南省特色中医专科。

（十三）商丘市中医院

商丘市中医院始建于 20 世纪 50 年代。其前身是商丘专区人民医院门诊部，1961 年改为商丘地区专直干部公费医疗门诊部，1976 年 4 月改为商丘市中医院，1984 年 6 月改为商丘地区中医院，商丘撤地建市后改为商丘市中医院。商丘市中医院是一所三级甲等中医医院（全民事业性公立医院）。有 45 个临床医技科室，设有 20 个病区。有 3 个省级重点专科，4 个市级知名中医专科；1 个省医疗中心（河南省肛肠病区域诊疗中心），2 个市级医疗中心（商丘市针灸推拿区域诊疗中心、商丘市康复治疗中心）；设有健康体检中心，社区卫生服务中心。

（十四）许昌市中医院

许昌市中医院始建于 1960 年，是许昌市市直卫生系统唯一集医疗、预防、保健、教学、科研于一体的市级公益性、综合性中医医院，是国家授予的许昌唯一的三级甲等中医医院。医院为河南中医学院教学医院，医院占地 11 万平方米，建筑面积 4 万平方米，现有职工 300 人，卫生技术人员 265 人，中高级专业技术人员 160 人，省级名医 2 人，人才结构合理。门诊部设有 11 个临床科室，20 多个医技科室，15 个专科门诊，住院部设 10 病区，500 张病床，医院拥有中风科、心肺科、肛肠科省市级重点专科 3 个。

（十五）漯河市中医院

漯河市中医院成立于 1982 年，是集中医医疗、教学、科研、预防、康复为一体的综合性中医医院，是漯河市唯一一所国家三级甲等中医医院。开设 40 多个中西医特色专科，设有 14 个病区。其中肛肠科是国家级重点专科，脑病科、血液病科是省级重点专科，针灸推拿科、骨科、内二科是市级重点特色专科。

（十六）濮阳市中医院

濮阳市中医院位于河南省濮阳市华龙区胜利路东段 135 号，始建于 1987 年 9 月，是一所集医疗、教学、预防、康复于一体的三级甲等中医医院，编制床位 1200 张，实际开放床位 1000 张。医院设有 1 个中西医结合骨科医院、38 个临床医技科室、59 个中西医结合特色门诊。为河南省中医类别全科医生规范化培训基地、国家中医住院医师规范化培训基地。

（十七）南阳市中医院

南阳市中医院是集医疗、教学、科研、康复、保健于一体的国家三级甲等中医医院，豫西南较大的中西医综合医院，拥有30多个特色专科，2019年以来，先后被河南省卫生健康委员会批准为河南省区域中医儿科诊疗中心、河南省区域中医骨伤科诊疗中心。

（十八）周口市中医院

周口市中医院始建于1978年，现已发展成为一所集医疗、教学、科研、预防、保健为一体的具有中医特色的现代化综合性医院，国家三级甲等中医医院。医院开放床位1200余张，设专科专病诊室48个和21个病区。

（十九）焦作市中医院

焦作市中医院成立于1976年，医院有专业技术人员400余名，其中中级职称以上人员250余名，并拥有研究生导师、国家级名老中医、优秀中青年中医、硕士研究生等一批拔尖人才，设258张病床，12个临床科室，28个特色中医专科，10个医技科室，其中中风专科为省级重点中医专科，骨伤科为市级重点医疗专科。

（二十）三门峡市中医院

三门峡市中医院现有卫技人员281人，其中高级职称36人，中级职称90人。开设病床200张，设内、外（含脑外）、骨伤、骨病、妇、儿、高级病房等七个主要病区，骨伤、骨病专科在金三角地区享有很高声誉，被省中管局确定为河南省重点中医专科；中风科已被列为省级重点中医专科建设项目；肛肠科为首批市级重点专科建设单位；结石科、颈肩腰腿疼专科、耳鼻咽喉科、中医妇科、中医皮肤科为特色科室。儿科、妇产科、外科为重点发展的科室。三门峡市中医院被确定为河南省中医学院教学医院、市交通事故骨伤急救中心、医疗保险定点医院、河南省高血压研究控制中心三门峡分中心。

（二十一）南阳医学高等专科学校附属中医院

南阳医学高等专科学校第二附属医院（附属中医院）是一所集医、教、研于一体的国家三级甲等中医医院，是南阳市城镇职工医保、城乡居民医保、离休干部医保定点医院。医院总占地面积128亩，一期建筑面积7万平方米，现开设床位700张。医院设置19个一级临床病区，河南省特色专科2个，省重点专科3个，南阳市特色专科4个，南阳市重点专科3个，医院专业技术队伍中副高级以上职称70余名。

（二十二）平顶山市中医医院

平顶山市中医医院成立于1982年，1996年被国家中医药管理局评为国家三级甲等中医医院，2011年被评为国家三级甲等中医医院。医院隶属于平顶山市卫生局领导，是平顶山地区唯一的一所地市级综合性中医医院。编制床位1000张，现开放床位526张，设有35个医技科室，12个病区。医院儿科为国家临床重点专科（中医专业）是平顶山市唯一一个国家级重点专科；肛肠科为国家中医药管理局“十二五”重点专科培育项目；脑病科是河南省中医药管理局重点专科建设项目；肝病、心病、周围血管病为平顶山市中医重点专科（专病）。

（二十三）驻马店市中医院

驻马店市中医院成立于1978年，是一所集医、教、研、康复、预防、养老为一体的国家三级甲等综合性中医医院，医院专业设置完善，中西医结合优势突出，专科建设特色显著，开放床位1500张，开设有42个病区和67个临床科室，108个专科专病门诊，其中脑病科、肾病科为国家中医重点专科；糖尿病科、肛肠病科为省级中医重点专科；不孕不育科、心病科、骨伤科、儿科、妇产科、脾胃科、针推科、皮肤科等14个科室为市级中医重点专科。

（二十四）南阳张仲景医院

南阳张仲景医院为国家三级甲等中医医院、河南中医药大学附属医院，创建于1947年，占地200亩，一期规划床位1500张，开放床位500张。有高级职称80余人，中级职称200余人。医院临床科室齐全，同时加挂“南阳中西医结合肿瘤医院”牌子，开设有45个临床医技科室和28个专科专病门诊；其中中医脑病科、中医儿科、中医肿瘤科为省级重点专科。

二、河南中医医院在全国的影响

河南中医医疗机构在发展中适应了时代发展，在区域发展中不仅做到了中医医疗的继承发扬，同时也积极吸纳现代化技术手段，逐步形成了中医为主、中西医结合的综合化医疗模式。

除不断完善医疗体系建设外，医疗机构自身内涵与诊疗能力建设也不断取得进步，在全国范围内，我省的洛阳正骨医院、河南中医药大学第一附属医院和第二附属医院均居于全国、全省医疗行业前列。如河南省洛阳正骨医院，已成为国内中医骨伤科学建设的领头者，河南中医药大学第一附属医院和第二附属医院都是全国中医临床研究基地，2008年河南中医药大学第一附属医院获批首批次国家临床研究基地，2021年4月17日，艾力彼GAHA与社会科学文献出版社共同发布了《医院蓝皮书：中国医院竞争力报告（2020—2021）》，公布了全国地级城市医院500强、全国县级医院500强、全国中医医院500强等多个榜单。在全国五百强中医医院中，河南中医第一附属医院位列全国14名，河南省中医院位列第40名，郑州中医院、开封中医院、安阳中医院均进入百强中医院。

在中医院不断完善发展的过程中，一批批优秀的专家学者脱颖而出，一批批优秀的中医医院拔地而起，在全国的影响力不断增大。目前，河南有李振华（已故）、唐祖宣、张磊、丁樱等第一到第四届国医大师4名，有全国第一到第七批名老中医155人，有郑玉玲、李建生、李素云、王新志等岐黄学者4人，有崔公让、毛德西、丁樱、郑玉玲、庞国明、赵文霞、崔应麟等两届国家级名中医7名。他们是河南中医界的杰出代表。在一大批名医名家的辛勤耕耘下，培育了一个又一个在全国有影响力的医学专科。

（一）儿科医学在全国居于前列

2021年中国中医院综合实力排行榜儿科榜中，河南中医药大学第一附属医院名列第二名。同期儿科上榜的还有郑州市中医院排名第七，河南省中医院儿科排名第九，河南中医药大学第三附属医院也进入前一百名。

河南中医药大学第一附属医院的儿科医院，成立已有60余年历史。从建院开始经郑颉云、黄明志、苗丕宪、李晏玲、丁樱等几代人的努力，逐渐成为河南省儿科的龙头，形成了中医、中西医结合儿科医学体系。这些领军人无不德艺双馨，均有突出的学术成就，如20世纪60年代苗丕宪先生创制的“婴儿素”（已载入《中华人民共和国药典》之中），郑颉云先生创制的以“三甲散”为代表的系列小儿散剂，为中原儿科特色诊疗技术积累了丰富经验，也为日后中原儿科的强势崛起打下了良好的基础。

早在1984年湖南出版社出版的《著名中医学家的学术经验》一书中，刊载的仅有两位著名儿科医家的经验，其一是国内中医儿科泰斗上海名医董廷瑶，另一位即为河南当代儿科创始人郑颉云先生，可见其历史性学术地位。

河南中医药大学第一附属医院的儿科医院，现为国家区域中医（专科）诊疗中心建设单位、国家临床重点专科，国家中医药管理局重点学科、重点专科，国家中医药管理局首批全国中医儿科会诊中心、国家中医药管理局重点专科儿科协作组组长单位、河南省建设国家儿童（中医）区域医疗中心建设主体单位、河南省特色学科、河南省骨干学科、河南省重点中医专科、河南省中医专科诊疗中心、中国民族医药学会儿科分会会长单位、中华中医药学会儿童紫癜肾病协同创新共同体主席单位，河南省中医、中西医结合儿科专业委员会主任委员单位，国家“十一五”重点专科重点病种小儿过敏性紫癜（肾炎）、功能性便秘、多发性抽动症协作组组长单位，河南省紫癜诊疗中心、河南省中西医结合儿童脑病康复诊疗中心。

河南中医药大学第一附属医院儿科集医、教、研于一体，不仅拥有国内规模较大的临床基地，还拥有国家中医药管理局科研三级实验室，河南省儿童智能康复工程研究中心、河南省儿童肾脏病AI病理及中医大数据工程研究中心、河南省紫癜诊疗中心、河南省中西医结合儿童脑病康复诊疗中心。2021年河南中医药大学依托儿科在全国率先成立儿科医学院。

（二）骨科具有厚重的历史

洛阳正骨医院的骨科已经成为河南省的名片，在骨伤科传统治疗方法和现代治疗上都有兼容并蓄的发展，至今已经成为国家的名片。

该医院现在是国家中医骨伤诊疗中心，国家临床重点专科建设单位（骨伤科、康复科、风湿病科、护理学），国家中医重点专科项目建设单位（骨伤科、康复科、风湿病科、护理学、推拿科、肿瘤科）和国家中医药管理局骨伤协作组组长单位，国家中医药管理局重点学科建设单位（中医骨伤科学、临床中药学），国家博士后科研工作站，国家药品临床研究基地，国家组织工程中心河南分中心，国家工伤康复试点机构，河南省骨科疑难疾病国际会诊中心，河南省中医骨伤工程技术研究中心以及20多个省级骨伤骨病研究治疗中心。在2021年中国中医院综合实力排行榜骨科榜中，洛阳正骨医院名列第一，郑州市骨科医院名列第六，河南省中医院名列第十四。郑州中医骨伤病医院、河南中医药大学第三附属医院等也榜上有名。

除此之外，在河南省民间还有多家著名的中医正骨疗法。如淮阳楚氏正骨、漯河市刘氏骨科、滑县黄塔明氏正骨、汝南县段庄孙氏正骨等，均有各自的特色，深受当地百姓的欢迎。

（三）艾滋病防治发挥中医优势

2003年随着国家成立国务院艾滋病防控领导小组，河南省也加强了对艾滋病的防控工作，抽调中医、西医、流行病专家组成艾滋病防控专家组深入到各个疫区开展诊疗。在河南省中医药管理局的领导组织下，组成了李发枝、徐立然、蒋士卿等一批河南省中医艾滋病专家防控力量，建立了河南中医药大学第一附属医院艾研中心和上蔡县中医院的艾滋病病区，取得了一定的成果。

河南中医学院第一附属医院艾滋病临床研究中心是国家中医临床研究基地建设单位，是国家中医药管理局中医重点专科（病）、传染病协作艾滋病组长单位，拥有国家中医药管理局艾滋病重点研究室、中医传染病学（艾滋病）重点学科和艾滋病检测三级科学研究实验室；是科技部国际交流合作基地；是河南省病毒性疾病中医药防治重点实验室、河南省中医药防治艾滋病临床研究中心及河南中医学院艾滋病研究所依托单位。拥有科技部博士后科研工作站及河南省艾滋病中医药免疫调节院士工作站。中心设有2个艾滋病研究性门诊、2个病区（92张床），围绕临床研究基地艾滋病病种开展工作。在国内创立了临床研究人员到艾滋病高发区（上蔡县）以临床治疗为基础进行临床研究的新模式，担负着全省4586例艾滋病患者的中医药诊治任务。利用数字化中医四诊仪，全面采集病人的四诊中医信息，积极开展中医辨证治疗及艾灸强壮三穴、艾灸配合中药敷脐等中医特色诊疗技术。结果已显示中医药治疗可以明显改善艾滋病患者的临床症状、显著提高生活质量、减少病人机会性感染发生频率，稳定和提高患者CD4+T淋巴细胞计数。

李发枝教授于2004年任国家中医药管理局中医药防治艾滋病试点项目专家组成员及河南省专家组组长。他认为艾滋病“疫毒”侵入人体以首先损害脾脏，导致脾气亏虚，进而致五脏气血阴阳俱虚为主要病机。十余年间，他坚持每周二下午先后到上蔡、尉氏等县对艾滋病患者进行诊治（每次诊治约30～60例患者）。他研制的益艾康胶囊，明显改善HIV/AIDS患者临床症状和体征，提高免疫功能，降低发病率，降低病死率。

还研制出有效治疗艾滋病慢性腹泻的泻痢康胶囊，对艾滋病相关慢性腹泻的总有效率达 87.18%。

徐立然教授团队提出“气虚为本”“脾为枢机”病机新学说，完善 HIV/AIDS 中医理论体系。首次系统创制 HIV/AIDS 中医证候分类及诊断技术标准，制订了艾滋病常见机会性感染的 4 类 13 种证候诊断标准，形成《艾滋病常见病证辨证论治指导原则》《艾滋病中医诊疗指南》等系列规范，创造独具特色的“中国方案”，填补国内外领域空白，经国家局颁布，先后在国内外广泛应用，为世界艾滋病防治贡献中国技术和模式。研发了 HIV/AIDS 相关制剂参芩龙清肺培元颗粒、柴霍达原合剂、解表清里颗粒等 10 余种，并探讨了它们的作用机制。

（四）神经内科疾病的治疗优势

河南中医在 20 世纪一直走在全国前列，在河南中医药大学第一附属医院形成了以神经内科为优势病种的脑病医院，出现了以郑绍周、王新志、张怀亮、马云枝等为核心的专家团队。其他医院如郑州人民医院、开封市中医院、周口市中医院、河南中医药大学第三附属医院也进入了全国中医医院神经内科前 100 强。

河南中医药大学第一附属医院脑病医院是国家区域中医专科诊疗中心建设单位，国家中医药管理局重点专科、重点学科，国家卫生健康委员会临床（中医专业）重点专科，国家中医药管理局脑病重点专科组长单位及优势病种眩晕协作分组组长单位，同时是河南省重点专科，河南省中医名科，河南省中医介入诊疗技术培训基地，中国民族医药学会脑病分会、中国中西医结合学会眩晕病专业委员会主任委员单位，中华中医药学会脑病分会副主任委员单位，同时是河南省中医药学会脑病专业委员会、河南省中西医结合学会神经科专业委员会等主任委员单位。拥有河南中医药大学中医内科学（脑病）、中西医结合临床（神经病学）硕士、博士学位授予点。

脑病医院设脑卒中急救绿色通道、卒中病房、神经内科、神经外科、神经介入、神经重症、神经康复、神经电生理等功能单元，是国家卫生健康委员会脑卒中防治工程委员会认证的高级卒中中心建设单位，设有脑病一区、二区、三区、四区、五区、介入科、神经重症病房 7 个临床病区，拥有卒中中心、眩晕病诊疗中心 2 个综合性诊疗平台。

（五）脾胃肝胆病的治疗优势

消化科疾病主要归属于中医脾胃病范畴，在这个方面河南一直处于全国前列，形成了以国医大师李振华为代表的新脾胃学派，从整体上看，在临床上具有较强的优势。李振华教授丰富和发展了中医脾胃学说，为当今卓有建树的脾胃病大家。他继承诸家脾胃学思想，力倡东垣的“内伤脾胃，百病由生”“善治病者，唯在调理脾胃”，临床注重保护脾胃，形成了治病重视脾胃的学术思想。他辨治脾胃病强调肝脾胃的关系，提出“因虚致实，因实致虚，虚实交错”的病机理论和“脾宜健，肝宜疏，胃宜和”

的治疗原则。据此创立了香砂温中汤和沙参养胃汤，有效率达98.7%，治愈率达32%。对近20余年千余例患者的治疗随访中发现，凡坚持服药者，未有一例转为胃癌，纠正了国外资料认为该病是“癌前病变”“胃黏膜不可逆转修复”的记载。

目前河南省脾胃病临床一直具有重大影响力，以河南中医药大学第一附属医院脾胃肝胆病科赵文霞教授、河南省中医院消化科党中勤教授、河南中医药大学第三附属医院孙玉信教授等为核心团队，形成了肝胆脾胃疾病研究的多个中心。

河南中医药大学第一附属医院脾胃肝胆病科是国家临床（中医）重点专科，国家中医药管理局重点学科，国家中医重点专科，全国肝胆病防治技术示范基地，河南省首届中医名科，河南省肝病中西医结合诊疗中心，药物性肝损害协作组组长单位、脂肪性肝病协作组副组长单位，国家市场监督管理总局临床药理试验基地，河南省中医药管理局重点专科。

（六）呼吸科的发展优势

在2021中国中医院综合实力排行榜血液科榜中，河南中医药大学第一附属医院呼吸科居全国中医院第六名，同期上榜的还有安阳市中医院。

河南中医药大学第一附属医院呼吸科创建于20世纪70年代，是河南省较大的中医、中西医结合呼吸疾病诊疗中心，是国家中医临床研究基地重点研究慢性阻塞性肺疾病的基地建设单位；是国家中医临床重点专科建设，肺胀病（慢性阻塞性肺疾病）协作分组组长单位，全国慢性阻塞性肺疾病中医诊疗中心；国家中医药管理局“十一五”重点学科建设单位；国家中医药管理局“十一五”重点专科；国家临床重点专科（中医专业）建设单位，河南省重点中医专科；国家中医药管理局中药药理呼吸三级科研实验室；河南省高校重点学科开放实验室、河南省重点实验室培育基地、美国BUXCO研究系统全球示范试验室，国家市场监督管理总局中药新药临床试验基地。呼吸与危重症医学科团队2010年被评为河南省创新型团队。科室拥有李建生、李素云、周庆伟等一批全国著名的呼吸病专家，形成老中青三代合理的人才梯队，走在了国内同行业的前列。主要研究领域是慢性阻塞性肺疾病、肺间质纤维化、肺炎、睡眠呼吸障碍疾病、支气管哮喘的中医综合治疗，肺心病、支气管扩张症、支气管肺癌、呼吸衰竭抢救等。在肺栓塞的中西医综合治疗、急慢性呼吸衰竭的抢救、各种原因所致肺部感染的中西医结合治疗、不明原因发热性疾病的诊断和治疗以及肺部疑难疾病的诊治方面，居于国内先进水平。呼吸与危重症医学科近10年来以肺胀病、肺痿病（肺间质纤维化）、风温肺热病（肺炎）等为重点研究方向，共获得30项国家和省部级课题，获得10余项科研成果。

（七）肛肠病的治疗优势

河南大肠肛门病医学的发展一直有良好的基础，至今拥有郑州大肠肛门病医院、河南中医药大学附属医院肛肠科等一批优势专业和优秀技术人才。如全国名老中医张东岳（1936—　）教授，1964年大学毕业后在河南中医药大学第一附属医院从事肛肠医、教、研工作至今。他是河南省青苗人才培育带教导师，河南省文史研究馆馆员；曾任中华中医药学会肛肠分会常务委员、河南省肛肠学会主任委员，河南省第六、七届政协委员。多年来，张教授一直主张肛肠疾病应内外兼顾，标本同治，充分发挥外治中药的优势，注重辨证用药，谨慎手术，强调能“小手术”者不做“大手术”，能“不手术”者不做“小手术”。认为成人直肠脱垂当以“脱者固之”“陷者举之”为治疗大法。在治疗上提出“紧者松之”，主张“肛裂松解术”等。在药物治疗方面总结了许多行之有效的经验方，如热秘荃、秘宝康等。治疗复杂性肛瘘主张要避免过多损伤正常组织，提出“开窗留桥”法之微创理念。其学术思想数十年来一直在指导着临床，其弟子已有数百名，如刘佃温、席作武、靳德生、梁尚勤等，秉承了导师的学术思想，在传承、创新与发展方面都颇有建树，现都已成为河南省乃至全国肛肠学科的知名专家。如刘佃温提出“挂线疗法”治疗出口梗阻型便秘，2011年被国家中医药管理局列入适宜技术推广项目。

郑州大肠肛门病医院由国内外著名的全国名老中医肛肠病专家宋光瑞创办，是被国家卫生健康委员会、国家中医药管理局授予的“国家临床重点肛肠专科医院”，是全国肛肠学会副会长单位，全国肛肠科协作组组长单位，河南省中医（中西医结合）肛肠学会会长单位。宋光瑞主任医师采用中医药优势，结合现代医药研究，发明“经肛肠给药治疗慢性结肠炎”的治疗方法。并对肛肠常见病如痔疮、肛裂、脱肛、直肠脱垂、直肠息肉、肛门湿疹、肛门瘙痒、肛门湿疣等病证创立一套独特的治疗方法，一般不开刀，采取综合治疗的方式即可取得痊愈。

（八）康复医学成为后起之秀

河南康复医学发展迅速，已经成为河南中医医疗系统近年来的后起之秀。河南中医康复医学发展起源于21世纪初，2004年河南中医药大学第一附属医院抽调专家组建康复中心，当时没有专门的康复人才，一般以针灸、脑病等医生护士为主组建科室。经历近20年的发展，如今康复医学已经成为河南省的龙头，出现了以冯晓东（教授、主任医师、博士研究生导师，河南省中医、中西医结合康复专业委员会主任委员）等为学术带头人的康复专家队伍。

河南中医药大学第一附属医院康复中心在河南康复医学中一直处于领头羊的位置，2015年河南省中医药管理局在此基础上批准成立河南省中西医结合康复医院。现为国家区域中医（康复）诊疗中心、国家临床重点专科、国家中医药管理局重点学科、国家中医药管理局重点专科、中华中医药学会养生康复分会副主任委员单位、河南省康复医学会会长单位、河南省康复器械工程研究中心、河南省中医康复质控中心、河南省中医康复培训基地。

河南中医药大学第一附属医院康复中心秉承“中西并重、特色突出”的发展理念。医院设有一院三区，开放床位400张。设有神经康复、脊柱脊髓康复、重症康复、疼痛康复、骨伤康复、运动损伤康复、肺康复、盆底康复等亚专科，拥有特色鲜明的康复评定部、运动治疗部、作业治疗部、言语治疗部、吞咽治疗部、认知治疗部、物理因子治疗部、康复工程部、针灸治疗部、推拿治疗部等治疗部门。

（九）针灸科的传承与创新

在历史上，中医行医基本上都是针药并用，近些年来河南针灸推拿专业发展十分迅速，特别是河南中医药大学第三附属医院，2021 年加挂河南省针灸推拿医院。

河南中医药大学第三附属医院针灸科始于 1958 年河南中医药大学（原河南中医学院），建院之初，经历国家级名老中医邵经明、孙六合等几代人的传承与发展，现已形成河南省规模较大、设施齐全、技术力量雄厚，集临床、科研、教学为一体的重点科室。并于 2006 年建设成为“国家级十一五重点专科”，2010 建设成为“国家级十二五重点专科”“河南省中医药管理局重点中医特色专科”“国家中医药管理局适宜技术培训基地”“河南省中医药学会针刀专业委员会主委单位”“河南省中西医结合学会疼痛专业委员会主委单位”。2013 年科室发展下设针灸、疼痛、康复、风湿骨病和推拿五个专业方向病区。

（十）老年病医学的显著成就

河南中医药大学第一附属医院老年病科前身为河南中医学院第一附属医院干部病房，2003 年更名为河南中医学院第一附属医院老年病科，2016 年随河南中医药大学更名而改为河南中医药大学第一附属医院老年病科。老年病科现已发展成集老年医疗、教学、科研为一体的综合性老年病科室，是全省中医院成立较早的老年病专业病区。现有以李建生教授为代表的专业技术团队 30 余人，其中教授（主任医师）4 人、副教授（副主任医师）4 人、副主任护师 1 人。

李建生教授从事中医呼吸疾病临床、科研及教学工作 40 年，诊疗慢性阻塞性肺疾病（简称慢阻肺）、下呼吸道感染、弥漫性肺间质性疾病等疗效明显。对中医药防治慢阻肺、老年社区获得性肺炎、特发性肺纤维化、尘肺病等呼吸疾病做了创新性工作。研发毒素清、保肺颗粒、益肺济生颗粒等中药新药。有力促进了中医药防治呼吸疾病水平提高，推动呼吸疾病学科发展。

（十一）血液科疾病治疗的优势

河南省中医血液病治疗起步于 20 世纪 90 年代，目前主要以河南省中医院血液科发展最为迅速，特别是 2001 年前后在侯天德教授的指导下，科室突出血液病治疗优势，开展骨髓移植，在河南省和全国都有一定的影响力，形成了陈安民、程志等一批专家。在 2021 中国中医院综合实力排行榜血液科榜中居于全国中医院第四名。河南中医药大学第一附属医院居于 11 名，郑州市中医院居于第 24 名。在中西医结合方面，河南省肿瘤医院中西医结合内科治疗血液病在省内外也具有相当的影响力。

河南省中医院血液科是河南省中医院血液病和中西医结合血液病专业委员会主任委员单位，是全国少数几家可开展干细胞（骨髓移植）的省级中医院之一。经河南省卫生厅及河南省民政厅的严格考核和评定，该科所在河南省中医院成为农村儿童急性白血病大病救助定点医院、农村慢性粒细胞白血病门诊全省 5 家定点救治医院。

（十二）糖尿病等内分泌代谢疾病的治疗

在所有河南的中医院中，糖尿病都是一个重要的病种。如开封市中医院一直坚持突出中医特色，在全国名中医庞国明教授的带领下，探索了一条纯中医治疗糖尿病的特色道路，医院糖尿病科是河南省中医名科、省重点专科、国家级重点专科、国家“十二五”临床重点专科，其中享受国务院津贴专家 3 人。荣获全国纯中药治疗 2 型糖尿病擂台赛金奖四连冠，创建的“纯中药治疗 2 型糖尿病”品牌专科享誉海内外。

（孟长海）

第三节 河南当代医家特色诊疗技术简介

一、袁氏对心血管病的研究和治疗

从 1979 年开始，全国名老中医、河南中医药大学第一附属中医院原院长袁海波教授领导创建了河南省第一个中医心血管病区和第一个冠心病监护室。他同其父亲全国首批老中医袁子震老先生，以数十年袁氏运用中医药防治心脏病的经验为基础，结合现代科技成果和制药工艺，开始了我省中西医结合防治急危重症的探索。创造性地开展中医药防治心脏病的临床辨证方案与系列药物研究。袁海波 1986 年主持完成了“七・五”国家重点科技攻关项目“袁氏心复康方案治疗缺血性心脏病的研究”。该项目结合胸痹的病因、病机、病情，研制适合中医证型，西医病种相配套的治疗方案与系列药物五种，临床上根据病情，既可单独使用，又可联合应用，创新发展了中医专病治疗学。五种药物即袁氏镇心痛口服液、袁氏养心灵口服液、袁氏苏心醒口服液、袁氏复脉静口服液、袁氏心复康口服胶囊。

其中袁氏镇心痛口服液有益气活血、祛痰宽胸、理气止痛之功效。主治胸痹心痛病，属气虚血瘀，痰浊内阻证型，用于冠心病各类心绞痛，如劳累性心绞痛、自发性心绞痛、心肌梗死后顽固性心绞痛，以胸痛、痛有定处、心慌、胸闷、气短、乏力等症状为主的治疗。

袁氏养心灵口服液具有益气化瘀、宽胸利水之功效。主治胸痹心水（冠心病心功能不全）病证，症见心慌胸闷，气短乏力，心前区隐痛，小便不利，下肢浮肿。

袁氏苏心醒口服液具有温补心肾、回阳固脱、通畅心脉之功效。用于胸痹心脱病，属于心肾阳虚证型的冠心病低血压综合征（轻度休克）、病态窦房结综合征，症见头晕心慌，气短乏力，面色苍白，畏寒肢厥，冷汗淋漓，舌质暗淡，舌苔薄白，脉结代、沉细、微弱。

袁氏复脉静口服液具有益气养血、化瘀复脉之功效。主治胸痹心悸病，适用于气血虚弱、心脉瘀阻证型，症见心慌心悸，气短乏力，胸闷隐痛，心神不宁，舌质暗淡或暗红，舌苔薄白或微黄，脉沉细数或促结代。

袁氏心复康胶囊具有益气化瘀、宣痹开窍、理气止痛之功效。主治胸痹，应用于胸痹心痛心悸，属于气虚血瘀、痰湿阻滞证型，症见胸闷胸痛，气短乏力，心慌心悸，纳差腹胀，舌质暗红，舌苔薄白，脉沉细无力，或促结代。还适用于慢性冠心病、心肌梗死恢复期等证候的治疗。

袁氏系列药物中“镇心痛口服液”“心复康口服胶囊”均获新药证书，曾分别获河南省和国家中医药科技进步奖。

二、吕氏肾病医派

河南中医药大学吕承全（1917—1997年）教授出身于中医世家，其祖父吕景明、其父吕亲昭均在杞县以中医儿科、喉科为业。吕教授14岁辍学于私塾，由其父教习启蒙医书，16岁即随父侍诊，后又师从岳父卢子涵习医。吕先生18岁曾不幸罹患肾病，幸得父亲用中药治愈。为求深造，1935年先生就读于开封国医讲习所，拜师于河南著名中医王合三、路登云、许公岩、周伟成诸师门下，深得教诲。20岁吕先生即悬壶故里，后迁开封行医。1946年经国家统一考试合格，取得了中医师行医执照。1956年调到河南省中医院工作，1958年从组建医院内科病房开始，即重点收治肾脏病和肝硬化腹水病人，经数十年诊治肝、肾病的临床实践与探索，积累了丰富的临床经验。1958—1968年先后在三届师承型本科班中培养出学术传承人王自敏、蔡圣明、周冀、马荫笃、吕新华等著名医家。1986—1989年带教主治医师申志强为学术经验继承人，1991—1994年带教学术经验传承人吕宏生、彭勃。为河南吕氏中医内科（脾肾）学术流派的形成打下了坚实基础。

吕教授业医60余年，长期从事临床医、教、研工作，擅长治疗中医肾脏病、肝脏病和温病，学验俱丰，屡起沉疴，尤以善治急危重症和疑难症而闻名。在诊治肾病方面以脏腑辨证为主，主张以“脾肾为本”立论。其学术思想的形成深受李杲“脾胃为后天之本”和张景岳“肾为先天之本”学术思想的影响。吕教授认为，肾脏疾病的病程长，易反复发作，而且多以虚为本，兼夹实邪是其特点。虚者以肺、脾、肾为重点，气血阴阳多呈低水平状态。而实证则以湿、热、瘀、浊、毒蕴伏多见，或兼有新感时邪。故调理肺、脾、肾三脏功能，疏通三焦水道，乃是辨治肾病水肿的关键。在调理脏腑之气，以利水消肿时，拟方配伍，力求严谨，意在扶阳抑阴。但凡肾病水肿，久病必瘀，血瘀与水肿常随气虚或气滞而互相转化，从而形成瘀水为患。其诊疗思路和遣方用药，非常重视顾复脾肾之正气，这是其学术思想的核心。除此之外，吕教授发明的诸如瘀胀论、过盛论、胃气通于心论、霉菌属湿浊阴邪论、阳黄与阴黄应依脾胃盛衰辨治论、内伤发热需寻根索隐论等，均从不同侧面展现出其以脾肾为本立论的学术思想。

师承弟子王自敏教授是第四批全国老中医药专家学术经验继承工作指导老师。师承弟子申志强主治医师主编《中医肾脏病学》，为国内首部中医肾病专著。

师承弟子河南中医药大学吕宏生教授，是首批全国老中医药专家吕承全先生的学术经验继承人之一，也是第五批全国老中医药专家学术经验继承工作指导老师。深得其父吕承全先生之真传，成为著名的中医肾病专家，享誉省内外。主编出版《吕承全学术经验精粹》《吕宏生论治肾脏病》等专著和学术论文，并组建了吕宏生工作室和学术团队。培养学术经验继承人李瑞娟、陈瑞华两位肾病专业博士，培养继承型人才郭华亮、田中伟，青苗人才吕昆、赵桥梁、于国俊、程新等。

三、河洛李氏脾胃流派

河洛李氏脾胃流派，由李公景唐（1889—1949 年）于 1924 年在洛宁县创立。李景唐于弱冠之年，即考入当时开封公立大学堂，三年毕业后，痛恶时局，遂弃武从医，在洛宁县王范东街设立“广济堂”诊所，与当时医生张一堂、李绍唐号称“县内三堂”。现已传承 5 代，门下弟子百余人。

1938 年“广济堂诊所”搬迁至县城内。李先生长于论治脾胃病、外感热病及内伤杂症，行医三十余载，拯危济厄，声名远播。先生病危时，探望者络绎不绝；归窆（biǎn，下葬）之日，送葬者街塞巷堵。

李先生有二子，长子振汉，次子振华，皆为名医。1950 年，全国中医师考试，次子李振华名列前茅，调任省内任职。长子李振汉于“广济堂”继续行医看病造福乡里，逝于 1977 年。李振汉之子李宏运，曾任洛宁县卫生学校校长、洛宁县政协副主席，为洛宁县培养了一批中医药骨干人才，直至 2016 年辞世。2020 年“广济堂”迁址郑州，第三、四、五代传承人每日轮流坐诊，继续践行“文医传家”的祖训。

第二代传承人李振华，原河南中医学院院长，终身教授、主任中医师，第一批全国老中医药专家学术经验继承工作指导老师，第七届全国人大代表，2009 年被国家授予中国首届国医大师称号。李振华先生在其父医术精髓基础上，通过自己数十年的临床实践体会，强调脾、胃、肝三脏之间关系，提出“脾本虚证，无实证，胃多实证；脾虚为气虚，甚至阳虚无阴虚，胃有阴虚证；脾易健，胃宜和，肝易疏”等独特的学术思想。

第三代传承人李郑生（李振华之子），河南中医药大学教授，主任医师，河南省名中医，第六批全国老中医药专家学术经验继承工作指导老师，李振华国医大师学术继承人。幼承庭训，随父习医，深得父亲真传，应用于临床诊疗，治疗脾胃病及内伤杂病。并依其三脏腑的生理功能和病理特征，进而总结出了“脾易虚、胃易滞、肝易郁”的发病特点和慢性脾胃病必须“胃、脾、肝”三脏腑同时并治的诊治经验。疗效甚佳，深受患者赞扬。其代表著作有《国医大师李振华学术思想》《国医大师李振华脾胃病临证验案集》《当代名老中医临证精粹丛书——李振华论治内科疑难杂症》等。

第四代传承人李鹏耀，副主任医师，在职研究生。1998 年被国家中医药管理局列为“112 人才”培养对象。第五代传承人李孟麒，主治医师，中医硕士，曾就职于中国人民解放军总医院，现就职于河南中医药大学第三附属医院。

2022 年 12 月河洛李氏脾胃流派入选河南省优质中医流派，李郑生为流派代表性传承人。

四、中原张氏眼科

中医眼科学是中医宝库中的瑰宝，也是一门相对独立的学科。自宋代独自成科以来，历经千年的传承与升华，形成了其他医学不可替代的理论体系，尤其是在眼底疾病的治疗方面有着很好的疗效。河南中医药大学教授张望之先生就是中原眼科医家的代表人物。

张望之（1905—1985 年），男，汉族，主任医师，河南中医学院首批教授、硕士生导师。1958 年河南中医学院建立，首任伤寒教研室主任。之后又任眼耳鼻喉科教研室主任兼附属医院眼科主任。1982 年由其弟子吕海江、黎子正为其整理出版了《眼科探骊》一书，2019 年再版。

治疗特色：其一，倡导眼病多郁论。张老认为内障眼病，多因久病生郁或久郁生病，提出人身诸病多生于郁。常谓“气血冲和则神魂安静，阴平阳秘不但腠理密固，外邪不侵，而且内风不起，痰火不生，目窍不病。一有愠郁，目病生焉”。充分继承并发挥“木郁达之，火郁发之”的理论。其二，创制五轮主方。眼通五脏，气灌五轮，《审视瑶函》指出：“夫目之有轮，各应乎脏，脏有所病，必现于轮，势必然也。”轮之有症，属脏之不平。治病必求之于本，轮为标，脏为本，张老用以本（脏）定轮，以轮制方，提出一轮一方，创制五轮主方，加减化裁，统治眼病。其三，开创针刺内上迎香穴之手法。创针刺内上迎香穴之手法，推陈出新，在中医眼科独具一格，其位在睛明穴上方五分处。此法适应于急性实证眼病，诸如眦角炎，睑腺炎，炎性眼睑水肿，重症翼状胬肉，急性泪囊炎，前房积脓以及高血压所致的眼底出血，视网膜中央静脉栓塞和急性充血性青光眼发作期，临床效应如桴。

五、“邵氏五针法”治疗哮喘

哮喘是一种临床常见的反复发作的肺系疾患，《医学正传·哮喘篇》云：“哮以声响名，喘以气息言。夫喘促喉中如水鸡声者，谓之哮；气促而连属不能以息者，谓之喘。”鉴于临床上哮必兼喘，二者病因病机大致相同，故合称哮喘。

全国著名针灸学家、第一批全国老中医药专家学术经验继承工作指导老师、现代河南针灸事业奠基人之一、河南中医药大学邵经明教授（1911—2012 年）采用针灸治疗哮喘有着丰富的经验和独特的方法。自 20 世纪 30 年代邵老即着手采用针灸治疗哮喘；60 年代他对哮喘发病原理及针灸治疗方法开展了研究，对针灸处方用穴进行了筛选；70 年代他进一步系统地进行了临床观察和机制研究，正式确立了针灸处方用穴。

邵老指出，哮喘为本虚标实，其病机关键为“伏痰”遇感引触，使痰随气升，气因痰阻，相互搏结，壅塞气道，肺失宣降，而致痰鸣如吼，气息喘促。其病位在肺，与脾、肾密切相关。根据本病发病情况，青壮年、病程短者，病多在肺，年老体弱、病程长者，其病无不影响脾肾，甚者影响到心，但仍关乎肺。对于哮喘的治疗，邵老强调应遵循“发作治标，平时治本”“发作期与缓解期并重”的基本原则，提出哮喘骤发多为邪实，治疗应以除邪治标为主；喘平或久病未发作时多为正虚，应以扶正治本为主，攻邪、扶正和攻补兼施为原则。治疗以肺俞、大椎、风门为主穴，因肺俞、风门是双穴，大椎为单穴，故命名为“邵氏五针法”。邵老强调哮喘病因众多，表现各异，治疗时应根据不同病情，伍以不同穴位。如外感配合谷，咳甚配尺泽、太渊，痰壅气逆配天突、膻中，痰多配中脘、足三里，虚喘配肾俞、关元、太溪，心悸配厥阴俞、心俞，口舌干燥配鱼际等。“邵氏针灸”的代表性传人有邵素菊、杨永清、邵素霞、王民集、朱彦臣、路玫、高希言等。

“邵氏针灸”的代表性传承人邵素菊（河南中医药大学教授，主任医师，博士生导师。首批全国中医学术流派传承工作室——河南邵氏针灸流派传承工作室负责人）在继承邵老学术思想与理论研究基础上，对哮喘进行了多方面研究。带领科研团队，对哮喘的不同时期和不同证型开展了大样本、多中心的临床疗效评价，进一步证实了“邵氏五针法”治疗哮喘的科学性、安全性、有效性。形成了规范的技术文本，2007 年国家中医药管理局已将其作为第二批中医临床适宜推广项目向全国推广。

六、赵氏对脾胃病的治疗

赵清理（1922—2007 年）教授，河南省邓州市人，河南中医药大学教授，主任中医师，第一批全国老中医药专家学术经验继承工作指导老师。赵教授出身于中医世家，清同治初年，其先祖赵壁创赵氏“万寿堂”行医乡里，第二代传人赵长秀，第三代传人赵起魁，第四代传人赵九云，第五代传人赵天金，赵清理为第六代传人，第七代传人赵安业，第八代传人赵国祥、赵国芳、赵国诚、赵国雅，第九代传人赵美伊、赵文舜。

赵教授幼承庭训，研习岐黄，随先辈侍诊，一生勤奋，行医 60 余载。其辨证立法准确，遣方用药精当，临床疗效卓著，深受大众称颂。自 1960 年进河南中医学院任教，先后任中医内科教研室主任、中医系主任等职。退休后，在南阳创办了全国第一所民办中医大学——张仲景国医大学并任校长，学校首届 136 名毕业生之中，先后考取全国各中医院校硕士研究生达 67 人。在全国中医界受到好评。

1991 年经国家批准，赵教授曾正式招收两名学术继承人。一位是赵氏“万寿堂”第七代传人赵安业（1941—　），20 世纪 80 年代协同其父赵清理教授创建“张仲景国医大学”并任副校长，主持教学工作，为国家培养了大批中医药人才。从事中医临床近 60 年，深得赵教授真传，成为河南省著名中医专家，擅治内科疑难杂症。现在北京坐堂行医。另一位是赵教授 1979 年招收的研究生刘永业（1944—　），至今已从事中医临床50余年，充分继承了赵老的学术思想，掌握其辨证技巧和用药特点。他是河南中医药大学第三附属医院主任中医师，第五批全国老中医药专家学术经验继承工作指导老师，擅长治疗各种脾胃疾患。

赵教授对东垣的《脾胃论》钻研甚精。他师古而不泥古，宗法而不拘于法，临床应用颇有创新。从长期的临床实践中，深深体会到脾胃在人体养生保健、防治疾病等方面的重要作用。他常说："脾胃者，土脏也。土乃万物之母，万物从土而生，亦从土而归，摄生不可不养土，却疾不可不顾土。"因此赵老在治疗内科杂病时，时刻不忘调理脾胃，以助正气恢复，使病早日痊愈。至于沉疴痼疾、病情错综复杂者，大多从中焦入手，以调理脾胃为先。若系脾胃虚弱者，药味宜精，药量取轻，宁肯再剂，不可重剂。病见热象，不轻用芩、连等苦寒伤中之品，若必须用时，也多以酒（酒黄芩）、姜汁（姜黄连）炒制之，以减其苦寒之性。若阴血亏虚时，不妄投阿胶、地黄等滋腻滞中之味。即便使用时，也常以蛤粉炒（阿胶珠）、砂仁拌（砂熟地）而制其呆滞之性。总之，权衡脾胃强弱而酌情选用，以顾护后天为要务。

其后代传人一直认真研究赵教授的学术思想，并尽力将其发扬光大之。

七、娄氏对风湿病的研究和治疗

风湿病在中医归于痹证范畴，河南风湿病防治方面有了很长的历史积淀，当今河南的代表是河南娄氏风湿病流派。娄氏风湿病流派源于清朝末期原阳县祝楼村娄宗海，发展成熟于中华人民共和国成立后的河南中医药大学教授、河南风湿病医院创始人娄多峰及其长子娄玉钤。已传承历时五代。

首批全国名老中医药专家、河南中医药大学娄多峰教授，从事风湿病及骨伤科教学、临床和科研工作70余年，他是河南中医学院骨伤系创始人。任中华中医药学会系列杂志《风湿病与关节炎》主编。他创立的"虚、邪、瘀"治痹系统理论编入了全国高等医药院校普通教材；研制的"痹苦乃停"和"痹隆清安"两种药物治疗顽痹（类风湿关节炎），早在1986年曾荣获国家（部级）重大科技成果奖。在娄教授其学术继承人娄玉钤院长带领下，医院针对不同证型，辨证治疗各类风湿病。研制出热痹清片、舒督丸、骨痹舒、瘀痹平等多种中药制剂。形成医院的专病专科特色优势，患者遍布国内外。

娄氏风湿病学派认为风湿病有两个关键病因病机：一是风湿病患者体内"虚、邪、瘀"三者共存，只是不同患者其具体内容与程度不同；二是"虚、邪、瘀"三者在患者体内不是相互独立的，而是互为因果、交结难解而形成恶性循环。基于上述基本病因病机，形成了具体的风湿病诊法与疗法：其一是紧扣病因病机而确立"扶正、祛邪、活血兼顾"的组方方法；其二是在"虚邪瘀辨证"的基础上，强调风湿病的杂合以治；其三是重视调摄与防护；其四是贯穿疾病全程的治未病方法，即未病先防、既病防深、慢病防残、瘥后防复。

医院先后被河南省主管部门批准为河南省风湿病研究所、河南省风湿病肢残康复技术指导中心。治疗类风湿关节炎、强直性脊柱炎、骨关节炎、痛风、颈肩腰腿痛、红斑狼疮、硬皮病、皮肌炎等疑难风湿病，并对类风湿关节炎、强直性脊柱炎、骨关节炎等形成医院的专病专科特色优势。现为河南省中医药学会风湿病分会名誉主委单位，河南省中西医结合学会风湿病分会主委单位，郑州市中医医疗联合体风湿病协作组组长单位。

八、西华庞氏妇科

西华庞氏妇科肇始于清乾隆五十年（1785年）的西华县奉母镇营岗村，隆盛于清末，再兴于近代至今。从庞安江起，相继传承庞宪章、庞德武、庞德墨、庞东山、庞清治，至第七代传承人庞玉琴、张大伟、褚玉霞等。据《西华县志》记载，鼻祖庞安江悬壶乡里，其对胎前产后诸病的治疗有“药效如神”之说；第四代庞德墨，将历代祖传秘验法集锦，上升为理论，著有《安江妇科医镜》，惜已佚失；第六代庞清治从事中医妇科临床教学研究六十余载，为第二批全国老中医药专家学术经验继承工作指导老师，指导庞玉琴、张大伟两位继承人传承庞氏妇科。进一步发展创新了庞氏妇科。第七代庞玉琴，从事中医妇科临床40余年至今，为第六批全国老中医药专家学术经验继承工作指导老师，在患者中有较大影响力。第七代张大伟，从事妇科临床40余年至今，博士生导师，为第七批全国老中医药专家学术经验继承工作指导老师。运用各种科研方法更加完善了庞氏妇科理论。

历经两百三十余年的传承，从第四代庞德墨所著的《安江妇科医镜》以便于家族传承，到庞清治融入中华人民共和国中医药院校教育模式，走出家族传承的模式，收纳外姓弟子，为了方便纳入院校教育，将家传经验编写入河南中医学院教材《中医妇科学》的第一、二、三版中。

七代人的总结提炼、发展，逐渐形成独具特色的妇科诊断模式和治疗方法，使得庞氏妇科疗效卓著，誉满中原。其学术特色概括如下。

1. 论妇科病诊断，首重四脉辨病　庞氏论诊断，首重奇经。诊断妇科病，常从冲、任、督、带四脉着手。冲脉为病，乳房胀痛；任脉为病，咽干，小腹中间痛；带脉为病，腰以下重，腰酸溶溶，如坐水中；督脉为病，脊背反折、强冷等。若临床见到一至二脉的证候，并伴发有经、带、胎、产方面的表现，即可确定为妇科病。

2. 脾、肝、肾并治，尤重和脾胃　妇科病证联系脏腑，主要与脾、肝、肾关系密切。整体调理妇科病证常从脾、肝、肾三脏入手，结合年龄特点用药。

3. 规范妇科辨证方法，立两纲六型十二证　庞氏妇科根据妇科病的病因病机发病特点，将临床常见症状概括综合为虚实两纲，六型十二证。实证分普通型、肝郁型、痰湿型；虚证分气血虚弱型、脾虚型、肾虚型。

4. 调气血，尤重理气、祛瘀　妇女以血为本，以气为用，气血调畅，病不得生。若外邪入侵，情志所伤，气血运行障碍，血脉瘀阻而见气滞、血瘀之证，气滞血瘀可以发生于经、带、胎、产、乳等妇科疾病的不同阶段，对此临床组方时善用疏肝理气、活血化瘀之品治之。

5. 善用清热祛湿之法 临床对崩漏、不孕症、围绝经期综合征和妊娠病等诸症有独到的见解和治法，创制临床效方如“庞氏逐瘀止血汤”“庞氏安胎汤”“庞氏更年安汤”等。

九、门氏妇科

门氏妇科起源于清代末年，创始人门氏先祖门锦荣生于镇平县贾宋镇关帝庙村，早年随镇平县一名医学习，因老师擅长妇科，受其影响，门锦荣对妇科产生极大兴趣，对于妇科及内科杂病的诊疗颇有成就，形成门氏妇科的雏形。第二代门光远，对先父的行医经验及效验方予以收集整理，使得门氏妇科得以发展和提升。第三代门成福幼承庭训，继承族业，在学术上遵古而不泥古，发扬而不离宗，使门氏妇科从理论到临床得到进一步丰富和发展。第四代传人门波、杨传英、孙自学、陈建设、卫爱武等，在学业上各有建树。

门氏妇科传承方式先以家族传承为主，逐步发展提高，后又以家族传承、学院传承、师徒传承相结合的方式，培养了一批当代妇科专家学者。门氏妇科与庞氏妇科、秦氏妇科并称为中原三大妇科流派。

门氏妇科在辨证上注重肝、肾、脾及气血在女性生理、病理中的作用，治疗妇科病着眼于肝、脾、肾、气血的调补。门氏认为闭经虚证由肝肾不足、气血虚弱而致，原发不孕证以肾虚、肝郁脾虚、寒客胞宫虚证为多见。在辨治时当施以滋肾、温肾、养肝、疏肝、补脾、益气养血等治法。闭经、不孕实证者多因脏腑失调、气血不和、血行受阻、气滞血瘀，应当疏理气机，活血化瘀，调畅气血。临证时认为，在经前宜采用攻法，经期宜采用活法，经后宜采用补法，在具体应用中，当有侧重。强调治带善健脾以除湿止带，妊娠病主要责之于脾肾，安胎重在补肾培脾。“先后天并重，擅调气血，循时用药，攻补寒热同用”是门氏学术思想的核心。

门成福（1931—2021 年），河南中医药大学教授，主任中医师，全国五百名名老中医之一，第三批全国老中医药专家学术经验继承工作指导老师，获河南中医事业终身成就奖。从医 60 余年，擅长治疗各种原因所致的男女不育症及妇科疑难杂症。以精微的辨证施以论治，调经，止带，种嗣，保胎，救人无数。

门波（1963— ），门成福之子，河南省中医院主任医师，教授，第七批全国老中医药专家学术经验继承工作指导老师，门氏妇科第四代传承人。擅长中医、中西医结合治疗不孕不育、复发性流产（胎停育）、男性不育、性功能障碍、前列腺疾病及妊娠疾病等妇科疑难杂症。

十、象庄秦氏妇科

象庄秦氏妇科创始于清朝中叶嘉庆年间洛阳市孟津县平乐镇象庄村，代代相传，至今已经有十一代、二百余年历史。创始人秦世禄，因乐善好施而获验方，能治妇女气血凝滞、月经不调等病，遂创“杏林堂”行医。炮制成药“求病丸”，疗效甚好。形成了独具特色的中医妇科治疗方法。

秦氏妇科主要以家族传承为主，培养出几十名有较高知名度的秦家妇科医生。第二代传承人秦学道随药附赠印票（宣传单），票上印制求病丸的服用方法、注意事项、功效等。第三代秦殿林，第四代秦步德，第五代秦登云、秦登朝、秦登瀛（仙洲）、秦登科、秦登永等，第六代秦曾旺、秦曾泉、秦曾智（士裕）、秦曾香等，第七代老杏林堂有秦焕章、秦继章、秦新章，大杏林堂有秦思温、秦思恭，第八代大杏林堂有秦震、秦月好、秦光仁，老杏林堂一脉有秦婵娟、秦庆林、秦森林、秦明霞等，第九代有秦杰、秦惠霞、秦惠杰、秦彩霞、秦俊杰、秦杰平等。秦氏妇科流派注重家传为主，并注重医德医风的传承。

秦氏妇科在诊断上，以整体动态观，辨人体阴阳消长、转化规律；根据月经量、色、质、疼痛性质，舌脉互参，辨寒热虚实；进行辨证、辨病、辨体、辨期论治相结合。认为治疗妇女疾病主要是以健脾和胃为主，辅以滋阴补肾，疏肝养肝，调理气血，温经散寒，清热解毒，渗湿利水六种治法。在脏腑辨证的基础上，重视胞宫、胞脉、胞络的病机变化，推崇逐瘀荡胞，临证采用多途径用药，整体调理，扶正祛邪，对症下药，形成独具特色、疗效显著的秦氏综合疗法。

秦思温（1895—1972 年），河南省中医妇科界的元老之一，1964 年备案的 99 名河南省名老中医之一，是秦氏妇科流派第七代传承人。曾在西安市东大街开设门诊，使秦氏妇科走出象庄，走上了更加宽广的舞台。

秦月好（1943—　），主任医师，师承伯父秦思温，是象庄秦氏妇科第八代传人，为享受国务院政府特殊津贴专家，全国老中医药专家学术经验继承工作指导老师，从事中医妇科专业 40 年，擅长妇科经、带、胎、产及各种疑难杂症的治疗。

秦彩霞（1955—　），秦氏妇科流派第九代传承人，自幼耳闻目染，随父学医，又到中医院校读研究生，对家传中医妇科有较深刻的领悟，在治疗卵巢早衰、乳腺病、多囊卵巢综合征、输卵管粘连造成的不孕症，及男子因多种原因造成的不育症有独到之处。

十一、河南医家对脉管炎的研究和治疗

全国名老中医、河南中医药大学第一附属医院崔公让教授以中医、中药为主治疗血栓闭塞性脉管炎、动脉硬化闭塞症、动脉栓塞、静脉栓塞及变态性小血管炎性疾病等周围血管病取得了显著成就。提出“病在脉者调之于血，病在血者调之于络”的治疗法则。通过临床实践研制出通脉丸、补气和血通脉丸等多种用之有效的中成药。1963 年，崔公让教授在河南中医学院第一附属医院创建了河南省首家周围血管病专科，后发展成为河南中医药大学周围血管病研究所、河南省中医周围血管病诊疗中心、国家中医药管理局重点专科。

国医大师、河南邓州中医院院长唐祖宣主任医师，对周围血管病有独特疗法。他

的治疗血栓闭塞性脉管炎多项课题研究，获河南省重大科技成果奖。1998 年，他研制成功的“脉络疏通颗粒”获卫生部颁发的新药证书，成为我国第一个获批治疗静脉血栓的中药新药，至今畅销国内外。

毛氏济世堂脱骨疽疗法：毛氏济世堂位于河南省新蔡县，至今已历五代。其“脱骨疽症治疗法”主要治疗疑难杂症“老烂腿”（脉管炎），被认为是豫东南地区治疗脱骨疽病首选疗法。在治疗血栓闭塞型脉管炎方面已研制出多种纯中药制剂，并获得国家医学发明专利。

十二、李氏对呼吸疾病的研究与治疗

李建生（1963—　）博士，河南中医药大学教授，岐黄学者，中原学者，现任河南中医药大学副校长、老年医学研究所所长、呼吸疾病诊疗与新药研发河南省协同创新中心主任、慢性阻塞性肺疾病国家中医临床研究基地带头人。长期从事中医内科学老年病方向的临床、科研及教学工作，擅长治疗慢阻肺等呼吸疑难杂症。主持“973”、国家科技支撑计划、国家自然基金重点项目等多项课题。

（一）创新发展中医药防治呼吸疾病理论

李建生在临床实践中，创新性提出了呼吸疾病的病机理论及诊疗经验，为中医药防治呼吸疾病提供理论依据。

1. 慢阻肺“正虚积损”病机与“调补肺肾、清化宣降”治法。

2. 老年人社区获得性肺炎“衰老积损、热毒损肺”病机与“扶正、清化、宣降”治法。

3. 特发性肺纤维化“正虚络痹积损”病机与“补、润、化、消”治法。

4. 支气管扩张症“痰瘀毒痹积损、虚实间杂”病机与“消、托、补”赋予祛邪扶正。

5. 以病统证结合以证统病模式与肺系病类证类治纲要。注重以证统病、异病类证类治。

（二）建立证候标准研制技术体系，创建呼吸疾病辨证标准

李建生提出证候诊断标准研究思路，确立证候分类、常见证候确定、主次症划分、标准依据与形式、验证考核等 5 项关键技术与方法。建立证候标准研制技术体系、12 项疾病证候标准，研制 8 项诊疗、康复指南 / 专家共识。均通过学会发布。

（三）创建诊疗方案 / 技术并被纳入指南

1. 首次提出慢阻肺急性加重危险窗期的概念并揭示其证候特征，创建慢阻肺分期分级诊疗策略及其诊疗方案 4 项、康复技术 3 项。即稳定期的轻度 / 中度中医方案、重度 / 极重度中西医结合方案，急性加重期中西医结合方案，急性加重危险窗期中西医结

合方案等。3 项康复技术即舒肺贴技术、呼吸导引、针刺技术等。

2. 老年社区获得性肺炎方案，即降低重症肺炎病死率的中西医结合方案、降低老年患者再住院率的中医方案等。

3. 特发性肺纤维化、尘肺病中医方案。

（四）创建疗效测评工具

肺炎患者疗效满意度问卷（ESQ–CAP）、肺炎患者报告结局量表（PROs–CAP）、肺炎医生报告结局量表（CROs–CAP）、慢阻肺患者报告结局量表（COPD–PRO、mCOPD–PRO）、慢阻肺疗效满意度测评问卷（mESQ–COPD、ESQ–COPD）、特发性肺纤维化患者报告结局量表（IPF–PRO）等。提出证候疗效评价量表研制的关键环节技术，研制慢阻肺证候疗效评价量表。

（五）建立实验平台，研发中药新药

建立优化慢阻肺、肺纤维化、老年肺炎动物模型及系列细胞炎症反应模型，建立系列实验方法技术，阐释了有效方药机制与组分配伍规律，获得新药临床研究批件 2 项并转化。研发毒素清、保肺颗粒、益肺济生颗粒等中药新药。

十三、常氏三绝外治法

常氏三绝指国术点穴、药酒火功、禅指揉药。是郑州市中医院常发祥老师研习创制的三种外治法，也是郑州市中医院推拿科特色中医疗法。在 2014 年郑州市中医院举行拜师仪式，正式命名为“常氏三绝”。目前已有三代传承人。

1. 国术点穴　国术点穴，它源于经络学但又不同于经络学，其穴位的名称、定位、作用、手法自成一派，有别于传统的推拿、按摩和针灸，具有操作简便、快速显效、无毒副作用等特点。常用穴位共 35 个，其中单穴 3 个，双穴 32 个。在这些穴位中，有的名称和针灸经典记载相同，但定位、作用则有很大不同。术者根据不同疾病的特点，在患者体表的特定部位上，用手指或手掌进行点、弹、疏、拨、扣、击、推等手法刺激，点其外而动其内，使筋骨平衡、气血畅通，从而活血化瘀、扶正祛邪，自成体系。手法特点是出手快、稳、准、精，每穴即点一次，不可重复，出手即得气。配穴根据病情、中医理论配伍，手法实施中进行虚实补泻。

通过整体调整脊柱平衡，调筋动骨恢复脊柱内外力学平衡，相互配穴点穴激发肝脾肾，从而强筋壮骨丰肌。主要治疗颈椎病、腰椎间盘突出等多种病证。

2. 药酒火功　药酒火功，其操作方法是药酒取 10～20 毫升倒入纱布中，经酒精灯点燃，用手法迅速叩在患处的一种特色中药外用法。独到之处在于药借酒力、酒借火力，开泄腠理，透表达邪，达事半功倍之目的。重要的是高温闷火能使得中药吸收渗透力加强，从而修复局部组织损伤，促进伤口愈合。临床疗效全凭药酒和手法，其效在火，其功在手法。根据疾病特点和性质，辨病辨证，合理选择操作部位。临床多

配合国术点穴，并治疗鼻炎、痤疮、甲状腺结节、乳腺导管扩张、浆细胞性乳腺炎、心肌炎等疑难病证，特别是对急性乳腺炎、睑腺炎、腱鞘炎、急性踝关节扭伤，出手即见效。

3. 禅指揉药 这是常老师以独门手法秘制而成的一种中药散剂。制作时需掌握火候，若功夫不到，药物则为固体颗粒；若太过之则化为水液。使用一指禅手法御驶揉药配合独门手法，对穴位或痛点进行刺激，使局部皮肤温度升高，毛孔开泄，病邪外逸，直达病所。具有散寒胜湿、理气止痛、活血化瘀、醒脑开窍等超强渗透作用。主要配合国术点穴、火功使用。

十四、中原帖氏飞针

中原帖氏飞针是20世纪50年代起源于中原地区的针灸流派，帖亚林为创始人，以其弟子王碧如、吕朝瀛、王梅花等为代表薪火相传。

“帖氏飞针”创始人帖亚林出身于医学世家，父亲帖振华在当地小有盛名，帖亚林耳濡目染，自小熟读《黄帝内经》等中医典籍，跟父学医。其父去世后又随父亲的好友李少白先生学医。李少白为清末大学生，知识渊博，医理通达，帖亚林随师应诊，随时记录其临诊精华。随师三年，离开老师之后在荥阳及郑州等地行医，每日就诊盈门，得到了群众的赞誉。1952年响应号召组建了第三中医院会诊所，开设中医内科，该院后于1958年9月扩建为郑州市中医院。帖老即在该院任主治医师至退休。

帖老根据“针入贵速，既入徐进”的进针理念，在传统的针刺基础上，经过无数次临床试验，逐步摸索出其中的妙处。此进针法快速、无痛、得气明显、疗效显著，被业内人士誉为“飞针”。

治疗时医者以右手拇、食、中三指指腹握持针柄，左手将穴位处的皮肤绷紧并固定针刺部位，进针时拇指内收，食、中指同时相应外展，此时针体便迅速转动，当针处于快速旋转接近穴位时，通过肘、腕、指力将旋转的针弹射入穴位，患者并无感觉，此时即可快速捻转针体，引气至病所。此法将针如弓箭般急速射入穴内，再进行缓慢捻进，几乎没有疼痛。

“中原帖氏飞针”利用银针的韧性，手指的旋转捻力，手腕的瞬时爆发力综合产生的快速弹射进针方法独树一帜，成为了郑州市中医院的特色针灸疗法，给广大患者带来了“无痛”的福音。

帖氏飞针运用范围广泛，对内、外、妇、儿疾病均有涉及。帖氏飞针对于常见的颈型颈椎病、神经根型颈椎病、腰背肌筋膜炎、腰椎间盘突出症、膝骨性关节炎、肩周炎、偏头痛等急慢性疼痛疾病以及痛经、小儿食积、便秘等疾病疗效显著，尤其对于落枕、急性腰扭伤、面瘫（面神经麻痹）治疗时间短、见效快，有其独特的治疗效果。

“中原帖氏飞针”以帖亚林传承主线，在师徒相传的过程中，逐步改变了传承方式，发展为郑州市中医院集体传承与创新的特色品牌，形成了一支骨干团队。如今已有五代传人，在院内广泛使用，并在基层医院进行技术推广。

“帖氏飞针”是几代中医人的汗水与智慧的结晶，对研究中原地区中医针灸发展起到了有益作用。先后受到省、市领导的视察和赞扬，并被中华中医药学会授予“全国中医药特色诊疗项目”，纳入“郑州市非物质文化遗产项目”，并出版《中原帖氏飞针》专著。

十五、王立忠发热辨治八法

河南省中医院主任医师王立忠（1940—　）教授，出身于中医世家，从医执教五十余载。临证治疗发热，喜用“八法”，收效颇佳。现分述如下。

1. 清气解热法　外感发热，汗出不解，病邪传里，初步在肺，进一步影响到胃，形成肝胃蕴热，则午后热甚，伴咳嗽、吐白黏痰或黄痰，口干舌燥，舌苔薄黄而腻，脉滑数。治以清热化痰，润肺止咳。自拟清热化痰润肺汤（桑叶、杏仁、黄芩、百部、知母、川贝母、桔梗、全瓜蒌、金银花、连翘、生石膏、甘草）。

2. 和解少阳法　发热证中常忽寒忽热，上午或下午，或一日内数次发作，称“寒热往来”。《伤寒论》称为少阳病。其代表方剂小柴胡汤加减治之。其功效为和解少阳枢机。对于长期低热者，合秦艽鳖甲散加减应用，颇获良效。

3. 清热解毒，凉血养阴法　用于一切大热火盛之证，症见突然高热，神昏狂躁，渴饮，干呕，剧烈头痛，抽搐惊厥，舌绛唇焦，脉细数。代表方剂：清瘟败毒饮。如热盛发斑而色泽紫暗者，加大青叶、紫草；惊厥抽搐加僵蚕、蝉蜕、石菖蒲；热郁发黄（黄疸）加龙胆草、茵陈、黄柏。

4. 清热解毒，疏散风邪法　用于风热疫毒上攻之大头瘟证。症见恶寒发热，头面红肿疼痛，目不能开，咽喉不利，舌燥口渴，舌红，苔薄黄而腻，脉浮数。近代多用于头面丹毒，腮腺炎，扁桃体炎，急性中耳炎，牙龈肿痛等。代表方剂：普济消毒饮。如有气虚加党参；便秘加大黄；合并腮腺炎合并睾丸炎加川楝子、龙胆草、夏枯草、连翘等。

5. 凉肝息风，清热解痉法　用于肝经热盛，热极动风之证。症见高热不退，神昏目眩，烦躁不安，手足抽搐，或出现痉厥，舌质干绛，脉弦数。代表方剂：羚角钩藤汤。本方常用于急性传染病中高热痉厥、高血压、头痛、子痫等具有热极生风的证候。若热邪内扰，神志昏迷者，可配紫雪丹、安宫牛黄丸；高热不退，耗伤津液甚者，加玄参、生地黄、麦冬、石斛、阿胶；高血压头昏目眩者，加怀牛膝、白蒺藜、夏枯草等。

6. 清营解毒，透热养阴法　用于外感热病，热入营血。症见高热烦躁、时有谵语、不眠、斑疹隐隐、舌质红绛而干、脉细数等。代表方剂：清营汤（《温病条辨》）。若气分热重，而营分热轻时，重用金银花、连翘、竹叶心，减少水牛角粉、玄参、生地黄用量；高热烦渴、抽搐，舌红绛而干，送服紫雪丹。

7. 调理肝脾法　有一些长期低热，反复治疗无效者，蒲辅周先生主张调理肝脾。

常用升阳散火汤加减治之，颇获良效。另有甘温除热法，一般轻者用补中益气汤，重则用当归补血汤加党参。若汗多加浮小麦；若脉弦细数，脾胃虚弱，疲乏嗜睡，体重，关节疼痛，口苦，纳差，大便不调，宜升阳益胃汤。

8. 宣畅气机，通利湿热法 此法适应于湿温初起，邪在气分，发热、汗出，胸痞，口渴不欲饮，舌苔滑白而腻，脉濡缓。或暑温夹湿，面色淡黄，头痛身重，胸闷不饥，午后身热，舌淡红，苔白滑，脉弦细而滑。症见湿重于热，用三仁汤加减。

十六、韦绪性对中医疼痛学的创建与实践

韦绪性为安阳职业技术学院二级教授、主任中医师，全国名老中医韦绪性传承工作室指导老师，博士研究生导师（师承）。现任中华中医药学会疼痛分会名誉主任委员，中华中医药学会民间特色诊疗技术研究分会顾问，河南省中医药学会民间特色诊疗技术研究分会主任委员等多种学术职务。

多年来韦绪性教授对中医疼痛学进行了开创性研究，他在长期的医疗、教学实践中，深感疼痛是一个广涉临床各科、人体各部，危害严重的疾病，但其理论研究尚未形成学术体系，临床诊疗亦未形成独立学科。20 世纪 70 年代末，他就踏上了中医疼痛学的研究之路，于 20 世纪 90 年代初相继主编出版了《中医痛证诊疗大全》《中西医临床疼痛学》，填补了国内中医疼痛学研究的空白，在医学界引起较大反响。该书受到全国著名中医学家董建华院士、陈可冀院士、国医大师李振华教授等人的一致赞扬。随之，韦绪性成为国内的中医疼痛学创始人，中医疼痛学由此兴起。

随着他对疼痛临床研究的日益深入，其学术继承人将其有关学术见解和临床经验整理编著成《全国名老中医韦绪性辨治疼痛病精要》一书出版发行。书中将痛证的病机系统总结为“痛证病机五论”，即“不通则痛论”“不荣则痛论”“不通不荣相关论”“诸痛属心论”和“久痛入络论”。分别予以深入阐发，从而为疼痛的辨证论治奠定了理论基础。他率先提出“辨主症，务在止痛”的诊疗观，创“论治步骤”新格局。尤其是从抓主症、辨缓急、识病性、察病位、审病程等角度首创了痛证辨证论治的思路及要点，并且对疼痛临床的 150 余种疾病，做了系统的阐述，融会了中西医对疼痛的诊疗经验，颇多新见。他从中医基础理论出发，结合自身临床经验，借鉴西医学肿瘤靶向治疗的思路，提出了“中医靶向止痛疗法”，又主编出版了《中医疼痛靶向治疗学》。研制了通天、通脉、蠲痹、强督、月舒笑痛方五大系列经验方，共计 30 余首。对同类疼痛性疾病的治疗，在一个主方的基础上根据患者的具体情况适当加减，可泛治多种疼痛，具有很强的实用性和指导性。

韦绪性教授还长于诊疗疑难病，他提出辨识疑难病首在明“杂致”，论治疑难病贵在从“杂治”的诊疗观。系统阐发了“杂治”之要在于“和中”，“杂合以治”必“顾胃气”的临床思路和方法。并在《全国名老中医韦绪性辨治疑难病精要》一书中，留下了大量的临床验案。

十七、新乡张氏经络收放疗法

张氏经络收放疗法现为国家级非物质文化遗产，始于清末，由偃师柏谷坞村郎中张二春（1880—1952年），借鉴中医古老的“按跷”手法，结合自身行医实践经验，逐步形成的以手法点按穴位治疗疾病的一种中医外治方法，至今已历经6代共120余年。

第二代传承人张德文（1905—1984年），在继承家传医术基础上，逐步形成一套较为完善的诊疗体系。著有《中天卜易八卦注》《阴阳贯解易化经》《博易阴阳贯体注》《中原理卜道数经》《民间经络收放疗法》等。

第三代传承人张中有等，于20世纪80年代，将该疗法由偃师传承到新乡，并打破门户制约，广收门徒，在新乡发扬光大，先后在福建、北京等地医院推广该疗法。

第四代传承人张喜钦（1963—　）、张聪敏（1965—　）、张全钦、张红钦、张妙开等，成立新乡经络收放医院，建立了张氏经络收放疗法省级示范传习所、展示馆、文化园，组织编著《经络收放疗法理论与临床》教材，拍摄制作电教片，对该项目开展传承传播工作。

第五代传承人王玉林、张坤、刘呈毅等，成立了省、市级经络收放疗法专业委员会。该疗法被纳入河南省中医药继续教育项目。

2011年12月19日，“张氏经络收放疗法”被河南省人民政府公布为河南省第三批非物质文化遗产保护项目；2021年6月，该项目被列入第五批国家级非物质文化遗产项目名录。张喜钦、张聪敏是第四代代表性传承人。

张氏经络收放疗法是在继承中医传统的经络学说、阴阳学说、五行学说、天人相应理论基础上，以特有手法点按穴位治疗疾病的一种中医外治方法。把人体十二经络循行路线上关键穴位与气血运行结合起来，通过对病人患处的触摸，获知病人的反应诊断病证，结合外观气色、内察病源、四诊合参、八纲辨证来综合诊断病情。施术中以木、火、土、金、水五行理论为核心选穴组方，遵循金穴收、木穴放、火穴收、水穴放、土穴平补平泻的原则施以相应的补泻手法，调解五脏六腑之间的平衡，疏通经络气血，从而起到防病治病的作用，对颈椎腰疼、肠胃病等疗效尤为显著。

当前，张氏经络收放疗法主要是通过口传身教、现身示范、师带徒、开办培训班、历代积累的口诀、图谱以及自编教材等方式进行传承。自20世纪80年代以来，张氏家族破除家族内部传承的壁垒，广泛培养学徒，已逾5000名从业人员掌握了该项目的技艺，使存续状况日渐转好，逐渐壮大。

十八、滑县黄塔明氏正骨

滑县黄塔明氏正骨创始于清顺治末年至清康熙初年，至今相传14代，已有300多年历史。创始人明时通于清顺治二年（1645年）出生于滑县半坡店黄塔寺村一个耕读世家。清康熙八年（1669年）明时通曾因主动前去照料一位住在本村黄塔寺内的鳏居老人（后知是一位皇宫御医，被奸臣陷害而避祸至此），老人感恩不尽，临终前将其接骨膏药方和正骨术传于明时通。后经10多年之心血，明时通研制出一套接骨续筋的经验配方，黄塔明氏正骨术和黄塔膏药随之问世。其功能为活血化瘀、消肿止痛、接骨续筋、祛风散寒；主治骨折、伤筋等。

1701年，明时通将膏药方和正骨术传给他的儿子明大泽。并立下家规：为民治病，分文不取，舍医舍药，积德行善，黄塔膏药方和正骨术传男不传女，传长不传次。康熙六十年（1721年）明时通去世，享年76岁。至今已传承第十二代。

清乾隆五十二年（1787年），第四代传人明伦（1725—1799年）首次将木板（片）、竹板（片）、高粱秆、旧竹帘等材料用于四肢骨折外固定，并在患处敷上黄塔膏药。从此，由“手法复位+黄塔膏药+外固定”三位一体治疗四肢骨折。

第九代传承人明永仁（1876—1946年），于1931年打破单传家规，将正骨术和黄塔膏药方传给他的三个儿子明全秀（早逝）、明全富和明全有。

民国二十九年（1940年）3月，第十代传承人明全富、明全有兄弟二人正式在黄塔村首建“黄塔寺正骨房”，正式对外开诊。黄塔明氏正骨术进一步发展，名声享誉豫北一带。

民国三十六年（1947年），第十代传承人明全富根据祖传正骨技术结合自身多年临床经验，首次总结出了《明全富正骨心法》（黄塔明氏正骨心法）56字秘诀：“骨伤检查应端详，折断应以合为上；横茬牵拉轻推按，斜面粉碎多揉晃；关节骨折顺势捏，分骨折顶正方向；拔伸叩击手随心，绷带松紧要适当。”

民国三十七年（1948年），明全富、明全有兄弟二人总结出《黄塔明氏正骨外固定法》，即“纸壳小压垫，树皮高粱秆，常用旧竹帘，还有竹木片，布条周围缠，松紧看经验”。

1950—1983年，以滑县黄塔明氏正骨创承人为主要业务骨干，先后成立了“黄塔寺骨科诊所”“黄塔寺中医正骨科”“黄塔寺骨科门诊部”等。

1983年6月15日，第十代传承人明全富、明全有携其子孙自筹资金，创建了豫北第一家规模较大的民营骨专科医院——“黄塔寺祖传正骨医院”。同年7月，第十一代传承人明兴华、明兴胜、明兴俊“三兄弟”总结出了《黄塔明氏正骨手法》40字秘诀用于临床，即“触摸捏推拿，揉捺摁挤压，反折及搬提，拔伸牵引拉，提位伴旋转，摇摆叩击法，临床应用时，灵活巧升华”。

1990年初，黄塔寺祖传正骨医院的《明氏外用接骨膏促进骨折愈合的实验研究》课题，荣获河南省中医药科学技术进步二等奖，填补省内接骨膏药研究领域的一项空白。

1991年3月，经滑县人民政府批准，黄塔寺祖传正骨医院更名为“滑县骨科医院”。

1999年，第十二代传承人明新杰等人总结出了《黄塔明氏正骨中西医四结合》，即“诊断：中医四诊、健患对比、量比与西医X线、化验相结合。固定：中医小夹板、纸壳、小压垫、竹帘与西医皮肤牵引、骨牵引、小夹板、石膏绷带固定相结合。治疗：中医推拿、挤压、反折、搬提、手法牵引旋转与西医切开复位相结合。药物：中医外敷黄塔膏药，内服生骨汤、散瘀汤与西医内服抗菌消炎止疼药物及输血输液相结合”。

2009年6月，黄塔膏药被列入河南省非物质文化遗产保护名录。

2019—2020年，黄塔膏药和黄塔明氏正骨术先后被授予“河南老字号”和“中华老字号”。

十九、禹州陈半坡膏药

禹州明清时期作为全国著名的中药材集散地之一，历史悠久，根基深厚，中医药文化底蕴丰厚，中药名家验方众多，陈半坡膏药就是其中突出的代表。

出生于禹州市磨街乡孙庄村的陈济民，号半坡居士，受家传的影响，立志救助人民疾苦。陈半坡大量搜集民间土单验方，多方拜师，积二十多年心血，终于研制出专治颈肩腰疼的膏药。由于其治疗筋骨疼痛效果奇好，在当地声名鹊起。因其字号“半坡居士”，当地人便将他所研制出的膏药称为“陈半坡膏药”。

陈半坡膏药自清朝初期创建至今已传承5代，各代皆有建树。

第一代陈济民，号半坡居士（1872—1919年），光绪年间创制陈半坡膏药（并于光绪二十四年创立“半坡堂”药铺）。

光绪二十四年（1898年）陈半坡将祖传医术和膏药发扬光大，受人敬仰。有百姓联名送“妙手仁心”匾额。陈半坡膏药以疗效确切而闻名，被称为“颍川神贴”。

第二代传承人陈东方（1899—1981年）于民国八年（1919）使半坡堂药铺在禹西地区闻名遐迩。

1937年七七事变后，半坡堂经营陷入困境，此时国难当头，陈东方在不断实践中增加数味牛头山独有的野生草药和迷迭香入膏，治疗跌打损伤有奇效，并为抗日将士疗伤立下军功。

1936年爱国将领杨虎城将军腰疾困顿，经陈东方用陈半坡膏药治愈后，登门赞誉：“喝五日汤药，不如陈半坡膏药。”

1939年书法艺术大家于右任先生在亲历陈半坡膏药的神奇效果后，亲题“仁心孝世”金字招牌赠予陈东方先生。

第三代传承人陈文杏（1918—1989年），在动乱年代保护陈家呕心沥血的经方没有失传。他救助病人，病愈植杏，多年后杏树成林，被当地百姓称为“杏林坡”。

第四代传承人陈国西（1945—　），提出“五行平衡疗法”，著《陈半坡膏药和晕车贴的研究》，研制出肚脐给药疗法，获得国家发明专利。

第五代传承人陈立（1973—　），原名雅利，中国农工民主党党员，郑州市管城区第十届政协委员，首届“出彩河南人标兵”，河南省“巾帼建功标兵”。陈震生

（1965— ）为陈立之兄。

2017年陈立在父亲的影响下，和哥哥陈震生联合成立现代化医药企业——河南德盟医药科技有限公司。走上了规模化、科技化、产业化道路。

陈半坡膏药疗法是一种独特的中药外治绿色疗法。它是利用药物施于病者体表，借助体表对药物的吸收和经络的疏通，发挥药物活血化瘀、通经走络、开窍透骨、祛除风湿的功能，从而达到治疗疼痛的效果。其中“堤明堂筋骨痛消贴”“陈半坡三伏贴”“陈半坡国草金元贴”“陈氏逍遥膏”等产品均获美誉。

二十、鄢陵李氏中医正骨疗法

鄢陵李氏中医正骨疗法是李氏家族在长期医疗实践中逐渐摸索、完善而形成的中医治疗骨伤的有效方法。主要运用纯中医手法治疗骨科疾病，通过推、接、端、提、按、摩、拉、拿等手法，对伤骨进行拔伸、复位、对正，然后用小夹板外固定，并配以“接骨丹膏药方”“当归活血汤方”“外洗药方”等独家秘制中药汤剂进行辅助治疗，以达到续筋接骨、活血化瘀、消肿止疼的治疗目的，具有“简便实用、痛苦小、手法轻、康复快”等显著特征。至今鄢陵李氏中医正骨传承七代，已有200余年的悠久历史。

李氏正骨一族，祖籍许昌市鄢陵县彭店乡曹庄村，原为武术世家，祖传有八卦 拳及刀、枪、剑、戟、棍、镰、矛等兵器套路。在传授和切磋武艺过程中，难免失手伤人。

其先祖李存忠（生卒年不详）出生于明末清初，为当时著名武师，为求伤后自治，遍访名医，兼收众家之长，逐步形成一套医治跌打损伤、续筋接骨的独门技艺。

第二代传人李仁功生于清朝康熙年间，使李氏正骨趋于成熟。

第三代传人李万林（1871—1959年）在继承祖传正骨技艺的基础上不断探究创新，把祖传正骨术与中医药相结合，研制出“接骨丹膏”“当归活血汤”等中药方剂，疗效神奇，李氏正骨因此声名远播。

第四代传人李丙申（1918—2002年）医术高明、医德高尚，在民间有“活神仙”之称。

第五代传人李纪中（1945— ）继续在彭店公社卫生院从医，擅长疑难骨折的整复及骨折后遗症的治疗。

第六代传人李东岭（1964—2018年）、蒋彩云（1963— ）夫妇是该技艺目前的主要传承人。李东岭是李纪中的长子，自幼跟随祖父李丙申学习正骨技艺，毕业于北京中医骨伤学院，先后任许昌市武警支队医院业务院长、许昌地铁医院院长、许昌岭云骨伤医院院长等。他将中医祖传绝技与现代新技术相结合治疗骨折等骨病，取得了突出成效。

第六代传人蒋彩云毕业于河南中医药大学，生于许昌市鄢陵县彭店中医世家，1987年随丈夫李氏正骨第六代传人李东岭在许昌创办李氏中医骨伤科，在对祖传绝技完整继承的基础上，又多次进修学习，不断提高其医疗水平和服务质量，被授予多种荣誉称号。2020 年被授予河南省非物质文化遗产“李氏正骨”市级代表性传承人。

第七代传人李杰（1984—　）、李冠男（1990—　）分别为李东岭、蒋彩云夫妇儿子、儿媳，医科大学毕业后双双回到岭云骨伤医院，已较为全面地掌握李氏正骨技术。

李氏一家七代人不断把传承两百余年的李氏正骨术发扬光大，赢得了各方赞誉。

二十一、郑州楚氏针灸

楚氏针灸为古典针灸传承的一部分，最早形成于清代道光年间，由第二代传人楚敬轩先生传承下来。楚敬轩（1894—1967 年）出生于南阳盆地东南缘，地处桐柏山与大别山交汇处（中华人民共和国成立后划分到驻马店市泌阳县）。楚敬轩自幼习医，长大后又拜师于当地名医刘智敏先生。

民国时期，楚敬轩先生于国民革命军第七十五军行医，曾给李铁军等多名爱国将领治病。抗日战争时期，医治伤员无数。抗日战争结束后，在卢氏县官道口镇成立了济民堂，方圆数百里内求医者甚众。中华人民共和国成立后，楚敬轩在卢氏县杜关镇卫生院行医，其子楚根奎是楚氏针灸第三代传承人，深得楚敬轩先生之真传；第四代传承人是楚根奎的女婿张磊和女儿楚艳苗。张磊出生于医圣故里南阳，2005 年毕业于张仲景国医大学，2018 年毕业于北京中医药大学本科，又先后跟随针灸名家孙六合教授和国医大师贺普仁教授学习。2017 年在郑州成立了“艾方向”艾草古法炮制中心，同时在济华中医馆成立了楚氏针灸传承工作室。行医数十载，深受患者欢迎。现在已恢复重建济民明堂针灸馆，把楚氏针灸流派发扬光大，造福社会。

楚氏针灸的学术思想是以“脾胃气机升降为中心，从神论之，治神在脏”，形成了脉诊与体诊相结合的独特诊疗方法，善于运用长针，结合病变的层次不同，恰当行补泻手法，运气贯针，以达病所，从而达到扶正祛邪，阴阳平衡的状态。在手法方面尤其重视心、手、神的合一，进行捻转补泻和提插补泻相结合。在治疗肿瘤恶疮和中风病的急救时，重视艾灸十宣穴、五腧穴，与丹药相结合，从而达到移毒外出的效果。

2021 年楚氏针灸被评为郑州市针灸非遗项目，2022 年 12 月入选河南省优质中医流派。张磊为楚氏针灸流派代表性传承人。

二十二、舞阳尹氏中医内科理气解郁疗法

舞阳尹氏中医内科，自清代嘉庆年间创始，至今已历 7 代 200 余年，尤其作为尹氏中医内科鲜明学术特点的“理气解郁疗法”，在每代传承中均有发展，自成体系。在肝胆病、脾胃病、肠道病、妇科病、精神疾患等疑难杂病的治疗上，独具特色，疗效显著。代系传承情况如下。

第一代尹国栋，生于清嘉庆三年（1798 年），卒于同治十一年（1872 年）。

第二代尹凤袍，生于清嘉庆二十五年，亦即道光元年（1821年），卒于清光绪十七年（1891年），一生临证50余载，尹氏内科“理气解郁疗法”，在此代已初步形成。

第三代尹西加，生于清咸丰三年（1853年），卒于民国三年（1914年）。为清光绪十八年（1892年）南阳府十三县秀才“案首”（第一名），之后即无意科举而专攻岐黄，尹氏内科“理气解郁疗法”在此代有明显发挥而丰富。

第四代尹建芝，生于清光绪十九年（1893年），卒于1976年，民国时期曾任舞阳县督学，一生研习中医近70年。

第五代尹清林、尹合群兄弟。尹清林（1917—1996年），副主任中医师，一生临证60余载，在各科疾病治疗中广泛使用“理气解郁疗法”，使之体系完备。

第六代尹钦台等三人。尹钦台（1937—2000年），曾供职于武汉空军医院，1980年始自营中西医诊所，在当地颇有医名。

第七代尹亚东、刘书红等六人。尹亚东（1974—　），男，民革党员，医学硕士，副主任中医师，漯河市中医药学会理事，舞阳县人民医院领导班子成员。因成绩突出，2021年被河南中医药大学聘为“特殊经技能专家”，随后在河南中医药大学第一附属医院名医堂坐诊。

尹氏中医内科“理气解郁疗法”的独特之处在于，充分考虑肝藏血，主疏泄，主一身气机调达之生理特点，从理气解郁着手，结合辨证论治，认识并治疗各科疑难杂症，疗效显著。在方药方面，参考疏肝散、逍遥丸之类方剂的组方意蕴，高度重视理气解郁药品的选择，善用柴胡、香附、香橼、郁金之类相对性质平和的理气解郁之品，且恰当使用枳实、青皮等破气理气的竣猛之品，均取得满意疗效。

2021年“尹氏中医理气解郁疗法”被列入河南省第五批非物质文化遗产名录，尹亚东被确定为代表性传承人。2022年12月，“尹氏理气解郁流派”入选河南省首批优质中医学术流派。

第八代，尹在田、吴欣蕾等六人，现为中医药大学在校学生。

二十三、洛阳杨氏沙园膏药

杨氏沙园膏药是省级非物质文化遗产，创始于清朝顺治年间，从1646年传承至今已有300多年的历史。

清顺治年间，河南中医名家杨瑞研制出了杨氏沙园膏药，进行内病外治，在洛阳当地颇有口碑。清代《嵩县志》明确记载：杨氏沙园膏药主治各种痈疽、疮疡、风湿病痛等外科疾病，疗效显著。

第二代传承人杨梦兰（生卒年月不详，杨瑞之子）、第三代传承人杨敷花（生卒年月不详，杨梦兰之子）、第四代传承人杨义（1839年生，杨敷花之子）、第五代传承人杨林圣（1861年生，杨义之子）、第六代杨保天（1883年生，杨林圣之子）等杨氏后代，在继承祖法的基础上，不断钻研医术，改进膏药配方。

第七代传承人杨守铭（1905—1972年），对中医外科治疗疑难杂症，总结出了独有的理论观点和治疗体系，著有《杨氏家传秘方》《病症笔录》等；发明了独特的膏药熬制技艺，即“熬制六步法”，为杨氏沙园膏药在中原的广泛传播打下了坚实的基础。他还毅然打破“传子不传女”“传本姓不传外姓”的家规祖训，于1956年献出祖传药方，散发给众人，让更多的人学习。

第八代传承人杨秀清（1936—2020年），为杨守铭之女，继承了杨氏家学，在1970年7月4日，经洛阳市当时的“文教卫生组”批准，在医药公司的支持下成立了西关膏药厂，负责技术工作；2001年被洛阳市中医学会评为“河洛名医”。

第九代传承人吴建丽（杨秀清女儿，1970—　）、百国文（杨秀清女婿，1968—　），均出身于中医世家，毕业于医学院校，促使杨氏沙园膏药有了飞跃式的发展，于2013年8月创办了洛阳杨氏佰年沙园生物科技有限公司。

杨氏沙园膏药于2010年被列入洛阳市级非物质文化遗产，2011年被列入河南省级非物质文化遗产，吴建丽、百国文为代表性传承人。

杨氏沙园膏药秉承杨氏中医外科的特色，坚持精工熬制膏药的传统办法，严格遵照祖传配方，谨守膏药的疗效。即使目前无法做到大规模生产，也要对每一贴膏药负责。

时至今日，杨氏沙园膏药已经开发出多种针对不同病证的治疗膏药，除风湿骨病、淋巴疾病、乳腺疾病、前列腺疾病等外敷膏贴产品外，还有滋阴补阳、内分泌调节、保养保健及辅助外用贴膏使用的内服类产品，所涵盖患者人群包括风湿、类风湿、骨质增生、腰椎间盘突出、淋巴结、乳腺及前列腺疾病、内分泌失调及阴阳失衡患者。

二十四、淮阳刘氏九宫点穴正脊法

刘氏中医九宫点穴正脊法起源于清乾隆年间淮阳三刘庄，1734年由道医刘一明所传，创始人刘为善跟道医刘一明学习正脊法加内丹炼制治病救人，之后代代相传，至今已传承九代。

第一代创始人刘为善，聪明好学，饱读诗书。青年时发病，百药无效，生命垂危，恰逢著名道医刘一明游历于此，遂把刘道医请至家中救治。经数日医治，刘为善逐渐痊愈，便萌生拜师学医之心。后随师父四方行医，修道数年。有所成就后，回乡开办回生堂悬壶济世。又经多年潜心钻研，总结为九宫点穴正脊法及回生极鲜草贴膏药外敷治病法。

第二代刘周传，第三代刘来乐，第四代刘金来，第五代刘广烈为民国时期一代名医，第六代刘之廷、第七代刘德林于20世纪70年代疟疾爆发时，用刘氏祖传一针、一罐、一贴治愈多人。

第八代传人刘永良（1961—　），自幼跟随爷爷学医，毕业于河南中医药大学针灸推拿专业，为周口市刘氏九宫点穴正脊法及回生极鲜草贴二项非物质文化遗产传承人。被河南中医药大学聘为特殊中医药技能专家，被平顶山学院聘为客座教授，2022年底被评为河南省首批优质中医学术流派代表性传承人。撰写专著一部。

第九代传人刘培章，毕业于河南中医药大学，自幼跟随父亲刘永良习医，掌握刘氏九宫点穴正脊法及回生极鲜草膏药熬制法全套医术，使之发扬光大，撰写九宫点穴正脊经筋疗法专著一部。

刘氏九宫点穴正脊法以手作用于人体十二正经、孙络、别络及脏腑、任督二脉，引导其互生互用，达到自我扶正状态。通过手八法作用，以点、按、拨、捏、揉、理、拉、拔等动作来引导人体的气血畅通，肉松经通，筋柔骨正，调畅气机，使人体阴阳自然平衡。手法安全，点穴不伤皮，理筋不伤肉，拨筋不伤骨，正骨不伤髓。用手法在先，鲜草贴在后；用手法缓解，鲜草贴速达治病效果。手法能使肉松经通、筋柔骨正，鲜草贴可祛风寒、通经络、活血化瘀、消肿胀、止疼痛、软坚散结。

刘氏九宫点穴正脊法流行于豫东，名扬一方。

二十五、濮阳“罗氏三合疗法”

罗氏中医外科起源于明朝永乐年间。据《罗氏族谱》载，罗衍鲁所属的世系起源于明代始祖罗真，属军籍，曾随燕王朱棣征北，而后徙居山东，任东平指挥使，所辖军队被人称“罗家将”。明朝时，罗家子弟多有练武学医者。罗真兄弟 3 人（罗雷、罗雨、罗真），分别定居鲁西地区的东平洲、德州和濮州，堂兄弟 13 人分居山东其他地方。

濮州罗氏第七世祖罗中规，是孔子第六十二代孙袭衍圣公孔闻韶之侄婿、礼科给事中孔闻诗之女婿，是明天启壬戌科进士，被授中书科中书舍人。因孔闻韶、孔闻诗“皆守节不仕清廷”，罗中规便承其遗训，告诫罗氏子弟“可为良医，莫致仕途”。自此，罗家子弟便将行医作为主要事业，罗氏中医逐渐发展起来，并形成了自己的特色，出现了众多名医，如明代医家罗仲光和清代医家罗美、罗国纲（振召）、罗义德等。

濮州罗氏第十世祖罗梅，字馨南，清朝乾隆年间太学生，在传承罗氏中医的基础上，突出发展了外科，成为罗氏中医外科的第一代创始人。至今已经传承了约 280 年，罗衍鲁的祖父罗家荣第六代传人，父亲罗永诗（罗海民）是第七代传人，罗衍鲁是第八代传人。如果从罗真算起，罗衍鲁算是罗氏中医的第十八代传人。2021 年，罗衍鲁被评为代表性传承人，同年被河南中医药大学聘为 6 名“特殊经技能专家”之一，遂在河南中医药大学第三附属医院名医堂坐诊。

罗氏中医外科擅长治疗多种外科疾病，经过数代人的传承和发展，其在治疗乳房疾病方面更具特色，手法治疗、外贴膏药、内服中药是其三大治疗手段。简称为“罗氏三合疗法”。

罗氏中医外科的手法治疗多样，祖传推乳法包括“三指开脉推乳法”“截脉推乳法”“拨筋推乳法”“梳胸开奶法”“震天宗法”“疏肝运脾法”等数十种手法，具有推经活络、激发经气、理气止痛、消乳散结的功效。此外，罗氏中医外科还经常运用刮痧、针刺、艾灸等传统中医疗法。

外贴膏药包括其祖传的“消结化癖膏”“乳炎膏”（清热化毒膏）、“秘灸贴”等，具有清热解毒、止痛消肿、温经通络、散结散癖的功效。

内服中药则是根据传统中医思维和理论，辨证论治，特点是用药宜温和，安全有效。

比如，罗氏中医外科在治疗乳房疾病领域的“罗氏三合疗法”：祖传推乳法、消结化痞膏、中药内服。

二十六、郸城王氏中医皮肤病疗法

王氏家族久居郸城县宁平镇，清光绪年间，王德荣（1880—1950 年）开始以中药为当地百姓治疗皮肤病，经历宣统、民国，一直到中华人民共和国成立后，王氏家族后人一直从事皮肤病的治疗和研究，从未间断。中华人民共和国成立以来，王氏后人王淑平、王庆杰、王健等传承先辈技术，先后在政府医疗部门从事皮肤病的治疗究工作，传承历史达 100 余年。

第二代传承人王瑞英（1909—1979 年），对治疗皮肤病的药物和方剂不断地进行改良研究，初步形成了独特的治疗皮肤病的方剂——消银一号汤。

第三代传承人王淑平（1931—2006 年），结合自己丰富的临床经验，初步形成了王氏家族治疗皮肤病的一套较为完整的方法和中医药方剂。

第四代传承人王庆杰（1963—　），传承祖业，又先后到南京中科院皮肤研究所、上海华山医院皮肤科、河南省人民医院皮肤科进修学习，进一步完善和创新了治疗皮肤病的独特方法、方剂。在郸城县建立了王氏皮肤科中医院，建立了王氏家族皮肤病治疗方法的所有技术档案，多次在政府的组织下举办技术培训班，目前已培训徒弟 60 余名，建有王氏皮肤病中医疗法传习所和王氏皮肤病中医疗法展示馆。

2016 年，王氏皮肤病中医疗法被列入郸城县非物质文化遗产；2019 年，王氏皮肤病中医疗法被列入周口市非物质文化遗产，王庆杰为代表性传承人。目前，第五代传承人王健、王小絮等在从事皮肤病的治疗和研究工作。

王氏家族治疗皮肤病的方法是以当归、丹参、知母、金银花、蛇床子、生地黄、黄芪、黄芩等十几种中药材，经熬制、提炼、加工、组成中药方剂即消银一号汤、消银二号汤、清肺败毒汤、复白汤等，内服外用，对于治疗牛皮癣、白癜风、面部痤疮等各种皮肤病，效果好，见效快，疗效显著，治愈率高、复发率低。

王氏皮肤病中医疗法采用的是纯中药制剂，副作用低，重视个体差异，因人而异，辨证施药，皮肤病患者随治随走，不打针，不住院，且费用较低，施药方便宜行，深受患者欢迎。

二十七、偃师便秘传统药膳疗法

偃师便秘药膳疗法起源于清朝末期，至今已历经五代人传承。此法隐药于食、辨证配伍、注重调理、标本兼治。是从民间单方、验方模式发展成比较完善的便秘药膳疗法。

创始人詹树声是清末秀才，秉承家学，悬壶济世，尤其擅长治疗胃肠病，创立了便秘药膳疗法。詹桂娃是詹树声之女，将詹树声创立的便秘药膳疗法继承并传授给后代。潘承恩是詹桂娃之子，师承祖业，20 世纪 60 年代考入西安医学院并留院工作，现为西安交通大学第一临床医学院主任医师、教授、博士生导师，1992 年被国务院授予有突出贡献专家。1980 年前后，潘承恩将便秘药膳疗法传给外甥赵站周。

第四代传人赵站周传承和创新了药膳疗法，以此为基础，将药膳疗法理论化、系统化，研制出“久服康”系列药膳散剂，辅以基础疗法和肛肠科干预疗法等，解决了常规便秘疗法治标不治本、常治常复发的难题。有效治愈了多种类型的便秘，对合并的其他疾病也有显著的改善，使许多患者避免住院、“手术切肠”之苦，节约了大量医疗资源和费用，是当前独具特色的防治便秘的思路和疗法。

便秘传统药膳疗法以中药和五谷杂粮等食材的提取物配伍组方，采用传统工艺加工制作，具有益气健脾、调理脏腑、扶正祛邪、调治便秘等胃肠病的功效，避免了便秘的常规疗法长期使用寒凉泻药对胃肠功能的损害。

便秘传统药膳疗法与便秘的常规疗法迥然不同，其有别于单纯药物疗法，将药膳散剂兑入一日三餐中即获疗效，避免了患者对药物治疗的抵触心理。便秘药膳疗法配合基础疗法、经络疗法和肛肠科干预疗法等，拓宽治疗范围，解决了常规便秘疗法治标不治本、常治常复发的难题。

2021 年，“便秘传统药膳疗法”被列入洛阳市偃师区非物质文化遗产，赵站周为代表性传承人。2022 年，赵站周成为全国高等医药院校中西医结合教材《现代便秘治疗学》的编委之一。近年来，赵站周先后获得 3 项国家发明专利。

二十八、安阳贾氏中医儿科

贾氏中医已经有 130 多年的历史，据史料记载，贾氏中医起源于清光绪年间，由于当时经济落后，民不聊生，人们饮食不节，儿童积食病比较普遍，贾氏儿科应运而生。贾氏第一代中医人贾如恒，在安阳西 70 余里贾家村贾府开设药铺，店号“合顺堂”，前店卖药，后店加工炮制赶制药品，以“积德行善，扶贫济困，妙药灵丹”著称。“合顺堂”跨越了百年历史。

贾氏中医的传承脉络如下：第一代贾如恒（1866—1952 年），中医师；第二代贾德华（1906—1990 年），中医师；第三代贾东海（1938—　），中医师；第四代贾喜来（1964—　），中医执业医师；第五代贾超群、冯艳芳、贾王平、贾元科，正在习医。

第四代贾喜来为代表性传承人。自幼学习中医，深得长辈真传，先毕业于安阳卫校，后又参加自学考试毕业于河南中医药大学，现为中医执业医师。主治中医儿科及内科疑难杂症，在数十年的临证实践中，贾喜来结合前辈经验和自身经验，创制了“小儿化积食消食口服液”。

其方用的是贾氏中医家传的“独门秘籍”，利用当地道地中药炒山楂、炒麦芽、鸡内金等12味中药材，经过精挑细选，按法炮制，炒至焦黄，然后存性；经三道精细工序后，先武火后文火，文火25分钟后煎制成小儿化积食消食口服液。该口服液味道酸甜，服用方便，儿童容易接受，化积消食，清热导滞，具有副作用小、安全性能高的特点。服用化积消食口服液一到二个疗程，胃口好，食欲旺盛，睡得香，吵闹减少；二到三个疗程，头发变多，转黑，有光泽，是小儿疳积之良药。

贾氏中医儿科被评为“安阳市非物质文化遗产”，获得国家发明专利。其个人先后获得河南省“最美乡村医生”、河南省“十大基层好医生”等称号。

二十九、泌阳吕氏传统中药痔疮疗法

“泌阳吕氏传统中药痔疮疗法”起源于清朝嘉庆年间，至今已有200多年历史，历经九代人传承。

创始人吕复寅（清嘉庆年间至道光年间），泌阳县泰山庙乡大寨人，曾在家乡自费开办义学，并酷爱医术，遍访当地名医学艺，后探索研制出了治疗痔疮的独特药方，成为当地名医，一生救人无数。

第二代传人吕太清（清道光年间至1885年），第三代传人吕德馨（清咸丰年间至1902年），第四代传人吕国藩（清同治年间至1920年），第五代传人吕恩益（清光绪年间至1935年），第六代传人吕家增（1900—1964年）均传承了家传医术，行医数十年，并逐步对医术进行总结完善。

第七代传承人吕春义（1934—　），传承家学，免费为痔疮和各种疮疡类患者治疗70多年，深受百姓尊敬，曾受到当地政府的表彰，《河南日报》等媒体相继报道过其善举。

第八代传承人吕绍军（1967—　），自幼随父学医、上山采药、炮制药材，掌握痔疮和蛇胆疮等各种疮疡类以及癣类的治疗方法，坚持近十年为五保户、低保户、残疾人及贫困户病人免费治疗，深受群众爱戴，2014年入选“中国好人榜”，被评为“驻马店市道德模范”，2021年还在泌阳首批建立了“吕氏传统中医疗法展示馆”。其次子吕付贤（1991年）为第九代传承人。

2017年，“吕氏传统中药痔疮疗法”和“吕氏蛇胆疮传统疗法”均被列入泌阳县非物质文化遗产；2020年，“吕氏传统中药痔疮疗法”被列入驻马店市级非物质文化遗产，吕绍军是第八代代表性传承人。2021年3月，吕绍军经县文化广电和旅游局批准，建立了“泌阳县非物质文化遗产吕氏传统中药痔疮疗法示范传习所”。

“吕氏传统中药痔疮疗法”属纯中药疗法，采用蒲公英、翻白草、野葡萄等28种纯天然中草药研成粉末，使用时外撒患处或用软膏调敷患处，其配制简单，使用方便，适用于24种痔疮。

吕绍军在传承祖传药方的基础上，对疗法进行了完善、改良和创新，已形成了以下特点：一是散剂与膏剂相结合，使用方便；二是具有清热解毒，养阴生津，活血逐瘀，消肿止痛、止痒、止血，去腐生肌等功效；三是具有止痛、止血快，疗程短等优点；四是安全可靠，控制感染，痛苦小，创面愈合平整、瘢痕少；五是价格低廉，减轻了患者的经济负担。

三十、泌阳苗氏膏药

苗氏膏药是由多种名贵中药以纯芝麻油为基质，加广丹熬制而成的，是针对骨伤进行的外敷贴剂疗法，外观黑如漆，亮如镜，俗称“黑膏药贴”。具有活血化瘀、消肿止痛、续筋接骨、促进骨头愈合、缓解麻痹等作用。对跌打损伤、骨折骨裂、软组织韧带损伤、颈椎病、肩周炎、腰椎间盘突出症、各类骨关节炎等病具有外敷康复的功能。

苗氏膏药起源于清光绪年间，距今已有一百多年的历史。创始人苗永泰因积善行德救助一高僧而得方，并得真传，又结合自己的临床实践经验，拜名师、访高友，吸取精华，研制出一套膏药方，后来又传授其儿子苗敬修，父子不断总结经验，加以改良，给广大乡邻医治跌打损伤、骨裂骨折，在当地颇有口碑。之后经第三代传承人苗忠信（1874—1927 年）、第四代传承人苗清朝（1899—1971 年）、第五代传承人苗立臣（1953—2013 年）、第六代传承人苗增欣（1982—　）代代相传，从未间断。

第五代传承人苗立臣是苗氏跌打损伤疗法代表性传承人。第六代传承人苗增欣（广西中医药大学中医骨伤科学专业硕士毕业）在继承祖传药方的基础上，结合自己深厚的理论基础和实际经验，汲取古今膏药精华，对膏药加以改良，取得非常好的疗效。并在 2017 年注册“苗六代”膏药类别商标志。

苗氏骨伤膏药属外敷中药贴，遵古炮制，传统方法，纯属手工制作，全部以纯中草药制成，无任何激素、止痛等西药成分，膏体观之药色纯正、亮泽油润，黑如漆，亮如镜；闻之草药味道，香油清香，无任何刺激性气味。局部外用，黏而不流，细腻如脂。一贴可反复使用七天左右，有效期长，通过皮肤吸收药物有效成分，直接作用病灶，不伤肝肾，优于传统口服汤药。具有疗效好、费用低、康复快、标本兼治、随贴随走、节省时间、无毒副作用等特点。

苗氏骨伤膏药针对不同症状分两种配方：一种活血化瘀膏药，针对跌打损伤、骨折骨裂、软组织损伤、颈椎病、腰椎间盘突出症、腰肌劳损、各类关节炎等，其主要作用是活血化瘀、消肿止痛、修复受损组织、舒筋活络、促进骨痂形成。另一种风湿膏药，针对风湿及类风湿关节炎、骨质增生、关节凉疼等寒湿痹证，其主要作用是祛寒除湿、扶正祛邪、温通经脉。

三十一、邓氏太和医派

太和医派由邓氏高祖邓坤伦于明宣德年间在道教圣地武当山所创，迄今已传承 16 代。邓坤伦（约 1400—1490 年）是医武双修的一代奇才，年轻时游历南北，广纳医武绝学，于明宣德元年（1426 年）居道教圣地武当山真庆宫，创立“太和医派”。著《武当太和门秘授打穴解穴开死门真传》等传世。后由第十三代传人邓保贤随父邓云兴迁至南阳社旗县。

太和医派为家族传承方式，是父传长子的递传式传承。自创建至今在传承的16代中，各代皆有建树。比较突出的有第十代传人邓钟山（1798—1885年），著有《子午阳性功》《功法宝藏》《千斤坠底功》《太和秘方集》《阴阳五行手推拿疗法》等多部著作。并整理修订多部家传医武著作，声名远播。

第十五代传人邓祥（1977—　），字海洋，号无极子。主编《太和脊道中医诊疗》《太和脊道正骨疗法》《太和脊道脏腑推拿与急救疗法》等著作。为传承太和医派做出重要贡献。

太和医派的学术指导思想是"人在气中，气在人中；一气周流，万物化生""以外导内，阳主阴从；四体调衡，内外兼治"。太和医派认为疗疾在于调和阴阳，形气合一。人身四体，身体的上下左右、内外前后、毛皮肉筋骨、血液髓精汗等是一个整体，四体合一平衡才是健康的。所以治病必首先正骨，再理筋，使人体气血通畅；次理督脉启动人身之阳气，以有形调无形；再辅助中药以无形调有形；另疏其情志使疾病得以痊愈。

太和医派的优势病种为男科、女科、正脊、溃疡等。疗效显著，且无副作用，受到广大患者的欢迎。至今在社旗、唐河、泌阳、南阳、郑州以及湖北等地均有一定影响。

2022年12月邓氏太和医派入选河南省优质中医流派，邓祥为流派代表性传承人。

三十二、汝州于氏中医外科

于氏中医外科源于清嘉庆年间，是由河南省临汝县尚庄乡于爻村于纪（1749—1814年）从江苏无锡中医世家学得，后其第四代传承人于中成将该医术传至同县的骑岭乡白马村。这是一种运用凤凰散、麒麟膏、太乙灸等祖传药方治疗各种外科疾病的传统中医疗法，尤以治疗妇女乳房疾病最为有效。

于纪运用所学的诊疗知识和验方，悬壶济世，使于氏中医外科在于氏家族代代相传，至今已传至第八代。第二代传承人于宗周（1779—1849年），第三代传承人于永昌（1813—1883年），第四代传承人于中成（1848—1913年），第五代传承人于广田（1884—1944年），第六代传承人于文玉（1924—1984年），第七代传承人于占西（1954—　），第八代传承人于朝锋（1985—　）。

第四代传承人于中成，不断收集民间验方，编写《千金不易简便良方》一书。书中有救刀刃自刎咽喉、救炮轰火伤各方，有治墙壁砖石木压死等120个药方。

第六代传承人于文玉，编写有《于氏家藏形神图说》一书。该书包含有于氏家藏外科、艾灸、神火照、刀针砭石、围药、开口除脓、收口、总论服药、复论五善七恶、将息等10种治疗痈疽发背之大纲。20世纪60年代，于文玉因运用祖传配方治疗妇女乳腺疾病，而在洛阳、许昌、登封等地受到好评，被群众称为"奶先生"。

第八代传承人于朝锋（1985—　）自幼随父于占西习医，采药、抄方，毕业于郑州仲景国医专修学院，后开馆行医。

2012年于占西、于朝锋父子在郑州创办了同心堂中医馆，2015年将祖传“太乙灸”配方进行创新性转化，研制出“百岁谷透骨活络灸”，并正式量化生产。

于氏中医外科同明代江苏无锡女名医谈允贤有一定渊源，创始人于纪与出生于江苏无锡中医世家的杨濂（谈允贤之子）在禹州药市上结识，当时杨濂被一伙劫匪洗劫一空，于纪出手营救。杨濂为答谢救命之恩，留给于纪一些医书和药方。药方中的凤凰散、麒麟膏、太乙灸为秘不示人的祖传配方，对治疗妇女乳腺炎、乳腺增生、乳腺囊肿等乳房疾病和疮疡溃破等慢性病、疑难杂症均有良好效果。

凤凰散药方由蒲公英、川楝子等组成，主要用于治疗乳房病（乳痈、乳癖、乳核）；麒麟膏药方由全虫、白芷等组成，主要治疗乳房疾病和一切疮疡、化脓、溃破等；太乙灸药方由艾绒、雄黄、木香、杜仲、川芎、皂角、硫黄等组成，主要用于治疗各种慢性病、疑难杂症。

三十三、开封王徐氏麻刺针法

王徐氏麻刺针法属于传统中医刺血疗法的一种，始于雍正元年，已经传承15代，至今已有300余年历史，是开封市非物质文化遗产。由康熙年间医生王伟光与妻子徐时好在江南创立，经过王雄胜、王才广、王具善、王安民、王邦兴、王定坤、王国泰、王荣宗、王文斋等十几代人的努力，已形成了自己的独特技能。

第十代传承人王文斋八岁起就跟随其父王荣宗和祖父王国泰学习中医，他凭借独特精湛的医术，曾于民国时期河南省政府任医生，是当时社会知名的大夫。由于他喜爱留有两撇小胡须，当时民众都称其为“胡子医生”。

王文斋把王徐氏麻刺针法传授给自己独生女儿王者贤，使其成为王徐氏麻刺针法第十一代传承人。

中华人民共和国建立初期，王者贤又将其针法传给了自己女儿贾素兰（为第十二代传承人）。

贾素兰之女吕智俊，自幼随外曾祖母王徐氏、外祖母王者贤生活，在中医世家的成长中，她十几岁便掌握了王徐氏麻刺针法的技艺要领，20世纪90年代初王者贤弥留之际，正式指定吕智俊为第十三代传承人。吕智俊自80年代行医至今，运用王徐氏麻刺针法为很多人解除了病痛。吕智俊现在是王徐氏麻刺针法代表性传承人。

吕智俊不仅将王徐氏麻刺针法传给了其独生女王吟菲，侄子吕伟森，还秉承祖训“传后世有德之人”，收授了李凯、王艺等第十四代传承人。

王徐氏麻刺针法主要是使用银针、梅花针和三棱针等工具，根据患者病情，依据穴位进行针灸、刺络治疗，特征是疗程短、见效快、安全，针对一些疑难杂症患者也效果显著，其主要针法有：

1. 蛇打七寸针法 此针法是针对带状疱疹（俗称蛇缠腰）的一种针刺排毒针法。先在病灶“蛇缠腰”的七寸要害之处施以针刺，再用针刺“蛇头”，被称为“打七寸敲蛇头”。排除毒素，患者疼痛即可消除，治疗痛苦小，无毒副作用。老人、小孩、孕妇皆可施救，一两次便可痊愈。

2. 锥骨定风针法　是在患者疼痛部位针刺定风、麻刺排风，使气血能正常运行，消除疼痛一种针法。此针法对痛风及颈肩腰腿处的疼痛疗效显著。

3. 麻刺通络针法　针对人体不同的穴位点刺、麻刺，疏通经络，消除瘀堵，达到减轻或消除患者心悸、胸闷、气喘、头晕、头痛等心脑血管供血不足的现象，降低心脑血管及中风的风险。

4. 五针分瘀针法　运用银针在跌打扭伤患者的患处进行五处分瘀治疗，使患者快速散瘀，消除疼痛。

三十四、许氏心身整合疗法

许振国博士（1973—　）心身整合疗法与元婴劲摩捻手法创始人，河南中医药大学心理学专业创建者之一。他所创制的心身整合疗法有以下特点。

1. 无损修复　心身整合疗法是基于人体自愈系统的疗愈方法，而自愈系统启动则有两种不同的方式：一是损伤后再修复的原理，用机体损伤刺激机体被迫启动自愈系统，实现机体功能修复；二是通过机体不断放松再放松，保证各个脏腑的足量气血灌注，主动启动人体自愈系统，实现机体功能修复。心身整合疗法运用“温柔以待”的元婴劲手法，不断放松身体，实现完全无损修复，把身体的疗愈交给生命本身。

2. 双向疗愈　常见的手法会有以下的两种现象：一是受术者接受手法治疗以后，疼痛持续数日甚至数周，最后甚至因畏惧痛苦而放弃治疗；二是施术者因为长时间过于用力，导致指、腕、肘、脊柱甚至骨盆等的变形。心身整合疗法特别讲求慢、柔、松、定、透的手法要领，在让受术者放松的同时，也让施术者不断放松，二者之间形成一种相互促进的放松场域，以此达成自愈系统启动的目的。

3. 心身同调　心身整合疗法不仅通过手法解决气血不通、邪毒淤积的问题，同时通过语言的心理疏导、手法的温柔以待、呼吸的觉察内省等方式，来达成心身同调的方法。由心入身，由身入心，心身同调，最终获得心身合一的终极效果。

心身整合疗法的创立，得益于许振国几十年如一日的《黄帝内经》研究。许氏先后拜师河南中医药大学许敬生教授，北京中医药大学钱超尘教授、张其成教授，郑州大学王蕴智教授，奥伦达部落创始人刘向阳先生，把国学、小学、心理学、中西医学等融合在一起，创建了基于《黄帝内经》的新心学理论体系及心身整合疗法的操作体系。

许氏认为，《黄帝内经》的精髓在于——生命的根本在内不在外，健康的主宰是神而非形。所以，他的心身整合疗法有一个中心——放松是最好的治疗。两个基本点——血足气畅经络通，爱是生命最完美的疗愈。而心身整合疗法体现“一个中心”“两个基本点”的，就在它特殊的元婴劲手法之上。

元婴劲有五个要点：一是专注，一心一意，把意识专注于一个指头的指腹上，感受手和皮肤接触的感觉；二是慢，慢慢转动指腹，3～4 秒转动一圈，越慢越能让人放松；三是不用力，不用力就没有抗拒；四是定而透，不用力还需要力道透达躯体，关键是接触面积越小压力越大；五是蚕食，一个点、一个点地解决所有躯体不通的点。

心身整合疗法完全不用药物，从源头上解决疾病的根本问题。简便廉验，人人可学，它的出现，让每一个人可以真正成为生命健康的“第一责任人”。

三十五、开封何氏面瘫外治疗法

何氏面瘫外治疗法是一种民间中医治疗面瘫的方法，起源于河南省商丘市柘城县。从 1872 年至今已传承 6 代共 150 余年。

第一代传人何兴旺生于 1846 年 8 月，他 7 岁时习武，17 岁时学习中医针灸。26 岁时自立中医堂，擅长用带棱针挑刺穴位加中药外贴治疗面瘫。

第二代传人何国泰，生于 1872 年 2 月，1898 年开设中医堂；

第三代传人何怀琮，生于 1898 年 6 月，1920 年开设中医堂；

第四代传承人何连帮，生于 1922 年 7 月，1945 年开设中医堂；

第五代传承人何旭，生于 1951 年 11 月，1968 年学习家传面瘫技术，1972 年开设中医面瘫诊所至今，1985 年把带棱针改为三棱针；

第六代传承人何传义，生于 1974 年 6 月，1990 年跟随父亲学习家传面瘫诊疗技术。21 岁时就熟练掌握该技术并单独执业。于 1995 年 6 月在开封市郊区南郊乡（现为鼓楼区南苑办事处）小王屯成立了专门治疗面瘫的卫生室。

他运用家传三棱针放血疗法配合中药外贴技术为患者治疗面瘫，又在开封清明上河园设立中医馆，面向全国游客弘扬中医针灸文化。因何氏治疗面瘫方法简便，疗效显著，受到群众一致好评，2010 年何传义被卫生部评选为“全国优秀乡村医生”，2016 年被中华全国总工会授予“全国五一劳动奖章”，公开面向社会招收弟子而形成学术团队。2022 年该技术被河南省卫生健康委员会遴选为“河南省首批优质中医学术流派”项目。

在诊疗面瘫后遗症患者过程中，何传义发现面瘫后遗症患者因为面瘫不能得到理想的恢复出现抑郁、焦虑、失眠等症状，久之导致患者血压升高。他在家传三棱针的基础上改革创新埋线疗法，取得了良好的效果，使众多血压升高患者在不吃药的情况下，保持血压在正常范围内，避免了患者长期口服降压药对身体的危害。

2023 年何传义的工作室被开封市总工会评选为开封市劳模和工匠技能人才“何传义创新工作室”。

（许敬生　吴玉玺　施　森）

第十章 河南的中医教育和传承

古代中医药学的教育方式大体分为私学教育与官办医学教育两种。私学教育包括家传、师承、私淑、自学等方式。私学教育在《黄帝内经》中已初现端倪，具备个体化、特性化的特点，是长期以来我国医学人才培养的主要方式，也是我国中医药学术流派形成的重要基石。官办医学教育是指由政府主办，并由政府统一管理的“学校式”医学教育，具有稳定性、规模性、统一性的特点。在私学教育与官办医学教育两种教学方式的共同作用下，中医药学理论体系得以不断发展，传承千年。

近代以来，伴随着西方近现代大学教育模式的传入，中国医学教育逐渐开始了体系化的院校培养模式。中华人民共和国成立以后，各地高等中医药院校的成立与建设，是我国高等医学教育的巨大成就，为中医药高等人才的培养，中医药学术的传承做出了重要贡献。河南作为中国历史上长期的政治经济文化中心，作为中医药文化的发源地之一，鲜明地体现了中医药教育的发展历程。

第一节　古代河南的中医教育和传承

一、《黄帝内经》的“私学”教育模式

师徒授受是中医药学传承发展的主要模式，也是中医药得以延续和发展的主要因素。《黄帝内经》约形成于秦汉时期，作为中医理论体系脱离“巫医”系统，具备独立理论方法模式的重要著作，其不仅搭建了中医理论基本框架，形成了中医诊疗模式，更是透露出完备的中医“私学”传承方式，藉此可以考见先秦两汉时期师承教育模式的端倪。

《素问·移精变气论》云：“岐伯曰：色脉者，上帝之所贵也，先师之所传也。上古使僦贷季，理色脉而通神明，合之金木水火土，四时八风六合，不离其常，变化相移，以观其妙，以知其要，欲知其要，则色脉是矣。”唐代王冰注云：“先师，谓岐伯祖世之师僦贷季也。”《灵枢·口问》云：“岐伯避席再拜曰：善乎哉问也，此先师之所口传也。”《素问·六节藏象论》云：“帝曰：余已闻六六九九之会也，夫子言积气盈闰，愿闻何谓气？请夫子发蒙解惑焉！岐伯曰：此上帝所秘，先师传之也。”《黄帝内

经》虽为托名而作，但似已表明其成书时代中医药学师承教育模式的成熟与普遍应用。

“至道在微，变化无穷”（《素问·灵兰秘典论》），医学学习具备长期性和复杂性的特点，针对这种特点，《黄帝内经》明确提出了诵、解、别、明、彰五个学习步骤。《素问·著至教论》载：“诵而颇能解，解而未能别，别而未能明，明而未能彰，足以治群僚，不足治侯王。愿得受树天之度，四时阴阳合之，别星辰与日月光，以彰经术。”即通过理论学习，建立知识结构，进而达到理论的理解与灵活运用，从而融会贯通、学以致用。

除了强调学习的目的与方式，《黄帝内经》也明确了相关“课程设置”与“职业素养”。《素问·解精微论》云：“黄帝在明堂，雷公请曰：臣授业，传之行，教以经论、从容、形法、阴阳、刺灸、汤液所滋……”《素问·疏五过论》云：“圣人之治病也，必知天地阴阳、四时经纪、五脏六腑、雌雄表里、刺灸砭石、毒药所主、从容人事，以明经道，贵贱贫富，各异品理。”经论，即医学理论；天地阴阳、四时经纪，即四时气候、自然变化；五脏六腑、雌雄表里，即人体内外生理结构；刺灸砭石、毒药所主，即治疗方式；从容人事，相当于社会心理学。

二、中原地区师承模式的发展

伴随着中医药学理论体系的发展，师承教育模式也逐渐成熟，薪火相承直接推动了中医药学人才的涌现。考诸两汉，除《黄帝内经》隐约可见外，《史记·扁鹊仓公列传》更是清晰记载了淳于意师承模式的传承线索，进一步明确了师承模式在两汉时期的重要性和主体性：“太仓公者，齐太仓长，临淄人也，姓淳于氏，名意。少而喜医方术。高后八年，更受师同郡公乘阳庆。”又说：“问臣意：师庆何见于意而爱意，欲悉教意方？对曰：臣意不闻师庆为方善也。意所以知庆者，意少时好诸方事，臣意试其方，皆多验，精良。臣意闻菑川唐里公孙光善为古传方，臣意即往谒之。得见事之，受方化阴阳及传语法，臣意悉受书之。臣意欲尽受他精方……即为书以意属阳庆，以故知庆。臣意事庆谨，以故爱意也。”淳于意先后从学于公孙光、公乘阳庆，终成一代名医。《后汉书·方术列传》也记载了涪翁、程高、郭玉之间的师承授受。

清康熙时期学者陈梦雷援据历代史志著《古今图书集成》，其中《医部全录》详细考证了“医圣”张仲景的师承授受，“按襄阳府志，张机，字仲景，南阳棘阳人，学医于同郡张伯祖，尽得其传。灵帝时，举孝廉，官至长沙太守，少时与同郡何颙，客游洛阳。颙谓人曰：仲景之术，精于伯祖。仲景宗族二百余口，自建安以来，未及十稔，死者三之二，而伤寒居其七，乃著《伤寒论》十卷行于世。华佗读而喜曰：此真活人书也。又著《金匮玉函要略》三卷，汉魏迄今，家肄户习，论者推为医中亚圣，而范蔚宗后汉书不为仲景立传，君子有遗憾焉”，“杜度，不知何郡人，仲景弟子，识见宏敏，器宇冲深，淡于矫矜，尚于救济，得仲景禁方，名著当时”，“卫沈，仲景弟子，好医术，有才识，疏撰《四逆三部厥经》《妇人胎藏经》《小儿颅颐经》行世，名著当时”。

魏晋南北朝时期，中原地区战争频仍，史籍所载中原医家甚少，其师承所学也无所稽考。隋唐两代，中原地区医家如张文仲、孟诜、甄权、甄立言、崔知悌等虽史有所传，但大都没有记载其师承渊源，只有甄权、甄立言兄弟在《旧唐书》本传中记载：“甄权，许州扶沟人也。尝以母病，与弟立言专医方，得其旨趣。”似为自学成才。

北宋政府崇文尚儒，太祖赵匡胤于开宝六年（973 年）即下诏编订《开宝详定本草》，于医方本草之学多所推动。该时期影响较大的一位就是儒医高若讷（祖籍山西榆次，后迁家河南卫辉）据载：“若讷强学善记，自秦、汉以来诸传记无不该通，尤喜申、韩、管子之书，颇明历学。因母病，遂兼通医书，虽国医皆屈伏。张仲景《伤寒论》、孙思邈方书及《外台秘要》久不传，悉考校讹谬行之，世始知有是书。名医多出卫州，皆本高氏学焉。”高若讷“因母病，遂兼通医书”，对医学经典，考校讹谬，补其缺漏，开启了宋代研习医学经典的学风，也是北宋医学传承的重要环节，“名医多出卫州，皆本高氏学焉”。《邵氏闻见录》记载：“康节先公曰：昔居卫之共城，有赵及谏议者，自三司副使以疾乞知卫州，以卫多名医故也。有申受者善医，自言得术于高若讷参政，得脉于郝氏老。其说谓高参政医学甚高，既贵，诊脉少，故不及郝老。郝老名允，居郑州，今谏议之疾非郝老不可治。”由此可知，申受问学于高若讷，为高氏嫡传。另据《龙川略志》载：“有一举子徐遁者，石守道之婿也，少尝学医于卫州，闻高敏之遗说，疗病有精思。”徐遁应为高氏私淑弟子。其实校正医书局的几位著名人物与高若讷都有师承关系，如：林亿、高保衡师出同门，都是卫州高若讷门下，高保衡是其次子，林亿还是高氏的女婿。可见，师承授受的人才培养模式在北宋时期备受重视，推动了北宋医药学的全面发展。

金元时期，在师承教育模式的基础上医学流派逐渐出现并发展，自此而后，师承教育被内化为医学流派传承发展的重要途径，师承教育也由单纯的医技传授，拓展为包含医学理念、诊疗模式在内的继承与传播，成为了师承教育人才培养模式的典范，更被认为是中医学术进步的标志性成就，其代表就是以刘完素、张子和、李东垣、朱丹溪四位医家为核心的“金元四大家”。张从正，字子和，号戴人，金之睢州考城人，约生活于公元 1156—1228 年，张氏“精于医，贯穿《素》《难》之学，其法宗刘守真，用药多寒凉，然起疾救死多取效”。临床上，张子和主张“攻邪”，善于运用汗、吐、下三种方法“攻逐邪气”，对后世明清温病学说“祛邪外出”的治疗方法颇多影响。张氏之学后经罗知悌从中原南传，不仅促进了南方医学的传播，也对朱丹溪“滋阴学派”也有一定影响。罗知悌，为刘完素再传弟子，旁通张从正、李杲之学，因而能发挥经旨、参合哲理、融会诸家，并能结合临床实践而创立新说。

明清时期，中医药理论体系分科诊疗模式逐渐形成，临床各科均形成了完备的诊疗模式，各科理论、诊疗、医案、医方等著作相继涌现，中医各科的师承授受具备了“教材”形式的凭依。

与师承教育同时，家传也是医学教育的重要形式，又被称为“世医”。魏晋南北朝时期，家传医学尤为兴盛，多以士族官宦为著，比如东海徐氏、馆陶李氏。《南史·列传第二十二》记载了徐熙—徐秋夫—徐道度、徐叔响—徐文伯、徐嗣伯—徐雄的家传谱系；《北史·列传第七十八》则记述了徐雄—徐之才、徐之范的家传谱系。

两宋时期，有明确史志可考的医生有 243 人，其中 55 人是世医出身。北宋初“世医”以孙用和父子（河南卫辉人）最为有名，《邵氏闻见录》卷二载：“仁宗初纳光献后，后有疾，国医不效。帝曰：后在家用何人医？后曰：妾随叔父官河阳，有疾服孙用和药辄效。寻召用和，服其药果验；自布衣除尚药奉御，用和自此进用。用和本卫人，以避事客河阳，善用张仲景法治伤寒，名闻天下。二子奇、兆，皆登进士第，为朝官，亦善医。”孙奇、孙兆二人（均为河南卫辉人）除精于医术以外，更是参与了校正医书局的校正工作，《直斋书录解题》卷十三载：“凡医书之行于世，皆仁庙朝（宋仁宗）所校定也。按《会要》：嘉祐二年（1057 年），置校正医书局于编修院，以直集贤院掌禹锡（河南郾城人）、林亿校理，张洞校勘，苏颂等并为校正。后又命孙奇、高保衡、孙兆同校正。每一书毕，即奏上，亿等皆为序，下国子监板行。并补注《本草》，修《图经》《千金翼方》《金匮要略》《伤寒论》，悉从摹印，天下皆知学古方书。呜呼！圣朝仁民之意溥矣。”

明代河南“世医”以大梁李濂家族为最。李濂，字川父，祥符人，今河南开封人，据其自撰《大梁金钟李氏世系碑》记载：李氏世居开封，以小儿医著称于后梁、两宋，其六世祖李景权，著医书满家，景权子李铎，得景权所传，父子并为元太医院御医。李铎第二子李得祥，“精医术，盛行永乐、洪熙、宣德间”，第四子李得祐精医术，为明太医院医士，李得祥长子李仁、三子李信、五子李伦并善医术。李信为李濂祖父，也擅长儿科，“医婴有奇效”。李信长子李敬，“为时名医”，李敬第二子即是李濂。由此考知，李濂家族实为绵延二百余年而不绝的儿科世家。

三、官办中医药教育人才培养模式

具备“院校教育”性质的中医人才培养模式要晚于师承模式，虽然周朝已出现医学的分科和相应的医官设置，但由于载籍阙如，暂不能考察是否有官办医学教育的行为。两汉时期政府对所需的医学人才则多以征召、征辟的方式从民间求得，如汉平帝于元始五年（5 年）下诏“征天下通知逸经、古记、天文、历算、钟律、小学、《史篇》、方术、《本草》及以《五经》《论语》《孝经》《尔雅》教授者，在所为驾一封轺传，遣诣京师。至者数千人”（《汉书·平帝纪》）。从西汉政府屡次征召民间医士来看，大概西汉时期也并未出现官办医学教育，民间师承授受仍然是医疗技术传承与社会医学人才培养的主要方式。

我国官方医学教育的形成大约始于南北朝时期，经过隋唐的高度发展，尤其是唐太医署的设立，标志着官办医学教育机构开始出现，到北宋时期由于北宋政府对医学教育的进一步重视，官方医学教育体系日渐完备，达到封建王朝社会的顶峰。

（一）宋代之前医学教育的发展

《唐六典》卷十四《太常寺》太医署“医博士”“助教”条下注：“晋代以上手医子弟代习者，令助教部教之。”这是我国官办医学教育有明确文字记载的开始。有明确纪年的官办医学教育至刘宋元嘉二十年（443年）才出现，“宋元嘉二十年，太医令秦承祖奏置医学，以广教授。至三十年省”。是古代中医药官方开展教育培训的标志，开中国正式由政府设置医学教育之先河。《魏书·官氏志》中记载，北魏官职中有太医博士之设，“太医博士从第七品下；太医助教从第九品中”，医学教育已纳入官员管理制度。隋代，医学教育由太医署承担，署内设医、药两个科目，在招生、教学、师资、考核等方面均有明确的规定。唐承隋制，不仅续设太医署，且对其组织结构进行了扩充和完善，增强了太医署的教育职能。不仅招生规模大大扩充，在分科、教材设定和考核制度等方面也有发展和完善。据《新唐书·志三十八》记载，唐太医署的人员组成是：“太医署令二人，从七品下；丞二人，医监四人，并从八品下，医正八人，从九品下。令掌医疗之法，其属有四：一曰医师，二曰针师，三曰按摩师，四曰咒禁师。皆教以博士，考试登用如国子监。”

唐代不仅在中央设立太医署管理医学教育，也在地方各州府普遍设立医学校，将医学教育进行全国推广，“贞观三年置医学，有医药博士及学生。开元元年改医药博士为医学博士；诸州置助教”（《新唐书·百官志》）。这是我国医学教育史上的一大进步，同时也促进了地方医学的兴起与发展。

（二）宋代医学教育的成就

古代中医药官方教育从宋代起进入了一个快速发展和繁荣的阶段。开国之初，宋承唐制，设太医及翰林医官，衙署仿唐制称太医署，但此时太医署并无医学教育职能。医学人才依然采取征召的方式，如太祖开宝四年（971年）诏：“《周礼》有疾医，掌万民之病；又，汉置本草待诏，以方药侍医。朕每于行事，必法前王，思得巫咸之术，以实太医之署。其令郡国求访医术优长者，咸籍其名，仍量赐装钱，所在厨传给食，速遣诣阙。”

北宋时期医学教育的快速发展与三次“新政”密切相关。首先是以范仲淹为首的仁宗“庆历新政”，其次是王安石为相时的神宗“熙宁变法”，最后是徽宗“崇宁兴学”。

宋仁宗庆历四年（1004年）范仲淹上奏：“臣观《周礼》，有医师掌医之政令，岁终考其医事，以振其禄。是先王以医事为大，著于典册。我祖宗朝置天下医学博士，亦其意也。即未曾教授生徒。今京师生人百万，医者千数，率多道听，不经师授，其误伤人命者日日有之。臣欲乞出自圣意，特降敕命，委宣徽院选能讲说医书三五人为医师，于武成王庙讲说《素问》《难经》等文字，召京师习医生徒听学，并教脉候及修合药饵，其针灸亦别立科教授。经三年后，方可选试，高等者入翰林院充学生祇应。

仍指挥今后不由师学，不得入翰林院。”仁宗诏准范仲淹所奏，于庆历四年（1004 年）三月二十五日下诏，命国子监于翰林院选讲说医书之人，在城内武成王庙讲学，太医局初创，隶太常寺。嘉祐六年（1061 年）二月，应亳州李徽之上奏，宋仁宗下诏仿太医局条例在各地方州、军选试医学，“召习医生徒，以本州军投纳家状，召命官或医学博士助教一员保明，亦三人以上结为保，逐处选官管勾，令医学博士教习医书，后及一年委官比试经义，及五道者，本州给贴，补充学生，与充州县医。”庆历新政为宋代重视医学教育之始，在仁宗与范仲淹的推动下，北宋中央及地方医学初具规模。

宋神宗熙宁二年（1069 年）任王安石为参知政事，熙宁三年（1070 年）用为宰相，“熙宁变法”拉开帷幕。熙宁九年（1076 年）三月，神宗下诏设立太医局，秀州华亭县主簿陈应之管勾，《宋史・职官志》称“太医局，熙宁九年置……”即是此意。太医局“置提举一、判局二，判局选知医事者为之”，馆舍由武成庙迁城西扁鹊庙，分科仍按九科，“每科置教授一员，选翰林医官以下及上等学生为之，亦许本局察举在外医人素有名实者以闻”。熙宁变法第一次将医学教育机构作为独立机关纳入了国家职官系统。

公元 1101 年，徽宗赵佶继位，年号建中靖国。徽宗执政期间绍述神宗，推行新政。崇宁二年（1103 年）九月十五日讲议司奏：“昨奉圣旨，令议医学。臣等窃考熙宁追通三代，遂诏兴建太医局，教养生员，分治三学、诸军疾病，为惠甚博。然未及推行天下。继述其事，正在今日。所有医工，未有奖进之法，盖其流品不高，士人所耻，故无高识清流习尚其事。今欲别置医学，教养上医。”提出了革新医学教育的奏请，并拟定了方案，“切考熙宁、元丰置局，以隶太常寺，今既别兴医学，教养上医，难以更隶太常寺。欲比三学，隶于国子监，仿三学之制，欲制博士四员，分科教导，纠行规矩。欲立上舍四十人，内舍六十人，外舍二百人，遂斋长、谕各一人。今参酌修定，设三科通十三事”。“医学”与太学、武学、律学并列成为北宋国家教育的有机组成部分，“医学职业教育”的社会地位得到强化。

（三）元明清时期的医学教育

元代十分重视医学教育，先后于各路、州、县设置医学机构。元世祖忽必烈中统三年（1262 年）下诏派专使于各路检查“医学”成立情况，“钦奉皇帝圣旨：道与中书省忽鲁不花为头官员，据太医院大使王猷、副使王安仁奏告，医学久废，后进无所师受，一设或朝廷取要医人，切虑学不经师，深为利害。依旧来体例，就随路名医充教授职事，设立医学，训诲后进医生勾当等事，仍保举到随路名医人等，充各路教授。准奏。仰随路已保教授，专一训诲后进医人勾当。今差太医院副使王安仁悬带金牌前去，随路设立医学。据教授人员丝线包银等，差发依例除免。所有主善一名，俸给及学校房舍，本处官司照依旧例分付。如教授缺差，非承袭职位，仰别行举。据医学生员拟免本身检医差占等杂役，将来进学成就，别行定夺。每月试以疑难，以所对优劣量加惩劝。若有民间良家子弟，才性可以教诲，愿就学者听，仍仰本路管民正官不妨本职提举勾当，省谕诸人不得沮坏。钦此。”自此，元代大都、上都、和林及各路、州、县均设立了医学校，体制仿当时的“儒学逐级设置，即各路设医学教授、学正各一员，上、中、下州设学正一员，县设教谕一员。至元九年（1272年）元政府在太医院下设立了专职管理部门——医学提举司，“掌考校诸路医生课义，试验太医教官，校勘名医撰述文字，辨验药材，训诲太医子弟，领各处医学。提举一员，副提举一员”（《元史·百官志》）。

明朝学校可分为中央设立与地方设立两大类。中央设立的学校有国子监、太学、宗学、武学、医学、阴阳学等。地方设立的，在省、州、县、卫方面，设有府学、州学、县学、卫学，统名为儒学。地方设立的学校也设立武学、医学和阴阳学。明朝对地方医学教育颇为重视，在建立地方政权的同时，除设立儒学、阴阳学外，也必须同时设立医学。洪武十七年（1384年）规定地方医学兼管行政和医学教育，并设立府正科、州典科、县训科等学官专司此事。由此可见明朝的地方医疗卫生及教育机构是很发达的。据《明史》记载，太医院除担负统治者的医疗任务外，也有培养医药人员的职责。《明史》卷七十四“太医院”条：“太医院掌医疗之法，凡医术十三科，医官医生医士专科肄业，曰大方脉、曰小方脉、曰妇人、曰疮疡、曰针灸、曰眼、曰口齿、曰接骨、曰伤寒、曰咽喉、曰金链、曰按摩、曰祝由。凡医家子弟，择师而教之，三年五年，一试、再试、三试，乃黜陟之。”

清沿明制，医学教育也按照中央、地方分别设办。中央的医学教育属太医院管辖，属于专科学校性质。清朝政府不太重视这类学校。在太医院中设有教习厅。其下又分为内教习与外教习两个部分。所谓内教习，是在御医、吏目中选择学识渊博者二人担任教师，住在东药房教授御药房的太监习医。而外教习主要是教授医官子弟，亦由御医、吏目中选择两人，经常驻在太医院，教习肄业生，并批阅未授职衔医士的月课。据《大清会典》记载，清王朝的地方医学分府、州、县三级。府医学设正科一人（从九品），州医学设典科，县医学设训官，三者都由医士担任。各府、州、县愿意学医的人，令地方查明，并将《黄帝内经》《伤寒论》《本草纲目》三书教给他们，其中如发现有精通医理的人，应呈报巡抚，发路费到太医院参加考试，成绩上等者授以吏目、医士等官职；如年老不能去北京的，留作本省教授，待有缺时即行升补。雍正元年（1723年），令各省巡抚查察所属医生，加以考试。如具有《黄帝内经》《本草纲目》及《伤寒论》三书的学识，指名提请，授为医学官教授。每省设一员，准予食俸三年，如果“勤慎端方”，则贡入太医院授为御医，所缺空额即在本省学医的人内拣选补授。

（尹笑丹）

第二节　近当代河南的中医教育和传承

一、近代河南的中医教育和传承

1840年后的百余年间，随着中国逐步沦入半殖民地半封建社会的深渊，加之西方医学的广泛传播、科学主义思潮的风起云涌、民国政府对中医的压制扼杀等因素的影响，中医学的发展也经历了由因循传统到反思内省、由抗争自强到创新自觉的实践探索和奋斗进程，为当代中医学的发展复兴保存了燎原火种。在此背景下，河南中医教育也在继承传统教育模式的基础上，通过探索新式官办学堂教育、强化民办院校教育等形式丰富了近代中医教育的内涵，培养了一批学养深厚、医技精湛的良医名家，使河南中医在时局激烈动荡、社会急剧变迁、西学强力冲击的近代得以在危机中生存、在逆境中成长。

（一）清末河南的中医教育

清末，以民间师徒授受、家学相传为代表的传统教育模式依然是河南占主导地位的教育方式。但在后期，由于西医理论传播及临床疗效普及的影响，加之政府教育制度改革的引领，河南中医教育出现了融入西医理论教学的新式官办教育。

1. 传统师承家传教育 传统师承家传教育因其密切的传承关系、严格的教育要求、成熟的培养模式等特点，在一定程度上保证了中医学术延续的稳定性，但也不可避免地造成了中医学术流变的保守性。尽管如此，传统的师承家传教育方式仍然为清末河南中医界培养了不少优秀的人才和特色鲜明的学术流派。如辨究医理的高奉先、巧用霸药的龙之章、精于推拿的夏云集、善治老年病的王燕昌、擅长正骨术的平乐郭氏等。

龙之章（1812—1883年），字绘堂，清末河南项城人。其青少年时期习儒，曾一度潜心于科举，后因自身多病，其妻亦多病，遂“不得不于课读之余，兼及于岐黄”。初为自学，后得识名士晏廷予，晏氏精医，曾得名医李子振之薪传。此后又攻读了《石室秘录》等书，视界较前开阔，医术益进。后因战乱四起，变乱丛生，加之龙之章的妻子、长子、次子病故，留下多个年幼的孙子由其抚养教读。于此家业衰微、诸孙嗷嗷待哺之危际，龙氏只好以行医维持家计。考虑到其自身“老矣，家又贫，诸孙嗷嗷，均少不更事，是皆短折之象也。欲教以读，何日望成耶？若失教训，何以糊口耶？贻厥孙谋，何妨暂归于医道，庶糊口有资，汝辈若有志上进，重理砚田，再续书香，亦未为晚。吾虽不忍令尔改途，实因时势有不得不然者也”。于是，龙之章以平日治愈之症，选心得奇验之方，编成诗歌，取其浅俗易晓，以课诸孙。偶成一章，即草书成篇，督令孙辈朝诵夕维，后将诸篇辑成一书，并效仿宋朝邵康节所编课儿数术之作《蠢子数》而取名为《蠢子医》。龙氏既饱读文史，又深究医理，所以该书文采斐然，引人入胜，耐人回味。且采用歌诀体裁编写，也参考了词的体例、元散曲的写法，注意押韵转韵，句子长短结合，流利晓畅，生动活泼，读之朗朗上口。且为了较好地将深奥抽象的医理比较形象地表达出来，使其通俗化，使后辈易于领悟，常广征博引各经史典故、民间俗语，还多处使用拟人修辞，做到了文理与医理的连贯统一，水乳交融。书中时有精辟妙语，可作为医之格言。该书是龙之章课授子孙习医的教本，是一部随编随教、浅俗易晓的中医启蒙读物，其侄龙金门、其孙龙镇川以医闻名于乡里，就是得力于这部著作。龙氏去世后，其后人以该书传习数代，使其医学精粹得以广为流传。

王燕昌（1831—1895 年），字汉皋，清末河南固始县人。出生于七世医业之家，其父王兴国曾为清宫侍医，著有《新药物志》《侍医脉案录》等书。王氏 9 岁时拜名士蒋湘南为师，习诗文书法。17 岁转而学医，拜名医阎牧堂为师，随学 4 年，得其秘传。加之平时耳濡目染，潜记于心，于 23 岁时独立行医。适逢固始天旱，瘟疫流行，他以祖传医术，治好许多病人。王氏行医立足于贫苦人之中，配方尽量用普通草药，自设药号“长乐堂”，对联是“服药何需参茸桂，草药佐君可平安”。常以“但愿世间人健康，闲庭信步心亦安”自励。咸丰年间，太平军及捻军活跃于江淮之间，有一首领欲聘王燕昌为谋士，他避居开封，数年不回，家产荡尽。同治九年（1870 年）夏初，他投入在安徽为官的同乡周春暄幕中。次年，周春暄发现他整理的《新选验方》，极为推崇，并助其出书。同治十二年（1873 年），至安庆，被安徽巡抚英翰招之幕下。次年英翰升任两广总督，又随至广州，闲时一起谈论医术。他为英翰讲解方诀及先世医传，出示随医札记。英翰大为赏识，助其刊印，并作序，是年冬出书，名《王氏医存》，共十七卷，后附《新选验方》。光绪二年（1876 年）后，回到家乡，开始半医半著生活，直至寿终。《王氏医存》内容丰富，论述精到，颇受时医推崇，近代名医张振鋆所著《厘正按摩要术》、张山雷所著《脉学正义》、周学海所著《读医随笔》《脉义简摩》等医籍中多有引录。

高奉先（1833—1914 年），字思则，近代河南洛阳孟津县朝阳乡南石山村人。其出身于五代世医之家，幼年习儒，聪明异于常人，后因年少多病，为减家人忧心而移志于医，师从洛阳名医胡泽习医。胡氏授业“乐怡不倦”，对“自《灵》《素》《难经》《甲乙》《太素》等经，以及唐宋以来诸子方论”了然于胸，如“探喉而出”。对于医理“几微疑似”之处，“毫不容混”，高奉先深为叹服，感慨岐黄之业“其广大精深，虽登山涉海焉能穷极”，于是刻苦求学十余年，深得其传。高氏精研医理，医术精湛。其用药谨慎，一般药不超过八味，即可药到病除，时人以“高八味”称之。行医数十载，活人无数。晚年因感慨世俗庸医轻忽医理，以致夭枉横生，于是溯源《黄帝内经》理论精微，阐发仲景、东垣、丹溪、河间学术未尽之义，辨难析疑，深究五运六气，辨明寒热阴阳，著成《医宗释疑》一书，刊于清光绪二十一年（1895 年）。

夏云集，字英白，号祥宇。生卒年不详，清末河南新息人。幼习举子业，后为邑廪生，加理问衔，因慨叹“自古幼科有推拿一术，与针灸相验，效验极灵，后世每轻视之而弗论”，以致“推拿书世无善本”，医者常“乱推乱拿”，夏云集“痛恨若辈，深悯婴儿”，而其家族中世有业医精推拿术者，故他于“习举业，制艺之余”，亦兼习儿科推拿。光绪二年（1876 年）赴任江苏句容县丞。后宦游江苏南京，受任掌办育婴堂，其术得以充分施展。在离任归隐之前，因不忍自秘此术，乃博采历代医书所载经络穴窍，互证旁参；复将各推拿书与家传经验秘诀，采择会归，集成一帙，名曰《保赤推拿法》（又名《推拿精要保赤必备》），于 1885 年刊行。该书法简术精，对后世颇有影响。民国时期，信阳名医涂蔚生以该书为基础，广辑名家精要，发挥而成《推拿抉微》，并于1928年由上海千顷堂书局出版。1933年，开封名医许敬舆又在《保赤推拿法》基础上予以考证、解释、附图，编成《增图考释推拿法》刊行于世，使夏氏之学流传愈广。

在清末传统师承家传教育模式下，河南不仅涌现出了上述名医，一些地方医学世家学术不断完善，逐渐形成了声动一方、名著一时、影响后世的医学流派。如洛阳平乐郭氏正骨学术流派。

源于洛阳市孟津县平乐村的郭氏正骨学术流派，初创于清代嘉庆年间，已有200余年历史。（详见本书第七章第十三节）

纵观清末河南传统中医教育模式可知，师承、家传教育各自所培养的名医虽各有成就，但两种教育模式并不互相排斥，二者相互结合的育才实践也同样成效显著，清末河南医家对传统中医教育模式的重视和遵循仍较为明显。

如王燕昌《王氏医存》中认为医有八要，即一要立品，二要勤学，三要轻财，四要家学，五要师承，六要虚心，七要阅历，八要颖悟。其中将家学、师承列入其中，是考虑到“有家学、师承者，法家也”，“医有家学、师承者，一言一动，皆守规矩”。可见其对传统教育模式的推重，但王氏也并非一概而论，除师承、家传等要素外，他还认为学习医学的过程中要虚心勤学，增阅历，善颖悟，且重视德行的养成。尤其强调医学的学习不能矜守门第之见，也不可泥古法而不知变通，因为“医有初通文理及不通文理者，守定家学、师传，初年临证，皆系藜藿实疾小病。记录成方，十愈六七；其未愈者，其未学者也。一旦成名，乍诊膏粱虚弱大病，则难为继矣”，“用法而不拘于法，乃活法也。彼以记《汤头》、谈脉药为能者，三指一按，藐茫若迷，抄录方书，葫芦依样，自误误人”，“善师古者，学其临证辨病、设法立方，务求真得，析群言而衷一是，夫是之谓良医”。王氏所论正是其自身习医行医的生动写照，其承七世家传之医术而不株守，再拜他师而医业儒学俱修，明医理又能通世事，其医学教育思想和医德风尚放之今日依然具有重要的现实意义。

2. 官办中医教育 我国古代官办中医教育机构始见于南朝时期，属中央政府机构，隋唐以后渐成规模，医学教育体系日渐完善。官办地方医学机构始于唐代，后世多有延续。清代后期，由于政局腐败、财政吃紧，地方医学教育机构多有荒废。

鸦片战争后，国门大开，西学风潮迭起，民心思变，科举选才的弊端也日渐显露，加之戊戌变法之败、庚子国难之痛的影响，教育制度的变革呼之欲出。在经历了纳实学西学于科举、改科举兴学堂的改革探索收效不佳之后，1905年9月清廷发布上谕自翌年开始全面停止科考，从而结束了延续1300多年的科举制度。兴办学堂成为此后国家教育发展的主要方向。就在清廷诏停科举的当月，近代河南官办医学教育的新机构——河南医学堂也诞生了。

医学堂设于河南省会开封山货店街路东，租赁民房而建。创办缘由及办学章程可从光绪三十一年（1905年）九月二十日《河南官报》所刊登的《筹议创设官医学堂事》

中得以了解："豫省医学讲术者少，时后悬壶诸公于《灵》《素》精蕴殊少会悟，病者不死于病即死于医，抚帅恻然悯之，倡捐二千金与方伯筹议创设官医学堂，已在山货店街赁舍，订章开办，先由中医入手，俟脉理方书大致明晰，再聘西医扩其识见，额设学生三十名，以年在十五以上三十以下、文理明通、资性颖悟为合格，教习共四员，拟兼办施诊施药各善举。"

文中所提"抚帅"即为时任河南巡抚陈夔龙，他于1903年至1906年任职期间，推行河务、警务、军事、农工、商务等一切新政，开办医学堂也是其中举措之一。

担任医学堂首任学监的有王益霖、王如恂。王益霖，字春如，江西南昌人。其"幼敏悟，笃志学问。年十九，入邑庠，时士风沉浸举业，先生独夷而不屑，潜心两汉之学，旁及兵农术数方技之书，靡不殚研。尝肄业江西经训书院，试辄冠其曹。洎中法、中日两役迭遭挫败，先生更怵于世变，慨然有志经世之务。举凡译籍理化名法之属，咸涉猎而会其体要"。1903年"补行会试……遂成进士，以知县分河南……获委河南高等学堂教习，兼斋务长。豫风气夙蔽，而先生启迪诱掖，务期宏肆，出其门者，多通识之士……阅四年，调任河南医学堂监督，兼理施医院，戒烟局事。先生素邃于医，谓是亦仁术，尤乐为之。擘划经营，循循不倦。三年之间，作育既多，全活亦众"。其后，光绪三十四年（1908年）正月十五日《河南官报》载《河南抚辕钞》中所记"差王如恂为医学堂监督"。王如恂，天津人，长年在开封行医，与陈松坪、石倚梅、一指禅等被百姓誉为"汴梁四大名医"。医学堂学监或为当地名医圣手，或为通晓新学医学的官员，也为医学堂中医人才的培养质量起到了一定的保障作用。

为保证医学堂有充足的生源，医学堂与省内多地学堂建立联系，请求选择学生中之医学稍有根底者各三四人，保送来堂，以便学习专门医术。但河南医学堂从创办到发展并非一帆风顺，创办之初只是作为医学专业学堂，交由开封府承办，不归管理学堂事务的提学司节制。到光绪三十四年（1908年）发展规模仍不大。据当年三月十七日《沪报》采访员发自开封的一则题为《河南医学堂招取新班》的报道："汴省医学堂自开办后，迄今未足四十人之额，年假时又有请假至今不到者。监督王如恂大令禀明提学使，请出示招取新班，以广造就。目前业已招考，并示期考以定去取。"祥符县教谕苑梦兰在给河南抚院所上条陈中，指出医学堂"不务改良，学科不定，生徒寥寥，糜款甚巨，收效实难"。河南咨议局也附和，提出"应仿各省改良，令归提学司统属"。拖到宣统二年（1910年）才经巡抚同意，把医学堂改归提学司管辖，令应切实改良，使学堂有了发展。但好景不长，至宣统三年（1911年）正月三十日，河南抚院《辕门钞》公布："王如恂销医学堂差"。河南医学堂在度过了短短六年历程，送走了两批毕业生后而告结束。

医学堂虽历时不长，但其在课程设置上中医类课程经典理论与临床各科并重、门类齐全，中西医课程先中后西、衷中参西的革新探索，为近代医学教育的改革做出了有益的尝试，也为河南培养了一批致力中医学术兼具新学思想的医学人才。如李迺羹，字调之，曾肄业于河南医学堂，卒业后历充陆军军医长、副军医官之差。李氏天资卓荦，“于古名家方书，无所不读，固不徒涉猎也，实有心得。其在陆军就职多年，活人无算，经验既广，识力愈增。当谓六气之病人，燥居其一，前人未有专书，间于散篇中得其一二，思有以集其大成，因不惮心力，搜采诸家议论之精者，贯串成编”，而成《秋燥论》一书，于1913年由绍兴医学书报社刊行。该书专为燥证而作，李氏采撷历代医家关于燥证的论述，按以己见，仿照清代医家韩善徵《疟疾论》的体例编撰而成。书中设燥气统论、燥气主令、病因、治法、诊候、用药宜忌等篇章，其后附有张从正、马元仪、陆肖愚、万全、叶天士、林佩琴、吴鞠通、雷少逸等治疗燥证的医案，书后列出了治疗燥证的古方和今方。该书“专取简便明晰，俾阅者易于知晓，学者易于适从”，“词旨鬯达，理解明通”，实为论述燥证诊疗的佳作。

（二）民国时期河南的中医教育

民国政府成立后，在医药卫生管理方面，由于受西方教育制度的影响，将西医药作为工作重点，对中医药事业予以歧视、限制甚至发展到取缔的地步，对中医教育更是深恶痛绝。

1912年7、8月间，在南京临时政府教育部召开的第一届临时教育会议上经过讨论，决定仿效日本学制，在全国范围内废除旧的学堂制，学堂改称学校。随后教育部于11月颁布的《医学专门学校规程令》《药学专门学校规程令》和1913年1月颁布的《大学规程》中均未将中医药列入其中，完全将中医中药排斥于教育系统之外，这就是近代史上的“教育系统漏列中医案”。激起了中医界和社会舆论的强烈抗议，并发起请愿活动，后国务院虽迫于压力允许中医向地方政府立案办学校，但并未同意另外颁布中医学校规程。

1929年2月，南京国民政府召开的卫生部第一届中央卫生委员会议，在没有中医代表参加的情况下，通过了时任上海医师公会会长余云岫提出的提案——“废止旧医以扫除医事卫生之障碍案”，其中包含“禁止旧医学校”等多项废止中医的方法和建议，企图从制度立法上取缔中医。消息传出，全国中医界奋起抗争，后虽在舆论压力下表态不考虑实施相关提案，国民政府却于不久之后陆续发布了一系列限制中医发展的政令，如教育部下令中医学校一律改称中医传习所，卫生部下令将中医医院改为诊室等。

长期以来民国政府对中医的歧视和压制，使中医药事业面临生死存亡的危险境地，中医界众多有识之士在坚持抗争的同时，也在思考如何坚守中医教育阵地，使中医药事业能后继有人，一批中医药社会团体和名医克服重重困难，创办中医学校，传承中医学术，对保存和推广我国传统医药发挥了重要的作用。

河南中医界也和全国同道一起，一面参与请愿、奔走呼吁，一面发表论文、编写著作、努力实践、精进学术，一些名医也积极投身于开办学校振兴教育的事业当中，开办中医学校，主要有罗山县中医药研究所、河南中医学校、中州中医学校等。

1. 罗山县中医药研究所 为发展罗山中医事业，当地名医王朗轩联络地方名士，于 1913 年在县城创办中医研究所，免费招收学生。王氏在教学上，采取课堂讲授与临床实践相结合的方法，应诊时让学生环立身旁，按“四诊”“八纲”进行辨证立案开方；讲课时剖析应诊的病例，由浅入深，循循善诱，以求学生系统消化。至 1924 年王氏去世，共办 4 期，培养罗山县乃至河南省中医 160 余人。其中不乏名医国手，如吕继可、张汉秋、黎定初、王世卿、黄定九等。

2. 河南中医学校　1925 年由在开封行医的周伟呈和王合三先生共同创办，校址设在当时开封县前街周伟呈的家中。王合三任校长，周伟呈教中医课，崔贯一讲西医课。每期三年，先后办了两期，两期共有学生 20 余人，学习期间的讲义都是任课老师自己编写的，如《简易针灸学》《脉理学》等，并印发专著《白喉》《天花》《霍乱》《猩红热》等小册子。学校为半医半读性质。该校于 1930 年第二期学员毕业后被迫停办。该校办学虽历时较短，且规模较小，但也培养出了一些颇有影响的名医，如河南现代儿科名医郑颉云等。

3. 中州中医学校　1943 年由新蔡县关津枣林村中医梅凝华主办。第一年校址在梅家祠堂，第二年在枣林村后盖 8 间房作教室，学制 2 年。开设药物、方剂、伤寒、温病、妇科、儿科等课程，基础课以《医学衷中参西录》中的“医经精义”为主，由每个保推荐 1 名学生，共 35 人。学费多数由保里出资，少数由学生自己承担。

由于民国时期时局混乱，战争频繁，政府失职，河南中医学校教育大多历时短暂、规模有限、设施简陋，但其教法灵活、教学系统、重视实践，且不乏尝试自编教材、融入西医教学等举措，一定程度上突破了传统中医教育的局限，丰富了中医教育的内涵，促进了中医教育的改革，为河南现代中医教育的发展提供了有益的借鉴，对推动河南中医学术传承起到了重要的作用。

二、当代河南的中医教育和传承

中华人民共和国建立以后，立足一穷二白的实际，为了保障人民群众的医疗卫生健康，党和政府重视继承发扬中医学遗产，采取了一系列有力措施，恢复和发展中医事业，大力发展中医教育，我国中医药事业得到了长足的发展。

（一）中医院校教育

中华人民共和国成立之初，党和政府高度重视中医教育，先后在北京、上海、天津等地举办中医药讲习所，对青年药工人员讲授中医药基本知识和文化课程。1953 年开始，陆续在北京、天津、上海、山西、吉林等省、市开办了设有中医药专业的中等卫生学校。1956 年，在总结此前开展中医学校教育工作经验基础上，卫生部与高教部决定在北京、上海、广州、成都四地建立四所中医学院，培养高级中医药人才，中医教育正式纳入国家高等教育范畴。随后，一批中医药高等院校陆续建立。此后六十余年间，中医药高等教育从无到有、从弱到强，形成了办学特色以中医药为主体、相关学科协同发展，办学形式以院校教育为主体、多层次、多类型协调发展的办学格局，基本实现了中医药人才培养的规模化、标准化和教育管理的规范化、制度化，实现了从高职、本科到硕士、博士的多层次、多学科、多元化全覆盖，实现了由传统教育方式向现代教育方式的跨越式发展，构建了特色鲜明的现代中医药高等教育体系。目前，中医药高等教育已培养出近200万名中医药专门人才，充实到中医医疗、保健、科研、教育、产业、文化及对外交流与合作等各个领域，有力地促进了中医药事业的繁荣发展。

中华人民共和国成立初期，为了贯彻党中央关于中医工作的指示，河南省卫生厅于1953年下半年，在开封市东大街河南省卫生人员训练班中，附设一个短期中医进修班，名为“河南省第一届中医进修班”，学习时间为三个月，学员六十名，开设课程有伤寒、药物和一般西医基础知识。1954年初，第一届中医进修班结业，取得了很好的效果。在此基础上，于1955年6月正式建立中医进修学校，校部设在开封大袁坑沿街。1958年3月由开封迁至郑州。中医进修学校从建校至1958年，共开办12期中医进修班，结业学员840名，3期针灸班，结业学员163名。这些学员结业之后，除第11期基本上留校工作外，其他大都返回原选送单位，在各地、市、县中医进修班和医院从事教学或医疗工作。多年来，这些学员为河南省中医事业的发展做出了贡献。

1958年6月，根据河南省第二个五年计划（1958—1962年）对卫生事业的要求，为进一步贯彻党的中医政策，发展中医教育事业，中共河南省委决定在原河南省中医进修学校基础上成立河南中医学院，同年10月举办开学典礼。1979年，学校被国务院学位委员会批准面向全国招收和培养硕士学位研究生。1981年，河南中医学院被批准为首批硕士学位授予单位。1997年起相继与北京中医药大学、上海中医药大学、中国中医科学院等联合培养博士研究生。2003年被教育部正式批准为联合培养博士研究生工作单位。2006年被人事部批准为博士后科研工作站，2009年1月被确定为博士学位授权建设单位。2011年11月，河南省人民政府与国家中医药管理局签订共建河南中医学院协议。2012年，学校被列入国家中西部高校基础能力建设工程建设规划学校，并成为“国家中西部高等教育振兴计划”高校。2013年，学校成为教育部中国政府奖学金生培养高校；同年，学校中医学、中药学2个一级博士授权学科获得河南省和国务院学位办正式批准，2014年开始招收博士研究生。2016年，学校更名为河南中医药大学。建校60余年来，学校始终坚持社会主义办学方向，全面贯彻党的教育方针，培养锻造了一批优秀的中医药人才，发展壮大了河南省中医药产业，为河南省经济社会发展、人民群众健康及中医药产业发展做出了重要贡献。

河南中医药大学现有5个校区，占地面积1565.2亩。近年来，学校先后入选河南省特色骨干大学和“双一流”创建高校，成为河南省中医药人才培养、科学研究、社会服务、文化传承与创新、国际交流与合作的龙头和中心。

60余年来，学校已由单一的中医药学科发展为医、理、管、工、文等多学科协调发展，涵盖本科、研究生（博士、硕士）、留学生、继续教育等多个培养层次和类别的综合性中医药大学。现设有中医学院（仲景学院）、医学院、药学院、本草书院、尚真书院、仲景书院等21个学院（书院），设有中医学、中药学、针灸推拿学、中西医临床医学、护理学、药学、市场营销、公共事业管理、英语、计算机科学与技术等33个本科专业和两个第二学士学位专业。面向全国31个省、市、自治区及港澳台、海外招生，现有普通全日制在校生2万余人。

近年来，学校综合实力不断提升，学科专业布局更趋合理，现有中医学、中药学、康复治疗学等8个专业获批国家级一流本科专业建设点，中西医临床医学、护理学等16个专业获批河南省一流本科专业建设点；12门课程入选首批“双万计划”国家级一流本科课程。

学校积极推进教学改革，依托仲景故里资源，开办了“仲景学术传承班”“平乐正骨传承班”“中药传承班”等中医传承人才培养特色班。

学校高度重视学位与研究生教育，现有中医学、中药学2个一级学科及中医1个专业学位类别（领域）博士学位授权点；有中医学、中药学、中西医结合、药学、基础医学等9个一级学科，及中医、中药学、护理等7个专业学位类别（领域）硕士学位授权点。

为了满足人才培养的多层次社会需求，除开办独立设置的中医药高校外，河南省还在一些高校开设了中医药学类本科专业、专科专业，也建设了一些中医药中专学校，如南阳市中医药学校、安阳市中医药学校、焦作市中医药学校等。

在“十三五”期间，河南独立设置中医药学类高校2所，5所本科高校开设中医药学类专业，另有16所高校开设24个中医学、中药学、中医骨伤等中医药相关专科专业点；全省高校中医药类专业招生3.69万人，培养毕业生2.36万人。

现代中医院校教育，较之传统师承家传教育，具有办学规模化、条件现代化、管理规范化、专业多样化、层次多元化、课程系统化等特点和优势，为国家培养了大量中医人才，为传承与发展中医药发挥了先导和基地作用。

（二）中医师承教育

中华人民共和国成立以后，河南中医师承教育根据中医相关政策及中医发展阶段，大致可分为3个阶段，分别是民间自发师带徒阶段、政府鼓励引导阶段、体制完善及形式多样阶段。

1. 民间自发组织师带徒阶段（1949—1954年） 这一时期的特点是政府不干预，带徒没有固定的形式与方法，主要以抄方学案、口传面授为主，学成出师的中医药人员大多具有较强的临床适应能力。

2. 政府鼓励引导阶段（1955—1989年） 这一时期河南积极响应国家政策，摸索总结出来了一套“统一招生，统一教学内容，统一管理，集中上课学理论，分散跟师学经验”的统一师带徒办法，并且中医师承教育工作多次走在全国的前列，为其他省市中医师承教育的开展起到了带头示范作用。

20世纪50年代中期开始，国家逐渐认识到中医师承的重要性，号召名老中医带徒弟。1954 年 6 月，毛泽东主席针对中医药学发表了重要谈话，指出要抽调 100～200 名医科大学或医学院校毕业生交给有名的中医，去学他们的临床经验。中药应当很好的保护与发展，我国中药有几千年的历史，是中国极宝贵的财富。而后，全国卫生工作会议在 1956 年 1 月召开，国家决定采取中医带徒弟等方式来培养新中医。同年，卫生部又颁布了《关于开展中医带徒弟工作的指示》，就开展中医带徒弟工作的方式、师资、学习对象、学习要求、学习时间及经费等问题做了指示及规划。国家政府相关部门开始对中医师承教育给予一定的政策鼓励。此后，全国各地开始组织开展中医师带徒运动。

从 1955 年开始，河南省政府积极响应国家政府工作，动员全省相关工作人员，陆续组织了对中医药专家学术思想的抢救工作，开始以“师带徒”的方式培养中医药人才，走在了全国中医药师承教育的前列。各市县在省政府的号召下，陆续开始举办中医学徒学习班、中医进修班和中医学徒训练班，紧接着建立了名老中医药专家技术档案，编写了“名老中医经验集”“验方集”等，并不断组织组织中青年中医积极拜师，使河南省的中医师承工作得到了迅速的发展。

1962 年，为贯彻中央卫生部《关于改进祖国医学遗产的研究和继承工作的意见》及河南省卫生厅《关于改进中医工作的几点意见》精神，中共河南省委决定：国家办的医疗卫生机构中现有的 1440 名中医学徒（包括中药学徒）应列入国家计划，为了继承中医的学术经验，今后应保持这个数目不变，出师一个补充一个。至此，中医学徒工作正式纳入省内中医工作计划。同年，河南省卫生厅还制定了《关于公立医疗机构中医带徒弟试行办法（草案）》，对师徒条件、学习年限、招收办法、学习内容、学习方法及徒弟学习和出师后的生活待遇等问题做了具体规定，发动全省相关人员，有计划地组织对中医药专家学术思想的抢救工作。但十年动荡期间，中医带徒办法被迫中断，少数出师的徒弟，仍由各单位自行评定出师使用。1976 年后，中医带徒工作随之恢复。河南省卫生局会同省计划委员会、省劳动局、省教育局联合发出《关于招收中医徒弟若干问题的通知》，决定 1978 年从高等学校统一招生中录取中医学徒 500 名，学习 5 年，出师后分配到国家办的医疗卫生机构中工作。1980 年，在全省名老中医子女中招收中医、药学徒 660 名，其中中医学徒 500 名，学制 5 年，毕业分配后按本科待遇；中药学徒 160 名，学制 3 年，毕业分配后按中专待遇。1982 年河南省卫生厅重新颁布了《河南省中医（药）学徒出师考核试行办法》。1984 年，为十年动乱期间出师的 1100 多名中医（药）学徒补（换）发了出师证书，解决了多年的遗留问题。1978—1988 年河南省有计划地招收了几批中医学徒，共计 4660 余人，其中出师约 4000 人。

这一时期，河南省虽然在人才培养以及名老中医学术经验继承上都得到了很大的发展，但由于带徒方式和历史条件的限制，师承教育工作还存在一些问题，如导师水平高低不一、学徒素质参差不齐、培养规模有限、培养硬件相对落后、管理方式相对落后等，对于培养与现代科学技术接轨、符合现代化需要的高层次中医专业人才还有一定的差距。

3. 体制完善及形式多样阶段（1990 年至今） 这一时期河南中医师承教育以培养更高层次的中医药临床与技术人才、更好地继承发展老中医药专家的学术经验为主要目标，通过政策法规的不断完善，逐步实现了师承教育的规范化和制度化，并且不断与院校教育、继续教育、博士后教育、中医医疗机构教育等各种教育形式相融合，形式多样，体系健全。

为了更好地继承和发扬老中医学术经验、培养高层次中医专业人才、加强中医药的继承与创新、提高中医药人才培养的质量、实现师承教育的制度化和规范化，我国于 1990 年开始，开展了全国老中医药专家学术经验继承工作，新一阶段的师承教育工作正式拉开了帷幕。三十多年来，多种形式的师承教育应运而生，国家颁布的政策法规不断完善，中医师承教育进入了飞速发展、逐步完善的新时期。

这一时期河南省中医师承教育的体制健全，形式多样。按主办部门可以分为政府主办、高等中医药院校主办和中医医疗机构主办三种。

政府主办的师承教育：1990 年以来，河南省高度重视、积极响应国家政府工作，先后组织实施了七批全国老中医药专家学术经验继承工作，共确定指导老师 200 余人次，学术经验继承人 300 余人次。在此后国家中医药管理局于 2010 年启动的全国老中医药专家传承工作室建设项目、2012 年启动的中医学术流派传承工作室项目和全国中医药传承博士后工作中，认真组织，积极申报，也取得了可喜的成绩，为促进河南省老中医药专家学术经验有序传承，培养更多中医药特色人才发挥了重要作用。

高等中医药院校主办的师承教育：为了改变目前高等中医药院校培养出的大学毕业生在临床上中医特色、中医思维淡化等现象，国内不少中医药高校结合传统师承教育模式的优势，在教学过程中实施了本科生导师制这一新的措施，一批中医师承教育试点班应运而生。河南中医药大学于 2010 年开始举办了“仲景学术传承实验班”，2012 年又举办了“中药传承实验班”，同年联合洛阳正骨医院举办了“平乐正骨传承实验班”，作为学校三大特色实验班，以中医核心课程为主线，重视经典理论，加强临床实践，探索出了一条特殊新型的中医药传承人才培养模式，培养了大量理论功底深厚、临床适应能力强的中医专业人才。

中医医疗机构主办的师承教育多年来在国家继承老中医经验及师承教育相关政策支持下，河南省各市、县的中医医疗机构积极探索开展中医师承教育工作，较好地解决了基层中医医疗机构中医人才短缺的问题，为中医特色和优势的保存、老中医学术经验的继承和基层中医医疗机构中医临床人才的培养起到了重要的推动作用。

经过多年来的不断探索和发展，中医教育已形成以院校教育为主、师承教育为辅的新格局，在新时代，科学融合师承教育与院校教育势在必行，培养适应社会发展需求的高质量中医药专业人才，是中医教育发展的主要方向。

2022 年 9 月，河南省人民政府办公厅印发了《河南省“十四五”中医药发展规划》。规划提出，河南将继续提升中医药院校教育水平，优化人才培养模式，培养更多中医药学科优秀人才。规划指出，河南要扩大中医学、中药学研究生培养规模，提高中医药院校中医类专业经典课程比重，开展中医药经典能力等级考试；鼓励西医学习中医，将中医课程列入临床医学类专业必修课；推进中医药毕业后教育与专业学位衔接，将中医药知识作为临床类别全科医师转岗培训考核内容。同时，河南将深入实施“仲景工程”，建立“领军、拔尖、青苗”有机衔接的中医药高层次人才梯队；支持中医药院校与其他高校开展联合培养，造就一批具有深厚中医药理论基础和学术经验、坚持中医药原创思维并掌握现代科学研究方法的复合型人才。到2025年，将培养中医药学科领军人才20名、拔尖人才100名、青苗人才1000名，建设一批基层老中医药专家、中医学术流派传承工作室；河南中医药大学建设一流学科，复建张仲景国医大学取得实质性进展；中医药高等教育、职业教育、继续教育规模化、体系化发展。

这一规划提出了河南中医教育的重要任务和发展措施，虽然时间短、任务重，但在以往奠定的坚实工作基础上，全省中医药工作者齐心合力，河南省中医教育事业一定能取得更辉煌的成就。

（刘文礼）

第十一章 河南中医药文化的对外交流和传播

第一节 古代河南中医药文化的对外交流和传播

地处中原的河南是中华文明的发源地，也是中医药文化的根脉。英国著名科技史专家李约瑟博士在《中国科学技术史》里指出："中西文化的分水岭就是中医学。"深刻地揭示了中医学不仅具有医学和生命科学意义上不可取代的价值，而且作为中国传统文化的精髓，具有独特而丰富的文化价值。中原医学文化以其悠久的历史与深厚的文化底蕴传播于海外。

一、河南历史名城医药文化的对外交流

河南是中原文明的发源地，八大古都中有四大古都均落户于河南。作为政治文化中心，河南历代古都在其经济文化繁荣期与世界交往密切，促进了中医文化的向外发展与传播。

（一）洛阳建都期中外医学交流

洛阳因地处洛河之阳而得名洛阳，古称雒阳、豫州，有5000年的文明史、4000年的建城史和1500多年的建都史。洛阳先后有105位帝王在此定鼎九州。夏朝、商朝、西周、东周、东汉、曹魏、西晋、北魏、隋朝、唐朝、武周、后梁、后唐、后晋十四个王朝曾在洛阳建都。河图洛书是中华文化、阴阳五行术数之源，《周易·系辞上传》，"河出图，洛出书"，作为易学源头的河图洛书以其天人相因相应模式、象数思维以及气运法则对中医天人思想、藏象学说、脏气升降学说都有深远影响。2014年12月洛阳市的河图、洛书传说正式入选国家级非物质文化遗产名录。

洛阳建都期间，中原医学与国外交流频繁。汉明帝时期印度僧人聂摩腾、竺法兰白马驮经书到河南洛阳白马寺，在皇家寺院翻译了佛经中的有关医药卫生知识，与中医相融合。西汉张骞出使西域，形成了驰名中外的丝绸之路。东汉班超继张骞之后在同西域进行政治文化交流活动的同时也进行了医药的交流，将中原先进的医药知识介

绍到西域，同时又把西域的医药知识带回中原。

隋唐时期，出生于河南偃师的高僧玄奘西行印度取经，其著作《大唐西域记》记载了印度医学随佛教进入中原的线索，对中印两国的药物进行了比较。玄奘的活动足迹足以说明中印、中尼、中巴之间的医药交流在唐代已趋于繁荣。唐代，洛阳龙门药方洞所刻药方传入日本。日本医家丹波康赖在其编著《医心方》(982—984年编著)一书中引用晋唐医书约150种，共7000余条，同时收录龙门石刻药方95例，并将其称之为“龙门方”。

(二)开封建都期中外医学交流。

开封是八朝古都，有4100余年的建城史和建都史。距今四千多年以前的夏朝曾经在位居中原腹地的老丘(开封)设立国都。历史上的开封有着“琪树明霞五凤楼，夷门自古帝王州”“汴京富丽天下无”的美誉，北宋(960—1127年)都城开封，史称汴京，建国一共167年。在此期间经济文化繁荣，医学发展迅速。

宋仁宗嘉祐四年(1059年)，宋医江郎东随泉州商人黄文景、萧宗明去高丽旅居并从医。宋神宗熙宁元年(1068年)，开封人慎修及陈潜古等人赴高丽。慎修精通医学，其子慎安也善医，从医教医。宋神宗熙宁五年(1072年)，宋遣医官王瑜和徐光赴高丽。熙宋7年(1074年)，宋遣扬州医助教马世安等八人赴高丽。元丰三年七月，马世安再赴高丽，受到神宗嘉奖。神宗元丰元年(1078年)，高丽文宗因患风痹向神宗帝请示派遣医官，翌年，神宗帝派遣翰林医官朱道能等88人带百种药材赴高丽为文宗治病。两国医人的往来直接促进了两国医学的发展。

医事制度方面，宋初高丽仿照唐朝设置医学机构以及与人员相应的职衔，实施医学教育和医业科举制度。置大医监、尚药局等机构，三京十道设医学博士，教授医学，医业科举中的考试科目为《素问》《针灸甲乙经》《针经》等中国医书。宋以中原为中心向朝鲜赠送多种药材，如南方药材天竺黄、安息香等。朝鲜药材也输入中国很多，宋代《证类本草》里收藏的高丽产药材有十余种。

朝鲜积极发展中国医书的刊行。朝鲜忠州牧翻刻《黄帝八十一难经》等中国医书，医学家崔宗峻以《神农本草经》《素问》《太平圣惠方》为基础编纂《御医撮要方》促进了朝鲜医学理论体系的形成。

两宋时期中国与阿拉伯药物交流主要途径通过海路，药物中多数是香药。阿拉伯通过进贡的方式选送不少药物入汴京，在《宋史》中有记载。阿拉伯药物尤其是香药的传入增加了人们对阿拉伯医药的了解。中国医药学在宋代也外传阿拉伯地区。据《宋会要辑稿》记载，宋代由阿拉伯商人外运的中国药材近60种，包括人参、茯苓、川芎等植物药与朱砂、雄黄等矿物药。

阿拉伯名医阿维森纳(Avicenna，980—1037年)在其著作《医典》中有用金银箔做药剂丸衣的记载，这种技术在宋代传入中国后促进了中药丸剂的多样化。

二、诞生于中原大地的中医经典著作对世界医学的贡献

中医发展史上的经典巨著《黄帝内经》《神农本草经》《伤寒杂病论》均与河南有渊源，奠定了中医理论基础并影响周边国家医学的发展。

《黄帝内经》是中医药学奠基之作，以丰厚的哲学思想规范临床经验与知识，建构起完善的中医学理论体系，成为中医药发展的基石和载体，对中医学各科的发展发挥了巨大作用。《黄帝内经》主要以黄帝与岐伯讨论医学的对话形式成书，岐黄也被后世视为医家之祖。据《路史》（南宋罗泌著）记载，黄帝西巡访贤，“至岐见岐伯，引载而归，访于治道”。史料与考古记载，古郑国（现河南的新郑、新密）是黄帝与岐伯谈经论道的主要场所，新密境内有关岐黄文化的遗址多达60余处。全国20多位医史文献专家经过考查论证，确定新密市为岐黄文化发祥地。

成书于东汉的中药祖典《神农本草经》内容涉及药性、采集、配伍、剂型、服法、用药原则、适应病证等方面，开创了本草学之先河。书中创立“四气五味”“君臣佐使”等理念奠定了中国药学理论，是我国现存最早的药物学专著，影响至今。

东汉末年出生于南阳的著名医家张仲景广泛搜集古今治病的有效方药及民间验方，将《素问》《灵枢》《难经》《阴阳大论》等古籍的学术精华加以提炼并结合自己的临床实践及创新撰成《伤寒杂病论》一书，从此奠定“仲景学说”。由于《伤寒杂病论》对中医学的贡献及巨大影响力，张仲景被后世尊为“医圣”。1993年国际权威医史研究机构——英国伦敦维尔康医史研究所把张仲景列入29位世界医史伟人名单，加以纪念和弘扬。

《伤寒杂病论》在海外医学界影响深远，其对中国周边国家诸如日本、朝鲜、越南、蒙古等国的医学发展起到了推动作用，欧美诸国医学家也对其尊崇和效法。

据不完全统计，由晋代至今，整理、注释、研究《伤寒杂病论》的中外学者已逾两千家；邻国日本自宋朝《伤寒杂病论》传入之后，研究学者近三百家。朝鲜、越南、印度尼西亚、新加坡、蒙古等国的医学发展也都不同程度地受其影响及推动。周边国家以翻刻中医古籍的特殊形式将中医典籍引入国内并加以研究。例如：古代朝鲜出现了“高丽本”，古代越南出现了“安南本”，古代日本出现了“和刻本”。各国对中医古典著作的研究促进了中国与周边国家的医学交流，也加深了中医学对东亚各国医学发展的影响。

（一）中原医学对日本汉方医学的深远影响

日本与中国是一衣带水的邻邦，自古至今文化往来频繁。中医文化传到日本后，日本学者加以研究并形成符合本土思想、具有日本民族特色的汉方医学，服务于日本人民的医疗健康保健。

早期的日本与中国医学的接触主要是通过古代朝鲜进行的。中国医学在传入日本后被称为汉方医学或东洋医学。《伤寒杂病论》对日本中世纪以后的传统医学影响巨

大，被日本尊为医学圣典。《伤寒杂病论》伴随着宋元刊本的出现于镰仓时代传入日本，1620年日本国内以古活字版出版了《注解伤寒论》，江户时期（1603—1876年），日本医学界掀起了研究仲景医学的浪潮，形成了学术上的古方派，成为汉方医学之主流，并与后世方派在学术上产生论争，使汉方医学得到迅速发展。古方派的理念是要回归周代时的医学，由于《伤寒杂病论》中留有古圣人的医学部分内容，故他们特别重视《伤寒杂病论》，将树立以《伤寒杂病论》为中心的医学体系作为自己的目标，临床也是如此。

清朝时期中日医疗活动频繁，联系紧密。1627年后，任唐通事的马荣宇入籍日本，其子寿安（号友松，以北山道长著名）在大阪开业行医，学术富瞻，颇有声誉，遗有《北山医案》等著作十余部。

时至今日在日本中医界还喜欢应用张仲景经方。日本一些著名中药制药工厂如小太郎、内田、盐剂坐等制药公司出品的中成药（浸出剂）中，张仲景经方一般占60%以上（其中有些成方很明显是张仲景经方的演化方）。

日本东京都墨田区向岛三丁目的常泉寺内存有《医圣汉张仲景先生之碑》一块，石碑高182厘米，宽91厘米，厚61厘米。碑文刻有中国明末清初进士桑芸撰述的祠墓记，文体采用唐代著名书法家颜真卿之字体，约1200字，该碑由日本医家泷清于日本文政十年（1827年）募集百余名汉方医家出资建立。

《黄帝内经》这部标志着中医理论体系形成的中国医学的代表著作在其成书几百年后传到日本，对日本的汉方医学也影响深远。

《黄帝内经》从中国传入日本后，日本学者争相传抄、出版，形成研究高潮且在其基础上进行改进与创新。例如日本学者丹波元简所著《素问识》关于运气、寸口脉以及《黄帝内经》成书年代的观点是几代学者研究的结晶。江户时期（1603—1867年）日本汉医界出现了研究《黄帝内经》《神农本草经》《伤寒杂病论》的高潮，丹波元简的《素问识》《伤寒论辑义》和《金匮要略辑义》，森立之的《伤寒论考证》《金匮要略考证》《神农本草经》等辑本使中医经典著作成为日本汉方医学的主流学术思想。

（二）中原医学对朝鲜半岛医学的深远影响

朝鲜半岛的传统医学源于中国医学。中朝文化自古至今交往频繁。朝鲜在高句丽、百济、新罗时代都曾派留学生来中国学习中医药。这些留学生回到国内不仅将中医药理论研究与发展，更将中国古代先进的医学教育制度传到国内模仿并接受。

唐朝时期，中医经典《黄帝内经》《神农本草经》《伤寒杂病论》等成为朝鲜医学生的教材，朝鲜效仿唐朝的政府管理制度设立了医学学科。

公元693年，新罗仿照中国传统的医学教育制度设置医学博士两人，以中国医书《神农本草经》《针灸甲乙经》《素问》《针经》等科目教授学生，后又增加《新修本草》课程。《伤寒杂病论》《诸病源候论》等陆续传入新罗。

北宋时期，全面反映当时医学发展最高水平的《太平圣惠方》成为高丽国医药临床中重要的指导性读本。高丽后来又陆续刊印了《伤寒杂病论》《肘后方》等一大批中医药著作，并仿照宋朝建立了“惠民局”“典药局”等医药机构。宋真宗大中祥符九年（1016年）曾向高丽使者赠送了中原名医王怀隐编纂的大型方书《太平圣惠方》1000卷。

明代朝鲜著名医家许俊参考多部中医古籍，花费数十年用汉语编纂《东医宝鉴》一书，并于1613年出版。该书对发展朝鲜医学起了很大作用，至今被奉为经典。

《东医宝鉴》记录中国明万历以前流传到朝鲜半岛的医药书籍，如《素问》《灵枢》《伤寒杂病论》等86种，其中引“仲景”105处，《金匮要略》相关条文87处。2014年，《东医宝鉴》出版400周年，据韩国文化遗产组织宣布，联合国教科文组织将韩国政府申请的《东医宝鉴》初刊本列入世界记忆遗产名录已5年，

《东医宝鉴》中的针灸相关理论是以朝鲜道家思想为哲学基础的，吸收了大量《黄帝内经》中的医学基础理论，并结合本国医学特点，经历长期理论实践逐步形成独特的治疗方法。《黄帝内经》的医学理论体系对《东医宝鉴》中的理论框架及针灸相关理论的形成起到了启示与推动作用。

19世纪末，西方医学传入朝鲜半岛，形成了东医学、西医学两大系统。第二次世界大战后，韩国改东医为“韩医”，朝鲜仍称“东医”。朝鲜是世界上正式将传统医学列为法定医疗体系的少数国家之一，从中央到各道的中央医院以及市、郡的治疗、预防机构都设立东医科，还建立了国家东医科学研究院及研究所。在全国范围内，东医、西医以及药剂师都参加了继承与发扬东医学的研究工作。

（三）中原医学对马来西亚中医学发展的影响

马来西亚与中国来往源于汉朝。班固《汉书》记载：“自日南障塞、徐闻、合浦船行可五月，有都元国。”《汉书·地理志》记载，公元前111年左右，汉武帝平南越后，急于恢复华南海外贸易，派遣使者到广东招募译员、船工和商人，带着黄金、麻布和丝绸等乘船自徐闻、合浦、日南启航，出使东南亚，使节商队沿海岸航行，先后到达现在的越南、泰国及马来半岛和印度尼西亚诸岛，最后使节商队抵印度和斯里兰卡。从史料记载中得知其中涉及某些中医传统治疗。随着贸易与朝贡的开始，中马草药交易频繁。据《诸蕃志》《岛夷志略》等史料记载，马来西亚向中国输入各类香药，而中国的大黄、黄连、麝香也流入马来西亚。唐朝已有华人在马来西亚聚集并形成部落。公元1260年元朝忽必烈统治时期曾经派遣舰队到东马来西亚，这次远征虽然没有军事上的意义，但是对日后闽粤劳工移民马来西亚开拓了道路。这些华人将中医药文化带入马来半岛。

明朝时期马六甲王朝和中国关系密切。郑和七下西洋征途中五次到访马六甲，中医师匡愚（约1380—1460年，字希熟，江苏常熟人，世代医家）随团驻诊，这也是马来西亚历史上第一次明确有文字记载的中医师记录。匡愚跟随郑和三次下西洋到访马来西亚，医术高超，在其著作《华夷胜览》中记载了诸多的马来西亚当地药物。

1786年英国在马来半岛实施殖民统治。在约170年的殖民统治中先后约有八九百万的华工被贩运到马来半岛从事锡矿的开采及烟草和橡胶等种植园的开发。由于马来西亚地处热带，高温且多雨，当地华人中恶性疟疾、霍乱、痢疾流行，风湿、脚气、腹肿等为常见病。华人移民通过传统中医药治疗疾病，中医药疗法以民俗的方式在马来西亚世代相传下来，其独特的理论与实践自成一体保障马来西亚华人的健康。中国传统医学在马来西亚多元医疗体系中一枝独秀，并逐步发展壮大。

1876年，南华医院于槟城成立，是马来西亚首家中医慈善机构。1881年，为给马来西亚华人矿工提供医疗服务，祖籍广东台山市的华人叶观盛在吉隆坡苏丹街创办中医慈善机构培善堂，1894年更名为同善医院，该医院成为马来西亚首家获批的中医留院医院。

马来西亚中医大师饶师泉在其著作《中国传统医药在马来西亚》中认为马来西亚现代医学已经相对发达，但广大马来西亚民众尤其是华人社会对中医药的信赖有增无减，归因于中药性质平和，副作用少，药效持久，可填补西医某些方面缺失。

马来西亚中医师在给病患看病时多引用《黄帝内经》《伤寒杂病论》等医典经方，在临床上取得比较显著的疗效。同时当地中医教育机构极其重视对中医经典著作的学习，《伤寒杂病论》《黄帝内经》等均为马来西亚中医教育体系中的必修科目。

三、中原传统药膳食疗观念对周边国家的影响

自古常说“药食同源”，食疗是中医学的重要组成部分。中国药膳食疗文化随着历史的发展不断丰富并向周边国家传播，丰富了周边国家的饮食文化。

（一）药膳食疗对日本的影响

中国药膳食疗著作从汉代起至清代不断向日本传播，关于中医药膳食疗的著作包括《黄帝内经》《伤寒杂病论》《备急千金要方》《杂药酒方》《神农黄帝食禁》《黄帝杂饮食忌》等，先后有超过400部专著通过官方或民间的文化交流活动传入日本。中国药膳食疗文化“天人合一”“药食同源”“取法自然”的药膳食疗思想在长达千余年的东传过程中潜移默化地改变了日本的饮食理念。

孙思邈之弟子——河南汝州人孟诜编撰的《食疗本草》，总结了我国唐代以前有关食疗的理论和经验。该书将当时的药膳食疗知识汇编成书，为中世纪食材学著作中之佼佼者。该书第一次记载了鲈鱼、鳜鱼、石首鱼、菠菜等食材，后被传入日本，影响十分深远。

宋代《太平圣惠方》列有《食治篇》，成书于公元984年的《医心方》为日本人丹波康赖所著，其中食疗食治思想深受《太平圣惠方·食治篇》影响。

日本在历史上长期禁食肉类，日本医学界则是根据《食疗本草》《太平圣惠方》和《饮膳正要》等食疗学著作，将四足动物作为药物做成药膳食用。

日本许多主妇都自制药酒，用枸杞子、人参、肉苁蓉等药草配以清酒和冰糖，可

以抑制血脂升高，保护心脑血管。日本国内许多药膳餐厅根据中医药膳理论把传统药膳和现代食品加工技术相结合，做出了地道的日本药膳。日本民间许多注册的药膳指导师会定期为家庭主妇们举办“药食会”，到山上采集野生草药，给这些主妇讲解药效并现场制作药膳。

日本食疗学是在长期吸收融合了中国药膳食疗文化的基础上发展完善起来，形成本国的食疗文化。目前已经把200多种汉方药纳入国家医保范围，从法律层面给予支持。

（二）药膳食疗对朝鲜半岛的影响

早在公元前2世纪中国和朝鲜半岛即有交往，到三国时期两国交往更加频繁。除了汉民族书籍和医学理论在朝鲜半岛传播，当时两国之间也有许多药材贸易往来，由此我们可推测两国在药材的理解与应用方面也有相当多的知识交流。

新罗时代，为了研究唐代的学术和政治制度，朝鲜半岛派遣了很多留学生赴中国学习，其中也包括医学生。医学方面，朝鲜半岛也遵循着唐代的培养制度和教学体系。其时，饮食疗法在中国已成为一门相当独立而成熟的学科，广泛存在于孙思邈的《备急千金要方》和《千金翼方》、孟诜的《食疗本草》、王焘的《外台秘要》和昝殷《食医心鉴》等著作中。

高丽显宗七年（1016年），国王遣御事民官侍郎郭元出使大宋，宋真宗赵恒以王怀隐等主编的大型方书《太平圣惠方》作为回赠礼品。《太平圣惠方》作为官修本草书，其中收载了28种疾病的饮食疗法，此书后来成为高丽国最重要的医方书。高丽国以中医药理论为基础，进行了高丽国自产药材即乡药的研究。随着乡药的发展，高丽国先后编辑出版了与乡药研究有关的方书，如《乡药救急方》《济众立效方》《新集御医撮要方》等。

饮食疗法方面：高丽时代医事制度的建立仿中国宋朝制度，执管宫中的御药机构除“尚药局”以外，还有执管皇家御餐的“司膳署”，其中就包括有“食医”编制。随着高丽宫廷政治组织的变革，医事制度也有所变化，但“食医”到朝鲜时代初期仍旧是正式官职，这说明高丽医学对饮食疗法重要地位的认识并不会因政治制度变化而改变。饮食方面通过国家指定的灯花节和八关会等民俗节日使宴会饮食也有所发展。中国宋朝使节出使高丽及其他国家的外交使节出使高丽场合下的宴请餐会也丰富了高丽的饮食文化。

2003年风靡一时的韩剧《大长今》也充分展现了药膳食疗在医疗活动及生活中的影响，甚至一度引起了民众对药膳食疗的研究热潮。

（三）马来西亚药膳名吃——肉骨茶

马来西亚当地名吃——肉骨茶体现了马来半岛的药膳食疗文化。中世纪大批华人下南洋创业并从事苦工。由于不适应湿热的气候，不少人患上风湿。为治病祛寒且维持体力和适应热带地区的气候，需要通过食物进补。华人医师指导病患用当归、枸杞子、党参等药材煮水当茶。一次，有人偶然将猪骨放入“茶汤”里，没想到（茶汤）喝起来十分香浓美味，风味独特。由于用药材和猪肉煲煮的汤底除了美味可口、营养丰富且具备抗风湿功效，并且提供了苦力们所需的能量，肉骨茶从此广泛传播，经过不断发展和改良，成为了现在马来西亚华人社会的一道特色佳肴。

四、中原传统体育保健对国外的影响

中华传统体育保健历史悠久，源远流长，锻炼方式包括武术、气功等极具特色的体育保健方式。传统体育保健属于人体科学的范畴，具有非常完备的理论体系，其理论来源于中医养生学，汇集中国古典哲学与医学之精髓，在人类与疾病的长期斗争中，中原传统体育保健对科学的发展和进步具有卓越贡献，为人类的繁衍和昌盛发挥了重大作用。中原传统体育保健中尤以少林功夫与温县太极拳为代表的中华传统保健方法名扬海外。

（一）少林寺禅医及功夫对国外的影响

少林寺隶属于河南省登封市嵩山五乳峰下，因坐落于嵩山腹地少室山茂密丛林之中，故名“少林寺”。是中国佛教禅宗祖庭和中国功夫的发源地之一。少林寺创建于北魏孝文帝时期，因中国禅宗初祖达摩曾经入住少林，所以少林寺也被称为禅宗祖庭。在少林寺的发展过程中，僧人长期参禅打坐，习武导引，并且充分利用嵩山当地的药材治疗僧众和附近居民的各种疾病，因而形成了独特的少林禅医药文化。元代著名文学家、历史学家元好问曾写过《少林药局记》加以记载。明代少林僧人异远真人整理少林骨伤经验并撰写《跌损妙方》一书，成为少林伤科的始祖。明清以来众多伤科医家如赵廷海、江考卿等皆宗少林伤科，形成了中医伤科学中重要的伤科流派：少林伤科。总体来讲，少林禅医是在印度医学文化和中国医学文化的基础上经过1500多年的实践融合后形成的，以禅定为基本方法，运用气化、导引、点摩等手段进行治疗调养，以激活潜能、锻炼脏腑、改造体质、提升生命力为旨归的医学流派。

2002年，少林寺将“少林功夫”申报联合国教科文组织“人类口头及非物质文化遗产代表作”。2006年少林功夫被国务院公布为第一批国家级非物质文化遗产，少林寺是其唯一保护单位。1979年少林寺组建“少林武术队”，1989年正式改名为“少林武僧团”，并开始到世界各地进行巡回演出与交流，出访过欧亚美60多个国家和地区。1982年上映的电影《少林寺》风靡全球，让世界人民重新认识了中国传统保健武术，在国际上掀起了学习“少林功夫”的热潮。“武颂”“少林武魂”“盛世雄风”“武林时空”等功夫舞台剧在世界各地巡回演出，引起强烈轰动，广受世界人民欢迎。

自1991年以来，“中国郑州国际少林武术节”已成功举办十二届，吸引了来自世界各地的运动员参加，向全世界展示了中国传统文化，提高了自身的影响力和少林功夫的知名度，增强了文化竞争力。中国郑州国际少林武术节作为比赛项目设置最全、规格最高的少林武术节，参赛国家、地区与人数逐渐增多，为各国运动员提供了展示的机会与舞台。

（二）河南温县太极拳对国外的影响

2016年10月中共中央、国务院印发《“健康中国2030”规划纲要》明确提出：“实现国民健康长寿是国家富强的重要标志，发展群众喜闻乐见的运动项目，扶持推广太极拳等传统项目”。太极拳是中华传统文化的重要组成部分，2006年国务院公布“陈式太极拳”为第一批国家级非物质文化遗产。

河南省温县陈家沟位于温县城东六公里的清风岭中段，是太极拳的发源地。

陈氏太极拳始祖陈王廷结合儒、道、释三家思想及中医学创编出了陈氏太极拳，自创拳以来已历经数百年，形成了鲜明的技术特点与深厚的理论基础，其所蕴含的阴阳学说、五行学说、人体医学等方面的理论知识深受国内外专家学者的追捧和研究。目前全世界习练太极拳的人数高达3亿多人，而习练陈氏太极拳者占多数，成为了全球性的武术文化现象。在全世界武术爱好者的心目中也占据着举足轻重的地位，陈氏太极拳已成为中国文化的“代表符号”，中国武术走向世界的“金字招牌”。

1979年香港新联影业公司与孟豪国术体育会一起访问陈家沟，相互学习和交流拳术，陈氏太极拳开始逐步走出国门，迈出了向世界传播陈氏太极拳的步伐。1992年9月5日至9日，中国温县首届国际太极拳年会在温县举行，来自美国、英国、法国、日本、意大利、德园、新加坡等23个国家和地区的太极拳选手及国内各流派太极拳协会、太极拳团体的负责人343人参加了本次年会。年会期间，海内外人士参观了太极故里——陈家沟，进行了有史以来规模最大的太极功夫表演和切磋交流活动，成立了旨在促进太极拳普及发展、增进海内外太极拳界友谊的国际太极拳民间组织——国际太极拳年会，迈出了向世界传播陈氏太极拳的步伐。

20世纪90年代以来，从温县出来的一些太极拳名师逐步走向世界各国向国外传播陈氏太极拳，其中具有代表性的有：陈小旺、陈正雷、朱天才、王西安和陈庆州等太极大家。1990年9月陈小旺旅居澳大利亚成立“世界陈小旺太极拳总会”并担任会长，每年巡回欧洲、亚洲、美洲等世界各地进行太极拳的推广与传播。现在太极拳总会已经遍布世界三十多个国家，有五十多个分会，会员达十万余人，为太极拳走向世界做出了重要贡献。陈小旺被文化部授予“第三批国家级非物质文化遗产项目代表性传承人”，现今他居住国外，仍担负着传播陈氏太极拳的重任。

80岁高龄的“隐士”陈庆州自94年以来已先后多次被邀请到美国授拳，并成立了美国陈庆州功夫研究会、国际太极拳年会美国第一分会。从1994至2002年间，在美国七个州、十四个城市发展学员达五千名，美国广播电台、国家电视台、《国际日报》、《世界日报》等新闻媒体报道了他访美传授太极拳的成功事迹，被美国武术总会授予“武术博士”，被美国内功研究会总会授予太极拳“特级大师”。

第二节　当代河南中医药文化的对外交流和传播

一、促进中医药文化的对外交流

近代尤其是改革开放以来中原大地对外交流与合作日益频繁，河南通过促进中医药“走出去”和国（境）外优质资源“引进来”相结合，形成了教学、医疗、科研协同发展的国际合作与交流新格局。在国际交流合作方面，河南建成了国家中医药管理局中医药国际合作基地（河南）、国家中医药管理局中医微创（筋骨针法）国际传承基地、河南省汉语国际推广中医药文化基地、河南省华侨国际文化交流示范基地等国际合作基地，建成了河南中医药大学管理科大联合学院、马来西亚 MSU 仲景学院、美国亚利桑那中医孔子学院 3 个国际化的合作办学学院，建成了河南省代谢性疾病中医药防治国际联合实验室、河南省中医方证信号传导国际联合实验室、河南省中西医结合防治神经退行性疾病国际联合实验室 3 个国际联合实验室，举办了河南中医药大学与意大利锡耶纳大学合作举办护理学专业本科教育项目、与意大利基耶地－佩斯卡拉大学合作举办医学影像技术专业本科教育项目等合作办学项目，建设了海外中医药中心（中国—马来西亚仲景中医药中心），构建了国际合作的良好格局，有效推进了中医药高等教育、科研和医疗的国际交流与合作。

40 多年来河南省与美国、加拿大、英国、俄罗斯、德国、瑞士等 50 多个国家政府、大学、科研与医疗机构、企业等建立联系。政府搭台，高校、医院、企业多方参与，广泛与国外开展人才培养、科学研究、医疗服务、产品研发等多方面国际合作与交流，合作领域不断发展。河南有关高校及机构与美国纽约大学医学院、南阿拉巴马大学、澳大利亚西悉尼大学、新西兰中医学院、日本滨江医科大学、东京国感染症研究大学、美国哈佛大学医学院、加拿大安省中医学院、巴西若莱维莱大学、瑞典伦德大学、意大利那不勒斯第一卫生局、意大利那不勒斯东方大学、苏丹非洲国际大学、马来西亚管理与科学大学、中国香港大学等 50 多个教育、科研和医疗机构开展了联合办学，进行医疗和科技国际交流与合作。

河南中医药高校积极推进中医药高等教育国际化。自 1994 年 8 月起，教育部批准河南中医药大学为外国留学生和我国港澳台学生招生高校，在豫学习过中医的留学生和港澳台学生有 2000 余人，遍及全球五大洲，来华留学教育包含博士、硕士、本科及短期培训各个层次，毕业的海外学子回到本国后将中原文化、中医药积极传播与推广。2017 年，河南中医药大学作为省内第一家高校与马来西亚高校合作开展境外办学项目，成立了“河南中医药大学 MSU 仲景学院”，通过该合作项目，探索“一带一路”国家中医药国际化人才培养及中医药推广与传播。河南中医药大学与美国纽约医学院开展中医药治疗过敏性疾病国际合作研究，与澳大利亚悉尼科技大学联合进行慢阻肺研究；与马来西亚管理与科学大学（MSU）联合开展“一带一路”背景下中医药国际化人才培养模式的研究与实践，共同开展的有关项目获批科技部“战略性国际科技创新合作”重点专项，支持经费近千万元，助推了中医药的国际化发展。

作为医圣张仲景的故乡，河南积极发挥国际航空港优势，将中医药国际贸易纳入河南对外贸易发展总体战略，扩大中医药对外投资和贸易，为中医药服务贸易发展提供全方位公共资源保障，2021 年南阳医圣祠博物馆荣获商务部中医药服务贸易出口基地。河南中医药大学建设的海外仲景中医药中心累计诊疗千余人次，承担了 MSU 中医药类学生实习和见习的教学任务，开展对马来西亚常见病、多发病的调研以及中医药防治工作，扩大了中医药中心的影响，有效提高了中医药在马来西亚的知名度，为中医药在马来西亚的更好发展进一步夯实了基础。河南中医药大学联合嵩山少林武术职业学院与亚利桑那中国健康养生中心共同举办的美国亚利桑那中医孔子学院，是河南省第一所获批的特色孔子学院，开启河南省参与共建中医特色孔子学院的首创之举。亚利桑那中医孔子学院在保证国际中文教学的基础上，注重契合美国当地民众对中文、中医、武术等中华文化的学习和康养需求，充实丰富中医、武术等中华传统文化元素，为巩固和发展中美人文交流发挥了积极作用。

二、积极开展医疗援助，对外分享中医抗疫经验

河南省于 1973 年开始承担埃塞俄比亚、赞比亚和厄立特里亚 3 个国家的医疗援助任务，先后派出 53 批 1069 人。每个医疗队基本都配置中医药人员，约占医务人员总数的 10%。历届医疗队在非洲大地出色完成援外任务，得到受援国政府和人民的高度评价。

2020 年 12 月开始新型冠状病毒感染肆虐，河南在做好疫情防控的同时积极对外分享中医抗疫经验，在全球抗疫的战斗中贡献了积极的力量。河南省主办与乌拉圭疫情防控经验视频交流会，联合省侨联举办 3 期中医名家讲座，累计 122 万人次在线观看。联合开展的“云上诊疗平台”惠及五大洲的 10 万余人、200 多个华侨社团，为全球华侨送去老家河南的支持和帮助。疫情发生以来，河南中医药大学与纽约医学院开展国际合作研究，在线发表中文核心文章 9 篇；与加拿大安大略省中医学院联合搭建了“加拿大华人华侨网上中医方舱咨询平台”，使用十种文字将中医抗疫经验进行全球分享，与此同时，整理了治疗新型冠状病毒的国家中医诊疗方案等资料，发送至 10 余所国外合作院校及机构，为世界抗击疫情提供了中国方案。

（饶　洪　常　瑛　李东阳）

第十二章 河南省中医药非物质文化遗产简介

文化是一个国家、一个民族的灵魂。而非物质文化遗产，不仅是一个民族传统文化源远流长的标志，更是一个民族生生不息的血脉。

河南作为中医药大省，中医药老字号众多，非物质文化遗产丰厚，截止到2021年，河南省共选评省级非物质文化遗产代表性项目五批，其中中医药类87项。另有8项入选“国家级中医药非物质文化遗产代表性项目名录”。

项目类别从最初第一批的民间手工技艺（四大怀药种植与炮制、禹州中药加工炮制技艺）、生产商贸习俗（百泉药会、禹州药会）、民间信仰（医圣张仲景祭祀）、民间知识（洛阳正骨、针灸铜人）等名称类别散乱分布，到第二、三、四、五批集中以“传统医药”类别，统领中医药非物质文化遗产项目。

一、国家级非物质文化遗产代表性项目

1. 四大怀药种植与炮制 四大怀药种植与炮制起源于河南省焦作市一带，“四大怀药”是历史上最为著名的道地药材，产品远销全国各地及多个国家和地区。有史料表明，自公元前734年封建诸侯卫桓公以怀山药为贡品进献周王室起，直至清朝末年，四大怀药一直作为贡品进献历代王朝。

焦作地区种植“四大怀药”已有近三千年的历史，传说神农在焦作沁阳神农山中尝百草时就发现了四大怀药，商周时期这里沿山而居的农民发现了它们的强身与保健功能。于是，农民其移植于田，不断驯化，形成了数千年的怀药种植传统。周朝以后，随着历代药农的生产实践，四大怀药的品质不断提高，炮制工艺日益完善，种植面积和产量越来越大。到清朝末年，怀山药的种植面积就达900公顷，总产量超过100万公斤。清乾隆年间怀庆府河内县令范照黎有诗云：“乡民种药是生涯，药圃都将道地夸。薯蓣篱高牛膝茂，隔岸地黄映菊花。”至今在沁阳神农山的老君洼一带，仍保留着山药沟、地黄坡、牛膝川、菊花岭等自然地名。

四大怀药的种植——包括育种、选地、整土、育苗等都有严格的技术要求，对怀药生长过程中的搭架、施肥、浇水、虫害防治等田间管理，根据不同的生长时期和季节都有一套传统独特的方法和步骤。

四大怀药的炮制：根据中医药理论和医疗、调剂、贮藏等不同要求以及药材自身

的性质，分别采用修治、水制、火制及增添辅料制作等方法。四大怀药加工也有严格的传统工艺标准，怀地黄的九蒸九晒，怀山药的反复浸泡和熏蒸、晾晒和搓制等工艺，使得药材具有了优越的品相和药效。明清时期，怀药商人崛起，大大促进了怀药加工的规范化和怀药文化品牌的形成，使四大怀药成为河南首屈一指的道地药材。六味地黄丸中，怀地黄和怀山药的比例占到48%，而由怀药产生的文化习俗也广泛地影响着当地百姓的生产生活。

"四大怀药"突出的历史文化价值、传统的养生保健价值以及在现今社会中的综合经济价值，使其在现今富含文化特色的时代中，愈发突显了其"怀川文化"和怀川地区品牌的重要性。该项目于2007年被列入第一批河南省非物质文化遗产代表性项目名录，2008年被列入第二批国家级非物质文化遗产代表性项目名录。

2. 禹州药会（见本书第五章第二节）

3. 百泉药会（见本书第五章第二节）

4. 洛阳正骨（平乐郭氏正骨法，见本书第七章第十三节）

5. 买氏中医外治疗法　买氏中医外治疗法起源于河南省周口市汇川区，经历代传承发展，在豫东地区有较大影响，以起源地为中心，来诊患者逐渐辐射至河南、安徽等地。

买氏中医外治法创始于清朝中期，至今二百五十余年。创始人买庭正，年轻时才智聪颖，勤奋好学，曾得御医指点，并获御医馈赠医书《御纂医宗金鉴》和《校正本草纲目》（现仍保存在家中），后潜心钻研，逐步掌握医理，以擅长医治无名肿瘤、恶疮疔毒等症闻名乡邻。第三世传人买锡冕总结前人制药经验，规范制药方法，据《川汇区文史资料》记载，清朝同治五年周口沙北韭菜庙清真寺所立石碑碑文中颂赞买家"世业岐黄"；传至五代买兰芳时，买氏中医外治法发展到顶峰，盛名传遍黄淮大地。民国初年，袁世凯家人有病，买兰芳出方抓药，细心调治，不久痊愈，袁世凯亲笔题字"术坛岐黄"并赠送匾额，还捐款修建了买家医堂和配房。后经第六代买祥臣、买春华、买德运及第七代买文华、买文轩的发展实践，家传外治法效果明显，影响越来越大。

买氏中医外治法是在家传外治疗法和药贴验方及膏药制作、药物炮制等祖传技艺的基础上，在辨证施治的临床实践中充分运用"煨脓生肌"理论精髓和"湿性愈合"病理病机特点，针对不同病证，采取不同中草药配方，用家传炮制方法制作散、膏药，直接作用于皮肤和黏膜，使之达到外治症状，内调机理的治疗目的。对疮疡、肿毒、脱疽（血栓闭塞性脉管炎）、乳腺病、疔疮、无名肿毒、搭背疮（背部蜂窝织炎）、腰瘘（腰部深度脓肿）、贴骨瘤（骨髓炎）、褥疮、糖尿病足、颈肩腰腿痛、肿瘤疼痛及各种癖症等外科疾病有独特治疗效果。其乳癖散结膏、消癖散结祛疼膏、筋骨镇疼膏等已申报国家专利。

买氏中医外治法原以家族传承方式，代代相传，现又以带徒传承、初会传承的方式传承发展。外治用药特殊炮制、去其毒性、保留锐性，以药代刀，痛苦较小，具有"简、便、验、廉"的特点，有较好的研究和推广价值。对中医外治方法研究和中药制剂文化传承传播都有重要意义。

该项目于2011年被列入第三批河南省非物质文化遗产代表性项目名录，于2014年列入第四批国家级非物质文化遗产代表性项目名录。

6. 毛氏济世堂脱骨疽疗法 毛氏济世堂脱骨疽疗法起源于河南省驻马店市新蔡县练村镇韩庄，百年老字号“毛氏济世堂”创建于清朝末年，字号取“悬壶济世”之义，至今已历五代。

毛氏济世堂脱骨疽疗法创始人“老韩先儿”，新蔡县练村镇韩庄人，曾在清宫中任职，跟随御医习得一些诊脉问疾医术，掌握一些宫廷药方。老韩先儿流落回乡后，亦医亦农，被誉为“韩神仙”。老韩先儿生前将医术验方传给了义女夫妇。义女婿毛羽君开办药铺，坐堂行医，取堂号毛氏济世堂。济世堂用宫廷药方配制的“脱骨疽症疗法”，治疗疑难杂症“老烂腿”（脉管炎）卓有奇效，名闻乡里。

经过几代人的努力，“毛氏济世堂”终于在改革开放的新时期再铸辉煌。第四代传人毛顺卿在新蔡县城开办门诊部和住院部，建筑面积上千平方米，集医疗、制药、科研于一体。毛顺卿利用自己学习和掌握的现代医疗技术，系统整理和研究祖传药方。他先后撰写和发表了30多篇学术论文，获得驻马店市五一劳动奖章等荣誉，尤其在用传统中医药治疗脉管炎、肝硬化、肝腹水、中风后遗症等疑难杂症方面多有建树，治愈患者数千人。2005年以来，“脱骨疽症疗法”等六项发明获得国家专利，在国家专利局注册。毛顺卿也成为享誉豫东南地区的一代名医。

2006年毛氏济世堂被评为河南省老字号。该项目于2011年被列入第三批河南省非物质文化遗产代表性项目名录，于2014年被列入第四批国家级非物质文化遗产代表性项目名录。

7. 张氏经络收放疗法（见本书第九章第三节）

8. 宋氏中医外科 宋氏中医外科起源于河南省汝州市嘉祥县纸坊镇陶村，项目分布由汝州纸坊陶村逐渐扩展到汝州及洛阳、许昌、信阳、驻马店、南阳、郑州、郏县等市县。患者来自河南、河北、山东、山西、湖北、新疆等省及俄罗斯、加拿大、瑞士等国家。

宋氏中医外科创始于清道光年间，世代传承，至今已有一百八十多年。据《宋氏家谱》记载“一世琨，康熙年间，自登邑之鲁店，来此汝州东武巡店南鄙陶村居焉”。创始人宋殿魁“中年效岐伯黄帝以济世”；第二代宋玉麒“精于岐黄，活人无算，未尝受人谢仪，懿行如此”；第三代宋呈祥“少年效岐伯黄帝叔和，以济世活人”；第四代宋天元施舍锭子药，皆为一方良医。第五代宋金庚总结前四代经验，使家传外科疗法进一步发展和完善，并得到了较大发展。

宋氏中医外科的主要诊治方法有：以望色、触摸详察病变部位，以整体辨证、内外同治之法，运用祖传方剂“五味消毒饮”“败毒散”“补中益气汤”“健骨散”等，结合手术剔除死骨治疗骨髓炎；以补阳益气为主，佐以活血化瘀，以清热解毒、化瘀生肌中药为主，结合针灸止痛治疗脉管炎；以中药方剂“通脉生髓汤、健骨散”等，外加贴敷药膏治疗股骨头坏死；采用外用酒酊剂和口服药酒治疗皮肤病；以活血化瘀滋骨法，自创绿豆接骨膏治疗骨伤；以清热解毒、托脓生肌法外用膏药，分期治疗疮疡肿毒；以方剂“健脑益智散”等方药，结合针灸推拿按摩康复理疗等外治方法，治疗小儿脑瘫。自拟方药有“锭子药”“千锤膏”“捻子药”“三甲散”，灵活应用面药、散药和洗药，取得较好的临床疗效。

宋氏中医外科除家族传承、师徒传承外，还通过举办专题学习班、医联体带教等方式进行传承活动，传承人在传授疗法技术的同时，更注重德行、操守的传承。

该项目根植民间，体现了传统中医外科特征和独具的地方特色，其疗法的民间性、科学性、实用性，以及简、便、廉、效的特点，受到广大群众的认可和欢迎，具有重大的实用推广价值和文化传承价值。对提高全民健康水平，传播传统医药文化，促进社会和谐具有重大意义。该项目于2015年被列入第四批河南省非物质文化遗产代表性项目名录，于2021年被列入第五批国家级非物质文化遗产代表性项目名录。

二、省级非物质文化遗产代表性项目

1. 禹州中药加工炮制技艺（见本书第五章第五节）

2. 医圣张仲景祭祀（见本书第七章第五节）

3. 针灸铜人　针灸铜人，起源于东京汴梁（今河南省开封市），针灸铜人的复制品在全国各地中医药教学、医疗单位及中医文化展馆等均有陈列和展示。

“针灸铜人”，始铸于北宋，是刻有穴名的人体铜像，是形象直观的针灸穴位模型。由北宋王惟一主持设计铸造，既是老师讲授“人体腧穴”的直观教具，又是学生考试“腧穴定位”的工具。后由于战乱和政治变故，针灸铜人一具丢失，另一具后至南宋都城临安。南宋末年，南宋当局为求议和，以针灸铜人为贡品献给在汴京的忽必烈。后忽必烈将天圣针灸铜人与图经碑石由汴京移至大都。

明代时，重铸正统针灸铜人，天圣针灸铜人在战乱中被毁，直至近年在开封市卫生健康委员会组织下重铸天圣针灸铜人，使这一古老医学国宝重见天日。

根据明正统石刻拓本《铜人腧穴针灸图经》中的铜人经脉图、宋天圣针经碑等资料可知铜人具有以下特征：一是以青年男子为模特雕塑，下身穿短裤及腰带，刻有头发及头冠；二是铜人姿势为站立，两手平伸，掌心向前；三是铜人体内有五脏六腑和骨骼；四是铜人身上共刻有354个穴位；五是针灸铜人显示的脏腑、器官、肌肉、骨骼、经络、腧穴展现了宋代在解剖学上的重大成就。

针灸铜人对中医药教学、中医药文化传播有重要价值，对研究当时的铸造技艺亦有较大意义，亦是中医药文化博大精深的重要体现。该项目于2007年被列入第一批河南省非物质文化遗产代表性项目名录。

4. 刘陈铺齐氏骨科　刘陈铺齐氏骨科起源于河南省开封市兰考县红庙镇刘陈铺村，方圆百余公里闻名，所治患者分布在豫、鲁、晋、苏、皖等地区。

齐氏骨科始创于光绪年间，创始人齐满堂。1879年时一位老人流落到刘陈铺村，齐家收留了这位老人，齐满堂对他很尊敬。这位老人念齐满堂心地善良、为人正直，就把中医骨科药方传给了他。齐满堂对师父磕头发誓，今生一定不辜负师父的希望，一心为老百姓救死扶伤。从此，他一直行医，并将中医骨科医术口传心授给儿子们。他的几个儿子刻苦钻研，精益求精。20世纪初期，第二代传人齐麦三的“芦花公鸡接骨术”远近知名，治愈病人众多。

齐氏骨科第三代传人齐好贤（齐老五）15岁随父亲齐麦三行医。1967年，他创办了刘陈铺大队接骨医院，该医院由大队统一管理，属于集体性质。1978年至今，按照国家政策，为了让齐氏骨科这一珍贵的医术发展弘扬，使其惠及更多的患者，齐好贤及其儿子齐来生重新办起了个体骨科诊所。他们在原接骨术的基础上，采用手法复位、夹板外部固定等方法来治疗人体各种骨折及骨不愈合等病证；同时又增加了对骨坏死、骨髓病、骨质炎、骨膜炎、骨不连、骨关节强直、骨化性肌炎、骨质增生、骨伤引起的各种后遗症、截瘫大小便失禁等的治疗，效果良好。该项目于2009年被列入第二批河南省非物质文化遗产代表性项目名录。

5. 象庄秦氏妇科（见本书第九章第三节）

6. 黄氏膏药 黄氏膏药起源于河南省安阳市滑县道口镇，以安阳、滑县为主要传承区，并逐渐辐射到新乡、鹤壁、邯郸、开封、郑州等地。

黄氏膏药始于明嘉靖年间，据《黄氏家庭族谱》记载：先祖黄延槐（嘉靖己未进士），偶得治疗疮伤偏方，就自采药材，照方研试，结果疗效较好。他非常高兴，就常采摘药材、晒干、研磨粉面，敷于患者伤处，并逐渐有些名气，求医者逐渐增多。告老还乡后，以此方行医。后将此方法传承于后人，世代相传，历经400多年，逐渐成为能够治疗烧、烫伤、痈、疽、肿毒及皮肤溃疡的膏药，均采用中草药材，通过手工技艺制作而成，它选料讲究，制作工序繁杂，疗效独特，成本低廉，治愈率高。

黄氏膏药的主要成分有川乌、草乌、连翘、生地黄、乳香、没药、木鳖子、肉桂、血竭、轻粉、黄丹、黄蜡、麻油等二十多种。据用途将不同中草药材按比例配兑。将配好的药材洗净分别浸入麻油中，一般浸泡3～5日。将浸泡后的药材用麻油炸、熬，先用武火（大火）炸至药材焦黄后，将药材滤出。然后加入黄丹，改用文火（小火）慢慢熬制，并不停搅拌，熬制3～5日，冷却后，即为黑色发亮、软而不溢的固体药膏。根据患者不同病证，将不同的药膏加温，敷于病灶处，用纱布包扎固定即可。

黄氏膏药以家族传承为主，膏药制作技艺中的泡、炸、熬是祖传绝活，配比方法更是秘而不泄。项目承载了传统膏药技艺特色，对中药炮制制剂文化发掘有重要意义，有较好的临床实用价值和推广价值。该项目于2009年被列入第二批河南省非物质文化遗产代表性项目名录。

7. 黄塔膏药（见本书第九章第三节）

8. 柳位陈钞骨科 柳位陈钞骨科起源于河南省卫辉市庞寨乡西柳位村，以起源地为中心，分布于豫北地区，其患者辐射到河南、河北、山东、山西等地。

柳位陈钞骨科，起源于唐朝，相传“柳毅传说”中主人公的父亲柳华雄是一位民间正骨高手，他行医乡里，广济百姓，其正骨手法世代传承下来。到明朝洪武年间，陈氏家庭迁至柳位村，与柳氏家庭相处甚密，并经常交流技艺，后来柳氏将其祖传“正骨术”和“健骨膏药”方倾囊赠予陈家。陈家结合两家技术之长，经多年总结、探索、实践，使其疗效进一步提高，经历代相传至清朝中叶，陈氏骨科传人陈万里将其发扬光大，使陈氏正骨医术日臻完善。

其治疗方法分正骨疗法、膏药疗法、揉药疗法、熥火疗法等四大种，根据不同的病证选用不同的疗法，达到立竿见影的疗效。

正骨疗法：通过询问病人疼痛情况、病因和观察、摸察骨骼情况，再进行推拿正骨治疗，对挫骨、扭伤、摔伤等引起的病证效果明显。膏药疗法：选用几十种中草药，经过粉碎、研磨、配药、制膏等程序特制的一种膏药，贴在病痛处。揉药疗法：用配制的中药粉揉到病痛处，经过揉搓，药粉自然消失，病痛除去，而且不留污渍。熥火疗法：把桑木点燃后，将醋倒入，骨头放入，并配合中药，利用其蒸气治疗。主要治疗四肢痛和疑难杂症。

陈氏骨科的传承方式以家族传承为主，以口传心授方式传承下来的。其治疗技艺和膏药方是陈家历代相传治疗方法，具有较好临床疗效和应用价值。该项目于 2009 年被列入第二批河南省非物质文化遗产代表性项目名录。

9. 黑虎丸　黑虎丸起源于河南省长垣市，分布于新乡、开封等地区，很受当地患者欢迎，在清朝中叶，已行销于京津一带，曾远销全国及海外各地。

黑虎丸是毛家祖传药方，成药于明朝正德年间。据传当时长垣城中有一风流名士，姓毛，名格物。因形骸放浪，性格古怪，人送外号“毛怪物”。此人知天文，晓地理，懂医理，且乐善好施，是位常为乡邻称道的传奇人物。他据岐黄之理制成药丸，四下施舍，济世救人，疗效奇佳。于是就取黑虎祛邪之意而定名“黑虎丸”，流传于世。

黑虎丸由大黄、五灵脂、百草霜等药配制而成。制作工艺是将大黄、五灵脂分置于药碾或研磨中，将其研面，按比例将两药均匀混合于药筛中，洒凉开水少许，呈圆弧形转动，旋至大小如绿豆的药丸，然后加入适量百草霜包裹，经数日晾晒即成。具有调经活血、清肠健胃、散瘀破积、泄泻寒热之功能。主治月经失调、瘀血积聚、脾寒气滞、肚胀胃疼等各种疾病。

毛家黑虎丸自建店始，一直坚持“前厅看病，后堂抓药”的中医看病模式，黑虎丸由毛家集中制作转为单门制作，由单门制作转为长垣制药厂制作。

毛家的后代视药方为传家之宝，几百年来仅传媳妇不传闺女，力求保持独门制作。1955 年响应公私合营的号召，毛氏家族将从不外传的黑虎丸药房献给国家，成为长垣制药厂的主要生产药剂。

毛氏黑虎丸在民间很受欢迎，曾有神丸之美称，它不仅是中医药文化的传承，更是民间传统技艺的继承和发展。该项目于 2009 年被列入第二批河南省非物质文化遗产代表性项目名录。

10. 合水张氏正骨　合水张氏正骨起源于河南省驻马店市西平县杨庄乡合水村，以起源地西平县为中心，来诊患者分布在驻马店、漯河、许昌等地。

该项目创始于清乾隆年间，创始人张双美。《西平县志》（1990年版）记载：浩然文武兼备，嗜读医书，在合水开中药铺行医，清乾隆四十年（1780年）山东镖师染伤寒就医于张家，月余痊愈，二人切磋武功，结为知己，镖师将正骨术和验方传于浩然，浩然将所学技法绘制成图，琢磨练习，求治者日增，名扬百里，为念镖师之义改药铺为“义盛堂”。至第七代张传良，在继承家学基础上又摸索出错骨复位、包扎固定、内调外敷和功能锻炼四步综合疗法，提高了疗效。

张氏正骨主要以错骨复位、包扎固定、内调外敷为其治法。正骨主以控、拉、端、搬、挂、摇、推、转等手法复位，内调外敷，系统调理，其膏药主要成分有当归、川芎、红花、桃仁、乳香、没药、血竭、儿茶、荆芥、防风、五加皮、伸筋草、川乌、草乌、自然铜、木瓜、牛膝、青皮、陈皮、独活、皂角刺、威灵仙、透骨草等五十多种。有活血散瘀、温经活络、消肿止痛、舒筋接骨之功。

制作方法：除麝香外，皆粉碎过箩，先将香油、广丹、松香混合拌匀，大火边熬边搅，至灰色，满锅起泡时离火，继续搅拌，使泡消散，向锅内喷水五口，边扇边搅，以散除泡。泡消后再熬至变黑离火，冷至糊状倒入备之药粉搅匀即可。

合水张氏正骨技艺以家族传承为主，开办医院后收徒传承并开办传承班。使其疗法得到传承和推广。该项目于2009年被列入第二批河南省非物质文化遗产代表性项目名录。

11. 黄家烧伤药膜 黄家烧伤药膜起源于河南省三门峡市湖滨区，项目分布在豫西三门峡及其周边地区。

该项目创始于清朝道光年间，已有150多年的历史。创始人黄应珍（1833—1908年）是闻名乡里的名医，擅长中医外科，尤其擅长治疗烧伤疮疡，医术精湛，医德高尚，并将医术代代相传，第二代黄元太，第三代黄良才，第四代黄赠莲，第五代黄克治，第六代黄学光，至今已经传承第七代。“黄家烧伤”在当地传承多年受到了社会的广泛认可和好评。

黄家烧伤药膜专门用于治疗烧伤、烫伤、疮疡等，主要特色是它很好地解决了烧伤治疗中疼痛、感染、深2度瘢痕增生，以及大面积深2度和3度烧伤不能自然愈合，需要植皮等多个难题。黄家六代相传至今的一种治疗烧伤疮疡的技艺，使用方法简单，不借助任何现代化的设备，（完全还保持它的原生态）在自然条件下不用消毒，不需清创，治疗过程无痛苦。

黄家烧伤药膜的制作技艺非常独特，与传统的膏药有明显的区别。是采用二十多味中草药，经过独特、精细的加工工艺制作而成，具有清热解毒、活血化瘀、去腐生肌等功能，是专门治疗烧伤、疮疡的理想用药，它可以治疗水、火、油、蒸气、铁水等各种烧烫伤、外伤、酸碱腐蚀伤、陈旧性溃疡、糖尿病患者溃疡、褥疮等，安全、无毒副作用。

黄家烧伤药膜为独家秘制，以家族传承方式，世代相传。具有临床医疗价值和良好的社会效益。临床治疗无须特殊设备和严格的环境，可大大降低医疗费用，具有较高的经济价值和实用价值。该项目于 2011 年被列入第三批河南省非物质文化遗产代表性项目名录。

12. 烧伤自然疗法与自然烧伤膏　烧伤自然疗法与自然烧伤膏起源于湖南省涟源市三甲乡秀峰村，后迁入河南省洛阳市。该项目分布在豫西洛阳、三门峡及其周边地区。

该项目创始于清代，项目创始人肖梧岗，清乾隆年间与当地苗医仡濮远亦师亦友，在吸收苗药烧伤方法基础上，优化祖传烧伤疗法，配制自然烧伤膏，在治疗鞭炮、火药、山火及煤矿瓦斯等造成的各种烧伤中，得到广泛应用。其后，传人肖昆吾移居洛阳，在洛阳西郊的金蝉寺旁建石芝园药圃，附设石芝园药堂，传承烧伤自然疗法。被光绪皇帝御赐“大圣手”称号。

该项目是集理、法、方、药于一体的烧伤疗法体系。烧伤膏以中医药传统技艺配制和纯天然动植物道地药材精制而成，内外兼治，以提高人体自然修复功能，调节人体自然平衡状态，使烧伤创面自然原位愈合的一种治疗方法。该技艺适用于烧伤、烫伤、瓦斯伤等所致的各类混合型烧伤的厥逆期（初期）、正盛邪实期（中期）、正虚邪实期（晚期）、正虚邪退期（恢复期）。

其自然烧伤膏具有活血化瘀、止痛、抗感染作用，有促进皮肤快速生长和减少瘢痕增生等功效，对烧伤后遗症和烧伤瘢痕效果显著。

烧伤自然疗法与自然烧伤膏主要以家族传承方式，世代相传。项目有疗程短、效果好、费用低等特点，具有较好的临床应用价值，对传统医学研究、传承具有重要意义。该项目于 2011 年被列入第三批河南省非物质文化遗产代表性项目名录。

13. 潘氏烧伤传统疗法　潘氏烧伤传统疗法起源于河南省开封市杞县，项目分布以起源地为中心辐射开封、郑州及周边城市、乡村。

该项目创始于清朝光绪年间，距今已有一百多年的历史。创始人潘孝成，生于 1830 年。从小投师学医，是远近闻名的医生，尤其擅长治疗烧伤，疗效显著，堪称一绝，人称潘神仙。后经上百年家族传承和临床实践运用，积累了大量卓有成效的治疗经验。

该项目主要采用祖传方法，配方药物主要有黄连、牛黄、麝香、冰片、生地黄、杜丹皮等，按比例配伍，将中药处理干净，用碓臼粉碎成细粉过筛，将药粉放入土质砂锅内，加入干净水和食醋，进行熬制，形成药液。在制作时根据季节而熬药，多选冬季三九天，夏季三伏天。

药物熬制有诸多讲究，用土质砂锅，切勿使用金属类锅具，熬药时用桑树枝搅拌，一定顺着搅，火候先武后文，凉后过滤用木制箩圈，马尾细箩，滤过的药液要装入土制的祥（装酒、醋的容器）、坛内封闭保存一百天后方能使用。

给烧伤病人用药时，将烧伤的部位用盐水清洗干净，盖上一层白稀布，将药剂洒在稀布上，一个对时换一次稀布，保持稀布湿度；烧伤水泡用三棱针将水泡刺破，把毒水排出后再盖上稀布喷药水，八至十二天即好，并不留瘢痕；严重烧伤，处理程序同上，但用时需长一些，治好以后皮肤有点发白但是平整。

潘氏烧伤传统疗法具有安全有效，无副作用，使用方便等优点。具有较好的临床应用价值。该项目于2011年被列入第三批河南省非物质文化遗产代表性项目名录。

14. 张氏喉科 张氏喉科起源于河南省商丘市柘城县慈圣镇塔坡村，项目分布以起源地为中心辐射商丘、周口及周边宁陵、睢县等城镇、乡村。

该项目创始于清代咸丰年间，张氏先人凭借《伤寒论》中“苦酒汤”,《备急千金要方》《千金翼方》提出的“吹药法”，结合清代《重楼玉钥》提出治咽喉病的“破皮针法”，以散面药物治疗为主，以内服汤剂为辅，再辅以破皮针法，疗效十分独特。已传承至第六代，至今已有150多年的历史。

张氏喉科散面药外敷主要是使用自制“珍珠散”。内服药以“四珍汤”为主方，经典方还有四君子汤、四物汤、八珍汤、龙胆泻肝汤、旋覆代赭汤、银翘散、二陈汤、养阴清肺汤，这些方剂用法是煎服。此外，还有部分散剂，常用的有小儿珍珠散面药，用于咽喉肿痛难消。主治单腭、双腭、婴儿咽喉肿痛等。

张氏“破皮针法”刺激部位多为患部及其附近，一是刀切法，如“重腭风”“合架风”等；二是针刺法，如“悬瘈风”“驴嘴风”等；三是针挑法，如“爆骨搜牙风”等。在以上针法进行完之后，需结合珍珠散进行吹药治疗，经临床实践证明，效果显著。

张氏喉科所用中医中药取材方便，价格低廉，辨证精确，疗效确切，服用方便，无副作用，治愈率高，且能根治，因而有较好的实用价值。“扶伤济世，德能高远”是张家的医训，把行医视为济民。家族传承不仅仅是一门营生，更是做人做事的准则。该项目于2011年被列入第三批河南省非物质文化遗产代表性项目名录。

15. 秦李庄周氏口腔咽喉科 秦李庄周氏口腔咽喉科起源于河南省鹤壁市浚县城关镇秦李庄，患者大多来自浚县、安阳、林州、鹤壁、濮阳、新乡等地。

该项目起源于清康熙年间，距今已300多年。在继承祖传治疗方法及验方的基础上，逐步形成了独具特色的口腔咽喉疾病治疗方法。特别是对顽固性口腔溃疡、白喉、手足口病等，施以祖传药方药贴敷足心以及口腔喷洒进行治疗，疗效显著，受到各地患者的信赖。

周氏口腔咽喉科认为，咽喉科临床表现以咽、喉等处充血、肿胀，并有灰白色的伪膜形成为突出症状，并伴有全身不适，食欲不振，咽疼干咳，嘶哑失声等表现。治疗须辨明病因分型施治，心脾积热所致者应清心泻脾，脾虚湿泛所致者应益气健脾，虚火上浮所致者应滋阴潜阳，据型分别施以祖传药方，极少失误。

秦李庄周氏口腔咽喉科的126个祖传药方中，分汤剂、散剂、丸剂、药膏四大类。在患者病证确诊后，根据其轻、重、缓、急，因病施用。方剂炮制工序严谨，在祖传炮制秘药的基础上，完善了洗、泡、漂、蒸、烘、炮、炒等炮制工艺流程。

周氏口腔咽喉科所用方剂多为祖传药方，以家族传承方式代代相传，至今尚未公诸于世。以治疗费用低廉，操作简便著称，具有较大的推广应用价值，对提高人民群众的生活质量，构建健康社会有促进作用。该项目于2011年被列入第三批河南省非物质文化遗产代表性项目名录。

16. 纯德堂口疮散　纯德堂口疮散起源于河南省洛阳市老城区城阳庙，来诊患者分布在洛阳城区及周边新安、孟津、义马等地区。

该项目起源于清朝咸丰年间，距今已150多年。创始人吴志高（1830—1926年）是当地名医，其早年修道于华山，精通道教经典，酷爱医术，勤钻研，苦修炼，云游四方，广交道教医学名流，集诸家之大成，据临床经验研制出“口疮散”等十余种药方、丹散，对治疗口内及咽喉病疗效奇特。吴志高回洛阳后，任河南府城隍庙道长，于1860年在城隍庙西隔壁开办“纯德堂”，以治疗口腔咽喉疾病为主。其子吴金堂于1921年至1951年在西大街原址开办诊所，即纯德堂诊所。

纯德堂口疮散制作技艺复杂，取上等药材，精挑、细选，经“水飞”“煅”“烘”等炮制，分类细磨慢研，待研磨至香气扑鼻时，入罐密封备用为基药。用时取适量加入细药，反复研磨即可用于临床。按传统制作流程，一剂基药选材、炮制等技艺需要半个多月的时间完成。

纯德堂口疮散方剂平和，无毒副作用，无论男女、老幼均可使用；用药简便，费用低廉；因地制宜，就近取材，特别善用本地药材，如怀药等。因其物美价廉、使用简便，成为了百姓心目中的“便民药”。

纯德堂口疮散制作技艺以家族传承为主，以悬壶济世、淡泊名利的家训尊道贵德，济世救人，收费低廉，具有较好的应用推广价值。该项目于2011年被列入第三批河南省非物质文化遗产代表性项目名录。

17. 杜氏口疮治疗技法　杜氏口疮治疗技法起源于河南省卫辉市椿树圪垱街，来诊患者分布于豫北卫辉、新乡、鹤壁、安阳等地。

该项目创始于清代时期，距今已有200多年。《卫辉市志》记载：自清乾隆十年（1745年）以来……椿树圪垱街的杜氏在治疗口腔溃疡等方面有所见长。嘉庆年间先祖永兴公在卫辉府守备任上，罹患口疮，数日无法进食，家人遍寻名医，苦无良方。后有老医者擅治口疮，遂延医施治，药到病除。杜家为答谢，慷慨接济，奉养不懈，老者感念，遂将此口疮治疗绝技传与永兴公之妻，杜家得此治疗口疮技法后，因身居守备，不挂牌行医，虽广施圣手，却不收诊金。

药贴配制方法：所选药物经过分别加工、炮制、粉碎、捣沫、碾粉、合药等工艺制成。合药，是最具灵魂和魅力的环节，即按照患者病情、年龄、作息习惯、脸色、唇色、舌色、体质等各个方面的状况综合考虑后配比，并按季节、时节、时辰选穴贴药。具有活血化瘀、消肿止痛、安神通络、镇惊通窍、排毒等功效。主要医治口疮、口腔糜烂、舌裂、舌疔、咽喉疼痛、失音、牙龈溃烂、口腔白斑等多种疾病。其治法是运用自制药膏，贴于相应穴位，达到标本兼治、内病外治的一种疗法。

该项目以家族传承方式，代代相传至今已七代。具有不吃药，痛苦小，无毒副作用特点，具有较好的临床应用价值。该项目于2011年被列入第三批河南省非物质文化遗产代表性项目名录。

18. 杨氏珍珠散治疗口疮技艺 杨氏珍珠散治疗口疮技艺起源于河南省开封市，来诊患者分布于开封市区及周边县城乡镇。

杨氏珍珠散治疗口疮技艺，始于清朝同治年间，世代相传，距今已有200多年历史。清朝中期，杨氏传人杨成章（1820年）继承父辈治病医术和家族传下的医病药方配药，悬壶济世，坐堂行医。

杨氏珍珠散治疗口疮技艺，以料优、药灵、艺精为核心理念，取用名贵中药珍珠粉等近10味药材，经过加工、炮制、磨碎、研粉、配比等多道制作工序，配制而成。由于处方的精妙和选料的优良，加之杨氏后人的精益求精，逐步形成了一套独特的制作工艺和疗法。

杨氏珍珠散治疗口疮技艺是专门医治口腔疾病的，包括口腔疱疹、鹅口疮、口疳、牙疳等，具有疗效快、疗程短、不手术、无痛苦、无副作用的特点。

杨氏珍珠散治疗口疮技艺以家族传承方式为主，经历代传承发展，医治了数以万计的口腔疾病患者，且方法简单，使用方便。有较好的临床应用价值和推广价值。该项目于2011年被列入第三批河南省非物质文化遗产代表性项目名录。

19. 快庄李氏中医正骨 快庄李氏中医正骨起源于河南省鹤壁市浚县快庄，来诊患者以浚县为中心，分布在安阳、濮阳、新乡、鹤壁等地。

快庄李氏中医正骨始于清代，据《浚县志》记载："城关乡快庄李家骨科，清顺治年间已颇有名气，代代相传，经久不泯。"此记载说明在顺治年之前，快庄李氏中医正骨就已经创立，一直传承至今。

快庄李氏中医正骨的手法，包括用于诊断的有摸、按、挤、叩、伸屈、旋转等；用于治疗的手法有牵拉、推挤、折顶、掐提、回旋、牵抖、合磨、叩击、足蹬、挑撑等；用于理筋的手法有揉、捏、推、按、拨、摇、扳、抖等，合称快庄李氏正骨二十四法。

此法看似简单，实则玄机深藏。手法的运用不拘泥于固定模式，一般数种手法联合运用，加上医者、助手、患者配合默契，则动作连贯，一气呵成。从而达到手随心转，法从手出，或拽之离而复合，或推之就而复位，或正其斜，或完其缺，则骨之截断、碎断、斜断；筋之弛、纵、卷、挛、翻、转、离、合，虽在内里，自悉其情，法之所施，患者不受其苦的最高境界。

快庄李氏正骨所用之膏药佐以黄酒，以行药效，药乘酒性，酒借药威，直达病所，解疾疗伤，极少不验。同时还注重动静结合功能锻炼。

项目传承以家族传承为主，以口传心授，子承父业的方式，延续至今，有较好的应用价值，对保障人们健康有重要意义。项目于2011年被列入第三批河南省非物质文化遗产代表性项目名录。

20. 刘氏正骨 刘氏正骨起源于河南省漯河市郾城区裴城镇坡刘村，项目分布以漯河为中心，亦辐射到新疆、安徽、湖北等地。

刘氏正骨创始于清朝道光年间，至今已传承六代，刘家是当地骨科医生，到第三代刘迎喜，已成为远近闻名的骨科医生，医术精湛，被群众誉为“老捏先儿”。第四代刘东城，从小就跟随族叔刘迎喜学习捏骨医术，对族传的正骨方法，细心观察，反复琢磨，苦练基本功。常用布袋装麻杆，用不同的力量折断或砸碎，再手法复位，然后去布袋验证效果，逐步掌握并发展了“手法复位、小夹板外固定”的接骨方法。

1955年，刘东成被吸收到郾城县卫生院，筹组了“整骨门诊部”。医院先后为他配了四名助手，目前他的四名徒弟李德周、廉文凯、徐心敬、田克马在郾城成为骨科的骨干，能开展脊椎、四畸形矫正、人工肩关节、人工全骨宽关节置换等复杂手术，并能中西医结合治疗骨科多种疑难病证。

刘氏正骨最初以推、拉、旋、伸、提、捏等手法整复为主，配以小夹板固定，外敷中草药、膏药。主治四肢骨折、关节脱臼、伤筋劳损，后经几代继承发扬，整复技术及影响最盛，传至现在，除传统整复的方法外，也配以手术治疗。

刘氏正骨以家族传承、带徒方式为主，世代相传，已成为当地特色明显的骨科治疗方法，有较好的应用推广价值。该项目于2011年被列入第三批河南省非物质文化遗产代表性项目名录。

21. 陈氏正骨　陈氏正骨起源于河南省焦作市武陟县小董乡北归善村，项目以起源地为中心，接诊患者分布于焦作、新乡及周边县镇、乡村并辐射省外。

该项目创始于清乾隆十八年，已有三百余年历史。创始人陈振泰是当时名医张世昌嫡传，成为正骨接骨的妙手。据传其经怀庆府官员推荐曾为清乾隆皇帝治脚踝崴伤，入太医院，获“德高艺精”匾。光绪十三年，传人陈凤儒也获太医院“德药可风”匾。陈家至今仍保存有清代祖上太医匾额、医书、药柜等。第六代陈琦又把膏药的配方进行了优化，疗效进一步提高。

诊疗方法主要包括以下几个方面，一是手法正骨复位，夹板固定，二是正骨膏药外贴伤残部位，祛瘀血，消肿止痛，恢复功能；三是内服药，以伤者体征、脉象辨证施治，开具方药，蜜炼为丸。对骨折中后期骨伤愈合、骨痂生长起到了决定性作用，尤其对手术后骨不接、骨不连的病证，效果极佳，是根治骨伤的良药；四是药酒辅助治疗，外敷伤处，功效舒筋通络、活血、祛风，消肿止痛。多法并用，方药结合。

陈氏骨科遵循“医道万千、唯德为重”的祖训，坚持以患者为本，上门送医，宁肯医生多跑路、多吃苦，也要让伤残者少受罪的行医原则。

陈氏正骨以家族传承、带徒方式为主，世代相传，具有起效快、费用少、痛苦小、无后遗症等特点，特色明显，有较好的临床实用价值。该项目于2011年被列入第三批河南省非物质文化遗产代表性项目名录。

22. 杨家正骨疗法　杨家正骨疗法起源于河南省周口市商水县，该项目以起源地为中心，接诊患者分布于周口、漯河及周边县镇乡村。

该项目创始于清朝初年，据《商水县志》记载，杨家正骨疗法第七代传人杨如贤是本县的祖传正骨科名医，传承历史已达二百六十多年。逐渐形成了一整套比较系统的诊治方法。主要治疗错位、骨折、骨裂、骨碎、筋伤、腰疼等骨科疾病。

诊断方法：通过望、闻、问、切及触、摸、探、按了解患者病情，判断骨伤部位、筋伤程度，并做出正确诊断。

复位手法：骨折、脱位一般均有移位，杨家正骨疗法十分强调复位手法，综合分析病情，在辨证的基础上，通过推、接、摩、端、提等手法进行正骨整复，然后固定用药，以恢复其正常形态和功能为目的。

治筋手法：适应于筋伤的治疗和恢复。筋伤往往伴随气血损伤。急性筋伤肿痛者，当分清筋伤所属，给以循经向远端疏导的手法，配合穴位点按，通经止痛，可收立竿见影之效。慢性筋损伤者，主要表现为疼痛、麻木或酸困，当分清病因病机，在治疗上以就近取穴为主，按摩通经活络配合肢体功能活动。

用药强调“活通气血，调理脏腑”。内服药、外用药、接骨药分三期论治，早期、中期、晚期在治则治法、选方、用药上各有侧重。对于外固定，强调“简单有效”“有利修复”原则，讲究“轻便”，尽量“短小”。

该项目以家族传承为主，世代相传，具有“简，便，廉”特点，有较好的应用价值和经济价值。该项目于2011年被列入第三批河南省非物质文化遗产代表性项目名录。

23. 张八卦中医外科 张八卦中医外科起源于河南省商丘市宁陵县张八卦村，是流传于豫东的知名外科世家，行医区域主要在河南、安徽、山东等地，来诊患者分布多个省区。

该项目创始于清乾隆年间，距今200多年。创始人李先保科举未中，转而学医，经过长期医疗实践，总结出系列外科病治疗方法和方药，疗效显著，远近登门求医者络绎不绝，“张八卦外科”的名号越来越响。咸丰年间，李家曾入宫为皇族治病。中华人民共和国成立后，五代李道周曾到中南海会诊看病，被世人传为佳话。

张八卦外科认为病因虽多，但其发病原理不外营卫不和、气血凝滞、经络阻塞所致，在临床治疗立方用药上多侧重于通络、活血化瘀，选方首推“仙方活命饮”。对外用药的配制，强调制法的精细。特别擅长治疗脱疽、火丹、流注等病，并总结的特效中药良方，基本上能达到药到病除的疗效。

脱疽分五型（虚寒型、气滞血瘀型、寒湿型、热毒型、气血双虚型），治疗方法各不相同。流注分暑湿流注、余毒流注、瘀血流注三型论治，暑寒流注宜服仙方活命饮加减，成脓宜服“透脓散”，体虚宜服“脱里消毒散”；余毒流注治用“疔毒走散”；瘀血流注初用“仙方活命饮”加红花、桃仁；溃后按暑湿流注治方。

该项目传承以家庭传承和师徒传承为主，以见效快、药价低、不复发而闻名一方。具有较高的科学价值和实用价值，对研究学科流派有重要的历史意义。该项目于2011年被列入第三批河南省非物质文化遗产代表性项目名录。

24. 世医堂中医外科 世医堂中医外科起源于河南省濮阳市濮阳县柳屯镇七娘寨，流行于滑县、内黄、安阳及山东郓城、东明、鄄城等地。

该项目创始于清朝乾隆年间，创始人王克让，幼年到当地一家药铺当学徒，一次偶然的机会，遇到当时的名医叶天士，得到叶天士的启蒙与指点，多次不远千里到江苏向叶天士求教，从此走上了行医之路。清同治十三年，周边乡邻25人联名赠送“三世名医”木雕匾额，现保存至今。

世医堂中医外科主要采用祖传中医药方，治疗各种皮肤病、烧烫伤、肿痛、溃疡、痈、疽、褥疮、乳腺病、蛇串疮等外科疑难杂症。祖传药方主要有白降丹、大金丹、脱药、红白生肌散、红升丹、五色灵药生肌散、珍珠散、祛腐生肌散等外科用药。以消毒生肌的散结解毒汤、托里透脓汤、仙方活命饮等为辅助汤剂。

祖传配方及功效：白生肌散：由石膏（煅）、冰片、轻粉、珍珠、月石等中药共为细末。主要治疗腐肉未尽、疮面较深之外疡已溃之症。有生肌收口、祛腐解毒等功效。大金丹：由火硝、白矾、朱砂、赤金（以大小定张数）、水银等药物共为细面，在铁锅上盖老青碗或羊城罐烧炼，取其精华，加上冰片、麝香共为极细末，对痈、疽、瘰疬及一切口小蒂大、内有腐物和各种瘘管的病灶有祛腐拔管之用。脱药膏于疮内，能祛腐拔毒，平胬化滞。

该项目以家族传承方式已传承九代，具有较好的实用价值。该项目于2011年被列入第三批河南省非物质文化遗产代表性项目名录。

25. 贵氏针灸　贵氏针灸起源于河南省新乡市延津县，第五代贵永坤移居新乡市凤泉区，来诊患者分布在新乡市区及所属各县，辐射郑州、焦作等地。

该项目起源于清咸丰年间，创始人贵大定（1827—1918年）自幼习医，创建“修业堂”行医看病，采取针刺放血疗法，加中药煎服治疗疫病，效果显著，声名鹊起。并著有《贵氏针灸图谱》，留于后人。第三代传人贵百贤总结出《舌诊百病》和腹针疗法，并自制“毫针、圆利针”。第五代传人贵永坤门庭若市，群众称之为“神针”“贵仙”，受到群众的一致好评和赞扬。

贵氏针灸的手法讲究轻、快、准、稳。即进针动作轻，进针速度快，选穴定位准确，刺入皮肤后的深浅角度控制好，稳即是进针以及行针时张弛有度，稳健精确，减少患者不适感。

头针疗法，主治小儿脑瘫，中风，以及手术或外伤引起脑损伤；腹针疗法，主治胃肠疾病，小儿腹泻等；运动针灸疗法，主治各种急慢性损伤性疼痛、面瘫、偏瘫；舌诊方法，通过观察患者的舌苔、舌质的表现分辨“虚、实、寒、热、表、里、阴、阳”等病证属性，用以辨别疾病属性和部位。

贵氏针灸以家族传承方式为主，以口传心授方式世代传承。具有疗法简单、便捷、经济等特点，对婴幼儿腹泻、病毒性感冒、中风、疼痛症、风湿性关节炎等有特殊的疗效。有很高的学术价值和临床应用价值。该项目于2011年被列入第三批河南省非物质文化遗产代表性项目名录。

26. 李氏眼药　李氏眼药起源于河南省开封市通许县玉皇庙镇罗勺头村，来诊患者分布通许、开封、郑州等地，还有从新疆、甘肃兰州慕名而来的患者。

该项目创始于清朝末年，创始人李占云（1879—1957年），因仕途无望，当地百姓求医困难，转而学医，广求医书，遍访当地名医，熟读中医经典，于1906年开设中医诊所，尤其擅长诊治眼疾，老百姓时称“李氏眼堂”。清末民初，传人李春荣遍访名医，完善配方，改进工艺。使李氏眼药影响更为广泛，在民国时期独树一帜。到抗战时期，声名鹊起。成为20世纪40至50年代通许当地的一张名片。

李氏眼药主要配方原料包括全当归、白芍、蒺藜、菊花、密蒙花、决明子、天南星等中药十几种，根据不同的眼疾进行配伍加减，据用药途径而选用不同的加工制剂工艺。表里兼治，疗效显著，且使用方便，用药安全，原料易得。

李氏眼药炮制工序讲究，即先将原料草药洗净、晾干、碾碎，入陶锅熬制，时间要选择辰时，炭火慢烧2个时辰，烧制好后将药物冷却，加入贵重药材、研磨、取粉，配制成眼药水或眼药膏。内服中药据病人具体情况辨证施治，因人施法，因病施药，同时还有内服类制剂三种，剂型原为大蜜丸，现已改制为胶囊。

李氏眼药以家族传承的方式传承发展，承载着通许地方民间中医药专科的发展历程，具有较大的历史文化价值和临床应用价值。该项目于2011年被列入第三批河南省非物质文化遗产代表性项目名录。

27. 五更太平丸制备工艺　五更太平丸制备工艺起源于河南省洛阳市北大街，该项目分布在洛阳、禹州等地，并各具特色，其产品分布遍及河南及全国各地。

该项目制备工艺起始于清末民初（1911年），创始人杨振清，一方面遵古炮制，一方面结合师传经验和心得，总结出了独家丸剂制备工艺。后在北大街创办药铺“四知堂药店”，自任掌柜，药店所制“五更太平丸”以疗效独特，“专治老少咳嗽，天下驰名无二家”而家喻户晓。1930年以验方及制备工艺加入洛阳药业公会制药研究所。

五更太平丸制备工艺，主要包括配方组成比例、药材选择、药材加工炮制、制剂方法、制丸工艺等。

药物配方：贵州天冬2份、湖北麦冬2份、河北知母2份、四川贝母2份、洛阳款冬花2份、洛阳苦杏仁2份、甘肃岷县当归1.5份、四川黄连1.5份、禹州产九天阿胶1.5份、怀庆地黄0.75份、熟地黄0.75份，蒲黄1份、京墨1份、桔梗1份、薄荷1份。每一味药的加工及炮制都有一套固定的方法。

绰药母子制备法：药丸分为一钱、二钱、三钱三种规格，每次一丸。绰药母子制备药丸技艺计量准确、大小均一、疗效稳定。丸药的蜡皮制法是独特传统方法，采用纯蜂蜡进行漂白，须往返九次以上漂晒。

项目以师徒传承的方式，历经几代人的传承，其绰药母子技法及“配制公共监察，存心唯天可表”，形成了独特的企业文化，具有较大的历史文化价值。该项目于2015年被列入第四批河南省非物质文化遗产代表性项目名录。

28. 李楼李八先生妇科　李楼李八先生妇科起源于河南省洛阳市郊区李楼村，来诊患者分布在洛阳市区及新安、渑池、义马等地。

该项目始创于清朝乾隆年间，创始人李大定开办“济生堂”，擅长治疗妇科疾病，其制剂“乌金丸”，疗效显著，求诊者众多，后父传子、子传孙绵延至今。因创始人在家族同辈排行第八，擅长妇科，医德高尚，当地乡亲百姓都亲切地称呼他李八，故而得名“李八先生妇科”。

李楼李八先生祖传妇科依据传统医学的诊断方法，通过望、闻、问、切收集病证病情病史，用祖传的诊疗方法结合自己多年医疗实践经验，明确疾病的病因、病位、病机，辨证施治，李八认为妇科疾病多以肝郁、气滞、血瘀为主要病机，治疗时李八先生祖传妇科多以“疏肝活血”“调理气血”治法为主。又因女子多以血为用，而又多气，在临证时据病因人而宜，进行辨证论治、整体调理、扶正祛邪、对症下药，处方多以柴胡、青皮、川楝子、香附、元胡等疏肝活血，人参、阿胶、枸杞子、杜仲、丹参等调理气血，从而达到药到病除的效果。再配以祖传的蜜丸、验方，使患者尽快地恢复健康。最有名气的制剂就是“乌金丸”。

该项目以家族传承的方式，世代传承至今，在妇科疾病的辨治上独具特色，具有较大的历史文化价值和临床应用价值。该项目于 2015 年被列入第四批河南省非物质文化遗产代表性项目名录。

29. 陈氏痘疹伤寒疗法　陈氏痘疹伤寒疗法起源于河南省安阳市林县东姚街李家厂村，来诊患者分布在安阳市林县一带，并辐射到周边河北、山西等地。

该项目创始于清朝道光年间，创始人李惟贤，幼时见疫病流行，百姓痛苦而立志学医，博采众长，尤精于痘疹、伤寒，在当地小有名气，第二代陈耀先从理论上构建了陈氏医药体系；第三代陈龙章提出“宜急勿缓、救命为先、调治在后”的中医急救理念；第四代陈天柱创办了“柱德堂”，留下了大量的原始用药记录；第五代陈润三，高尚的医德医风，精湛的医疗技术，声名远扬。

陈氏痘疹伤寒疗法在《伤寒论》的基础上，结合本家族临床经验，细微分辨不同症状之间的区别和联系，标本兼治，分经用药，达到祛邪固本、平衡阴阳、调养机体之功效。

痘疹治疗以“扶正达邪，祛邪安正”为主法，以“宜急勿缓”“急则治标，缓则治本”“救命为先，调养在后”为基本原则，以清为主，先清后补，清补结合，按候论脉，节气不同，气温不同，用药区分，凭脉候阴阳，辨证论治。同样病情，季节不同，体质不同，病因不同，诊治便会差别，按脉索骥，抓到根本，方下奇药，很少有成方治病，在实践中取得了更好的医疗效果。

陈氏痘疹伤寒疗法以家族传承方式为主，传承七代，在治疗痘疹伤寒方面独树一帜，疗效确切，影响较大，具有较好的临床价值。该项目于 2015 年被列入第四批河南省非物质文化遗产代表性项目名录。

30. 董氏中医痹证疗法　董氏中医痹证疗法起源于河南省鹤壁市浚县，是流传于豫北一带治疗痹证的传统中医疗法，其分布区域涵盖豫北、冀南、鲁西南等地。

该项目创始于清代康熙年间，创始人董宗夏，是当地一位民间医生，以治疗痹证见长，并以家传的方式传给后代，后人董文墨进一步完善发展，治好了不少病人，很有名气，贤达立“杏林谱荫”碑。第六代董法禹，自成体系，遂成一派，第八代董长春独有建树，造诣颇深，赢得乡党赞誉。赠匾额“杏林衣钵”百世流芳。

在痹证治疗上，当以扶正祛邪、活络止痛法为主。邪去络通，气血畅行，则痹证自除。辨证上分风、寒、湿三痹论治，故以祛风、散寒、除湿及疏通经络为治疗痹证的基本原则。遣方用药时讲究三点，即风盛者用散风之品，中病即止，以防风燥之剂伤阴、燥血、耗气。寒盛者在散寒的同时，须结合助阳之品，使其阳气充足，则血活寒散，滞通痹畅而病愈。湿盛者在渗湿化浊的同时，佐以健脾益气之品，使其脾旺能胜湿，气足无顽麻。

治痹证系列药酒疗法，药酒由秦艽、乌梢蛇、伸筋草、钻地风、千年健等 30 多种药物组成，炮制须用董氏特制内外双层酒坛，酒选浚县本地上等优良白酒，以新鲜艾段封口，置于锅内蒸煮，用火必用桑柴。

该项目以家族式传承为主，其治法独具特色，成本低廉，易于接受，具有历史文化价值和临床应用价值。该项目于 2015 年被列入第四批河南省非物质文化遗产代表性项目名录。

31. 李氏中医精神病疗法　李氏中医精神病疗法起源于河南省获嘉县太山镇东古风村，流传于豫北一带，治疗病人辐射焦作、郑州、新乡等地城镇乡村。

该项目起始于明代，距今 700 多年。据民国《河南获嘉县志》记载："东古风始祖李伍，或曰山西洪洞人，或曰直隶正定人，明洪武迁来，累世以治疯症闻。"至今已历经二十二代。1956 年组建获嘉县第五区联合诊所，成立了获嘉县第一所中医精神病专科医院。

李氏中医精神病疗法包括祖传的放血疗法、针灸疗法、中药疗法、祝由疗法。

放血疗法是采用循经按络的方法，用三棱针刺手少阴心经尺泽穴放血。针灸疗法是用银针刺人中、合谷、涌泉、内关、百会等穴。中药疗法即"三法、九方、三循环"大法。三法指的是一疏肝、解郁、清热，二安神、涤痰、开窍，三醒神、固本；九方指的是治疗疯证的药方，实际上李氏祖传的药方还有治疗郁证、痫证的各两个；三循环指的是治疗疯证需要三个循环步骤。祝由疗法对心境障碍患者疗效显著。

李氏擅长治疗失眠、抑郁症、躁狂症、精神分裂症、情感障碍、老年、少儿精神疾病、癫痫、神经症（焦虑症、强迫症）等各类难治性精神疾病和内科杂病。

李家世代行医，以"医术只传长子、长孙"的家规传承至今，以疗效好、副作用小、不易复发为特色，有较高的历史价值和研究价值。该项目于 2015 年被列入第四批河南省非物质文化遗产代表性项目名录。

32. 长垣单寨骨科　长垣单寨骨科起源于河南省长垣市蒲东街道单寨村。来诊病人分布在新乡、郑州、开封一带，并辐射豫北、鲁西南、冀南等地。

该项目创始于清朝早期，李氏家族由山西移民至长垣单寨村，先人李宏哲娶山东姑娘为妻，其娘家祖辈行医，将治疗骨病的膏药方传予姑娘。李宏哲夫妇运用从娘家带来的膏药方，给人治病，经过不断完善膏药方，治疗骨病的效果也越来越好，而且李氏夫妇治病不要钱，在当地逐渐有了名声。其后代开办了"万善堂""西万善堂""东万善堂""中万善堂""五福堂"等行医。

长垣单寨骨科以手法整复、祖传膏药为主，配合熏洗疗法用于治疗骨折、跌打损伤、颈肩腰腿疼、四肢麻木、风湿病、骨折延迟愈合等。

手法整复，简单的如脱臼等，可以通过拉、扭、推等简单手法整复到位。对于复杂的骨折患者，则运用推、按、压、扭、折、顶、拉、捏等手法，通过两个或两个以上手法整复，使骨折复位，往往都是一次整复成功。

祖传膏药疗法，用麝香（人工）、当归、红花、乳香、没药、虎骨（其他骨代替）、血竭等四十多种名贵中药配制，具有消肿止痛、活血化瘀、软坚散结、接骨续筋、散寒祛风等功效。

长垣单寨骨科以家族传承的方式传承至今，其手法整复方法独特，膏药特色突出，具有较大的历史文化价值和制剂工艺价值。该项目于 2015 年被列入第四批河南省非物质文化遗产代表性项目名录。

33. 史家中医药组方　史家中医药组方源于河南省商丘市睢阳区新城办事处史家。来诊病人分布在商丘城乡，辐射周边亳州、单县、砀山等地。

该项目始于清末民初，是延续四代的祖传药方。创始人史先烈（1840—1928 年），自幼喜爱医学，年轻时自立门户应诊，他乐善好施，救困济贫，名扬乡里。结合家传药方，逐步摸索研究，创制口溃灵、烧烫伤速宁等方，疗效显著。又经后世传人在辨证施治实践中逐渐完善，方药配伍更加优化，效果进一步提高。

口溃灵组方：将牛黄、辰砂、珍珠粉、冰片等中药材按比例配好，碾成粉状，放在芝麻油中，拌成糊状，用医用棉签在患处涂抹，每隔 5 分钟一次，连续 6 次，即可止痛。

烧烫伤速宁药物组方：将凤凰衣、柴胡、黄芩、人中白、冰片等按比例配好后，投入 63 度高粱酒中，浸泡一个月后即可使用。对于轻度烧烫伤，用棉签涂抹，每隔 5 分钟涂一次，一般 5 ～ 6 次起效。

史家中医药组方的特点，主要是以天然、无公害中药材配伍，使用独特精湛的传统加工工艺，确保功效。其次注重药物配伍的主从关系，有增强或综合药效的作用。

史家中医药组方具有针对性强，组织严谨，方义明确，重点突出，多而不杂，少而精要的特点。并且治疗费用低廉，周期短，治愈率高，无禁忌和毒副作用。具有较高的临床应用价值。该项目于 2015 年被列入第四批河南省非物质文化遗产代表性项目名录。

34. 黄氏经络五行调法　黄氏经络五行调法起源于河南省新乡市原阳县陡门乡。流行于原阳、封丘、长垣一带，逐渐辐射到河北、北京、安徽、山东、山西等地。

该项目创始于清朝初年，创始人黄洪患腰腿疼病，无钱医治。就到当地一知名郎中家做伙计，学习按敲、揉捏手法，用此法给家人及乡邻治疗此类疾病，效果很好。随后此法传给子孙并代代相传。

项目调法以手法为主，调治时以手作用于人体十二正经、孙络、别络及脏腑，引导其互生互用，促使人体阴阳自然平衡，达到自我扶正状态。强调上病下治，左病右治。通过手指作用，以点、压、拨、捏、揉、敲、按、震等动作来引导人体的骨血、皮血、筋血、脏腑之血，使骨气、皮气、筋气、脏腑之气互生、互补、互化，以平衡阴阳盈亏，具有人体自然康复摄生的特征。

捏为捏气运血，揉为滋阴提阳，拨为排放身体浊气与寒气，打通经络并散开瘀滞。在“捏”手法上，又可细分为点捏、分捏、聚捏、散捏和时捏等不同的捏法，据调理对象的体象不同而辨证施“捏”。

对高血压、糖尿病、颈椎腰椎疾病、荨麻疹、偏瘫、头痛头晕、咳嗽吐痰、感冒、失眠多梦、面部斑点、四肢冰凉等调理效果尤为显著。

该项目主要以家族传承方式，以心悟口授的方法进行传承，其“遵古掘新，技创口碑，仁德守道，济世救苦”的族规，至今已延续传承十世。其不服药，不打针，特色明显，易于接受，对健康养生意义重大。该项目于2015年被列入第四批河南省非物质文化遗产代表性项目名录。

35. 张氏耳病针灸疗法　张氏耳病针灸疗法起源于河南省新乡市牧野区小冀镇杏庄村。来诊患者分布在新乡周边地区，并辐射郑州、焦作、安阳等地。

该项目创始于明代洪武年间，形成于清朝道光年间，据传张氏祖籍山西，明时移居到小冀镇，因张家移民有以医药济民者，就以“杏林之家”取一“杏”字为村名——杏庄。逐渐以针灸之法治疗耳病见长，到第十四代张修桐完善耳病治疗方法，总结出系列方药和独特的针刺手法。到第十八代张成礼时，其特色优势更加明显，疗效更显独特。

该项目在辨证上特别重视脉象和鼓膜颜色的辨证，在治疗上坚持治病救本，标本兼治的理念，注重调和阴阳、扶正祛邪、疏通经络等治法，以达到开耳窍、排毒、修复耳功能的治疗目的。所采用的疗法主要包括针灸疗法、放血疗法、艾灸疗法、拔罐疗法等，外治方法有冲耳疗法、吹药疗法，中药方剂辅助疗法主要是先人流传下来的家传药方等。

张氏耳病针灸疗法，对复杂的耳病采用中医综合疗法，除运用传统的中医方法专门针灸治疗耳病外，还辅以放血、冲耳、吹药等疗法，对耳病患者进行全方位治疗，疗效较好。

张氏耳病针灸疗法秉承大爱，厚德仁人，以家族传承方式，代代传承，具有较高的科学价值和医疗价值，在传承中华中医疗法、弘扬传统文化、减轻患者痛苦等方面具有一定的实用价值。该项目于2015年被列入第四批河南省非物质文化遗产代表性项目名录。

36. 明氏正骨膏药　明氏正骨膏药起源于河南省安阳市滑县半坡店乡黄塔村。分布在豫北、东北三省、北京、天津、陕西、山西东部、河北南部、山东西部的广大地区。

明氏正骨膏药创始于明代，已有400余年历史，根据明氏谱系和明氏传人讲述，明氏先人明帮齐，自幼聪明勤劳，为人善良，和睦乡里，青年时代就对祖上的医学颇感兴趣。尤其对中药内外应用，手法正骨推拿按摩及中医经络十分在行，同时擅长跌打损伤的诊治。当时有一位异远真人（医名董春光），晚年艰辛贫寒，得益于明帮齐敬孝赡养，感动之余，将自己的一个治疗跌打损伤的药方传给了他。这样，明帮齐又传给了儿子明旺、孙子明时遇，经世代宗祖秘传，传给十二代传人明复和、十三代传人明修德。

明氏正骨膏药具有“接骨续筋、祛风散寒”之功，主要组成有土鳖虫、象皮、人发、龙骨、杨枝、槐枝、柳枝、蒜葶、桃枝、冰片、全艾、香附、乳香、没药、透骨草、血竭、麝香等三十余味中草药材，通过炸、熬而成。其制作程序科学严谨，包括配方、火候温度、搅拌等均是祖传绝技。疗效显著，是当地老字号中药制剂。

明氏正骨膏药传承方式为家族传承，始终遵循“传男不传女、传长不传次、传能不传弱”的单一嫡系传承祖训。第十四代传人明文香打破祖规，将其传授给了四个儿子。明氏正骨膏药有较好的临床应用价值。该项目于2015年被列入第四批河南省非物质文化遗产代表性项目名录。

37. 杨氏沙园膏药（见本书第九章第三节）

38. 济世堂李占标膏药　济世堂李占标膏药起源于河南省洛阳市偃师区，其产品加盟门店分布在全国多个地区。

济世堂李占标膏药创始于1885年，李氏家庭自明末至清初，即以“医、武”传家，李占标之父李振声，曾被朝廷下旨封为“五品蓝翎”，李父将医武之术尽授李占标、李占魁兄弟。李占标潜心岐黄之术，于1885年研制出“李占标膏药”，并浪迹江湖，为游方郎中，走遍豫西、陕东、晋东南。1894年在洛阳东大街正阳门口创办药店，取名“济世堂药店”。

济世堂李占标膏药是以植物油为基质，以乳香、没药、冰片、血竭花及多种中草药熬制而成，具有除风祛湿、散寒止痛、活血壮筋、通经活络之功效。

膏药熬制讲究火候的掌握，深谙“观烟知火候”“滴水成珠”等技巧，注重药物入油的时机和下丹的剂量，使膏药不老不嫩，软硬适中。其三代传人李瑞成，淘汰了高温时有效成分易分解反应的药物，并添加了可以起到协同作用的辅药。在膏药制作过程中，除了将易挥发的药物在低温时下药外，还创新采用浸制法取代了油炸法，使药品的有效成分得到了更充分的保留，临床证明疗效更加显著。

济世堂李占标膏药熬制技艺以家族传承方式，父子相传。该项目凝聚了李家几代人的努力，是传统制剂文化的体现，有较好的推广应用价值和医药文化价值。该项目于2015年被列入第四批河南省非物质文化遗产代表性项目名录。

39. 聂麟郊膏药　聂麟郊膏药起源于河南省洛阳市宜阳县，以起源地为中心，分布于洛阳、三门峡及其周边县区乡镇和陕西、山西等省。

聂麟郊膏药老店，创立于清朝末期，距今已有100多年历史。创始人聂麟郊生于公元1881年，当时社会动荡，疾病蔓延，缺医少药。聂麟郊立志钻研医学，济世救民。他一边教书，一边行医，并专攻膏药研制，制成黑、红两类膏药，后来在县城中大街开起聂家膏药店，自立名号“千顷堂”，后改名为“聂麟郊膏药老店”。20世纪30

至40年代达到鼎盛，在全国各地设立经销店铺140多家。至今已传承五代。

聂麟郊膏药配方，原有58味中药，现已发展到83味，如生地黄、荆芥、杏仁、连翘等，大都在本地取材。老鼠屎要公的，头发要童子发。从野猪受伤打滚得到启示，将其治疗原理及某种技艺运用到膏药熬制中，使聂麟郊膏药与其他民间技艺一样，含有一些不为人知的秘密。配料、浸泡、熬炼、净油、下丹、理化、定形、冷却、摊涂、包装等十余道工艺流程，全凭经验和熟练程度操作，任何一道工序都不能疏忽，因此能保持聂家膏药的特色及神奇疗效。

聂麟郊膏药熬制技艺以家族传承方式为主。具有无毒副作用，药效迅速，强力浸透，使用方便，治疗成本低等特点。有较好的推广价值和临床应用价值，对弘扬中医药文化具有重要的现实意义。该项目于2015年被列入第四批河南省非物质文化遗产代表性项目名录。

40. 李氏膏药　李氏膏药起源于河南省汝州市蟒川镇小龙庙村，分布在郑州、洛阳、平顶山、开封各地，以及河南、河北、山东等多个地区。

该项目起始于清朝同治年间，李氏先人李克勋拜寺上庙刘占魁学医，专攻外科疾病的治疗，经多年临床实践，创制出李氏舞名膏，医人无数，效果明显，百姓称他“疮神仙”。清朝末年，李克勋长子李长春，不断探索外治方法，完善膏药熬制技艺。后世李三合、李现杰使家传膏药发扬光大。

李氏膏药组方主要有草乌、马钱子、天南星、川独活、当归尾、花椒、没药、血竭、生姜、冰片、头发、猪趾甲、芝麻油、黄丹等。熬制经八个程序，在零点到五点，夜深人静时熬制；现场以北斗星为准确定“坐北朝南”向，依次整理、摆放器具和物料；用搅拌膏药的湿槐木棍，在熬膏药锅前地上划一“十”字，点燃香柱，并踩在“十”字上，行礼膜拜；将配方药料放入铁锅，加入芝麻油，点燃麦秸加热，火势保持文火—武火—文火；观察锅中物料呈黑褐色，熄火端锅，滤出药油；药油继续加热，看油发蓝烟时熄火，下丹；边搅拌边下丹，以防丹沉锅底，锅内由红变黑，白浓烟散尽，蘸少许滴水成珠即可，倒入铁盒内储存。传承人始终坚持“熬膏药虽繁，必不敢省功，用物料虽贵，道地药配全”的理念。

李氏膏药适用于受风寒湿邪引起的腰痛病、骨质增生、关节痛、骨伤后遗症等病证，有较好的临床效果和推广应用价值。该项目于2015年被列入第四批河南省非物质文化遗产代表性项目名录。

41. 姚家膏药　姚家膏药起源于河南彰德府（河南省安阳市一带），以安阳为中心，分布于豫北地区及河北、山东、山西等地，并远销东南亚、欧洲各国。

膏药创始于清朝初年，创始人为太医姚本仁，明末崇祯年间，姚本仁来到河南彰德府行医，授赵王府良医所医正。清顺治元年（1644年），李占标奉召入京，成为宫廷御医。后归老彰德，在鼓楼后街东首大槐树院开设“宗黄堂姚家膏药铺”，门楣上悬御赐“太医正传”匾额。于是人们都以“老槐树为记”为正宗。

姚家膏药主要原料是麝香、乳香、没药、血竭、当归、木瓜等20多种精贵药材。

配方以气味俱厚生香引导之品，并加引多味药物的复方以率领群药，开结行滞，直达病所结聚之处，达到拔则病自出，无深入内隐之患，病所经之处，截之病邪自断，无妄行传变之虞。姚家膏药有阿魏麝香狗皮膏、固本膏、追风膏、暖脐膏、拔毒膏、化毒膏（亦称蝴蝶膏）、跌打膏等多个产品。临床上广泛用于内科、外科、骨科、男科、妇科、儿科、皮肤科疾病的治疗。

姚家膏药的主要特点是使用方便，不误劳作；药物可直接经皮吸收，尤其适应服药困难的人群采用，其疗效确切，深受患者信赖。

姚家膏药的配方及熬制工艺方法以家族传承，传男不传女，直到 1949 年才将技艺外传，公开了膏药配方与制作方法。姚家膏药是传统制剂文化的代表，具有较大的历史价值和临床推广意义。该项目于 2015 年被列入第四批河南省非物质文化遗产代表性项目名录。

42. 鸭李正骨　鸭李正骨源于河南省郑州市中牟县刁家乡鸭李村，随着鸭李正骨的传承的发展，并在中牟县开办骨科医院，病人逐渐辐射到郑州、开封、许昌及山东等地。

鸭李正骨创始于清代道光年间，鸭李董氏先人董老虎，24 岁时赴汴京赶考武举，未中，遂入当地一家武馆拜师习武。馆主不仅是京城有名的武术大师，而且还是一位精通正骨术和医治跌打损伤的名医。馆主收其为徒，传其武艺，还将自己的正骨手法和接骨膏药方也传授给他。董氏师满返乡，医治骨伤病人，在乡里较有影响，后经家族世代传承，发展至今已有 170 多年，传承七代。并在中牟县创办鸭李骨科医院。

鸭李正骨分为正骨与接骨。正骨就是使折断、甚至粉碎的骨头复位，精确地拼接在一起，主要靠手感。鸭李正骨传人因为经过严格训练和长期实践，手感精确，推拿也恰到好处。接骨是使断骨按原样长好，主要靠夹板固定，外敷接骨膏。接骨膏由麝香、血竭、龙骨、象皮等 20 余味名贵中草药材按一定比例配方、粉碎后熬制成膏，然后贴于患处。此方经过多次优化改进，经过无数例临床验证，其接骨功效迅速。

鸭李祖传正骨以手法复位，快速精准，疗效独特，病人痛苦小，花钱少，疗效好，病程短，具有较大的临床推广应用价值和较好的经济和社会意义。该项目于 2015 年被列入第四批河南省非物质文化遗产代表性项目名录。

43. 后河张氏正骨　后河张氏正骨起源于河南省濮阳市经开区新习乡后河村，流传于豫东北濮阳一带，接诊患者分布于濮阳、安阳、新乡，辐射河北、山东等地。

该项目起始于清朝年间，创始人张继增为清代雍正年间有名的正骨名医，为后人留下了丰富的正骨经验和方药。第六代传人张永庚深得祖上正骨之精髓，逐渐形成手法正骨、小夹板固定、祖传膏药外敷相结合的正骨方法。第九代传人张青栋运用中药熏洗及功能锻炼相结合的治疗方法，深受患者喜爱。

后河张氏正骨，采用传统中医因势利导的保守治疗，通过对筋伤骨伤患者进行手法复位，自制特色外固定夹板进行固定，配合外敷祖传膏药及祖传中药熏洗剂和功能锻炼而使病患达到康复。

正骨手法技艺：错骨复合的手法原则是“反其道而行之”，采取旋转回绕、提按端挤、摇摆触碰、加挤分骨、屈伸收展、成角折顶。脱骱复原手法遵循“欲合先离，离而复合”的原则，采取辨证施法，如屈伸收展与旋转回绕、端提捺正、足蹬膝顶、杠杆支撑复原脱骱关节等。理筋顺络手法原则是有力、均匀、柔和、持久，即先用按、推、摩、揉、擦等手法，继用屈伸、旋转、牵抖、摇晃等手法，后运用叩击、揉搓、运展等手法。

该项目以家族传承方式，代代奉行先祖“行医不为生财之道，皆为积德行善”的家训，而且痛苦小、康复快、经济便捷。具有较高的医学、文化、经济和社会价值。该项目于2015年被列入第四批河南省非物质文化遗产代表性项目名录。

44. 石氏中医针灸　石氏中医针灸起源于河南省孟州市，到第七代移居济源市，来诊患者分布在孟州、济源市区及周边县城、乡镇。

该项目创始于清嘉庆年间，创始人石福寿，自幼跟随栎封村从山西来的一位游乡郎中学习针灸，用针刺和艾灸为民治病除疾，不收分文，很有名气。后代代相传，民国时期，第四代传人石晶奇因疫病流行期间，救治病人众多，时任县官送“仁心妙术”巨匾额其门。第五代传人石建极还著有《针灸秘要易知》《针灸秘要易知集·点穴查病法》等，到第七代传人石启兴移居济源市，建立石氏中医针灸诊所，秉承祖传针术，治病救人。

石氏最具特点的针法是“跑马针”，注重在特殊穴位施针，要求医生必专意一神，精气之分，毋闻人声，以收其精，并一其神，令志在针。具体操作：右手拇指、食指呈屈曲状态持针，露出针尖3至5公分，中指伸直按在穴位旁边，进针时，拇指、食指伸直，中指向下用力，由直变为屈曲，在此瞬间即可迅速刺中穴位，气至病所即出针。

石氏针灸擅长治疗人体痞块，不开刀做手术，通过穴位针刺，即可使痞块消失；乳腺肿块、前列腺病等都可以针灸消除。产妇催奶水，治口歪眼斜效果都很好。

石氏针灸产生于民间，对困难患者不收费，进针快，痛苦小，得气迅速，针感强，后劲大。特色明显，疗效显著，具有较好的研究和推广价值。该项目于2015年被列入第四批河南省非物质文化遗产代表性项目名录。

45. 众度堂中医外科疗法　众度堂中医外科起源于河南省开封市鼓楼区，该项目分布以起源地为中心逐渐扩展到郑州、许昌、商丘等周边地区。接诊患者辐射到北京、浙江、江苏、广东、福建、贵州等地。

该项目创始于清朝年间，历史上因内涝严重，民众常被湿毒邪侵袭，疮疡溃烂等多发，创始人陈善，用先人外科疗法为当地百姓看病，独创出专治肌肤溃烂的良方，活人无数，深得百姓爱戴。第二代传人陈鸿图，用家传技艺治疗伤口感染化脓溃烂，积累了丰富的治疗经验。第三代传人赵荣春，博采众长，使家传外科疗法不断完善和发展。

该项目包括诊法、药材炮制法和治疗法。通过望、闻、问、切辨别溃烂部位的阴阳属性，分寒邪入络、气滞血瘀等证型论治，运用温经散寒、活血化瘀、清热解毒、祛腐生肌等方法，治疗各种溃口、臁疮、脱疽、皮肤、血管及神经病变，糖尿病大疱，水肿，迁延难治之疮疡，有较好的临床效果。

外用药液和药泥进行溃疡面外敷。外敷药泥配方及制作：土鳖虫、蜈蚣、全虫、白芷、蒲公英、丹参、红花等药物碾碎，浸泡数天后配伍放入陶缸中，加入老药液封坛发酵，再经过油浸熬制，制成药液和药泥外敷患处，可使血管和植物神经恢复，可溶栓通脉，恢复血管通畅。

该项目主要在家族中内传，亦带徒传授。具有方法简便、经济实用特点，有推广传承价值。该项目于2015年被列入第四批河南省非物质文化遗产代表性项目名录。

46. 张氏皮肤病疗法 张氏皮肤病疗法起源于河南省郑州市中牟县郑庵镇彦张村，病人辐射郑州、开封、许昌等市及周边县区。

该项目创始于清道光年间，至今有近160多年的历史。创始人张好礼，因赴京赶考落第，立志学医。因当地气候干燥皮肤病多发而专治皮肤病，并立“凡来求医，有钱无钱，医疾为先”为家规。清末至民国，第二代传人张敬书，子承父业，从医60多年。第三代传人张文明不断总结，完善家传皮肤病疗法。中华人民共和国成立初，第四代传人张杨贵，把世代经验融合，提高了牛皮癣、白癜风等疗效。先后被评为中牟县、郑州市人大代表。

该项目以中医活血化瘀、祛风解表、清热凉血、解毒祛湿理论为指导，采用外病内治法，在祖传药方基础上，采用打粉、起胎、洒粉、洒水等工艺改成丸剂口服，疗效显著且方便服用。张氏活血净屑丸（乌蛇丸），分寻常型、红皮型、关节型、脓疱型对症治疗。并配合药浴和健肤脐贴疏通经络，内外结合，先解表排毒再治疗，治愈后再巩固，故愈后不易复发。

该项目以前以家族传承为主，现以师徒、族内传承相结合的方式进行。

张氏皮肤病疗法特色突出，疗效较好，且承家规，尚医德，蕴含了丰富的医药文化，有较高的临床推广价值，对美洁肌肤、家庭和睦、社会和谐有重要意义。该项目于2021年被列入第五批河南省非物质文化遗产代表性项目名录。

47. 广济堂中医妇科 广济堂中医妇科起源于河南省开封市尉氏县蔡庄镇鹿村，项目分布以尉氏县为中心，来诊患者分布在开封、周口、许昌、商丘等地。

该项目创始于1910年，创始人周纯修，17岁在许昌蒋官池魏家药铺学医，29岁在老家开设广济堂中药铺，以妇科尤为擅长。1930年，第二代传人周国良子承父业，使家传药方更加合理、完善，并著《拣选捷要诀》，1953年药铺合营，1980年广济堂恢复，第三代传人周民生研制出了助孕丹、生精丹、妇保康等一系列妇科良药。

广济堂中医妇科运用四诊八纲中医理论，通过望、闻、问、切四诊合参的方法，归纳出证型，以辨证论治原则，探求病因、病性、病位，分析病机及人体五脏六腑、经络关节、气血津液的变化，判断邪正消长，辨证施治，针对不同证型，以健脾补肾、疏肝化郁为治疗原则，治疗阳痿、早泄、精不液化、月经不调、痛经、带下、习惯性流产、早产、囊肿、肌瘤、产后病、久婚不孕等病证，积累了大量的宝贵经验。

该项目传承先是家族传承为主，第三代传人打破了传内不传外的传统，收外姓为徒传承妇科经验。始终秉承大医精诚的理念，遵循祖训，治病救人，其独特的疾病观念和诊疗理念，蕴含着中国传统文化的精神内核，有助于深层探索医学文化内涵，具有重要的文化价值和应用价值。该项目于2021年被列入第五批河南省非物质文化遗产代表性项目名录。

48.“双隆号”咽炎疗法 “双隆号”咽炎疗法起源于河南省洛阳市孟津县，该项目分布在洛阳、孟津及辽宁喀左等地。

该项目创始于清道光年间，创始人郭开怀自幼拜师学医，在医疗实践中总结了一套治疗咽喉疾患的外吹内服方法，在当地有较好影响。郭家第四代传人郭景祥、郭景贤定居辽宁喀左县行医，1920年正式挂牌建立“双隆号”，其医术医德受到百姓推崇和赞誉，1956年双隆号公私合营，郭氏返回祖籍洛阳。第五代传人郭秀珍，以祖传疗法在洛阳涧西开设耳鼻喉科专科门诊。该项目于2021年被列入第五批河南省非物质文化遗产代表性项目名录。

该疗法采用内外同治的方法，外治主要是指外吹药物于患处，常用方“吹喉散”是选用名贵中草药材按精研配方经人工精磨细研而成。针对病情反复难愈的病证，如顽固易复发的增生型咽炎（喉痹）、扁桃体炎（乳蛾）等，必要时采用烙刺方法手术治疗。内治主要是配以标本兼治的内服中药，根据身体状况进行整体调治，内服经验方如用肿痛消、舒咽理胃方、益气生津方等标本兼治。急性乳蛾一般一至两付药加外吹药即可退烧，慢性喉痹引起的顽固性咳嗽、恶心、咽干等具有疗程短、愈后好的特点。很好地解决了喉痹、乳蛾等反复发作的难题。

双隆号咽炎疗法以家族传承方式为主，并把祖传医术以带徒的方式言传身教。项目具有疗法简便、疗效奇特、费用低廉等特点，具有较好的实用价值和临床推广价值。该项目于2021年被列入第五批河南省非物质文化遗产代表性项目名录。

49. 朱氏中医妇科 朱氏中医妇科起源于河南省漯河市源汇区空冢郭乡半坡朱村，自清朝道光年间至今，由朱氏先祖朱重丽创始，历经朱重丽、朱炳焕、朱套坤、朱复曾、朱新民、朱立云六代人言传身教实践的传承，已有近200年历史。

朱氏遵循传统中医理论，通过望、闻、问、切四诊结合现代医学检查，坚持以辨证论治为准绳，针对女性特有的生理病理，善于运用活血通瘀、益气养血、调理脏腑等治疗方法，在长期的临床实践中总结出许多临床经验，并加以创新，研制出蒲黄丸、调经种子丸等妇科良药。这些经验药剂服用方便，利于保存，对于治疗妇科常见病和疑难杂症均具有肯定疗效，为广大妇科患者解除了很多痛苦。尤其是其中的许多不孕症患者，因为不孕背负着严重的心理和家庭的压力，孩子也是维系家庭夫妻间稳定关系的纽带，朱氏中医人治疗好的不仅是不孕症，也是为不孕患者家庭的稳定和睦做出了积极贡献，同时也是为我们国家的社会主义健康事业做出贡献。

朱氏中医妇科根于我国传统医学，在不断传承发展中有其系统的理论体系，显著的临床疗效。朱氏中医妇科致力于中医药文化的传承发展，对弘扬传统中医药文化做出了积极的贡献。该项目于2021年被列入第五批河南省非物质文化遗产代表性项目名录。

50. 修真堂女科　修真堂女科源于河南省漯河市临颍县杜曲镇东街，以起源地为中心区域，逐步延伸到驻马店、周口等地，来诊患者辐射到豫南地区。

该项目创始于清朝中期，历经九代传承，至今已有一百五十余年历史。因耿家太祖“修合公”进京侍诊，用家传珍珠囊女科治好福晋的疾病，恭亲王亲笔为耿家书写堂号“修真堂”。

修真堂女科的女科圣药是治疗妇科疾病的一套系列方药，分为甲方、乙方、丙方、丁方四个类别，以此为主方辨证施治，据病情加减，分别用于治疗妇科的经、带、孕、乳四类疾病。用药除服用汤剂外，还因人因时因病采用丸散膏丹用于具体病证。

在炮制的方法和时间上，修真堂也十分讲究，比如药方中有一味苍术，先用米泔水炮制，然后用金银花水浸出液反复蒸九次，露九次，取日月之精华，这样才能充分发挥它的作用。在炮制辅料的运用上也很复杂，如乙方的方剂组成中虽然只有五味药，但是炮制期间，用的辅助药材就有二十三味之多。

目前修真堂女科以家传为主，只在耿氏家族内世代传授。该项目辨证方法特色明显，用药炮制方法独特，是中药制剂文化的代表体现，具有一定的历史文化价值和现代制药技艺研究价值。该项目于2021年被列入第五批河南省非物质文化遗产代表性项目名录。

51. 尹氏中医理气解郁疗法　尹氏中医理气解郁疗法主要分布在河南省舞阳县、郾城区、舞钢市、叶县等地域。尹氏中医内科自清嘉庆年间创始，至今已历经8代200余年。在代系传承中“尹氏中医理气解郁疗法”逐步形成体系，且在传承中持续发展、完善。通过家传师承，传承至今。

尹氏中医理气解郁疗法，紧扣气的“升降出入，无器不有”理论，从肝藏血、主疏泄，主一身气机调达的功能特点出发，以理气解郁为着眼点，结合辨证论治，认识并治疗内科、妇科、精神科等各科疑难杂症，治疗中非常重视理气解郁中药使用，疗效显著。

尹氏中医理气解郁疗法高度重视气机为病，重视“理气解郁法”在内科、妇科、精神科疑难杂症治疗中的地位和作用；方药方面参考疏肝散、逍遥丸之类方剂组方意蕴，重视理气解郁类药品的选择，善用柴胡、香附、香橼、郁金之类相对性质平和的理气解郁之品，且重视枳实、青皮等破气理气竣猛之品的调剂使用；实践方面在妇科、内科、精神科等疑难杂病的治疗上表现出了显著疗效。

该项目以家族传承为主，重视气机为病，辨证施治特色明显，具有一定文化意义和实用价值。该项目于2021年被列入第五批河南省非物质文化遗产代表性项目名录。

52. 张氏痔漏疗法　张氏痔漏疗法起源于河南省洛阳市孟津县，后迁至义马市常村。以洛阳、义马市为集中分布区，逐渐辐射到渑池、三门峡、新安等地。

该项目创始于清代嘉庆年间，传承至今已 200 多年。创始人张心德因搭救一位郎中而学到痔漏医术，后开设药铺，行医乡里，并世代相传。清末至民国时期，第四代传人张林山，第五代传人张鹏云，改进化管丹、生肌散配方，完善制作技术。第六代传人张熙功打破传男不传女，传内不传外的家规。中华人民共和国成立后，第七代传人张文甫创办洛阳市肛肠医院。

该项目内外同治，以外治为主，内以补气血、滋阴润肠、凉血除湿为法；外治先以“化管丹”外敷瘘道，提脓祛腐，“化管丹”是用明矾、火硝等以古法炼制成丹，再与麝香、煅珍珠等研细而成。后用“生肌散”促进伤口愈合，恢复肛门术前功能，“生肌散”由煅石膏、珍珠粉、乳香、没药等研粉而成。

药方化管丹、生肌散严格按照古法研制，临床应用创伤面小，祛腐精准，功能恢复快，无后遗症。而且治疗简便，疗程短，花钱少，经济实用。

该项目以家族传承、师徒传承为主，并通过举办各种学习班进行传承活动，在传承传统痔漏疗法的同时更注重医德医风的传承。该项目承载了地域代表性治疗方法和传统，具有重要的历史文化价值和临床推广价值，对促进社会和谐，提高人民健康水平有重要作用和意义。该项目于 2021 年被列入第五批河南省非物质文化遗产代表性项目名录。

53. 樊氏中医肝胆病疗法 樊氏中医肝胆病疗法起源于河南省南阳市。项目以南阳市为核心辐射平顶山、驻马店、信阳及湖北襄阳、陕西商洛等地。

该项目创始于樊氏先祖樊清云，清朝同治年间人，其自幼好岐黄之术，尤为推崇张仲景《伤寒论》，经多年悬壶实践，医技自成一派，遂成一方名医，名噪宛南、宛东，后自建药铺坐诊行医。中华人民共和国成立后，樊家后人樊祯臣、樊伯玉、樊成兰成为一门三名医，第五代传人代表樊纪民，现已成为南阳市名中医的代表。

樊氏中医世家形成了有自身特色的“正气为本，解郁论治，疏理三焦，以平为期”的治疗肝病的学术思想；在理念上崇尚调养正气，注重阴阳平衡；在临床中重视病机，从证辨治，视病机而采用“同病异治，异病同治”方法，将六经辨证与脏腑辨证相结合，运用经方和时方，辨治心血管、消化系统疾病及妇、儿各科常见病和疑难病。

樊氏中医世家既秉承了传统“经方派”的特点，又灵活组方。可以一方多用，也可以一病多方。在用药上强调“去性取用”，以临床需用为要，适当加入相制药物，以发挥其方剂的最大效能，从而达到治病的目的。在用药上以轻灵见长，堪称“四两拨千斤”。

樊氏家族中薪火相传，六代人以执着的信念，潜心医学，济世救人，注重以文化传家，崇医好医的家风成为医学世家的精神财富，对中医药文化传承有重大意义。该项目于 2021 年被列入第五批河南省非物质文化遗产代表性项目名录。

54. 樊氏妇科不孕症疗法 樊氏妇科不孕症疗法起源于河南省南阳市卧龙区，分布于南阳市的宛城、邓州、唐河、镇平等县区，辐射北京、上海、广东、浙江、新疆、河北等省市。

樊氏妇科不孕症疗法创始于清代末年，创始人樊清云（1860—1936年）是南阳一带的名医，擅长妇科杂症的治疗，第二代传人樊祯臣（1886—1959年），十年寒窗考中举人，因清王朝倒台，科举制度废弃而随叔父学医，经过多年实践，遂成一方圣手，受聘“万兴东”大药铺坐堂，后自建药铺，名声渐大，中华人民共和国成立后，父子两人同时被命名为“名老中医”。到第四代传人樊成华传承续写了一家三代“名中医”的家族荣光。

经过几代人的实践和发展，形成了樊氏“调摄气血、补益肝肾、通盛冲任”学说，临床主张“妇人以血为主，妊娠与肝肾冲任气血盛衰关系密切”“血之源头在乎肾”的学术思想。认为肝藏血、肾藏精，疏肝、解郁、益精生髓，冲任通盛，月事以时下则易有子。在这些理论思想的指导下，临床治疗不孕症时着重应用“四物汤”加减，通过滋阴、活血、通瘀，最终达到怀孕生子的目的，擅长运用祖传“活血通经汤”治疗不孕不育症，收到了很好的临床效果，治好了诸多妇科、不孕不育病证，赢得了社会及中医界的高度赞评。

该项目以家族传承为主体，同时重视师徒传承和社会传承，择优接纳门人弟子加入传承队伍。其文化内涵和品位，对提升中华民族的文化自信，助力于健康中国事业有重要意义。该项目于2021年被列入第五批河南省非物质文化遗产代表性项目名录。

55. 于氏不孕不育疗法　于氏不孕不育疗法起源于河南省汝州市，诊治患者多来自汝州周边城乡，辐射到全国多个地方。

该项目创始于清中期，创始人于广施，其子有四，均精岐黄之术，长门于邦泰尤善妇科，其子于本善继承祖业，男、女二科俱精。民国时于本善儿子于鸿德在汝州城东大街坐诊“德生堂”，灵活运用四物汤、五子衍宗汤等，为人称道。

于家认为，男科肾虚脾虚为多，妇科以肝脾肾病为多，临证多以山药、山茱萸、菟丝子、车前子、覆盆子、五味子、枸杞子、巴戟天、淫羊藿等组成“补肾种子”方，以山药、熟地黄、菟丝子、枸杞子、杜仲、山茱萸、当归、白芍、白术、茯苓、香附、川芎等组成“调经种子”方，治疗不育不孕有较好效果。

于氏保胎之术遵循《医宗金鉴·妇科心法要诀》中“安胎芩术为要药，佐以他药任抽添，血热倍芩痰倍术，血虚四物气四君，杜续胶艾胎不稳，气胜苏腹枳砂陈”的歌诀，或加或减，“热则桑络饮，寒则胶艾汤”。2006年于家“补肾种子”和“调经种子”方，已获国家专利。

于氏不孕不育疗法特征有三：一是创新发明了“五诊”法；二是“调经种子”“补肾种子”方剂丰富了传统中医方剂；三是治疗无精虫、子宫发育不良、五十六天后无胎心胎芽等疑难病证效果独到。

该项目主要传承以家族为主，具有传统医药文化特点，对家庭和谐，人们身心健康有重要意义。该项目于2021年被列入第五批河南省非物质文化遗产代表性项目名录。

56. 程氏中医肝病疗法　程氏中医肝病疗法起源于河南省开封市兰考县程庄村，

该项目以兰考县为中心，分布在豫东商丘、开封及相临的山东西南地区。

该项目创始于清朝嘉庆年间，距今已有200多年，创始人程锡禄，是程氏家族的老族长，懂岐黄之术，常用偏方及以三甲（穿山甲、上甲和下甲）为主的方剂治疗肝脏疾病，疗效很好。第三代传人程嵩庆是清同治七年的秀才，继承家学以医为业，成为豫东地区治肝病的名医。第四代传人程协中清末时在兰考城北街“拯民堂”行医。现已经传承八代。

程氏中医肝病疗法以中医理论为指导，以脉诊为主，四诊合参进行辨证，治法上遵循“活血化瘀、软坚散结”之法，临床上擅长以“三甲”药物为主据症施治并加减处方，各地患者慕名而来者络绎不绝。在治疗男、女不育不孕症方面，程氏祖传有多个效方，常以白萝卜籽为药引，临床疗效显著，治好了很多病人。在诊疗中取百家之长，总结出许多有效方剂。

在相关药剂制作上严格按照祖传技艺方法进行药物炮制，其炮制程序必遵守家传的技术操作规程。

该项目传承方式是家族内传承，一直遵循“传儿传媳不传女，传内不传外”的祖训，至今不曾改变。该项目具有治疗无痛苦、疗效快、治愈率高等特征，其治疗经验及其验方，具有较高的医学研究和推广价值。该项目于2021年被列入第五批河南省非物质文化遗产代表性项目名录。

57. 丁氏喉科疗法 丁氏喉科疗法起源于河南省驻马店市上蔡县无量寺乡坡王村孙庄，来诊患者主要分布在上蔡、西平，逐渐延伸至信阳、开封、周口、漯河等地。

该项目创始于明代。据丁氏家传《喉科妙诀》记载，该书乃“昔湖广武昌府江夏县人王天宠年十八岁习医，后家贫出家于铁佛寺”所著，后将此书传给丁氏高祖，代代济世，到第十七代丁更午，改变传男不传女的家规，毅然把丁氏喉科疗法传于女儿丁花，她成为承继祖业的第18代传人，丁花在家乡行医坐诊，济世救人，专门诊疗喉科之疾，使家传喉科得以延续发展。

该项目采取生肌散和冰片散两大散剂治病，同时配合中药汤剂，辅助针扎、割、烙等疗法。生肌散由冰片、珍珠母、龙骨、白芷、天花粉等十二味中药精炼而成，主治口腔溃疡、白喉、小儿珍珠毒、小儿疱疹。冰片散由薄荷、冰片、青黛、没药等十味中药配制而成，主治咽关红肿、急慢性扁桃体炎、口疮、梅核气等急慢性咽喉病。

操作方法：依据中药的特性经过瓦焙、文火炒等炮制过程后，所选取的某些中药，依据剂量经铁臼捣、碾、研细过箩等工序而成，药粉呈粉红色细末。

在运用药物治病的同时，配合中药汤剂服用，某些病证辅助扎、割、烙等传统手法。

该项目主要通过家族内传承，并注重医德医风、济世仁爱的传承。该项目治法简便，有效，价廉，特色优势明显，具有较高的应用推广价值。该项目于2021年被列入第五批河南省非物质文化遗产代表性项目名录。

58. 孟津活血接骨止痛膏制作技艺 孟津活血接骨止痛膏制作技艺起源于河南省

洛阳市孟津县平乐村，分布于以洛阳为中心的诸多地区，辐射到国内外多个地区。

该项目创始于1793年，由平乐郭氏正骨始祖郭祥泰创制，已有200多年历史。活血接骨止痛膏制作技艺在郭家代代传承，迄今已有八代，逐渐完善与发展，成为平乐正骨主要外用代表制剂之一。其声誉很好，影响巨大。

配方组成：当归、川木瓜、川续断、川芎、白芷、骨碎补、北刘寄奴、自然铜、制乳香等30余种道地药材。具体制备方法：一是取适量麻油锅内加热，将草药粗布包放入油锅，慢火烹炸3～5个小时捞出；二是药液加热至300度左右，熄火下黄丹；三是慢火加热至滴水成珠状；四是舀水撒入药液，去火毒；五是药液过滤，倒入清水缸中降温并再次去除火毒，得到膏药基质；六是膏药基质放入铁锅加热溶化，均匀摊铺到布块上制成膏药。可活血逐瘀、接骨续筋、散寒定痛、搜风通络、温阳散寒、调达气血。适用于创伤骨折、软组织损伤、劳损性疼痛等。

使用方法：临床使用时低温烘软，贴于患处即可；每贴三天，六贴为一疗程。

该项目传承方式主要通过师承教育为主，其疗效确切，安全无痛，是治疗创伤骨折、软组织损伤的“灵丹妙药”，彰显了中医药防病治病的独特优势，对于促进中医骨伤事业发展，具有积极的推动作用。该项目于2021年被列入第五批河南省非物质文化遗产代表性项目名录。

59. 韩氏膏药制作技艺　韩氏膏药制作技艺起源于河南省卫辉市孙杏村镇卜奇屯村。该项目分布以新乡为中心，辐射到开封、鹤壁、安阳等地，其产品分布河南、山西等省。

韩氏膏药始于清朝晚期，创始人是韩山保、韩魁父子，韩氏家族是世医之家，擅长治疗颈肩腰背腿痛、带状疱疹、乳腺病、褥疮、痈疽疮疡等外科疾病。第三代传人韩文忠（1880—1946年），治病不分贫富贵贱，皆一视同仁，对内病外治疗法颇有建树。第四代传人韩金声对膏药制作尤为精通，其“金丝膏”尤为出名。韩家先后以“宝兴堂”“德育堂”“忠生堂”“六知堂”冠以自己的堂号。

韩氏系列膏药，以乳香、没药、红花、全蝎、竹茹、夏枯草、血竭等几十种中草药为主。具有清热解毒、抗菌消炎、活血化瘀、止痛生肌等作用。对病毒性腮腺炎、淋巴结炎、哺乳期乳腺炎初期，一般敷贴1～2贴即可恢复健康。对各种痈疽疖疔、外伤以及伤口不愈合者，拔毒、消肿、止痛效果显著；对小面积烧伤、烫伤及皮肤缺损，不需植皮；治疗某些类型的糖尿病足效果明显。

韩氏膏药有较强的可塑性，能根据疮面大小、予以牵拉调整改变其形状。使用方法是直接敷贴患处，简单方便，疗效确切。

韩氏膏药以家族传承为主。其“无论贫富贵贱，皆一视同仁”的祖训亦得到传承和发扬。该项目于2021年被列入第五批河南省非物质文化遗产代表性项目名录。

60. 郭峰膏药制作技艺　郭峰膏药制作技艺起源于河南省辉县市薄壁镇赵固乡官庄桥村，项目分布以新乡市为中心，辐射至郑州、周口、漯河、信阳等地及美国、日本、新加坡等国家。

该项目创始于清同治年间，创始人郭子荣在同治五年曾任清廷五品太医右院使，后改名郭峰举家迁至天津开办“仁医堂”，主治跌打损伤及各类骨病，后将家传医术传于长子郭宗林，并以“含蕴为人、济世为怀”“大医治病，治精、治诚、治愈”的家训传世。1910年郭家迁到辉县官庄桥村开设药铺，坐堂行医。1940年又迁到新乡落户，开办中医郭峰诊所。

该项目的核心是不同的骨病采用不同的膏药配方。主要药物采自太行山脉纯天然药材，用传统工艺炮制，使药物之气透过皮肤直达经脉，具有行气、通络止痛功效。主治椎间盘突出，肩周炎，颈腰椎骨质增生，急慢性软组织损伤，风湿、类风湿关节炎等骨科筋伤疾病。该膏药疗法用糯米、香油或鸡蛋调和配方，用白布缠裹固定伤处，起到小夹板的固定作用。其“冰火外敷疗法”和使用的穴位复位重击辅助疗法，都可快速起效。

郭峰膏药制作技艺传承方式为家族传承。其特点是根据患者不同病情定夺方药，不限于成方，且时间短，见效快，治疗简便易行，无毒副作用，具有较好的推广和应用价值，对促进人们身体健康、家庭幸福有重要意义。该项目于2021年被列入第五批河南省非物质文化遗产代表性项目名录。

61. 积善堂谢氏拔毒膏制作技艺 积善堂谢氏拔毒膏起源于河南省焦作市武陟县小董乡贾村，该项目以起源地为中心逐渐辐射到焦作、郑州、新乡及山西、河北、山东等地。

该项目创始于清代道光年间，距今已有近二百年的历史。创始人谢廷栋用一道人留下的药方及炼丹方法熬制成拔毒膏，疗效很好，前来求医问药的人很多，对困难患者送药不要钱，受到百姓称赞，当时武陟县令栗毓美为谢家建造碑楼，以彰显谢家治病救人的美德。谢家后代逐步将拔毒膏制作技艺进一步优化，名气更大。

拔毒膏采用松香、乳香、轻粉、红升丹、白降丹、麝香、樟脑等二十种药材，经二十多道工序分生料、熟料加工熬制。熟料放在生锈的铜碗里，在铜壶上隔水熬制成胶质液体，加生料粉制成膏药。此药活血化瘀，消肿止疼。

黑膏药主药为硫黄、密陀僧、木瓜等十六种药材，在铜碗里熬制。铜碗搁在铜壶上，用铜壶里的开水蒸汽熬制，主治湿毒，治疗湿疹、疱疹、湿毒疮、糖尿病引起的下肢溃烂。

炼制工序：麻油浸药—烈火煎沸—文火久熬—药枯过滤—滴水成珠—下黄丹—加香药或贵重药或胶体性药物—去火毒—涂布冷却—温化贴用等。

该项目传承方式主要为家族传承，仍然是祖传药方，传男不传女，家庭作坊式制作方式。其特点是使用简便，不需住院，安全可靠。具有较高的实用价值和药用价值，对弘扬中药文化具有重要意义。该项目于2021年被列入第五批河南省非物质文化遗产代表性项目名录。

62. 骨应膏药制作技艺 骨应膏药制作技艺起源于河南省漯河市召陵区，该项目分布以起源地为中心逐渐辐射到驻马店、周口、信阳及武汉、北京、广东、陕西、山东等地。

骨应膏药诞生于清光绪年间，创始人刘济民从事骨病治疗多年，经反复实践优化配方，制成“骨应膏药”，并在漯河老城牛行街开办膏药铺。第二代传人刘存续及第三代传人刘殿清，还在武汉、信阳、驻马店开有中药铺。中华人民共和国成立后，刘殿清收外姓闫三毛为徒，在家乡漯河朱庄村创办了漯河股骨头专科医院。

骨应膏是由芝麻油与名贵中药材及红丹熬制合成的透骨外用贴剂，外观黑如漆、亮如镜，俗称黑膏药。主要药物组成：桑寄生、独活、秦艽、杜仲、穿山甲、肉桂、蝮蛇、伸筋草、全蝎、三七、延胡索、附片、威灵仙、当归、血竭、红花等三十多种中药材。

熬制方法：将配好的药材放芝麻油中浸泡十天左右，于药锅中文火煎制 6～8 小时，去渣，继续文火煎至油滴水成珠后加入红丹、待油温适宜时，加入不耐热药物及贵重药材、搅拌数小时，待膏药光泽黑亮、温度适宜，摊至粗布上。

主治股骨头坏死、骨髓炎、骨结核、强直性脊柱炎、骨不连、骨质增生、腰椎间盘突出、跌打损伤等各类骨病。

其制作技艺传承是以口传心授、家族传承及师徒相传为主。该项目蕴含了丰富的传统中药制剂技艺文化。具有良好的临床应用价值和推广价值，对保障民众健康有重要意义。该项目于 2021 年被列入第五批河南省非物质文化遗产代表性项目名录。

63. 张氏正骨膏药制作技艺　张氏正骨膏药制作技艺起源于河南省洛阳市偃师区，后人迁入临颍，来诊患者分布于偃师、临颍及周边城镇乡村。

该项目创始于清末民初，创始人张世忠是当地一名郎中，多治骨伤疾病，第二代传人张春祥，民国时在偃师开设“祥春堂”大药房，第三代传人张二印走出家门，到临颍开设了骨伤疼痛门诊，第四代传人张金帅在家传技艺基础上，完善正骨膏药熬制工序，使疗效得到提高，广受百姓欢迎。

组方：大黄、当归、续断、羌活、独活、赤芍、乳香、没药、透骨草、三七等 32 种药材，具有舒筋活血、消肿止痛、温经散寒、祛风除湿、接骨续筋、强筋壮骨等功效。适用于跌打损伤、骨折脱臼、陈旧骨伤、筋骨麻木、关节疼痛等。

工艺流程：炸药，即将油料加热，先文火后武火炸至药物焦枯，去渣滤油；炒丹，把红丹放入铁锅内炒；炼油，滴水成珠不散即可；下丹，配比适当；加细药，慢慢下锅搅拌；加入冷水覆盖一周。张氏正骨膏药制作技艺特点是取材方便，操作简单，费用低廉，无痛苦，人们易接受。

张氏正骨膏药制作技艺以家族内传承为主，其熬制技艺蕴含传统医药文化和制剂技艺精髓，具有较大的研究价值和应用价值。该项目于 2021 年被列入第五批河南省非物质文化遗产代表性项目名录。

64. 王氏牵正膏药制作技艺　王氏牵正膏药制作技艺起源于河南省漯河市临颍县，该项目以起源地为中心，逐步延伸到漯河、驻马店、周口等豫南地区的县城、村镇。

该项目创始于清代康熙年间，据史料记载，王氏先人王天和熬制的膏药效果很好，因治好了孝康章皇后的腰痛和面瘫而被封为宫廷御医，王氏黑膏便名扬天下。后王氏举家迁到临颍县落户，其膏药方也历经十代人传承，一直流传至今，在民间影响很大，尤其是对面瘫，口歪眼斜，更是效果奇特。

膏药配方：马钱子、红花、荆芥、羌活、川芎、僵蚕、血竭、水蛭、穿山龙、一枝花等三十多味中药。具有祛风活血、舒筋活络之功效，适应证为面瘫，面瘫后遗症，面肌痉挛，三叉神经痛、治疗口眼联动、面萎缩、大小眼等面神经问题。

制作方法：将中药在香油中泡 5 天，文火先炸，武火炸至药物焦枯，去渣后过滤药油，然后炒丹，将油加热到冒烟，熬 4～5 个小时，滴水成珠后下丹，然后加细药红花、乳香等药粉，用木棒不断搅拌 2 个小时以上，冷却 2 个小时后，即可埋膏，要放入瓷罐，深埋地下 30 天，经过 30 天的药物中和才可。最后涂在布上，即可贴用。

贴敷方法：贴于太阳穴、翳风穴、颊车穴、牵正穴，疏经通络。

该项目以家传为主，只在王氏家族内口传心授。项目具有“简、验、便、廉”的特点，有较好的应用和推广价值，对疾病康复有重要意义。该项目于 2021 年被列入第五批河南省非物质文化遗产代表性项目名录。

65. 常氏膏药制作技艺　常氏膏药制作技艺起源于河南省周口市西华县清河驿乡魏庄村。在周口市及周边区域得到了广泛应用和流传，并辐射到华中、东北等地区。

该项目创始于清代，世代相传，至今已有 300 余年。创始人常行武从一云游道人处获得药方，他结合实践点对药方进行了改良，制成膏药，治疗筋骨伤疼有较好的疗效。此后代代相传，第八代传人常天爵对皮肤病、疮疡疥癣等有独到研究。第九代传人常景完善膏药熬制方法，逐渐在当地有了名气。后代在此基础上推出了多种膏药产品。

常氏遵行“痛则不通，通则不痛，气行者血行，气滞者血瘀”的病机原则，根据祖传药方不断优化处方和工艺流程，针对不同病证精选藏红花、穿山甲、乳香、没药、蜂蜡、血竭、透骨草等 30 多味中药组成配方，经二十几道工序精制而成。制作过程：配方—选药—捣（切）药—浸泡—炸药油—熬制—加秘方—收膏—浸水去毒—成药—制单贴。对疮疥癣、腮腺炎、疥癣、四肢麻木疼痛、小儿麻疹、牛皮癣、湿疹等有特定疗效。主要膏药品种有风湿关节炎贴、痛消贴、颈间腰腿疼贴、消散拔毒贴、腮腺炎贴、乳安贴、三九贴、腹泻贴、咳喘贴、退热贴等。

常氏膏药制作技艺主要是家族传承。该项目各项数据记录和存档都十分完整，有利于膏药理论和实践的进一步发展研究。有较好的传统中药制药文化价值、临床应用价值和制药工艺研究价值。该项目于 2021 年被列入第五批河南省非物质文化遗产代表性项目名录。

66. 老张家膏药制作技艺　老张家膏药制作技艺起源于河南省驻马店市上蔡县西洪乡固庄村。该项目分布在豫南一带，辐射湖北、安徽、山东等地，产品销往山东、河北、陕西等省。

该项目创始于清代乾隆年间，项目创始人张裕师从一民间郎中，后与一清廷御医之女结为连理，并从岳父处得传熬膏之技，在当地看病施药小有名气，此后世代相传，至今已十代传承。第九代传人张根、第十代传人张继伟结合数代人医疗实践，使膏药的配方更加合理，制作工艺流程更加优化，并开办"驻马店天祥骨病医院"。

膏药祖传配方由杜仲、伸筋草、骨碎补、樟脑、当归、独活、红丹、纯质麻油等30多种中药配制而成，工艺流程为选药称量配伍—熬药—炼药—炼油—加入红丹及中药细料—去毒冷却—成膏摊于皮纸、布料。熬制时，全凭传承人的经验掌握熬制的火候。

膏药产品共有骨痛保健贴、聚能离子止痛贴、磁疗贴、伸筋痛股贴等四大类，分普通型、通用型、特质型三大规格。主治：颈肩腰腿痛疼病，风湿、类风湿、股骨头坏死等病证。其主要功效是通经络、活血脉、镇痛祛病、标本兼治、视其症状分疗程促使病痛消失，无毒副作用，不易复发，虽敷于皮肤，功在调理气血。

老张家膏药的传承方式以家族传承为主，其外贴方法简便，经济实用，该项目于2021年被列入第五批河南省非物质文化遗产代表性项目名录。

67. 鲁氏温舒贴制作技艺　鲁氏温舒贴制作技艺起源于河南省周口市郸城县石槽镇鲁庄村，分布于石槽镇一带，在豫东南地区较为流行，辐射豫皖交界的省外地区。

鲁氏温舒贴制作技艺创始于清代光绪年间，创始人鲁广培在安徽省阜阳张宝药铺做学徒，后用外治膏药贴剂为民众治疗疾病，与其长子鲁帮富开办鲁氏药堂。第三代传人鲁崇义结合临床实践，完善温贴处方，逐渐有了名气。1938年带其子鲁学法到平舆县开办鲁氏药堂，坐堂行医，后又从平舆县迁回郸城县石槽镇鲁庄行医，其技艺日臻完善。

温舒贴由伸筋草、透骨草、威灵仙、骨碎补、鸡血藤、白花蛇（蕲蛇）、僵蚕、木瓜、延胡索、三七、红花等多种中药组成，经加工、炮制、碾碎、研磨成面，根据病情，依照相应比例配比，制成膏状。具有活血化瘀、消肿止痛、通经散寒、祛风除湿、舒筋活络之功效。主要用于治疗各种筋伤劳损、骨病风湿以及颈肩腰腿疼痛等症。

其贴剂品种主要有腰椎贴、颈椎贴、关节贴等。

鲁氏温舒贴在治疗上重视体质差异，因人而异，辨证施治，讲究"辨证宜精，治疗宜专"的观点，采用"透"与"正"，即透入治疗，而后用正骨法还原复位。

该项目以家族传承、师徒传承为主要方式。具有简便、易学、价廉的特点，有很好的推广应用前景，对传承弘扬传统中医药文化有重要意义。该项目于2021年被列入第五批河南省非物质文化遗产代表性项目名录。

68. 王氏捏骨正筋疗法　王氏捏骨正筋疗法源于河南省禹州市鸿畅镇王沟村，逐步辐射到许昌、郑州及周边县市，随着家人到外地任职，该疗法已分布到北京、香港等地。

该项目创始于清朝道光年间，至今已有170多年。道光时，王氏先人是当地郎中，在中医骨伤方面小有名气。后王廷选承其父学，云游各地治病救人。清朝末年，第三代传人王长名将家传正骨手法加入武术之精髓，探索捏骨手法与武术力道、人体气机结合之妙，使捏骨疗效有较大提升。民国后，第四代传人王天兴医术达到纯熟，治病快速准确，第五代传人王建邦曾担任地方医院院长，第六代传人王世伟、王世宏、王世民、王玉敏、王世斌等使家传捏骨技术得到发展。

王氏认为，凡伤者，关节面均发生不同程度移位，压力点发生变化，人体用骨质增生来抵抗和稳定这种异常压力，而形成骨关节疾病。以中医理论为指导，针对不同的病因病理与临床表现，把握神经、肌肉、韧带功能协调，采用按、压、捏、点、扭、伸等手法，以食、拇指在不同的腧穴上施法之"力"与人体功能之"气"结合，整体调理和恢复患处功能，再配合功能训练，效果立竿见影。

传承方式早期是在王氏家族内传承，现在以家族传承和师徒传承并重。该项目承载了中原传统正骨文化内涵，具有重要的历史文化价值和应用价值，对全民健身、国民身体素质的提高、康复保健都有重要的社会功能。该项目于 2021 年被列入第五批河南省非物质文化遗产代表性项目名录。

69. 窦氏正骨疗法 窦氏正骨疗法起源于河南省开封市杞县高阳镇蔡营村，主要分布在杞县、开封及豫东地区。

该项目始于清代康熙年间，创始人窦永兴（1787—1865 年）跟邻村张店老中医学医，在骨伤科病治疗方面颇有建树，在当地渐有名声。第二代传人窦进修（1818—1890 年）以活血、止疼、壮骨、续筋、补肾之中药与活鸡捣碎和合，手法正骨后外敷，疗效甚佳。第三代传人窦至善、第四代传人窦清渭，继承家传正骨疗法，服务于周边百姓。第五代、第六代传人进一步完善提高家传正骨方法，以手法独特，治愈率高而远近闻名。

窦氏正骨主要根据患者受伤原理，运用家传正骨手法，通过手摸、牵引、分骨、续筋、正骨、固定等治疗手法，再贴敷具有活血化瘀、消肿止痛、促骨愈合、通经走络之功效的"窦氏正骨丹凤膏"，效果更佳。适用于各类闭合性骨折、脱位、腰椎病、软组织损伤、骨伤、肩周炎、颈椎病、腰肌劳损、闪腰岔气、落枕等骨科疾病。

窦氏正骨疗法主要工具多用夹板、绷带、胶布、压垫等。辅助药物主要是活公鸡（0.5～1 千克的红公鸡）、活血、续筋接骨中药粉等。并辨证使用系列制剂，如窦氏正骨丹凤膏、窦氏骨伤 2 号、窦氏接骨丸、窦氏再造膏、窦氏正骨贴等。

该项目传承方式主要以家族传承为主，其稳、准、轻、快和两轻一重三定点的诊疗手法，具有方法简单、疗效显著等特点，具有很高的历史和医学研究价值。该项目于 2021 年被列入第五批河南省非物质文化遗产代表性项目名录。

70. 林州郭氏正骨 郭氏正骨起源于河南省林州市陵阳镇水磨山村，该项目分布以起源地为中心，辐射林州、安阳、濮阳、鹤壁、新乡及山西长治、河北涉县、武安等地。

该项目创始于清代嘉庆年间，郭家从一道人处获得跌打接骨绝技，并用推拿按摩手法，为当地人治疗骨病，逐渐有了名气，传给后人，还立"医德救世"的家训。到第五代传人郭清源，开设"清源堂"，在林县红旗渠修建中，被聘为骨伤特邀专家，其事迹载入《河南日报》等报刊中。

郭氏正骨从整体观念出发，分清主次轻重，因人而治，因病而施，治疗以手法正骨、整复固定、药物辅助，以及功能锻炼和精心护理为特色的综合性骨伤疗法。按照“摸接端提挤，推拿按摩捋”治疗十法，顺势拔伸牵引，视情旋转屈伸，重叠反折归位，还有肩扛复位法、脚蹬手牵法、手握屈伸旋转法、抖动法等。

郭氏外用药有：消肿正骨散（俗称糊药），可消肿止痛；接骨外用方（俗称洗药），用于骨折、脱位后期治疗，有软坚散结之功效；接骨续筋丹，具有舒筋生骨、消肿止痛、活血散瘀功效；颈肩疼方，用于治疗头晕、颈肩旋转不利、疼痛；腰腿疼方，治疗老年性腰腿疼痛等。

郭氏正骨传承方式为家族传承。其手法精准巧妙、简洁灵活，承载传统骨伤科历史文化，具有历史研究价值；该手法疗程短，痛苦小，无创伤，具有推广应用价值。该项目于 2021 年被列入第五批河南省非物质文化遗产代表性项目名录。

71. 范氏骨伤疗法　范氏骨伤疗法起源于河南省卫辉市孙杏村镇王奎屯村。该项目主要分布在卫辉、鹤壁、新乡等地。

该项目始于清代末年，创始人范中贵，生于清嘉庆年间，清末武举人，兼通医术，以治疗跌打损伤见长，第二代传人范百仝专职行医，是卫辉府远近闻名的大夫。第三代传人范致和、范致安将范氏药铺搬到了卫辉城，在卫辉桥北街，开设“积善堂”每逢节气转换，煮药煎汤，广济乡邻，不收分文。在卫辉桥北街大祠堂中，有明确记载当时以“积善堂”之名捐款捐物的碑文。

范氏正骨手法，在摸、接、端、提、推、拿、按、摩八法的基础上，增加了点、揉、旋、扳手法，形成了范氏正骨十二法。具体为范氏循经拨筋法、旋提推顶法、提肩顶背法、拉腿推腰法等正骨手法，可使患者错位之关节快速复位。

范氏针灸法根据中医经络理论，循经找穴，找到经络之“筋结点”，施以针刺、艾灸等治疗手段，效果立竿见影。

范家中药处方对于股骨头坏死、骨延迟愈合、骨质增生、骨结核、骨髓炎、风湿、类风湿关节炎、颈肩腰腿疼等均有独特秘制药方，内服外用，疗效显著。

范氏骨伤疗法传承方式主要是家族传承，已世代相传六代。其手法复位，筋骨并重，动静结合，花钱少，疗效好，深受老百姓的欢迎。具有独特的保健、医疗和推广价值。该项目于 2021 年被列入第五批河南省非物质文化遗产代表性项目名录。

72. 界地高氏正骨　界地高氏正骨起源于河南省辉县市南村镇界地村。该项目分布在新乡、卫辉、安阳、鹤壁、林州等地，亦有山西陵川、晋城，河北涉县患者来诊。

该项目始于清代末年，创始人高文星（1859 — 1929 年）是清末秀才，为人厚道。因救助一游方郎中而得正骨手法秘籍与膏药配方，治疗骨伤，逐渐有了名声。第二代传人高凤贵（1903—1976 年）将家传手法、膏药配方进一步完善。第三代传人高阳成在村中创办“界地正骨医院”。高军伟成立“辉县界地惠民中医医院”。

该项目常用的检查手法有触摸法、按压法、对挤法等 8 种，复位手法有 8 法 12

则，理筋按摩手法有4法12则。主要治疗颈椎病、肩周炎、腰椎间盘突出、骨质增生、股骨头坏死以及各种骨折、脱位、损伤等骨病。所熬制的膏药有消肿、养骨、强筋、行气、通络、疏筋等效果，功能疗法对骨病患者晚期功能恢复有奇效。

家传配方膏药运用中药归经原则，取气味具厚的药物组成多味药物的大复方，并加以引药率群药，可透入皮肤，直达病所，熬制方法，是将几十种中药材按药材性味，分批次在规定时间内按照先后顺序投入锅内，武火、文火并用，不断搅动熬制而成膏药，具有消肿止痛、活血化瘀、通经走络、开窍透骨、祛风散寒等功效。

该项目以家族传承为主，师徒传承相结合的方式。该项目疗法以“不开刀、康复快、花钱少”闻名于当地，有较好的临床应用和推广价值。该项目于2021年被列入第五批河南省非物质文化遗产代表性项目名录。

73. 鄢陵李氏正骨（见本书第九章第三节）

74. 黄氏正骨法　黄氏正骨法起源于河南省商丘市虞城县刘店乡肖黄村。该项目分布于商丘、开封、夏邑等地，辐射到河南、山东、江苏、安徽交界一带。

黄氏正骨法创始于清代雍正年间，创始人黄士信（1733—1783年）有感于当地习武盛行，搬运劳作，骨伤多发，遂拜师学医，专攻骨伤科，赢得当地百姓的赞誉，后历代传承。清朝末年，第五代传人黄崑举，第六代传人黄忠盛在家开办正骨专科，第七代传人黄厚德传给三个儿子，后代还种植绿竹，以制作各种类型小夹板所用。

其正骨技术以捋为主干，通过“摸、复”达到“稳、动”之目的，并注重手法与固定、口服外用药物相配合。

通过摸外形、摸疼痛、摸骨端骨擦音及异常活动，手法以“捋”法见长，巧妙融合摸、端、提、按、旋等手法为一体，复位手法动作轻柔，手法设计巧妙，动作贯通而一气呵成，复位准确稳定，在复骨的同时，达到理筋舒筋的效果。复位后骨端相对稳定，相邻两端可以自由活动。同时配合夹板外固定，恰当及时的功能锻炼，以达到内静外动、动静结合的正骨原则。

复位固定后同时外敷膏药或药汤擦洗，并内服接骨丹等药物。不同分期的中药外敷，具有消肿、固定、促进骨折愈合的良好功效。

黄氏正骨传承方式，以家族传承为主，现已开展师徒传承。该项目具有疗程短、痛苦少、费用低、恢复快的优势。对于提高骨伤科疾病防治水平、提升民众健康水平有重要意义。该项目于2021年被列入第五批河南省非物质文化遗产代表性项目名录。

75. 云氏针灸　云氏针灸起源于山东省枣庄市，逐步辐射到微山、驿城及江苏沛县、豫东永城等地，于20世纪初随云氏家族迁移河南焦作市，传承至今。

该项目创始于清光绪年间，经家族世代传承发展，至今已有150多年。清朝末年，云氏先人云厚祥精习针灸捻、插、搓、转、提、按手法，逐步形成了自家针灸特色，深受百姓信赖。第二代传人云增琪师承家学，博采众家之长，使家传针法逐渐完善。后迁居焦作。第三代传人云逢吉注重研究传承家学，并集方成书，被授予“焦作市民间名中医”称号。

云氏针灸是以天人合一整体观为基础，以经络腧穴理论为指导，以捻、搓、转、提、按、刺、旋等针刺手法，驾驭掌控经络气血，结合艾灸，辨证施治的救治体系。突破前人循穴观点，可以调整呼吸、消化、循环、泌尿、神经、内分泌、免疫等各个系统的异常功能，对颇多疑难杂症、腰椎肩疼痛、妇科病治疗效果立竿见影，具有广泛的适应证。三角定位法、导气针法、放血疗法是云氏针灸的经典治疗方法。

该项目注重针药并用，循经辨证取穴、选穴少而精，以三角定位、导气、调气、守气针灸手法为主，临床擅长使用阿是穴及放血疗法，并注重针药并用。疗程短、疗效显著。

该项目传承主要以家族传承、师徒传承为主，在传承技艺的同时更注重职业操守、做人德行的传承，具有重要的历史文化价值和应用价值。该项目于2021年被列入第五批河南省非物质文化遗产代表性项目名录。

76. 周氏针灸　周氏针灸起源于河南省周口市郸城县宁平镇周老庄，主要分布在郸城周边县城、乡镇，并辐射淮阳、鹿邑、沈丘及安徽太和、界首等地。

周氏针灸创始于清代末期，周家高祖周佰贺是一位乡村郎中，在当地小有名气。曾携周芳清到鹿邑县开设药铺并坐堂行医。民国时期，因当时局动荡，周家第三代传人周景军回老家郸城县宁平镇，开办诊所，以针灸方法为百姓治病。后经周文彪、周怀明代代实践，积累了丰富的实践经验，其针灸技术在周边县市独树一帜，受到百姓欢迎。

周氏针灸疗法主要有：头针疗法，主治小儿脑瘫、急慢性脑血管病、脑血管病后遗症，以及手术或外伤引起脑组织损伤；腹针疗法，治疗胃炎、肠炎、食道病、急腹症、小儿腹泻及各种泌尿系疾病；运动针灸疗法，主治各种急慢性损伤性疼痛、面瘫、偏瘫；综合针法，以独特的“从外治内”方法，应用一定的针刺手法，通过经络、腧穴的作用，治疗全身的疾病。

周氏针灸针法主要有：一针三通疗法，不定穴针法，还有强刺针法、电针法等。周氏针灸非一方一法，一穴一术，乃自成体系的针灸流派，别具一格，自成一家。具有操作简单、无创无疼、安全快捷、疗效独特等特点。

周氏针灸传承方式是典型的家族传承模式，并始终以“仁德、仁心、仁术”为家训，坚持“做人为先，行医为后”的为医德行，具有较好的中医药文化传承价值和研究价值、实用价值。该项目于2021年被列入第五批河南省非物质文化遗产代表性项目名录。

77. 邵氏针灸（参见本书第九章第三节）

78. 李氏中医药酒炮制技艺　李氏中医药酒炮制技艺源于河南省周口市鹿邑县宋河镇，该项目分布在鹿邑县和周边地区，还以开办医馆的方式点状分布于上海、长沙、天津、沈阳、吉林等地。

该项目创始于清朝末年，李氏先祖李凤林自幼学医习武，当地筋伤疼痛时发，于是依据多年治疗实践，采用当地产白酒研制药酒炮制方法和药酒配方。民国时期，其子李友才使药酒品种增多，系列药酒配方更加合理完善。中华人民共和国成立后，第三代传人李洪彩强调药材必道地，第四代传人李孝东优化药酒炮制工艺流程。

李氏中医药酒炮制，是依据中药理论和多年治疗实践，采用本镇产高度原酒和道地中药材麝香、藏红花、当归、鸡血藤、天麻等二十多种。不同病种，不同配方，不同配比，制成后放入瓷质容器。根据当地气候特点埋藏于地下49天。经压榨、过滤、静置、取液等工艺流程后，将成品药液灌装于瓷质容器内，密闭存放。

该项目以家族传承为主，师徒传承为辅，在传承过程中，除口传心授、言传身教外，传统的炮制口诀、配方，也是重要的传承手段。

该项目选料考究，配方独特，工艺严谨，药酒炮制配合拇指局部按摩手法，药效可通过人体经络快速渗透到患病部位，具有清热燥湿、散寒止痛、活血疏经等功效，且经济实惠，用药安全。

李氏中医药酒炮制技艺是民众健康生活实践的智慧，是当地中医药文化的历史缩影，具有重要的历史文化价值，对祛病养生有重要意义。该项目于2021年被列入第五批河南省非物质文化遗产代表性项目名录。

79. 张仲景医药文化　仲景医药文化源于中原，弘扬于我国大江南北，逐步传扬到日本、韩国、东南亚地区及世界各地。仲景文化、思想、方药被广泛应用。

东汉末年，疫病横行。仲景乃勤求古训，博采众方，撰《伤寒杂病论》。传承至今已1800多年，晋代王叔和从脉证方治编次，唐代孙思邈以方类证，宋代林亿校正版本，庞安时、朱肱等颇多研究，明清时期形成错简派、旧论派、以方类证派、按法类证派、按因类证派、按证类证派、分经审证派等诸多伤寒学派。延绵至今，源远流长。

仲景开辨证论治之先河，奠定理法方药之基础，其六经统病、立法严谨、组方简约的辨治特色，至今仍指导着中医药临床实践和人们健康生活。仲景在医界地位至高无上，奉为祖师医圣；《伤寒杂病论》被奉为方书祖典。医事故事颂扬民间，仲景祭祀持久空前，传承弘扬意义深远。

该项目主要内容和表现形式包括：仲景对生命环境和疾病转归的认知方法，伤寒辨证论治体系，世代传承形成的实践发展学派，历代传承研究形成的成果成效，学术地位和影响所形成的社会医圣崇拜，医圣祠及祠庙祭奠与医药祭祀，医事传说和德行故事等诸多方面。

该项目传承以院校教育、社会传承、师徒传承、家族传承等方式为主，通过各类经典、经方、临床、学术活动、专题研究、杂志、馆场等进行传扬，并重视职业德行的传承。

仲景医药文化，承载着历代厚重的中华文化内涵、民俗信仰，具有重要的历史文化价值。对传播中医药文化，提升民众健康水平，促进医药商贸，发展特色文旅，将起到巨大推动作用。该项目于2021年被列入第五批河南省非物质文化遗产代表性项目名录。

（田文敬　王　明）

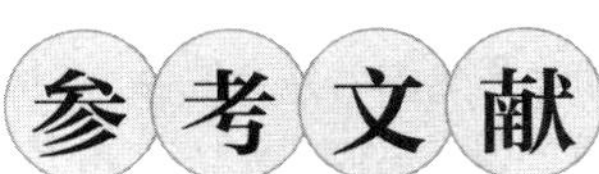

参考文献

［1］郭沫若．中国史稿［M］．北京：人民出版社，1976.

［2］河南省文物考古研究所．舞阳贾湖［M］．北京：科学出版社，1999.

［3］张居中，任启坤．贾湖遗址墓葬腹土古寄生物的研究［J］．中原文物，2006（03）.

［3］孙思邈．备急千金要方校释［M］．北京：人民卫生出版社，2014.

［4］中国社会科学院考古研究所．中国考古学：新石器时代卷［M］．北京：中国社会科学出版社，2010.

［5］中国社会科学院考古研究所．中国考古学：夏商卷［M］．北京：中国社会科学出版社，2010.

［6］中国社会科学院考古研究所．二里头 1999-2006［M］．北京：文物出版社，2014.

［7］司羲祖．宋大诏令集［M］．北京：中华书局，2009.

［8］魏东，张林虎，赵新平．鹤壁刘庄遗址下七垣文化墓地出土人骨标本鉴定报告［J］．华夏考古，2009（02）.

［9］唐际根，岳洪彬，荆志淳，等．北商城与殷墟的路网水网．［J］．考古学报.2016（03）.

［10］胡厚宣．甲骨文合集［M］．北京：中华书局，1999.

［11］中国社会科学院考古研究所．殷墟花园庄东地甲骨［M］．昆明：云南人民出版社，2003.

［12］中国社会科学院考古研究所．小屯南地甲骨［M］．北京：中华书局，1980.

［13］河南省文物考古研究所．新蔡葛陵楚墓［M］．郑州：大象出版社，2003.

［14］伊永文．东京梦华录笺注［M］．北京：中华书局，2021.

［15］朱震亨．格致余论［M］．北京：中国医药科技出版社，2018.

［16］高洪宪．乾隆十二年杞县志译注［M］．郑州：中州古籍出版社，2019.

［17］新乡市地方史志编纂委员会．新乡市志［M］．北京：生活·读书·新知三联书店，1994.

［18］河南省地方史志编纂委员会．卫生志：医药志［M］//河南省地方史志编纂委员会．河南省志：第 58 卷．郑州：河南人民出版社，1993.

［19］曾贻芬．隋书经籍志校注［M］．北京：商务印书馆，2021.

［20］刘昫．旧唐书［M］．北京：中华书局，2013.

［21］祝鸿杰．博物志全译［M］．贵阳：贵州人民出版社，1992.

［22］范晔．后汉书［M］．北京：中华书局，2013.

［23］阮元．阮刻周礼注疏［M］//蒋鹏翔．四部要籍选刊：经部．杭州：浙江大学出版社，2021.

［24］许维遹．吕氏春秋集释［M］．北京：中华书局，2016.

［25］荀悦．申鉴［M］．北京：书目文献出版社，2009.

[26] 程颢，程颐 . 二程遗书 [M] . 上海：上海古籍出版社，2020.
[27] 陆渊雷 . 金匮要略今释 [M] . 天津：天津科学技术出版社，2022.
[28] 张登本，孙理军 . 诸病源候论注评 [M] . 北京：中国中医药出版社，2022.
[29] 黄怀信，孔德立，周海生 . 大戴礼记彙校集注 [M] . 西安：三秦出版社，2005.
[30] 冉小峰，胡长鸿 . 全国中药成药处方集 [M] . 北京：人民卫生出版社，1962.
[31] 禹州市地方史志编纂委员会 . 禹州市志 1985-2000 [M] . 北京：方志出版社，2005.
[32] 王先谦，荀子集解 [M]// 四川大学复性书院 . 诸子会归：第 3 册 . 北京：北京燕山出版社，2021.
[33] 山西省政协《晋商史料全览》编辑委员会 . 晋商史料全览 [M] . 太原：山西人民出版社，2007.
[34] 沁阳市地方史志编纂委员会编 . 沁阳市志 [M] . 北京：红旗出版社 .1993.
[35] 脱脱 . 宋史 [M] . 北京：中华书局，2013.
[36] 陈梦雷 . 古今图书集成医部全录 [M] . 人民卫生出版社，1991.
[37] 脱脱 . 辽史 [M] . 北京：中华书局，2012.
[38] 邵博 . 邵氏闻见后录 [M] . 北京：中华书局，2006.
[39] 司马迁 . 史记 [M] . 北京：中华书局，2020.
[40] 苏辙 . 龙川略志 [M] . 北京：中华书局，1981.
[41] 脱脱 . 金史 [M] . 北京：中华书局，2012.
[42] 李时珍 . 本草纲目 [M] . 太原：山西科学技术出版社，2014.
[43] 陈嘉谟 . 本草蒙筌 [M] . 北京：中国医药科学技术出版社，2021.
[44] 吴其浚 . 植物名实图考长编 [M] . 北京：中华书局，2018.
[45] 尚志钧 . 名医别录辑校本 [M] . 北京：中国中医药出版社，2013.
[46] 张雨涵，江雪编 . 抱朴子内篇浅释 [M] . 远方出版社，2005.
[47] 张步天 . 水经注地理疏证 [M] . 北京：线装书局，2017.
[48] 李吉甫 . 元和郡县图志 [M] . 北京：中华书局，2008.
[49] 商城县地方史志编纂委员会编 . 商城县志 [M] . 郑州：中州古籍出版社，2013.
[50] 梁永宣 . 中国医学史 [M] . 北京：人民卫生出版社，2012.
[51] 开封市卫生 . 开封市卫生志 [M] . 河南人民卫生出版社，1990.
[52] 贾成祥，徐江雁 . 话说国医：河南卷 [M] . 郑州：河南科学技术出版社，2017.
[53] 许敬生 . 中医药文化寻源 [M] . 郑州：河南科学技术出版社，2017.
[54] 曹荣桂，钟南山 . 医院蓝皮书：中国医院竞争力报 2020—2021 [M] . 北京：社会科学文献出版社，2021.
[55] 刘琳，刁忠民，舒大刚 . 宋会要辑稿 [M] . 上海：上海古籍出版社，2014.
[56] 孙可兴 . 中医药文化在国外的传播 [M] . 郑州：河南人民出版社，2017.
[57] 许二平 . 中医源 . 河南故事 [M] . 开封：河南大学出版社，2019.
[58] 余定邦，黄重言 . 中国古籍中有关新加坡与马来西亚资料汇编 [M] . 北京：中华书局，2002.
[59] 张伯礼，朱建平等 . 百年中医史 [M] . 北京：科学技术出版，2016.
[60] 于振涛，尹守忠 . 中国药膳食疗对日本饮食的影响初探 [J] . 南宁职业技术学院学报，2012，17（04）.

[61] 河南嵩山禅武医研究院 . 嵩山论剑少林禅武医探秘 . [M] . 郑州：中州古籍出版社，2007.
[62] 韩雪 . 中州武术文化研究 [M] . 北京：人民体育出版社，2006.
[63] 宋华强 . 新蔡葛陵楚简初探 [M] . 武汉：武汉大学出版社，2010.
[64]《河南省预防医学历史经验》编辑委员会 . 河南省预防医学历史经验 [M] . 南京：江苏科学技术出版社，1990.
[65] 郭书学 . 从夏都老丘看开封的历史地位 [J] . 黄河科技大学学报 .2014，16（02）.
[66] 王润春 . 仲景学说在宋代迅速成为显学的成因分析 [J] . 医学与哲学 .2017，38（03）.
[67] 王长青 . 传统医学融入卫生系统的实践与探索 [M] . 北京：人民卫生出版社，2018.
[68] 薛卫红 . 陈式太极拳对外传播调查研究 [J] . 体育文化导刊 .2012（09）.
[69] 杜金鹏 . 偃师商城考古新发现与研究 [J] . 文物季刊，1999（02）.
[70] 李占扬 . 河南栾川蝙蝠洞洞穴遗址考古调查简报 [J] . 华夏考古，2013（03）.
[71] 李占扬 . 河南许昌灵井“许昌人”遗址考古发现与探索 [J]. 华夏考古，2009（03）.
[72] 邓广铭 . 宋代文化的高度发展与宋王朝的文化政策 [J]. 历史研究，1990（01）.